경락 마사지와 건강 지압을
하려면 꼭 알아야 하는 경혈!

361 지압 경혈 백과

중의사 **최수찬** 박사著
그림 진동일

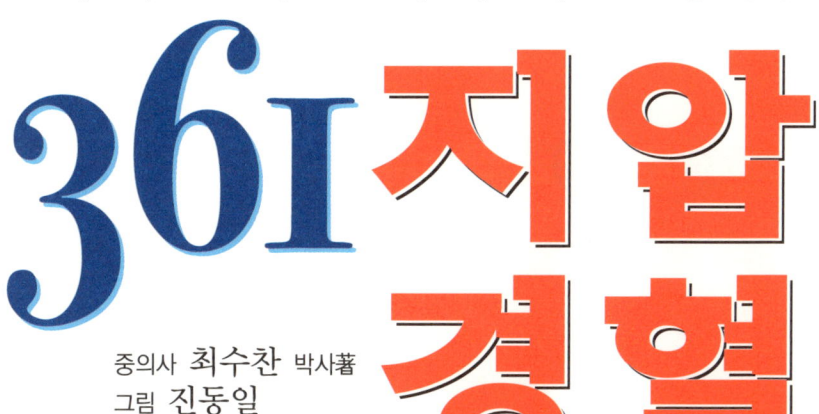

지식서관

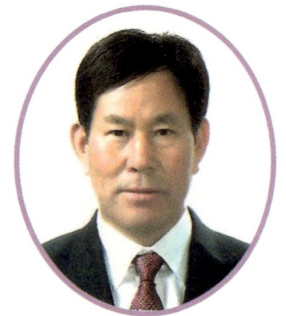

저자 **최수찬** 박사

머 리 말

  옛날부터 우리 선조들은 머리가 아프거나 음식을 먹고 체하거나, 또는 힘든 일을 하여 생긴 근육통이나 옆구리가 결리는 통증에 대해 경락을 찾아 지압을 하거나, 또는 바늘로 따거나 하여 통증을 완화시켜 왔다.

  이러한 혈구 자리들이 발달하여 오늘날 뜸침의 자리가 되었는지, 아니면 뜸침의 자리에서 이러한 경혈 자리를 응용하여 지압 경혈 자리로 사용하고 있는지는 정확히 알 수 없다. 이것은 아마도 '닭이 먼저냐, 혹은 달걀이 먼저냐?' 하는 논쟁거리와 비슷할 것이다.

  한의학은 한·중·일 3국을 넘어서 전세계적으로 행해지는 전통 의학이다. 따라서 이제는 인종과 국경을 넘어 전세계인의 사랑을 받고 있다.

  WHO/WPRO(세계보건기구/서태평양지역 사무처)와 한·중·일 3국의 전문가 회의는 지난 2003년 10월에 첫 비공식 전문가 회의를 연 이후 3년간 총 6차 비공식 전문가 회의 및 3차 실무자 회의를 거쳐 〈경혈 위치 표준화〉에 대해 논의하였다. 그리고 2006년 10월 31일~11월 2일 최종 회의에서 한·중·일 3국이 361개 〈경혈 위치 표준화〉를 확정하였다.

  이번 최종 회의에서는 그 동안 협의를 이룬 혈자리와 영문 표현을 수정·점검하고 마지막까지 합의되지 못했던 6개 경혈 위치까지 합의함으로써 마무리되었다.

최종적으로 합의된 6개의 경혈 위치는,
― 수구(水溝) : 인중구(人中溝)의 중앙.
― 구화료(口禾髎) : 수구(水溝)와 같은 높이이므로 자동적으로 수구 위치와 함께 정해짐.
― 영향(迎香) : 비순구(鼻脣溝)에서 비익(鼻翼)의 중점이 만나는 점.
― 노궁(勞宮) : 제2중수골(中手骨)과 제3중수골(中手骨) 사이.
― 중충(中衝) : 중지첨(中指尖).
― 환도(環跳) : 대퇴골(大腿骨)의 대전자(大轉子)와 천골(薦骨) 열공(裂孔)을 잇는 선의 바깥쪽 3분의 1 지점.

2008년에는 WHO/WPRO를 중심으로 하는 한·중·일 3국이 침구(鍼灸)〈경혈 위치 표준화〉를 위해 각고의 노력 끝에 《WHO STANDARD ACUPUNCTURE POINT LOCATINS IN THE WESTERN PACIFIC REGION》이 발간되었으며, 2009년 9월에는 한국한의학연구원·대한침구학회·경락경혈학회의 번역으로 한글 공식판인 《WHO/WPRO 표준경혈위치》가 발간되었다.

경혈 위치 국제 표준안은 한·중·일을 비롯한 세계 침구학 교과서에 반영되고, 이에 근거한 새로운 침구 차트 및 동인(銅人)이 제작되어 침구 임상·연구·교육의 세계 공통 기준으로 활용될 것이다.

〈경혈 위치에 대한 국제 표준〉은 곧 한·중·일 3국이 의사를 소통할 수 있는 명확한 기준을 제시했다는 점에서 의미가 있다. 애매하게 표현된 경혈 위치에 대해 국내뿐 아니라 국가간에도 이견이 있었으나 이를 해소함으로써 연구 및 교육 발전의 기본을 마련하게 된 것이다.

유일하게 이 책은 WHO/WPRO(세계보건기구/서태평양지역 사무처)와 한·중·일 3국 전문가 회의 결과인 《WHO/WPRO 표준경혈위치》를 반영하였다.

시중에 판매되고 있는 경혈에 관계되는 책들은 아직도 수천 년 전부터 내려온 옛날의 경혈 자리를 수정하지 않은 구판(舊板)이 많아서, 이 책은 다른 책들보다 그 활용에 있어서 가장 최신의 〈표준 경혈 위치〉를 실었다는 데 큰 의미가 있나 하겠다.

아울러, 인체의 사진을 최대한 사용하여 경혈 자리를 쉽고 빠르게 찾을 수 있게 하였으며, 더불어 각종 병증의 치료 효과에 대한 설명 등도 상세히 기술해 놓았기 때문에 전문가뿐만 아니라 일반인들도 쉽게 이해하여 활용할 수 있도록 하였다.

아무튼, 이 책은 경락과 경혈을 이용하여 질병의 예방과 치료에 응용할 수 있는 상세한 설명과 지압이나 침·뜸의 방법과 효과 등에 대한 해설서로서, 부족한 점이 많으나 차츰차츰 보완할 것을 약속하며 본서를 출간한다.

2015년 1월

최 수 찬

차 례

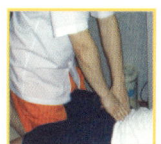
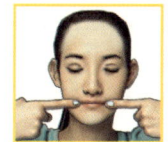
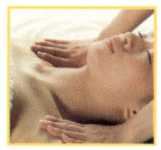
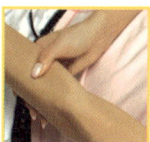
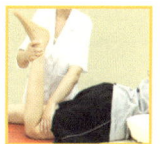

머리말 2
경혈의 위치를 찾는 방법 14
침 요법이란 무엇인가? 17
뜸이란 무엇인가? 19
지압이란 무엇인가? 22

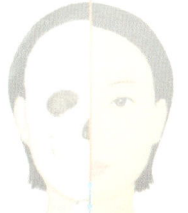

제1장 수태음폐경(手太陰肺經) 25

폐경(肺經)이 다스리는 병 24

중부(中府) · 가슴 통증 ………………… 26
운문(雲門) · 가슴 통증 ………………… 27
천부(天府) · 폐과 관련된 증상 · 구토 … 28
협백(俠白) · 호흡기계 · 팔의 통증 …… 29
척택(尺澤) · 팔꿈치 통증 · 신경통 …… 30
공최(孔最) · 호흡기 · 치통 · 치질 …… 31

열결(列缺) · 기침 · 담 · 두통 ………… 32
경거(經渠) · 기침 · 담 · 만성기관지염 … 33
태연(太淵) · 관절의 통증 · 호흡기계 질환 … 34
어제(魚際) · 위 · 간장 질환 · 쥐가 날 때 … 35
소상(少商) · 중풍 · 쇼크 등의 응급 처치 … 36

제2장 수양명대장경(手陽明大腸經) 37

대장경(大腸經)이 다스리는 병 38

상양(商陽) · 명치가 답답할 때 · 눈의 피로 39
이간(二間) · 발열 · 인후염 · 근육마비 … 40
삼간(三間) · 발열 · 인후염 · 코피 …… 41
합곡(合谷) · 치통 · 두통 · 복통 · 설사 … 42
양계(陽谿) · 호흡곤란 · 팔의 통증 …… 43
편력(偏歷) · 코피 · 시력장애 · 부종 … 44
온류(溫溜) · 근육통 · 두통 · 조울증 … 45
하렴(下廉) · 현기증 · 눈병 · 두통 …… 46
상렴(上廉) · 방광염 · 뇌풍 · 반신불수 … 47
수삼리(手三里) · 고혈압 · 치통 반신불수 … 48

곡지(曲池) · ★무병 장수의 경혈★ …… 49
주료(肘髎) · 위팔 신경통 · 위팔의 마비 … 50
수오리(手五里) · 위팔 신경통 · 위팔 마비 51
비노(臂臑) · 오십견 · 팔과 손의 통증 … 52
견우(肩髃) · 만성 관절류머티즘 · 오십견 … 53
거골(巨骨) · 치통 · 토혈 · 소아경풍 …… 54
천정(天鼎) · 목과 어깨 결림 · 소아경풍 … 55
부돌(扶突) · 목이 쉴 때 · 천식 · 해소 … 56
화료(禾髎) · 각종 코의 질환 …………… 57
영향(迎香) · 코가 뚫림 · 코병 · 후각 회복 58

제3장 족양명위경(足陽明胃經) 59

위경(胃經)이 다스리는 병 60

- 승읍(承泣) · 눈 주위의 통증 · 각막염 · 두통 … 61
- 사백(四白) · 뺨의 통증 · 두통 · 현기증 …… 62
- 거료(巨髎) · 콧물 · 코피 · 축농증 · 치통 …… 63
- 지창(地倉) · 치통 · 구안와사 · 중풍 ……… 64
- 대영(大迎) · 잇몸 통증 · 치통 · 혀의 경련 … 65
- 협거(頰車) · 턱의 부종 · 치통 · 잇몸 통증 … 66
- 하관(下關) · 치통 · 귀울음 · 안면신경통 … 67
- 두유(頭維) · 안면신경통 · 편두통 ……… 68
- 인영(人迎) · 목의 통증 · 곽란 · 천식 ……… 69
- 수돌(水突) · 목소리가 잘 나오지 않을 때 … 70
- 기사(氣舍) · 구역질 · 기침 · 딸꾹질 ……… 71
- 결분(缺盆) · 가슴 통증 · 인후염 · 심장 질환 … 72
- 기호(氣戶) · 폐렴 · 결핵 · 호흡 곤란 ……… 73
- 고방(庫房) · 늑막염 · 기관지염 · 폐렴 …… 74
- 옥예(屋翳) · 결핵 · 호흡 곤란 · 해소 ……… 75
- 응창(膺窓) · 유방 마사지 · 젖앓이 · 폐렴 … 76
- 유중(乳中) · 모유가 잘 나오지 않을 때 …… 77
- 유근(乳根) · 유방 질환 · 가슴 통증 ……… 78
- 불용(不容) · 위의 모든 증상과 복통 ……… 79
- 승만(承滿) · 장염 · 기침 · 가슴 통증 ……… 80
- 양문(梁門) · 위장에 관한 병 ………………… 81
- 관문(關門) · 위통 · 설사 · 소화불량 ……… 82
- 태을(太乙) · 소화불량 · 가슴이 답답할 때 … 83
- 활육문(滑肉門) · 위출혈 · 구토 · 위경련 … 84
- 천추(天樞) · 소화기계와 비뇨기계 ………… 85
- 외릉(外陵) · 설사 · 월경불순 · 불임 ……… 86
- 대거(大巨) · 만성적인 설사 · 변비 ……… 87
- 수도(水道) · 요도염 · 전립선비대증 ……… 88
- 귀래(歸來) · 남녀의 생식기 질환 · 복통 … 89
- 기충(氣衝) · 생식기 질환 · 음낭의 통증 … 90
- 비관(髀關) · 허리 신경통 · 하지마비 ……… 91
- 복토(伏兎) · 허벅지 경련 · 가슴 통증 …… 92
- 음시(陰市) · 장염 · 각기병 · 부기 ………… 93
- 양구(梁丘) · 무릎 통증 · 위경련 …………… 94
- 독비(犢鼻) · 무릎 통증 ……………………… 95
- 족삼리(足三里) · ★무병 장수의 경혈★ … 96
- 상거허(上巨虛) · 각기병 · 사지마비 ……… 97
- 조구(條口) · 각기병 · 다리의 신경마비 … 98
- 하거허(下巨虛) · 각기병 · 뒷다리 마비 … 99
- 풍륭(豊隆) · 변비 · 정신 질환 · 두통 …… 100
- 해계(解谿) · 발을 삐었을 때 · 관절염 …… 101
- 충양(衝陽) · 입맛이 없을 때 · 반신불수 … 102
- 함곡(陷谷) · 발등의 통증 · 복수(腹水) … 103
- 내정(内庭) · 다리나 무릎의 통증 ………… 104
- 여태(厲兌) · 명치와 위에 관한 증상……… 105

제4장 족태음비경(足太陰脾經) 107

비경(脾經)이 다스리는 병 106

- 은백(隱白) · 헛배 · 구토 · 소화불량 · 설사 108
- 대도(大都) · 위경련 · 장염 · 소화불량 …… 109
- 태백(太白) · 소화불량 · 구토 · 복통 ……… 110
- 공손(公孫) · 헛배 · 소화불량 · 구토 ……… 111
- 상구(商丘) · 황달 · 소화불량 · 발목의 병… 112
- 삼음교(三陰交) · ★무병 장수의 경혈★…113

누곡(漏谷) · 다리에서 쥐가 날 때 ……… 114	대횡(大橫) · 급만성 설사 · 변비 · 월경장애 122
지기(地機) · 정력 감퇴 · 무릎 관절염법 … 115	복애(腹哀) · 소화불량 · 혈변(血便) · 설사 … 123
음릉천(陰陵泉) · 수족냉증 · 무릎 통증 … 116	식두(食竇) · 폐렴 · 늑막염 · 간염 ……… 124
혈해(血海) · 월경불순 · 허리 통증 · 두통 … 117	천계(天谿) · 유방이 부었을 때 ………… 125
기문(箕門) · 허벅지 경련 · 부인병 ……… 118	흉향(胸鄕) · 딸꾹질 · 유방암염 · 젖앓이 … 126
충문(衝門) · 자궁경련 · 월경통 ………… 119	주영(周榮) · 기관지염 · 늑막염 · 기침 …… 127
부사(府舍) · 곽란 · 복통 · 변비 · 설사 …… 120	대포(大包) · 늑막염 · 소화불량 · 폐렴 …… 128
복결(腹結) · 설사나 복통 완화 ………… 121	

제5장 수소음심경(手少陰心經) 129

심경(心經)이 다스리는 병 130

극천(極泉) · 팔과 옆구리의 통증 ……… 131	음극(陰郄) · 심장 · 코피나 위의 출혈 …… 136
청령(靑靈) · 두통 · 팔꿈치 관절염 · 황달 … 132	신문(神門) · 손이 차고 얼굴이 화끈거릴 때 137
소해(少海) · 팔의 신경통 · 오십견 ……… 133	소부(少府) · 심계항진 · 중풍 · 위팔 신경통 138
영도(靈道) · 팔꿈치나 손목 관절염 · 중풍 134	소충(少衝) · 심장의 병 · 심계항진 ……… 139
통리(通里) · 두통 · 편도선염 · 중풍 …… 135	

제6장 수태양소장경(手太陽少腸經) 141

소장경(少腸經)이 다스리는 병 140

소택(少澤) · 백내장 · 녹내장 · 반신불수 … 142	천종(天宗) · 팔과 어깨의 통증 ………… 152
전곡(前谷) · 딸꾹질 · 젖앓이 · 이명 …… 143	병풍(秉風) · 척골신경통, 폐렴, 반신불수 153
후계(後谿) · 팔의 신경통 · 뒷목의 경직 … 144	곡원(曲垣) · 목과 어깨의 통증 · 오십견 … 154
완골(腕骨) · 두통 · 인후염 · 팔의 이상 … 145	견외유(肩外兪) · 등과 어깨의 통증 ……… 155
양곡(陽谷) · 손목 관절 · 두통 · 치통 …… 146	견중유(肩中兪) · 눈의 피로 · 어깨 결림 … 156
양로(養老) · 탱탱한 피부 만드는 법 …… 147	천창(天窓) · 귓병 · 목의 통증 ………… 157
지정(支正) · 손가락이 아플 때 · 간질 …… 148	천용(天容) · 인후병 · 청각장애 · 호흡곤란 158
소해(小海) · 오십견 · 목의 통증 · 두통 … 149	권료(顴髎) · 뺨의 마비나 경련 ………… 159
견정(肩貞) · 어깨 통증 · 이명 · 청각장애 150	청궁(聽宮) · 이명(耳鳴)과 난청 ………… 160
노유(臑兪) · 어깨나 팔의 신경통 및 마비 151	

제7장 족태양방광경(足太陽膀胱經) 161

방광경(膀胱經)이 다스리는 병 162

정명(睛明) · 눈 주위의 통증 · 눈병 ……… 163	상료(上髎) · 요통 · 야뇨증 · 월경통 ……… 193
찬죽(攢竹) · 눈 질환 · 전두통 · 야맹증 …… 164	차료(次髎) · 요통 · 비뇨기 질환 · 불임 …… 194
미충(眉衝) · 각종 눈병 · 현기증 · 두통 …… 165	중료(中髎) · 생식기 기능 · 치질 · 방광염 … 195
곡차(曲差) · 콧병 · 전두통 · 안면신경통 … 166	하료(下髎) · 생식기 기능 · 치질 · 방광염 … 196
오처(五處) · 중풍 · 현기증 · 간질 · 뇌막염 … 167	회양(會陽) · 만성 치질 · 설사 · 음부의 병 … 197
승광(承光) · 두통 · 현기증 · 후각상실 …… 168	승부(承扶) · 허벅지 뒤쪽이 아플 때 ……… 198
통천(通天) · 콧병 · 후두 신경통 …………… 169	은문(殷門) · 좌골신경통 · 쥐가 날 때 …… 199
낙각(絡却) · 현기증 · 계종 · 우울증 · 이명 … 170	부극(浮郄) · 변비 · 방광염 · 설사 ………… 200
옥침(玉枕) · 코막힘 · 후각의 감퇴 · 현기증 … 171	위양(委陽) · 허리 · 무릎 뒤쪽의 통증 …… 201
천주(天柱) · 목이 뻐근하고 피로할 때 …… 172	위중(委中) · 다리 통증이나 경련 ………… 202
대저(大杼) · 어깨나 등 근육의 통증 ……… 173	부분(附分) · 어깨와 등의 결림 · 통증 …… 203
풍문(風門) · 감기 예방 · 기침 · 기관지염 … 174	백호(魄戶) · 기침 · 폐결핵 · 기관지염 …… 204
폐유(肺兪) · 만성기관지염 · 폐결핵 ……… 175	고황(膏肓) · 어깨결림 · 오십견 치료법 …… 205
궐음유(厥陰兪) · 심장병 · 호흡기 질환 …… 176	신당(神堂) · 가슴의 답답함을 완화 ……… 206
심유(心兪) · 가슴 쪽의 전반적인 증상 …… 177	의희(譩譆) · 흉막염 · 늑간신경통 · 코피 … 207
독유(督兪) · 가슴 통증 · 복통 · 심장 질환 … 178	격관(膈關) · 불면증 · 구역질 · 딸꾹질 …… 208
격유(膈兪) · 객혈 · 토혈 · 심장 질환 ……… 179	혼문(魂門) · 구토 · 소화불량 · 간 질환 …… 209
간유(肝兪) · 간염 · 간 기능 장애 · 담석증 … 180	양강(陽綱) · 위경련 · 간 질환 · 늑막염 …… 210
담유(膽兪) · 가슴 통증 · 소화불량 · 트림 … 181	의사(意舍) · 변비 · 설사 · 간염 · 늑막염 … 211
비유(脾兪) · 당뇨병 · 설사 · 척추염 ……… 182	위창(胃倉) · 변비 · 신경통 · 신장염 · 당뇨병 … 212
위유(胃兪) · 당뇨병 · 소화기계 질환 ……… 183	황문(肓門) · 소화기 질환 · 유방 질환 …… 213
삼초유(三焦兪) · 소화불량 · 허리 통증 …… 184	지실(志室) · 허리 통증 · 배뇨 불능 ……… 214
신유(腎兪) · 생식기 · 비뇨기 · 호흡기 병 … 185	포황(胞肓) · 자궁 등 · 부인과 질환 ……… 215
기해유(氣海兪) · 요통 · 치루 · 위 질환 …… 186	질변(秩邊) · 부인과 질환 · 좌골신경통 · 치질 … 216
대장유(大腸兪) · 요통 · 만성 설사 · 변비 … 187	합양(合陽) · 부인과 질환 · 요통 · 고환염 … 217
관원유(關元兪) · 허리와 하반신 질환 …… 188	승근(承筋) · 종아리에 경련이 생길 때 …… 218
소장유(小腸兪) · 장의 기능 향상 …………… 189	승산(承山) · 종아리에 경련이 생길 때 …… 219
방광유(膀胱兪) · 좌골신경통 종아리 경련 … 190	비양(飛陽) · 다리 저림 · 코막힘 · 콧물 …… 220
중려유(中膂兪) · 전립선염 · 요도염 ……… 191	부양(跗陽) · 다리 질환 · 전신마비 · 요통 … 221
백환유(白環兪) · 부인병 · 방광 질환 ……… 192	곤륜(崑崙) · 좌골신경통 · 현기증 · 코막힘 … 222

복삼(僕參)·간질·곽란·요통·무릎관절염 223
신맥(申脈)·발목 통증·두통·현기증 224
금문(金門)·소아경풍·정신착란·다리 마비 225
경골(京骨)·뇌 질환·다리 질환·심장병 226
속골(束骨)·다리 질환·목과 어깨의 경직 227
족통곡(足通谷)·고혈압·두통·자궁출혈 228
지음(至陰)·비뇨기계 질환·두통·고혈압 229

제8장 족소음신경(足少陰腎經) 231
신경(腎經)이 다스리는 병 230

용천(湧泉)·혈액순환·피로회복 232
연곡(然谷)·종아리 경련·다리 통증 233
태계(太谿)·다리의 질환·인후염·현기증 234
태종(太鐘)·심장쇠약·소변불리·자궁 경련 235
수천(水泉)·방광 경련·임질·시력장애 236
조해(照海)·부인과계 질환·월경불순 237
부류(復溜)·월경통·냉증·불임증 238
교신(交信)·복막염·소변불리·변비 239
축빈(築賓)·전립선·설사·하복부 통증 240
음곡(陰谷)·남녀의 성기 질환·무릎 병 241
횡골(橫骨)·남녀 생식기 질환·유정·복통 242
대혁(大赫)·남성의 조루·여성의 불감증 243
기혈(氣穴)·부인과 질환·월경불순·복통 244
사만(四滿)·월경불순·생리통·불임 245
중주(中注)·월경불순·요통·고환염 246
황유(肓兪)·가슴·명치 통증·세균성 설사 247
상곡(商曲)·부인과 질환·복통·설사 248
석관(石關)·불임·복통·위통·불면증 249
음도(陰都)·소화불량·위염·복통·황달 250
복통곡(腹通谷)·소화불량·복통·위하수 251
유문(幽門)·복통·간 질환·기관지염 252
보랑(步廊)·기관지염·심장병·식욕부진 253
신봉(神封)·가슴 통증·기침·기관지염 254
영허(靈墟)·협통·기관지염·식도 질환 255
신장(神藏)·협통·기관지염·식도 질환 256
욱중(彧中)·기관지염·구토·심장병 257
유부(兪府)·기관지염·구토·심장병 258

제9장 수궐음심포경(手厥陰心包經) 259
심포경(心包經)이 다스리는 병 260

천지(天池)·심장성 질환·기관지염·젖앓이 261
천천(天泉)·심장 질환·폐 질환·상박통 262
곡택(曲澤)·팔꿈치 통증·신경통 263
극문(郄門)·심장이 나쁠 때·손의 증상 264
간사(間使)·협심증·심계항진·흉통 265
내관(內關)·심장 발작·손과 팔의 통증 266
대릉(大陵)·손목을 삐거나 관절의 통증 267
노궁(勞宮)·구내염·수전증·치질 268
중충(中衝)·심장성 질환·흉통·번민·중풍 269

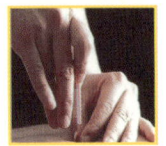 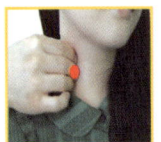 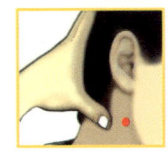 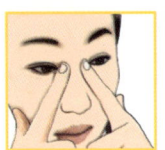 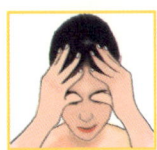 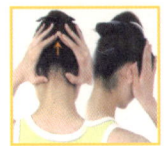

제10장 수소양삼초경(手少陽三焦經) 271

삼초경(三焦經)이 다스리는 병 270

관충(關衝) · 눈 질환 · 목의 질환 · 두통 …… 272
액문(液門) · 눈 질환 · 귀 질환 · 치통 · 두통 …… 273
중저(中渚) · 손가락의 고장 · 두통 …… 274
양지(陽池) · 팔의 통증 · 오십견 · 대하 …… 275
외관(外關) · 난청 · 손가락 · 팔의 통증 …… 276
지구(支溝) · 눈 · 심장 질환 · 언어장애 …… 277
회종(會宗) · 귀 질환 · 간질 · 팔의 통증 …… 278
삼양락(三陽絡) · 청각상실 · 치통 · 언어상실 279
사독(四瀆) · 귓병 · 치아 질환 · 인후병 …… 280
천정(天井) · 오십견 · 목의 통증 · 요통 …… 281
청랭연(淸冷淵) · 위팔의 제반 증상 · 두통 282
소락(消濼) · 상완(上腕) 신경통 · 두통 …… 283
노회(臑會) · 어깨 관절통 · 오십견 ………… 284
견료(肩髎) · 어깨 통증 · 삼각근의 염증 … 285
천료(天髎) · 어깨 · 팔꿈치 · 목의 통증 … 286
천유(天牖) · 두통 · 안면통 · 목의 경직 … 287
예풍(翳風) · 안면마비 · 치통 ……………… 288
계맥(瘈脈) · 이명(耳鳴) · 시력장애 · 두통 289
노식(顱息) · 귀앓이 · 두통 · 현기증 ……… 290
각손(角孫) · 귀 질환 · 두통 · 현기증 …… 291
이문(耳門) · 귓병 · 현기증 · 눈 질환 …… 292
화료(和髎) · 이명 · 비염 · 안면 신경마비 293
사죽공(絲竹空) · 눈 질환 · 두통 · 소아경풍 294

제11장 족소양담경(足少陽膽經) 295

담경(膽經)이 다스리는 병 296

동자료(瞳子髎) · 눈 질환 · 두통 …………… 297
청회(聽會) · 귀앓이 · 이명 · 치통 · 중풍 … 298
상관(上關) · 안면 마비 · 윗니의 통증 …… 299
함염(頷厭) · 눈 질환 · 현기증 · 편두통 … 300
현로(懸顱) · 뇌충혈 · 눈의 충혈 · 코피 … 301
현리(懸釐) · 코피 · 두통, 비염 · 한불출 … 302
곡빈(曲鬢) · 두통 · 눈의 피로 · 안면통 … 303
솔곡(率谷) · 두통 · 현기증 · 고혈압 ……… 304
천충(天衝) · 정신착란 · 편두통 · 치주염 … 305
부백(浮白) · 청각장애 · 두통 · 치통 · 열병 … 306
두규음(頭竅陰) · 머리의 혈액 순환 ……… 307
완골(完骨) · 두통이나 목의 통증 완화 …… 308
본신(本神) · 두통 · 현기증 · 소아경풍 …… 309
양백(陽白) · 미간과 콧날의 통증 ………… 310
두임읍(頭臨泣) · 눈 질환 · 청각장애 · 뇌출혈 311
목창(目窓) · 얼굴의 부종 · 두통 · 현기증 … 312

10 차례

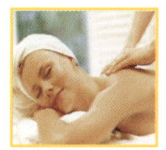
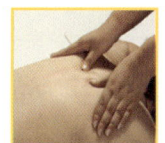
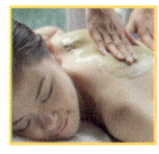
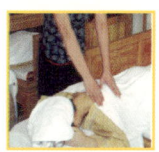
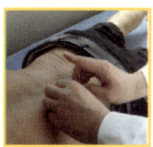
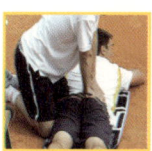

정영(正營) · 치통 · 편두통 · 현기증 · 구역질 …… 313
승령(承靈) · 현기증 · 두통 · 탈모 방지 …… 314
뇌공(腦空) · 뇌풍(腦風) · 현기증 · 간질 …… 315
풍지(風池) · 숙취 · 멀미 · 눈의 피로 …… 316
견정(肩井) · 목 · 어깨 결림 · 고혈압 …… 317
연액(淵腋) · 늑막염 · 기관지염 · 늑간신경통 …… 318
첩근(輒筋) · 늑막염 · 기관지염 · 늑간신경통 …… 319
일월(日月) · 가슴 · 배의 발열 · 호흡곤란 …… 320
경문(京門) · 신장 질환 · 방광염 · 장염 · 요통 …… 321
대맥(帶脈) · 배의 통증 · 설사병 · 부인병 …… 322
오추(五樞) · 아랫배 땅김 · 허리 신경통 …… 323
유도(維道) · 생식기 질환 · 하복통 · 복수 …… 324
거료(居髎) · 다리의 각종 증상 · 좌골신경통 …… 325
환도(環跳) · 늑막염 · 좌골신경통 · 중풍 …… 326

풍시(風市) · 중풍 · 반신불수 · 좌골신경통 …… 327
중독(中瀆) · 다리의 질환 · 좌골신경통 …… 328
슬양관(膝陽關) · 무릎관절염 · 좌골신경통 …… 329
양릉천(陽陵泉) · 다리에 관한 전반 증상 …… 330
양교(陽交) · 면종(面腫) · 인후병 · 천식 …… 331
외구(外丘) · 광견병 · 각기병 · 장딴지 경련 …… 332
광명(光明) · 머리의 증상 · 다리의 신경통 …… 333
양보(陽輔) · 두통 · 편도선염 · 전신관절통 …… 334
현종(懸鐘) · 식욕 부진 · 다리의 증상 …… 335
구허(丘墟) · 발목을 삐었을 때 …… 336
족임읍(足臨泣) · 다리 관절염 · 월경불순 …… 337
지오회(地五會) · 각기병 · 요통 · 젖앓이 …… 338
협계(俠谿) · 눈 충혈 · 고혈압 · 다리 질환 …… 339
족규음(足竅陰) · 심장 질환 · 두통 · 눈 통증 …… 340

제12장 족궐음간경(足厥陰肝經) 341

간경(肝經)이 다스리는 병 342

대돈(大敦) · 자궁 출혈 · 남성 성기의 병 …… 343
행간(行間) · 구토 · 요통 · 정신이상 · 불면증 …… 344
태충(太衝) · 갱년기 장애 · 간 기능 향상 …… 345
중봉(中封) · 고환염 · 유정 · 방광염 · 요도염 …… 346
여구(蠡溝) · 전립선염 · 부인과계 질환 …… 347
중도(中都) · 만성적인 장의 질환 · 복통 …… 348
슬관(膝關) · 인후염 · 무릎 관절통 · 반신불수 …… 349

곡천(曲泉) · 소변불통 · 정력감퇴 …… 350
음포(陰包) · 부인과 질환 · 다리의 마비 …… 351
족오리(足五里) · 방광염 · 신장염 · 중풍 …… 352
음렴(陰廉) · 부인병 · 다리 신경통 …… 353
급맥(急脈) · 고환 질환 · 여성의 불임증 …… 354
장문(章門) · 폭음 후의 통증이나 숙취 …… 355
기문(期門) · 부인과 질환 · 설사병 …… 356

제13장 임맥(任脈) 357

회음(會陰) · 남성의 생식기 병 ············ 358
곡골(曲骨) · 배가 땅길 때 · 월경불순 ······ 359
중극(中極) · 생식기나 비뇨기계의 병 ······ 360
관원(關元) · 위장장애 · 정력감퇴 · 피부병 361
석문(石門) · 복통 · 소화불량 · 발기불능 ···· 362
기해(氣海) · 신경과민 · 우울증 · 부인병 ···· 363
음교(陰交) · 여성의 대하 · 자궁부정출혈··· 364
신궐(神闕) · 중풍 · 항문의 질환 · 뇌일혈 ···· 365
수분(水分) · 복통 · 흉만 · 식욕부진 ········ 366
하완(下脘) · 위염 · 구토 · 복통 · 소화불량 367
건리(建里) · 위하수 · 복통 · 헛구역질 ······ 368
중완(中脘) · 위에 관한 모든 병의 치료 ··· 369
상완(上脘) · 모든 위 질환 · 위통 · 소화불량 370
거궐(巨闕) · 심장에 관한 병 · 위장병 ······ 371
구미(鳩尾) · 두통 · 심장병 · 불면증 ········ 372
중정(中庭) · 천식 · 심통(心痛) · 구역질 ··· 373
단중(膻中) · 호흡 곤란 · 유즙부족··········· 374
옥당(玉堂) · 호흡기 질환 · 흉통 · 천식 ····· 375
자궁(紫宮) · 기관지염 · 폐결핵 · 식도 질환 376
화개(華蓋) · 호흡기 질환 · 흉통 · 천식 ····· 377
선기(璇璣) · 흉통 · 소화기 질환 · 인후병 ·· 378
천돌(天突) · 기침 · 천식 · 식도 경련 ········ 379
염천(廉泉) · 혀에 관한 질병 · 인후병 ······ 380
승장(承漿) · 입과 치아의 통증 ············· 381

제14장 독맥(督脈) 383

장강(長强) · 치질 · 허리의 통증 · 변비 ····· 384
요유(腰兪) · 허리 질환 · 항문 질환 · 생리불순 385
요양관(腰陽關) · 요통 · 다리 마비 · 생리불순 386
명문(命門) · 요통 · 두통 · 월경 이상 ········ 387
현추(懸樞) · 요통 · 소화불량 · 설사 ········ 388
척중(脊中) · 치질 · 이질 · 위경련 · 감기 ···· 389
중추(中樞) · 요통 · 시력감퇴 · 황달 ········ 390
근축(筋縮) · 위경련 · 시력장애 · 간질 ······ 391
지양(至陽) · 소화기계 질환 · 심장 질환 ···· 392
영대(靈臺) · 천식 · 기관지염 · 뒷목의 경직 393
신도(神道) · 건망증 · 히스테리 · 늑간신경통 394
신주(身柱) · 체력증강 · 기관지염 ·········· 395
도도(陶道) · 두통 · 고혈압 · 히스테리 ······ 396
대추(大椎) · 코피 · 목 · 어깨 결림············ 397
아문(啞門) · 척수염 · 코피 · 습관성 두통 ·· 398
풍부(風府) · 후두신경통 · 두통 · 인후병 ·· 399
뇌호(腦戶) · 두통 · 뇌충혈 · 귀앓이 ········ 400
강간(强間) · 정신 이상 · 구토 · 불면증 ····· 401
후정(後頂) · 정수리 통증 · 현기증 · 불면증 402
백회(百會) · 현기증 · 멀미 · 각종 두통 ···· 403
전정(前頂) · 감기로 인한 두통 ············ 404
신회(顖會) · 뇌빈혈 · 현기증 · 얼굴의 부종 405
상성(上星) · 코막힘 · 전두통 · 현기증 ····· 406
신정(神庭) · 만성비염 · 두통 · 현기증 ····· 407
소료(素髎) · 코막힘 · 콧속의 물혹 · 천식 408
수구(水溝) · 인사불성 · 간질 · 뇌출혈 ····· 409
태단(兌端) · 입술의 경직 · 입몸 통증 ····· 410
은교(齦交) · 코막힘 · 치통 · 치주염 · 황달 411

부록 경락·경혈 일람표 412

1. 수태음폐경(手太陰肺經) · 413
2. 수양명대장경(手陽明大腸經) · 414
3. 족양명위경(足陽明胃經) · 415
4. 족태음비경(足太陰脾經) · 416
5. 수소음심경(手少陰心經) · 417
6. 수태양소장경(手太陽少腸經) · 418
7. 족태양방광경(足太陽膀胱經) · 420
8. 족소음신경(足少陰腎經) · 419
9. 수궐음심포경(手厥陰心包經) · 422
10. 수소양삼초경(手少陽三焦經) · 423
11. 족소양담경(足少陽膽經) · 424
12. 족궐음간경(足厥陰肝經) · 425
13. 임맥(任脈) · 426
14. 독맥(督脈) · 427

경혈 이름 찾아보기 428

주요 참고 문헌

- 《WHO/WPRO 표준경혈 위치》 한국한의학연구원, 대한침구학회, 경락경혈학회著 WHO 서태평양지역사무처刊
- 《鍼灸處方集 上下》 崔相玉著 正統鍼灸學硏究會刊
- 《經絡經穴學 상용혈 취혈자침》 正統鍼灸學硏究會刊
- 《동양의학의 기초》 옥은성著 신광출판사刊
- 《심주섭 할아버지의 뜨겁지 않은 쑥뜸 치료법》 김용태著 서울문화사刊
- 《韓藥學槪論》 신일상사刊
- 《알기 쉬운 경혈학》 장성환著 성보사(부설 전통의학 연구소)刊
- 《생활 침뜸학》 정민성著 학민사刊
- 《경혈 지압 마사지 324》 산차이원화著 국일미디어刊
- 《지압 건강법》 편집부편 서림문화사刊
- 《지압 동의보감》 김창완·김용석著 중앙생활사刊
- 《침술·자기·지압 건강법》 한국성인병 예방 연구회편

경혈의 위치를 찾는 방법

경혈의 위치를 정확히 알기 위해서는 인체의 해부학적(解剖學的) 표지(標識)를 이용하는 방법, 골도분촌법(骨度分寸法), 지촌법(指寸法) 등의 세 가지를 사용한다.

해부학적 표지를 이용한 방법

해부학적 표지란 눈, 귀, 코, 입 등의 윤곽이나 젖꼭지, 배꼽, 뼈의 관절, 근육 등의 명확히 튀어나오거나 오목하게 들어간 곳을 기준으로 하여 기준을 삼는 것을 말한다.

골도분촌법(骨度分寸法)

현재의 골도분촌법은 《영추(靈樞)·골도편(骨度編)》의 저서를 토대로 하여 후대의 의학

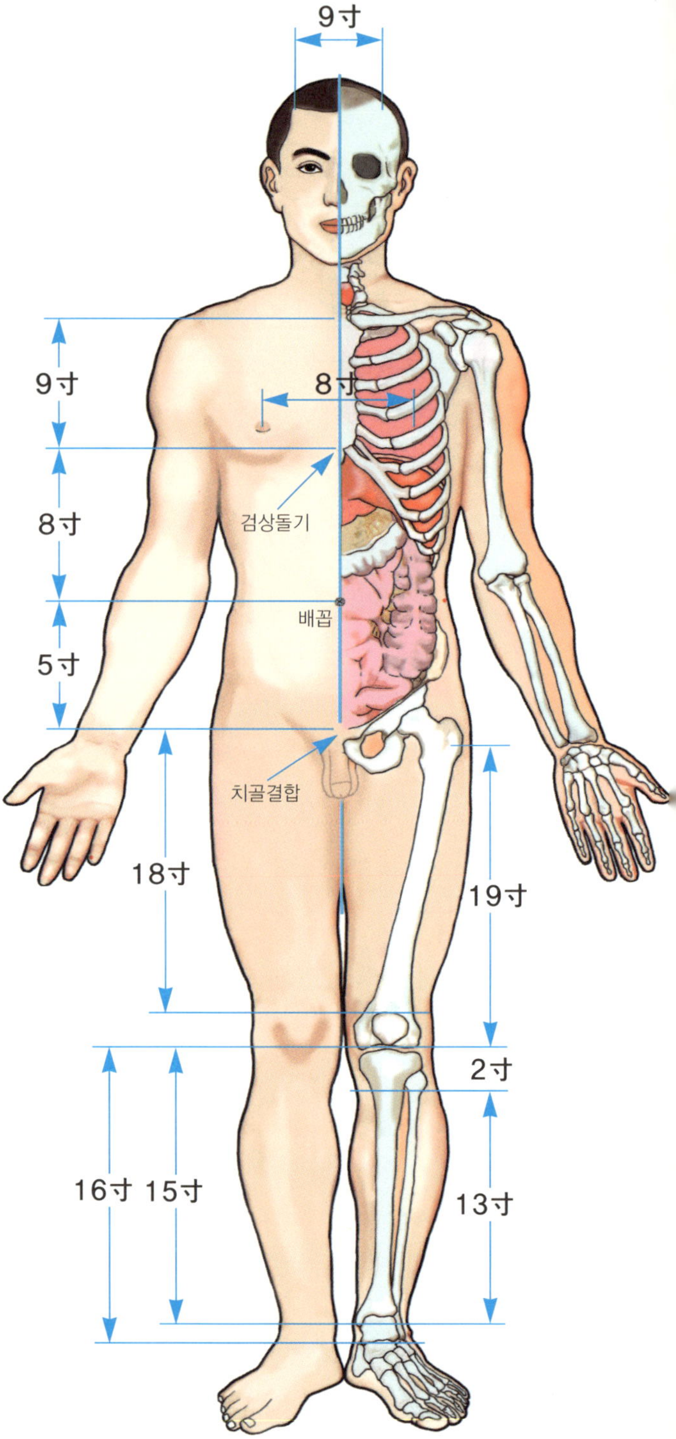

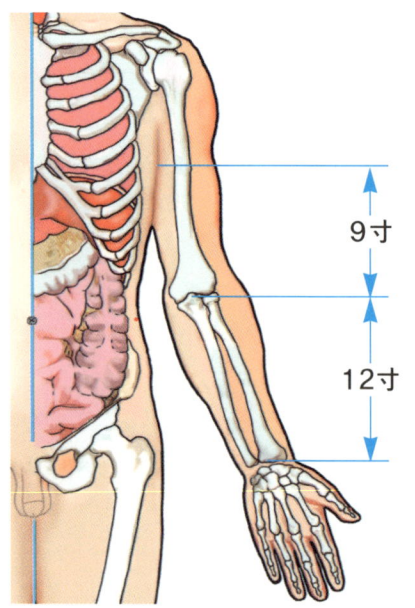

골도분촌법(骨度分寸法)

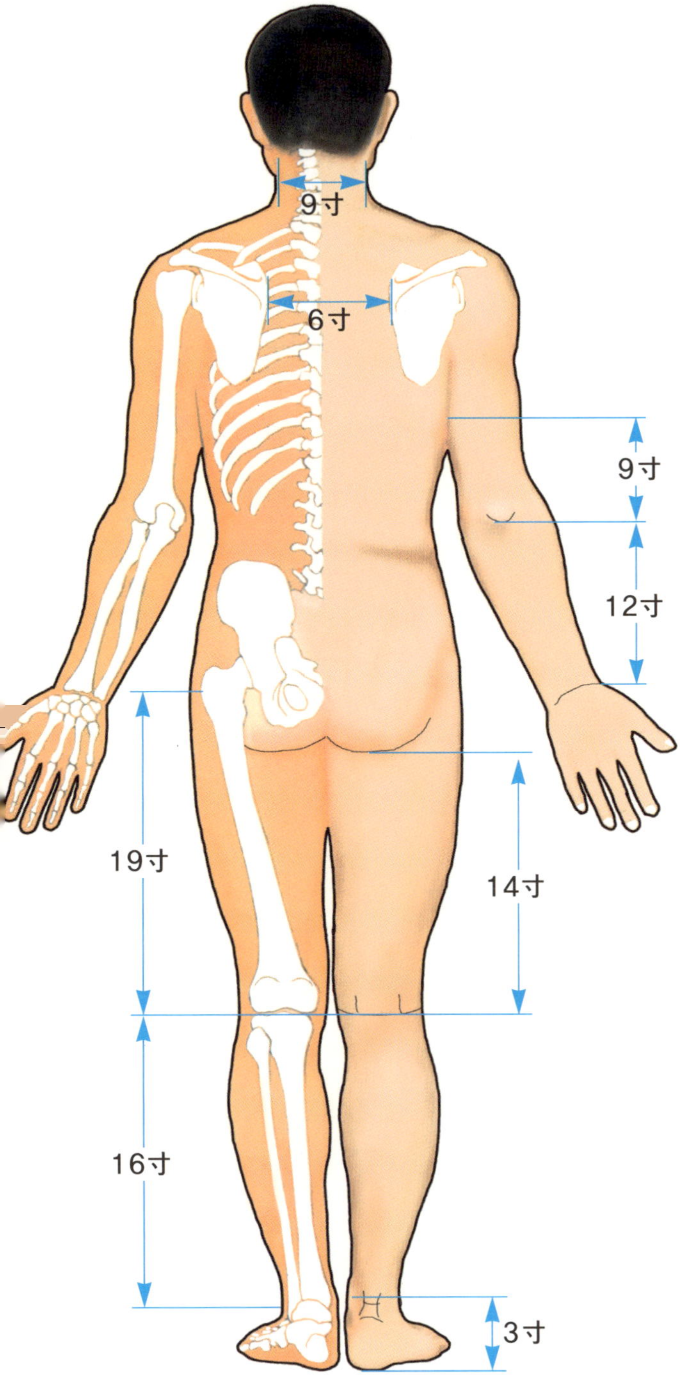

자들이 수많은 경험과 실험을 통해 개선하여 확정한 것이다.

골도분촌법은 먼저 해부학적인 신체의 특징 등을 이용하여 신체 여러 부분의 길이와 폭을 측정한 후 그림과 같이 정하였다. 그림에서처럼 특정 관절이나 특정 부위의 사이를 같은 비율로 나누는데, 각 기본 단위는 1촌(寸)이다.

골도분촌법으로 경혈을 찾을 때는 반드시 알아야 할 것이 있다.

1. 각 부위의 골도분촌법을 정해져 있다. 이는 무슨 뜻인가 하면, 키가 크든 작은 사람이든, 어른이든 어린 아이든간에 모두 동일 부위의 골도분촌은 같다는 것이다.

예를 들면, 대퇴골의 머리(대전자) 부분에서 무릎까지가 19촌인데 어른도 19촌이고 어린 아이도 19촌이라는 것이다. 또, 뒷목의 넓이가 9촌이므로 목이 아주 넓은 뚱뚱한 사람도 9촌, 목이 가는다란 마른 사람도 역시 9촌이라는 말이다.

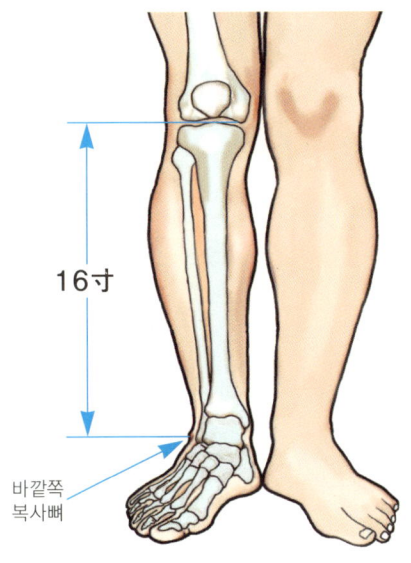

2. 골도분촌법(骨度分寸法)의 촌(寸)은 반드시 비율, 혹은 등분으로 보아야지 고정된 길이의 단위로 보아서는 안 된다. 앞의 그림에서 알 수 있듯이 각 부위의 거리가 그림에서는 좁아 보여도 숫자상으로는 촌(寸)의 수가 크므로 이상해 보이지만 잘 이해하면 이것이 정확한 경혈을 찾기 위한 골도분촌법의 고등 수학인 것이다.

3. 골도분촌법으로 경혈을 찾을 때는 반드시 각 부위에 맞는 골도분촌법을 써야 한다.

예를 들면 머리 부분의 경혈을 찾을 때는 머리 부분의 골도분촌법을, 즉 몇 촌(寸)인지를 알아야 하고, 다리 부분의 경혈을 찾을 때는 다리 부분의 골도분촌법도 몇 촌인지를 염두에 두고 찾아야 한다.

지촌법(指寸法)

경혈의 위치는 사람 신체의 상황에 따라서 다르기 때문에 시술을 받는 사람의 손가락 크기에 기준을 두고 측정하는 방법이다. 이 방법은 주로 다리 쪽에 있는 경혈의 위치를 찾을 때 사용된다. 따라서 경혈을 취혈할 때, 골도분촌법 외에도 지촌법을 사용하기도 한다.

지촌법에는 중지동신촌(中指同身寸), 무지동신촌(拇指同身寸), 횡지동신촌(橫指同身寸) 등이 있다.

지촌법을 이용할 때는 사람마다 길이와 살찐 정도가 달라서 경혈의 가로와 세로 치수를 정확히 확신할 수 없다.

따라서, 지촌법으로 경혈의 위치를 찾을 때 모순이 나타날 경우에는 반드시 골도분촌법(骨度分寸法)을 기준으로 삼아야 한다.

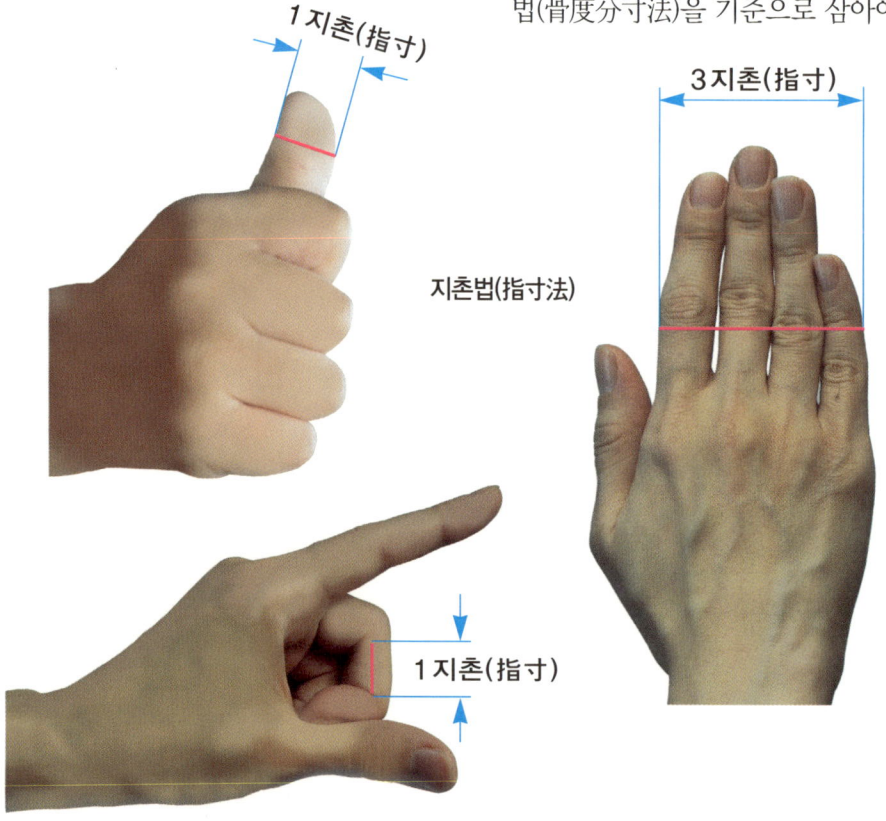

지촌법(指寸法)

침 요법이란 무엇인가?

침針이란 사람이나 마소 등의 혈을 찔러 병을 다스리는 데 쓰는 바늘처럼 생긴 가늘고 긴 의료 기구를 말한다.

침 요법은 금속으로 만든 쇠꼬챙이, 즉 침으로 사람이나 짐승의 몸의 일정한 부위를 찔러 손재주를 잘 사용하여 경락을 잘 통하게 하고, 기氣와 혈血을 고르게 함으로써 질병을 예방하거나 치유케 하는 의료 행위를 말한다.

침혈을 자극하는 수단에 따라 침의 형태와 규격이 다양하다. 침의 기원은 석기 시대로부터 시작된 것으로 생각된다.

가장 오래된 침구鍼具는 폄석砭石인데, 이것은 돌이나 옥을 갈아서 송곳이나 쐐기 모양으로 작게 만들었다. 이러한 폄석은 피부를 자극하거나 얕게 찔러 피를 내거나 고름을 짜내는 데 쓰였다.

고대 원시 사회에서는 야산이나 어둡고 습기가 많은 곳에 주거하여 여러 가지 풍습통風濕痛이나 칼에 다치거나 찢긴 창상創傷이 많았을 것으로 짐작하면 쉽게 이해할 수 있다. 청동기 시대로 접어들면서 침은 가늘어져 미침微鍼이 생기게 되었다.

≪황제내경黃帝內經≫ 이법방의론異法方宜論에 의하면,

"남방은 날씨가 따뜻하여 만물이 잘 자라며 많은 저습지가 있어 안개와 이슬이 많은 곳이다. 그 곳에 사는 사람들은 신 과일과 발효시킨 음식을 좋아하여 피부가 곱고 붉으며, 저려 오는 병이 많아서 그 치료는 마땅히 미침으로 해야 한다. 그러므로 9침九鍼은 남방에서 전하여 온 것이다."라고 기록되어 있다.

따라서 9침은 인체의 기능 장애인 비증(痺證;몸에 마비가 오는 병)을 치료하는 것 외에 일체의 기능적 병변病變을 치료하는 데 이용된다.

그리고 병변은 일정한 부위에서 발생되는 것이 아니라 인체의 피부·근육·혈맥·관절·구규(九竅;인체에 있는 아홉 개의 구멍) 등 다양하게 발생하며, 병사(病邪;질병의 요인)의 깊고 얕음의 차이에 따라 침의 형태도 아홉 가지로 나누어졌고, 종류에 따라 질병의 특성에 상응하여 각자의 기능을 가지게 되었다.

침의 종류

전통적으로 이용되어 온 9침은 참침鑱鍼·원침圓鍼·시침鍉鍼·봉침鋒鍼·피침鈹鍼·호침毫鍼·장침長鍼·대침大鍼·원리침圓利鍼 등이다. 9침은 주로 침 요법에 사용되었을 뿐만 아니라 외과와 안마에도 사용되었다.

9침이 만들어진 다른 원인에는 고대 동양인들이 '9'라는 숫자를 가장 크고 완벽한 숫자로 보았기 때문이다.

9침에 대하여 간략하게 살펴보면 다음과 같다.

① 참침은 피부의 사기邪氣를 빼내는 데 쓰인다. 이 침은 피부를 얕게 찔러서 사혈瀉血하는 데 쓰이며, 머리와 몸에 고열이 있을 때 사용한다. 모양이 화살촉과 같아 전두침箭頭鍼이라고도 한다.

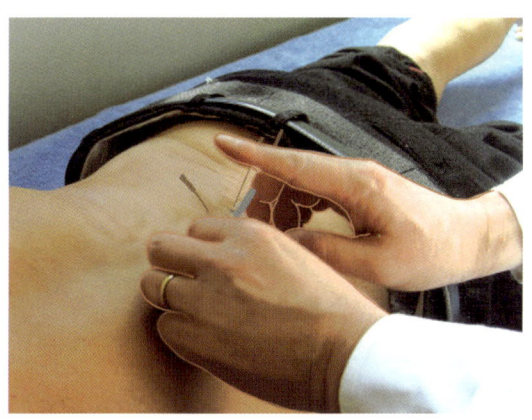

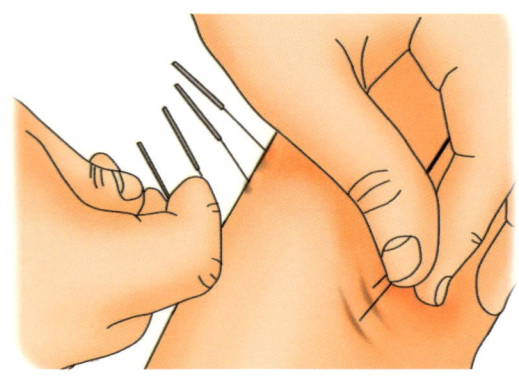

　이 침은 주로 피부의 사기邪氣를 빼내어 정기正氣를 안정시키는 데 유용하지만, 너무 깊이 찌르면 인체의 양기陽氣를 상하게 한다.
　② 원침은 기육(肌肉:살)에 발생한 기체氣滯를 치료하는 데 쓰인다. 이 침의 형상은 달걀형처럼 둥글면서 가늘다.
　원침은 주로 사기가 기육에 있을 때 사용하며, 침끝이 둥글기 때문에 기육의 정기를 해치지는 않는다.
　③ 시침은 혈맥의 사기邪氣를 제거하는 데 쓰인다. 형상은 기장[黍]을 닮아 몸체가 길고, 침끝이 약간 둥글고 무디어 혈맥의 사기만을 제거하고 인체의 정기를 상하지 않도록 만든 침이다.
　④ 봉침은 사혈하는 데 쓰는 것으로 일명 삼릉침三稜鍼이라고도 한다. 봉침은 사계절을 상징하고 사계절에 팔방에서 불어오는 바람으로 인하여 발생된 혹이나 고치기 힘든 악창惡瘡에 사용한다.
　3면에 날이 서 있어서 삼릉침이라고도 하며, 사혈하기에 가장 적당하고 열병과 외과 질환을 치료할 수 있다.
　⑤ 피침은 옹종(癰腫:종기) 고름을 제거하는 데 쓰인다. 형상은 칼[劍]을 닮아 검침劍鍼이라고도 하며, 옹종 등을 째 고름을 짜내는 데 유용하다.
　⑥ 호침은 비병과 통증 치료에 쓰인다. 호침은 통증과 비병에 유용한데, 형상은 모기나 등에의 입처럼 가늘어 큰 자극 없이 찌를 수 있다는 장점이 있다. 오랫동안 놓아 둘 수 있어 천천히 사기를 없애면서 정기를 회복시킬 수 있다.
　그러므로 호침은 주로 정기가 약한 사람의 비증을 치료한다. 호침은 9침 가운데 가장 주된 침으로 그 활용 범위 또한 넓어서 현재 사용하는 침치료鍼治療를 대표한다.
　⑦ 장침은 한의학에서 사용하는 구침의 일종으로, 큰 관절[大關節] 속에 있는 비증痺症을 치료하는 데 쓰인다.
　장침은 바람[風]을 상징하고, 사람의 사지에 있는 여덟 개의 큰 관절에 발생한 비증痺症을 치료하는 데 쓰인다. 길이는 7촌으로 인체의 깊숙한 곳에 있는 비증(痺症;마비증세)에 적절하다.
　⑧ 대침은 모든 관절 질환을 치료하는 데 쓰인다. 대침은 9분야[九野]를 상징하고 몸 전체에 있는 병사病邪가 관절 부위에서 생긴 병을 치료한다. 길이는 4촌으로 관절 속에 있는 물[水]을 빼내는 데 쓰인다.
　대침은 호침보다 길이가 긴데, 침을 불에 달구어 놓는 화침火鍼·번침燔鍼 등에도 쓰인다.
　⑨ 원리침은 비증과 옹저(癰疽;종기) 치료에 쓰인다. 원리침은 인체가 허약한 틈을 타서 경맥經脈에 들어온 사기에 의하여 생긴 비증에 사용한다.
　가늘고 강하게 만든 침으로, 주로 옹저와 비증, 그리고 뼈마디가 부어서 굽히고 펴지를 못하는 역절풍歷節風 등을 치료한다.

오늘날 사용하는 침의 종류

　① 피내침皮內鍼은 피하皮下에 매몰시켜 놓을 수 있는 작은 침이다.
　② 전침電鍼은 침 자극과 전기 자극을 결합하여 발전된 침이다.
　③ 수침水鍼은 침과 약물 작용을 결합시킨 침이다.
　④ 피부침皮膚鍼은 일명 소아침小兒鍼이라고

하는데, 작은 침 5~8개를 동시에 찌를 수 있도록 만들어진 침이다.

또한, 침을 놓는 부위에 따라 사용되는 침도 개발되었는데, 이침耳鍼·면침面鍼·비침鼻鍼·두침頭鍼·수침手鍼·족침足鍼 등으로, 그 쓰임이 다양해지고 있다.

침의 구조

침의 구조는 대개 다섯 부분으로 나눌 수 있다.

침은 침끝·침몸·침뿌리·침자루·침꼬리의 다섯 부분으로 구성되어 있는데, 9침은 모두 다섯 부분으로 이루어지지는 않지만 거의 대부분 이와 비슷한 모양을 갖추고 있다.

침끝[鍼尖 또는 鍼芒]은 침 앞부분의 뾰족한 부분을 가리키며, 침몸[鍼體, 또는 鍼身]은 침끝과 침자루 사이, 즉 침의 대소장단을 나타내는 곳이다.

침뿌리[鍼根]는 침몸과 침자루를 연결하는 부분을 말하며, 침자루[鍼柄]는 침몸의 뒷부분으로 대개 나선상으로 침을 놓을 때 미끄러지지 않게 되어 있다.

침꼬리[鍼尾]는 침자루의 끝으로 온침溫鍼을 놓을 때 쑥을 붙이는 부분이나, 대부분의 침에서는 이 부위가 없다.

피부침은 피하에 매몰시켜 놓을 수 있는 작은 침이다.

뜸이란 무엇인가?

한의학에서 침병을 치료하는 방법의 하나로, 약쑥을 비벼서 쌀알 크기로 빚어 살 위의 혈穴에 놓고 불을 붙여서 열기가 살 속으로 퍼지게 하여 온열溫熱 자극을 줌으로써 질병을 치료한다.

뜸 치료는 불의 이용과 함께 시작되었으며 중국의 춘추 전국 시대부터 애엽(艾葉;쑥)을 재료로 사용하였다는 기록이 있을 정도로 오랜 역사를 지니고 있다.

또한 《황제내경 영추 경수편》과 《상한론》 등의 한의학 서적에 구법灸法에 대한 언급이 있는 것으로 보아 한의학 이론이 정립된 초기부터 한의학의 원리에 입각하여 한의학적 치료에 이용되었음을 알 수 있다.

뜸은 태우는 약물의 종류에 따라 여러 가지가 있다. 그 중에서 가장 대표적인 것은 쑥이며, 뽕나무 가지나 복숭아나무를 쓰는 경우도 있다. 또, 직접 태우지는 않더라도 자극성이 강한 개자芥子나 한련초旱蓮草 등을 짓찧어서 붙여 물집을 만들거나 태양 광선을 돋보기 등으로 집중적으로 쏘여 온열 자극을 주는 경우도 있다.

가장 널리 쓰이는 것은 쑥이며, 쑥을 채취·건조시켜 곱게 빻은 것을 뭉쳐서 사용하는 애주艾炷와 농축시켜 막대기 모양으로 만든 애권艾卷, 다른 약물을 배합하여 만든 것 등이 있다.

시술 방법은 애주를 직접 피부 위에 올려놓고 연소시키는 방법인 직접염과 애주와 피부 사이에 생강이나 마늘·부자·소금 등을 놓고 연소시키는 방법인 간접염, 애권을 연소시켜 뜨거운 김을 쏘이는 방법 등이 있다.

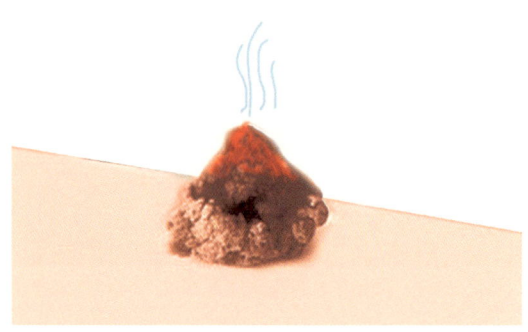

　이러한 뜸의 종류들은 다양하지만 그 목적은 모두 뜨거운 자극을 얻는 데 있다고 할 수 있다.
　애엽艾葉은 맛이 쓰고 매우며, 기운은 따뜻하여 순양純陽의 성질을 가지고 있다. 연소하기 쉽고, 연소 때의 열력이 온화하며, 피부를 통하여 심부深部까지 도달한다. 또한 방향芳香을 가지고 있어서 환자의 정신을 안정시키며 대소의 각각 다른 애주를 만들기 쉽고 어디서나 산출되므로 쉽게 구할 수 있다.
　애엽의 성능은 온열한 자극을 주는 데서 가장 큰 특징을 찾을 수 있다. 따라서 모든 한랭성 질환에 유효하며 시술할 때 인체의 기운을 사(瀉;빼냄)하는 침과는 달리, 기운을 보충하여 주는 공효(功效)가 있어서 허약성 질환이나 만성 질환에 효력을 발휘한다.
　뜸의 시술에는 직접구와 간접구가 있다.
　직접구는 애주를 피부 위에 직접 올려놓고 연소시키는 방법이다. 직접구를 하게 되면 피부에 화상이 생겨 물집이 잡히며 화농이 되는데 이것은 무균성 화농 현상으로 생체의 항병 능력을 증가시켜 치료 효과를 높인다.
　그러나 이 창구(瘡口;헐은 곳)에 세균이 침입할 염려가 있으므로 주의해야 한다. 이 방법은 흉터가 생기므로 기피하는 경우가 많은데 꼭 필요한 경우에 시술해야 하며, 특히 만성 위장병이나 체질 허약·해수 천식에 사용하면 좋은 효과를 얻을 수 있다.
　요즈음은 간편하게 시술할 수 있고 흉터를 일으키지 않는 간접구를 많이 사용하는데 자극이 완만하므로 질병의 상태에 따라 반복 시술해야 하며 복통·설사·관절 질환·마비 등의 치료에 널리 쓰이고 있다.
　이러한 뜸의 시술에서는 자극의 양이 적당하도록 조절해야 하고 창구의 보호에 유의해야 하며, 오랜 기간의 시술을 요구하는 경우가 많기 때문에 적절한 계획 하에서 꾸준히 치료해야 한다.
　열이 있을 때나 열성 질환이 있을 때, 과도한 피로, 음주 후에는 시술을 피하고 금구혈禁灸穴位에 대해서도 시술을 금하므로 명확한 지식이 없이는 시술을 삼가야 한다.
　뜸(灸法)은 침(刺鍼)으로 효과가 적은 일부 병증에 좋은 효과를 발휘하는데, 혹은 침과 뜸을 병용해서 응용하면 한층 더 그 효과를 높일 수 있다.
　흔히 흉터에 대한 인식으로 뜸의 시술을 기피하거나 시술이 간편하다고 하여 뜸의 효과를 과소평가하는 경우가 있는데, 뜸질을 하여야 할 질환에는 이 요법의 시행이 필수적이므로 정확한 진단 하에 꾸준한 시술을 받는다면 반드시 좋은 효과를 거둘 수 있을 것이다.

뜸의 과학적 효능

　뜸 요법은 경락과 경혈에 온열 자극을 줌으로써 질병을 치료하는 방법이다. 여기서 알 수 있는 것은 뜸은 침과 다르게 온열적인 자극 방법을 사용한다는 것이다.
　또한 뜸의 재료로 주로 쓰이는 것은 쑥인데, 쑥은 경락을 따뜻하게 하여 찬 기운을 제거하고 기혈을 소통시키는 효능이 있다. 혈액이 차가워지면 혈액 순환이 제대로 운행되지 못하여 안면 마비 및 관절 질환 등이 유발되는데, 이러한 경우 뜸을 사용하여 혈액 순환을 도와줌으로써 병이 치료되는 것이다.

쑥뜸의 대표적인 효능

혈액 구성 성분의 변화
뜸은 혈액의 구성 성분의 변화를 일으킨다. 백혈구가 증가하며 적혈구와 혈소판은 초기에는 약간 감소하지만 장기적으로 살펴봤을 때 크게 증가한다. 전반적으로 혈액 산성화를 억제하고 알칼리화를 초래한다.

강심 보혈 작용
심장을 튼튼하게 하고 그 작용을 세게 해주는 강심과 피를 만들어 내는 조혈 작용을 도와 준다. 혈청 중의 말초 혈관 수축성 물질 및 심장 기능 촉진성 물질의 증가를 초래하여 심장이나 혈관의 수축력을 증대시킨다.

면역 작용
혈청 중의 각종 면역 물질을 증가시켜 면역 작용을 돕는다.

진통 작용
국소적인 근육의 긴장, 혈관의 긴장을 풀어줌으로써 통증을 감소시킨다. 또한 뜸에는

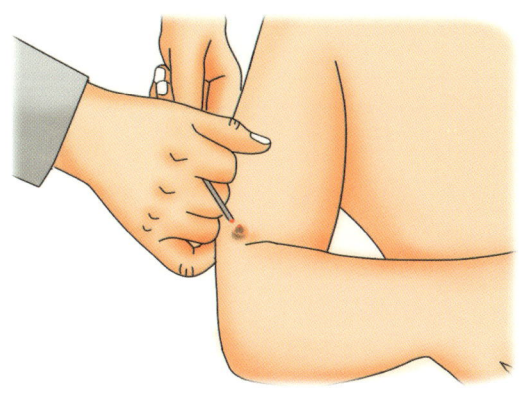

근육의 피로를 유발시키는 젖산을 흡수하는 작용이 있는데 이것으로 근육통에 효과가 있음을 알 수 있다.

뜸의 종류

1. 자극이 강한 왕뜸
2. 융털처럼 곱게 다듬은 쑥으로 만든 애주구
3. 받침대의 색깔에 따라 온도가 다른 애주구
4. 밑부분에 아로마 오일을 바른 향기뜸
5. 직접구로 자극이 강한 미립대
6. 침을 놓은 자리에 뜸을 올린 온침

지압이란 무엇인가?

지압指壓이란 혈류血流를 개선해 기운을 찾아주는 것으로 중국 고대의 황제黃帝라는 신화적인 인물이 최초로 《황제내경黃帝內徑》이란 의학서를 편찬해 백성들을 가르치고 치료했다는 데서 유래되었다.

이 《황제내경》에 의하면 우리 인체는 오장 육부와 머리·팔·다리로 연결하는 기氣의 흐름이 있는데, 지압은 동양 고대의 음양 사상에 따라 신체의 기능을 판단하는 14경락經絡 및 경혈經穴을 근거로 하고 있다.

지압과 안마, 마사지의 차이

지압과 안마는 동양 고래의 음양 사상에 따라 신체의 기능을 판단하는 14경락 및 경혈을 근거로 하고 있고, 외국으로부터 수입된 마사지는 의학적 이론도 중요하지만 그 근본은 경혈에 있다.

이상의 3가지 시술법을 분류하면 다음과 같다.

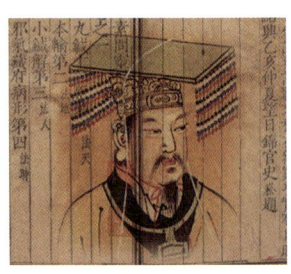

《황제내경》이후 안마按摩라고 불리던 수기 요법이 명나라에 이르러 주로 뼈의 정렬을 다스리는 "추나"로 이름이 바뀌었다가, 지압의 근거가 되는 안마법은 청淸대에 발간된 《의종금감》이라는 의학총서에 자세히 설명되어 있다.

안 마

안마는 피로에 의한 뻐근하고 굳은 부위를 풀어주는 것이 주 목적이다. 가볍게 비비기, 주무르기, 두드리기, 흔들기, 압박 등이며, 손을 움직이는 방향은 중추에서 말초신경으로 향하며, 동맥의 흐름과 일치, 14경락에 따르는 것을 원칙으로 한다.

마사지

마사지는 근육과의 관계를 중요시하되, 특히 관절의 운동성 회복에 중점을 둔다. 가볍게 비비기, 등등 안마와 운동법은 비슷하다.

지 압

지압은 근육, 신경, 골격이 주요 시술 대상이다. 특히 골격에 대해서는 척추의 교정을 중요시하며, 누르기 운동법을 기본 기술로 삼는다. 그 밖에 마사지 기법을 응용하며, 또한 국소를 중점적으로 시술하는 경우라도 전체적인 몸 상태를 조절하는 것을 원칙으로 삼고 있다.

이상과 같이 지압과 안마, 마사지가 각기 다른 특색이 있는지를 알아보았으나 가정이나 혼자할 수 있는 지압에서는 굳이 구애받지 않는다.

따라서 이 책에서는 그런 견해는 전문가에게 맡기고 지금부터는 누구나 어느 장소를 가리지 않고 혼자서도 쉽게 할 수 있는 지압법을 설명하겠다.

지압 방법과 순서

1. 접촉한다

접촉한다는 것은 누르기의 준비 동작이며 대체로 손바닥을 사용한다. 접촉 방법은 크게 다음 3가지로 분류된다.

1. 가볍고 부드럽게 접촉함.
2. 가볍고 빠르게 접촉함.

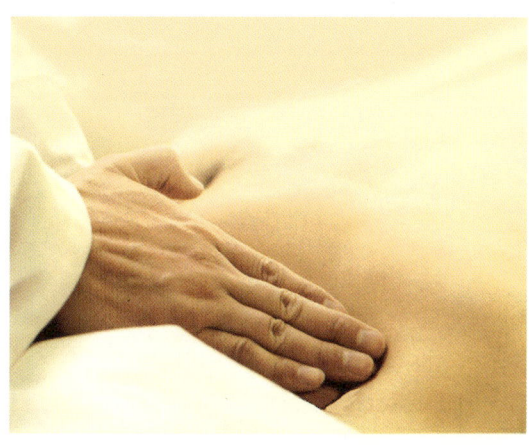

3. 가볍고 자연스럽게 접촉함.
여기서 〈가볍게〉 접촉하는 것이 무엇보다 중요한 동시에 부드럽게 접촉하는 것이 기본이다.
그 이유는, 자기 몸에 지압을 할 때에는 무방하지만 남에게 시술하는 경우 그 피시술자가 시술받는다는 불안감으로 인해 마음이 긴장되고 몸이 굳어져 근육이 딱딱해지기 때문이다.

2. 누른다

누른다는 것은 지압의 가장 중요한 단계로서 엄지손가락 머리(엄지 손가락 지문 부분)가 많이 사용되며 다음 3가지로 분류된다.
 1. 매우 천천히 누른다.
 2. 재빨리 누른다(앞서 설명한 피시술자의 반응을 적게 하기 위함이다).
 3. 천천히 누른다(가장 많이 사용되는 방법으로 누르기의 기본).

3. 뗀다

여기서도 3종류로 나뉜다.
 1. 천천히 뗀다(가압에 의한 자극을 적게 하는 경우에 사용).
 2. 갑자기 뗀다(반사 작용을 기대해 갑자기 떼는 것을 말함).
 3. 자연스럽게 뗀다(이는 앞의 1~2의 중간 정도를 말하며 지압에서 가장 많이 사용되는 기본 기법이다).

지압할 때의 자세

지압을 할 때 자세를 정확히 하는 것은 무엇보다 치료 효과를 높이는 데 매우 중요하다. 먼저 등과 다리에 지압을 할 때에는 피시술자가 전신의 힘을 빼 근육이 긴장되지 않도록 해야 한다.

시술상의 주의 사항

이 밖에 자세한 내용은 본론으로 넘기고 여기서는 시술자는 시술하기 전에 정신을 통일한다는 점과 시술하기 전에 미리 손톱을 짧게 깎거나 손을 깨끗이 하는 등등, 위생 문제에 각별히 신경을 써야 할 것을 당부한다.

폐경(肺經)이 다스리는 병

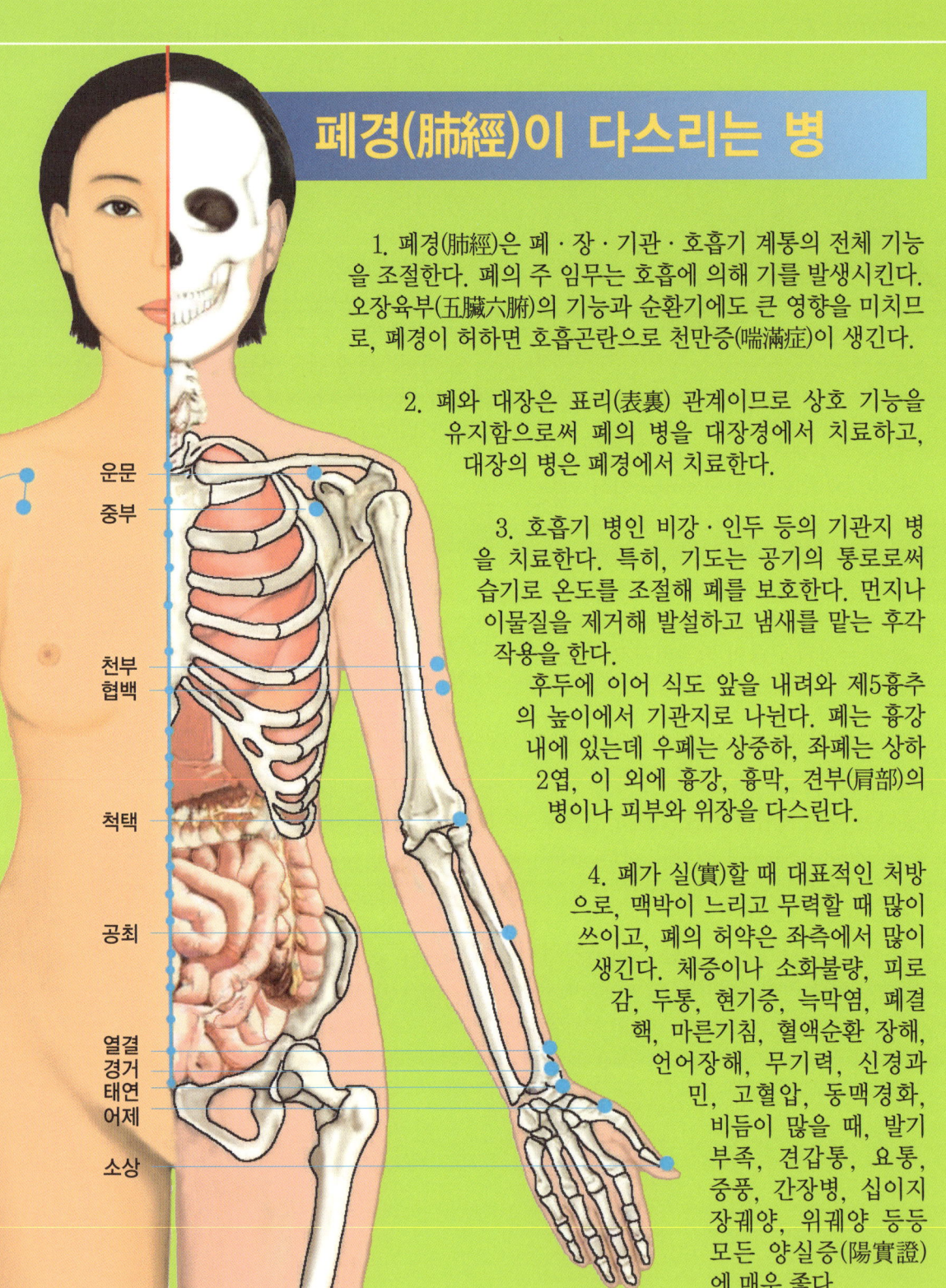

1. 폐경(肺經)은 폐·장·기관·호흡기 계통의 전체 기능을 조절한다. 폐의 주 임무는 호흡에 의해 기를 발생시킨다. 오장육부(五臟六腑)의 기능과 순환기에도 큰 영향을 미치므로, 폐경이 허하면 호흡곤란으로 천만증(喘滿症)이 생긴다.

2. 폐와 대장은 표리(表裏) 관계이므로 상호 기능을 유지함으로써 폐의 병을 대장경에서 치료하고, 대장의 병은 폐경에서 치료한다.

3. 호흡기 병인 비강·인두 등의 기관지 병을 치료한다. 특히, 기도는 공기의 통로로써 습기로 온도를 조절해 폐를 보호한다. 먼지나 이물질을 제거해 발설하고 냄새를 맡는 후각 작용을 한다.
후두에 이어 식도 앞을 내려와 제5흉추의 높이에서 기관지로 나뉜다. 폐는 흉강 내에 있는데 우폐는 상중하, 좌폐는 상하 2엽, 이 외에 흉강, 흉막, 견부(肩部)의 병이나 피부와 위장을 다스린다.

4. 폐가 실(實)할 때 대표적인 처방으로, 맥박이 느리고 무력할 때 많이 쓰이고, 폐의 허약은 좌측에서 많이 생긴다. 체증이나 소화불량, 피로감, 두통, 현기증, 늑막염, 폐결핵, 마른기침, 혈액순환 장해, 언어장해, 무기력, 신경과민, 고혈압, 동맥경화, 비듬이 많을 때, 발기부족, 견갑통, 요통, 중풍, 간장병, 십이지장궤양, 위궤양 등등 모든 양실증(陽實證)에 매우 좋다.

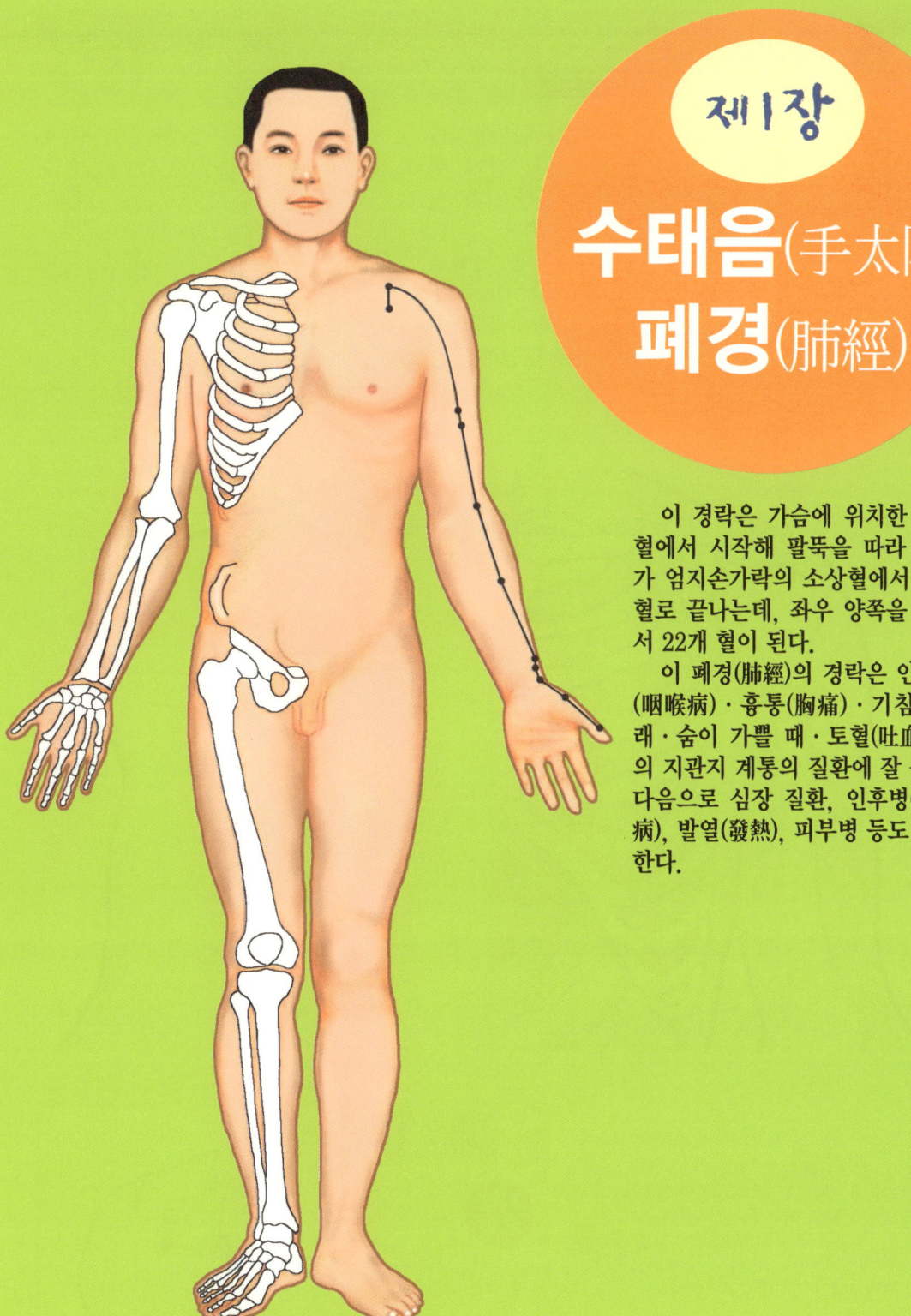

제1장

수태음(手太陰) 폐경(肺經)

이 경락은 가슴에 위치한 중부혈에서 시작해 팔뚝을 따라 내려가 엄지손가락의 소상혈에서 11개 혈로 끝나는데, 좌우 양쪽을 합해서 22개 혈이 된다.

이 폐경(肺經)의 경락은 인후병(咽喉病)·흉통(胸痛)·기침·가래·숨이 가쁠 때·토혈(吐血) 등의 지관지 계통의 질환에 잘 듣고, 다음으로 심장 질환, 인후병(咽喉病), 발열(發熱), 피부병 등도 치료한다.

LU-1 (2개 혈)

1 중부(中府)

가슴 질환이 모이는 곳

이 혈은 주로 각종 폐·기관지의 질환을 치료하고 다스리므로 기관지염, 폐렴, 폐결핵, 기침, 천식, 감기, 편도선염 등에 잘 듣는다. 또한 심장병 등의 심장 질환, 식욕이 떨어지는 등의 여러 증상에도 효과가 있다.

그 밖에 재귀열(再歸熱; 급성 전염병으로, 두통 및 고열과 오한으로 앓는다), 얼굴 및 사지가 부을 때, 어깨가 아플 때, 가슴이 그득하거나 아플 때, 울화병, 배가 더부룩할 때, 식도의 질환이나 늑간신경통, 구토, 식욕부진 등에도 사용한다.

部位: 운문혈에서 아래로 1촌 아래, 제1늑간과 수평을 이루는 곳으로, 손을 대면 맥이 뛰는 곳에 있다. 정중선에서 양 옆으로 각각 6촌. 먼저 운문혈을 정한다.

鍼法: 침은 3푼을 놓고 3번 숨쉴 동안 꽂아 두며, 뜸은 5장을 뜬다.〈동인〉

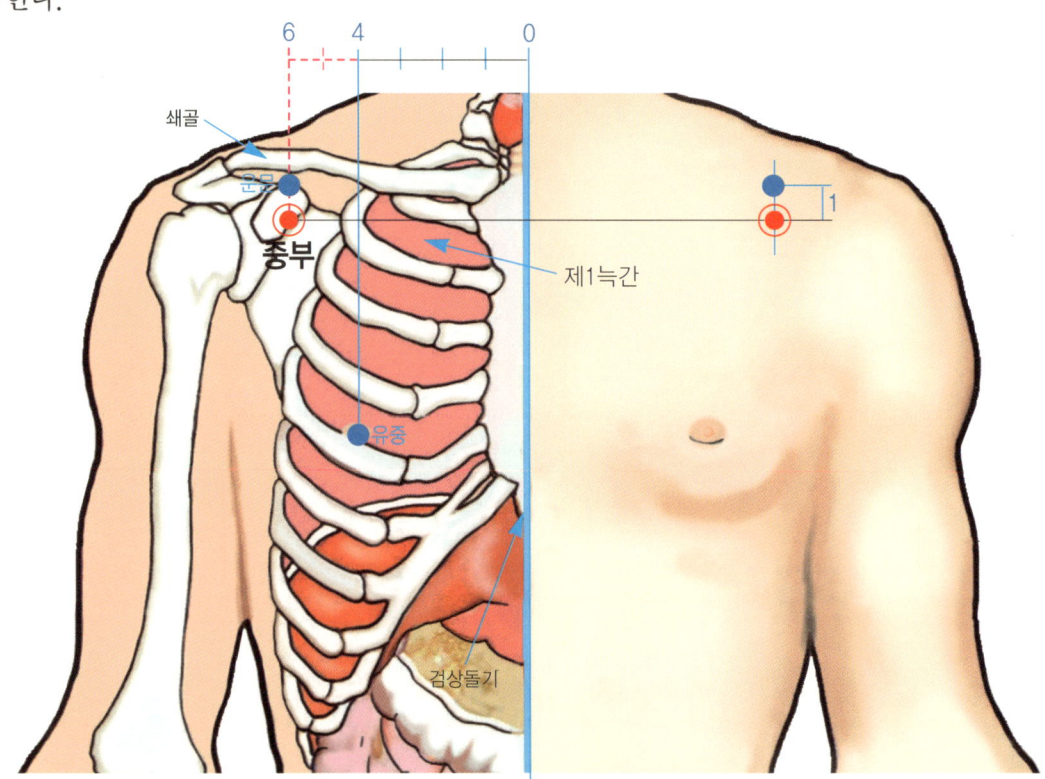

참고: 이 혈의 중(中)은 적중(的中), 부(府)는 밥통을 뜻하고, 폐경이 중완혈에서 이 혈로 왔다고 하여 중부라 칭했다.
이 경혈은 폐의 모혈(募穴)로 일명 응중혈(膺中穴)이라 부르며, 수태음경맥과 족태음경맥이 모이는 곳이다.

가슴의 통증을 제압하는 치료법

지압 요령: 지압 요령은, 시술자는 엄지손가락을 환자의 중부혈에 대고 환자의 양쪽 어깨를 잡는 것처럼 하면서 힘을 준다.

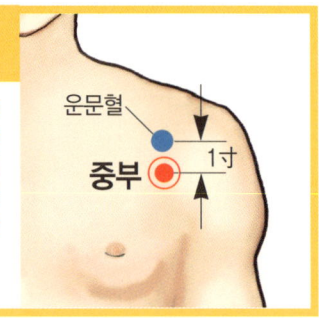

LU-2 (2개 혈)

2 운문(雲門)

기가 구름처럼 나오는 문

이 경혈은 폐의 기능과 연관된 경혈로 기관지 질환, 호흡기계 증상에 널리 활용되어 그 효능을 발휘한다. 폐결핵, 기관지염, 기침, 천식, 흉만(胸滿;가슴이 답답한 증상) 등이 여기에 해당된다.

그 밖에 편도선, 어깨와 팔의 마비, 어깨가 아플 때, 오십견이나 등 및 다리가 아플 때 등에도 효과가 좋다.

部位 중부혈 위쪽 1촌 부위로, 쇄골 아래 우묵한 곳에 있다. 정중선에서 양 옆으로 각각 6촌.

鍼法 침은 3푼을 놓지만, 깊이 찌르면 기가 거슬러올라 좋지 않다. 뜸은 5장을 뜬다.〈갑을〉

 수태음폐경 手太陰肺經

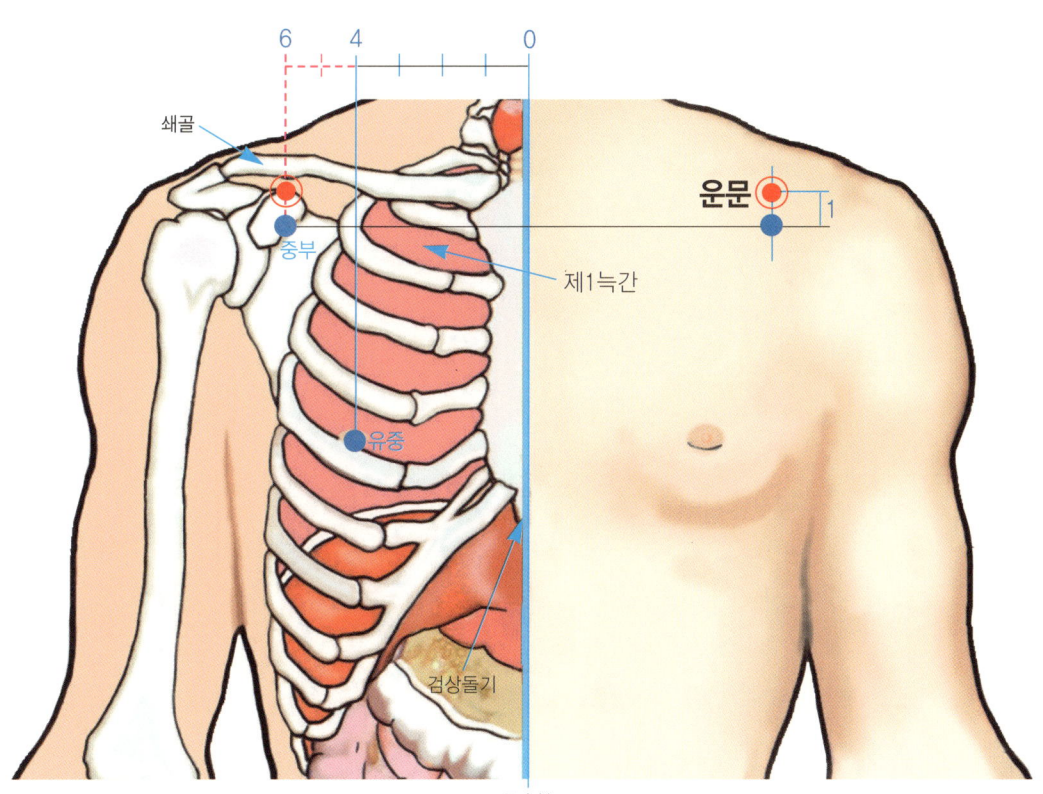

가슴의 통증을 제압하는 치료법

지압요령 시술자는 엄지 손가락을 환자의 운문혈에 대고 환자의 양쪽 어깨를 잡는 것처럼 하면서 힘을 주어 주물러 준다

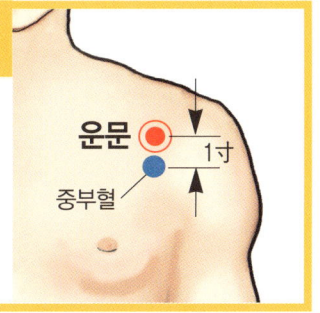

참고 허파의 위쪽에 있는 이 혈은 수태음맥의 기가 마치 문에서 구름처럼 나오는 것에 비유해 운문이라는 명칭을 붙였다.
구름은 천기(天氣)에서 나오고 폐와 통하므로 폐는 기의 본(本)이고, 혈은 수태음맥의 기가 발하는 곳으로 수태음맥이 나오는 문이다.

361 지압 경혈 백과

LU-3 (2개 혈)

3 천부(天府)

가슴 위에 기가 모이는 곳

이 경혈은 열로 인한 비출혈(鼻出血;코의 출혈)에 효과가 있는데, 천부혈과 척택혈을 많이 사용한다. 따라서 코피, 뇌충혈(腦充血;뇌빈혈과 반대로, 머리에 도는 혈액의 양이 많은 것) 등에 특효가 있다.

그 밖에 토혈(吐血), 현기증, 류머티즘, 연탄가스 중독, 호흡곤란, 천식, 기관지염, 인후와 갑상선이 부어오를 때, 그리고 특히 고혈압에도 잘 듣는다.

部位 겨드랑이 주름에서 아래쪽으로 3촌 내려가 팔죽지 안쪽 맥이 뛰는 가운데에 있다.

鍼法 침은 3푼을 놓고 3번 숨쉴 동안 꽂아 두며, 뜸은 뜨지 말아야 한다.〈동인〉
취혈 요령은 차렷 자세에서 손을 그대로 최대한 올렸을 때 코끝이 닿는 부위에 갖다 대고 침혈을 잡는다.

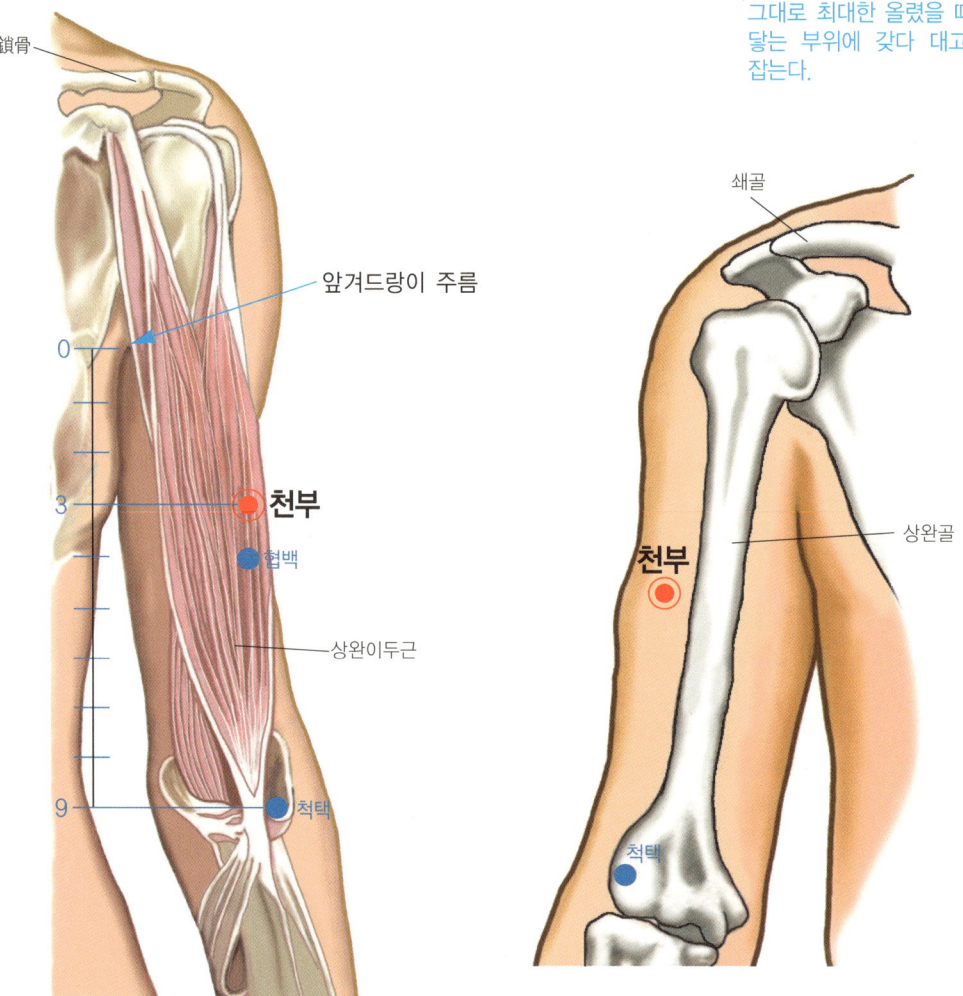

참고 이 경혈의 폐는 윗 덮개로서 장부의 천(天)이 되며, 폐의 기가 이 혈에 모이므로 천부(天府)라 칭했다.
천(天)은 위쪽, 부(府)는 "기가 모인 곳" 즉 가슴 위 기가 모이는 곳을 뜻한다.

LU-4 (2개 혈)

4 협백(俠白)

폐를 다스리는 경혈

이 경혈은 폐를 좌우 사이에 둔 위치에 있으므로 호흡기계의 질환에 탁월한 효과가 있다. 그 치료 효과의 대상은 명치에서 가슴에 걸친 통증이나 기침, 천식, 담, 늑간신경통, 해역(海域;기침을 하면 기운이 치밀어올라 숨이 차는 증상), 가슴 속이 답답할 때 등이다.

그 밖에 심계항진(心悸亢進;가슴이 두근거림), 심통(心痛;심장·명치 부위의 통증), 코피, 헛구역질, 어루러기 등에도 잘 듣는다.

部位 천부혈에서 1촌 아래쪽에 있다. 또는 겨드랑이 주름에서 아래쪽으로 4촌 내려가 맥이 뛰는 곳에 있다.

鍼法 침은 3푼을 놓고, 뜸은 5장을 뜬다.〈동인〉

手太陰 肺經 / 수태음 폐경

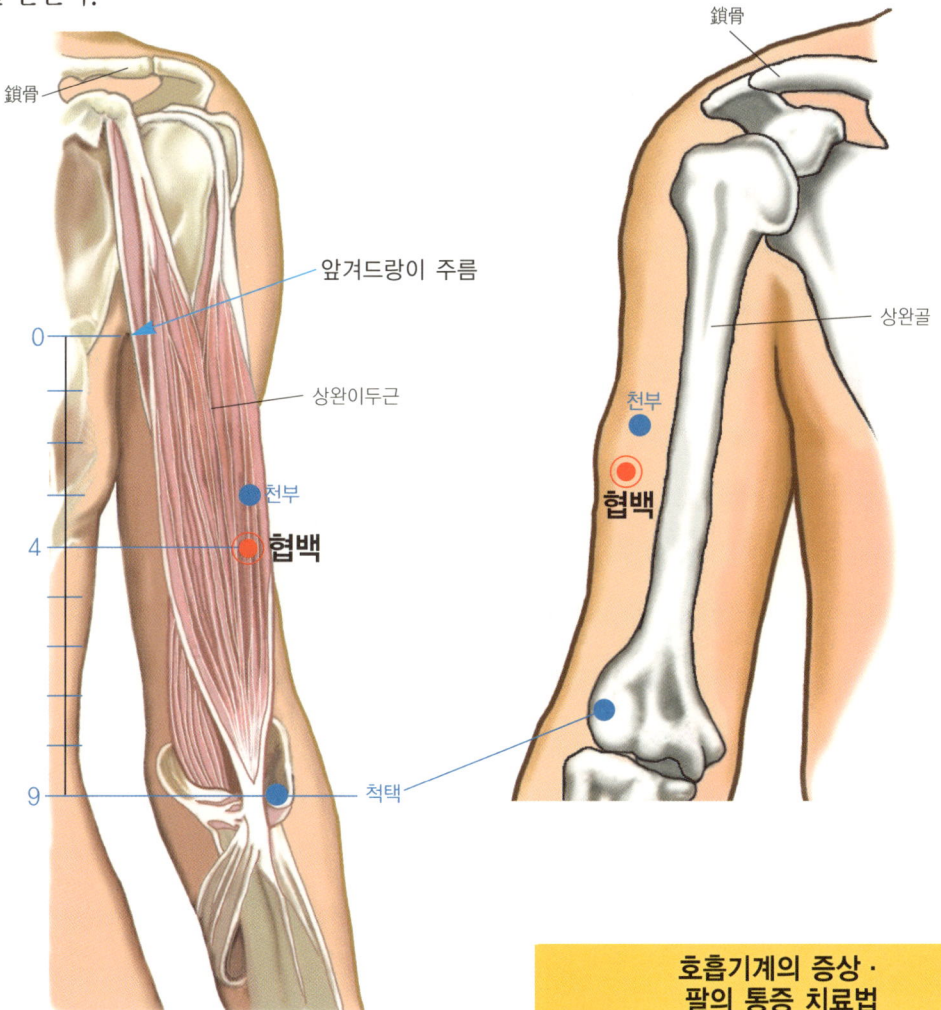

참고 이 경혈은 하얀(白;백) 살의 융기된 부분의 앞쪽에 있어 손을 늘어뜨렸을 때 겨드랑이를 끼는(俠;협) 곳이므로 협백이라 칭했다.
백(白)은 폐를 말하므로 허파를 끼고 있다는 뜻이다.

호흡기계의 증상· 팔의 통증 치료법

지압 요령 지압 요령은 극천혈이나 곡택혈과 비슷하다.
이 경혈은 겨드랑이 경혈인 극천혈과 조금 떨어져 있다. 즉, 알통 한가운데 있다.

LU-5 2개 혈

5 척택(尺澤)

팔꿈치를 다스리는 경혈

이 경혈은 손의 화끈거림·통증·결리는 증상 등을 완화시키기 때문에 만성 관절류머티즘, 오십견, 어깨 신경통, 팔꿈치를 구부리면 아플 때, 가슴이 그득할 때, 요통 등의 치료에 이용된다.

그 밖에 객혈(喀血), 편도선염, 기침, 천식, 기관지염, 폐결핵, 폐렴, 흉막염(胸膜炎), 심계항진(心悸亢進;가슴이 두근거림), 인후병(咽喉病;목구멍의 병), 호흡곤란, 소아경풍, 요실금, 사지마비, 구토, 설사, 치질, 조열(潮熱;열이 주기적으로 나타나는 병), 검버섯, 피부의 색소침착 등에도 효과가 좋다.

部位 팔꿈치가 접혀지는 부위(오금 주름)에서 엄지손가락 쪽으로 움푹 들어간 곳에 있다.

鍼法 침은 3푼을 놓고, 뜸은 5장을 뜬다.〈동인〉 또, 뜸을 뜨지 못한다고도 했다.〈입문〉

手太陰肺經 / 수태음폐경

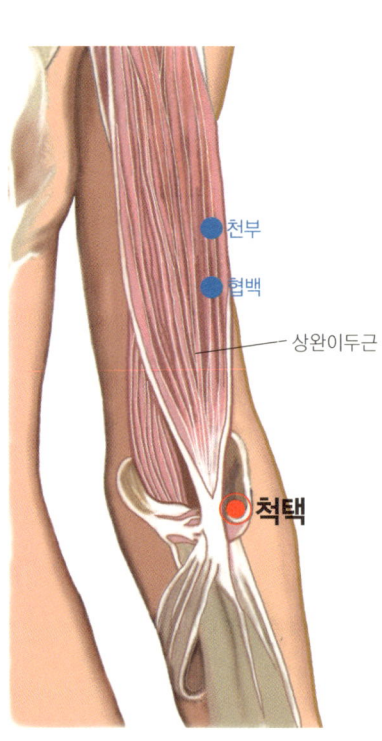

참고 이 경혈은 수태음맥(手太陰脈)의 기가 이 곳에 이르는 것이 마치 물이 모이는 우묵한 곳(澤;택)으로, 척측(尺側)에 있으므로 척택(尺澤)이라 칭했다.

팔꿈치 통증·신경통 치료법

지압 요령 지압 요령은 시술자의 손가락 끝이 환자의 피부 깊숙이 파고 들어가도록 약간의 힘을 가해 척택혈을 누른다.

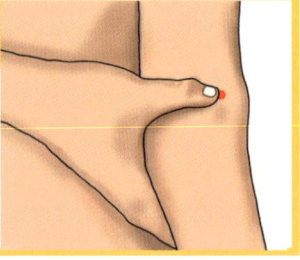

30 제1장 수태음폐경(手太陰肺經)

LU-6 (2개 혈)

6 공최(孔最)

폐경을 다스리는 경혈

이 경혈은 호흡이 조화롭지 못해서 생기는 결림이나 통증, 만성 기관지염, 흉막염, 늑막염, 천식, 기침, 폐렴 등의 폐 질환에 뛰어난 효과를 발휘한다.

그 밖에 객혈, 담, 목의 부종(浮腫;신체 조직의 틈 사이에 액체가 괴어 있는 것), 비색(鼻塞;코막힘), 두통, 인후염, 목이 쉬었을 때, 치질, 손가락 관절염, 팔꿈치 관절이 아플 때, 한불출(汗不出;열병에 땀이 나지 않는 것), 치통 등에도 효과를 발휘한다.

部位: 손바닥 쪽 손목 주름(태연혈)에서 7촌 올라가 우묵한 가운데에 있다.

鍼法: 침은 3푼을 놓고, 뜸은 5장을 뜬다.〈동인〉

수태음 폐경 手太陰 肺經

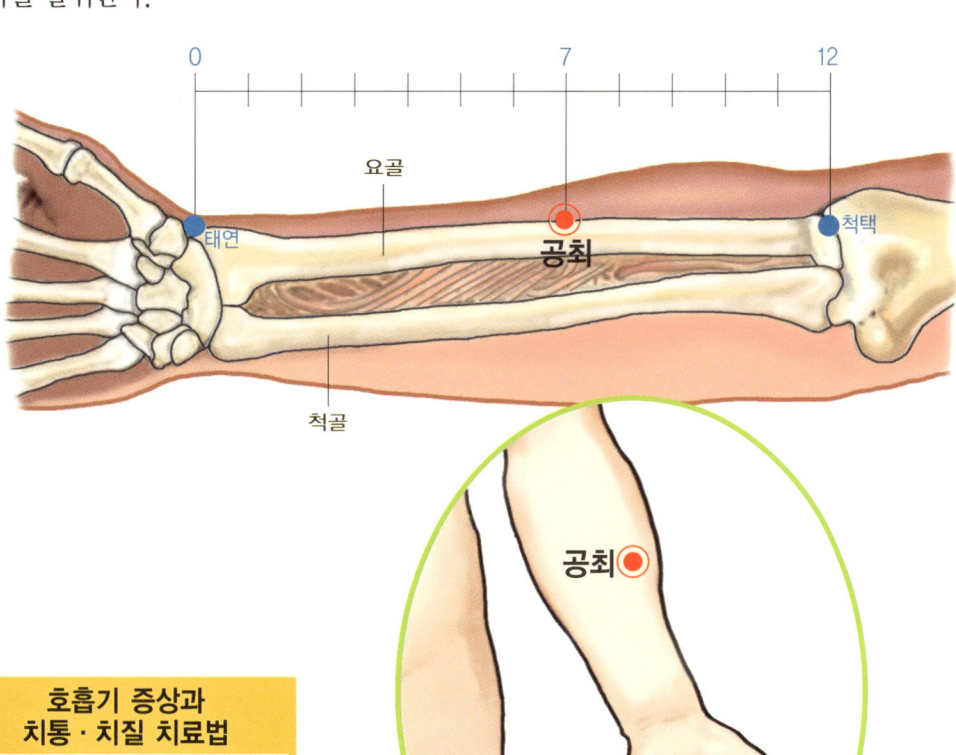

호흡기 증상과 치통·치질 치료법

지압요령: 손바닥을 위로 향하게 하고 공최혈을 누르면 통증이 느껴진다. 뜸은 한 번에 2~3개 뜬다.

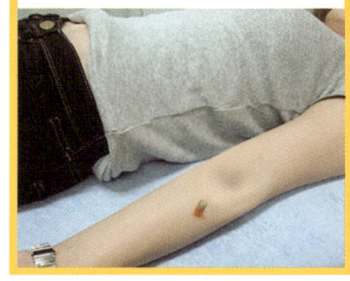

참고: 이 경혈은 사람에 따라 압통점이 심한 부위이며 수태음경의 극혈이다. 여기서 극(隙)은 틈 또는 큰 구멍(孔;공)을 뜻하는데 그 곳이 가장(最;최) 넓으므로 공최(孔最)라 칭했다.
공최란 본 줄기에서 갈라져 낙맥이 나온다는 뜻이다.

LU-7 (2개 혈)

7 열결(列缺)

폐 에너지 경로의 경혈

이 경혈은 기침, 천식, 담, 만성기관지염, 해역(海域; 기침을 하면 기운이 치밀어올라 숨이 차는 증상), 숨을 쉬면 목구멍에서 가래 끓는 소리가 날 때, 두통, 편두통, 인후염, 코의 질환, 호흡곤란 등에 효과가 있다.

그 밖에 얼굴·팔의 마비나 통증, 요골신경통(橈骨神經痛;엄지손가락 쪽이 아픈 것), 뾰루지, 두드러기, 중풍, 반신불수, 구안와사, 야뇨증, 학질, 기억력 감퇴, 손바닥이 화끈거리는 증상 등에도 잘 듣는다.

部位 손바닥 쪽 손목 주름(태연혈)에서 1.5촌 위쪽에 있다.

鍼法 침은 2푼을 놓고 3번 숨쉴 동안 꽂아 두며, 사할 때는 5번 숨쉴 동안 꽂아 두고, 뜸은 7장을 뜬다. 〈자생〉

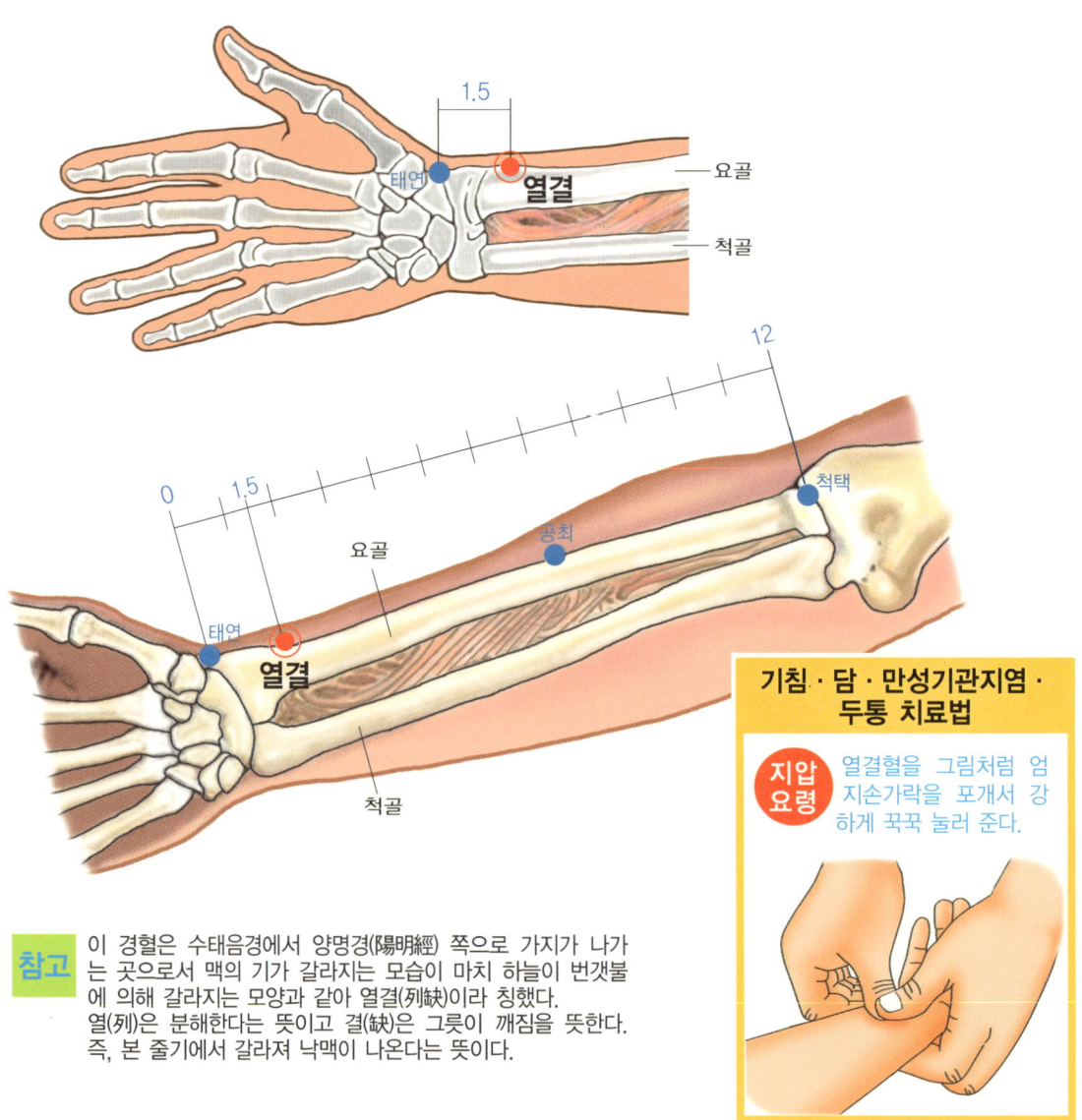

참고 이 경혈은 수태음경에서 양명경(陽明經) 쪽으로 가지가 나가는 곳으로서 맥의 기가 갈라지는 모습이 마치 하늘이 번갯불에 의해 갈라지는 모양과 같아 열결(列缺)이라 칭했다. 열(列)은 분해한다는 뜻이고 결(缺)은 그릇이 깨짐을 뜻한다. 즉, 본 줄기에서 갈라져 낙맥이 나온다는 뜻이다.

기침·담·만성기관지염·두통 치료법

지압요령 열결혈을 그림처럼 엄지손가락을 포개서 강하게 꾹꾹 눌러 준다.

LU-8 (2개 혈)

8 경거(經渠)

폐경의 경혈

이 경혈도 열결혈과 같이 기침, 천식, 담, 폐 질환으로 인한 발열(發熱), 급만성 기관지염, 해역(海域;기침을 하면 기운이 치밀어올라 숨이 차는 증상), 두통, 편두통, 인후병(咽喉病), 코의 질환, 호흡곤란 등에 효과가 있다.

그 밖에 얼굴 및 팔이 뻣뻣하거나 아플 때, 뾰루지, 중풍, 반신불수, 구안와사, 학질, 기억력 감퇴, 딸꾹질, 한불출(汗不出;열병에 땀이 나지 않는 것), 손바닥이 화끈거리는 증상 등에도 잘 듣는다.

部位 손바닥 쪽 손목 주름(태연혈)에서 1촌 위쪽으로 요골동맥이 만져지는 우묵한 곳에 있다.

鍼法 침은 2푼을 놓고 3번 숨쉴 동안 꽂아 두며, 뜸은 뜨지 말아야 한다.〈동인〉

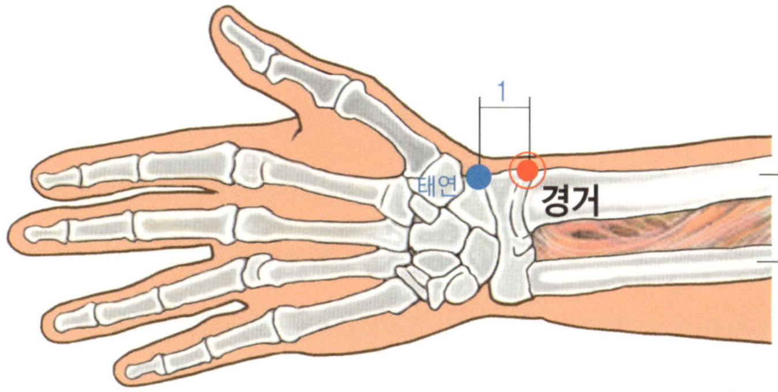

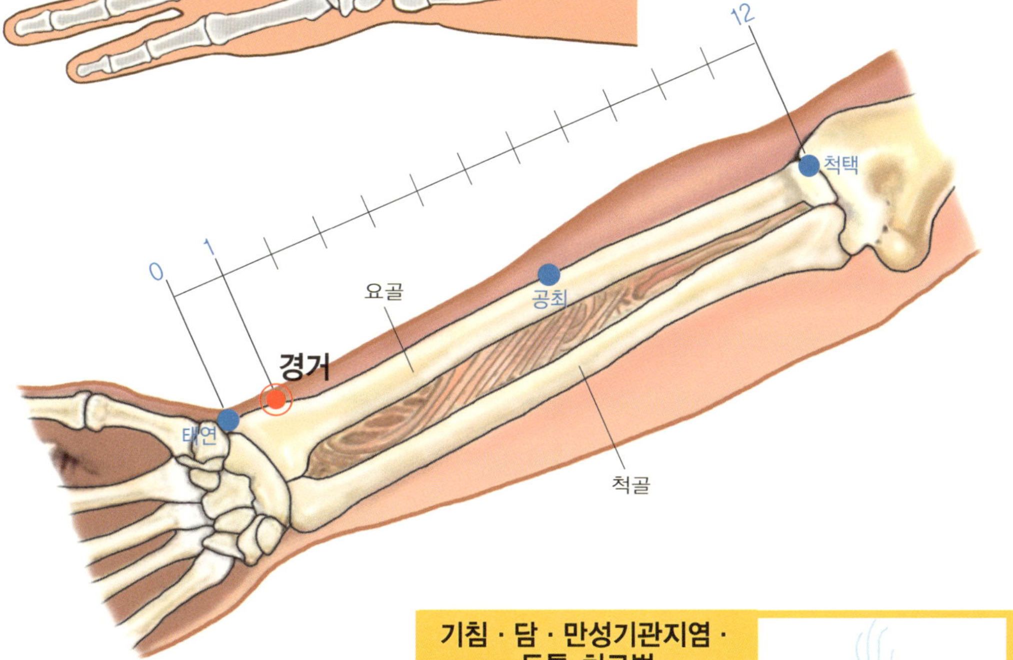

手太陰肺經 수태음폐경

참고 이 경혈은 혈기(血氣)가 끊이지 않고 흐르는 곳으로서 수태음맥(手太陰脈)의 기가 다니는 도랑(渠;거)과 같은 곳이므로 경거(逕渠)라 칭했다. 수태음경의 경혈이다. 경거란 우묵한 곳을 지난다는 뜻이다.
이 경혈은 뜸을 뜨지 말아야 한다. 뜸을 뜨면 정신을 상한다고 한다.

 기침·담·만성기관지염·두통 치료법

지압요령 열결혈과 같이 엄지손가락을 포개서 강하게 꾹꾹 눌러 준다.
여기서 재차 주의할 점은 뜸은 절대로 뜨지 말아야 한다. 뜸을 뜨면 정신을 상하기 때문이다.

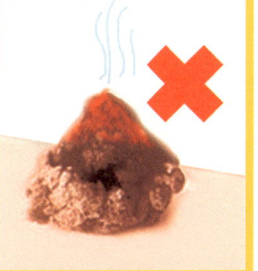

LU-9 (2개 혈)

9 태연(太淵)

폐의 기능을 돕는 경혈

이 경혈은 폐의 기능을 도와 줌으로써 기침, 천식, 담, 기관지염, 폐결핵, 백일해 등, 호흡기 계통 질환에 효과가 뛰어나다. 또 소화장애, 구토 등의 소화기계의 질환에도 이 경혈을 이용하면 효과를 거두기도 한다.

그 밖에 유행성 감기, 흉통(胸痛;가슴 통증), 가슴 신경통, 결막염, 객혈(喀血), 불면증, 손목관절염, 아래팔의 신경통, 맥이 잘 통하지 않을 때에도 잘 듣는다.

部位 : 손바닥 쪽, 손목 안쪽 주름살 끝 부분의 오목한 곳에 있다.

鍼法 : 침은 2푼을 놓는데, 침은 직각으로 손바닥 쪽에서 손등 쪽으로 찌른다.
뜸은 3장을 뜬다.〈동인〉

수태음폐경(手太陰肺經)

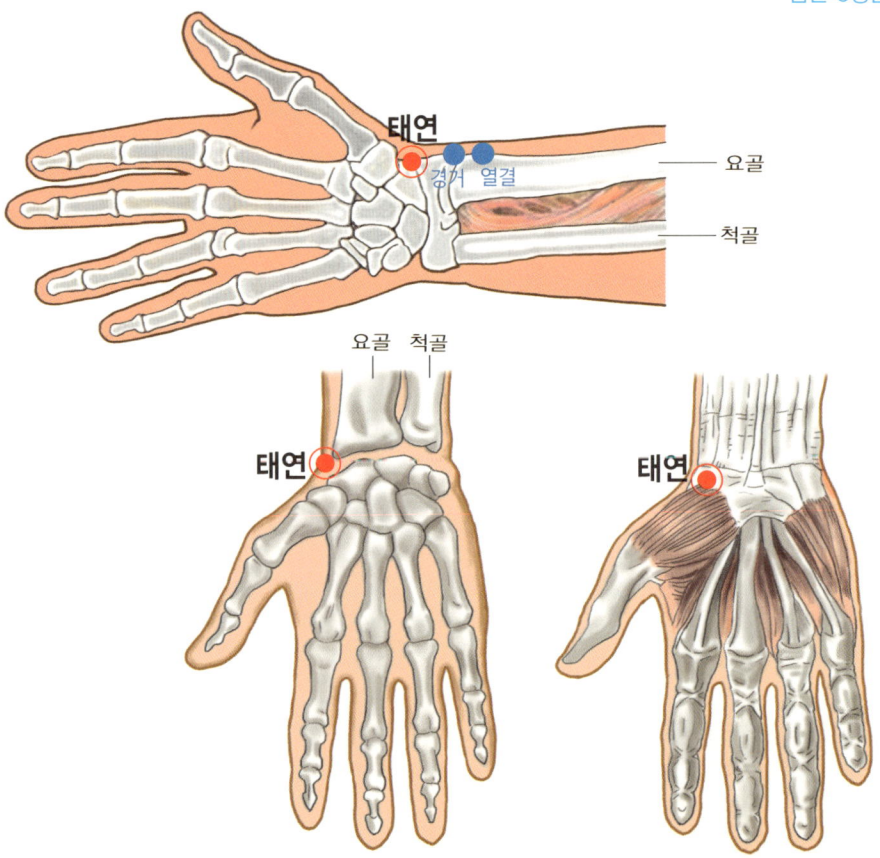

참고 : 맥의 기가 크게 모이는 곳이므로 태연(太淵)이라 칭했다. 수태음경의 유혈(俞穴)이다.
태연이란 큰(太;태) 연못(淵;연)처럼 움푹 패인 곳이라는 뜻이며, 태천(太泉)이라 부르기도 한다.

관절의 통증·호흡기계의 질환 치료법

지압 요령 : 지압 요령은, 시술자가 엄지손가락 관절을 직각으로 구부려 누르면서 돌리듯이 태연혈을 지압한다. 계속 환자의 엄지손가락에서 새끼손가락까지 차례대로 주무르면 더욱 효과가 있다.

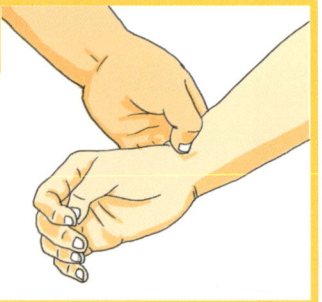

LU-10 (2개 혈)

10 어제(魚際)

물고기를 닮은 혈자리

이 경혈은 위장의 상태를 색으로 판단할 수 있는 기능이 있다. 위장이 탈이 나면 파란 줄기가 나타나고, 간장에 이상이 생겼을 때는 이 경혈이 빨갛게 변하며, 만성 질환에는 경맥이 검게 보인다.

심장과 관련된 질환인 심계항진(心悸亢進;가슴이 두근거림), 가슴이 답답할 때, 그리고 두통, 곽란(藿亂;토하고 설사하는 급성 위장병), 젖앓이, 객혈(喀血), 기침, 천식, 발열(發熱), 실어증(失語症), 편도선염, 여드름, 언어장애, 인후병(咽喉病;목구멍의 병) 등에 효과가 있다.

그 밖에 손발에 쥐가 날 때도 특효라고 한다.

部位 엄지손가락 첫째마디와 손목 사이 두툼한 곳에 있다.

鍼法 침은 2푼을 놓고 3번 숨쉴 동안 꽂아 두며, 뜸은 뜨지 말아야 한다.〈입문〉

手太陰 肺經 / 수태음폐경

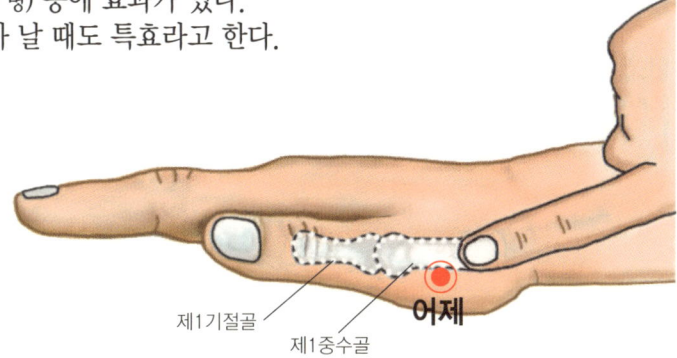

위장과 간장의 증상 치료법

지압요령 지압 요령은 엄지로 어제혈을 4초간 누른 다음 4초간 쉰다. 왼손도 같은 요령으로 실시한다.

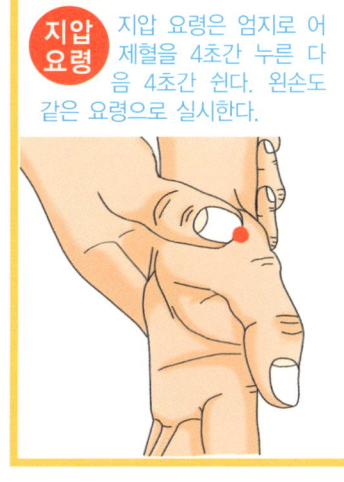

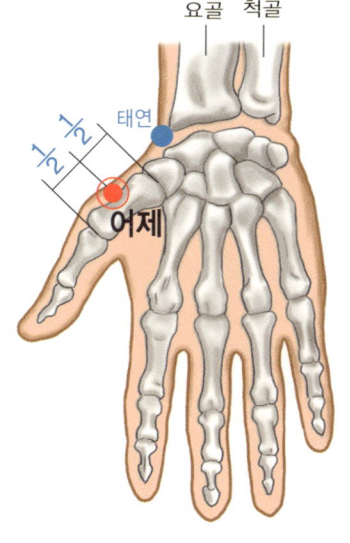

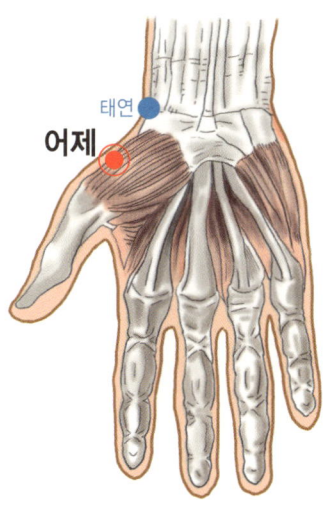

참고 엄지손가락 뒤쪽과 팔목 앞쪽의 모습이 마치 물고기의 배와 같아 어(魚)라고 했고, 이 혈이 그 부분의 변두리에 있으므로 어제(魚際)라 칭했다.
이 경혈은 물고기처럼 생긴 어제 근(筋)에 있다는 뜻이다.

361 지압 경혈 백과

LU-11 (2개 혈)

11 소상(少商)

음에서 양으로 나뉘는 혈

수태음폐경 手太陰肺經

이 경혈은 중설(重舌;혀에 희고 푸른 물집을 이루는 종기), 급체, 급성 인후병(咽喉病;목구멍에 생기는 병), 목이 쉬었을 때, 편도선염, 구토, 기침, 발열(發熱), 폐렴, 손에 마비가 올 때 등에 효과가 있다. 특히, 목 안이 붓고 막혀 물과 음식을 넘기지 못할 때 침을 놓으면 곧 낫는다.

그 밖에 중풍, 히스테리, 정신착란, 정신이상, 중서(中暑;더위를 먹어서 생기는 병으로, 열이 나고 속이 메스꺼우며 맥이 약하고 빨라지며 졸도하기도 함), 졸도, 코피, 황달, 볼거리, 젖앓이, 어린이의 만성 장염 등에도 잘 듣는다.

이 경혈은 갑자기 졸도를 하거나 중풍 등이 발생했을 때 하는 응급 처치의 혈이다.

部位 엄지손가락 안쪽 손톱의 모서리를 지나는 수직선과 손톱뿌리를 지나는 수평선이 만나는 지점에 있다.

鍼法 침은 1푼을 놓고 3번 숨쉴 동안 꽂아 두며, 사할 때는 5번 숨쉴 동안 꽂고, 뜸은 뜨지 말아야 한다.〈동인〉
취혈 요령은 피를 빼서 여러 장기의 열을 없앤다.〈영추〉

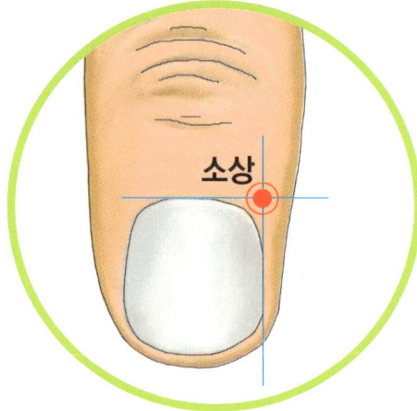

엄지손가락
소상

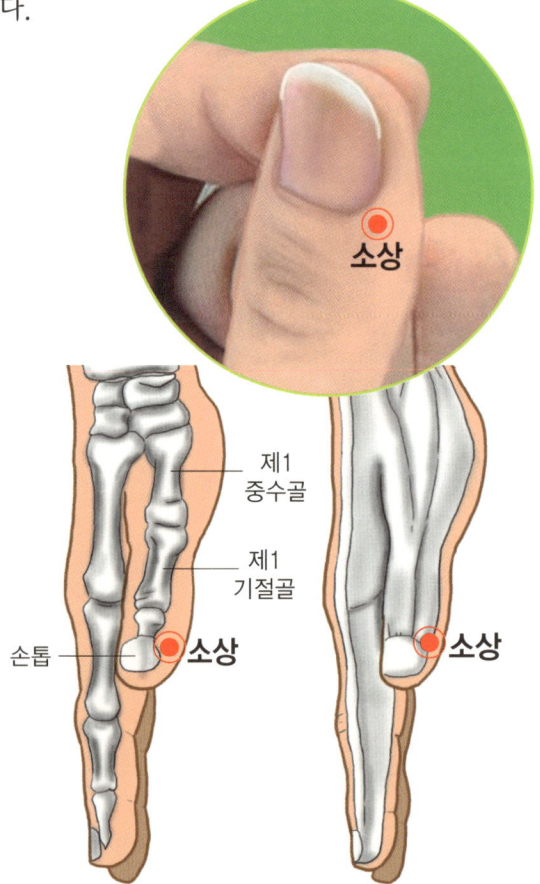

제1 중수골
제1 기절골
손톱
소상
소상

중풍·쇼크 등의 응급 처치 치료법

지압 요령 엄지손가락이나 둥근 물건 등으로 소상혈을 부드럽게 눌러주면 된다. 삼릉침(三稜鍼)으로 찔러 약간 피를 빼면 여러 장기에 몰린 열이 없어진다.

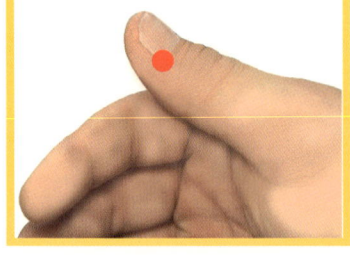

참고 이 혈은 음(陰)에서 양(陽)으로 나누어지는 곳이므로 소상(少商)이라 칭했다. 삼릉침(三稜鍼)으로 찔러 약간 피를 빼면 여러 장기에 몰린 열이 없어진다. 뜸은 뜨지 말도록.

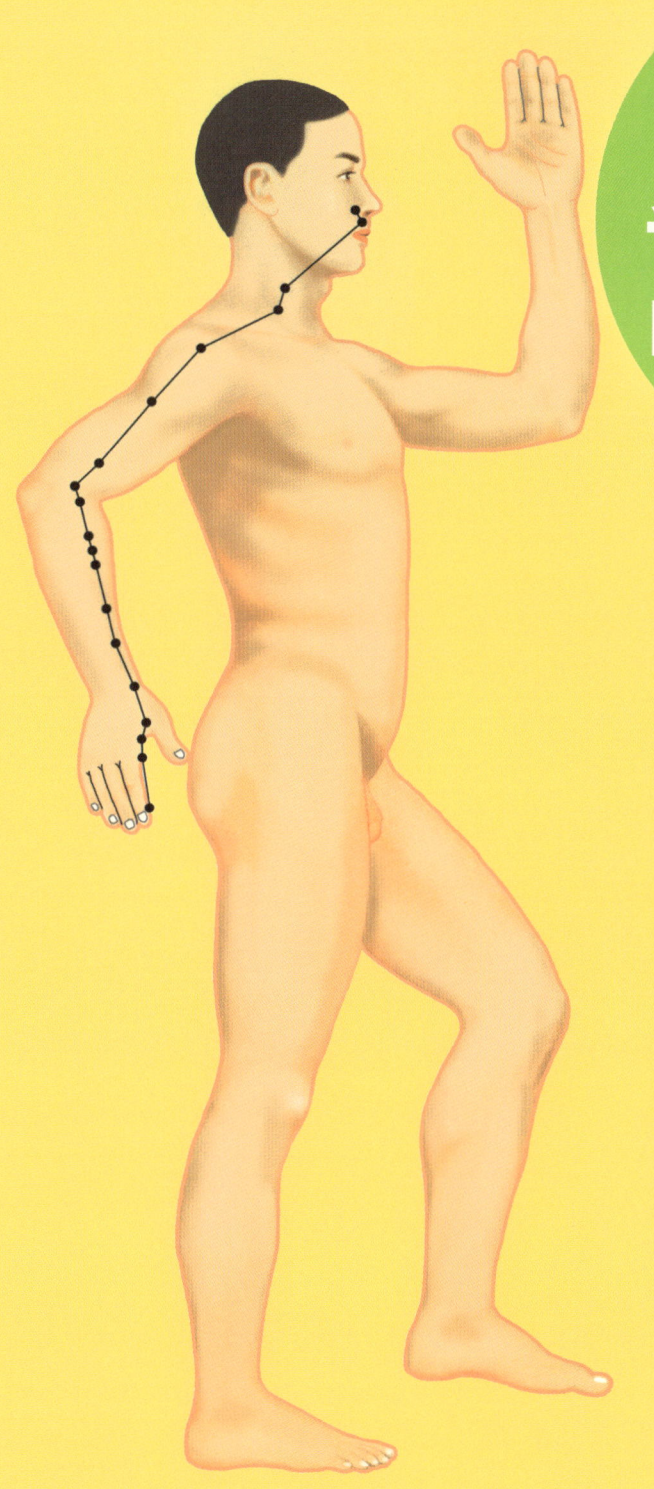

제2장
수양명(手陽明)
대장경(大腸經)

　이 경락은 집게손가락 끝의 상양혈에서 시작하여 코 옆의 영향혈에서 끝나는데, 한 쪽 혈이 20개로 양쪽 모두 40개의 혈을 가지고 있다.
　이 대장경(大腸經)의 경락은 두통, 코막힘, 치통, 인후병, 구안와사, 발열 등에 치료 효과가 있다. 주로 팔꿈치 아래의 경혈은 발한(發汗)과 발열에 잘 듣고, 이간혈과 삼간혈은 어린아이의 발열에 피를 뽑으면 효과를 볼 수 있다. 또, 면종(面腫)과 뾰루지에는 합곡혈에 뜸을 뜨면 잘 듣는다.

대장경(大腸經)이 다스리는 병

1. 대장경(大腸經)은 대장이나 대장계, 소화기 계통과 십이지장의 질병과 대변을 조절해 간이나 심장(心臟), 위의 기능을 조화시켜 장염·변비·설사 등을 주로 다스린다.

2. 대장과 폐는 표리의 음양 관계이므로 상호 기능을 유지한다. 즉, 폐가 부실하면 대장은 실(實)로 나타나며, 대장이 허약하면 폐가 실로 나타나는데, 대장에는 맹장과 결장이 있어 수분과 염류를 흡수해 변을 형성해 배변을 시킨다.

3. 적응증은 대략 다음과 같다. 견비통(특히 거골에 반응점이 있는 경우)·치통, 특히 아랫니의 통증·코병·눈병·두통·폐 질환(폐결핵, 기관지 염증)·식도·위병(특히 십이지장 질환)·지실형 요통·디스크·반신불수·중풍·정력감퇴·자연유산·만성피로, 신경성 질환·심계 항진·수족이 저릴 때·갑상선종대(甲狀腺腫大)·연주창·코피·약물중독 등등을 치료한다.

4. 대장이 나쁜 사람의 경우에 변비·설사·장통(腸痛)·위장병, 특히 십이지장 부위의 압통이나 피로·두통·망상(妄想)·불면증·신경과민·요통·목디스크·동맥경화·심장병·식욕부진·위산과다·알코올 중독·관절통·눈병·치통 등에 대단히 좋다. 대장이 허약하면 변이 항상 무르고, 장이 살살 아프거나 치질·탈항·악성 변비·대장출혈·빈뇨(頻尿)·맹장염·천식·언어장애 등에 좋다.

LI-1 (2개 혈)

1 상양(商陽)

폐경과 연결하는 양경의 혈

이 경혈은 명치 및 가슴이 답답할 때, 어깨와 등이 켕기면서 아플 때 등에 뛰어난 효과를 본다. 그리고 난청·눈이 피로할 때·시력저하 등의 눈 질환에도 잘 듣는다.

그 밖에 손가락의 마비, 심한 설사, 치통, 녹내장, 이명(耳鳴), 청각상실, 인후병(咽喉病;목구멍의 병), 학질, 고열(高熱), 중풍, 늑막염, 기침, 담에도 효과가 좋다.

部位 집게손가락 안쪽 손톱의 모서리를 지나는 수직선과 손톱뿌리를 지나는 수평선이 만나는 지점에 있다.

鍼法 침은 1푼을 놓고 1번 숨쉴 동안 꽂아 두며, 뜸은 3장을 뜬다.(동인)

수양명 대장경
手陽明 大腸經

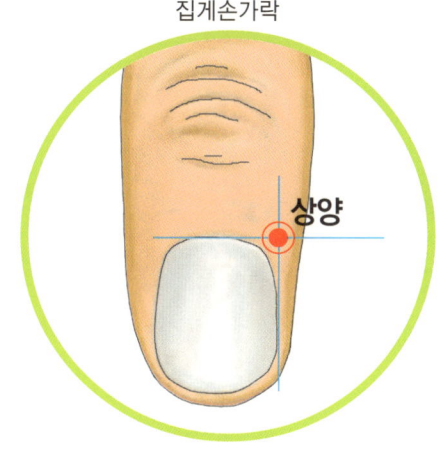

명치가 답답할 때·눈이 피로할 때의 치료법

지압요령 지압 요령은 엄지지손가락과 집게손가락으로 손톱 뿌리의 양쪽을 잡고 세게 누르면서 주물러 준다. 손가락 끝 쪽으로 잡아당겼다가 탁하고 놓아 주면 더욱 효과적이다.

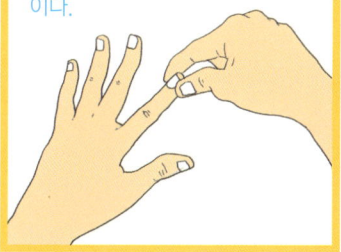

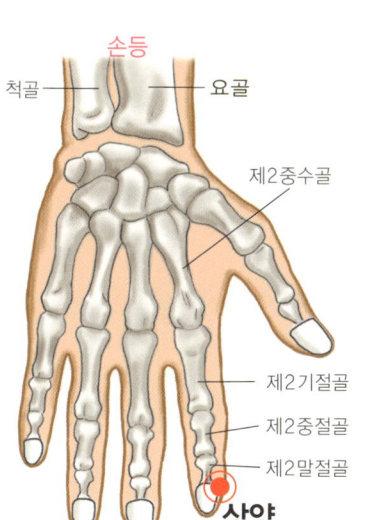

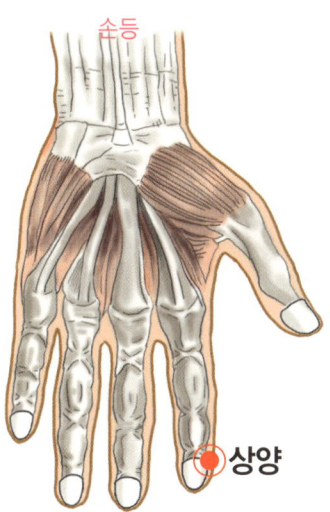

참고 이 경혈은 수양명대장경이 시작하는 혈로서 수태음맥과의 교차점으로 양분(陽分)되어 흐르고 폐경과 연결하는 양경의 혈이라서 상양(商陽)이란 명칭을 붙였다.

대장과 폐는 서로 합해 폐의 음(音)이 상(商)이니 금(金)에 속하고 금은 양(陽)이므로 상양이라 칭하며, 수양명경의 정혈(井穴)로서 일명 절양(絶陽)이라고도 부른다.

361 지압 경혈 백과

LI-2 (2개 혈)

2 이간(二間)

대장경의 두 번째 혈

이 경혈은 편도선염·치통·어깨의 통증 및 신경통·신열(身熱;병 때문에 오는 몸의 열)·다래끼·코피·구안와사·시각장애 등에 효과 있는데, 특히 편풍(偏風;몸의 한쪽으로 들어온 풍)에 특효가 있다.

그 밖에 삼차신경통(三叉神經痛;안면통, 안면에 심한 통증이 되풀이하여 일어나는 병), 인후(咽喉)가 부어오르면서 아플 때 등에도 잘 듣는다.

部位: 집게손가락 제2기절골 끝의 바깥쪽 우묵한 곳에 있다.(그림 참조)

鍼法: 침은 3푼을 놓고 3번 숨쉴 동안 꽂아 두며, 뜸은 3장을 뜬다.〈동인〉

수양명 대장경 手陽明 大腸經

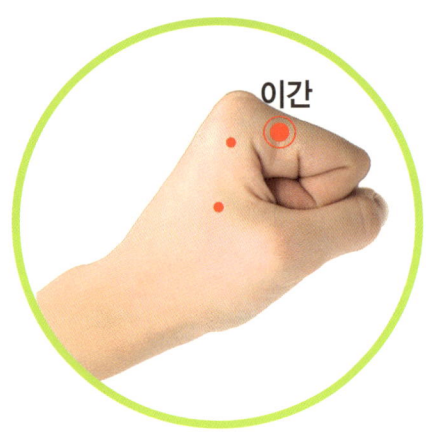
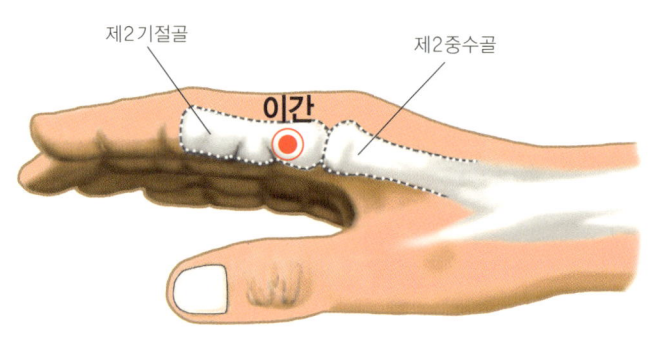

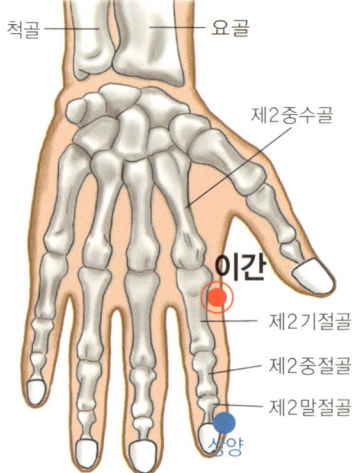
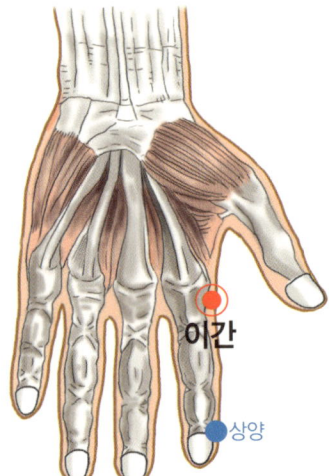

참고: 간(間)이란 틈을 말하는 것으로 구멍처럼 푹 들어간 곳을 말한다. 그래서 이 혈은 일명 간곡(間谷)이라고 칭하기도 하며, 집게손가락의 움푹 들어간 곳에 있다. 결론적으로 말해 대장경의 두 번째 혈이라는 뜻이다.

LI-3 (2개 혈)

삼간(三間)

수양명경의 세 번째 혈

이 경혈은 입술이 마르거나 천식·감기·두통·신열(身熱;병 때문에 오는 몸의 열)·코피·치통(특히, 아랫니의 통증) 등에 효과가 있을 뿐만 아니라 장명(腸鳴;장에서 소리가 나는 것), 장통(腸痛;장의 통증)에도 특효가 있다.

그 밖에 편도선, 인후병(咽喉病;목구멍의 병), 어깨 및 등의 신경통, 손등이 부어오르고 아플 때, 호흡곤란, 학질, 설사, 과다수면증(過多睡眠症) 등에도 잘 듣는다.

部位 집게손가락 제2중수골 앞의 바깥쪽 우묵한 곳에 있다.(그림 참조)

鍼法 침은 3푼을 놓고 3번 숨쉴 동안 꽂아 두며, 뜸은 3장을 뜬다.〈동인〉
취혈 요령은 주먹을 가볍게 쥐고 취혈한다.

수양명 대장경 手陽明 大腸經

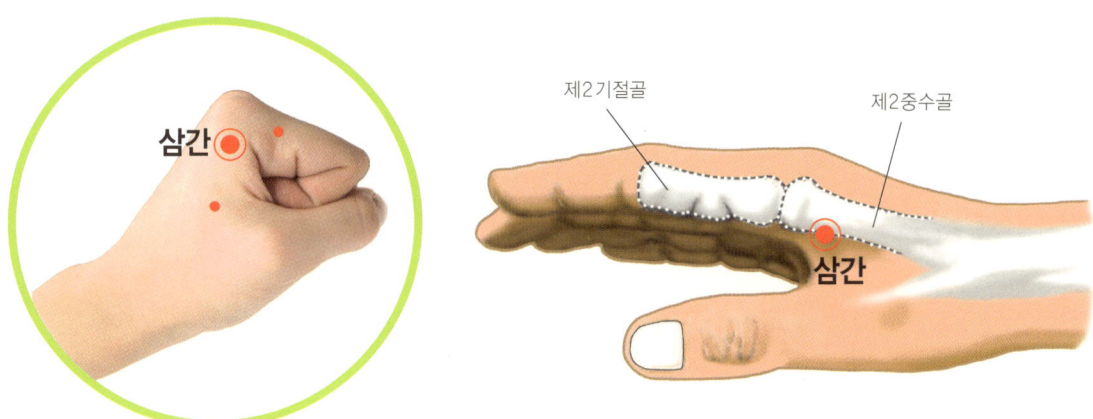

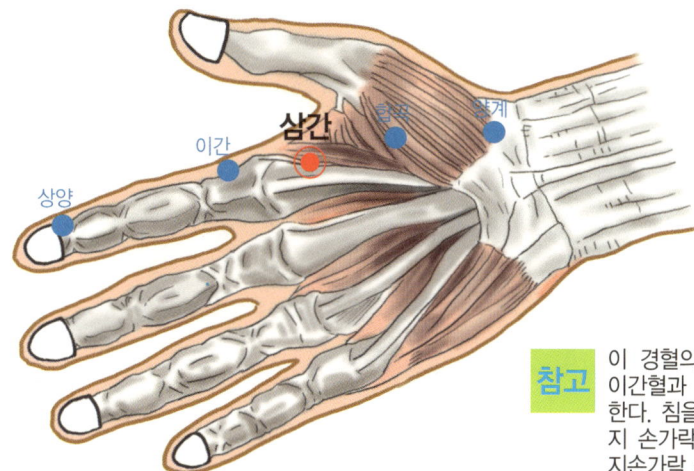

참고 이 경혈의 위치는 수양명경의 세 번째 혈로 이간혈과 같은 종류이므로 삼간(三間)이라 칭한다. 침을 놓을 때는 주먹을 가볍게 쥐고, 엄지 손가락과 집게손가락을 위로한 자세에 엄지손가락 쪽 가장자리 중간에 손끝을 대고 가볍게 손가락으로 밀고 가면 손가락 끝이 걸리는 움푹 들어간 곳을 취혈한다.
수양명경의 유혈(俞穴)이며, 일명 소곡(少谷)이라 부르기도 한다.

LI-4 (2개 혈)

4 합곡(合谷)

몸의 순환을 돕는 경혈

이 경혈은 응용 범위가 너무 광범위하고 폭넓게 효과를 거두는 매우 중요한 경혈이므로 일일이 열거하기가 힘들 정도이다.

두통, 복통, 생리통, 월경불순, 월경불통, 시력장애, 눈에 막이 끼였을 때, 눈이 충혈되고 아플 때, 코피, 귀앓이, 이명(耳鳴), 치통, 인후염, 중풍, 구안와사, 소아경풍(小兒驚風), 언어장애, 불면증, 신경쇠약, 어깨 신경통, 뾰루지, 습진, 두드러기, 풍진(風疹), 여드름, 주름살, 한불출(汗不出), 도한(盜汗;잠잘 때 나는 땀), 잇몸이 붓고 아플 때 등등, 몸 전체에 걸친 모든 증상에 효과가 있다는 말로 대신하겠다.

모든 급성 질환의 구급혈로 쓴다.

部位: 엄지손가락과 집게손가락이 갈라진 뼈 사이 우묵한 곳에 있다.(그림 참조)

鍼法: 침은 3푼을 놓고 6번 숨쉴 동안 꽂아 두며, 뜸은 3장을 뜬다.

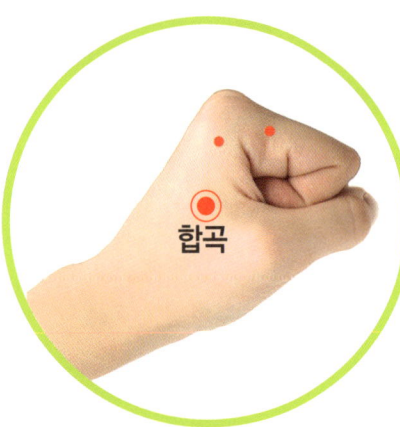

치통·두통·복통· 위경련·설사 치료법

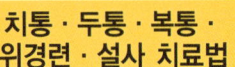

지압요령: 엄지손가락을 합곡혈에 대고 손을 쥐듯이 하며 기분 좋게 느껴지는 세기로 지압하면서 양손 각각 2~3분 정도 쥐었다 풀었다를 반복한다.

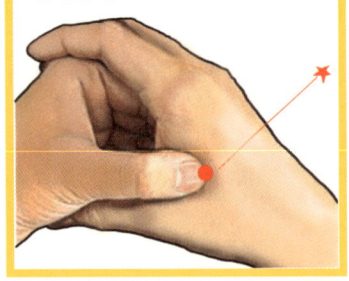

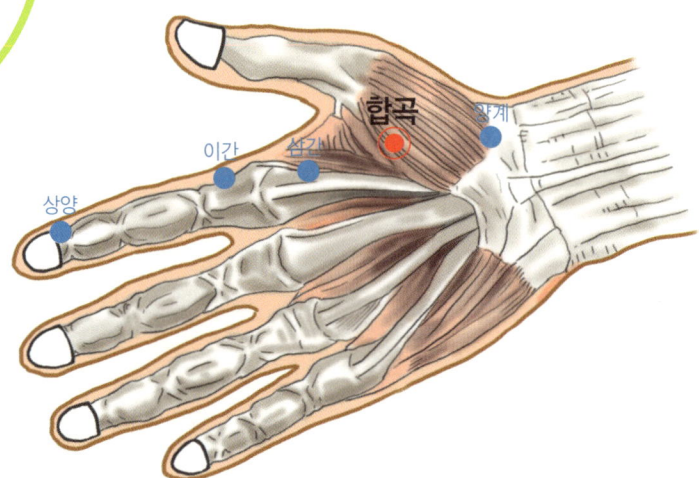

참고: 이 경혈은 엄지손가락과 집게손가락이 갈라지는 뼈 사이에 있는데 양 뼈가 서로 합한 것이 마치 골짜기〔谷;곡〕와 같아서 합곡이라 칭했으며, 손뼈가 만나는 곳이다.
이 혈의 특징은 침은 놓되 임산부에게는 침을 놓지 못한다. 그 이유는 태아가 상하기 때문이다.〈동인〉
일명 호구(虎口)라고 하는데 엄지손가락의 호랑이 입 같은 양 뼈 사이에 있기 때문이다.

LI-5 (2개 혈)

⑤ 양계(陽谿)

손등을 지키는 경혈

이 경혈은 호흡곤란, 기침, 냉증(冷症), 어린이가 소화를 못 시킬 때 등의 치료에 효과가 있다.

그 밖에 두통, 치통, 학질, 동상, 결막염, 눈이 충혈되고 아플 때, 편도선, 손목이 아플 때, 이명(耳鳴), 난청, 청각상실, 중풍, 반신불수, 뇌출혈, 삼차신경통(三叉神經痛), 가려움증 등에도 잘 듣는다.

部位: 손목 위쪽 두 힘줄 사이 우묵한 곳에 있다.

鍼法: 침은 3푼을 놓고, 7번 숨쉴 동안 꽂아 두며, 뜸은 3장을 뜬다.〈동인〉

手陽明 大腸經 / 수양명 대장경

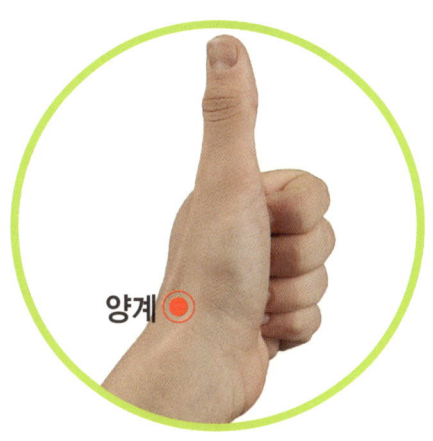

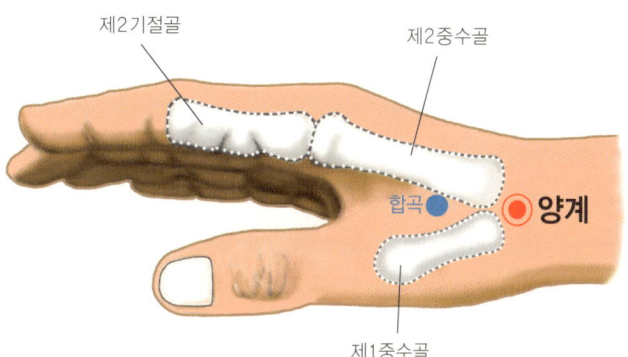

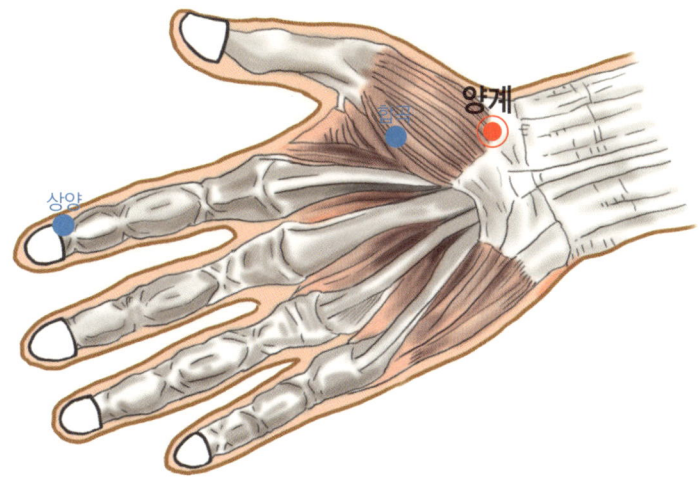

호흡곤란·목의 통증·팔의 증상 치료법

지압 요령: 엄지손가락을 양계혈에 대고 나머지 손가락으로 손목을 잡고 "아프지만 기분 좋다"고 느낄 정도로 세게 누르고 문지르며 손목을 위아래로 움직여 같은 요령으로 반복한다.

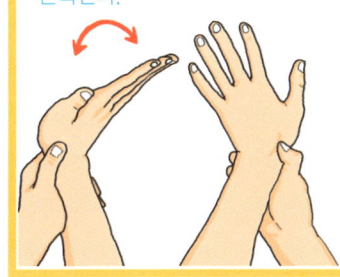

참고: 손목 위쪽의 양쪽 가에 움푹 들어간 곳이 양(陽)의 부위가 되며 그 위치가 마치 산의 시내(谿;계)와 유사하다 해서 양계(陽谿)라 칭했다. 일명 중괴(中魁)라고도 한다.

★★컴퓨터 작업을 장시간 하는 사람들에게는 지금 통증이 없을지라도 예방 차원에서 양계혈을 자주 지압해 주면 좋다.

LI-6 (2개 혈)

편력(偏歷)

기가 흐르는 곳에 있는 경혈

이 경혈은 안면 신경마비나 시력장애, 눈의 충혈, 소화불량, 엄지손가락의 마비, 코피, 치통, 편도선염, 어깨의 신경통, 팔꿈치의 건초염 등에 효과가 있다.

그 밖에 이명(耳鳴;귀울음), 수종(水腫;몸이 붓는 병), 복수(腹水), 치통(특히, 아랫니의 통증), 인후병(咽喉病), 간질, 반신불수 등에도 잘 듣는다.

部位: 손목의 손등 주름(양계혈)에서 위쪽으로 3촌 지점에 있다.

鍼法: 침은 3푼을 놓고 7번 숨쉴 동안 꽂아 두며, 뜸은 3장을 뜬다.〈동인〉

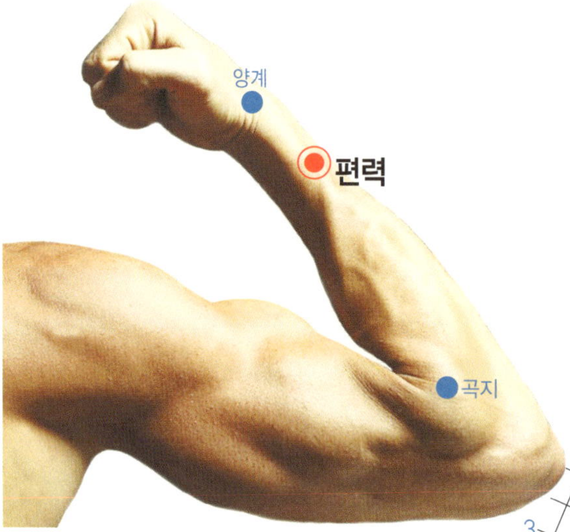

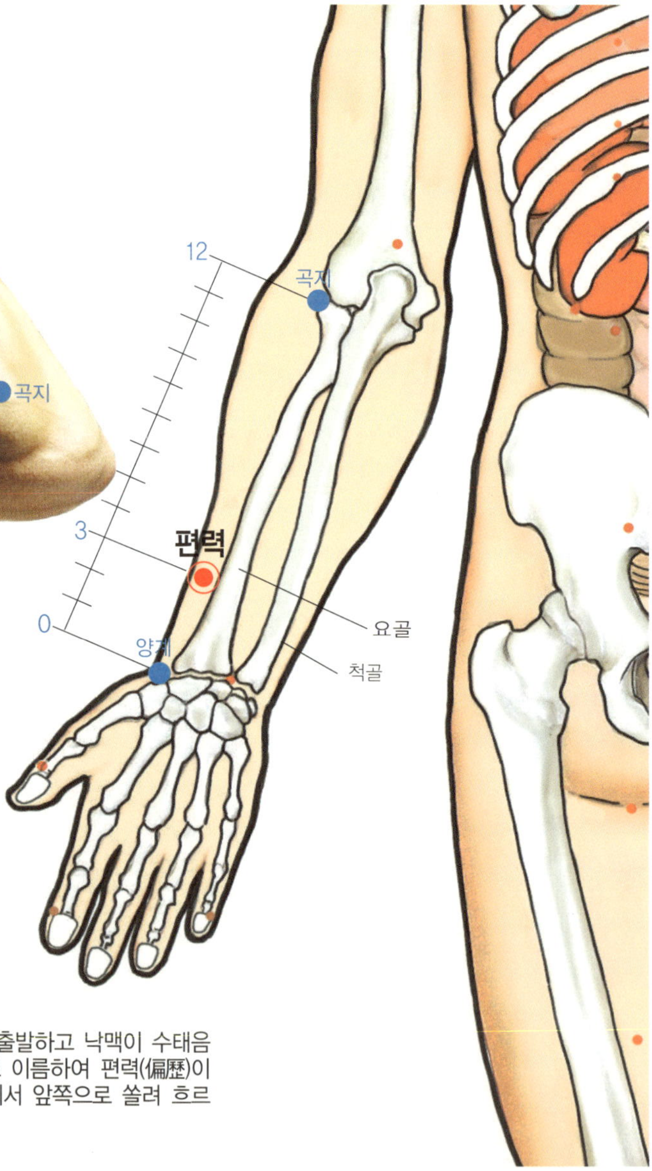

참고: 수양명의 맥이 이 혈에서 편행(偏行)해 출발하고 낙맥이 수태음경을 향하여 두루[歷;력] 달리게 되므로 이름하여 편력(偏歷)이라 칭했다. 쉽게 말해 이 혈은 아래쪽에서 앞쪽으로 쏠려 흐르는 곳에 있다는 뜻이다.

44 제2장 수양명대장경(手陽明大腸經)

LI-7 (2개 혈)

7 온류(溫溜)

기의 흐름을 돕는 경혈

이 경혈은 손과 발의 근육통이나 신경통, 어깨에서 팔꿈치나 등에 걸친 통증 등에 효과가 있다.
그 밖에 반신불수, 두통, 얼굴의 부기, 설염(舌炎), 구내염(口內炎), 치주염(齒周炎), 치통, 편도선염, 인후병(咽喉病), 복통, 장이 아플 때, 장명(腸鳴; 장에서 소리가 나는 것), 뾰루지, 치질, 신열(身熱), 안면(顔面) 신경마비 등에도 효과를 발휘한다.

部位: 손목의 손등 주름(양계혈)에서 위쪽으로 5촌 지점에 있다.

鍼法: 침은 3푼을 놓고, 뜸은 3장을 뜬다.〈동인〉

手陽明 大腸經 수양명 대장경

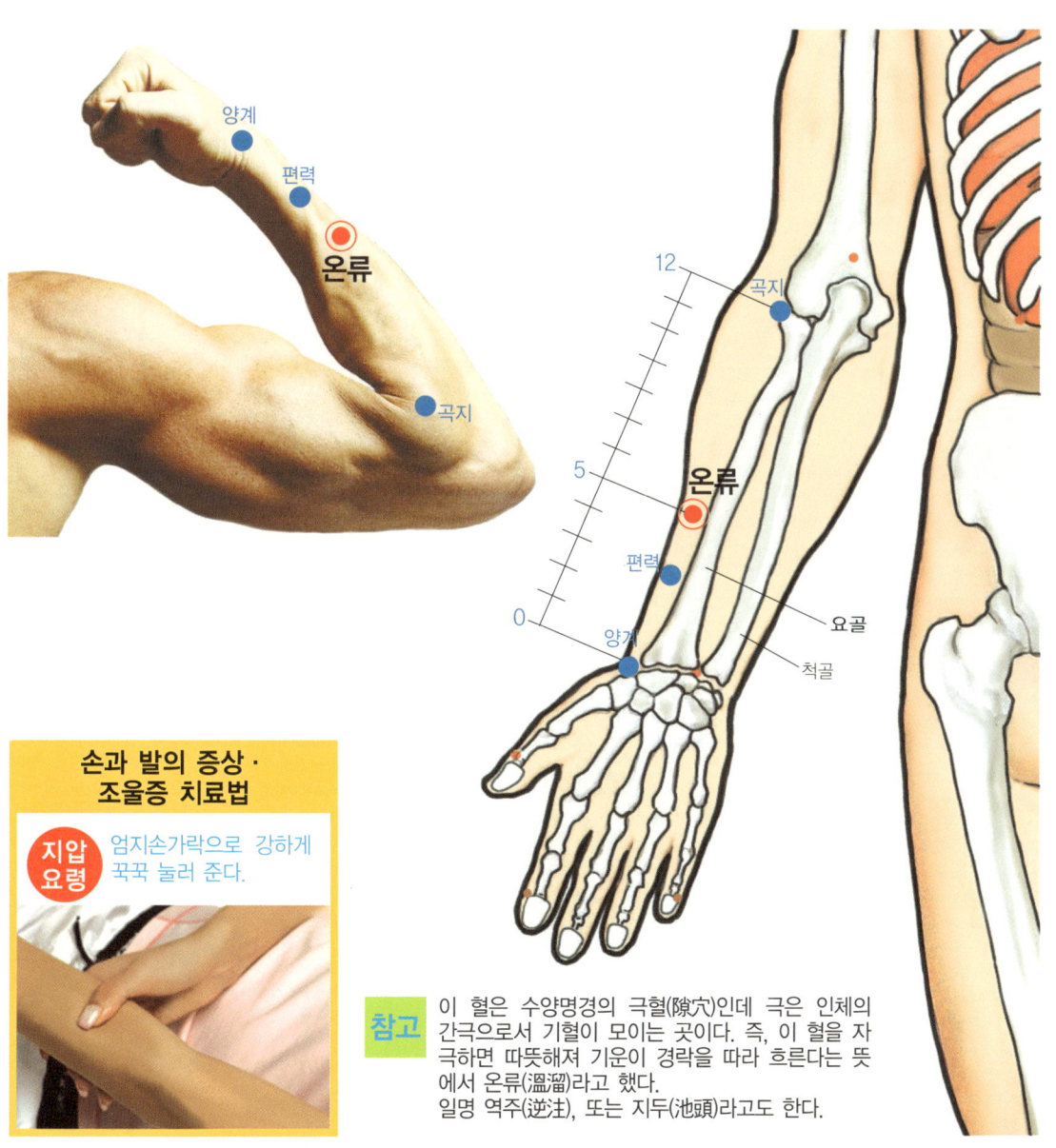

손과 발의 증상·조울증 치료법

지압요령: 엄지손가락으로 강하게 꾹꾹 눌러 준다.

참고: 이 혈은 수양명경의 극혈(郄穴)인데 극은 인체의 간극으로서 기혈이 모이는 곳이다. 즉, 이 혈을 자극하면 따뜻해져 기운이 경락을 따라 흐른다는 뜻에서 온류(溫溜)라고 했다.
일명 역주(逆注), 또는 지두(池頭)라고도 한다.

361 지압 경혈 백과 45

LI-8 (2개 혈)

하렴(下廉)

힘살 아래쪽 가장자리의 혈

이 경혈은 천식, 늑막염, 기관지염, 뇌풍(腦風;목덜미와 등이 시리고 어지러우며 한쪽 머리가 몹시 아픈 증상), 두통, 만성 두통, 현기증, 치통, 치주염(齒周炎), 편도선염, 어깨 신경통, 팔꿈치와 팔이 아플 때, 방광염, 방광의 마비, 혈뇨(血尿), 폐결핵, 기관지염, 혈변(血便), 눈의 질환 등에 효과가 있다.

그 밖에 아랫배가 거북할 때, 복통, 소화불량, 복명(腹鳴;뱃속에서 소리가 나는 것), 젖앓이 등에도 특효가 있다.

部位 팔의 오금주름(곡지혈)에서 아래쪽으로 4촌 지점에 있다.

鍼法 침은 5푼을 놓고 5번 숨쉴 동안 꽂아 두며, 뜸은 3장을 뜬다.〈동인〉

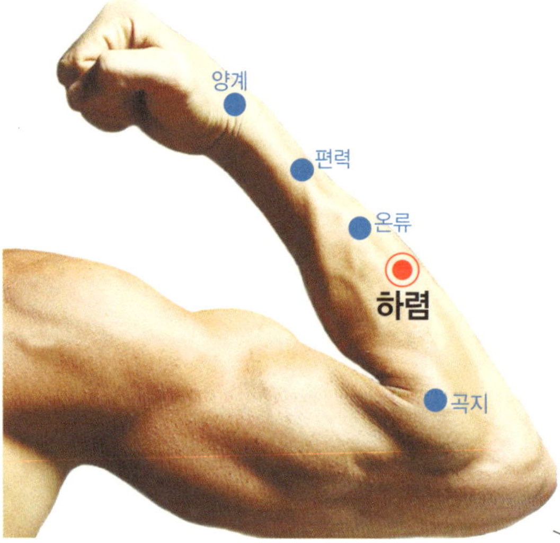

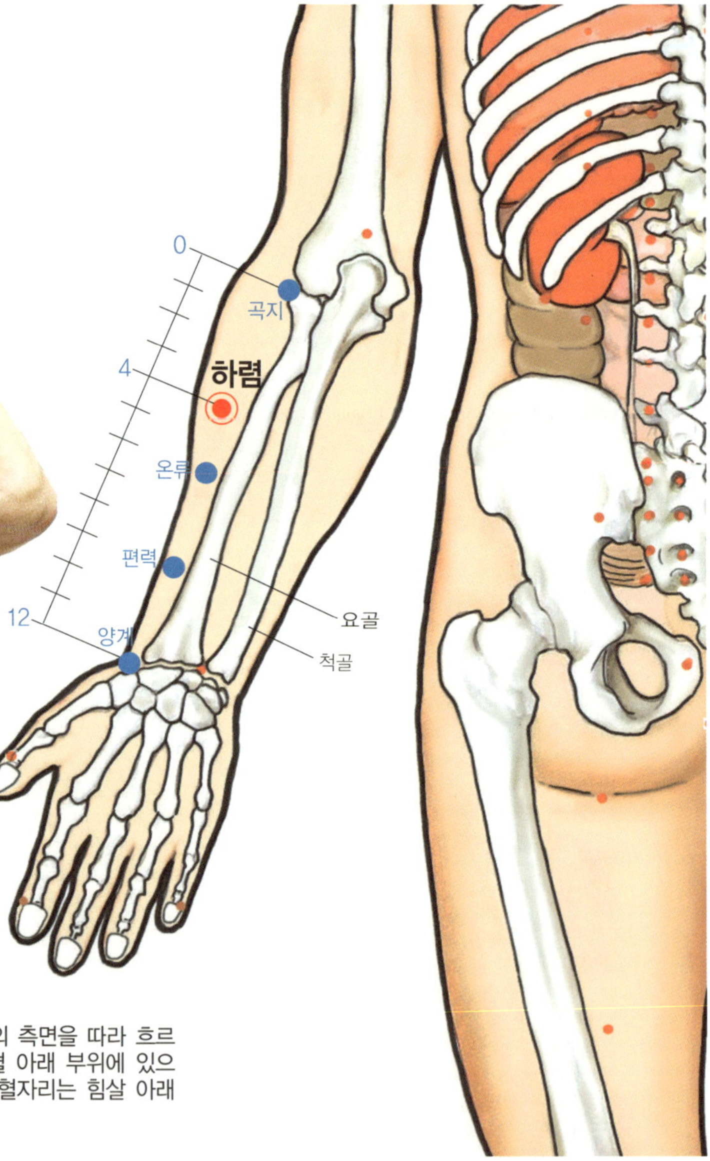

참고 모서리를 렴(廉)이라 하는데 수양명경이 팔의 측면을 따라 흐르므로 이 혈도 팔의 측변에 존재하고, 상렴혈 아래 부위에 있으므로 하렴(下廉)이라 칭했다. 쉽게 말해 이 혈자리는 힘살 아래쪽 가장자리라는 뜻이다.

LI-9 (2개 혈)

9 상렴(上廉)

힘살 위쪽 가장자리의 혈

이 경혈은 천식, 감기, 방광염, 방광의 마비, 요골신경통(橈骨神經痛;엄지손가락 쪽이 아픈 것), 관절이 삐었을 때, 어깨의 통증 등에 효과가 있다.

그 밖에 두통, 치통, 뇌풍(腦風;목덜미와 등이 시리고 어지러우며 한쪽 머리가 몹시 아픈 증상), 반신불수, 손발의 마비, 복명(腹鳴;뱃속에서 소리가 나는 것)에도 특효가 있다.

部位: 팔의 오금주름(곡지혈)에서 아래쪽으로 3촌 지점에 있다.

鍼法: 침은 5푼을 놓고, 뜸은 5장을 뜬다.〈동인〉

手陽明 大腸經 수양명 대장경

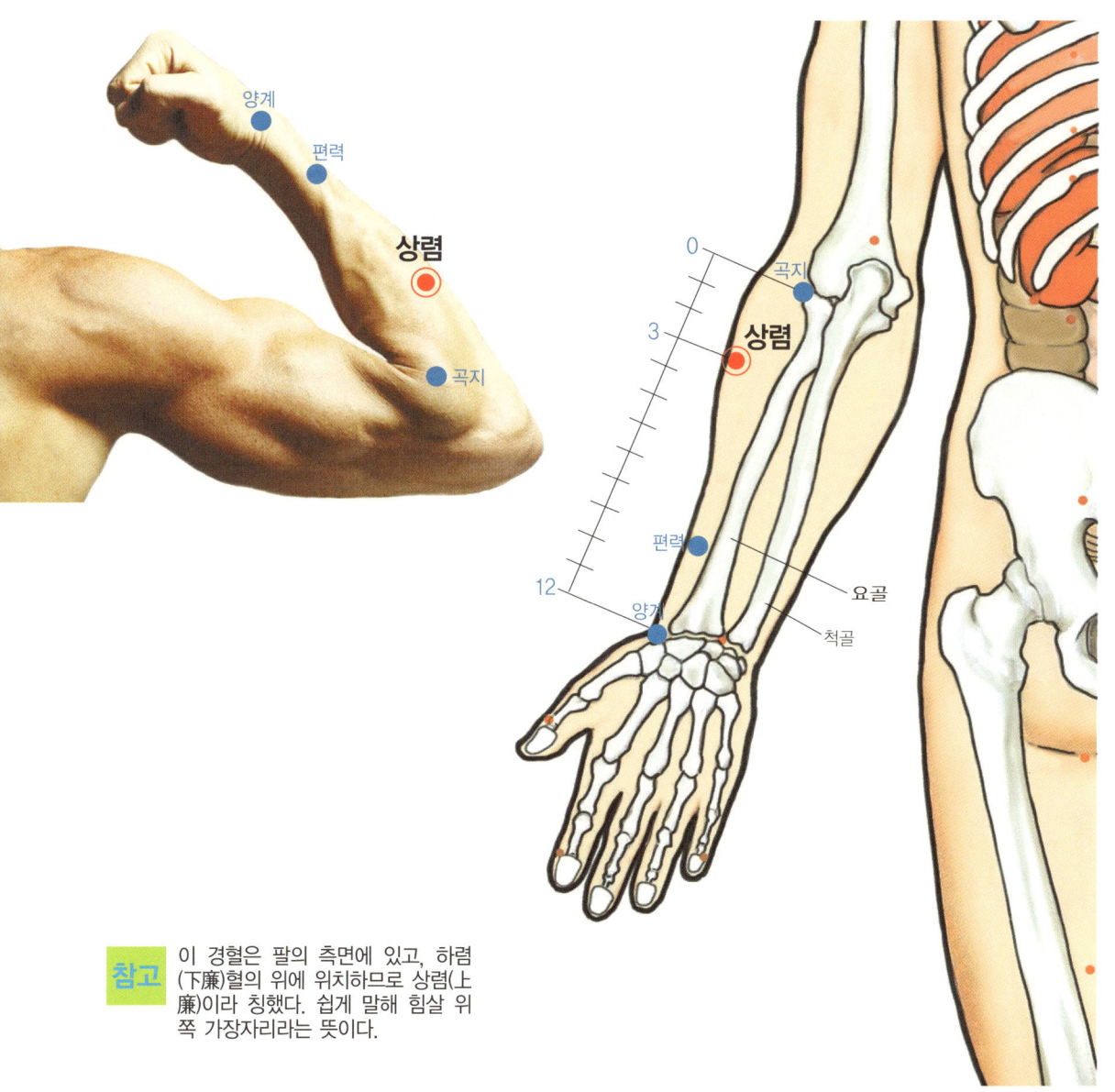

참고: 이 경혈은 팔의 측면에 있고, 하렴(下廉)혈의 위에 위치하므로 상렴(上廉)이라 칭했다. 쉽게 말해 힘살 위쪽 가장자리라는 뜻이다.

LI-10 (2개 혈)

10 수삼리(手三里)

위장병 경혈

이 경혈은 위장병 치료 등에 매우 효과가 있음은 물론 예로부터 종기 치료에도 효과가 좋은 것으로 잘 알려져 있다. 따라서 구토, 설사, 소화불량, 만성 종양이나 여드름, 부스럼, 습진, 볼거리 등에 효과가 있다.

그 밖에 잇몸 통증, 치통, 팔을 잘 사용하지 못할 때, 어깨의 통증, 팔꿈치 관절염, 요골신경통(橈骨神經痛;엄지손가락 쪽이 아픈 것), 위경련, 당뇨병, 반신불수, 중풍, 안면신경마비, 젖앓이, 감기, 고혈압 등에도 잘 듣는다.

部位 팔의 오금주름(곡지혈)에서 아래쪽으로 2촌 지점에 있다. 수삼리혈은 누르면 두드러지는 살에 있다.

鍼法 침은 2푼을 놓고, 뜸은 3장을 뜬다.(동인)

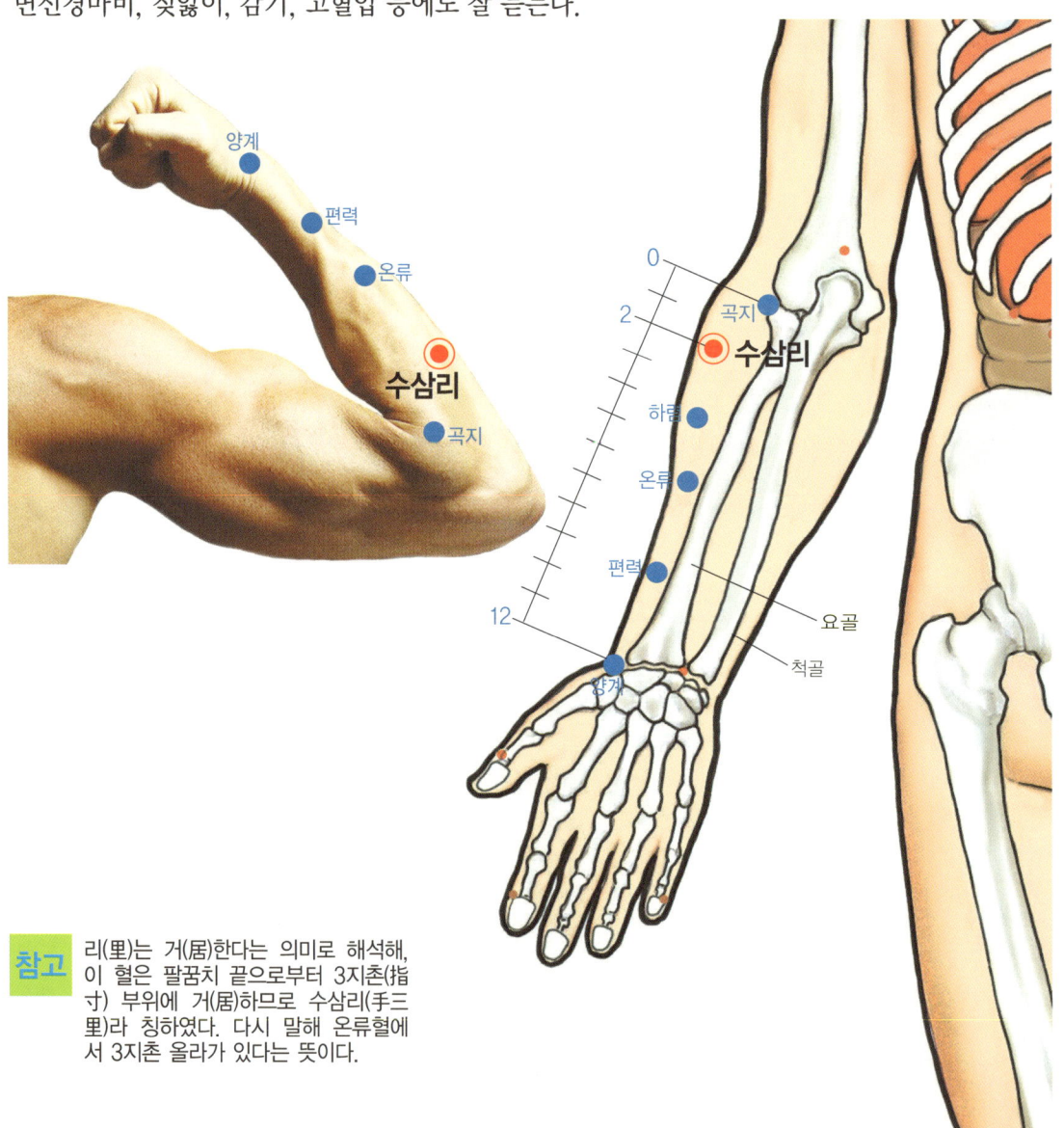

참고 리(里)는 거(居)한다는 의미로 해석해, 이 혈은 팔꿈치 끝으로부터 3지촌(指寸) 부위에 거(居)하므로 수삼리(手三里)라 칭하였다. 다시 말해 온류혈에서 3지촌 올라가 있다는 뜻이다.

LI-11 (2개 혈)

11 곡지(曲池)

나쁜 기가 모이는 못

이 경혈은 대장의 기능을 원만하게 하는 기능이 있어 설사, 변비, 위경련, 복통, 구토 등에 효과를 발휘한다.

또한 응용 범위가 매우 넓어서 어깨 신경통, 어깨에서 팔에 걸친 통증이나 교통사고 후유증, 뇌졸중, 두통, 편도선염, 임파선염, 결막염, 다래끼, 팔목관절염, 치통, 안면신경마비, 탈모, 두드러기, 버짐, 피부병, 나력(癩癧; 목 뒤나 귀 뒤, 사타구니 쪽 등에 생긴 크고 작은 멍울) 등에도 효과가 있다.

그 밖에 당뇨병, 고혈압, 월경불순, 고열(高熱), 빈혈, 풍진, 인후병(咽喉病), 정신착란, 중풍, 반신불수 등에도 잘 듣는다.

部位 팔꿈치 바깥쪽, 팔굽을 구부리면 두 뼈가 구부러지는 가운데에 있다.
팔의 오금주름 위에 있다.

鍼法 침혈을 잡을 때에는 손을 가슴에 대고 잡는다.〈입문〉
침을 놓을 때 환자가 감전되는 듯하여 움찔하므로 당황하지 않도록. 상지마비 치료 시에는 침을 직각으로 놓되 약간 비스듬히 주관절을 향해 1치 정도 찌른다.

手陽明 大腸經 수양명 대장경

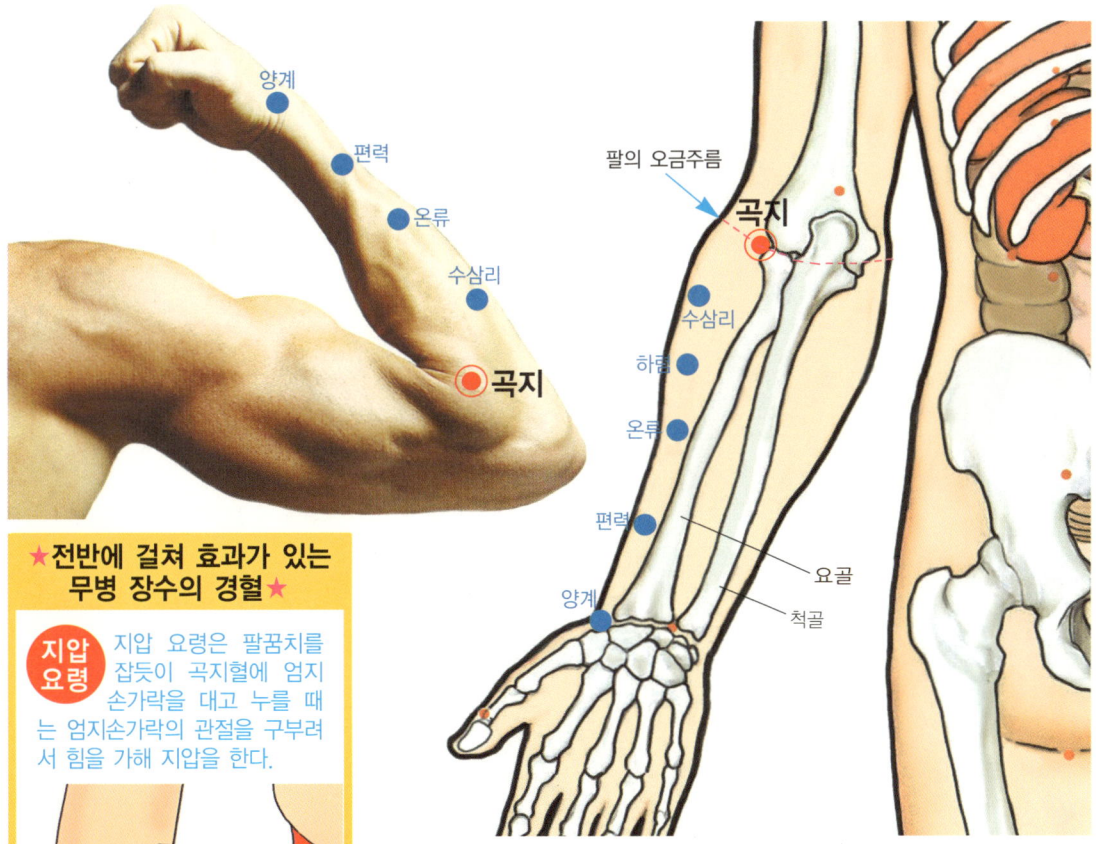

★ 전반에 걸쳐 효과가 있는 무병 장수의 경혈 ★

지압 요령 지압 요령은 팔꿈치를 잡듯이 곡지혈에 엄지손가락을 대고 누를 때는 엄지손가락의 관절을 구부려서 힘을 가해 지압을 한다.

참고 수양명맥의 기가 이 혈로 들어가는 모습이 마치 물이 연못으로 들어가는 것과 같고, 침을 놓을 때 팔을 굽혀(曲;곡) 취하며, 그 혈의 부위가 약간 들어간 것이 마치 얕은 연못(池;지)과 같으므로 곡지(曲池)라 칭했다.

LI-12 (2개 혈)

12 주료(肘髎)

팔꿈치 관절 위뼈 사이에 비어 있는 곳

이 경혈에 침을 놓으면 항염증 및 진통 작용을 하므로 류마티즘 관절염, 팔꿈치 관절 및 그 주변의 약한 조직의 손상을 치료하는 데 효과가 있다. 따라서 어깨 신경통, 류머티스관절염, 팔의 마비 등에 잘 듣는다.

그 밖에 시력장애, 가슴이 답답할 때, 나력(癩癧) 등에도 효과가 있다.

어깨·팔·팔꿈치가 시큰거리면서 아프거나 팔에 경련이 발생할 경우에는 주료·견우·곡지혈을 함께 취혈한다.

部位: 상완골 옆, 곡지혈에서 약간 비스듬히 튀어나온 뼈 바깥 위쪽 움푹 들어간 곳에 있다.

鍼法: 뜸은 3장을 뜨고 침은 3푼을 놓는다.〈동인〉
침은 곡지혈 후방 1치 5푼에 취한다.

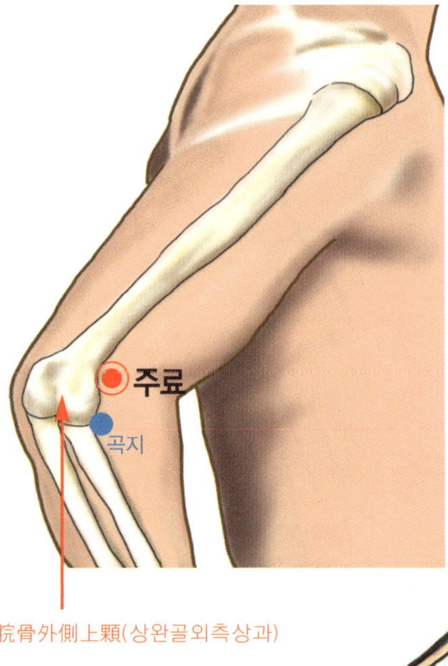

上腕骨外側上顆(상완골외측상과)

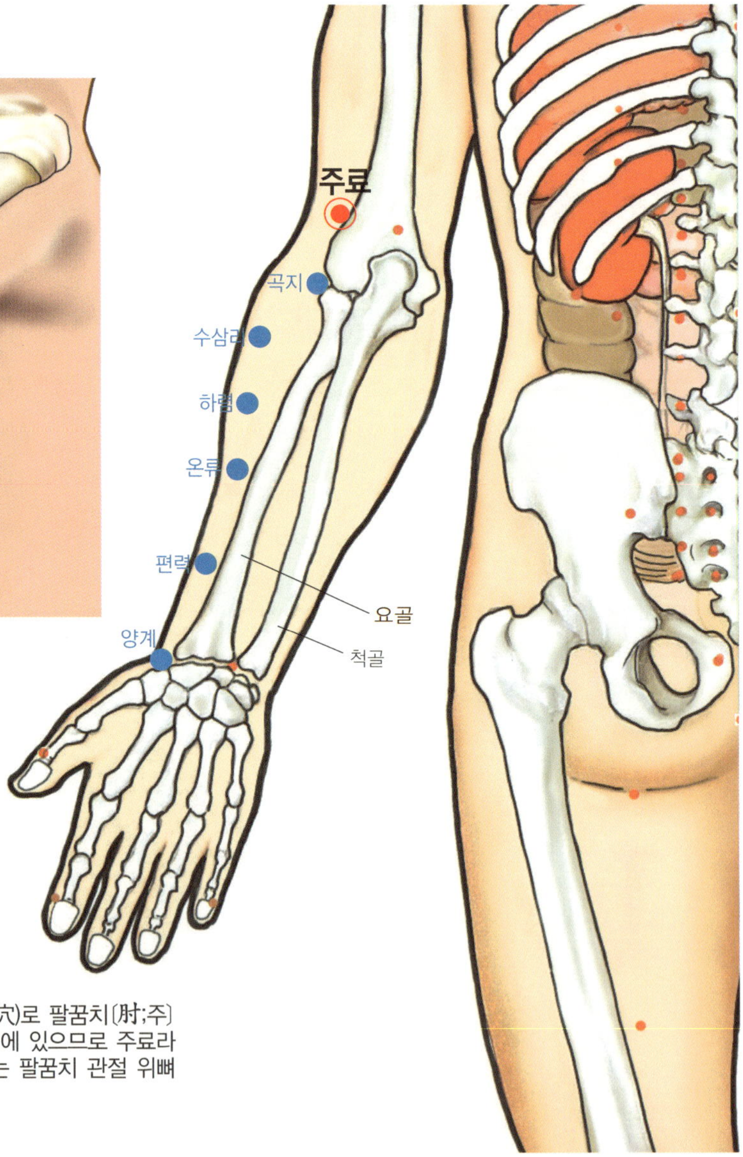

참고: 이 경혈은 수양명 대장경의 공혈(孔穴)로 팔꿈치(肘;주) 대골 외렴의 움푹 들어간 곳(髎;료)에 있으므로 주료라고 칭하였다. 쉽게 말해 이 혈자리는 팔꿈치 관절 위뼈 사이에 비어 있는 곳이라는 뜻이다.

LI-13 (2개 혈)

13 수오리(手五里)

팔꿈치 끝에서 5촌 지점에 있는 경혈

이 경혈은 앞의 주료혈과 치료 효과가 비슷하므로 류마티즘 관절염, 팔꿈치 관절 및 그 주변의 약한 조직의 손상을 치료하는 데 효과가 있다. 따라서 어깨 신경통, 류머티스관절염, 팔의 마비 등에 잘 듣는다.

그 밖에 객혈(喀血), 폐렴, 기침, 류머티즘, 손목 신경통, 황달, 시력장애, 눈의 질환, 임파선, 복막염, 나력(瘰癧;목 뒤나 귀 뒤, 사타구니 쪽 등에 생긴 크고 작은 멍울), 가슴이 답답할 때 등에도 효과가 있다.

그런데, 이 혈에 사침하면 오장의 기가 멎어 죽는다고 하므로 절대로 침은 놓지 말아야 한다.

部位 팔의 오금주름(곡지혈)에서 위쪽으로 3촌 지점인데, 안쪽으로 뻗은 큰 경맥의 가운데에 있다.

鍼法 뜸은 10장을 뜨고, 침은 절대로 놓지 말아야 한다.〈동인〉

수양명 대장경 手陽明 大腸經

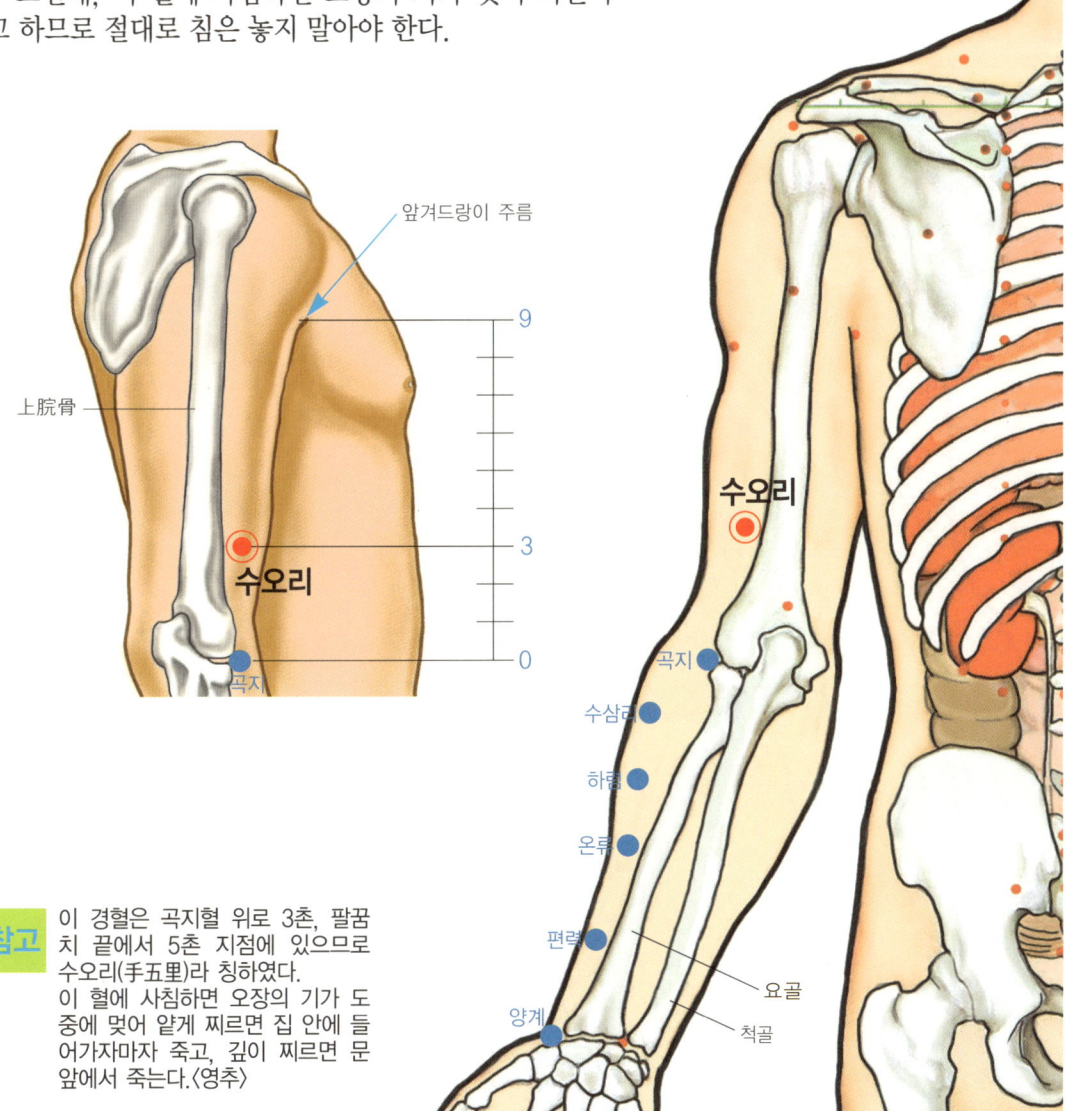

참고 이 경혈은 곡지혈 위로 3촌, 팔꿈치 끝에서 5촌 지점에 있으므로 수오리(手五里)라 칭하였다.
이 혈에 사침하면 오장의 기가 도중에 멎어 얕게 찌르면 집 안에 들어가자마자 죽고, 깊이 찌르면 문 앞에서 죽는다.〈영추〉

LI-14 (2개 혈)

14 비노(臂臑)

팔 통증을 없애는 경혈

이 경혈 근처에는 엄지손가락이나 집게손가락을 움직이는 매우 중요한 신경이 지나가고 있기 때문에 오십견이나 팔과 손의 신경통 등에 뛰어난 효과가 있다. 따라서 목이 뻣뻣할 때, 상지(上肢)의 마비, 어깨 신경통 등에 잘 듣는다.

그 밖에 눈의 질환, 중풍, 두통, 두드러기, 나력(瘰癧;목 뒤나 귀 뒤, 사타구니 쪽 등에 생긴 크고 작은 멍울) 등에도 효과가 있다.

部位 팔의 오금주름(곡지혈)에서 위쪽으로 7촌 지점인데, 두 힘줄과 뼈 사이 우묵한 곳에 있다.

鍼法 침은 3푼을 놓고, 뜸은 3장을 뜬다.〈동인〉
〈자생〉에서는 뜸을 뜨는 것이 좋고 침은 놓지 말라고 했다.

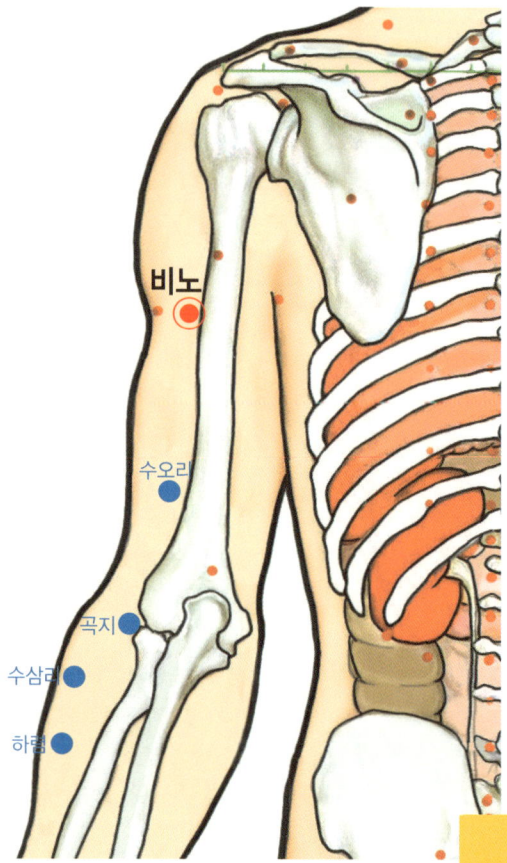

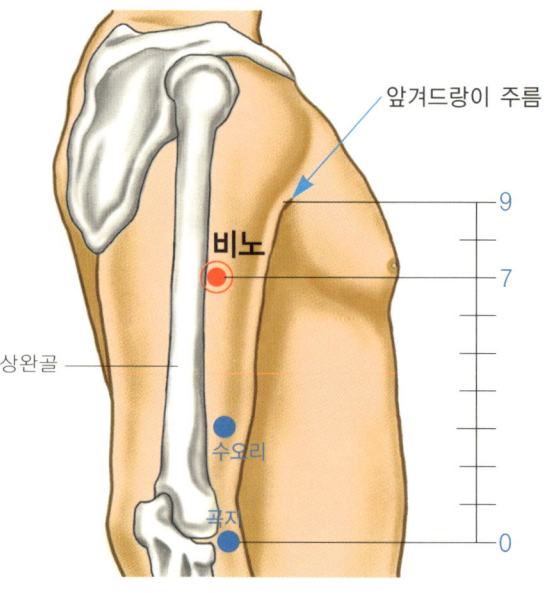

참고 근육이 뼈에 붙어 있지 않은 곳, 즉 근육 아래로 통과시켜 뚫을 수 있는 곳을 노(臑)라고 하는데 이 혈은 상박(臂;비)의 근육이 뼈에 붙어 있지 않은 곳에 있으므로 비노라 칭한 것이다.

오십견·팔이나 손의 통증 치료법

지압요령 엄지손가락을 협백혈에, 집게손가락은 비노혈에 댄 다음 두 경혈을 동시에 약간 강하게 누르면서 비벼 준다. 그리고 팔 전체를 좌우로 5~10회씩 비틀어 준다.

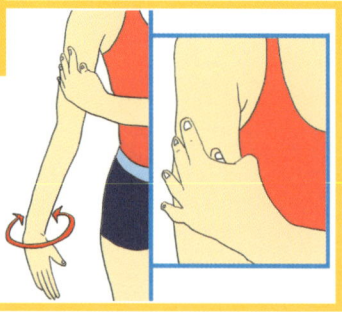

LI-15 (2개 혈)

15 견우(肩髃)

어깨를 다스리는 경혈

이 경혈은 오십견, 어깨에서 등에 걸친 결림이나 통증, 어깨 관절염, 어깨 신경통, 상지(上肢)의 마비, 요통 등에 효과가 좋다.

그 밖에 만성 열병이나 고혈압, 치통, 뇌혈관 장애로 인한 반신불수, 중풍, 습진, 두통, 두드러기 등의 치료에도 활용된다.

部位 상완골 위 끝과 어깨 끝의 두 뼈 사이의 우묵한 곳에 있다. 참고로, 견료혈은 조금 뒤쪽 우묵한 곳에 있다.

鍼法 침은 6푼을 놓고 6번 숨쉴 동안 꽂아 두며, 뜸은 7~14장까지 뜨며 반신불수이면 49장까지 뜬다.

手陽明 大腸經 수양명 대장경

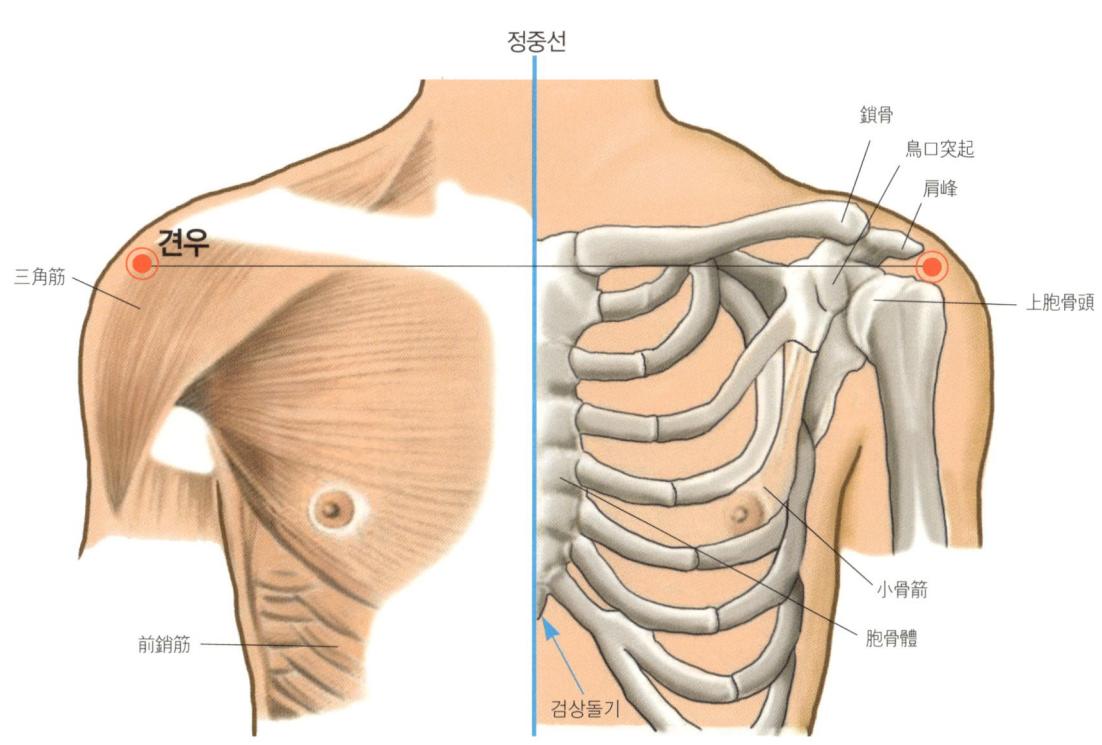

만성 관절류머티즘 · 오십견 치료법

지압요령 시술자는 한 손으로 환자의 팔을 잡고 지탱하며, 다른 한 손의 엄지손가락으로 견우혈을 지압한다. 이 때 가슴의 중심을 따라 이 경혈 방향을 향해 마사지를 되풀이하면 매우 좋다.

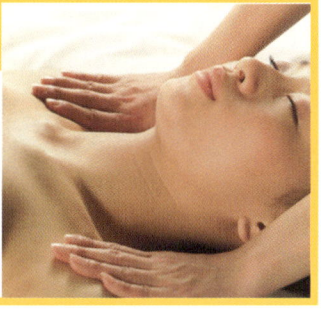

참고 우(髃)는 뼈 사이의 들어간 틈을 말하는데, 이 혈은 어깨(肩;견) 끝의 양 뼈 사이에 있으므로 견우라 칭하였다. 그리고 침혈은 팔을 들고 잡는데, 당나라의 고적흠이 풍비로 팔을 펴지 못할 때 진권이란 사람이 이 침혈에 침을 놓아 곧 낫게 했다는 일화도 전해진다.
일명 중견정(中肩井)이라고도 한다.

LI-16 (2개 혈)

16 거골(巨骨)

거골(巨骨) 위에 있는 경혈

이 경혈은 어깨결림, 어깨의 통증, 등과 팔의 통증, 팔을 구부리거나 펴지 못할 때 등에 효과가 있다.
그 밖에 위장 출혈, 치통, 객혈(喀血), 소아경풍, 나력 (癩癧;목 뒤나 귀 뒤, 사타구니 쪽 등에 생긴 크고 작은 멍울), 가슴에 피가 맺혀 있을 때, 갑상선이 커지거나 부었을 때, 목의 임파선염, 간질 등에도 특효가 있다.

部位 뒤쪽 등 부위로, 쇄골의 봉우리 끝과 견갑극 사이의 우묵한 곳에 있다.

鍼法 침은 1치 5푼을 놓고, 뜸은 5장을 뜬다.〈동인〉
침을 놓을 때는 약간 바깥쪽의 밑을 향해 곧장 찌르면 아무런 저항 없이 잘 들어간다.
침을 놓을 때 쇼크가 일어나기 쉬우므로 신중을 기해야 한다.

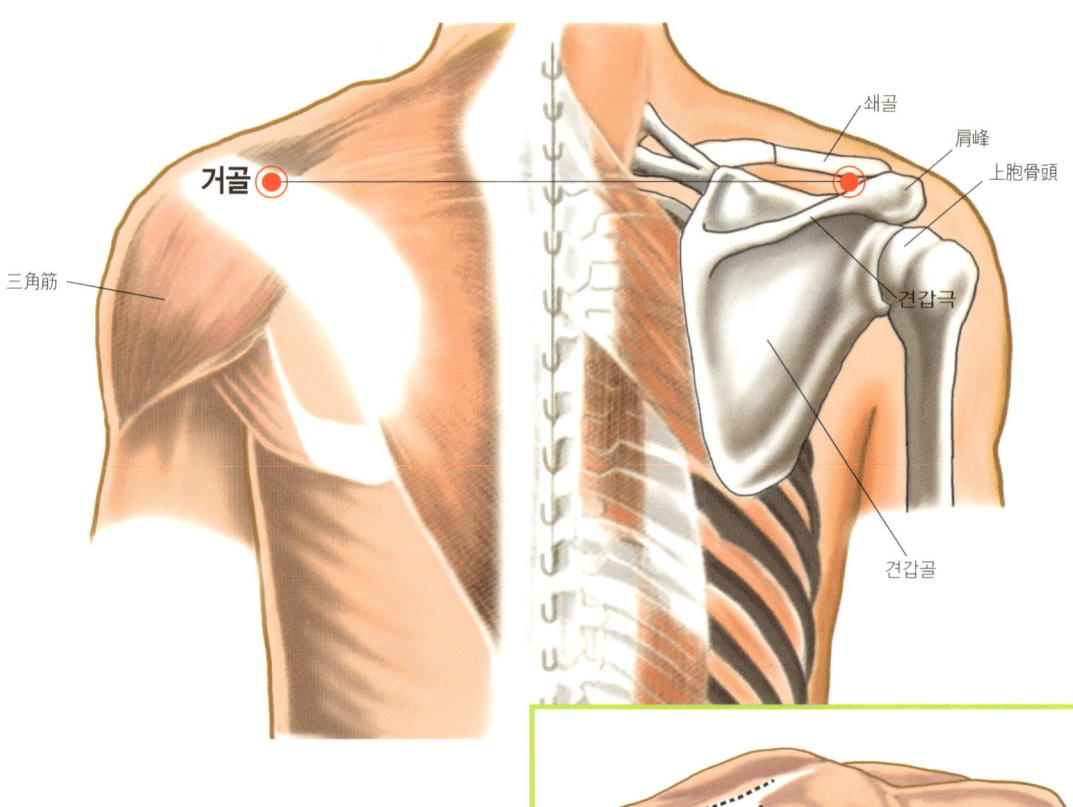

참고 거(巨)는 크다는 뜻으로 어깨 끝의 앞쪽에 가로로 큰 것을 거골(巨骨)이라고 한다. 이 혈은 어깨 끝 위쪽의 뼈가 교차되는 사이의 움푹 들어간 부분에 있으므로, 곧 거골 위에 위치함으로써 거골이라 칭하였다.

LI-17 (2개 혈)

17 천정(天鼎)

하늘을 솥의 다리처럼 받치고 있는 혈

이 경혈은 편도선염에 의한 목의 통증이나 부종(浮腫;신체 조직의 틈 사이에 액체가 괴어 있는 것), 음식을 삼키기 어려울 때, 목이 메여 목소리가 나오지 않을 때, 후두염(喉頭炎), 인후병(咽喉病) 등에 효과가 있다.

그 밖에 갑상선이 부어오를 때, 치통, 손이 저릴 때, 목이 뻣뻣할 때 이 경혈을 지압하면 증상을 완화시킬 수 있다.

또한 고혈압으로 혈액 순환에 이상이 있을 때에도 치료가 통한다. 단, 너무 세게 누르지 않도록 주의하도록!

部位 목 앞쪽의 반지연골과 같은 높이로, 볼록한 목 근육의 뒤쪽에 있다.

鍼法 침은 3푼을 놓고, 뜸은 3장을 뜬다.〈동인〉
침을 놓을 때 흐르는 피에 주의하며 찌른다.

手陽明 大腸經 수양명 대장경

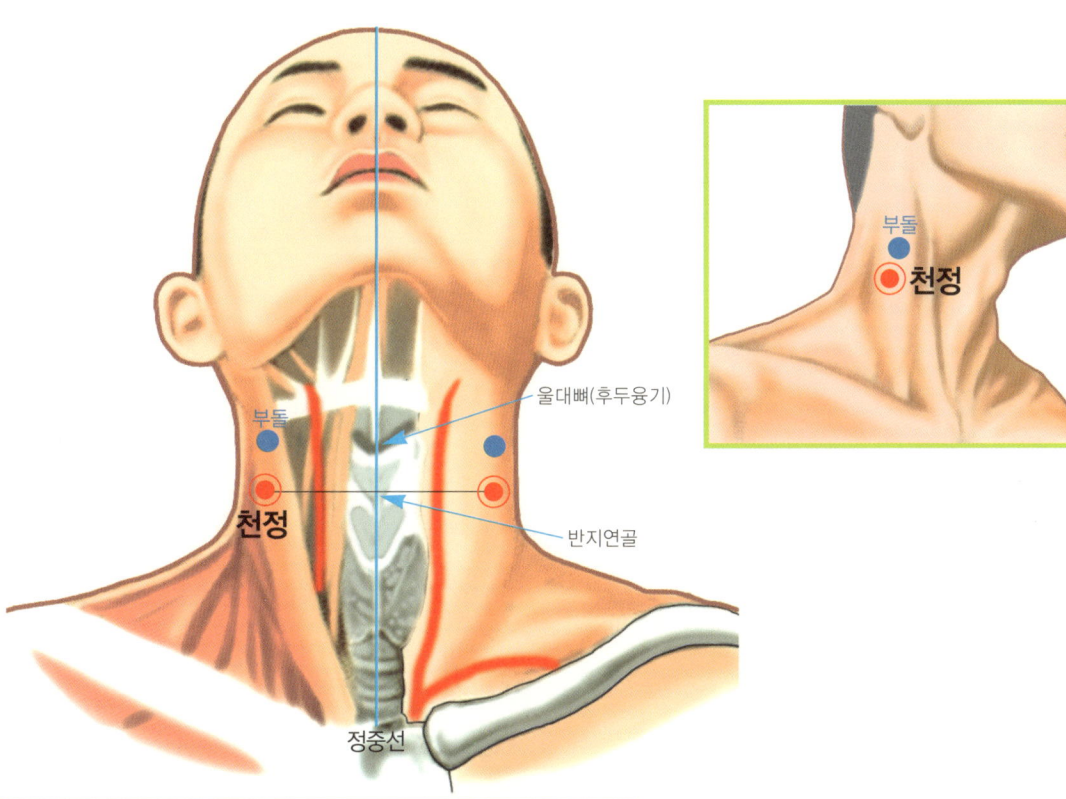

목과 어깨 결림을 완화시키는 치료법

지압요령 시술자는 환자의 뒤에 서서 한쪽 손으로 환자의 몸을 지탱하고, 다른 한쪽 손가락으로 천정혈을 가볍게 지압하면서 주무른다.

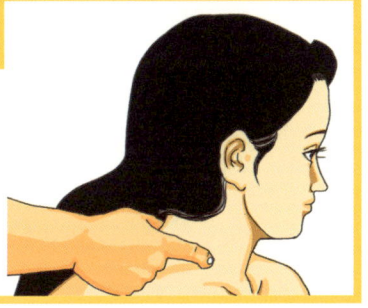

참고 머리 이상을 천(天)이라 하고, 양명의 맥은 천주골(天柱骨) 위에서 나온다. 이 혈이 그 곳에 위치하므로 천정(天鼎)이라 했으며, 하늘(天;천)을 솥(鼎;정)의 세 다리같이 받치고 있는 모습을 나타낸다.

LI-18 (2개 혈)

18 부돌(扶突)

혈이 한 곳에 위치하고 있는 경혈

이 경혈은 목이 메이거나 음식물을 삼키기 어려울 때, 목이 쉴 때, 가래가 많이 나올 때, 갑자기 말을 못할 때 등에 효과가 있다.

그 밖에 감기, 천식이나 기침 등 기관지의 질환에 특효가 있을 뿐만 아니라 고혈압, 갑상선이 커지거나 부었을 때, 목의 임파선결핵 등에도 잘 듣는다.

기관지가 약해서 기침으로 고생하는 사람은 이 곳을 자주 지압해 주면 좋다.

部位 후두융기의 양 옆에 천창혈과 인영혈과 같은 높이이며, 굵은 목 근육의 가운데에 있다.

鍼法 침은 3푼을 놓고, 뜸은 3장을 뜬다.〈동인〉
침을 잘못 놓으면 몹시 아프므로 지그시 눌러 더 이상 눌러지지 않는 상태에서 찔러야만 쉽게 침이 들어간다.

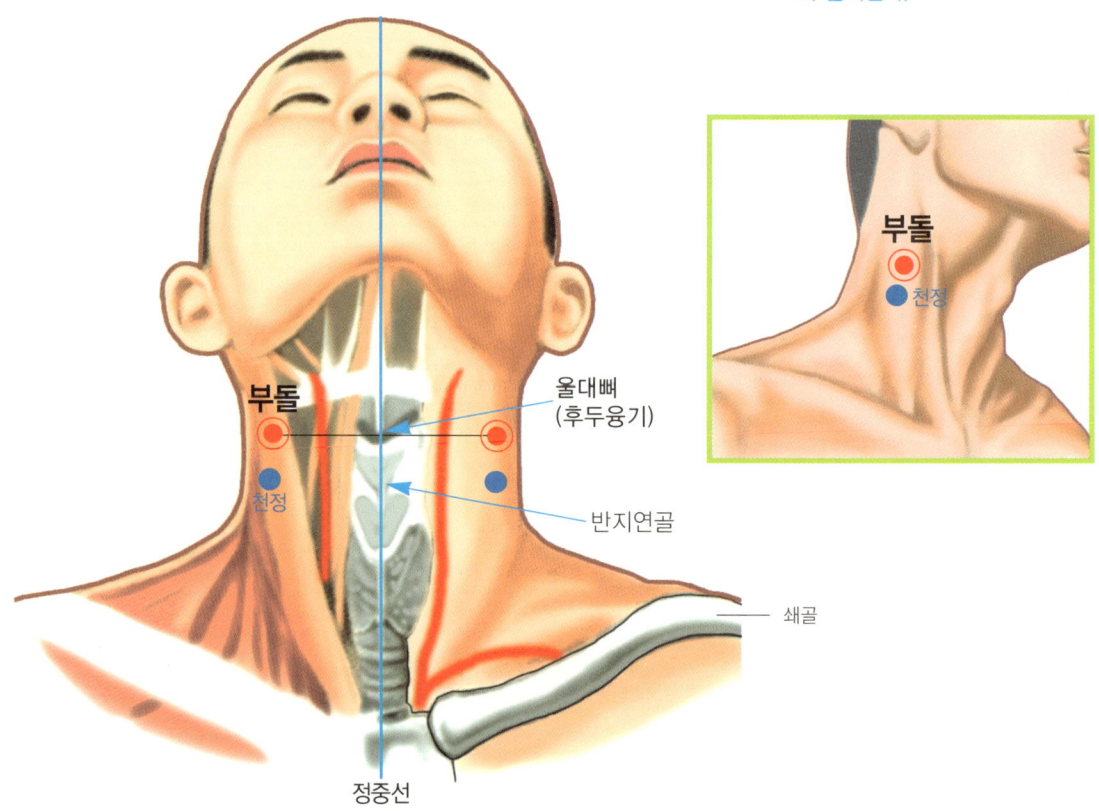

참고 네 손가락을 나란히 하는 것을 일러 부(扶)라고 한다. 즉, 지금의 손가락을 나란히 하여 이루는 동신촌(同身寸)의 3촌(三寸)과 같고, 혈이 한 곳[突;돌]에 위치하고 있으므로 부돌(扶突)이라 칭하였다.
수혈(水穴)이라고도 한다.

LI-19 (2개 혈)

19 화료(禾髎)

콧병을 다스리는 곳

이 경혈은 코가 막혀 냄새를 맡지 못할 때, 코피, 비염(鼻炎), 비용(鼻茸;코버섯, 콧속의 물혹), 비치(鼻痔;콧구멍 속에 군살이 생겨 차츰 커지는 병) 등 코의 질환에 효과가 있어서 널리 사용된다.

그 밖에 급·만성 볼거리, 구안와사, 입이 벌어지지 않을 때, 안면(顔面)신경통, 얼굴 앞면의 신경 장애 치료에도 잘 듣는다.

귀 앞에 있는 화료(和髎)혈과 구별되는 이 혈의 침은 인중(人中)이 비뚤어진 사람들에게 많이 사용한다.

部位 인중 한가운데에서 양 옆으로 각각 콧구멍 끝의 아래쪽에 있다. 수구혈에서 양 옆으로 0.5촌.

鍼法 침은 2푼을 놓고, 뜸은 뜨지 말아야 한다.〈동인〉

手陽明 大腸經 수양명 대장경

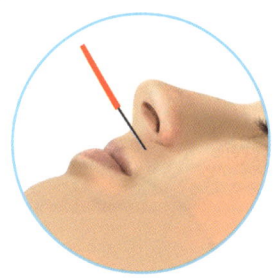

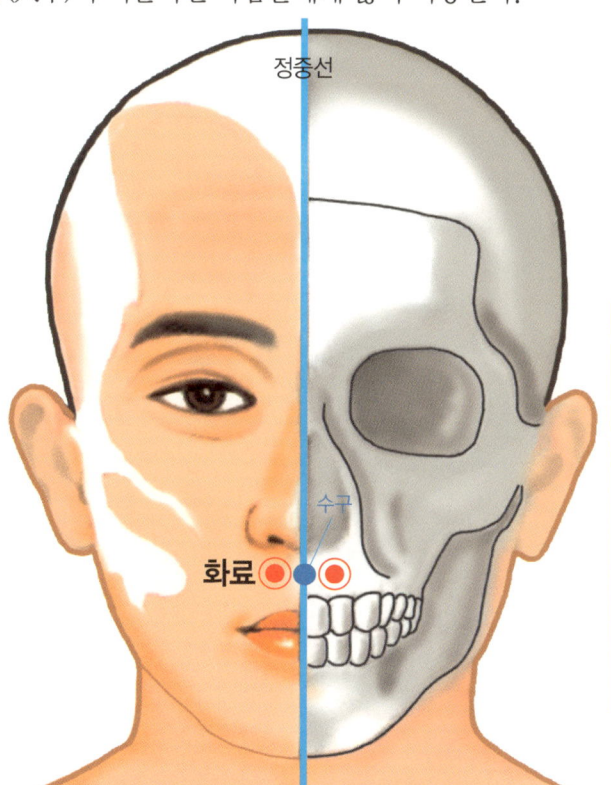

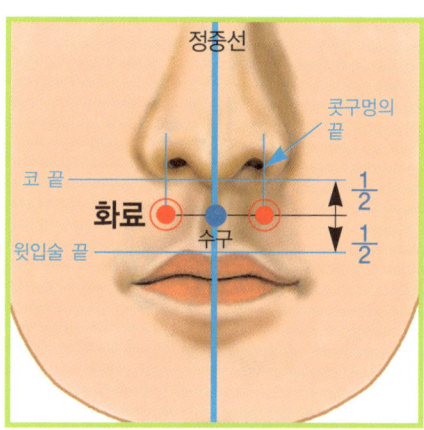

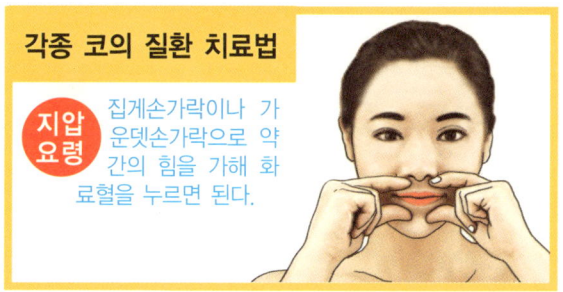

각종 코의 질환 치료법

지압요령 집게손가락이나 가운뎃손가락으로 약간의 힘을 가해 화료혈을 누르면 된다.

참고 료(髎)는 빈 구멍이란 뜻이며, 이 혈이 수양명 대장경에 있어 콧구멍 아래에 수구혈(水溝穴) 0.5촌 되는 곳에 끼어 있는 그 사이에 콧수염이 벼(禾;화)와 같이 자라는 곳에다 혈 근처에 입이 있으므로 구화료(口禾髎), 즉 화료라 칭하였다.

이 혈은 일명 장빈(長頻)이라고도 하며, 침은 인중(人中)이 비뚤어진 사람들에게 많이 사용한다.

LI-20 (2개 혈)

20 영향(迎香)

기의 향기를 받아들이는 혈

이 경혈은 후각의 감퇴 등, 코의 여러 가지 증상을 완화시키는 효과가 있어 만성 비염, 비후성 비염, 코막힘, 코피, 급성 비염, 축농증 등에 잘 듣는다.

그 밖에도 습진, 면포성 여드름, 천식, 면종(面腫; 얼굴이 붓는 병증), 얼굴이 가려울 때, 얼굴이 부어오르면서 아플 때, 입술이 터질 때, 구안와사, 안면 신경에 관한 증상에도 자주 활용된다.

部位 불룩하게 튀어나온 콧방울 바로 옆에 있다.

鍼法 침은 3푼을 놓고 3번 숨쉴 동안 꽂아 두며, 뜸은 뜨지 말아야 한다.〈동인〉
침을 놓을 시에는 침끝이 입으로 관통하지 않도록 조심하고, 취혈 시 근육이 움직이면 몹시 아프므로 왼손 손가락으로 침과 근육이 움직이지 않도록 잘 고정시켜야 한다.

수양명 대장경 手陽明大腸經

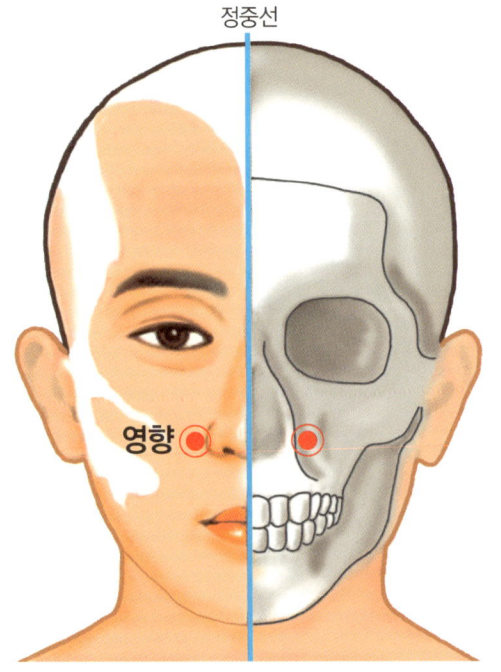
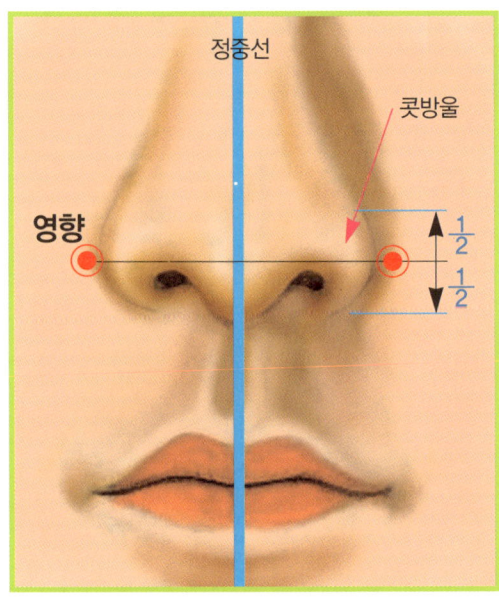

참고 이 혈은 콧구멍 옆 0.5촌 되는 곳에 있어 코가 이를 따라 향기(香氣)를 받아들이게 된다. 그래서 코가 막혀 냄새를 맡지 못할 때 이 혈로 치료하므로 영향(迎香)이라 칭했다.

코가 뻥 뚫리고 둔했던 후각도 회복되는 치료법

지압요령 집게손가락 끝의 볼록한 부분을 영향혈에 대고 조금 세게 천천히 되풀이하면서 누른다. 이 때 정명혈도 함께 지압하면 효과가 더 좋다.

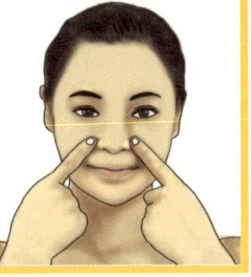

제3장

족양명(足陽明) 위경(胃經)

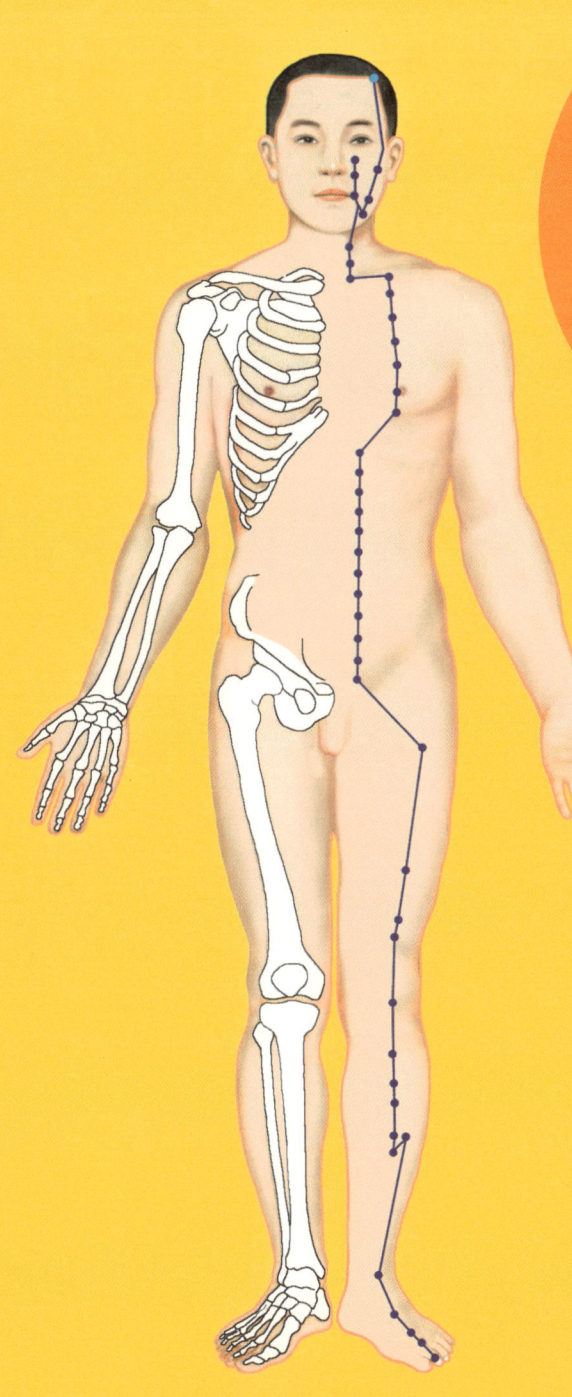

이 경락은 눈 밑의 승읍혈에서 시작해 둘째발가락 끝인 여태혈까지 이어지는데, 총 45개혈로 좌우 90개 혈이 있다.

이 위경(胃經)의 경락은 주로 소화기 계통의 질환에 잘 듣는다. 특히, 양구혈과 삼리혈은 위통에, 천주혈은 위와 장의 각종 질환에 잘 듣는다. 따라서 소화불량, 구토, 위통, 배의 부기, 변비 등을 치료한다.

그 밖에 치통, 현기증, 간질, 정신병 등에도 잘 듣는다.

위경(胃經)이 다스리는 병

1. 이 위경(胃經)은 위에 관한 질병뿐만 아니라 소화기계 전체 병을 주관한다. 따라서 구강, 식도, 위, 십이지장, 소장, 대장, 직장 등이다. 또한 위경은 안면을 한 바퀴 돌면서 얼굴, 목, 전두(前頭), 입냄새, 콧병과 앞가슴의 질환, 유방 질환, 횡경막 이상 등, 몸 앞쪽의 병을 치료하는 경락이다.

2. 위(胃)의 주 임무는 모든 음식물을 저장해 위에서 기계적·화학적인 소화 작용으로 흡수해 에너지 공급원 만든다. 그리고 비(脾)와 위는 표리(表裏)의 음양 관계이므로 상호 기능을 유지한다. 즉, 위의 병은 비경(脾經)에서, 비경의 병은 위경(胃經)에서 치료하는 것이 대표적인 사례이다.

3. 위가 부실하면 간질과 정신병이 생기고, 허약하면 대퇴부와 다리가 오그라들어서 구부릴 수 없으며 지체하면 갑자기 벙어리가 된다. 그러므로 힘이 없는 사람에게는 비보방(脾補方)이 좋고, 힘이 있는 사람에게는 위사방(胃瀉方)이 좋다.

4. 흔히 위장병으로 고생하는 사람이 대단히 많으면서도 잘 치료가 안 되고 있는 것은 단순한 자극만 주기 때문인데 위사방을 쓰고 중초(中焦) 기본방(基本方)을 쓰면 치료가 된다. 그러나 식사 요법이나 정신 요법도 중요하지만 금할 것은, 절대로 중완(中脘)에는 자극을 주지 말아야 한다는 것이다.

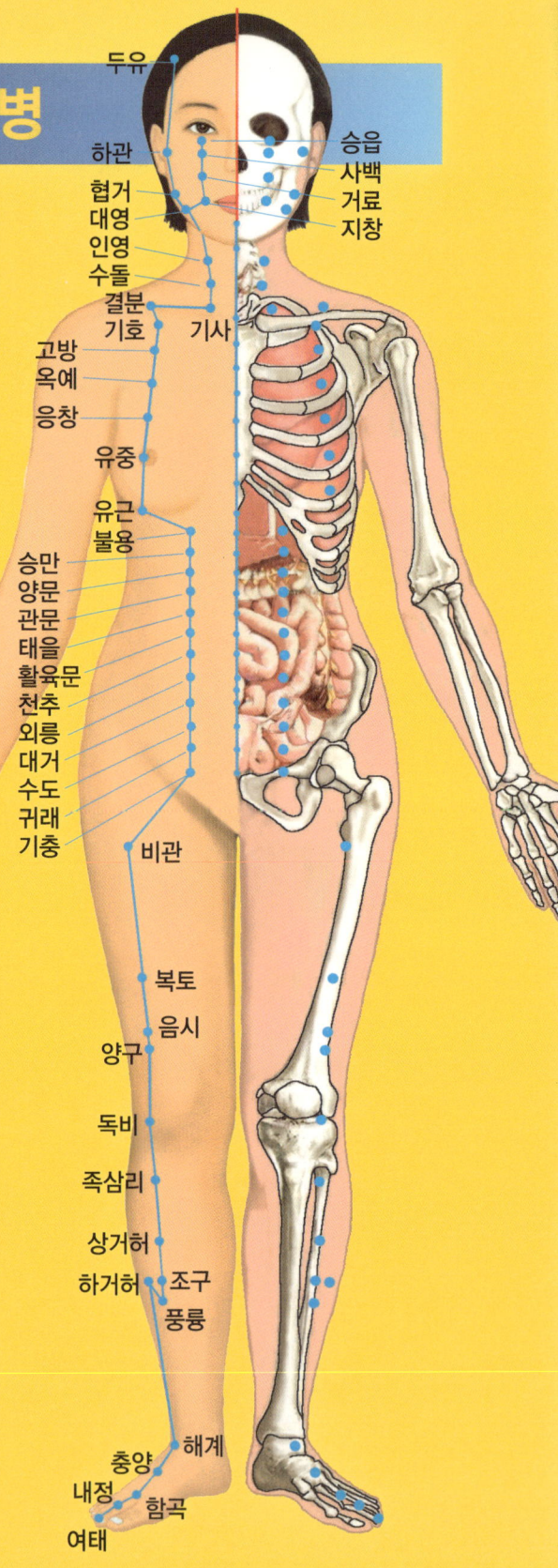

ST-1 (2개 혈)

1 승읍(承泣)

눈병에 잘 듣는 혈

이 경혈은 정명혈(睛明穴)과 효과가 같다. 각막염, 결막염, 근시, 원시, 난시, 색맹, 녹내장, 백내장, 야맹증, 시력장애, 눈이 충혈되고 아플 때, 눈꺼풀이 떨릴 때, 유루증(流淚症;눈물흘림증) 등 각종 눈병에 효과가 있다.

그 밖에 현기증이나 출혈, 구안와사, 청각장애, 이명(耳鳴;귀울음), 두통, 면종(面腫;얼굴이 붓는 병증) 등에도 탁월한 효과를 볼 수 있다.

部位: 눈확 아래 모서리의 사이로, 눈동자와 직선이 되는 곳에 있다.

鍼法: 침은 놓지 말고, 뜸은 3장을 뜬다.〈동인〉
침을 놓으면 눈이 거멓게 된다.

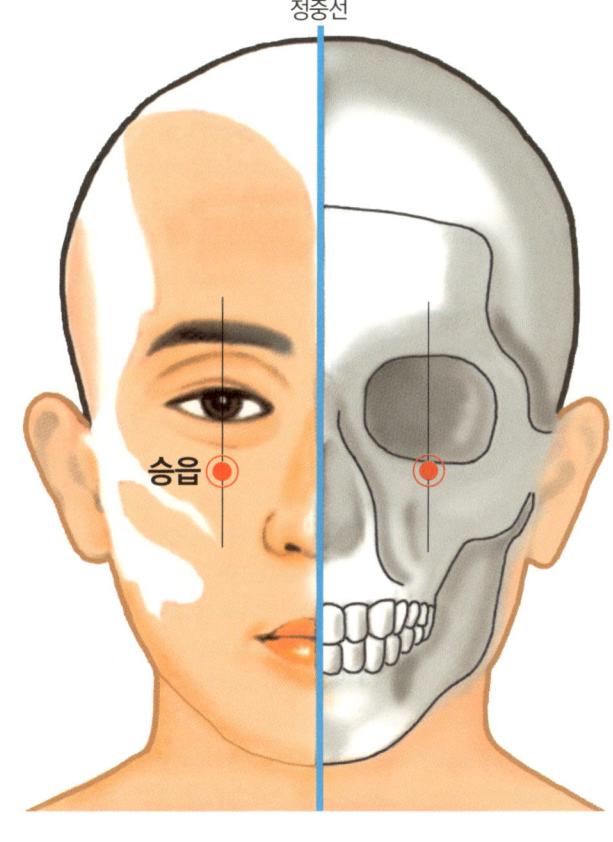

눈 주위의 통증을 없애는 치료법

지압요령: 지압 요령은, 집게손가락의 볼록한 부분으로 승읍혈을 주무르듯이 누른다.

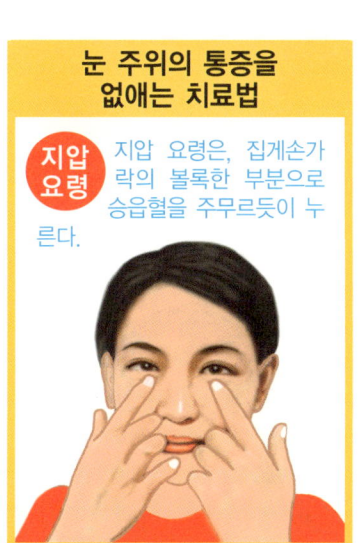

참고: 이 혈의 별명은 눈물받이. 읍(泣)이 눈물을 흘린다는 뜻이고, 승(承)은 받아들인다는 뜻이다. 즉, 눈 아래 있는 이 혈이 울 때 아래로 흐르는 눈물을 받게 되므로 승읍이라는 명칭이 붙은 것이다.
눈에 관계되는 제반 질환에 환부 주위 혈로 사용한다. 참고로, 유행성 결막염은 봄철에 제일 많이 발생하는데 이때 이 경혈을 지압해 주면 효과를 볼 수 있다.

족양명 위경 足陽明 胃經

ST-2 (2개 혈)

② 사백(四白)

풍을 쫓고 통증을 멎게 하는 혈

이 경혈은 근시, 각막염, 백내장, 결막염, 안구혼탁(眼球混濁), 눈꺼풀의 경련, 눈이 충혈되고 가려울 때, 안면 신경 마비로 눈이 감기지 않을 때, 눈꺼풀이 떨릴 때 등, 눈의 질환에 특히 효과가 있다.

그 밖에 언어장애, 비염(鼻炎), 구안와사, 기미, 주근깨, 주름살, 얼굴이 푸석거릴 때, 뺨 주변이 아플 때, 두통이나 현기증, 피로한 눈을 풀어주고 안면(顔面)신경통을 완화시켜 준다.

部位 승읍혈에서 아래쪽으로 0.5촌 지점의 움푹 들어간 곳에 있다.

鍼法 뜸은 7장을 뜨고 침은 3푼을 놓는데 만일 깊게 침을 놓으면 눈이 거멓게 된다.〈동인〉

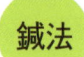

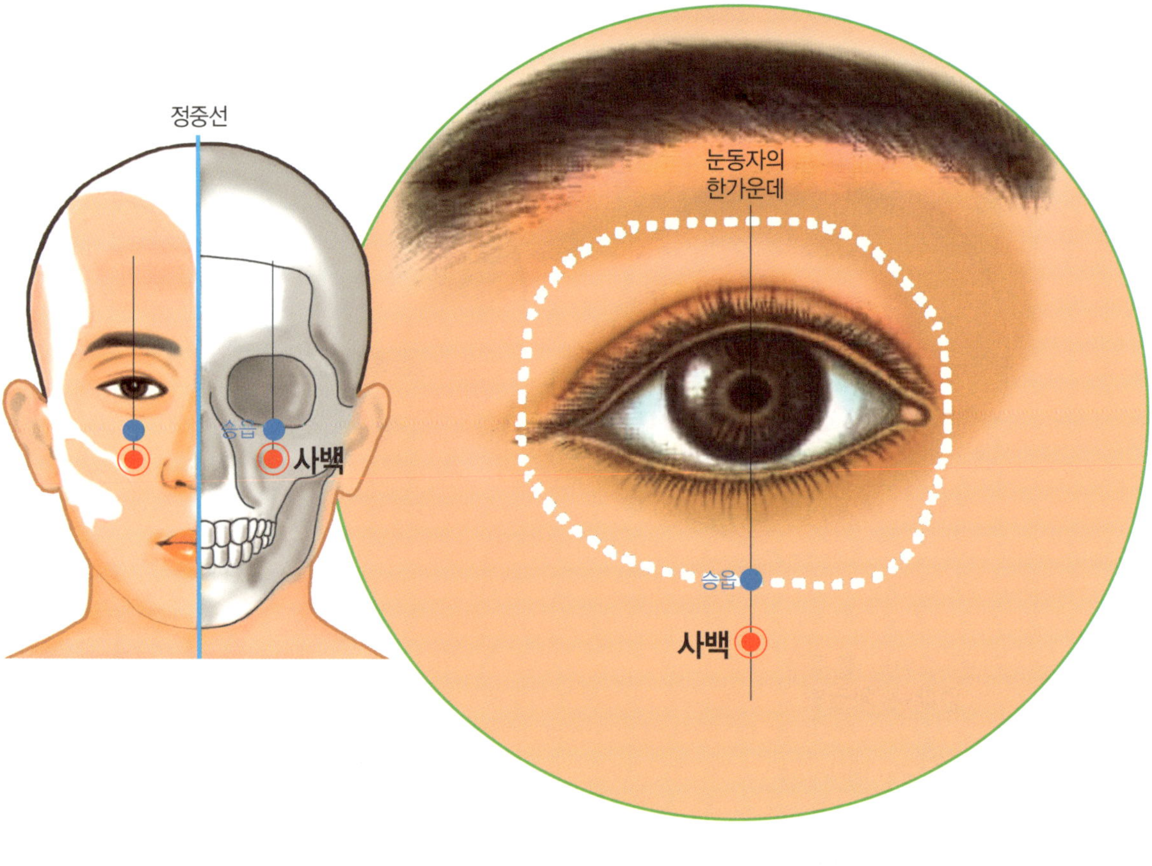

참고 이 경혈의 백(白)은 밝다는 뜻이며, 주로 눈의 질환을 담당하는데 눈을 밝게 해 사방을 환하게 해 주므로 사백이라 칭했다.
안면신경통에 침을 놓을 때는 찌르는 감이 윗입술까지 퍼져간다.

뺨의 통증을 물리치는 치료법

 지압 요령 지압 요령은, 집게손가락의 볼록한 부분으로 사백혈을 약간 세게 지압한다.

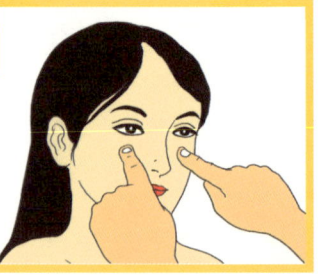

ST-3 (2개 혈)

거료(巨髎)

콧병을 다스리는 곳

이 경혈은 비색(鼻塞;코막힘)이나 콧물·코피·비염(鼻炎)·축농증·코의 염증 등 코의 질환, 각막염·시력장애·눈꺼풀이 떨릴 때 등, 눈의 질환에 효과가 있다.

그 밖에 치통, 치주염, 안면(顔面)신경통, 안면 마비나 경련, 턱의 부기, 콧마루가 부어서 아플 때, 입술이나 뺨이 부었을 때 등에도 잘 듣는다.

部位 콧방울 아래쪽 모서리와 같은 높이로, 눈동자와 직선이 되는 곳에 있다.

鍼法 침은 3푼을 놓고, 뜸은 7장을 뜬다.〈동인〉
침혈을 잡을 때에는 똑바로 누워서 잡는다.〈입문〉

足陽明 胃經

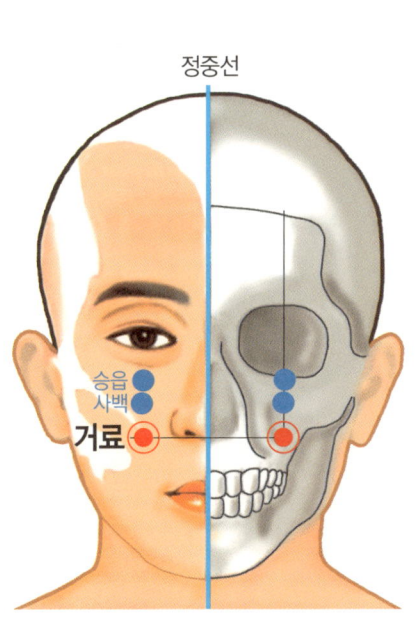

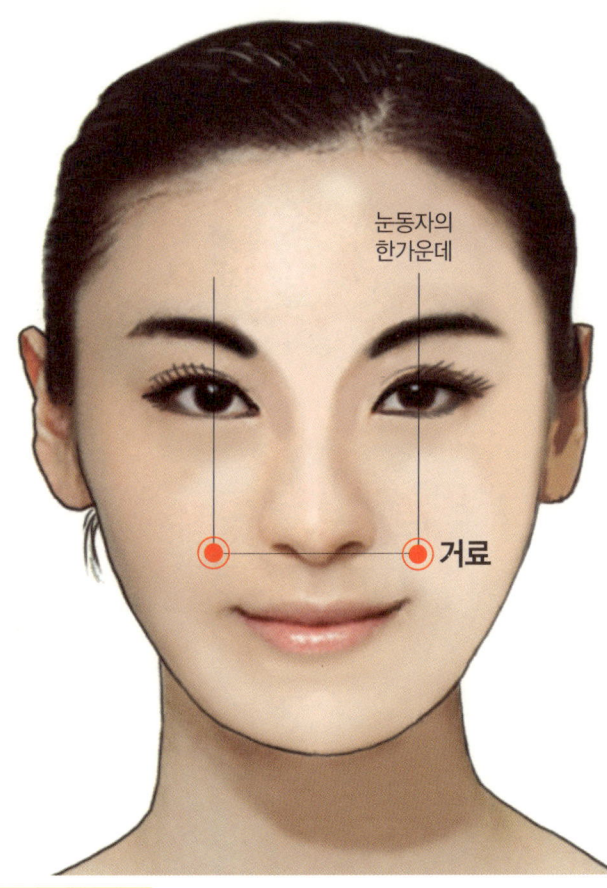

참고 이 경혈의 거(巨)는 크다는 뜻이며, 광대뼈 아래쪽에 비어 있는 곳이 료(髎)의 의미가 있어 거료라는 명칭을 붙였다.
관절이나 골격이 돌기한 주변의 요함처, 또는 골의 공극(空隙) 부분에는 모두 료(髎)의 의미가 있다.

콧물·코피·축농증 치료법

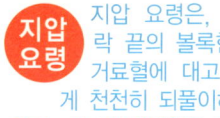 지압 요령은, 집게손가락 끝의 볼록한 부분을 거료혈에 대고 조금 세게 천천히 되풀이하면서 누른다. 이 때 정명혈도 함께 지압하면 효과가 더 좋다.

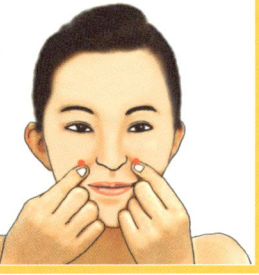

361 지압 경혈 백과 **63**

ST-4 (2개 혈)

4 지창(地倉)

입의 질환을 다스리는 곳

이 경혈은 고혈압이나 중풍으로 인한 언어장애, 아관 긴급(牙關緊急;이가 꽉 물려 입을 벌리지 못하는 병), 유연증(流延症;침흘림), 구안와사, 안면 신경 마비로 입이 비뚤어 졌을 때, 안면(顔面)신경통, 입술이 짓무를 때, 얼굴이 부을 때, 입 주위에 주름살이 생길 때 등의 치료에 효과 가 있다.

그 밖에 야맹증, 눈꺼풀이 떨릴 때, 눈이 가려울 때, 등에도 잘 듣는다.

部位 입꼬리에서 양쪽으로 각각 0.4 지촌(指寸) 떨어진 곳에 있다.

鍼法 침은 3푼을 놓고 35번 숨쉴 동 안 꽂아 두며, 뜸은 14~49장까 지 뜬다.
취혈 시 침체와 근육이 움직이 지 않도록 왼손으로 고정시켜 신속하게 해야 하며, 출혈이 잘 되므로 침을 뽑는 즉시 침 구멍 을 눌러줘야 한다.

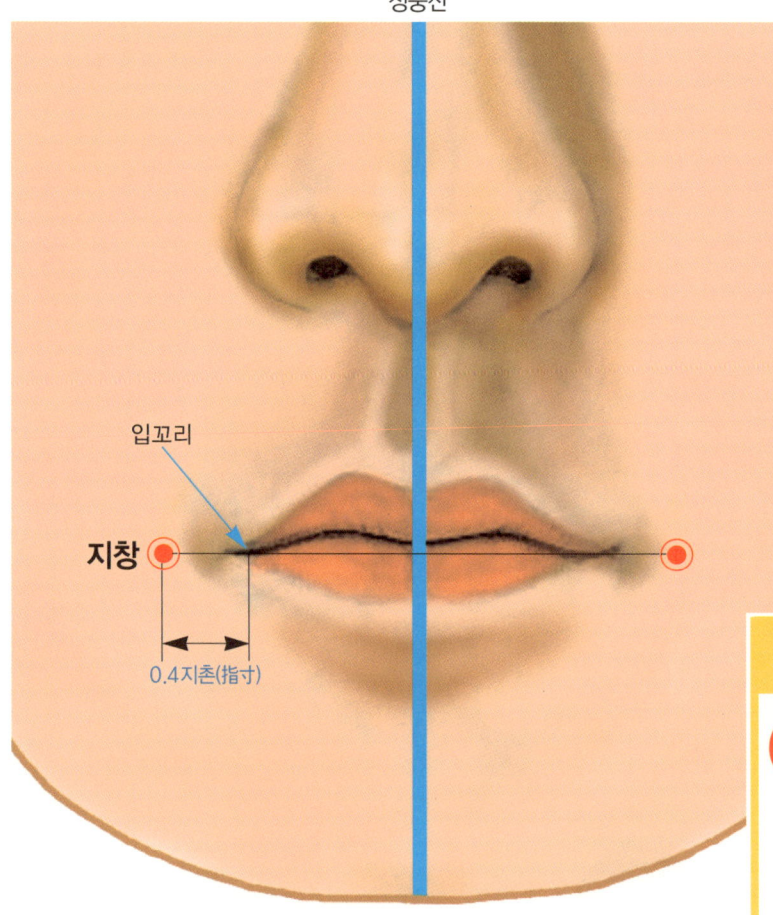

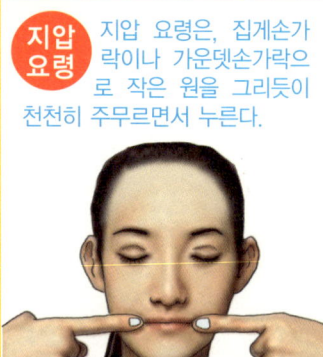

치통을 완화시키는 치료법

지압 요령 지압 요령은, 집게손가 락이나 가운뎃손가락으 로 작은 원을 그리듯이 천천히 주무르면서 누른다.

참고 이 경혈의 이름은 땅(地;지) 기운의 창고(倉;창), 즉 밥통으로 통하는 곳이라는 뜻에서 지창이라는 명칭이 붙었다.
만약 뜸봉을 크게 해 입이 비뚤어졌을 때는 다시 승장혈에서 4~9장 뜨면 곧 낫는다.〈동인〉

ST-5 (2개 혈)

⑤ 대영(大迎)

경혈의 줄기가 만나는 곳

이 경혈은 얼굴이 차갑거나 화끈거리는 증상, 면종(面腫;얼굴이 붓는 병증), 안면(顔面)신경통으로 인한 입의 경련, 혀의 경련, 얼굴의 경련, 눈이 아플 때, 아랫니가 아플 때, 잇몸이 아플 때 등에 효과가 있다.

그 밖에 나력(癩癧;목 뒤나 귀 뒤, 사타구니 쪽 등에 생긴 크고 작은 멍울), 목 부위에 생긴 임파선, 구안와사, 하품이 자꾸 나올 때 등에도 잘 듣는다.

이 경혈은 지압이나 마사지를 해도 상당한 효과를 볼 수 있다.

部位 : 턱 모서리 앞뼈의 오목하게 들어간 가운데의 맥이 뛰는 곳에 있다.

鍼法 : 침은 3푼을 놓고 7번 숨쉴 동안 꽂아 두며, 뜸은 3장을 뜬다.〈동인〉

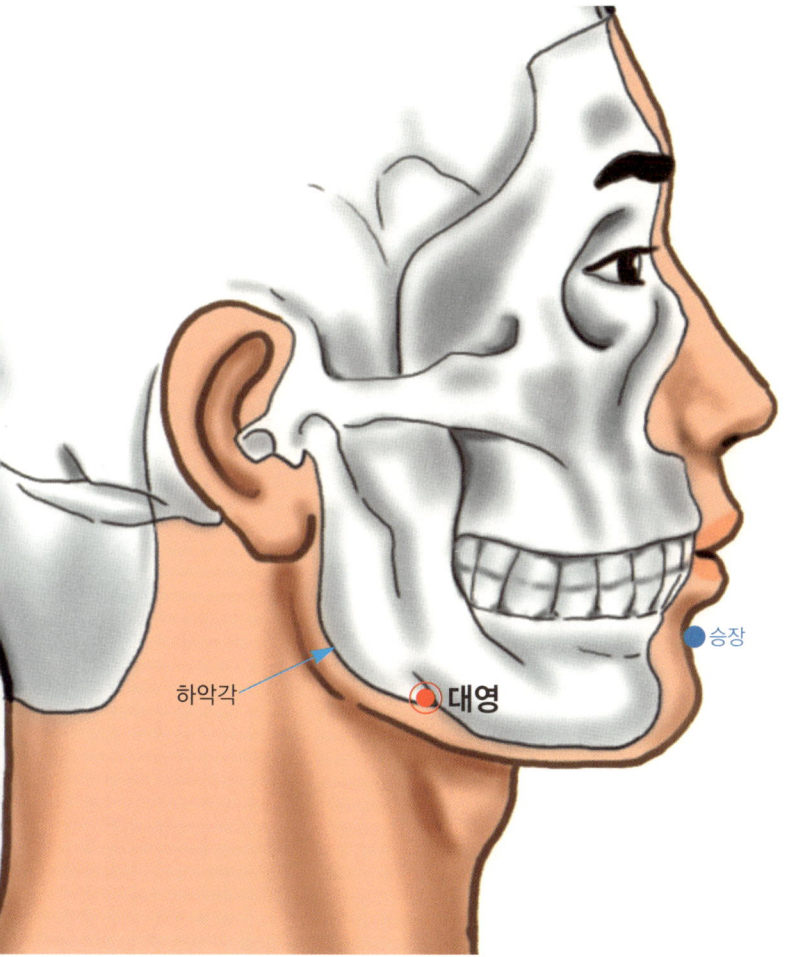

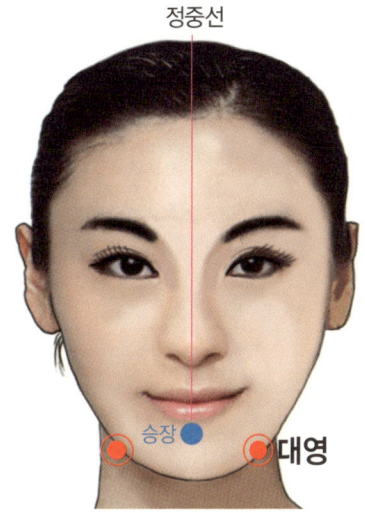

足陽明 胃經 족양명 위경

잇몸 통증 치료법

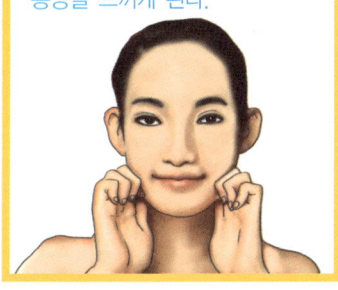

지압요령 : 지압 요령은, 집게손가락의 볼록한 부분으로 대영혈에 강하게 누르듯이 지압을 반복한다. 대영혈에 손가락을 대면 동맥이 닿는데, 이 곳을 누르면 아랫니 전체에 통증을 느끼게 된다.

참고 : 이 경혈의 영(迎)은 수족 양명이 만나는 혈이므로 대영이라 칭했으며, 크게〔大;대〕박동을 느끼는 혈자리라는 뜻이다.

ST-6 (2개 혈)

6 협거(頰車)

풍을 쫓는 아래턱 관절의 경혈

이 경혈은 치통, 뺨의 부종(浮腫;신체 조직의 틈 사이에 액체가 괴어 있는 것), 턱의 부종(浮腫)이나 결림, 입이나 잇몸이 아플 때, 중풍, 갑상선종, 목이 쉬었을 때, 입이 다물어져 말을 못할 때, 안면(顔面)신경통, 뒷목이 뻣뻣할 때, 구안와사, 반신불수 등에 효과가 있다.

협(頰)은 뺨이며, 거(車)는 이〔齒〕가 거(車)와 같이 움직인다는 의미에서 아래턱 관절을 나타낸다. 그래서 이 경혈은 관절에 생기는 질환에 유효하다.

部位 귓볼 아래 아래턱 모서리의 우묵한 곳에 있다. 입을 벌리면 오목하게 들어간다.

鍼法 침은 4푼을 놓고 침에 감이 오면 즉시 빼고 뜸은 7~49장까지 뜬다.〈동인〉
취혈 요령은 옆으로 누워 입을 벌리고 침혈을 잡는다.〈동인〉

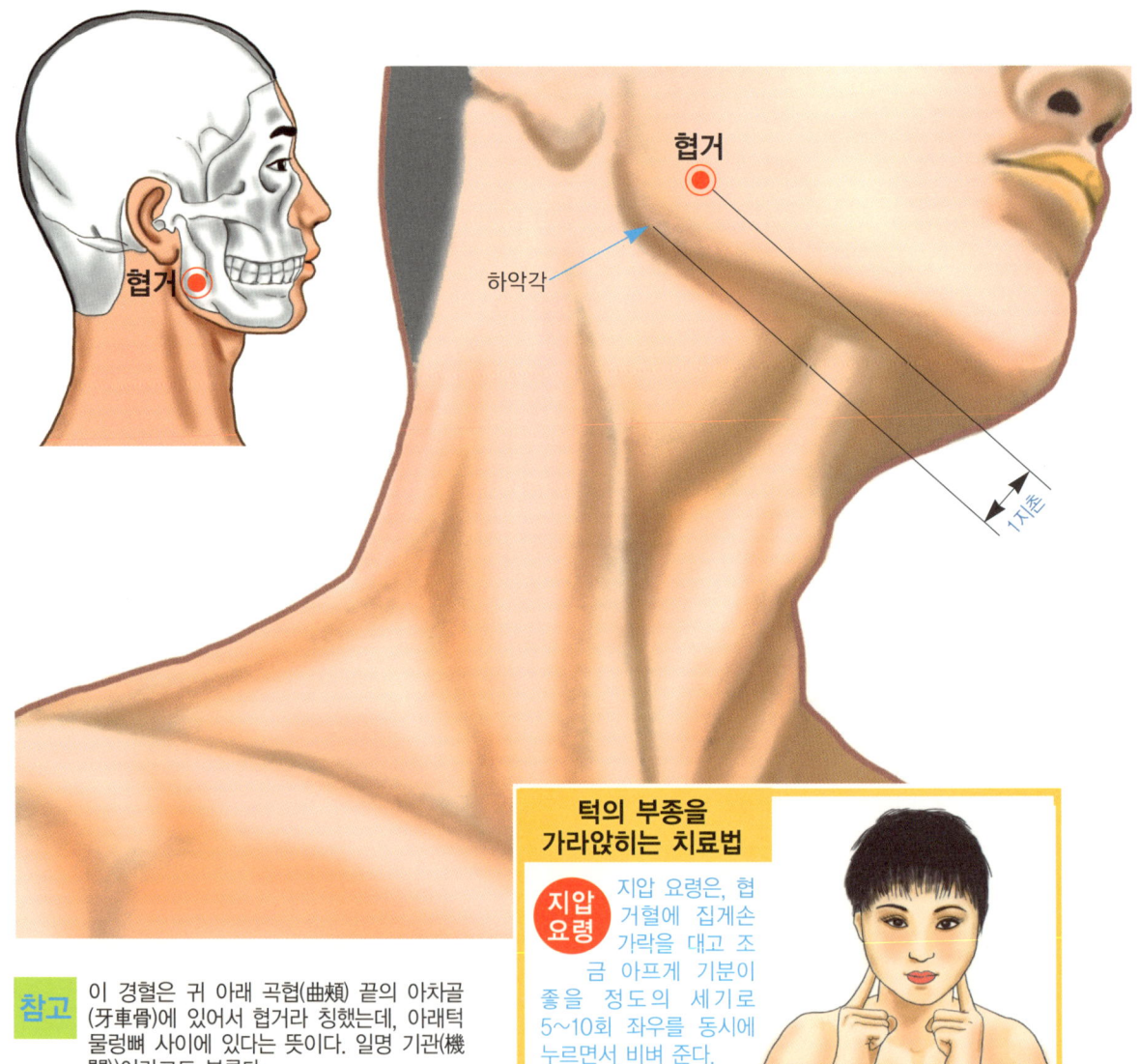

참고 이 경혈은 귀 아래 곡협(曲頰) 끝의 아차골(牙車骨)에 있어서 협거라 칭했는데, 아래턱 물렁뼈 사이에 있다는 뜻이다. 일명 기관(機關))이라고도 부른다.

턱의 부종을 가라앉히는 치료법

지압 요령 지압 요령은, 협거혈에 집게손가락을 대고 조금 아프게 기분이 좋을 정도의 세기로 5~10회 좌우를 동시에 누르면서 비벼 준다.

ST-7 (2개 혈)

7 하관(下關)

치통 등을 다스리는 곳

이 경혈은 아래턱이 습관적으로 빠지거나 아래턱 관절통으로 입을 잘 벌리지 못할 때, 아래턱 관절의 통증 등에 잘 듣는다.

그 밖에 치통, 이명(耳鳴;귀울음), 청각장애, 중이염, 뺨 주위가 부어오를 때, 안면신경마비, 안면(顔面)신경통, 현기증, 구안와사 외에도 기미, 주근깨, 여드름, 얼굴의 버짐, 주름살 등의 피부 질환에도 효과가 있다.

部位 상관혈 아래 튀어나온 뼈 뒤 우묵하게 들어간 곳, 즉 맥이 뛰는 자리에 있다.

鍼法 침은 4푼을 놓는데, 침감이 오면 빼고 뜸은 뜨지 말아야 한다.〈동인〉
입을 다물면 우묵하게 들어가고 입을 벌리면 없어지는데, 옆으로 누워서 입을 다물고 침혈을 잡는다.〈입문〉

足陽明 胃經 족양명 위경

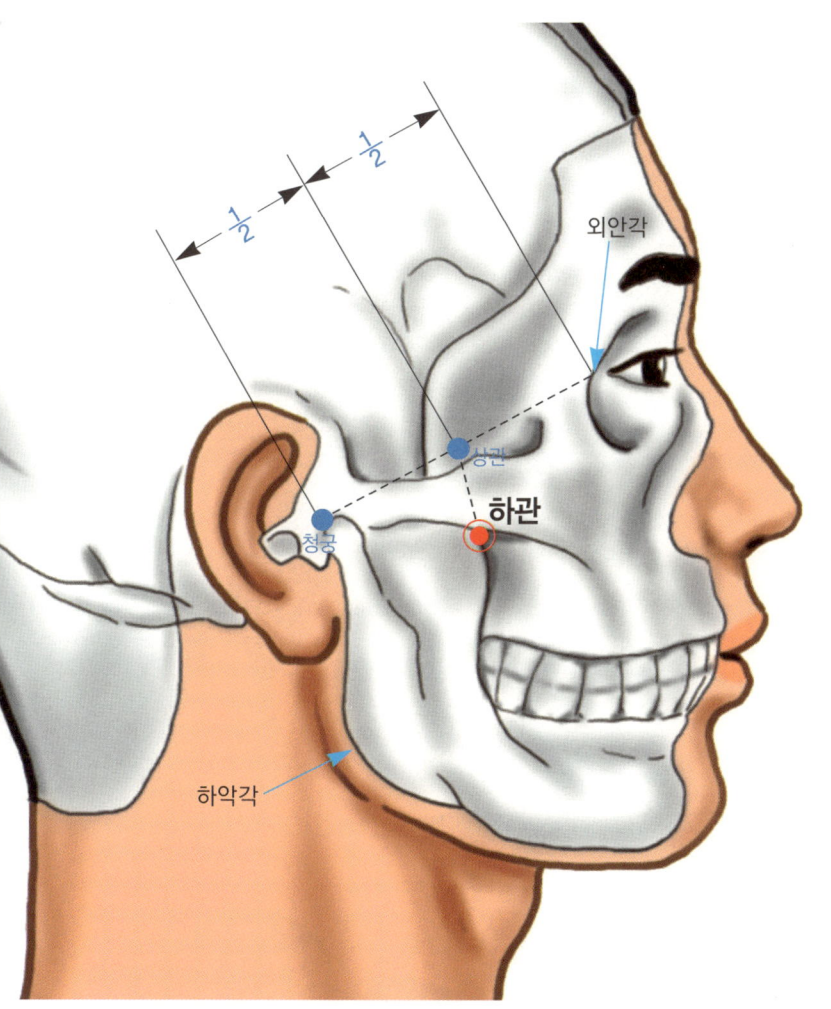

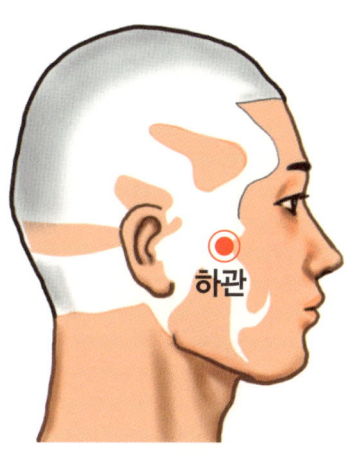

치통·귀울음·안면신경통의 치료법

지압요령 지압 요령은, 치통에 부종을 동반하는 경우에는 하관혈을 세게 지압하면 증상이 진정된다.

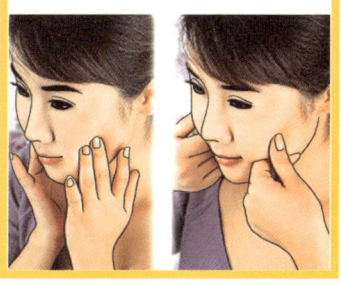

참고 이 경혈의 이름은 광대뼈 아래(下;하)쪽 경계에 있다는 뜻인데, 귀 앞을 관(關)이라 칭하기 때문이다.
얼굴 옆과 귀 앞에 있는 12개 침혈 가운데 두유혈이 제일 위에 있고, 차례로 화료혈·상관혈·이문혈·청회혈이 있는데 하관혈이 제일 아래에 있다.〈강목〉

ST-8 (2개 혈)

8 두유(頭維)

머리 모서리에 있는 경혈

두유 주변에는 안면(顔面) 신경이 지나가고 있어, 이곳을 지압하면 안면신경통이나 안면신경마비, 두통, 편두통, 현기증에 효과가 있다.

그 밖에 결막염, 유루증(流淚症;눈물흘림증), 눈의 통증, 눈병이나 눈의 피로, 시력 감퇴, 뇌출혈, 뇌충혈(腦充血;머리로 피가 올라가는 증상) 등의 치료에도 잘 듣는다.

部位 이마 모서리의 머리털이 돋기 시작하는 곳에서 0.5촌 들어간 곳, 앞 정중선에서 양 옆으로 각각 4.5촌 지점에 있다.

鍼法 침은 3푼을 놓고 뜸은 뜨지 말아야 한다.〈동인〉

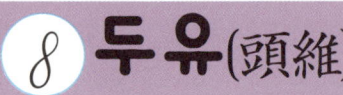

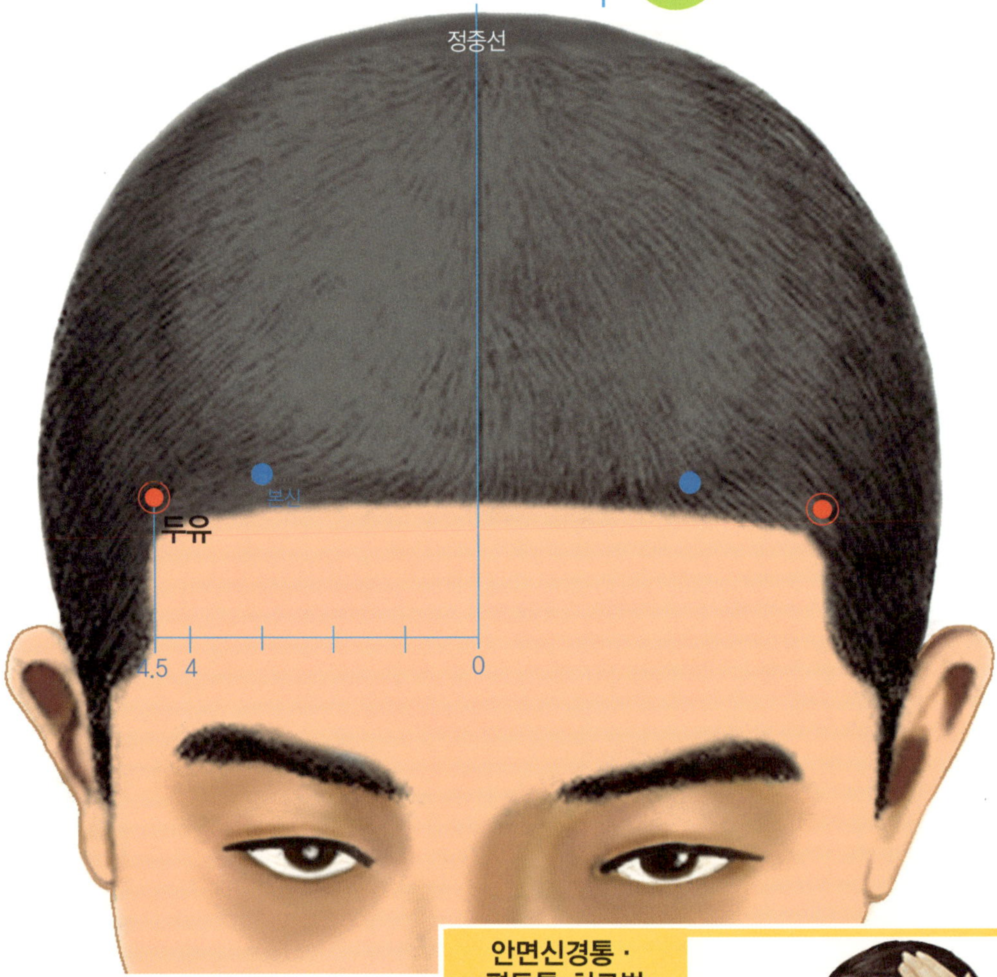

참고 이 경혈의 유(維)는 모서리를 뜻하며, 이마에 머리(頭;두)털이 돋기 시작하는 곳이라는 데서 두유라는 명칭을 붙였다.
위경과 더불어 족소양담경의 회혈(會穴)이다.

안면신경통·편두통 치료법

지압요령 지압 요령은, 집게손가락으로 두유혈을 3~5차례 정도씩 천천히 주무르듯이 반복해서 누른다.

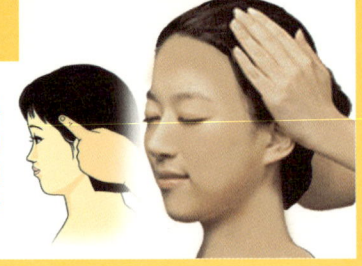

ST-9 (2개 혈)

9 인영(人迎)

목병을 다스리는 곳

이 경혈은 기관지천식, 만성 기관지염, 목젖염, 인후병(咽喉病), 목이 부었을 때, 목의 임파선 결핵, 언어장애, 호흡곤란 등에 효과가 있다.

그 밖에 두통, 고혈압, 저혈압, 현기증, 나력(瘰癧;목 뒤나 귀 뒤, 사타구니 쪽 등에 생긴 크고 작은 멍울), 위경련, 가슴이 더부룩할 때, 곽란(癨亂;토하고 설사하는 급성 위장병), 갑상선종, 담석증에 의한 통증 등을 완화시킨다. 특히 여성에게 많은, 갑상선 기능이 높아져 생기는 교본병(橋本病)이나 혈압을 내리는 데 효과가 있다.

部位 목의 울대뼈 양 옆 목 근육의 앞쪽, 목 동맥 위 동맥이 뛰는 곳에 있다.

鍼法 침은 4푼을 놓되 너무 깊이 놓으면 죽는다. 뜸은 뜨지 말아야 한다.〈동인〉
턱을 약간 위로 올린 자세로 침혈을 잡는다.

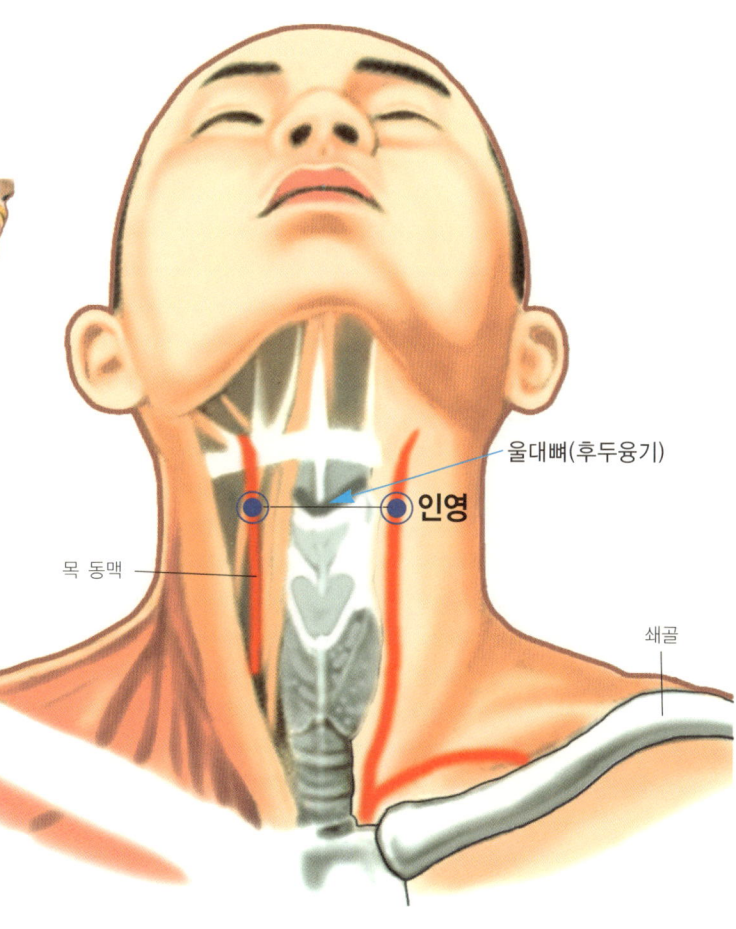

足陽明 胃經 족양명 위경

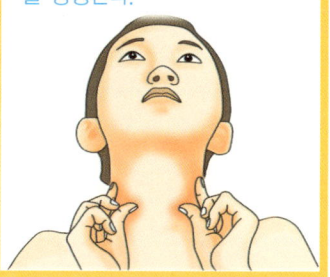

목의 통증을 완화시키는 치료법

지압 요령 지압 요령은, 환자의 목이 아프지 않을 정도로 인영혈을 누르면서 힘을 조절해 지압과 마사지를 병행한다.

참고 이 경혈의 명칭은 사람의 목숨이 있는 동안 박동이 있는 혈자리라는 뜻이며, 오장(五臟)의 기가 모이는 곳이다. 일명 오회(五會)라고도 한다.
침 끝이 후두 연골에 닿으면 잘 안 들어가고 환자가 몹시 아파 거부 반응을 일으키므로 이 점을 주의하고, 침을 빼는 즉시 침 구멍을 눌러주어 출혈을 방지한다.

361 지압 경혈 백과 69

ST-10 (2개 혈)

10 수돌(水突)

목병을 다스리는 곳

이 경혈은 기침으로 얼굴이 붉어질 때, 목의 임파선 결핵, 목이 부어 숨쉬기 곤란할 때, 성대 질환으로 목소리가 잘 나오지 않을 때, 인두염(咽頭炎), 후두염(喉頭炎), 나력(瘰癧;목 뒤나 귀 뒤, 사타구니 쪽 등에 생긴 크고 작은 멍울), 갑상선이 부어오를 때에도 효과가 있다.

그 밖에 기관지염, 천식에 의한 부종(浮腫)이나 통증 치료 등에도 잘 듣는다.

部位 목에 있는 반지연골과 같은 높이로, 목 근육과 모서리의 바로 앞쪽에 있다.

鍼法 침은 3푼을 놓고, 뜸은 3장을 뜬다.〈동인〉

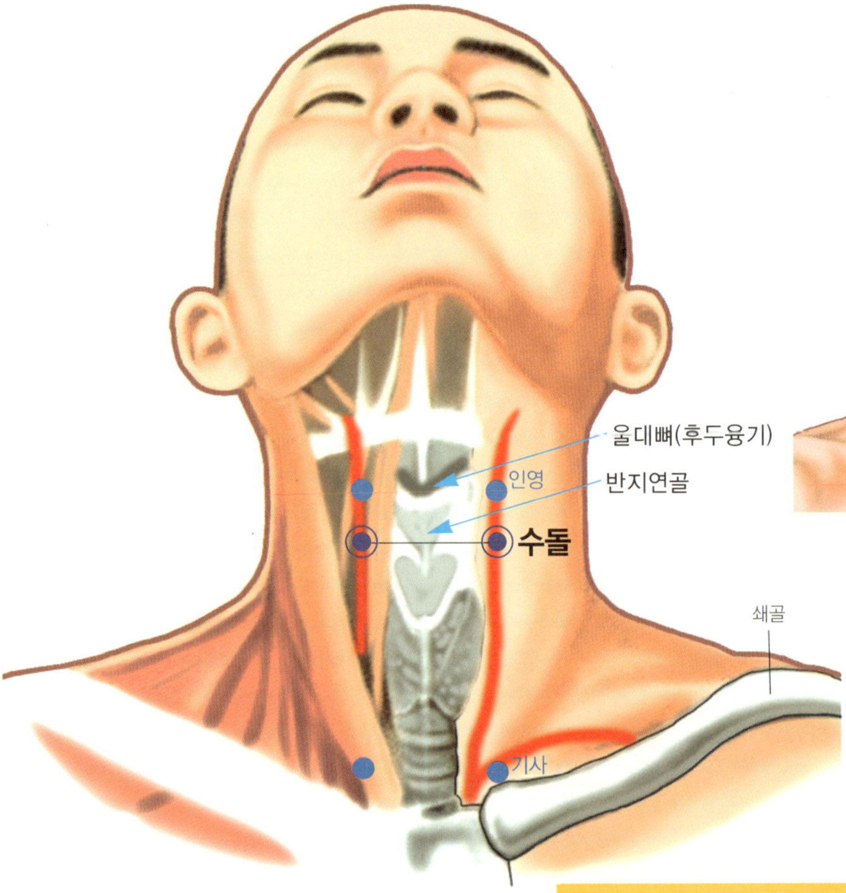

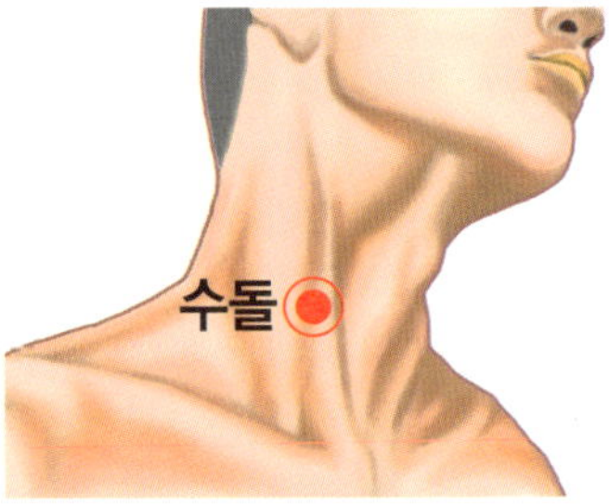

울대뼈(후두융기)
인영
반지연골
 수돌
쇄골
기사

수돌

참고 이 경혈의 명칭은 수곡(水穀)이 충돌(衝突)한다는 뜻인데, 사람이 물을 마시면 이 혈이 돌출되어 올라오기 때문이다. 일명 수문(水門)이라고도 부른다.

목소리가 잘 나오지 않을 때의 치료법

 지압요령 지압 요령은, 시술자는 환자를 한 손으로 지탱하고 다른 한 손의 집게손가락으로 수돌혈을 가볍게 누르면서 주무른다.

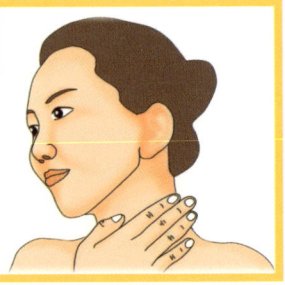

제3장 족양명위경(足陽明胃經)

ST-11 (2개 혈)

기사(氣舍)

목의 질환이 모이는 곳

이 경혈은 기침, 해역상기(咳逆上氣;기침과 천식이 같이 나타나는 증상), 목의 통증이나 목의 종기, 편도선염, 인후염, 목의 임파선 결핵, 나력(瘰癧;목 뒤나 귀 뒤, 사타구니 쪽 등에 생긴 크고 작은 멍울), 부종(浮腫), 갑상선이 커지거나 부었을 때, 목덜미가 뻣뻣하고 아플 때 이 곳을 자극하면 증상을 완화시킬 수 있다.

그 밖에 위의 트림, 불쾌감, 구역질, 구토 등, 위가 약한 사람의 치료나 딸꾹질을 할 때에도 치료가 통한다.

部位 천돌혈에서 양 옆으로 각각 1촌 지점인 우묵한 곳에 있다.

鍼法 침은 3푼을 놓고, 뜸은 3장을 뜬다.〈동인〉

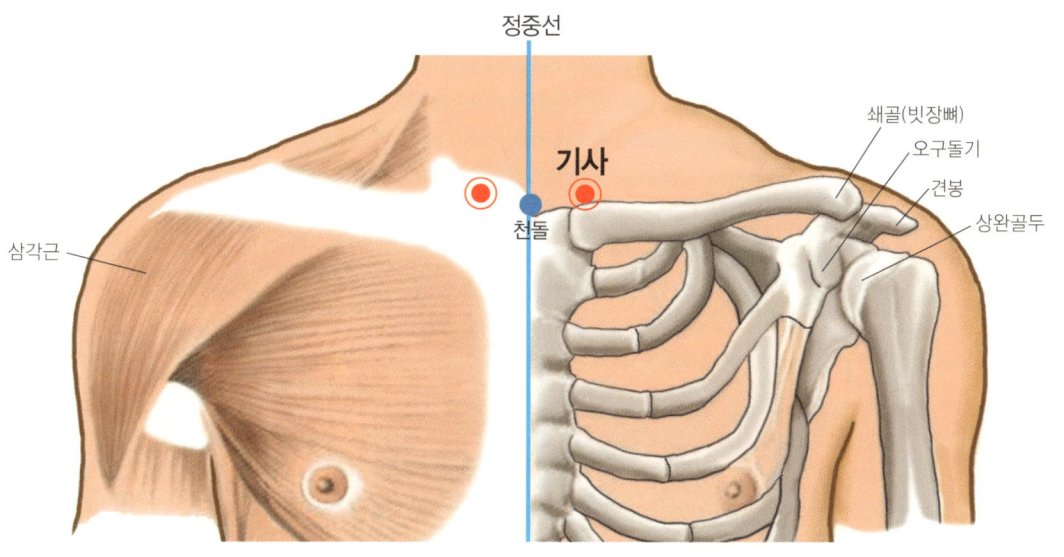

구역질이나 구토 · 딸꾹질 치료법

지압요령 지압 요령은, 집게손가락 끝으로 양쪽의 기사혈을 동시에 적당히 힘을 주어 지압한다.

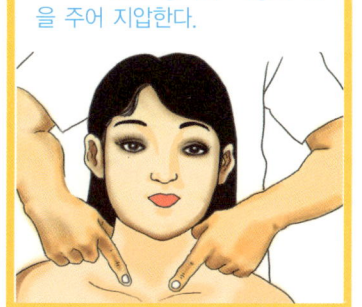

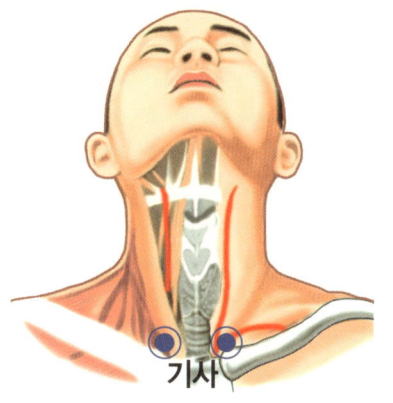

참고 이 기사의 사(舍)는 기(氣)가 머무는 곳이라는 뜻에서 기사(氣舍)라는 명칭이 붙여졌다.

361 지압 경혈 백과

ST-12 (2개 혈)

12 결분(缺盆)

가슴 질환을 다스리는 곳

이 경혈은 기침, 천식, 호흡 곤란, 기관지염, 감기, 늑막염, 목의 경직, 목의 임파선 결핵, 인후병(咽喉病), 나력(瘰癧), 편도선염, 딸꾹질, 가슴이 아프거나 답답할 때, 늑간신경통, 부종(浮腫) 등에 효과가 있다.

그 밖에 땀이 나면서 오한(惡寒)이 날 때, 상한(上寒)에 열이 내리지 않을 때 등, 만성 열병에도 효과가 있다. 결분혈은 가슴이나 팔로 통하는 신경 통로에 있으므로 이들 부위와 관계되는 증상에 따라 치료하는 것도 좋은 방법이다.

部位 앞가슴 부위. 쇄골 위쪽 우묵한 곳의 한가운데로, 정중선에서 양 옆으로 각각 4촌 지점에 있다.

鍼法 뜸은 3장을 뜨고 침은 놓지 말아야 한다.〈동인〉

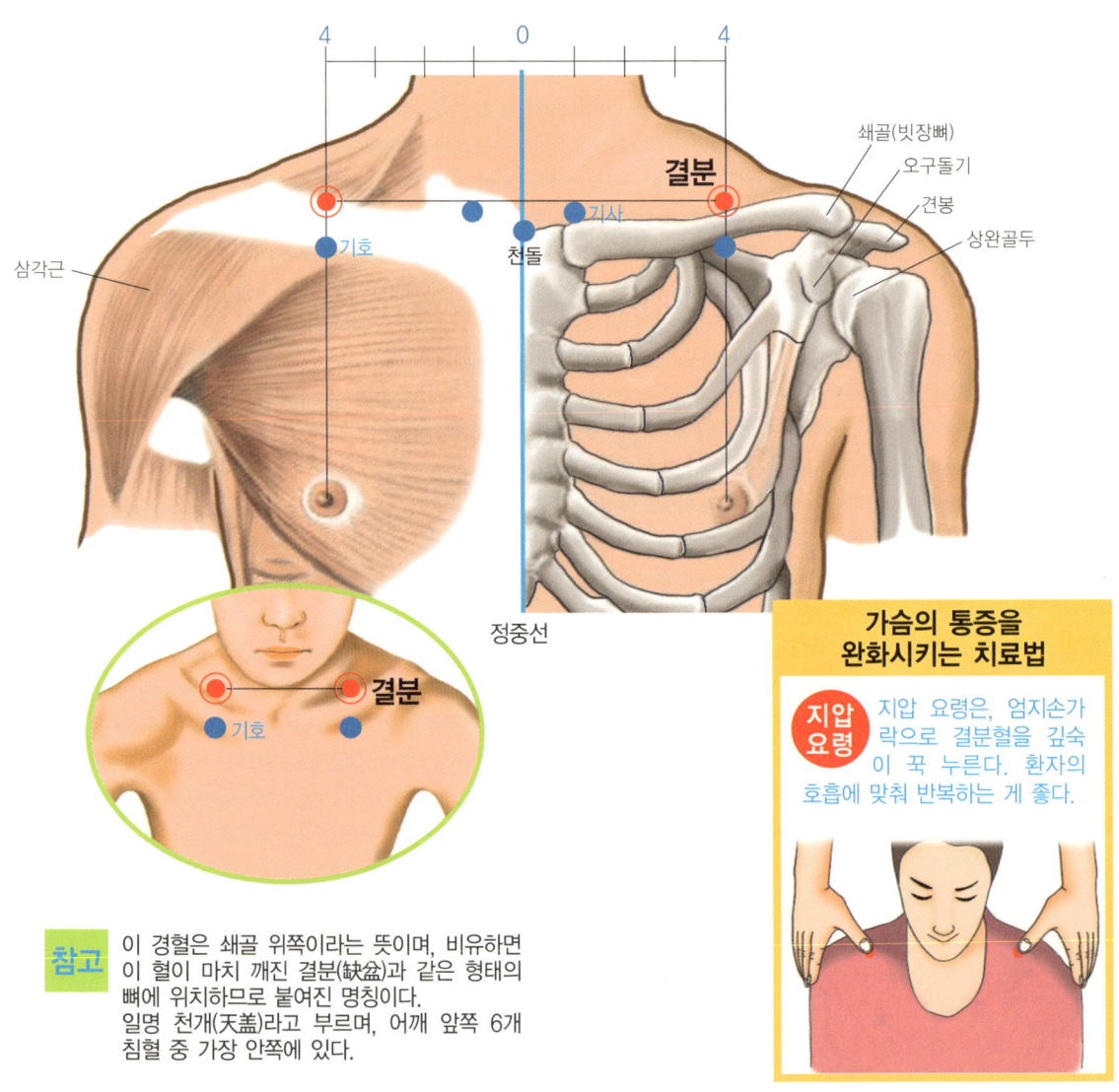

참고 이 경혈은 쇄골 위쪽이라는 뜻이며, 비유하면 이 혈이 마치 깨진 결분(缺盆)과 같은 형태의 뼈에 위치하므로 붙여진 명칭이다.
일명 천개(天盖)라고 부르며, 어깨 앞쪽 6개 침혈 중 가장 안쪽에 있다.

ST-13 (2개 혈)

13 기호(氣戶)

기가 열리는 문

이 경혈은 만성 기관지염, 천식, 호흡곤란, 폐결핵, 늑막염, 늑간신경통, 옆구리와 갈비뼈가 아플 때, 가슴과 등이 아플 때 등에 효과가 있다.

그 밖에 토혈(吐血), 진폐증, 딸꾹질 등에도 특효가 있다.

部位 앞가슴 부위. 쇄골과 제1늑골 사이의 우묵한 곳으로, 정중선에서 양 옆으로 각각 4촌 지점에 있다.

鍼法 침은 3푼을 놓고, 뜸은 3장을 뜬다.〈동인〉
몸을 젖히고 침혈을 잡는다.

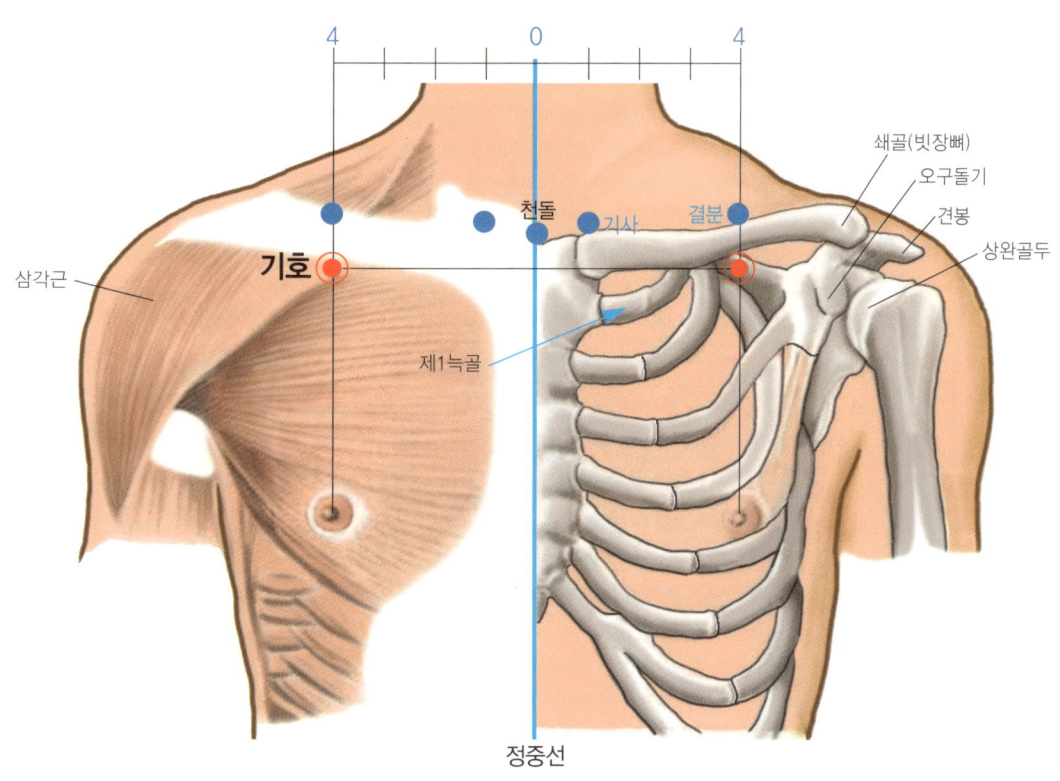

참고 이 경혈의 명칭은 기(氣)의 문(戶;호)이라는 뜻으로, 몸을 젖히고 침혈을 잡는다.

족양명 위경
足陽明 胃經

ST-14 (2개 혈)

14 고방(庫房)

피를 저장하는 창고

이 경혈은 가슴이 더부룩할 때나 기관지염, 폐렴, 기침, 늑막염, 폐결핵, 앞가슴과 양쪽 옆구리 부위가 부어오르면서 그득할 때 등에 효과가 있다.

그 밖에도 심장병, 호흡곤란, 토혈(吐血) 등에도 효과를 볼 수 있다.

部位 기호혈 아래로 갈비뼈 하나를 내려간 우묵한 곳인데, 정중선에서 양 옆으로 각각 4촌 지점에 있다.

鍼法 침은 3푼을 놓고, 뜸은 5장을 뜬다.〈동인〉
취혈 요령은, 몸을 젖히고 침혈을 잡는다.

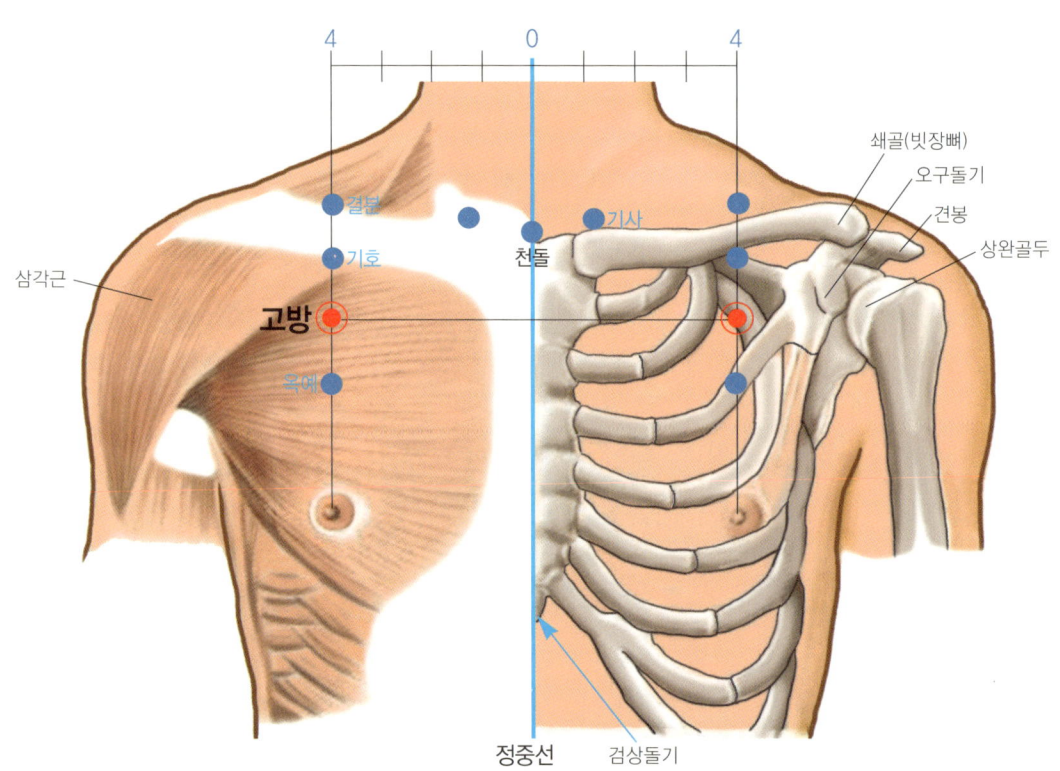

참고 이 경혈의 고(庫)는 혈(血), 즉 진액을 저장하는 창고이며, 방(房)은 유방에 가깝다는 뜻에서 고방(庫房)이라 칭했다.

ST-15 (2개 혈)

15 옥예(屋翳)

모든 허파 병에 잘 듣는 경혈

이 경혈은 유방의 통증이나 유선염(乳腺炎;젖앓이), 기침, 천식, 해소, 결핵, 기관지염, 앞가슴과 양쪽 옆구리 부위가 그득할 때, 늑막염, 늑간신경통, 호흡곤란, 온몸의 부종(浮腫;신체 조직의 틈 사이에 액체가 괴어 있는 것) 등에 효과가 있다.

그 밖에 토혈(吐血), 농혈(膿血), 소아경풍(小兒驚風) 등에도 잘 듣는다.

部位 고방혈 아래쪽 제2늑골과 제3늑골 사이의 우묵한 곳인데, 정중선에서 양 옆으로 각각 4촌 지점에 있다.

鍼法 침은 3푼을 놓고, 뜸은 5장을 뜬다.〈동인〉
취혈 요령은 몸을 젖히고 침혈을 잡는다.

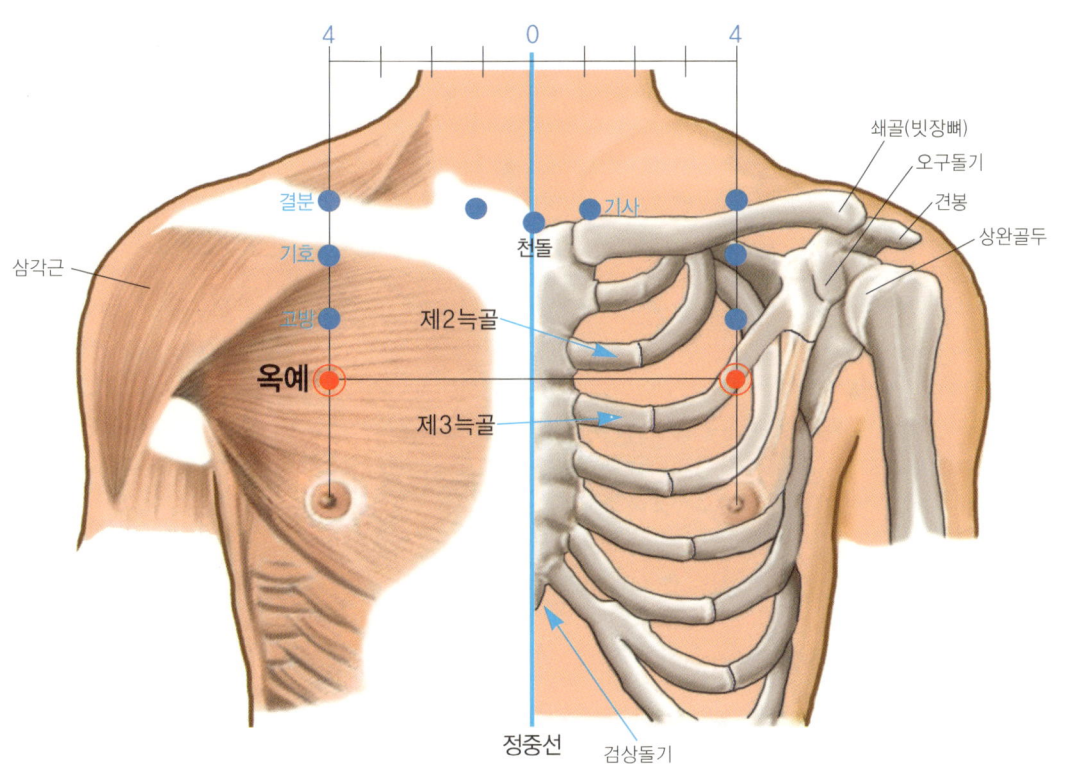

참고 이 경혈의 옥(屋)은 수레의 뚜껑이니 허파는 모든 오장육부의 지붕이라는 뜻에서 붙여진 명칭이며, 더불어 모든 허파의 병에 잘 듣는다는 뜻이기도 하다.

ST-16 (2개 혈)

16 응창(膺窓)

가슴의 창을 지키는 곳

이 경혈은 유선염(乳腺炎;젖앓이)이나 모유가 나오는 부분이 나빠질 때 효과적이다.

그 밖에 천식, 해역(海域;기침을 하면 기운이 치밀어올라 숨이 차는 증상), 가슴이 그득하고 숨이 찰 때, 복명(腹鳴;뱃속에서 소리가 나는 것), 장염, 장의 통증, 장명(腸鳴;장에서 소리가 나는 것), 기관지염, 입술이 부어오를 때, 호흡기 질환, 심장 질환, 가슴이 아플 때, 앞가슴과 양쪽 옆구리 부위가 그득할 때, 늑간신경통 등에도 효과를 본다.

部位 옥예혈에서 갈비뼈 하나를 내려와 있다. 즉, 제3늑간에 있다.

鍼法 침은 3푼을 놓고, 뜸은 5장을 뜬다.〈동인〉

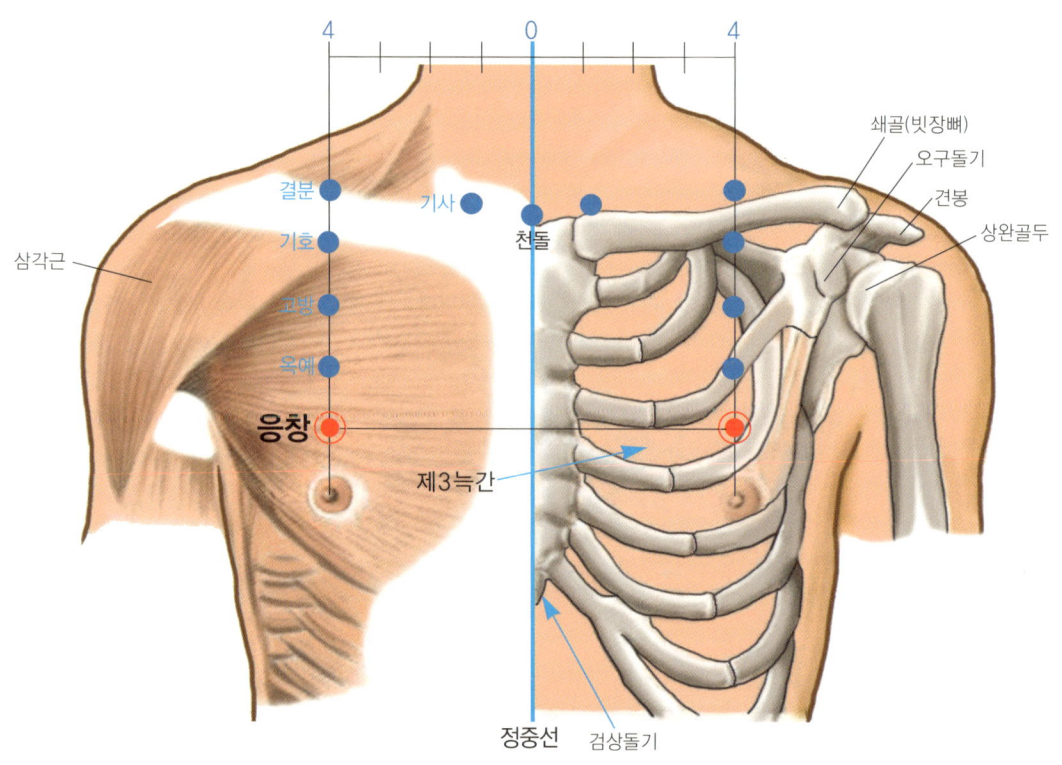

 이 경혈의 창(窓)은 가슴(膺;응)의 기가 통하는 구멍이라는 뜻에서 응창이라 칭했다.

유방 마사지 치료법

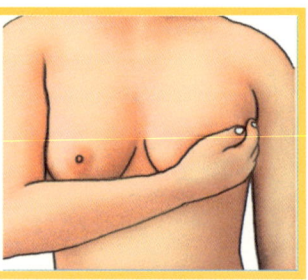

지압 요령은 유방 밑을 함께 잡고 유중혈 쪽으로 어루만지듯이 잡거나 유방 전체를 마사지하면 더욱 효과적이다.

ST-17 (2개 혈)

17 유중(乳中)

유방 질환을 치료하는 곳

이 경혈은 젖꼭지 한가운데이며, 침이나 뜸으로 치료할 수 없기 때문에 마사지 치료를 주로 한다.
　모유가 잘 나오지 않을 경우에는 젖꼭지를 손가락으로 잡고 흔들듯이 마사지하면 젖이 잘 나온다.
　심장마비 때 구급혈로 이용하기도 한다.

部位 젖꼭지 한가운데에 있다.

鍼法 침은 2푼을 놓고 뜸은 뜨지 말아야 한다.〈입문〉

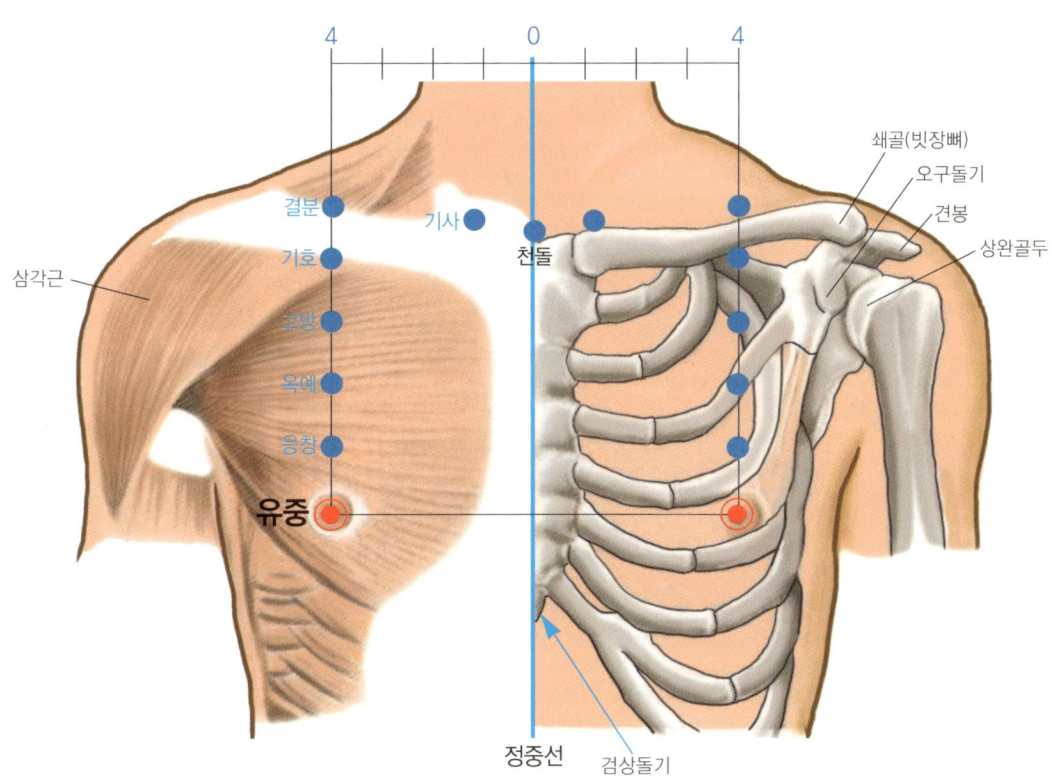

족양명 위경
足陽明 胃經

모유가 잘 나오지 않을 때의 치료법

지압요령 유방 밑을 함께 잡고 유중혈 쪽으로 어루만지듯이 잡거나 유방 전체를 마사지하면 모유가 잘 나온다.

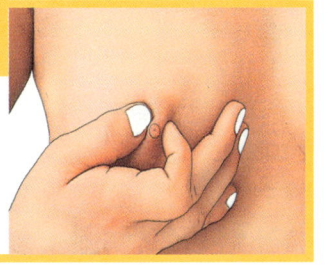

참고 이 경혈은 유방(乳房)의 젖꼭지 가운데(中;중)에 있다는 뜻에서 붙여진 명칭이다.

361 지압 경혈 백과　77

ST-18 (2개 혈)

18 유근(乳根)

유방통을 치료하는 곳

이 경혈은 모유가 나오지 않거나 부족할 때, 유선염(乳腺炎;젖앓이), 유방을 크게 만들고 싶을 때 등, 유방과 연관된 증상에 효과가 있다.

그 밖에 소화불량, 가슴·배 부분이 당기거나 아플 때, 가슴이 답답할 때, 늑간신경통, 심근경색, 늑막염, 기침, 기관지염, 해역(海域;기침을 하면 기운이 치밀어올라 숨이 차는 증상) 등에도 잘 듣는다.

部位 젖꼭지 아래 제5늑간의 우묵한 곳인데, 정중선에서 양 옆으로 각각 4촌 지점에 있다.

鍼法 침은 3푼을 놓고, 뜸은 5장을 뜬다.〈동인〉
취혈 요령은 몸을 뒤로 젖히고 침혈을 잡는다.

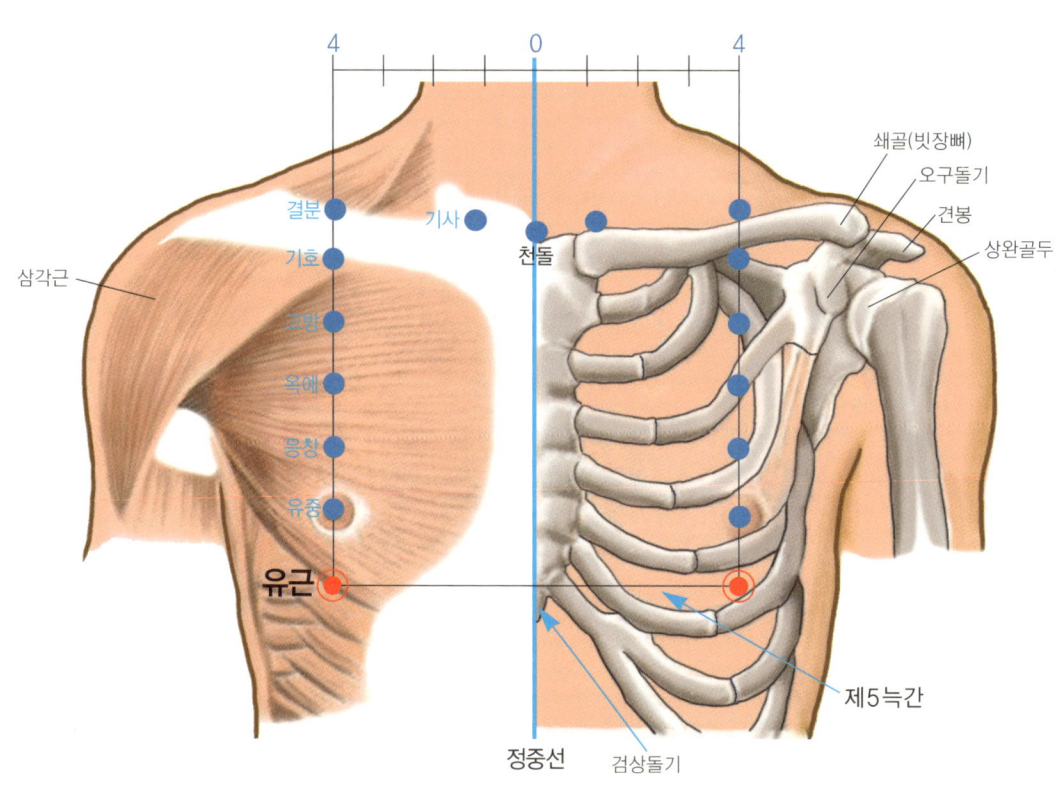

참고 이 경혈의 명칭은 젖뿌리(乳根;유근)에 혈이 있다는 뜻이다. 수양명경의 정혈(井穴)이며, 일명 절양(絕陽)이라고도 부른다.

유방통을 완화시키는 치료법

 지압요령 지압 요령은 집게손가락과 가운뎃손가락을 가지런하게 놓고 유근혈을 가볍게 지압을 하거나 유방 아랫부분을 따라서 어루만져 준다.

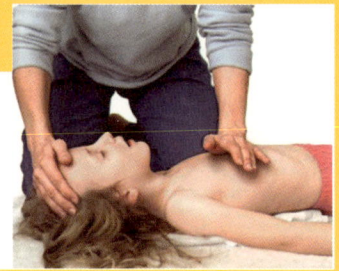

ST-19 (2개 혈)

19 불용(不容)

늑골 등을 지키는 곳

이 경혈은 명치에서 위에 걸쳐 욱신거리는 통증이나 찌르는 듯한 통증, 트림이 나오거나 명치 부분이 쓰리고 아플 때, 위가 답답하거나 약할 때, 만성 위염, 위산과다(胃酸過多), 위하수(胃下垂), 위경련, 고창(鼓脹;배가 불룩해지는 증상) 등에 매우 효과가 있다.

그 밖에 토혈(吐血), 가슴과 등이 당기면서 아플 때, 입맛이 없을 때, 천식 등에도 잘 듣는다.

部位: 배꼽의 중심에서 위쪽으로 6촌, 정중선에서 양 옆으로 각각 2촌 지점에 있다.

鍼法: 침은 5푼을 놓고, 뜸은 5장을 뜬다.〈동인〉
몸을 똑바로 해 침혈을 잡는다.

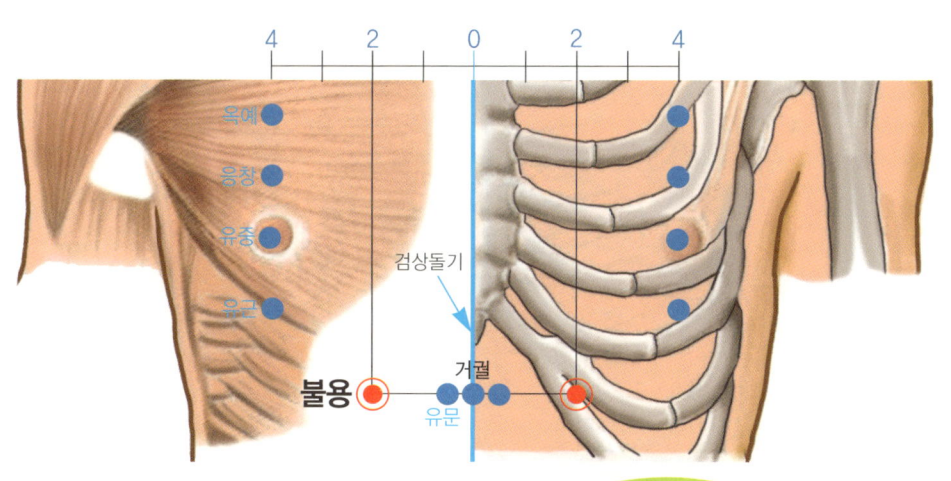

족양명 위경 (足陽明 胃經)

위의 모든 증상과 복통을 잠재우는 치료법

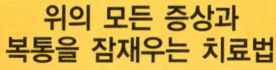

지압요령: 지압 요령은 바로 누운 환자의 불용혈에 양손의 엄지손가락을 대고, 환자의 배 옆부분을 잡듯이 하며 지압을 한다.

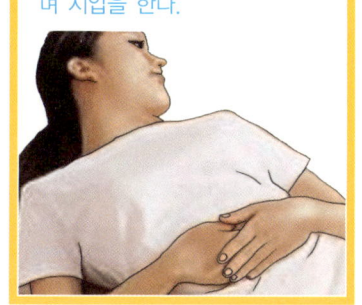

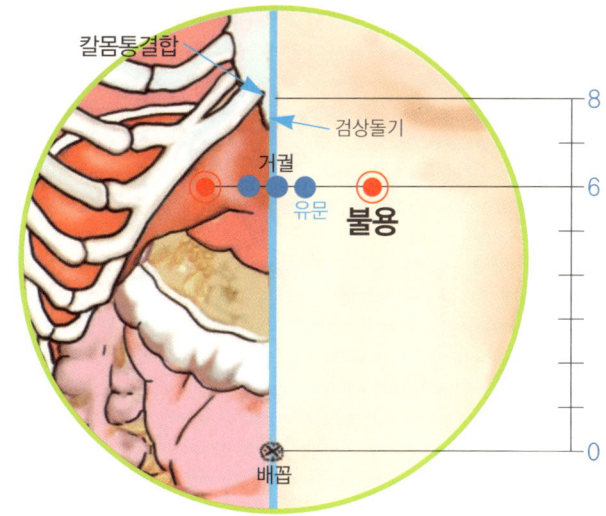

참고: 이 경혈은 먹거리가 밥통으로 들어가기 시작하는 곳이라는 뜻이며, 따라서 이 혈에 이르러 가득 차서 더 용납(容納)할 수 없다(不;불)는 데서 불용이라 칭했다.

ST-20 (2개 혈)

20 승만(承滿)

배가 더부룩한 것을 고치는 곳

이 경혈은 만성 위염이나 소화불량, 위궤양, 급성 위염, 만성 위염, 고창(鼓脹;배가 불룩해지는 증상), 설사, 구토, 위통(胃痛), 배 근육의 경련, 장의 통증, 대장염, 장명(腸鳴), 복막염, 복명(腹鳴) 등에 효과가 있다.

그 밖에 갈비뼈 아래쪽의 통증, 황달, 토혈(吐血) 등에도 잘 듣는다.

部位 배꼽의 중심에서 위쪽으로 5촌, 정중선에서 양 옆으로 각각 2촌 지점에 있다.

鍼法 침은 8푼을 놓고, 뜸은 5장을 뜬다.〈동인〉

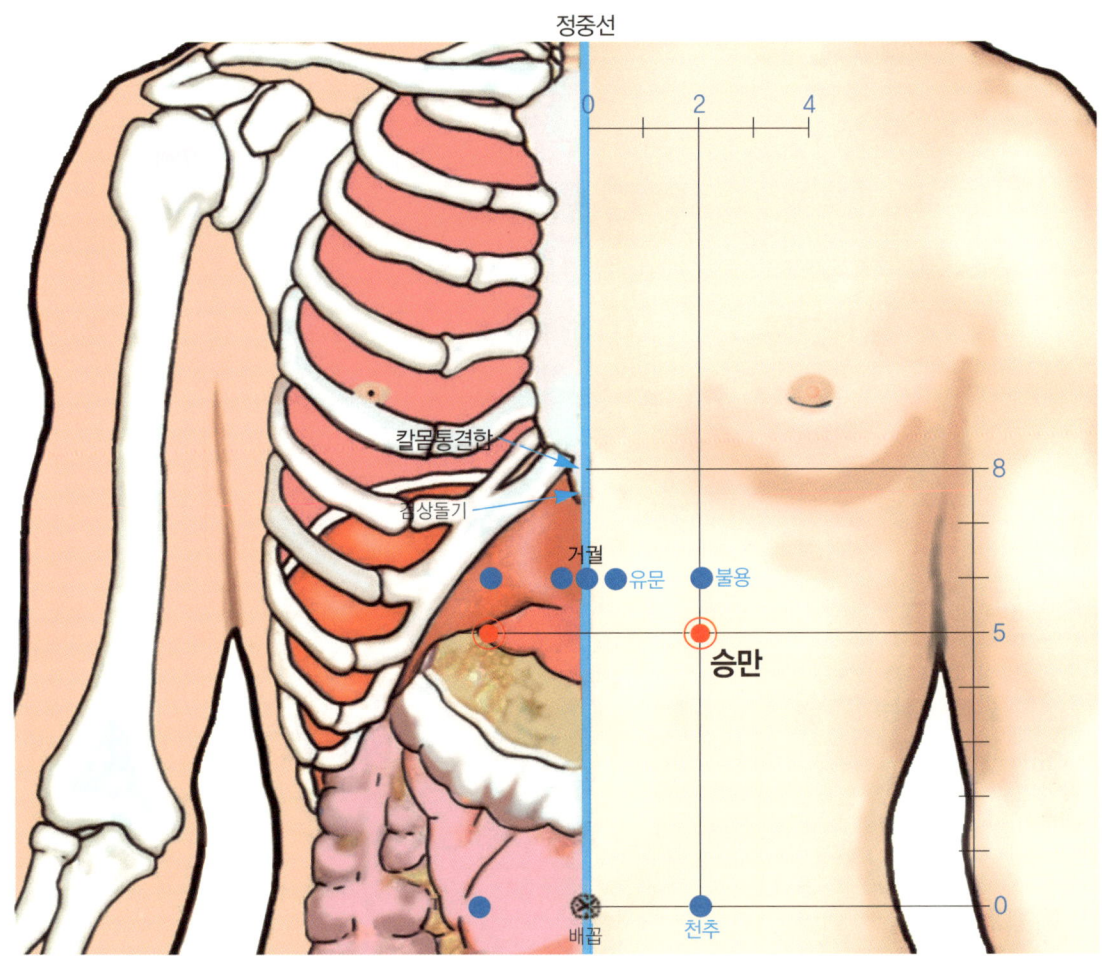

참고 이 경혈의 명칭은 위에 기가 가득찬(滿;만) 것을 받아서(承;승) 묵은 것을 밀어 보내고 새 것이 이르도록 한다는 데서 승만이란 명칭을 얻었다. 쉽게 말해 배가 더부룩한 것을 고친다는 뜻이다.

ST-21 (2개 혈)

21 양문(梁門)

위 질환이 출입하는 문

이 경혈은 위염이나 위궤양, 소화불량, 신경성 위염에 의한 위경련, 만성 위염, 식욕부진, 배가 더부룩할 때, 설사, 구토 등 위에 관한 여러 가지 증상 외에도 장의 산통(疝痛;급경련통), 장염, 옆구리의 통증 등에도 효과가 있다.

그 밖에 탈항(脫肛;항문의 점막, 치핵, 직장 등이 탈출된 것) 비만, 무기력할 때 등에도 잘 듣는다.

위암의 경우에는 이 경혈 부분에 딱딱한 덩어리가 잡히는 것을 느낄 수 있다.

部位 배꼽의 중심에서 위쪽으로 4촌, 정중선에서 양 옆으로 각각 2촌 지점에 있다.

鍼法 침은 8푼을 놓고, 뜸은 5장을 뜬다.〈동인〉

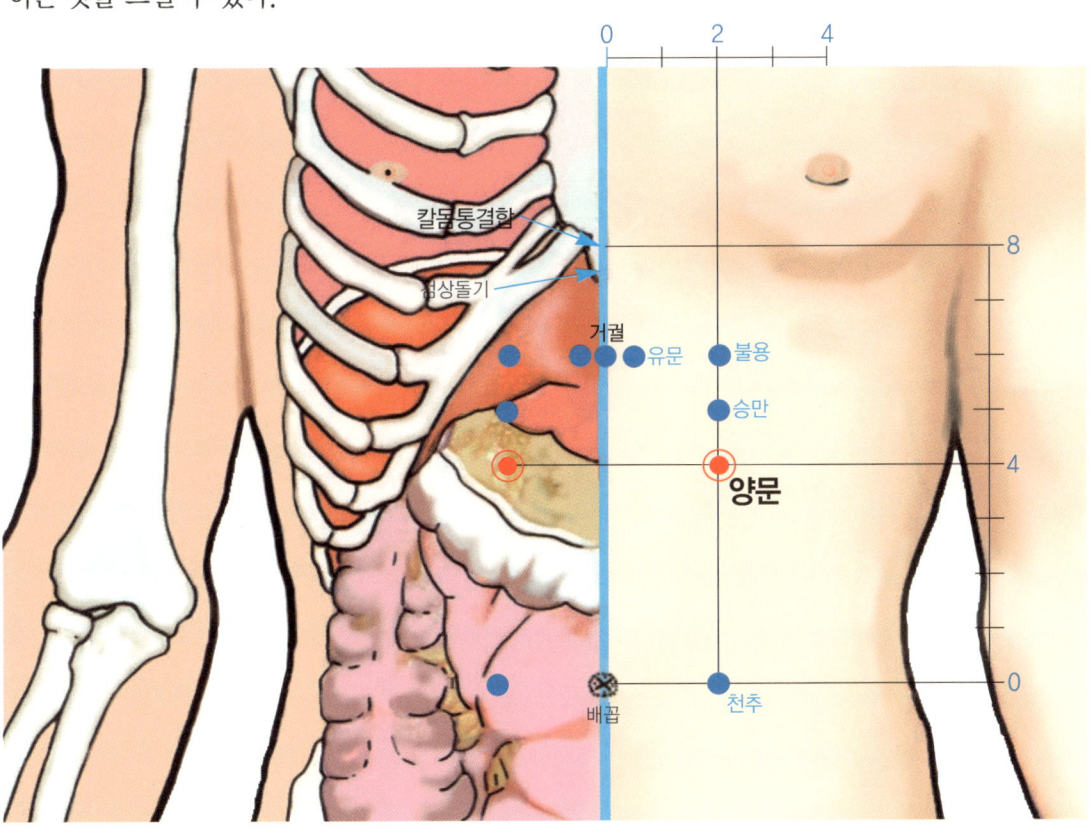

족양명 위경
足陽明 胃經

위에 관한 병의 치료법

지압요령 위궤양 증세가 있을 때 이 경혈을 누르면, 통증을 느끼는 경우가 많다. 손가락을 모아서 10초씩 꾹꾹 여러 번 눌러 준다.

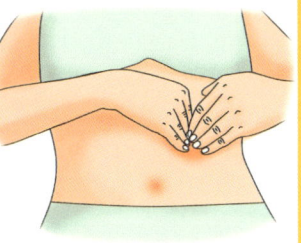

참고 이 경혈은 승만혈 아래 1촌에 위치해 위로 기(氣)가 출입하는 중요한 문이 되므로 양문이라 칭했다. 다시 말해, 기가 드나드는 곳이므로 기의 병을 치료하는 혈이라는 뜻이다.

ST-22 (2개 혈)

22 관문(關門)

소화기 질환에 중요한 혈

이 경혈은 배꼽 주위가 땅기고 아플 때, 위경련, 배가 더부룩할 때, 급성 위염, 식욕부진, 소화불량, 장염, 변비, 설사 등에 효과가 있다.

그 밖에 부종(浮腫;신체 조직의 틈 사이에 액체가 괴어 있는 것), 요실금, 각기병, 야뇨증, 소변불리(小便不利) 등에도 잘 듣는다.

部位 배꼽의 중심에서 위쪽으로 3촌, 정중선에서 양 옆으로 각각 2촌 지점에 있다.

鍼法 침은 9푼을 놓고, 뜸은 5장을 뜬다.〈동인〉

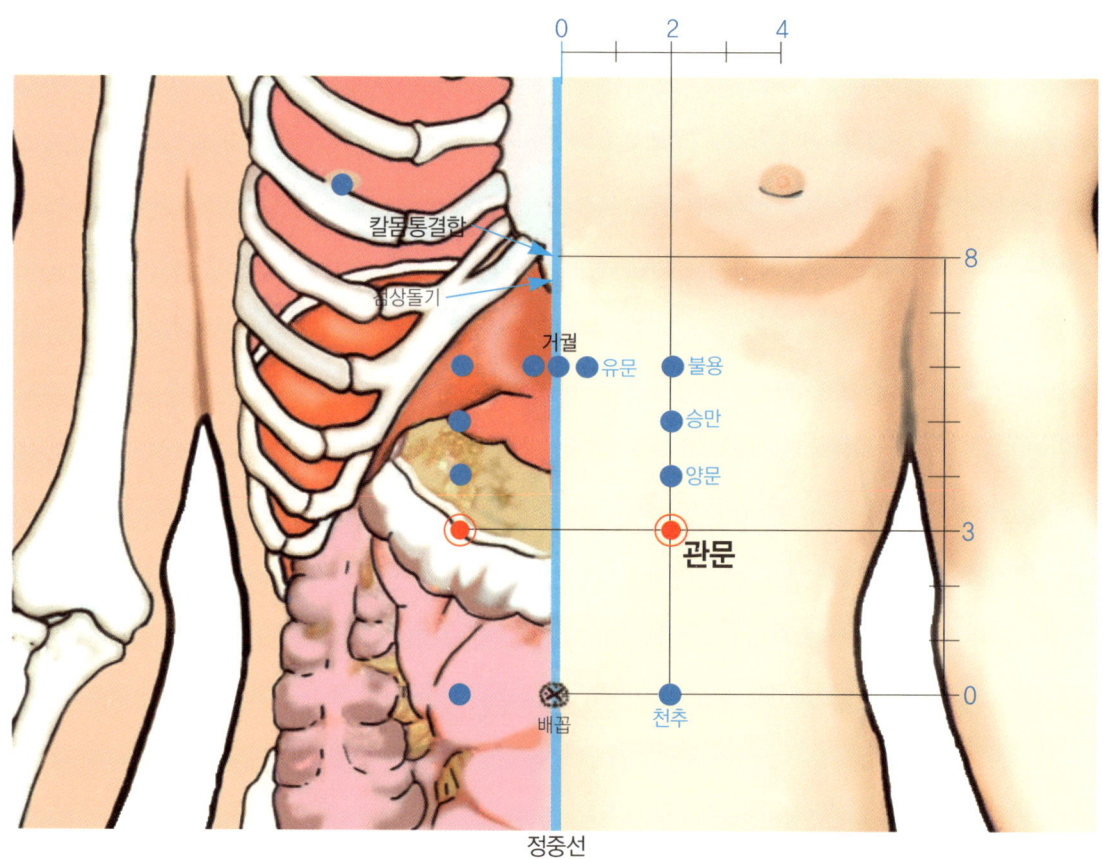

참고 이 경혈은 양문혈 아래에 위치해 위의 기가 출입하는 중요한 문호가 되므로 관문(關門)이란 명칭을 얻었고, 소화기 질환에 중요한 혈이다.

ST-23 (2개 혈)

23 태을(太乙)

장의 질환을 치료하는 곳

이 경혈은 소화불량, 설사, 위통, 복통, 위경련, 식욕부진, 장의 산통(疝痛;급경련통), 가슴이 답답할 때 등에 효과가 있다.

그 밖에 정신이상, 정신착란, 다리의 부종(浮腫), 요실금, 야뇨증, 각기병, 혀 빠짐 등에도 특효가 있다.

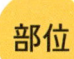 **部位** 배꼽의 중심에서 위쪽으로 2촌, 정중선에서 양 옆으로 각각 2촌 지점에 있다.

 鍼法 침은 8푼을 놓고, 뜸은 5장을 뜬다.〈동인〉

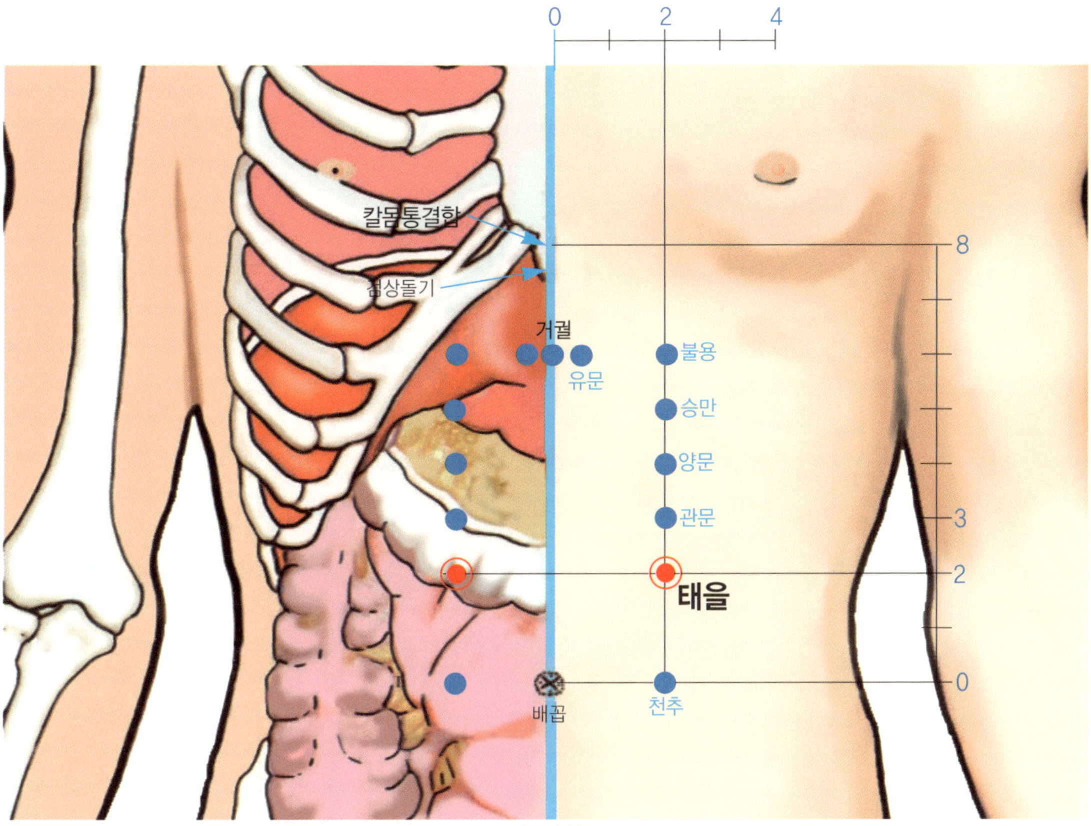

참고 이 경혈의 태(太)는 통한다는 뜻이며, 을(乙)은 물고기의 창자를 뜻하는데, 관문혈 아래 창자가 흡사 한자의 을(乙) 자와 비슷한 모양으로 굽은 부분에 위치하여 창자의 질환을 치료하고 통하게 하므로 태을(太乙)이라 칭했다. 달리 말해 생명의 시작이라는 뜻에서 간의 기능을 뜻한다.

24 활육문(滑肉門) ST-24 (2개 혈)

배의 힘살 중에 매끄러운 곳

이 경혈은 위통, 위경련, 급만성 위장염, 구토, 토혈(吐血) 등, 위·장의 질환에 효과가 있을 뿐만 아니라 자궁내막염, 월경불순 등, 부인과 질환에도 잘 듣는다.

그 밖에 정신이상, 신경 쇠약, 설염(舌炎), 혀가 뻣뻣할 때, 혀 빠짐, 탈항, 부종(浮腫;신체 조직의 틈 사이에 액체가 괴어 있는 것) 등에도 효과가 있다.

部位 배꼽의 중심에서 위쪽으로 1촌, 정중선에서 양 옆으로 각각 2촌 지점에 있다.

鍼法 침은 8푼을 놓고, 뜸은 5장을 뜬다.〈동인〉

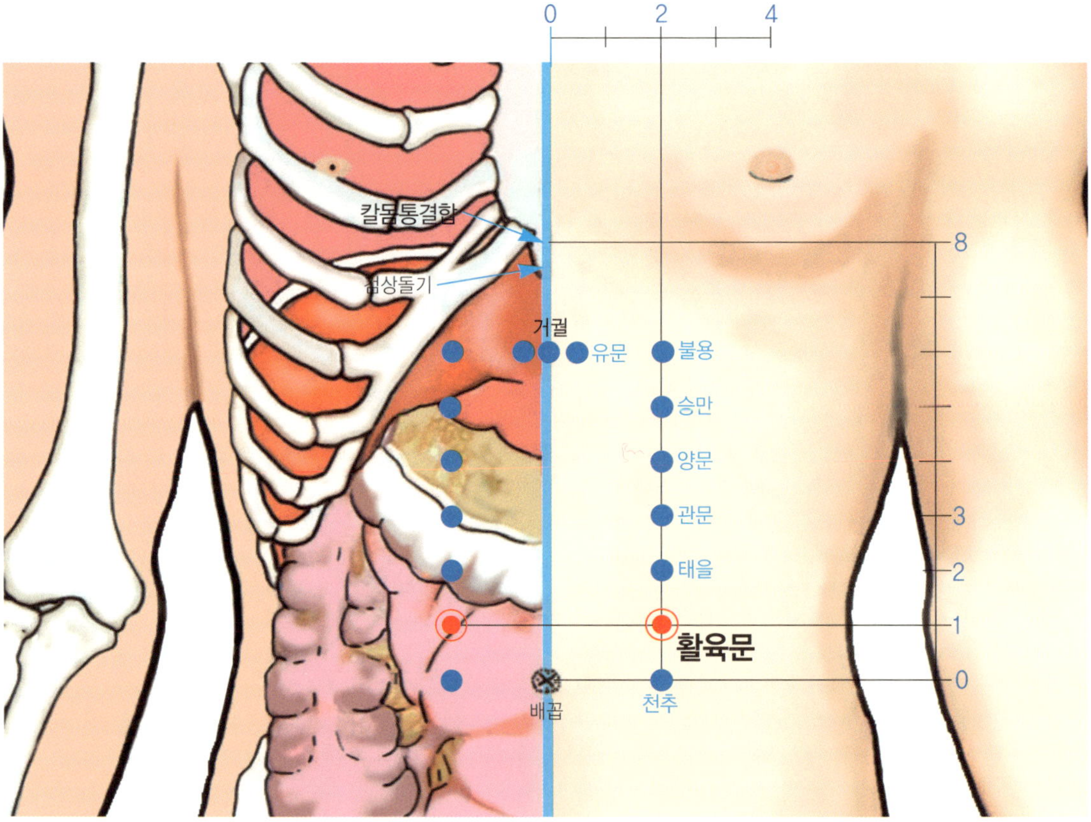

참고
이 경혈의 활(滑)은 영활하다는 뜻이고, 혀는 활에 이로운 근육(筋肉)이다. 이 혈의 주치(主治)가 토설(吐舌) 질환이라는 데서 활육문(滑肉門)이란 명칭을 붙였다. 쉽게 풀이하면, 배의 힘살 중에 매끄러운 곳이라는 뜻이다.

ST-25 (2개 혈)

25 천추(天樞)

소화기계를 다스리는 곳

이 경혈은 전반에 걸쳐 넓게 효과가 있다. 특히 구역질이나 구토를 동반하는 만성 위염·설사·변비·위하수·소화불량·장염·장의 산통(疝痛;급경련통) 등, 소화기 계통의 질환에 효과가 있을 뿐만 아니라 월경불순·자궁내막염·흰 대하·불임 등, 자궁 및 난소의 질환에도 효과가 있다.

그 밖에 복부의 비만, 뇌신경 계통 질환, 호흡기 질환, 부종(浮腫), 물을 많이 먹을 때, 여드름 등에도 효과가 있다.

환자가 자주 소변을 보거나 많은 양의 소변을 볼 경우에는 천추혈 근처에 있는 수분·수도혈도 함께 지압하면 더욱 좋아진다.

部位 배꼽의 중심에서 양 옆으로 각각 2촌 지점에 있다.

鍼法 침은 8푼을 놓고 7번 숨쉴 동안 꽂아 두며, 뜸은 100장까지 뜰 수 있다.〈동인〉
혼백이 있는 곳이므로 침을 놓지 못한다.〈자생〉

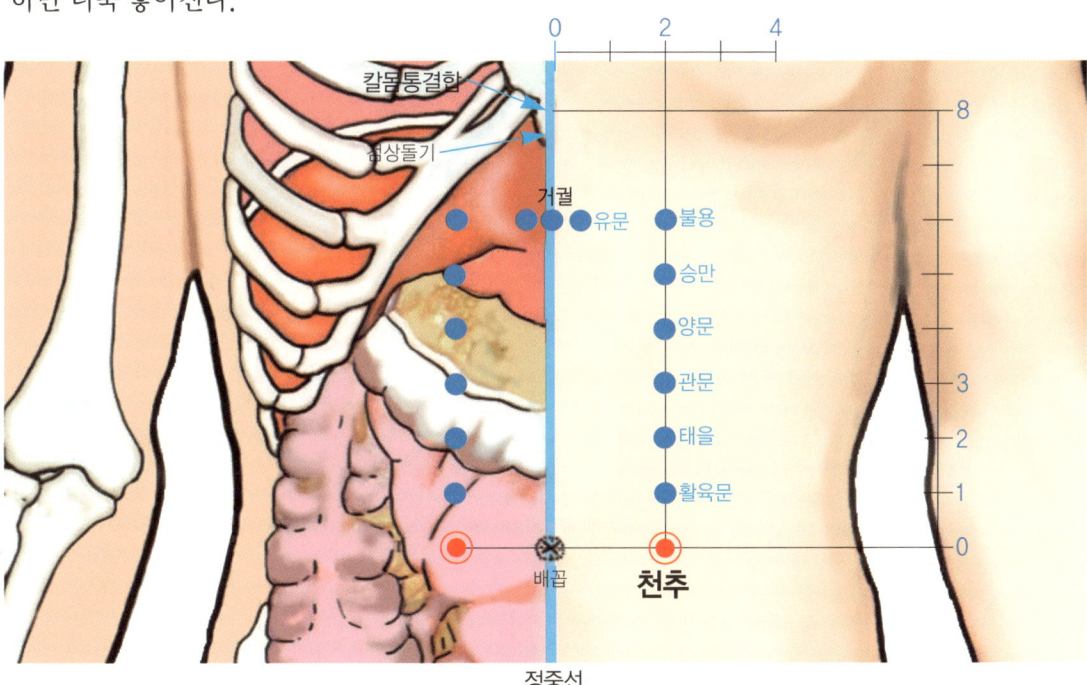

足陽明 胃經 족양명 위경

소화기계와 비뇨기계의 치료법

지압요령 지압 요령은, 양손의 집게손가락과 가운뎃손가락·약손가락을 가지런히 좌우의 천추혈에 대고 동시에 복부 지방을 가볍게 찌르는 정도로 지압을 한다.

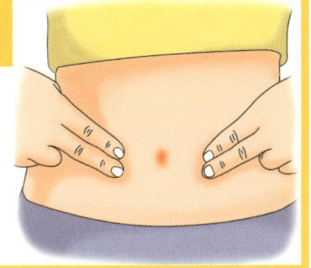

참고 이 경혈의 명칭에서 천(天)은 상반신, 지(地)는 하반신을 뜻하는데 상반신과 하반신의 추(樞)라는 뜻으로서, 상하를 이어 주는 역할을 한다.
대장경의 모혈(募穴)이며 곡문(谷門)이라고도 한다.
침이 1치 이상 들어가면 뭔가 닿는 듯한 느낌이 오는 동시에 환자가 움찔하는 반응을 보이는데 이는 침끝이 장벽을 자극했기 때문이다. 개의치 말고 취혈한다. 창자가 끊어질 듯한 심한 자극을 받을 때도 있다.

ST-26 (2개 혈)

26 외릉(外陵)

배 힘살 바깥쪽 언덕에 있는 경혈

이 경혈은 남녀의 생식기 질환인 월경불순이나 부고환염에 효과가 있다.

그 밖에 아랫배 신경통이나 냉증, 복통, 장의 경련, 위하수(胃下垂) 등에도 특효가 있다.

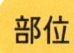 **部位** 배꼽의 중심에서 아래쪽으로 1촌, 정중선에서 양 옆으로 각각 2촌 지점에 있다.

 鍼法 침은 8푼을 놓고, 뜸은 5장을 뜬다.〈동인〉

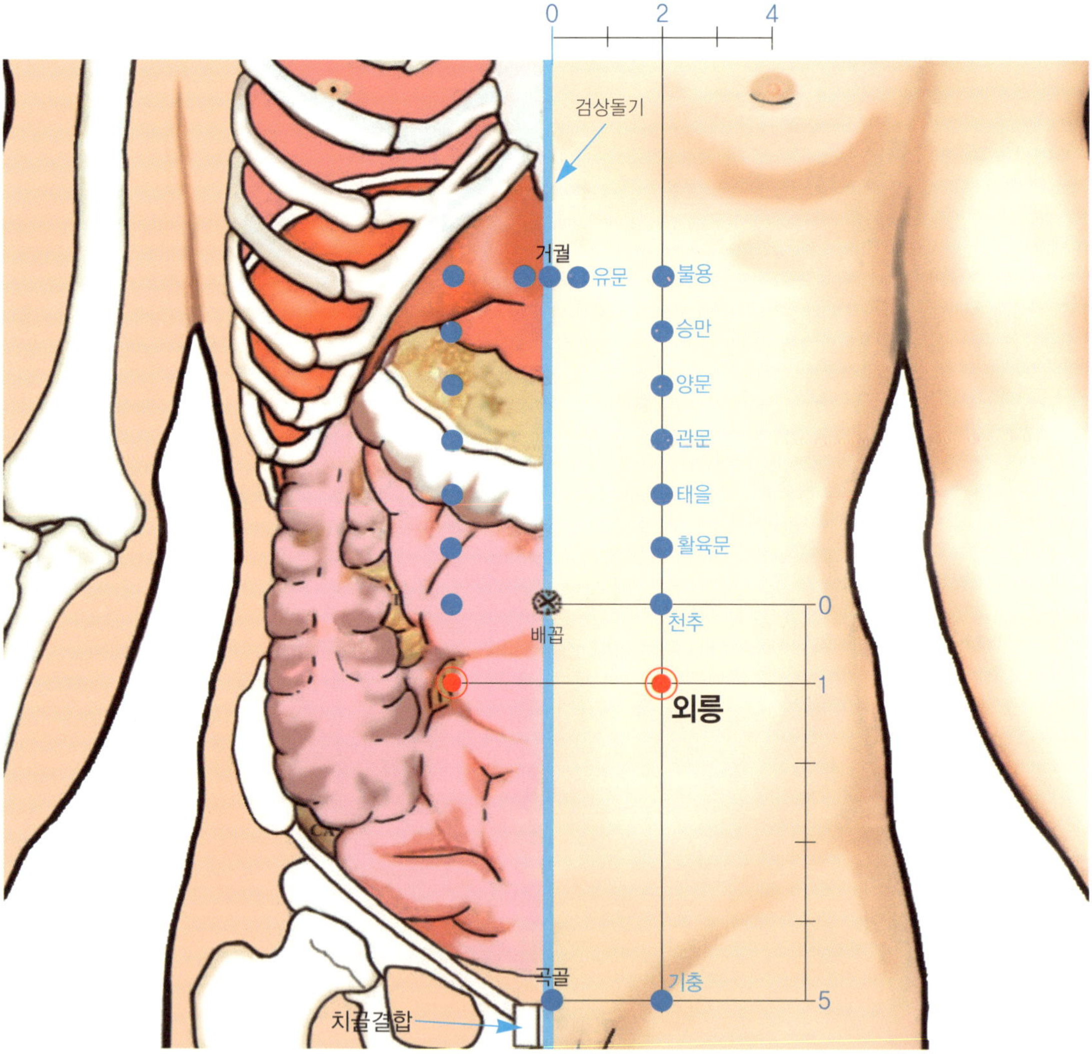

참고 이 경혈의 외(外)는 바깥쪽, 릉(陵)은 돌기한 곳이며, 배의 정중앙선, 즉 배의 불룩한 부분의 바깥쪽에 위치하므로 외릉(外陵)이란 명칭을 붙였다. 쉽게 말해 곧추 뻗은 배 힘살 바깥쪽 언덕에 있다는 뜻이다.

ST-27 (2개 혈)

27 대거(大巨)

아랫배의 중요한 경혈

이 경혈은 남녀 어느 쪽이나 불임 치료, 즉 유정(遺精), 월경곤란증 등에 효과가 있을 뿐만 아니라 특히 류머티즘이나 좌골신경통 등 하체의 병 치료에는 빠지지 않는다.

그 밖에 당뇨병, 만성 위염, 아랫배가 더부룩할 때, 과민성증후군, 만성 설사, 변비, 방광염, 소변불리(小便不利), 불면증, 반신불수 등도 효과가 있다.

部位 배꼽의 중심에서 아래쪽으로 2촌, 정중선에서 양 옆으로 각각 2촌 지점에 있다.

鍼法 침은 8푼을 놓고, 뜸은 5장을 뜬다.〈동인〉

족양명 위경
足陽明 胃經

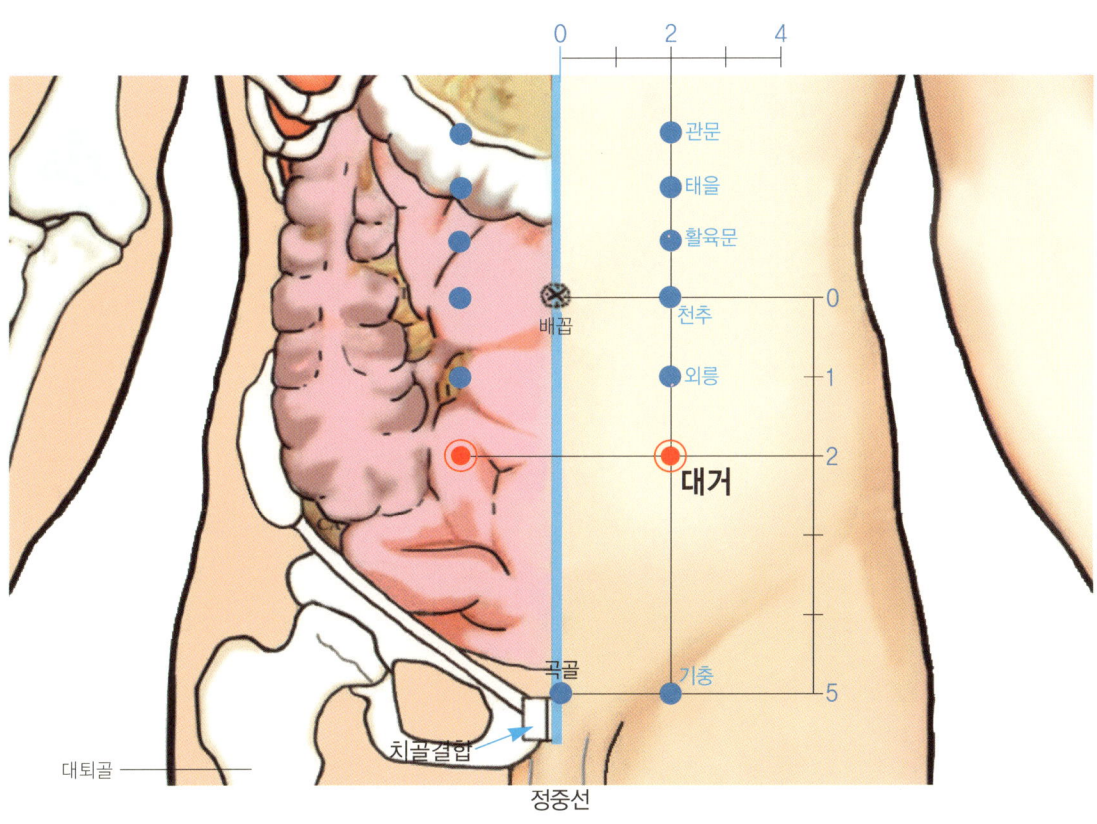

만성적인 설사·변비 치료법

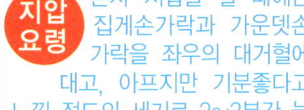

지압요령 혼자 지압을 할 때에는 집게손가락과 가운뎃손가락을 좌우의 대거혈에 대고, 아프지만 기분좋다고 느낄 정도의 세기로 2~3분간 눌러 문지른다.
치료를 받을 때는 시술자는 엄지손가락으로 좌우의 대거혈을 동시에 지압한다. 이 때 힘을 너무 세게 가하지 않도록 주의해야 한다.

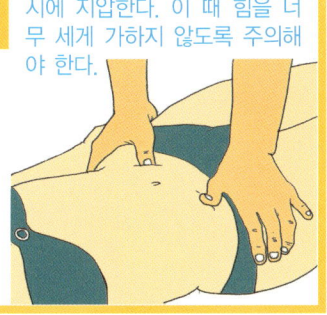

참고 이 경혈의 대(大)는 크게 통한다는 뜻이고, 거(巨)는 크다는 뜻이다. 배의 방대한 장소에 위치해 창자를 통하고 조절하는 능력이 있어 대거(大巨)라 칭했다. 대(大)와 거(巨)가 모두 중요하다는 뜻이다.

ST-28 (2개 혈)

28 수도(水道)

하복부를 다스리는 길

이 경혈은 요도염, 방광염, 신장염, 소변불통(小便不通), 잔뇨(殘尿), 방광의 마비, 고환염 등의 신장·비뇨기의 질환 외에 탈항(脫肛;항문의 점막, 치핵, 직장 등이 탈출된 것), 복수(腹水), 당뇨병 등에 매우 효과가 있다.

또한, 자궁탈출, 자궁이탈, 월경곤란증, 난소염, 불임, 생리통 등의 부인과 질환 외에 배가 더부룩할 때 등, 하복부의 여러 가지 질환에도 매우 잘 듣는다.

部位 배꼽의 중심에서 아래쪽으로 3촌, 정중선에서 양 옆으로 각각 2촌 지점에 있다.

鍼法 침은 2치 5푼을 놓고, 뜸은 5장을 뜬다.〈동인〉
취혈 때는 뻐근한 침감이 생기고, 같은 쪽의 하복부로 퍼져나간다.

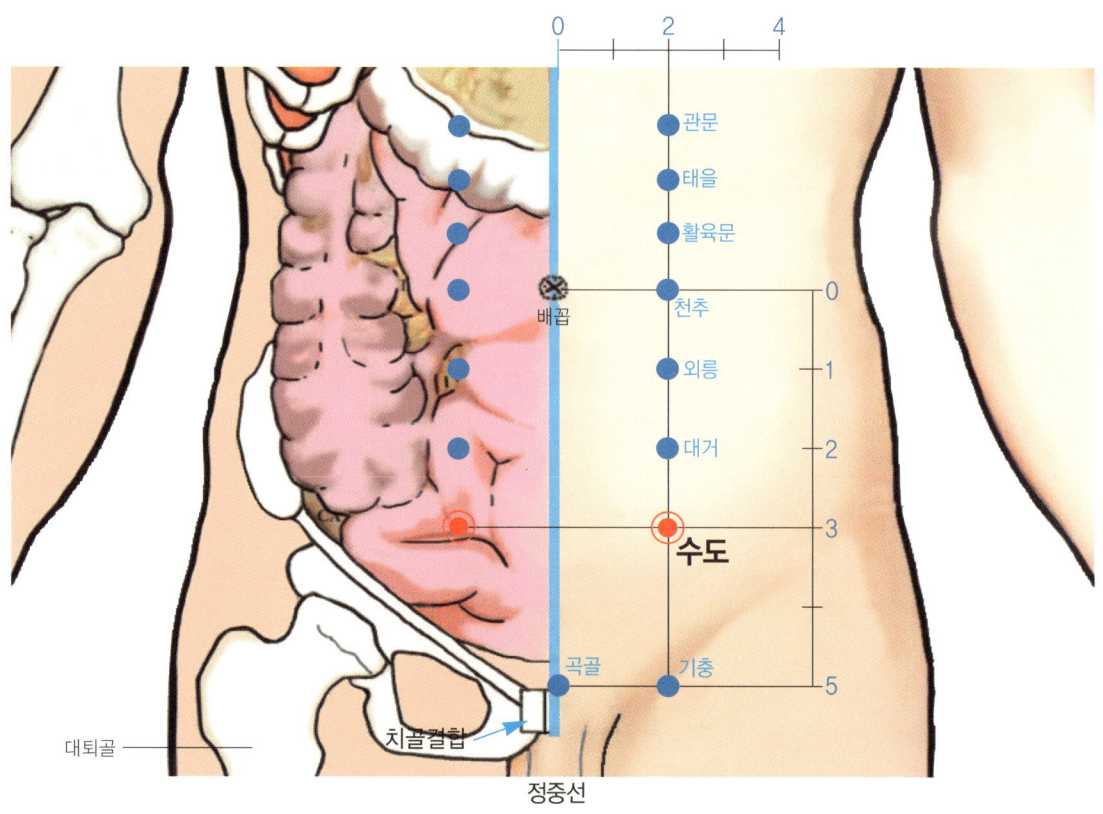

참고

이 경혈의 도(道)는 통한다는 뜻이고, 방광은 수(水)에 속한다는 데서 수도라 칭했다. 쉽게 말해 수도는 방광으로 통하는 길이며 요도의 병에 잘 듣는다는 뜻이다.

요도염·방광염·전립선비대증 치료법

지압요령 지압 요령은, 시술자는 집게손가락과 가운뎃손가락을 가지런히 수도혈에 놓고 환자의 하복부 지방이 가볍게 들어갈 정도로 누른다.

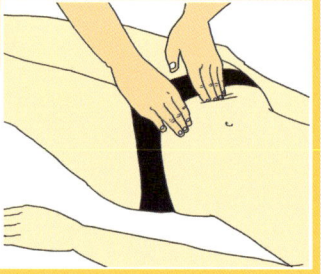

88 제3장 족양명위경(足陽明胃經)

ST-29 (2개 혈)

29 귀래(歸來)

경맥이 콩팥으로 연락되는 곳

이 경혈은 고환염, 고환의 통증, 산증(疝症;고환이나 음낭이 커지면서 아랫배가 켕기고 아픈 증상), 난소염, 자궁 질환, 무월경, 월경불순, 대하, 자궁내막염, 자궁탈수(子宮脫垂;자궁이 아래로 내려앉는 것), 여성의 음부가 냉하면서 아플 때, 불임(不妊) 등, 남녀의 비뇨 생식기 질환과 방광의 질환 등에 효과가 있다.

그 밖에 분돈(奔豚;아랫배에서 생긴 통증이 명치까지 치밀어오르는 증상), 복통 등에도 특효가 있다.

部位 배꼽의 중심에서 아래쪽으로 4촌, 정중선에서 양 옆으로 각각 2촌 지점에 있다.

鍼法 침은 8푼을 놓고, 뜸은 5장을 뜬다.〈동인〉

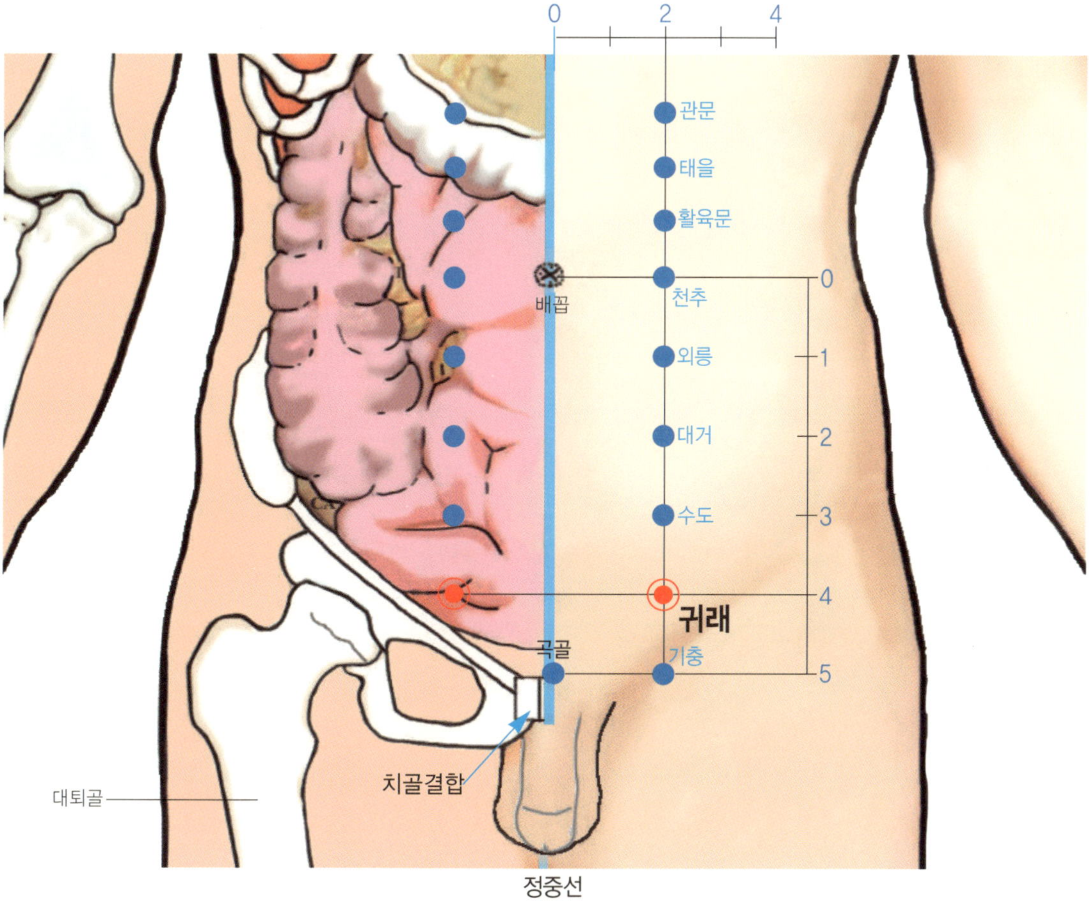

족양명 위경
足陽明 胃經

참고 이 경혈의 명칭은 경맥이 콩팥으로 연락된다는 뜻이며, 이 혈을 축으로 앞에서는 머리와 배로 향하고, 이후로는 돌아가 발, 즉 족양명에 이르므로 귀래(歸來)라는 명칭이 붙었다.

ST-30 (2개 혈)

30 기충(氣衝)

맥박을 다스리는 경혈

이 경혈은 일반적으로 남녀의 비뇨 생식기와 연관된 질병에 효과가 있다. 즉, 음낭의 부종(浮腫;신체 조직의 틈 사이에 액체가 괴어 있는 것), 음낭의 통증, 발기불능, 산증(疝症), 무월경, 월경불순, 태반잔류, 불임(不妊), 요도염, 방광염 등에 효과가 있다. 난산일 경우에도 이 경혈을 사용하면 효과를 볼 수 있다.

그 밖에 분돈(奔豚;아랫배에서 생긴 통증이 명치까지 치밀어오르는 증상), 장명(腸鳴;장에서 소리가 나는 것), 배가 땅기거나 복부에 열이 있어서 생기는 통증이나 신장염, 요통, 아랫배의 염증성 질환 등에도 특효가 있다.

 部位 치골결합 위쪽 모서리인데, 정중선에서 양 옆으로 각각 2촌 지점으로 사타구니 쪽에 맥박이 뛰는 곳에 있다.

鍼法 뜸은 7장을 뜨며 침은 놓지 말아야 한다.〈동인〉

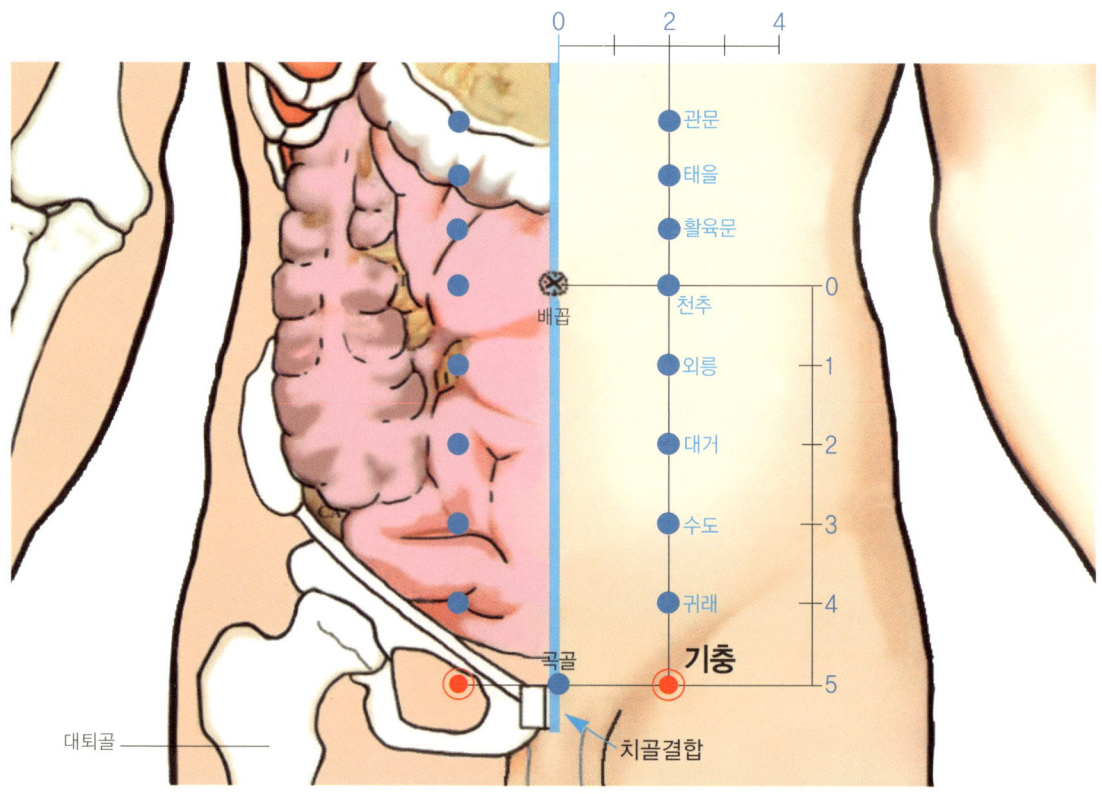

 참고 이 경혈은 삼양(三陽)의 기가 치받아 나오고, 삼음(三陰)의 정(精)이 힘차게 오는〔衝來;충래〕곳이므로 기충(氣衝)이라 칭했으며, 또한 이 기혈은 대동맥에 생기를 불어 넣는다.

남녀의 생식기와 관련된 병 치료법

지압요령 지압 요령은 손가락을 가지런히 놓고 기충혈을 몇 초 정도는 꽉 누르고 있다가 잠시 후에 떼는 동작을 반복한다.

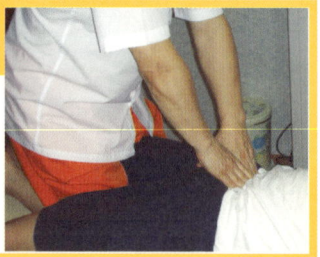

ST-31 (2개 혈)

31 비관(髀關)

허벅다리 관절에 있는 경혈

이 경혈은 무릎이 시리면서 아플 때, 다리를 잘 굽히거나 펴지 못할 때, 무릎 관절염, 각기병, 하지의 마비, 요통, 허리 신경통 등에 효과가 있다.

그 밖에 복통, 반신불수, 사지마비(四肢痲痺) 등에도 잘 듣는다.

部位 치골결합 아래쪽 모서리와 수평이 되고 바깥쪽 슬개골 모서리에서 위앞엉덩뼈가시를 잇는 직선과 교차되는 오목한 곳에 있다.

鍼法 침은 6푼을 놓고, 뜸은 3장을 뜬다.〈동인〉

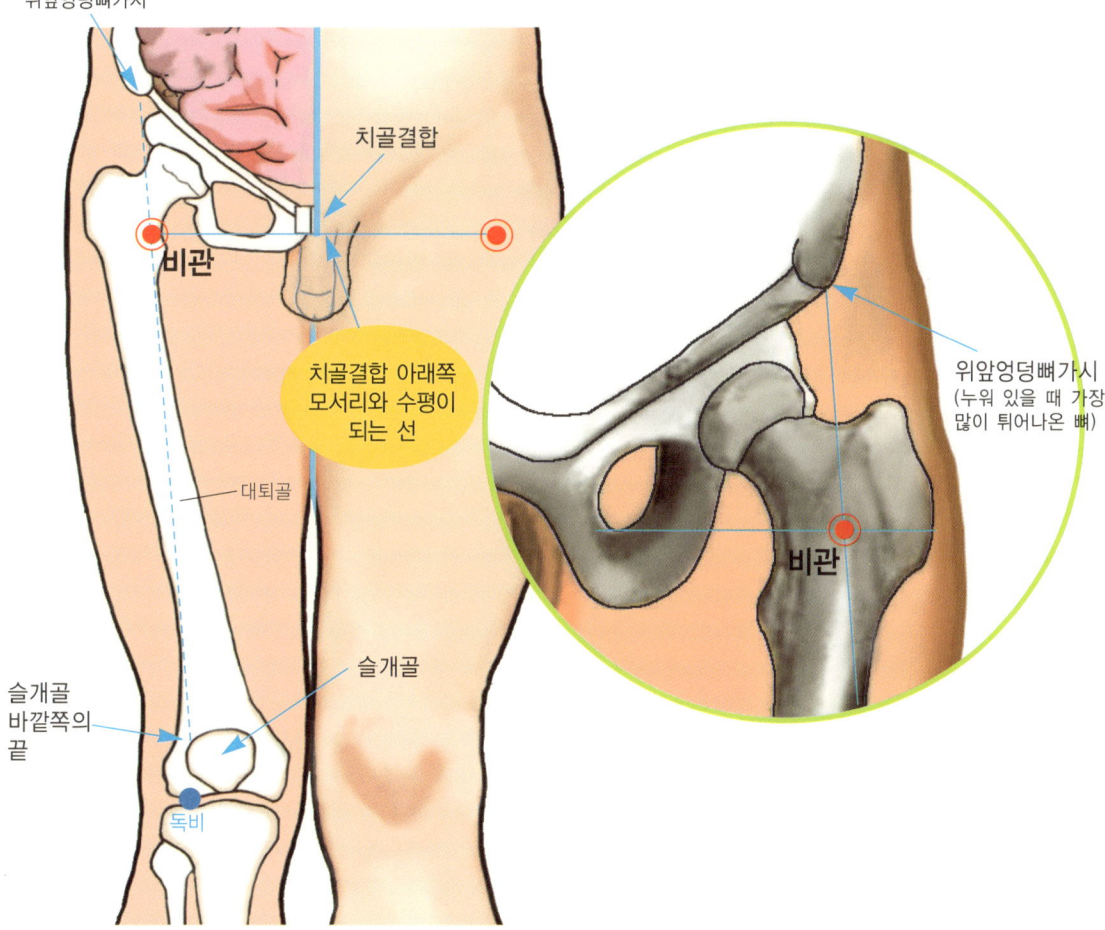

참고 이 경혈의 비(髀)는 허벅다리 관절을 뜻하며, 관(關)은 관절이나 포인트를 가리키므로 비관이라 명했다.

ST-32 (2개 혈)

32 복토(伏兎)

엎드린 토끼 같은 경혈

이 경혈은 허벅지 근육이 갑자기 수축해 끊어질 듯이 아플 때, 다리가 아파서 걸을 수 없을 때, 각기병, 중풍으로 반신불수가 되었을 때, 다리와 무릎이 시릴 때, 무릎 관절염, 하지의 마비 등에 사용하면 효과가 있다.

그 밖에 위장병 등, 위장의 상태가 나쁠 때, 두통, 두드러기, 자궁의 질환에 이용하는 경우도 있다.

部位 슬개골 위쪽 모서리와 위앞엉덩뼈가시를 연결하는 직선 위, 슬개골 모서리 끝에서 6촌 올라간 지점으로, 넙적다리의 살이 두드러진 곳에 있다.

鍼法 침은 5푼을 놓고 뜸은 뜨지 말아야 한다.
바로 앉아 침혈을 잡는다.

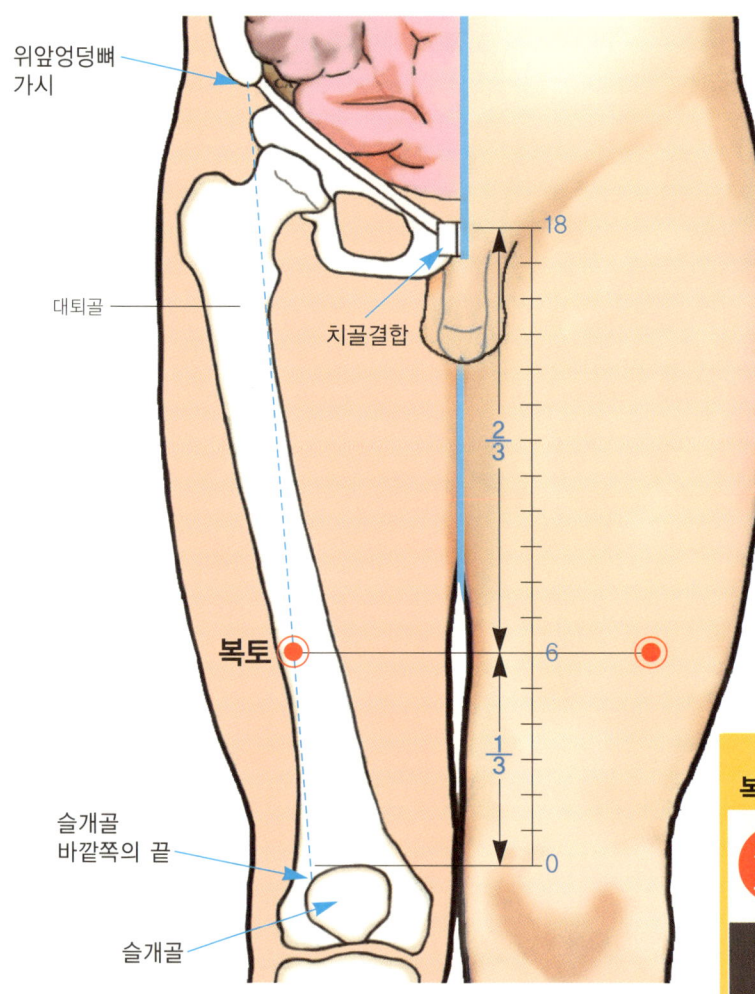

참고 이 경혈의 명칭은 무릎을 꿇고 앉으면 힘살이 엎드린 토끼의 등을 닮았다는 뜻에서 생겼으며, 취혈 요령은 바로 앉아 침혈을 잡는다.〈입문〉

허벅지의 경련·복부와 가슴의 통증 치료법

지압 요령 지압 요령은 복토혈을 천천히 누르고 문질러 준다.

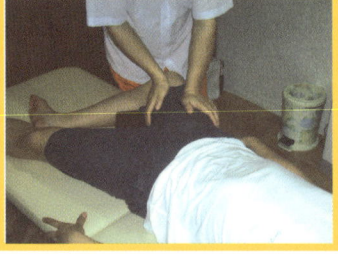

ST-33 (2개 혈)

33 음시(陰市)

음경맥의 기운이 집결하는 곳

이 경혈은 다리와 무릎이 시릴 때, 각기병, 무릎 관절염, 허리와 다리가 저릴 때, 다리에 힘이 빠져서 굽히거나 펼 수 없을 때 등에 특효가 있다.

그 밖에 부종(浮腫;신체 조직의 틈 사이에 액체가 괴어 있는 것), 수종(水腫;몸이 붓는 병), 산증(疝症;고환이나 음낭이 커지면서 아랫배가 켕기고 아픈 증상), 당뇨병, 소갈(消渴), 배가 더부룩할 때, 장의 질환 등에도 효과를 본다.

部位 슬개골 모서리 끝에서 위쪽으로 3촌 지점에 있다.

鍼法 침은 3푼을 놓고 7번 숨쉴 동안 꽂아 두며, 뜸은 뜨지 말아야 한다.〈동인〉
취혈 요령은 무릎을 구부리고 침혈을 잡는다.〈강목〉

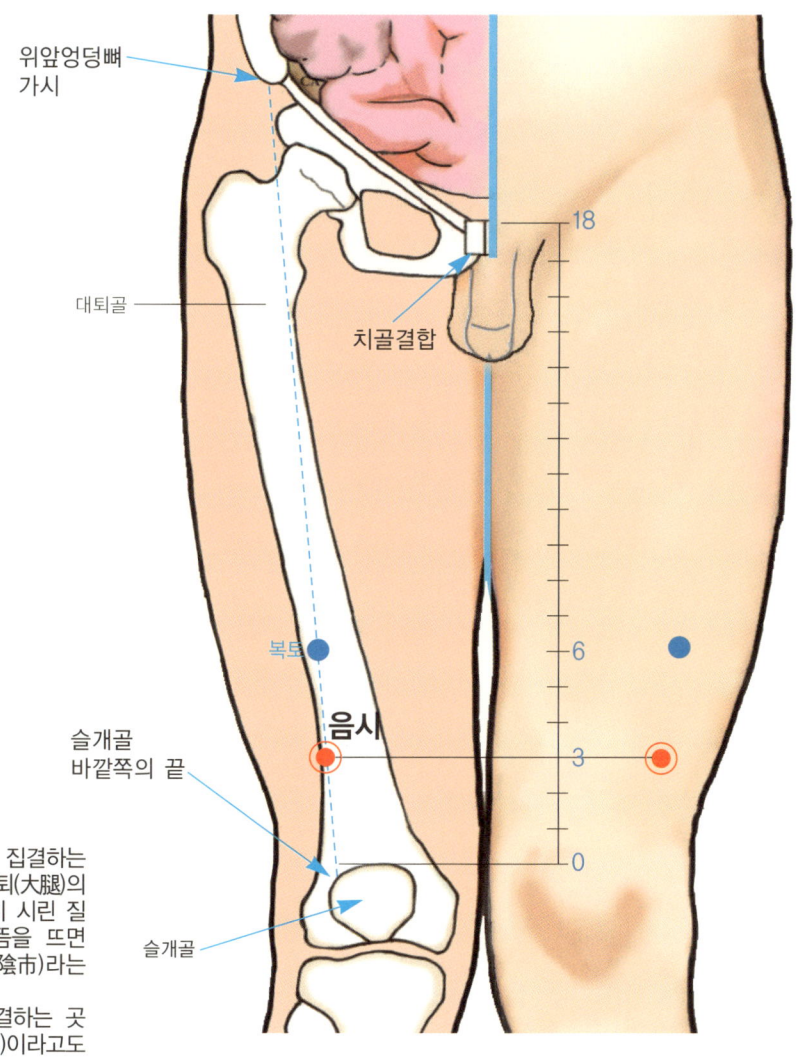

족양명 위경
足陽明 胃經

참고 이 경혈의 시(市)는 집결하는 곳이라는 뜻이고, 대퇴(大腿)의 안쪽에 위치해 무릎이 시린 질환에 침을 놓거나 뜸을 뜨면 따뜻해지므로 음시(陰市)라는 명칭이 붙었다.
음경맥의 기운이 집결하는 곳이며, 일명 음정(陰鼎)이라고도 부른다.

ST-34 (2개 혈)

양구(梁丘)

무릎 병을 고치는 경혈

이 경혈은 허벅지나 무릎 등 다리의 통증, 무릎 신경통 및 마비, 무릎 관절염, 다리와 허리·무릎 관절 주위에 염증이 생겼을 때, 반신불수, 좌골신경통, 허리가 아플 때 등에 효과가 좋다.

또한 위경련, 위염, 복통, 설사 등 위의 급성 위장 질환을 잠재우는 데도 특효가 있다.

그 밖에 딸꾹질, 유선염(乳腺炎;젖앓이), 비만 등에도 사용한다.

部位 슬개골 위에서 위쪽으로 2촌 지점으로, 굵은 근육의 모서리 사이에 있다.

鍼法 침은 3푼을 놓고, 뜸은 3장을 뜬다.〈동인〉

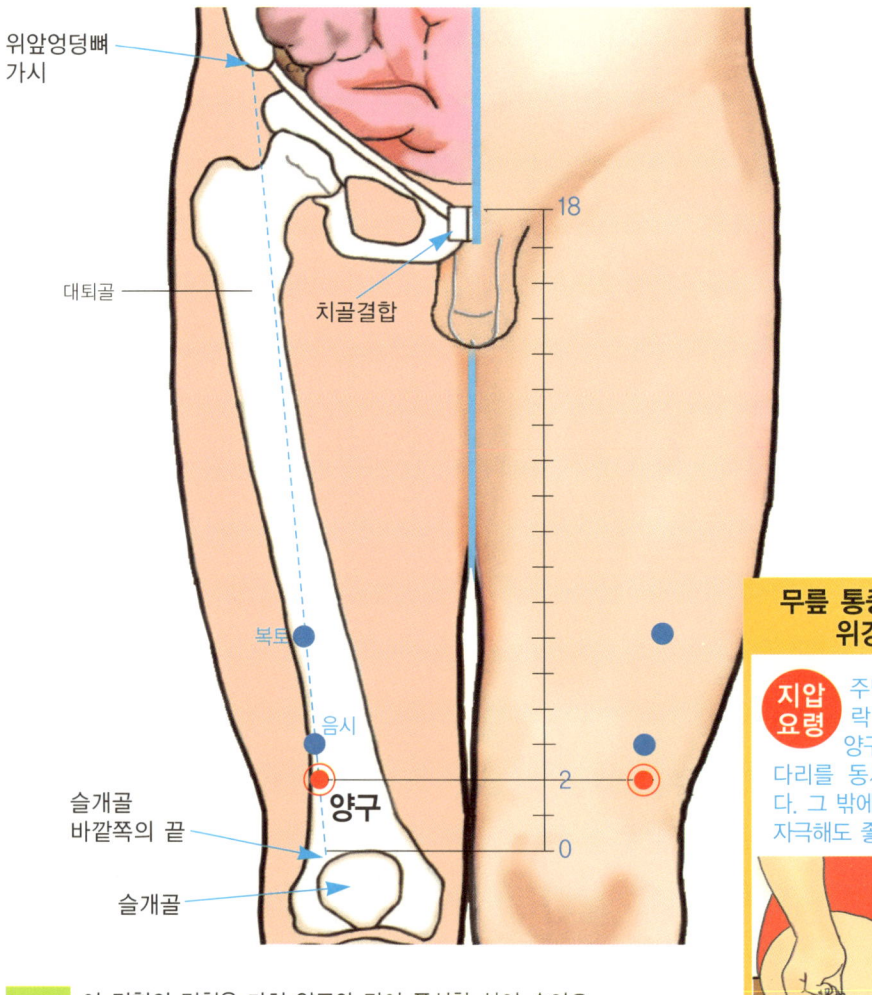

무릎 통증·급성 요통·위경련 치료법

지압요령 주먹을 쥐고 새끼손가락 옆으로 5~10분 간 양구혈을 비벼 주되 양 다리를 동시에 마사지하면 좋다. 그 밖에 립스틱 뚜껑 등으로 자극해도 좋다.

참고 이 경혈의 명칭은 마치 양구와 같이 풍성한 살이 솟아오른 부분에 위치하므로 양구(梁丘)라 칭했으며, 힘살이 갈라지는 곳에 있는 중요한 혈이라는 뜻이다.
이 경혈에는 침보다도 뜸을 뜨는 것이 더욱 효과가 있다. 족양명경의 극혈이다.

ST-35 (2개 혈)

35 독비(犢鼻)

무릎 병을 고치는 경혈

이 경혈은 각기병, 무릎 신경통, 무릎 관절염이나 마비, 무릎을 쉽게 구부리거나 펴지 못할 때, 무릎이 부어오를 때, 관절통, 류머티즘 등의 각종 무릎 통증에 특효이다.

또한, 관절을 삐었을 경우에 부기를 빼는 데 특히 효과를 발휘한다.

部位 무릎 바로 아래, 굵은 정강이뼈 위쪽의 오목하게 들어간 곳에 있다. 즉, 무릎을 구부렸을 때 슬개골 아래 바깥쪽의 오목한 곳.

鍼法 침은 6푼을 놓고 뜸은 뜨지 말아야 한다.〈입문〉
취혈 요령은 무릎을 구부린 자세에서 침혈을 잡는다.

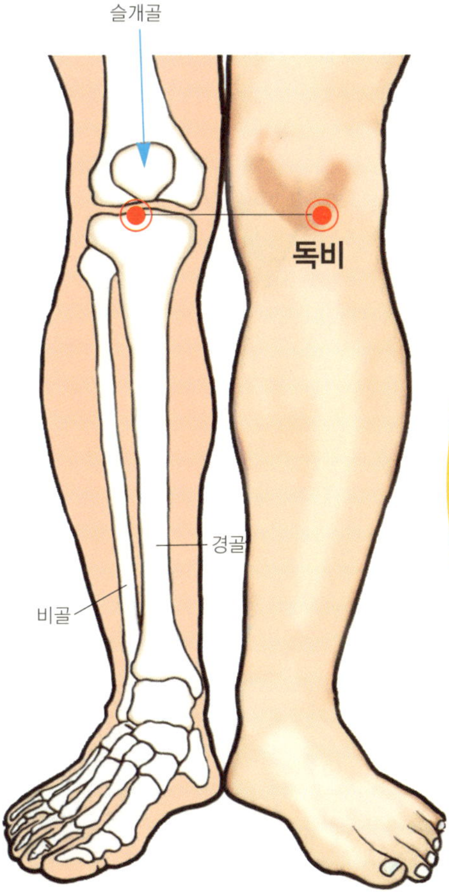

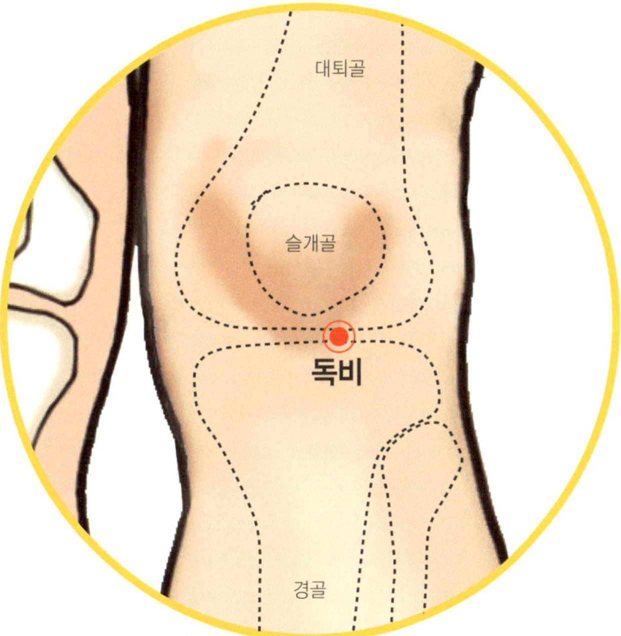

참고 내슬안·외슬안혈과 병행해 치료하면 무릎의 통증은 물론, 무릎에 물이 괴는 등의 여러 가지 증상을 가볍게 하며, 뜸을 떠도 효과가 좋다.
이 경혈의 명칭은 송아지〔犢;독〕의 코〔鼻;비〕와 비슷한 힘살 옆에 있다는 뜻이다.

무릎 통증을 잠재우는 치료법

지압요령 지압 요령은 비교적 간단하다. 혼자 할 때는 집게손가락이나 가운뎃손가락으로 눌러주면 된다.

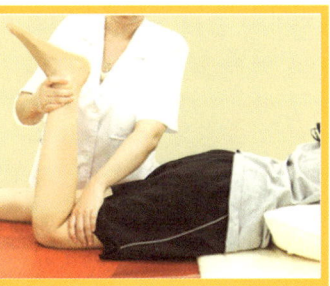

족양명 위경
足陽明 胃經

ST-36 (2개 혈)

36 족삼리(足三里)

★★ 무병 장수의 경혈

이 경혈은 전반에 걸쳐 응용 범위가 대단히 넓은 강장(强壯)의 요혈(要穴)로서 소화기·간장·호흡기·눈·심장·신경의 질환 등, 몸 전체에 효과를 미친다.
따라서 소화불량, 위경련, 복명(腹鳴;뱃속에서 소리가 나는 것), 설사, 변비, 이질, 구토, 눈병, 구내염, 하지궐냉(下肢厥冷), 하지마비(下肢麻痺), 좌골신경통, 동맥경화증, 폐결핵, 후각장애, 혈뇨, 당뇨병, 축농증, 급만성 장염, 황달, 부종(浮腫) 등에 효과를 본다.
그 밖에 반신불수, 간질병, 신경쇠약, 빈혈, 현기증, 딸꾹질, 비만, 여드름, 얼굴의 주름살, 눈꺼풀이 처질 때, 안면(顔面)의 부종(浮腫), 알레르기, 탈모, 고혈압, 허약체질, 감기예방, 비만 등, 일일이 열거할 수 없을 만큼 많은 곳에 영향을 미친다.
옛말에 "족삼리에 뜸을 뜨지 않은 사람과는 먼 길을 가지 말아야 한다"고 했다.

部位 무릎의 독비혈과 해계혈을 연결하는 선 아래로 3촌 내려가 정강이뼈 바깥쪽 모서리의 두 힘살 사이 우묵한 곳에 있다.

鍼法 침은 1푼을 놓고 뜸은 3장을 뜬다. 또는 7장을 뜬다.〈동인〉
취혈 시 부양맥을 눌러 맥박이 뛰지 않아야 제대로 침혈과 뜸자리를 잡은 것이다.〈단심〉

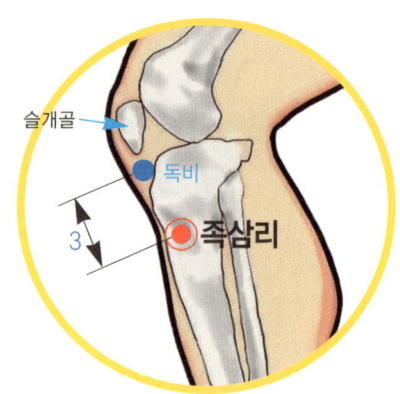

다리의 바깥쪽 모습

참고 여러 가지 종류의 질환에 효과가 있는 족삼리는 무병 장수의 경혈로 잘 알려져 있으므로 예로부터 뜸이 널리 유행되었다.
이 경혈의 리(里)는 머문다는 뜻이며, 위경의 기가 회합하는 장소이고, 무릎 아래 3촌 바깥쪽에 있다는 데서 족삼리(足三里)라는 명칭이 붙었다.
사람이 30세가 지나서 족삼리혈에 뜸을 뜨지 않으면 기가 눈으로 치밀어 오르게 된다.〈명당경〉

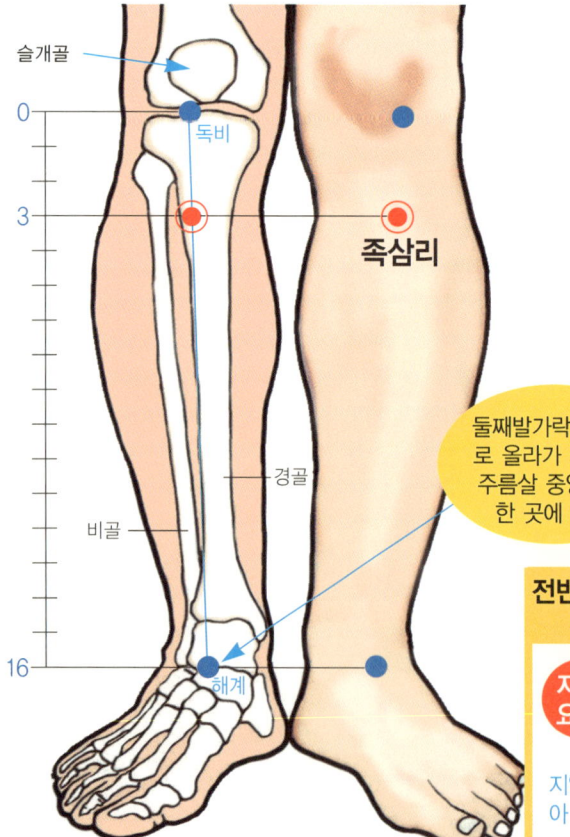

전반에 걸쳐 효과가 있는 무병 장수의 경혈

지압 요령 환자를 똑바로 눕게 한 자세에서 시술자는 좌우의 발을 각각 지압한다. 혼자 지압할 때는 의자에 걸터앉아 지압하면 좋다.

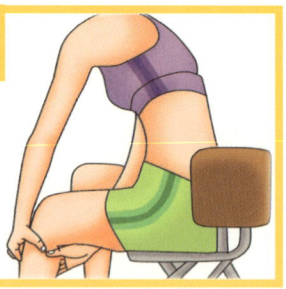

ST-37 (2개 혈)

37 상거허(上巨虛)

위와 장의 질환을 치료하는 곳

이 경혈은 하지(下肢)의 마비나 요통, 각기병, 무릎 관절염, 반신불수 등에 효과가 있다.
그 외에 소화불량, 배가 더부룩할 때, 복명(腹鳴;뱃속에서 소리가 나는 것), 변비, 설사, 이질, 복통, 위염, 장염, 충수염(蟲垂炎;맹장염) 등에도 잘 듣는다.

部位 무릎의 독비혈에서 아래쪽으로 6촌 내려가 두 힘줄과 뼈 사이 우묵한 곳에 있다.
족삼리에서 3촌 아래.

鍼法 침은 8푼을 놓고, 뜸은 3장을 뜬다. 또는 나이 수만큼 뜨기도 한다.〈동인〉
침혈 요령은, 발을 들고 침혈을 잡는다.

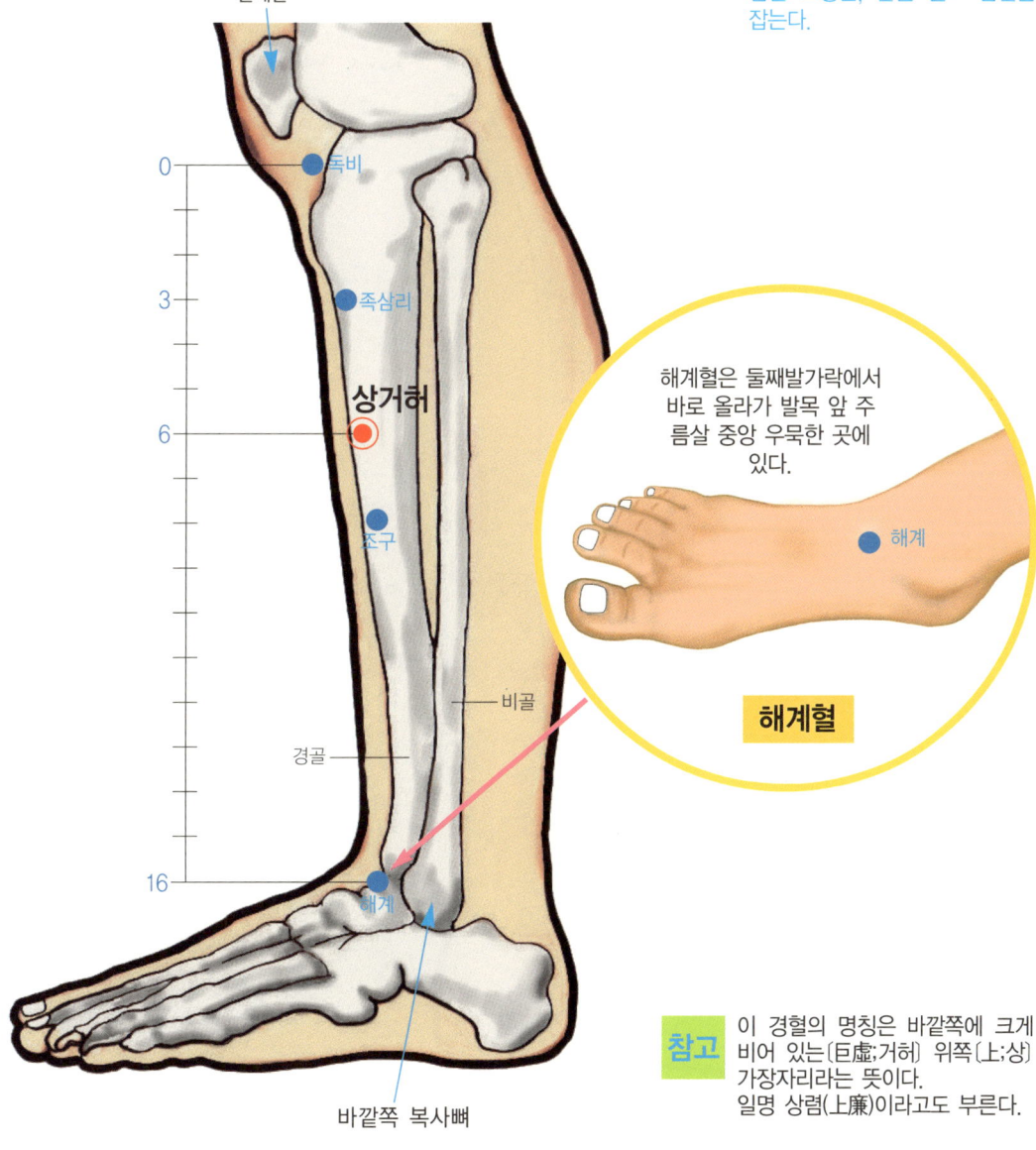

해계혈은 둘째발가락에서 바로 올라가 발목 앞 주름살 중앙 우묵한 곳에 있다.

해계혈

참고 이 경혈의 명칭은 바깥쪽에 크게 비어 있는〔巨虛:거허〕위쪽〔上:상〕가장자리라는 뜻이다.
일명 상렴(上廉)이라고도 부른다.

ST-38 (2개 혈)

38 조구(條口)

근육의 통증을 낫게 하는 곳

이 경혈은 다리의 신경 마비나 각기병, 무릎 관절염, 종아리가 아프면서 힘이 없을 때, 힘이 없어 다리를 오므리지 못할 때 등의 통증에 효과가 있다.

그 밖에 편도선염, 장염, 장 출혈, 장의 극심한 통증, 복통 등에 잘 듣는다.

部位 무릎의 독비혈에서 8촌 아래쪽에 있다.
독비혈과 해계혈의 한가운데에 있다.

鍼法 침은 3푼을 놓고, 뜸은 뜨지 말아야 한다.〈입문〉
취혈 요령은, 발을 들고 침혈을 잡는다.

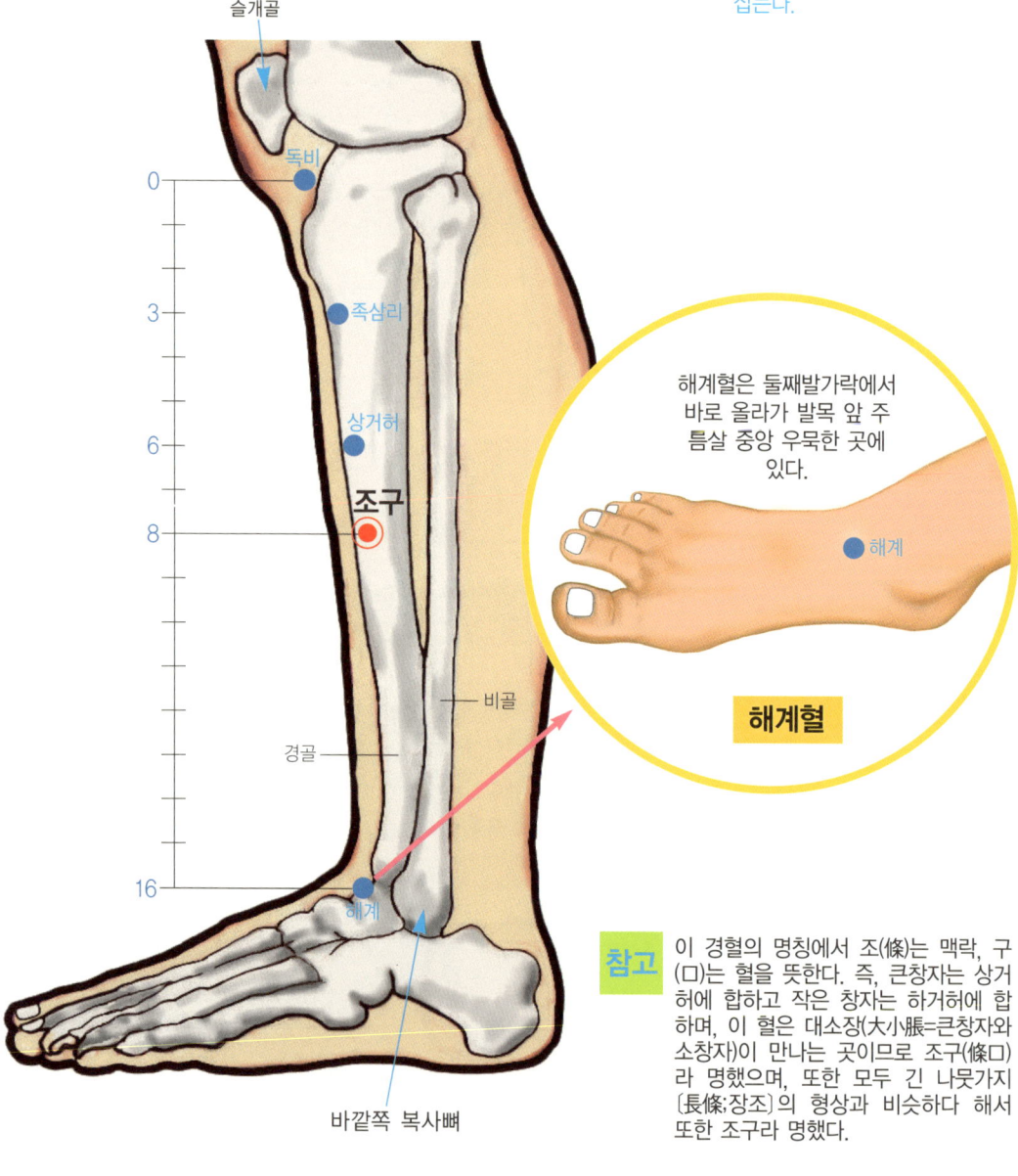

해계혈은 둘째발가락에서 바로 올라가 발목 앞 주름살 중앙 우묵한 곳에 있다.

해계혈

참고 이 경혈의 명칭에서 조(條)는 맥락, 구(口)는 혈을 뜻한다. 즉, 큰창자는 상거허에 합하고 작은 창자는 하거허에 합하며, 이 혈은 대소장(大小腸=큰창자와 소창자)이 만나는 곳이므로 조구(條口)라 명했으며, 또한 모두 긴 나뭇가지〔長條;장조〕의 형상과 비슷하다 해서 또한 조구라 명했다.

ST-39 (2개 혈)

39 하거허(下巨虛)

소장 질환의 병을 치료하는 경혈

이 경혈은 급만성 장염, 위장병, 설사, 장의 극심한 통증, 아랫배의 통증, 혈변, 농혈(膿血) 등 소장(小腸)의 질환과 관계된 질병에 많이 사용한다.

그 밖에 급만성 간염, 가슴 통증, 유방암, 간질, 식욕 부진, 풍습병(風濕病), 무릎 관절염, 발뒤꿈치의 통증, 뒷다리가 뻣뻣할 때, 허리 척추뼈의 통증으로 인해 고환이 땅길 때 등에도 특효가 있다.

部位 무릎의 독비혈에서 9촌 내려가 두 힘줄과 뼈 사이 우묵한 곳에 있다.

鍼法 침은 8푼을 놓고, 뜸은 3장을 뜬다.《동인》
침혈은 걸터앉히고 잡는다.

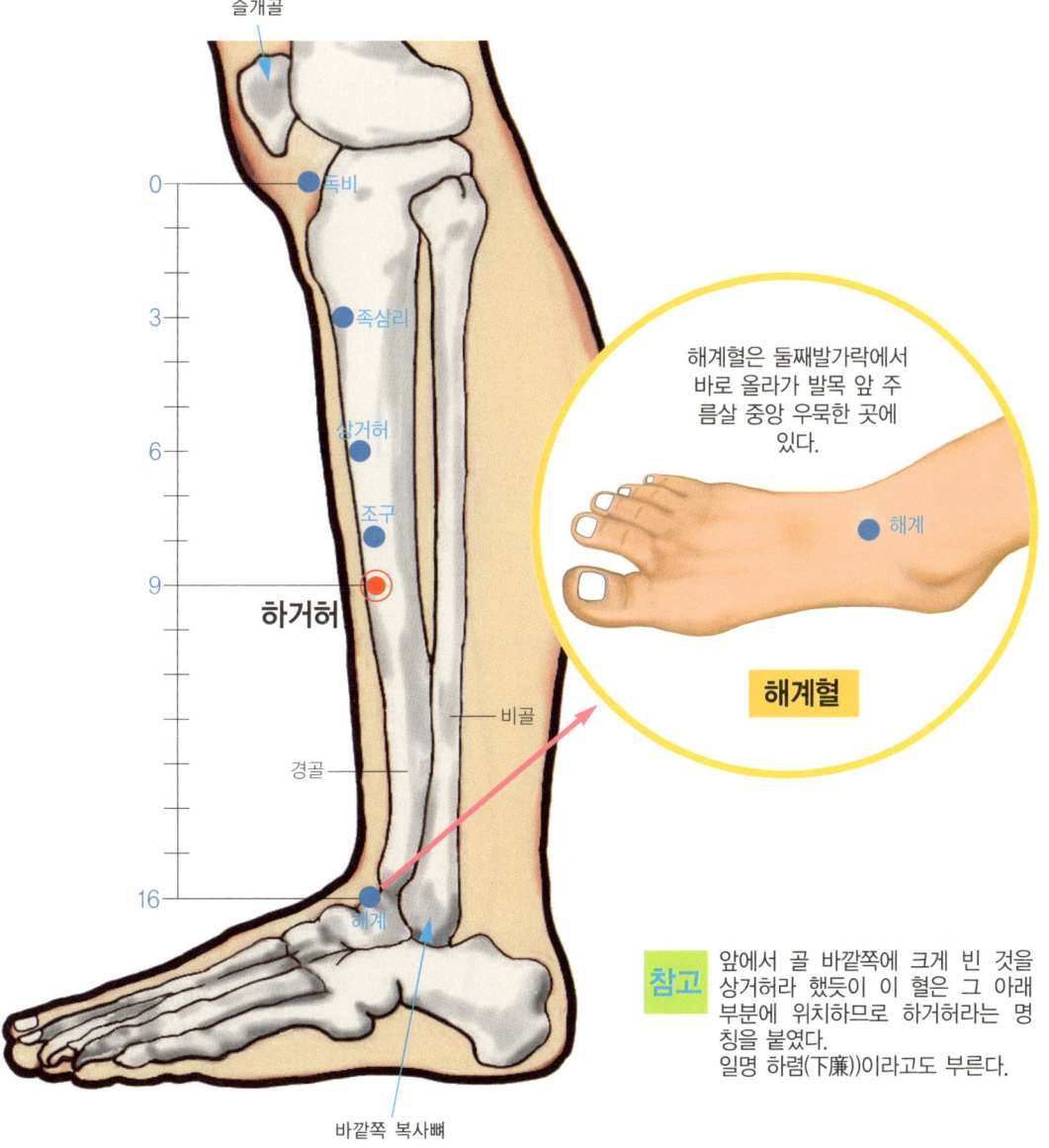

해계혈은 둘째발가락에서 바로 올라가 발목 앞 주름살 중앙 우묵한 곳에 있다.

해계혈

참고 앞에서 골 바깥쪽에 크게 빈 것을 상거허라 했듯이 이 혈은 그 아래 부분에 위치하므로 하거허라는 명칭을 붙였다.
일명 하렴(下廉)이라고도 부른다.

ST-40 (2개 혈)

㊵ 풍륭(豊隆)

위과 정신을 편안하게 하는 족양명경의 낙혈

이 경혈은 가슴이 아플 때, 복통, 각기병, 다리가 저릴 때, 하지(下肢)의 신경통, 현기증, 온몸의 부종(浮腫; 신체 조직의 틈 사이에 액체가 괴어 있는 것), 비만, 소변불통(小便不通), 변비, 구토, 두통, 간염뿐만 아니라 정신이상, 신경쇠약 같은 정신 질환에도 효과가 있다.

그 밖에 기침, 천식, 목구멍에서 가래가 끓을 때, 인후병(咽喉病;목구멍의 병) 등에도 잘 듣는다.

部位 무릎의 독비혈과 바깥쪽 복사뼈를 연결하는 선 한가운데에 있다. 정강이뼈를 감싸고 있는 근육의 바깥쪽 모서리에 있다. 조구혈과 1지촌 떨어져 있다.

鍼法 침은 2~3푼을 놓고, 뜸은 3장을 뜬다.〈동인〉

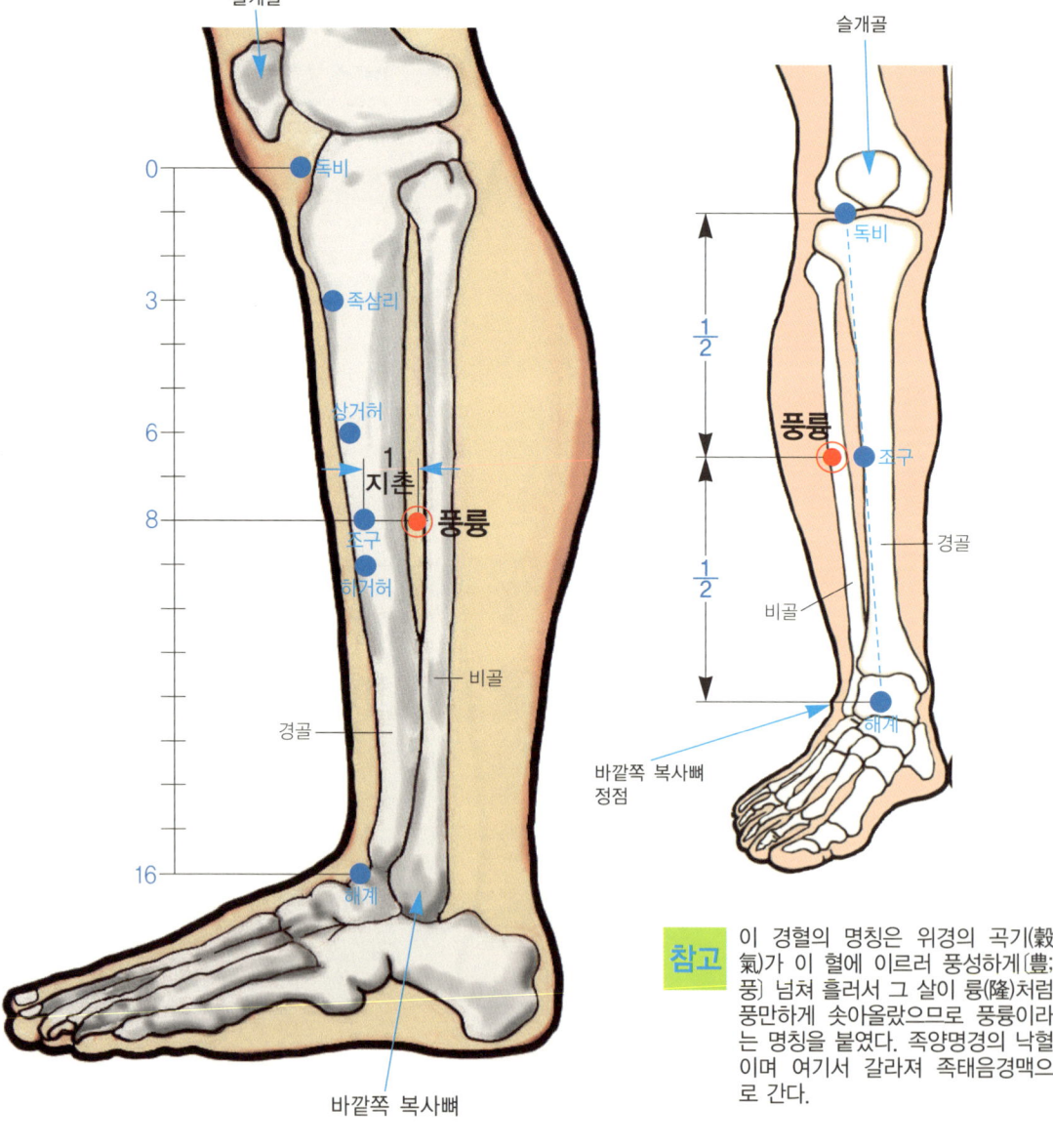

참고 이 경혈의 명칭은 위경의 곡기(穀氣)가 이 혈에 이르러 풍성하게(豊; 풍) 넘쳐 흘러서 그 살이 륭(隆)처럼 풍만하게 솟아올랐으므로 풍륭이라는 명칭을 붙였다. 족양명경의 낙혈이며 여기서 갈라져 족태음경맥으로 간다.

ST-41 (2개 혈)

41 해계(解谿)

발의 질환에 잘 듣는 특효 경혈

이 경혈은 효과 범위가 넓은 경혈 중의 하나로서 국소적인 치료에는 발의 관절을 삐었을 때, 발이 부어서 아플 때, 발목이 시큰거릴 때, 발목 관절염, 족하수(足下垂;발목을 들지 못하는 병), 무릎부터 발까지 저릴 때, 류머티즘 등에 효과가 있다.

그 밖에 얼굴의 부종(浮腫) 얼굴색이 검어질 때, 두통, 구토, 현기증, 간질, 뇌신경 마비, 눈의 질환인 안구충혈(眼球充血), 변비, 배가 더부룩할 때, 장염, 신장염 등에도 잘 듣는다.

部位 둘째발가락에서 바로 올라가 발목 앞 주름살 중앙 우묵한 곳에 있다.

鍼法 침은 5푼을 놓고 5번 숨쉴 동안 꽂아 두며, 뜸은 3장을 뜬다.〈동인〉
침혈을 찾을 때는 발을 든 상태에서 찾기가 쉽다.

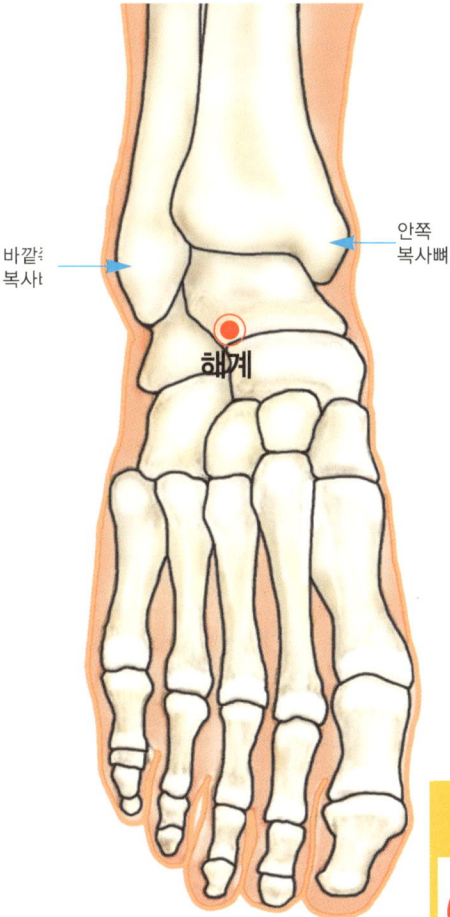

바깥쪽 복사뼈 / 안쪽 복사뼈 / 해계

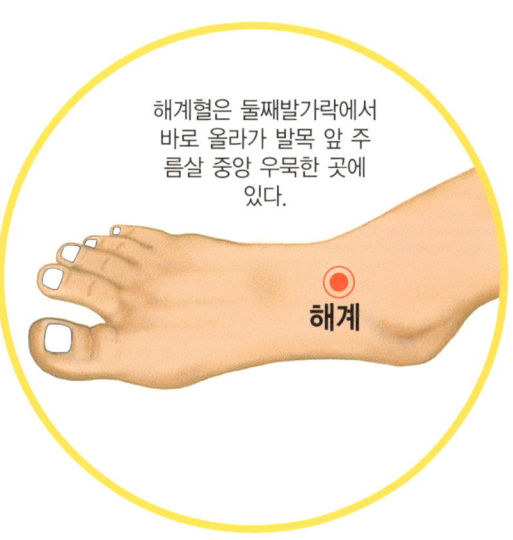

해계혈은 둘째발가락에서 바로 올라가 발목 앞 주름살 중앙 우묵한 곳에 있다.

참고 이 경혈의 명칭은 신발 끈을 푸는 곳이라는 뜻이며, 취혈 시 정확하게 침을 놓으면 입에서 은단 냄새가 난다.

발을 삐었을 때·관절염·류머티즘 치료법

지압요령 책상 다리를 하고 앉거나 의자에 앉아 왼쪽 발을 오른쪽 허벅지에 올리고 집게손가락으로 왼쪽 발의 해계혈을 7회 이상 누른다. 그리고 다리를 바꿔 오른쪽 발도 같은 방법으로 자극한다.

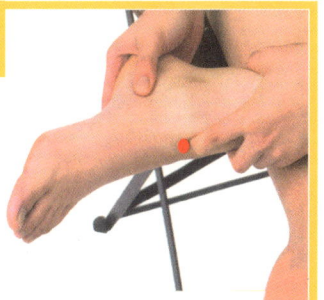

足陽明 胃經 족양명 위경

ST-42 (2개 혈)

42 충양(衝陽)

발등에 맥동이 있는 곳

이 경혈은 반신불수, 구안와사, 발이나 등의 부종(浮腫;신체 조직의 틈 사이에 액체가 괴어 있는 것), 발등이 붓고 충혈될 때, 복사뼈 부위가 붓고 아플 때, 다리의 신경통, 하지(下肢)의 마비, 발에 힘이 빠져 걷지 못할 때, 팔다리를 잘 움직이지 못할 때 등에 효과가 있다.

그 밖에 얼굴의 부종(浮腫), 안면(顔面) 신경마비, 정신 이상, 치통, 식욕부진 · 소화불량 · 배가 더부룩할 때 · 위통 · 복통 등 위에 고장이 났을 때, 설사 · 학질(虐疾) · 오한(惡寒) 등에도 잘 듣는다.

部位 발등의 가장 높은 지점에서 약간 앞쪽에 뼈 사이의 맥이 뛰는 곳에 있다.

鍼法 침은 5푼을 놓고 10번 숨쉴 동안 꽂아 두며, 뜸은 3장을 뜬다.
〈동인〉
취혈 요령은 발을 쳐들었다 놓았다 하며 침혈을 잡는다.

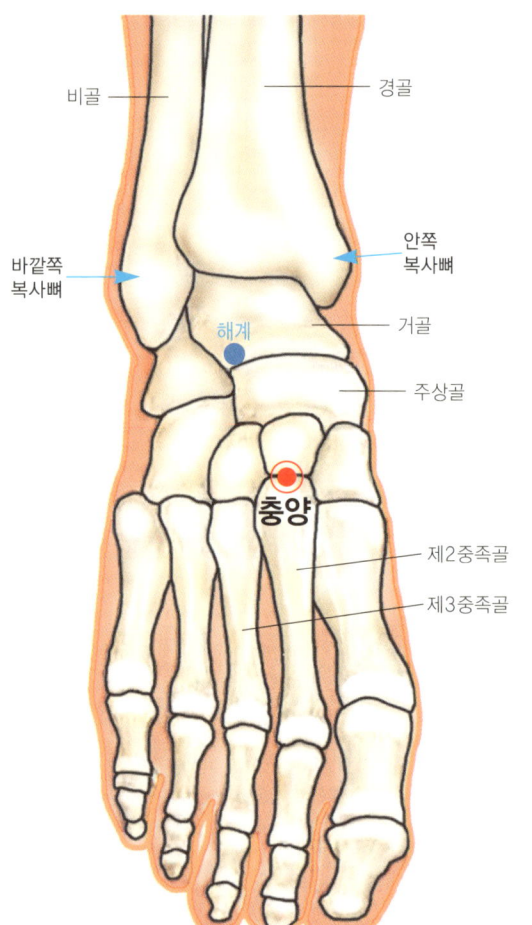

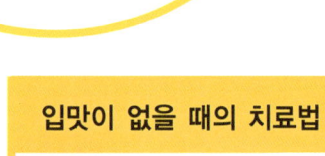

참고 이 경혈의 충(衝)은 통하는 길이란 뜻이며, 바로 이 혈이 위경의 양기(陽氣)가 통하는 길이므로 충양이라 칭했다. 회원(會原)이라고도 한다.

입맛이 없을 때의 치료법

지압 요령 지압 요령은, 발등의 충양혈에 엄지손가락을 대고 발등을 잡듯이 하여 힘을 가한다.

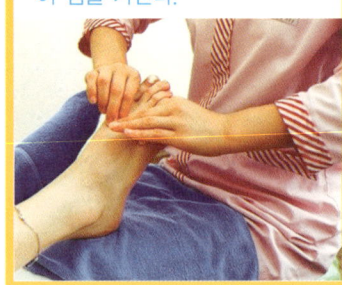

ST-43 (2개 혈)

43 함곡(陷谷)

족양명경의 수혈(輸穴)

이 경혈은 발등과 발의 통증, 발등이 붓고 아플 때, 사지궐냉(四肢厥冷)에 효과가 있다.

또한 얼굴과 온몸의 부종(浮腫;신체 조직의 틈 사이에 액체가 괴어 있는 것), 수종(水腫;온몸이 붓는 질환), 결막염, 눈 주위가 부어오를 때, 눈에 핏발이 설 때, 소화 불량, 복명(腹鳴), 복통, 위궤양, 복수(腹水;배에 물이 차는 등의 증상), 장명(腸鳴), 한불출(汗不出;땀이 나지 않음)의 열병(熱病), 히스테리, 눈꺼풀이 처질 때 등에도 잘 듣는다.

이 경혈은 지압이나 마사지를 해도 효과가 매우 좋은 곳이다.

部位 둘째발가락의 중족골과 셋째발가락의 중족골 사이의 끝 쪽 우묵한 곳에 있다.

鍼法 침은 3푼을 놓고 7번 숨쉴 동안 꽂아 두며, 뜸은 3장을 뜬다.〈동인〉

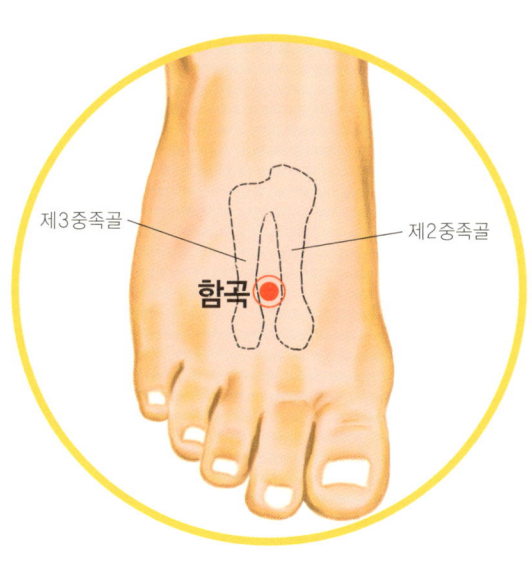

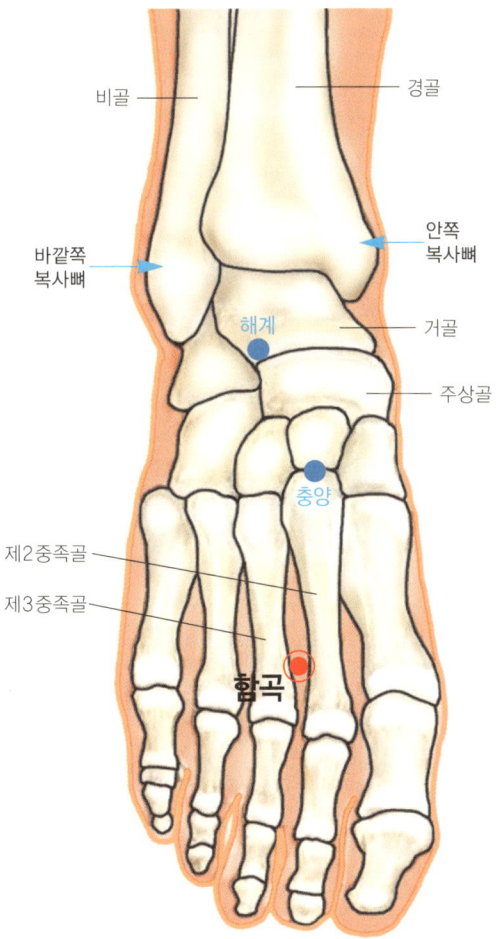

참고 이 경혈의 함(陷)은 아래로 꺼진 것이고, 곡(谷)은 빈 공간, 즉 발등의 둘째발가락 본절 뒤의 우묵하게 들어간 곳이라는 데서 함곡이라는 명칭이 붙었다.

ST-44 (2개 혈)

44 내정(內庭)

다리 병을 다스리는 경혈

이 경혈은 인후병(咽喉病;목구멍에 생기는 병), 목구멍이 땅기면서 아플 때, 편도선염, 급만성 장염, 두드러기, 복명(腹鳴;뱃속에서 소리가 나는 것), 식욕부진, 복통, 위장병, 변비, 설사, 이질, 장의 통증뿐만 아니라 각기병, 구안와사, 수족궐냉(手足厥冷), 발등이 붓고 아플 때, 다리나 무릎이 뻣뻣하고 아플 때 등에 효과가 있다.
또한 일반적으로 안면 신경마비, 치통, 치주염, 입 냄새, 코피, 노이로제 등에도 효과를 본다.

部位: 둘째발가락의 기절골과 셋째발가락의 기절골이 갈라진 사이 우묵한 곳에 있다.

鍼法: 침은 3푼을 놓고, 10번 숨쉴 동안 꽂아 두며, 뜸은 3장을 뜬다.
〈동인〉
침끝이 뼈막에 닿으면 몹시 아프고 침이 들어가지 않는다.

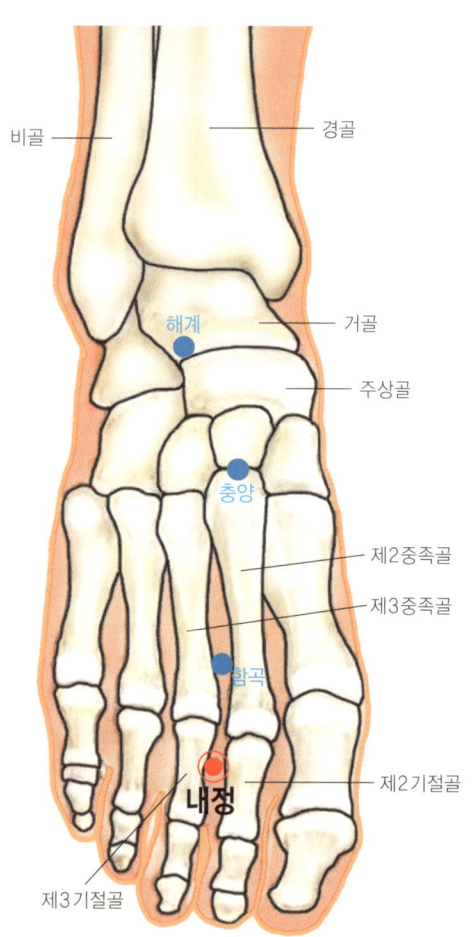

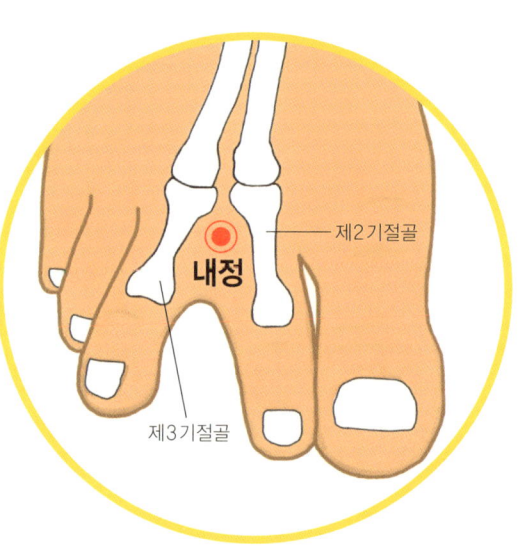

참고: 이 경혈의 내(內)는 입구를 뜻하고, 정(庭)은 뜰이니 위경의 형수혈(滎水穴)이 되므로 내정이라 칭했다.
이 내정혈엔 만성적인 병이 있는 사람에게 뜸을 뜨면 치료 효과가 매우 좋으므로 적극 권한다.

다리나 무릎의 통증 치료법

지압요령: 지압 요령은, 집게손가락이나 가운뎃손가락으로 내정혈을 꾹꾹 눌러 준다.

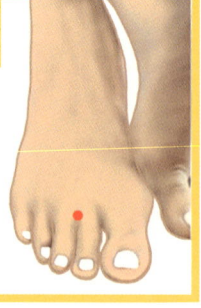

ST-45 (2개 혈)

45 여태(厲兌)

원기를 돋우는 경혈

이 경혈은 명치에서 배에 걸쳐 땅기거나 통증이 있을 때, 소화불량, 식욕부진, 구역질, 오한(惡寒) 등 여러 가지 증상에 효과가 있다.

또한 치통, 빈혈, 구안와사, 편도선염, 간염, 신경쇠약, 히스테리, 정신착란, 꿈을 많이 꿀 때, 가위에 눌리는 꿈을 자주 꿀 때, 마음이 답답하고 초조할 때, 얼굴 및 온몸의 부종(浮腫), 얼굴의 뾰루지, 당뇨병, 코피, 인후병(咽喉病;목구멍에 생기는 병), 황달, 복막염, 당뇨병, 안면(顔面) 신경마비 등의 치료에도 효과를 본다.

部位 둘째발가락 바깥쪽 발톱의 모서리를 지나는 수직선과 발톱뿌리를 지나는 수평선이 만나는 지점에 있다.

鍼法 침은 1푼을 놓고 뜸은 1장을 뜬다.〈동인〉

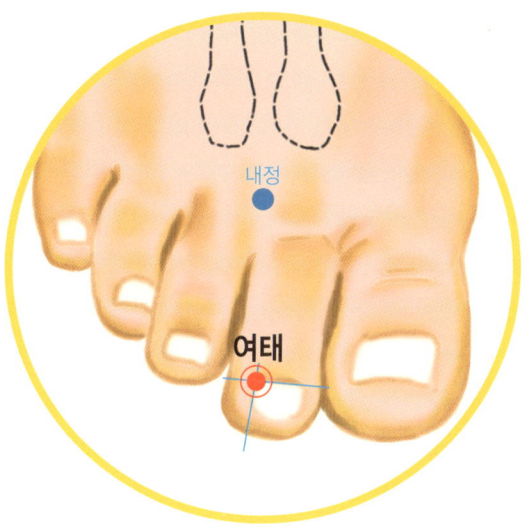

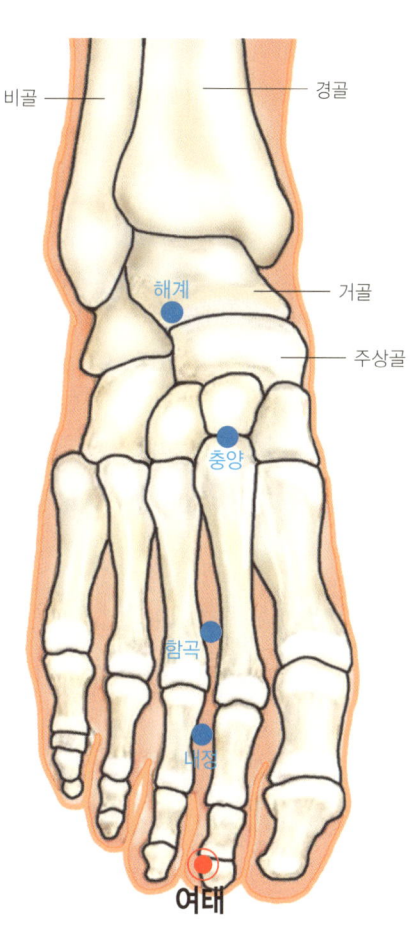

명치와 위에 관한 증상 치료법

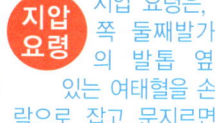
지압 요령
지압 요령은, 양쪽 둘째발가락의 발톱 옆에 있는 여태혈을 손가락으로 잡고 문지르면서 누른다.

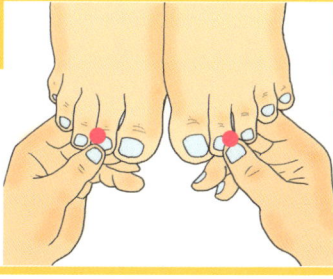

참고 이 경혈의 여(厲)는 절벽같이 위험한 곳에 혈이 위치한 것을 말함이고, 태(兌)는 입이란 뜻에서 입의 질환을 주로 다스린다. 따라서 여태라는 명칭이 붙었다. 족양명경의 정혈(井穴)이다.

비경(脾經)이 다스리는 병

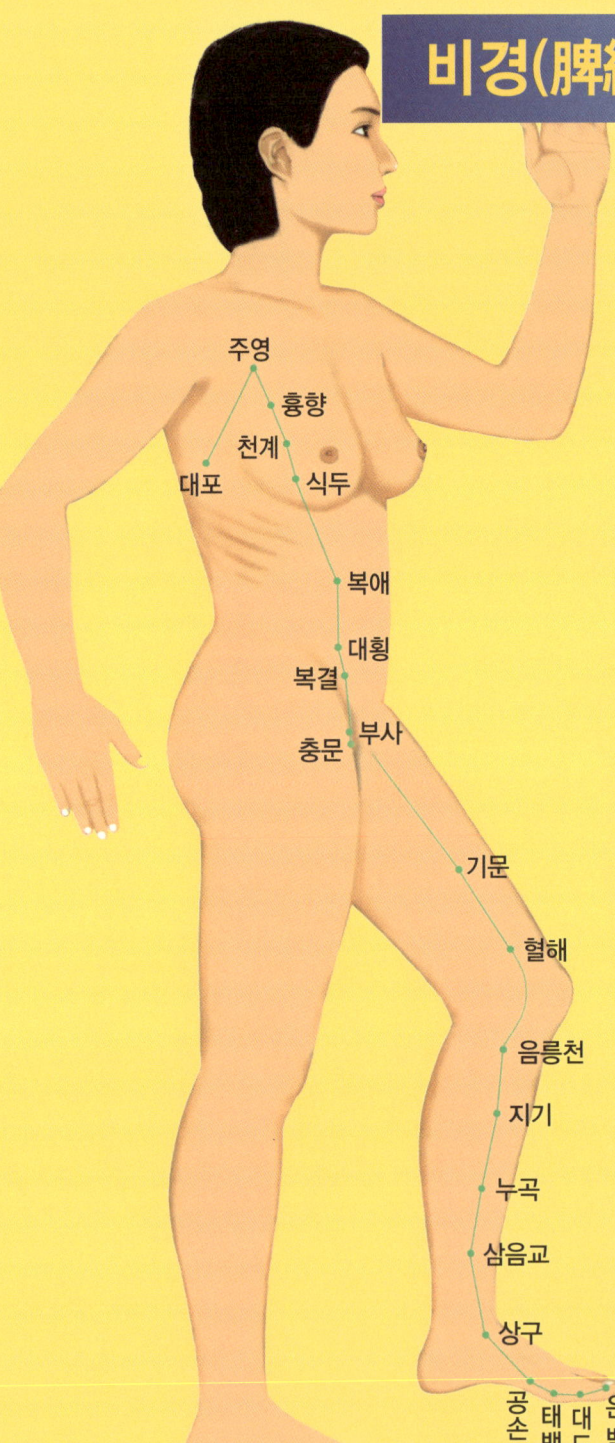

1. 비경(脾經)은 췌장이나 비장, 소화기 계통·팔과 관계된 모든 기능을 조절하고, 주 임무는 비장의 기능을 조절해 소화 흡수와 신진대사를 원활하게 만드는 것이다.

2. 비경(脾經)과 위경(胃經)은 서로 표리의 관계이므로 상호간에 기능을 유지한다. 그러므로 팔의 질병은 위경에서 다스리고, 위의 병은 비경에서 다스리는 것이다.

3. 고전에서 말하는 비(脾)는 췌장과 비장을 말하나, 현대에서의 비는 혈구를 조절하는 작용이 있다고 한다. 그 작용은 임파구를 생산, 변역체의 생산, 적혈구, 백혈구의 파괴와 혈액의 저장과 세균이나 이물질을 식균(食菌) 작용하기도 한다. 그리고 이런 성분은 즉시 문맥으로 들어가 간장에서 담즙의 재료가 되며 혈액을 잠시 저장하기도 한다.

4. 비실증은 음실증이니 위허가 되며, 또한 신, 간허도 된다. 비실증이면 앞의 목으로 올라가는 혈관으로 피가 올라가지 못하기 때문에 빈혈이나 편두통, 현기증, 삼차 신경통, 야맹증, 시력감퇴, 복통, 맹장염, 정력감퇴, 관절염, 관절통, 췌장염, 피부병 등등에 매우 효과가 있다.

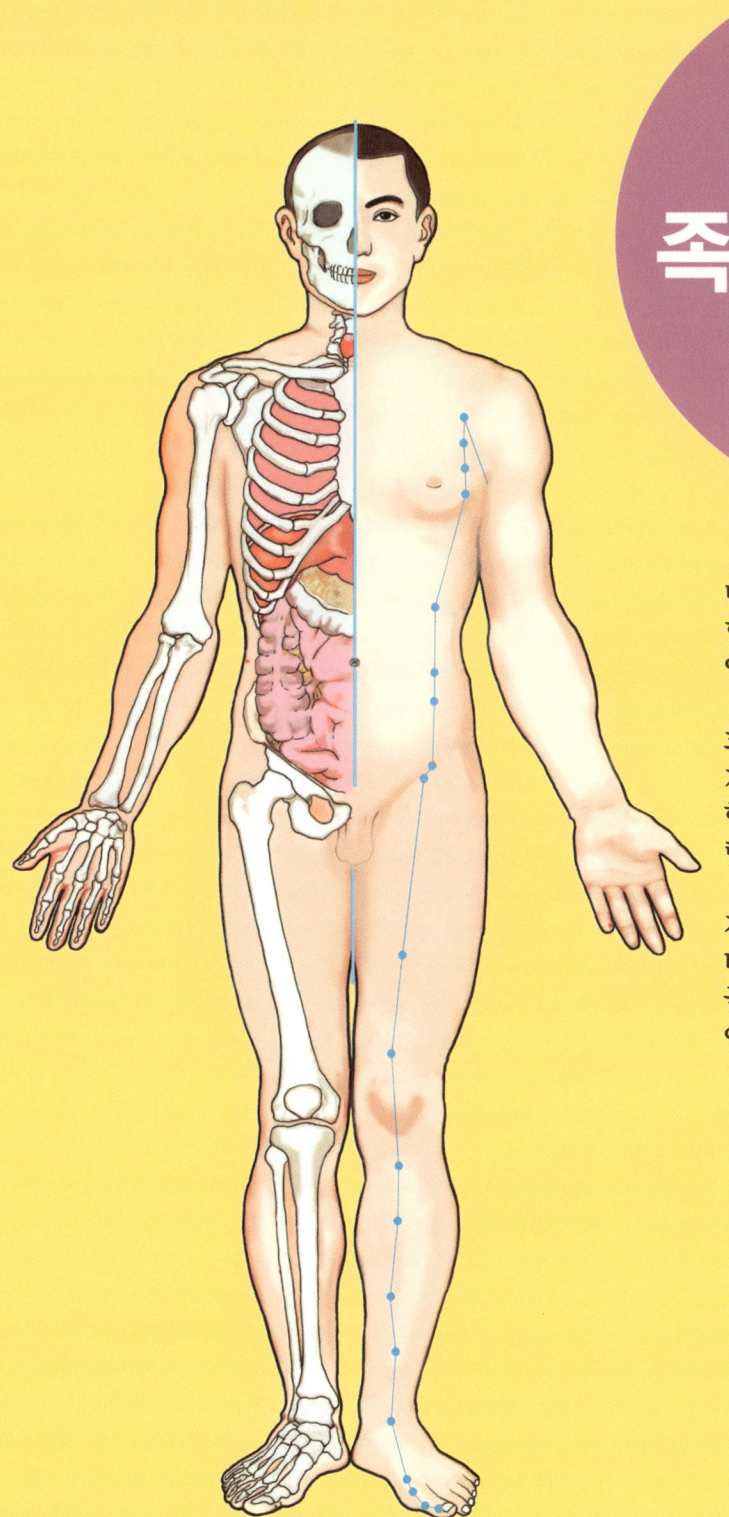

제4장

족태음(足太陰) 비경(脾經)

이 경락은 엄지발가락 끝의 은백혈에서 시작하여 옆구리의 대포혈에서 끝나는데, 한 쪽에 21개혈, 양쪽 합하여 42개 혈이 있다.

이 비경(脾經)의 경락은 혈해혈과 기문혈 외에는 모두 주로 소화기 질환인 위 및 장의 질환을 치료한다. 따라서 구토, 배의 부종, 아랫배의 통증 등에 잘 듣는다.

다음으로, 은백혈에서 충문혈까지는 모두 생식기 질환을 다스린다. 즉, 월경불순, 자궁출혈, 요실금, 소변불통 등을 치료한다. 그 밖에 부종, 불면증에도 효과를 본다.

SP-1 (2개 혈)

1 은백(隱白)

피를 맑게 하고 각성 효과가 있는 혈

이 경혈은 위경련이나 소화불량, 배가 더부룩할 때, 구토, 구역질, 복통, 급성 설사, 혈변(血便) 등에 특효가 있다.

그 밖에 안면통(顔面痛), 코피, 혈뇨(血尿), 복막염, 정신이상, 가위에 눌리는 꿈을 자주 꿀 때, 인사불성, 다리와 발의 냉증, 월경과다, 자궁경련 등에도 잘 듣는다.

이 경혈은 소아경풍(小兒驚風)이나 갑자기 정신을 잃고 쓰러진 사람의 구급혈로 사용하기도 한다.

穴位 엄지발가락 끝마디의 안쪽으로, 발톱의 안쪽 모서리를 지나는 수직선과 발톱 뿌리의 수평선이 만나는 곳에 있다.

鍼法 침은 1푼을 놓고 3번 숨쉴 동안 꽂아 두며, 뜸은 뜨지 말아야 한다.〈동인〉

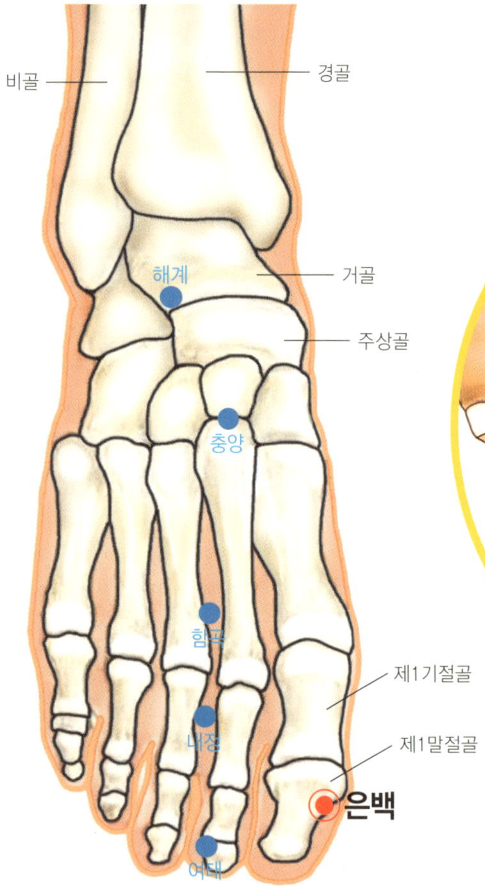

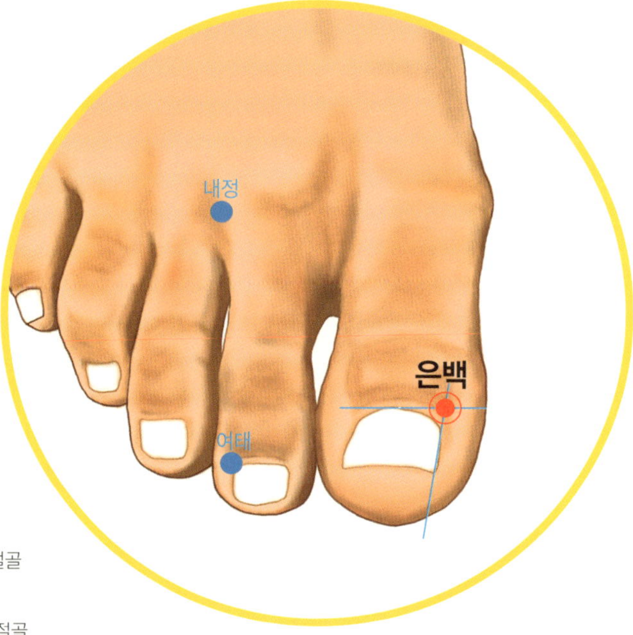

足太陰脾經
족태음비경

참고 이 경혈은 엄지발가락 안쪽 족태음 맥의 기가 시작하는 곳으로 수태음의 기가 흰(白;백) 살갗으로 숨어든다(隱;은)는 뜻에서 은백이라는 명칭을 붙였다. 족태음경의 정혈(井穴)이다.

SP-2 (2개 혈)

② 대도(大都)

발가락의 중요한 혈

이 경혈은 요통, 현기증, 중풍, 사지의 부종(浮腫), 온몸이 무력해질 때, 배 근육의 경련, 한불출(汗不出;땀이 나지 않음)의 열병(熱病), 아래쪽 다리의 신경통, 손발이 차가울 때, 몸이 무거우며 뼈가 쑤실 때, 허리 신경통, 가슴이 답답할 때, 중풍 등에 효과가 있다.

그 밖에 위경련, 소화불량, 헛구역질, 배가 더부룩할 때, 구토, 위통, 급성 설사, 변비 등의 소화기 계통의 질환에도 잘 듣는다.

穴位 엄지발가락 기절골의 몸 쪽 끝으로 우묵한 곳에 있다.(그림 참조)

鍼法 침은 2푼을 놓고 7번 숨쉴 동안 꽂아 두며, 뜸은 3장을 뜬다.〈영추〉

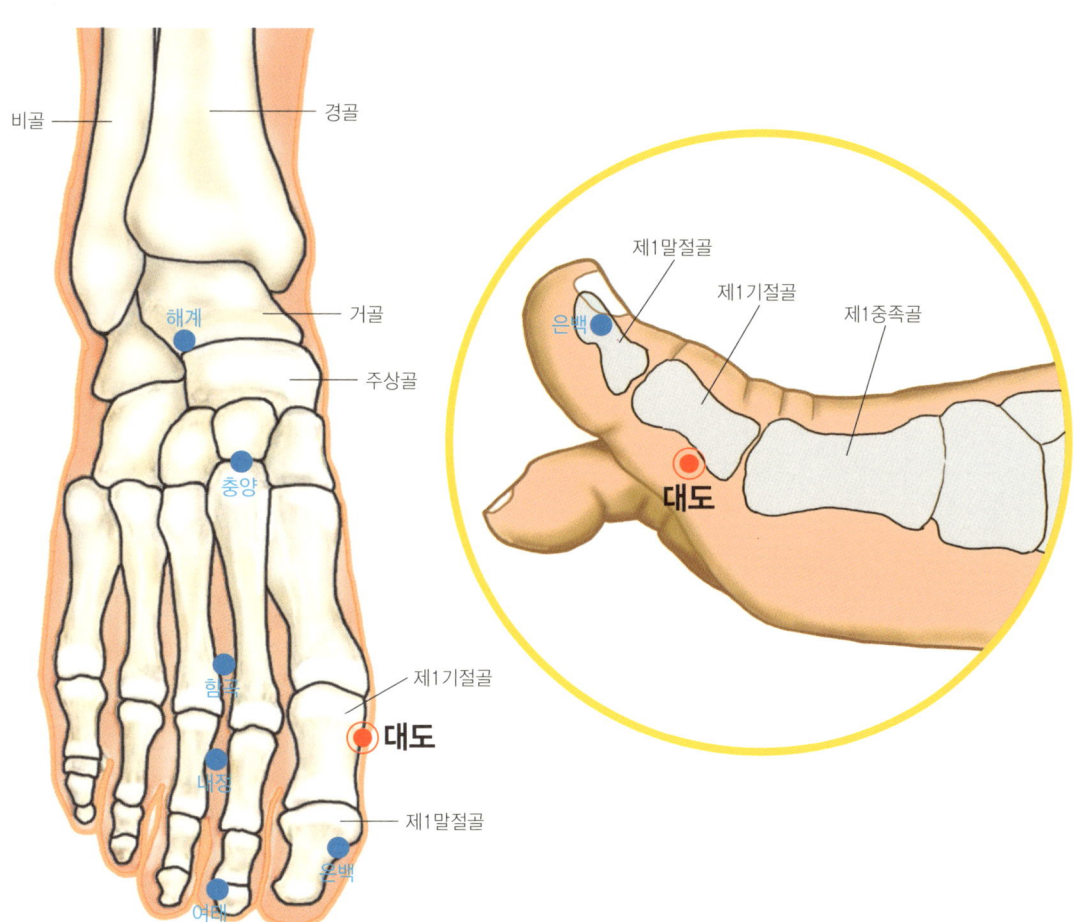

足太陰 脾經

참고 이 경혈의 도(都)는 모인다는 뜻이며, 대(大)는 팔의 맥에서 엄지발가락 본절 뒤의 함요처에 위치하므로 대도라는 명칭이 붙었다. 쉽게 말해 대(大)도 도(都)도 중요하다는 뜻이다.

361 지압 경혈 백과

SP-3 (2개 혈)

3 태백(太白)

족태음경의 유혈

이 경혈은 소화 불량, 위경련, 구토, 곽란(藿亂;토하고 설사하는 급성 위장병), 위통, 복통, 급성 위장염, 배가 더부룩할 때, 변비, 설사, 이질, 장염, 장출혈, 장명(腸鳴;장에서 소리가 나는 것)) 등 소화기 계통의 질환에 효과가 있다.
그 밖에 각기병, 몸이 무겁고 관절이 아플 때, 하지궐냉(下肢厥冷), 요통, 신경쇠약, 히스테리, 불면증, 부종(浮腫;신체 조직의 틈 사이에 액체가 괴어 있는 것) 등에도 잘 듣는다.

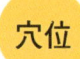 **穴位** 엄지발가락 중족골의 발 쪽의 끝 우묵한 곳에 있다.(그림 참조)

 鍼法 침은 3푼을 놓고 7번 숨쉴 동안 꽂아 두며, 뜸은 3장을 뜬다.〈동인〉

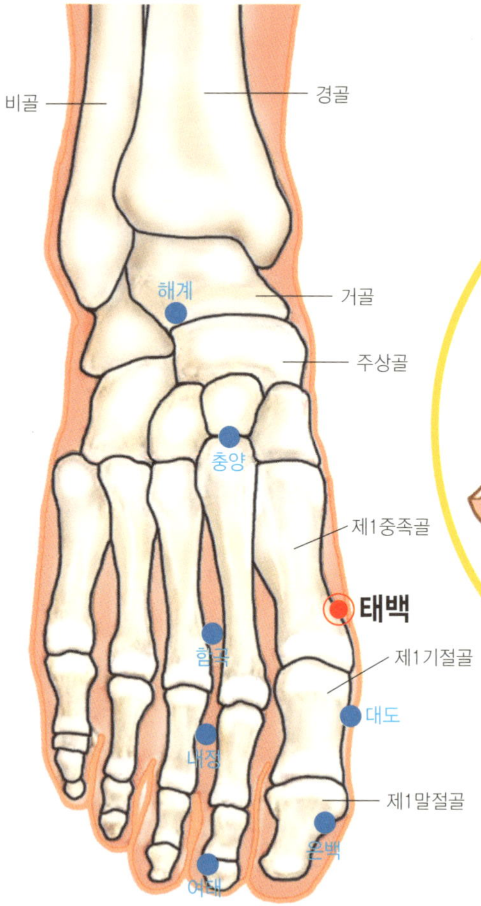

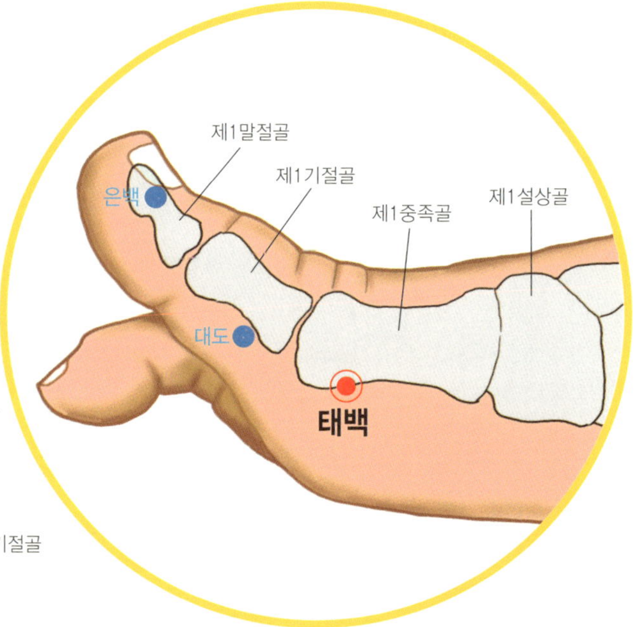

참고 이 경혈은 족태음경의 유혈로 태(太)는 크기 때문에 중요하다는 뜻이며, 백(白)은 흰 살갗을 뜻하므로 태백이라 칭했다.

제4장 족태음비경(足太陰脾經)

SP-4 (2개 혈)

4 공손(公孫)

족태음경의 중요한 낙혈

이 경혈은 위통, 복통, 설사, 구토, 이질, 복부 경련, 장출혈, 소화불량, 식욕저하, 배가 더부룩할 때, 위염, 급·만성 장염 등, 소화기 계통의 질환에 효과가 있다.

그 밖에 발바닥에 열이 나면서 아플 때, 복사뼈 부위가 아플 때, 흉통(胸痛;가슴 통증), 늑막염, 정신이상, 간질, 황달, 몸이 무거우면서 뼈가 아플 때, 불임, 자궁내막염, 월경불순, 비만, 얼굴의 부종(浮腫) 등에도 잘 듣는다.

穴位 엄지발가락 중족골의 뒤쪽 우묵한 곳에 있다.(그림 참조)

鍼法 침은 4푼을 놓고, 뜸은 3장을 뜬다.〈동인〉

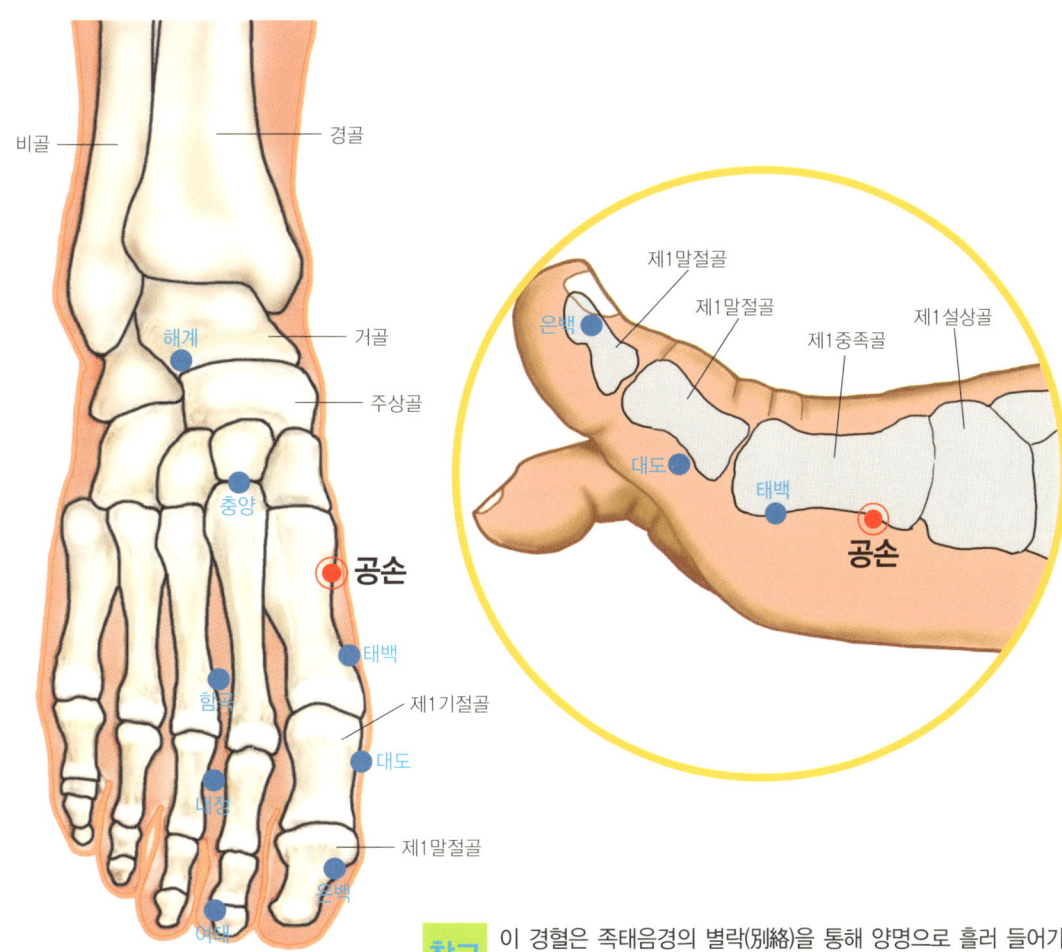

참고 이 경혈은 족태음경의 별락(別絡)을 통해 양명으로 흘러 들어가는 곳이며, 또 충맥과 합하고 음유맥과 모인다. 공(公)은 무리이니 가지가 함께 모인 것이다. 무릇 같은 가지의 맥이 손(孫)으로부터 갈라지기도 하고 합해지기도 했으니 이를 일컬어 공손이라는 명칭이 붙었다.
족태음경의 낙혈로, 여기서 갈라져 족양명경맥으로 간다.

SP-5 (2개 혈)

⑤ 상구(商丘)

비장·폐를 고치는 경혈

이 경혈은 비장과 폐에 이상이 생겼을 때 효능을 발휘한다. 따라서 황달, 위하수(胃下垂), 구토, 소화불량, 변비, 치질, 폐결핵, 백일해, 늑막염, 장명(腸鳴;장에서 소리가 나는 것), 배가 더부룩할 때, 아랫배의 통증 등에 잘 듣는다. 또한 부인의 질환, 소아경풍(小兒驚風), 몸이 나른한 증상 등에도 효과가 있다.

그 밖에 다리 신경통, 발목 관절염, 다리에서 쥐가 날 때, 복사뼈 주위가 부어오르면서 아플 때 등, 족관절(足關節) 질환에도 특효가 있다.

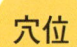 穴位 : 발 안쪽 복사뼈 아래에서 약간 앞으로 우묵하게 들어간 부분에 있다.

 鍼法 : 침은 3푼을 놓고 7번 숨쉴 동안 꽂아 두며, 뜸은 3장을 뜬다.〈동인〉

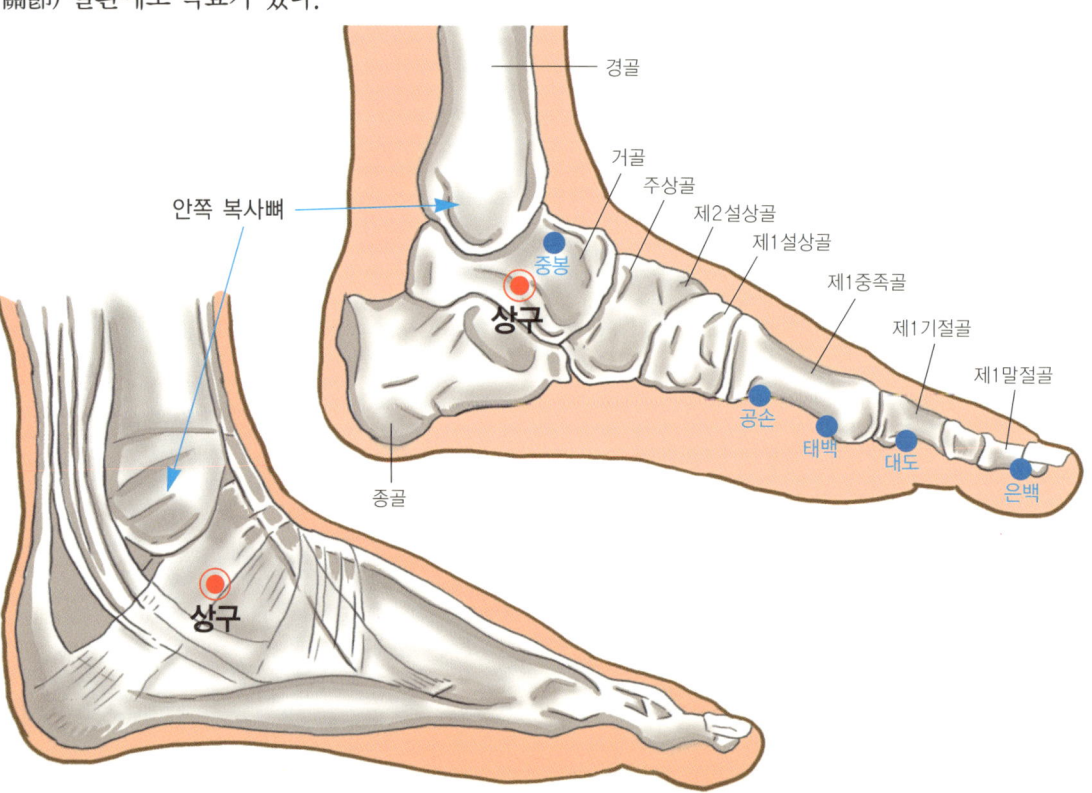

족태음비경(足太陰脾經)

참고 이 경혈의 상(商)은 허파이고, 구(丘)는 흙이 높이 쌓인 위치를 말한다. 따라서 이 혈의 뼈가 융기한 것이 마치 작은 언덕 같다는 데서 상구라 칭했다.

비장과 폐의 병 치료법

지압요령 책상다리를 하고 앉거나 의자에 앉아 왼쪽 발을 오른쪽 허벅지에 올리고 집게손가락으로 왼쪽 발의 상구혈을 여러 번 누른다. 그리고 다리를 바꿔 오른쪽 발도 같은 방법으로 자극한다.

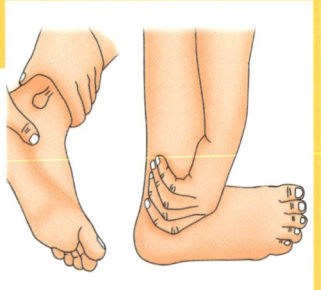

112 제4장 족태음비경(足太陰脾經)

SP-6 (2개 혈)

6 삼음교(三陰交)

발의 세 경맥이 교차하는 곳

이 경혈은 비장·간장·신장의 기능에 효과가 있다. 따라서 각종 생식기 질환, 월경불순, 자궁내막염, 자궁출혈, 자궁탈수(子宮脫垂), 월경부족, 대하, 무월경, 고환의 통증, 소변불리, 유정(遺精), 발기불능, 요도염, 야뇨증, 또한 갱년기 장애에 동반되는 여러 가지 질환, 배의 부기, 부종(浮腫;신체 조직의 틈 사이에 액체가 괴어 있는 것), 위염, 급성 장염, 장명(腸鳴;장에서 소리가 나는 것), 소화되지 않은 음식을 설사할 때, 설사, 식욕저하, 만성 간염, 당뇨병 등에 효과가 있다.

그 밖에 청각장애, 반신불수, 심계항진(心悸亢進), 이명(耳鳴), 불면증, 빈혈, 탈모, 습진, 기미, 신경성 피부염, 피부가 가려울 때, 다리가 차갑고 아플 때 등에도 잘 듣는다.

穴位 안쪽 복사뼈에서 위로 3촌 올라가 굵은 정강이뼈(경골) 뒤쪽 우묵한 곳에 있다.

鍼法 침은 3푼을 놓고,(아래 참고) 뜸은 3장을 뜬다.〈동인〉
임산부에게는 절대 침을 놓지 말아야 한다.〈동인〉

참고 이 경혈의 명칭은 발의 3음 경맥이 교차하는 곳이라는 뜻에서 붙여진 것이다. 즉 족태음비경, 족궐음간경, 족소음신경의 3음경맥이 모이는 혈이다.

전반에 걸쳐 효과가 있는 무병 장수의 경혈

지압요령 엄지손가락을 양쪽의 삼음교혈에 대고 뼈 쪽을 누르면서 2~3분간 비벼 준다. 또한 드라이어 등으로 따뜻하게 해 주어도 좋다.

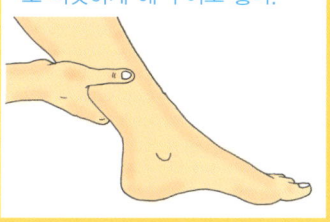

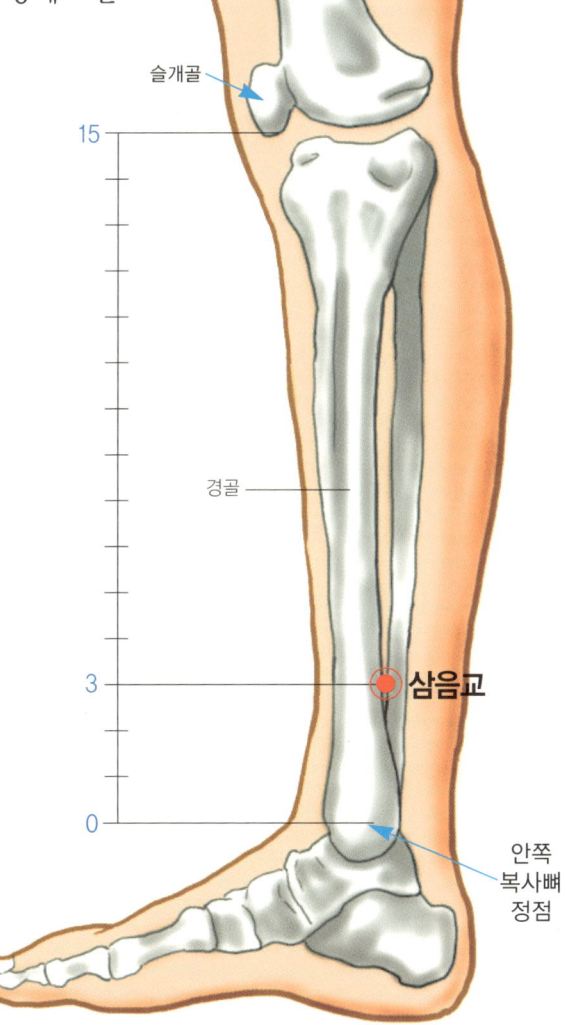

361 지압 경혈 백과

SP-7 (2개 혈)

7 누곡(漏谷)

태음경의 낙맥이 나오는 곳

이 경혈은 다리, 특히 무릎이 시리거나 저릴 때, 다리 신경통 및 뻣뻣할 때, 다리에 쥐가 날 때, 발목 관절의 통증, 복사뼈 부위가 붓고 아플 때, 각기병 등, 다리 쪽의 증상에 치료 효과가 있다.

그 밖에 수종(水腫;온몸이 붓는 질환), 협심증, 신경쇠약, 배가 더부룩할 때, 장명(腸鳴;장에서 소리가 나는 것), 소갈(消渴), 각종 남녀의 생식기 질환, 고환염, 산증(疝症;고환이나 음낭이 커지면서 아랫배가 켕기고 아픈 병증), 소변불리, 요도염, 요로감염증(尿路感染症) 등에도 잘 듣는다.

穴位: 안쪽 복사뼈에서 6촌 올라가 굵은 정강이뼈(경골) 뒤쪽 우묵한 곳에 있다.

鍼法: 침은 3푼을 놓고 뜸은 뜨지 말아야 한다.〈동인〉

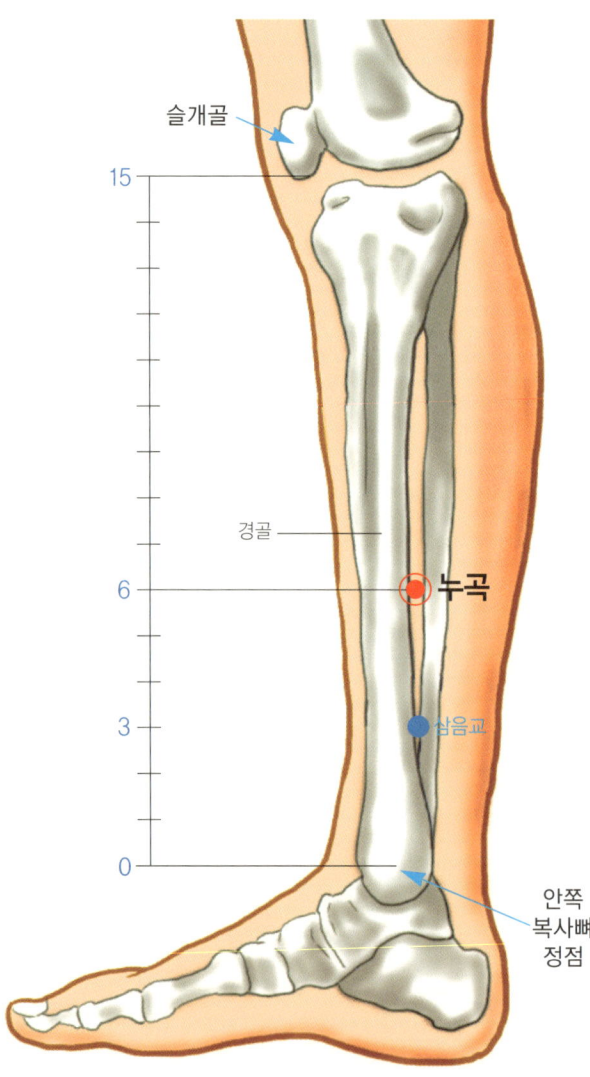

참고: 이 경혈의 명칭은 깊숙이 스며든다는 뜻이며, 태음경의 낙맥이 이 혈에서 나오는 것이 마치 틈으로 흘러나오는(漏;누) 것과 같고, 골짜기(谷;곡)의 구멍같이 생겼으므로 누곡이라는 명칭이 붙었다.

SP-8 (2개 혈)

8 지기(地機)

소화 기능을 돕는 경혈

이 경혈은 대퇴부 신경통, 하체 마비, 무릎 관절염, 다리의 신경통, 요통, 정력 감퇴, 무정액(無精液), 고환의 통증, 유정(遺精;무의식중에 정액이 나오는 것), 소변불리(小便不利), 자궁출혈, 대하, 생리통, 월경불순, 부종(浮腫) 등에 효과가 있다.
그 밖에 대장염이나 급성 위염, 위경련, 위산과다, 소화불량, 식욕저하 등에도 잘 듣는다.

穴位 안쪽 복사뼈에서 10촌 올라가 굵은 정강이뼈(경골) 뒤쪽 우묵한 곳에 있다.
음릉천에서 아래쪽으로 3촌.

鍼法 침은 3푼을 놓고, 뜸은 3장을 뜬다.〈동인〉
취혈 요령은 다리를 펴고 침혈을 잡는다.〈입문〉

참고 이 경혈 명칭의 기(機)는 기밀, 지(地)는 비경, 즉 비경의 기밀을 간직하고 있는 곳이라는 데서 지기라 칭했다.
일명 비사(脾舍)라고도 부른다.

정력 감퇴 · 대퇴부 신경통 · 무릎 관절염 치료법

지압 요령 오목하게 들어간 지기 혈에 엄지손가락이 파고 들어갈 정도로 지압을 한다.

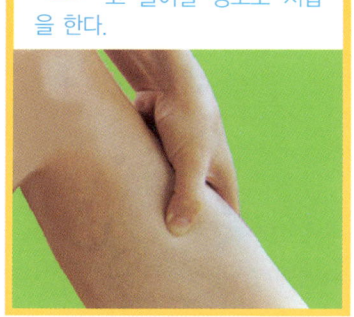

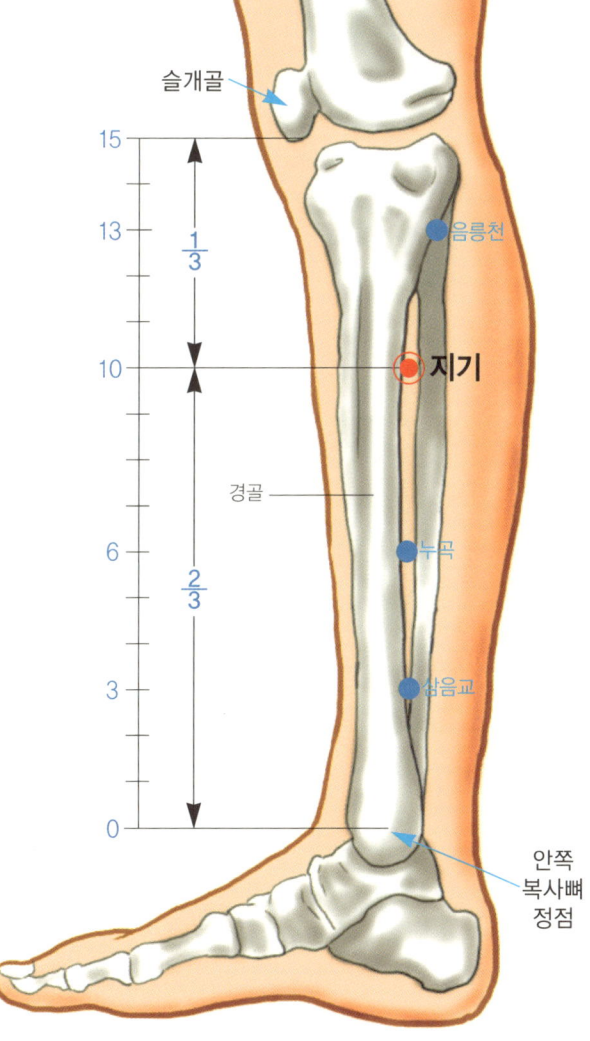

족태음 비경
足太陰 脾經

SP-8 (2개 혈)

9 음릉천(陰陵泉)   설사를 멈추고 소변을 잘 하게 하는 혈

이 경혈도 족삼리혈과 비슷하게 응용 범위가 넓다. 주로 무릎·허리·다리의 질환, 여성의 생식기·비뇨기 질환, 갱년기 질환에 효과가 있다. 따라서 각기병, 소변불통(小便不通), 요도염, 요실금, 잔뇨(殘尿), 요로감염증(尿路感染症), 신장염, 자궁내막염, 월경불순, 유정(遺精), 고환의 통증, 기림(氣淋;원기 허약으로 인해 생긴 임질), 발기불능, 황달, 복수(腹水), 불면증, 무릎관절염, 무릎이 붓고 아플 때, 고혈압, 수종(水腫) 등에 잘 듣는다.

그 밖에 위장 질환, 소화불량, 배가 더부룩할 때, 급성 장염 등에도 효과가 좋다. 특히 차가운 것이 원인이 되는 증상인 춥게 자서 생긴 배탈·설사·이질 등의 위장병에도 효과가 탁월하다.

穴位 무릎 안쪽 우묵한 곳에 있다.

鍼法 침은 5푼을 놓고 7번 숨쉴 동안 꽂아 두며, 뜸은 뜨지 말아야 한다.〈입문〉
취혈 요령은 무릎을 구부리고 침혈을 잡는다.

足太陰脾經 / 족태음비경

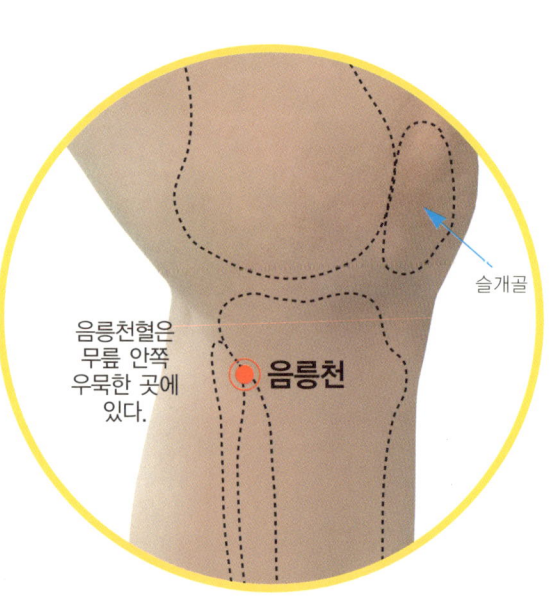

음릉천혈은 무릎 안쪽 우묵한 곳에 있다.

참고
이 경혈 명칭의 음(陰)은 안쪽, 능(陵)은 언덕, 천(泉)은 기가 나오는 곳으로, 그 위치가 마치 음부의 언덕 아래의 깊은 샘과 같아 음릉천이라 칭했다. 족태음경의 합혈이다.

손발이 차가운 증상·무릎·허리 통증 치료법

지압요령 음릉천혈에 엄지 손가락이 파고 들어갈 정도로 지압을 한다. 하지만 통증이 너무 심할 때에는 무리하게 힘을 주어 누르지 않도록 주의할 것.

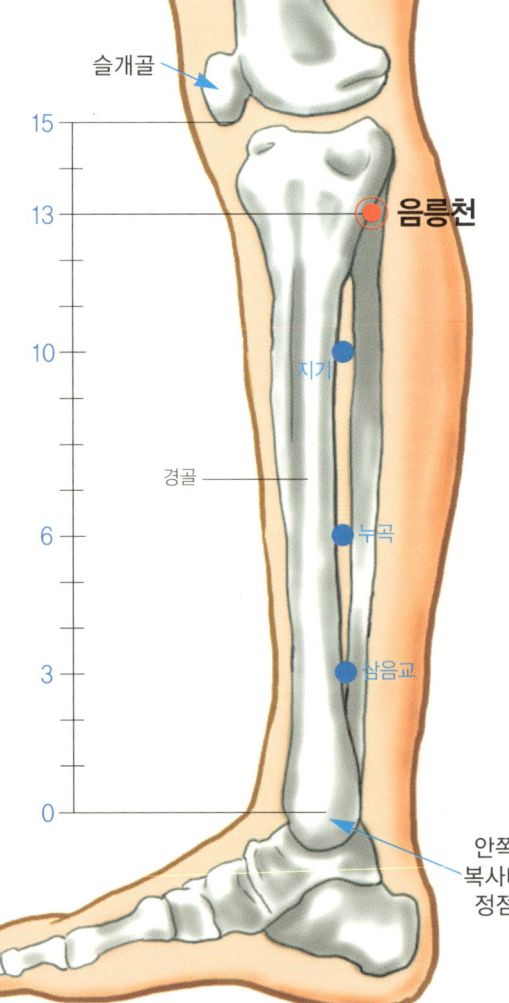

SP-10 (2개 혈)

10 혈해(血海)

혈맥을 다스리는 경혈

이 경혈은 피의 정체를 풀어 주고 혈액 순환을 돕는 경혈로서 여성 특유의 생리에서 생기는 월경불순이나 생리통, 자궁출혈, 대하, 자궁내막염과 남성의 비뇨기 질환인 고환염, 혈뇨 등에도 효과가 있다.

그 외에 빈혈, 복통, 요실금, 기생충으로 인한 병, 갱년기 장애, 얼굴의 습진·뾰루지·주근깨·탈모·두드러기·신경성 피부염·피부 가려움증·여드름·반점 등을 제거하는 등, 피부 미용에도 잘 듣는다.

穴位 슬개골 안쪽 끝에서 2촌 올라가 근육이 튀어나온 곳에 있다.

鍼法 침은 5푼을 놓고, 뜸은 3장을 뜬다.〈동인〉
취혈 요령은 무릎을 구부린 자세로 침혈을 잡는다.

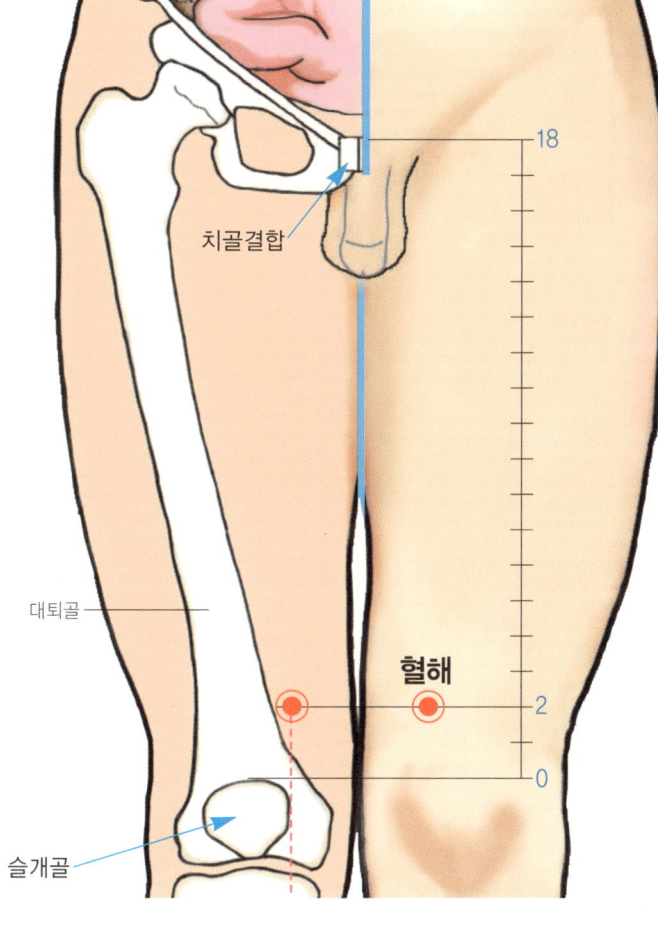

족태음 비경
足太陰 脾經

월경불순·월경통·허리 통증·두통 치료법

지압요령 엄지손가락을 혈해혈에 대고 나머지 손가락들은 무릎 위를 잡고 대퇴골 쪽으로 2~3분간 누르면서 비벼 준다. 물론 양다리 모두 자극한다.

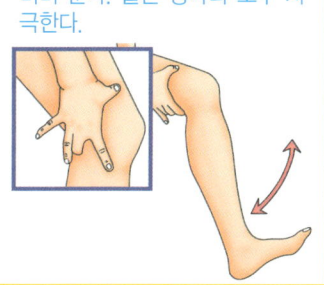

참고 이 경혈의 명칭은 〈피바다〉라는 뜻으로 혈맥에 관한 질병을 치료하는 경혈이다.

SP-11 (2개 혈)

11 기문(箕門)

나쁜 기를 없애는 경혈

이 경혈은 소변불통(小便不通), 고환염, 요실금, 야뇨증, 요도염, 자궁내막염 등, 부인과 질환과 남성의 생식기 질환에 효과가 있다.

그 밖에 위경련, 사타구니가 붓고 아플 때, 사타구니의 임파선염, 허벅지가 붓고 아플 때, 허벅지 신경통, 배가 붓고 아플 때, 치질, 임질, 변비 등에도 잘 듣는다.

穴位 슬개골 안쪽 끝과 충문혈을 연결한 선 위로 충문혈에서 6촌 지점에 있다. 넓적다리 동맥 위. 충문혈에서 아래쪽으로 3분의 1 지점에 있다.

鍼法 뜸은 3~5장을 뜨고 침은 놓지 말아야 한다.〈입문〉

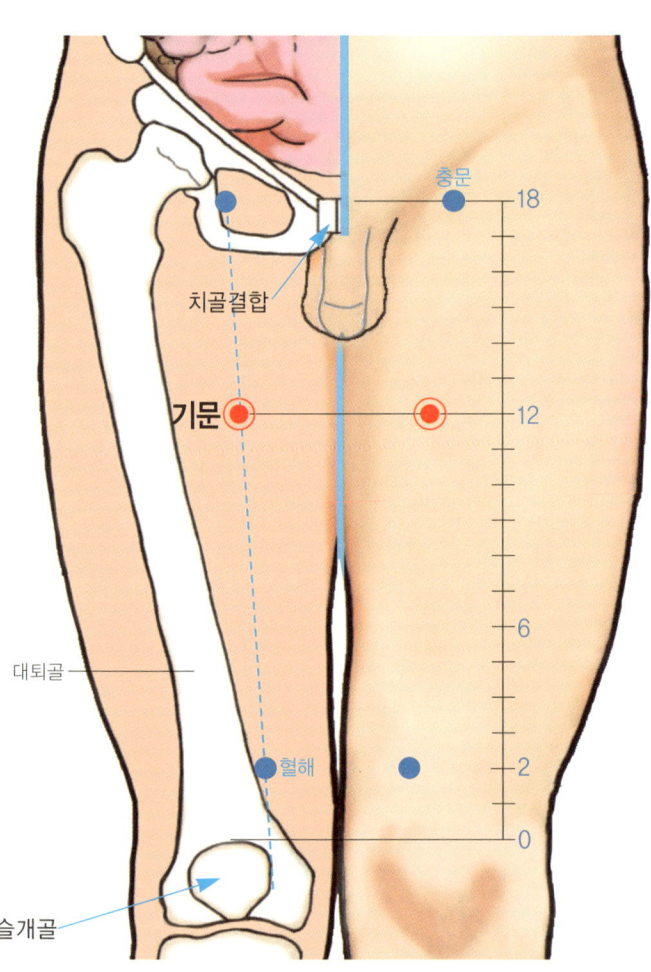

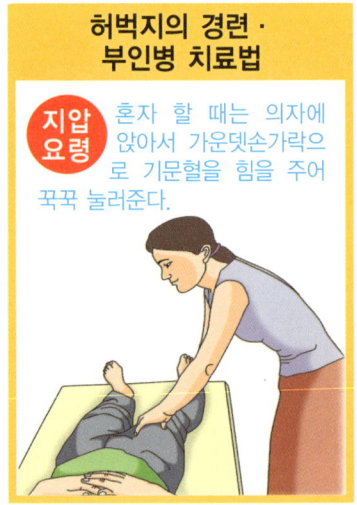

허벅지의 경련·부인병 치료법

지압요령 혼자 할 때는 의자에 앉아서 가운뎃손가락으로 기문혈을 힘을 주어 꾹꾹 눌러준다.

참고 이 경혈의 기(箕)는 삼태기, 즉 취혈 시 다리를 뻗으면 근육이 삼태기 모양이 된다는 뜻이며, 또 팔의 기가 나오는 문이 되므로 기문이라는 명칭을 붙였다.

SP-12 (2개 혈)

12 충문(衝門)

동맥을 돕는 경혈의 문

이 경혈은 자궁내막염·자궁경련·자궁출혈·자간(子癎;주로 분만할 때 경련발작과 의식불명을 일으키는 질환)·월경통·요도염·방광염·소변불리·고환염·산증(疝症; 고환이나 음낭이 커지면서 아랫배가 켕기고 아픈 병증) 등, 부인과 질환이나 남성의 생식기 질환에 효과가 있다.

그 밖에 배꼽 아래에서 명치에 걸친 급작스런 통증이나 위경련, 복통, 소아경풍, 호흡곤란, 복수(腹水) 등에도 잘 듣는다.

穴位 사타구니 한가운데 맥이 뛰는 곳에 있다.

鍼法 침은 7푼을 놓고, 뜸은 5장을 뜬다.〈동인〉

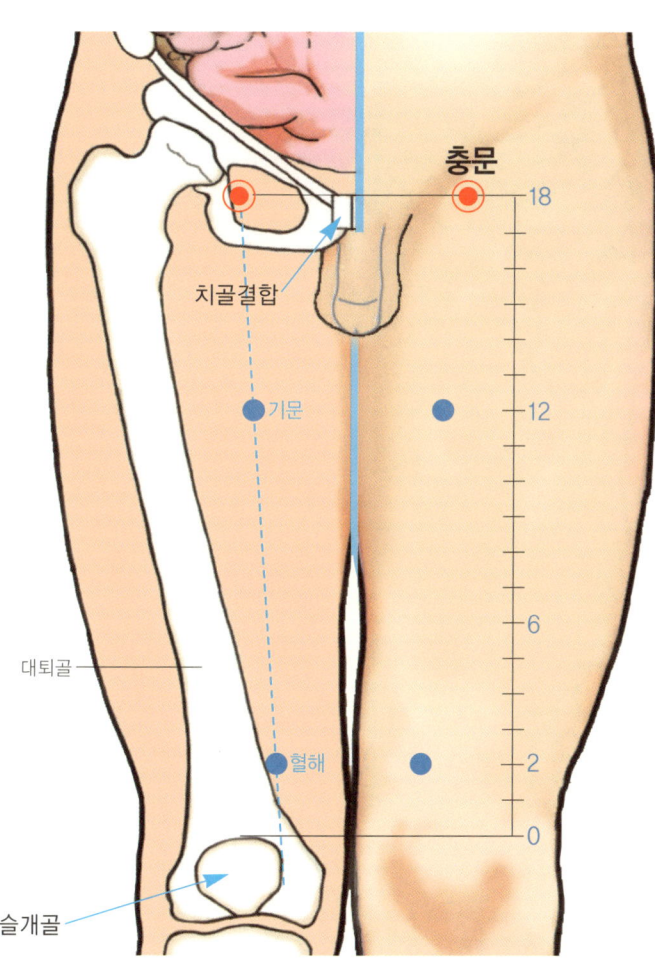

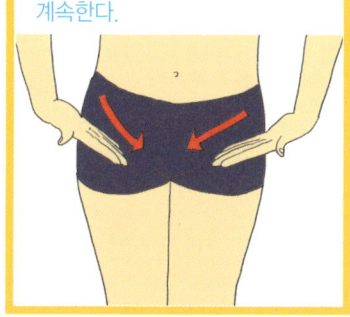

자궁경련·월경통 치료법

지압요령 손가락 끝을 충문혈에 대고 좌우에서 가운데로 비벼준다. "아프지만 기분좋다"라고 느낄 정도의 세기로 허벅지가 따뜻해질 때까지 계속한다.

참고 이 경혈의 명칭은 사타구니에 맥동이 있는 곳이라는 뜻이며, 이 부근에서 동맥의 박동의 느낌이 마치 태음의 기가 복부에 상충하는 것과 같아 충문(衝門)이라 칭했다. 자궁이라고도 부른다.

SP-13 (2개 혈)

13 부사(府舍)

모든 장부의 기가 모이는 곳

이 경혈은 곽란(霍亂;토하고 설사하는 급성 위장병), 복통, 적취(積聚;뱃속에 덩어리가 생겨 항상 배가 더부룩하거나 아픈 병증), 변비나 설사, 장염 등에 특효가 있다.

그 밖에 학질, 충수염(蟲垂炎;맹장염), 산증(疝症;고환이나 음낭이 커지면서 아랫배가 켕기고 아픈 병증), 사타구니의 임파선염, 납중독 등에도 효과가 있다.

穴位 배꼽 중심에서 아래쪽으로 4.3촌, 정중선에서 양 옆으로 각각 4촌 되는 곳에 있다.

鍼法 침은 7푼을 놓고, 뜸은 5장을 뜬다.〈동인〉

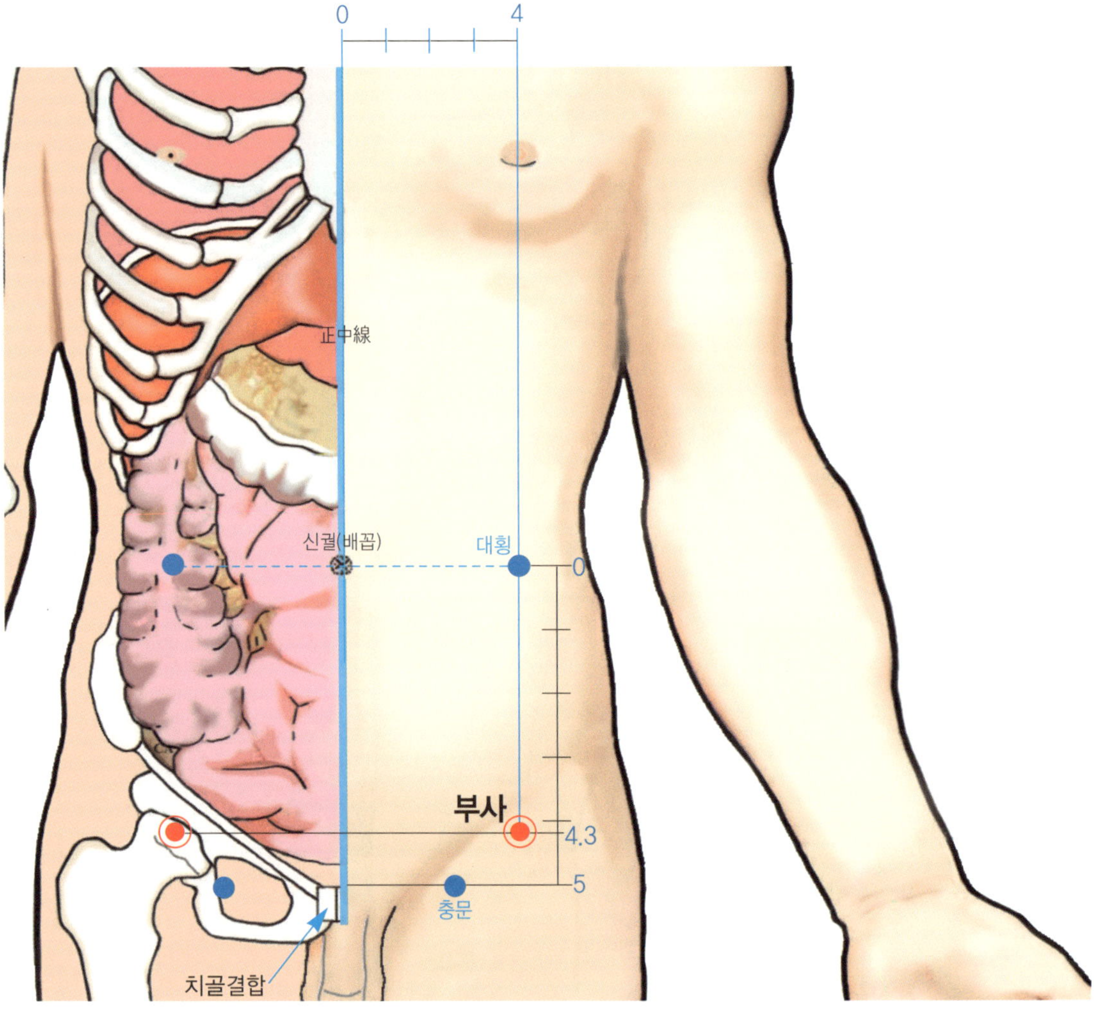

참고 이 경혈의 명칭은 기가 모이는 곳이라는 뜻이다. 이 맥은 위 아래로 뱃속에 들어가고 가슴에 락(絡)하며, 옆구리를 따라 위로 어깨에 이르러 태음의 극이 되니 삼음양명의 가지가 나뉘면서 모든 장부(腸府)의 집〔舍;사〕이 됨을 일컫는다.
이 혈은 족태음경의 극혈이며 발의 3음경과 3양경이 갈라진 곳이다.

SP-14 (2개 혈)

14 복결(腹結)

복통 등을 경감시키는 곳

이 경혈은 일반적으로 설사나 복통의 증상을 경감시킨다. 따라서 장이 몹시 아플 때, 배가 냉하면서 설사할 때, 배꼽 주변이 아플 때 등에 효과가 있다.

그 외에 해소, 감기, 심장 질환, 변비나 옆구리 통증, 하복부 신경통, 산증(疝症;고환이나 음낭이 커지면서 아랫배가 켕기고 아픈 병증) 등에도 매우 잘 듣는다.

穴位 배꼽 중심에서 아래쪽으로 1.3촌, 정중선에서 양 옆으로 각각 4촌 되는 곳에 있다.

鍼法 침은 7푼을 놓고, 뜸은 5장을 뜬다.〈동인〉

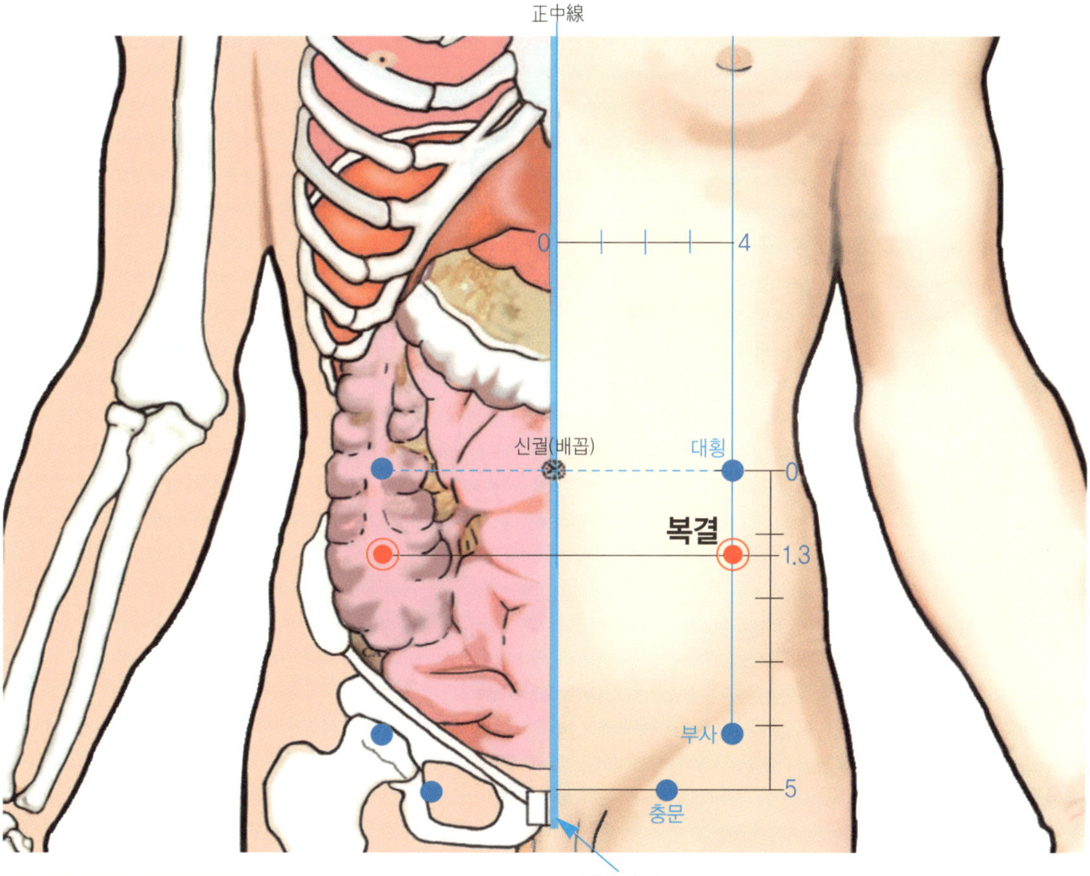

足太陰 脾經
족태음 비경

설사나 복통을 완화시키는 치료법

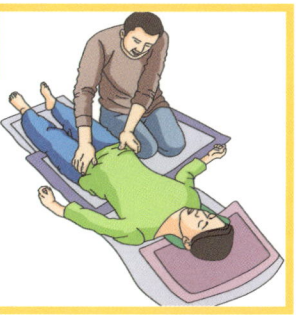

지압요령 두 손을 겹쳐서 조금 아프다고 느낄 정도로 눌러준다. 이 경혈을 누르면 가로 선상의 줄기가 느껴진다는 것이다.

참고 이 경혈의 명칭은 배(腹;복) 속에 뭉친 것(結;결)을 다스린다는 뜻이다.

SP-15 (2개 혈)

15 대횡(大橫)

배꼽 옆에 있는 중요한 혈

이 경혈은 급만성 설사나 습관성 변비, 이질, 장의 마비(麻痺), 팔다리 경련, 당뇨, 다한증(多汗症;땀이 많이 나는 증상), 유행성 감기 등에 효과가 있다.

그 밖에 배가 더부룩할 때, 복부 비만, 월경장애 등에도 잘 듣는다.

이 경혈은 지압이나 마사지를 해도 상당한 효과를 볼 수 있다.

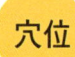 배꼽 중심에서 양 옆으로 각각 4촌 되는 곳에 있다.

 침은 7푼을 놓고, 뜸은 5장을 뜬다.〈동인〉
취혈 요령은 누운 위치에서 침혈을 잡는다.

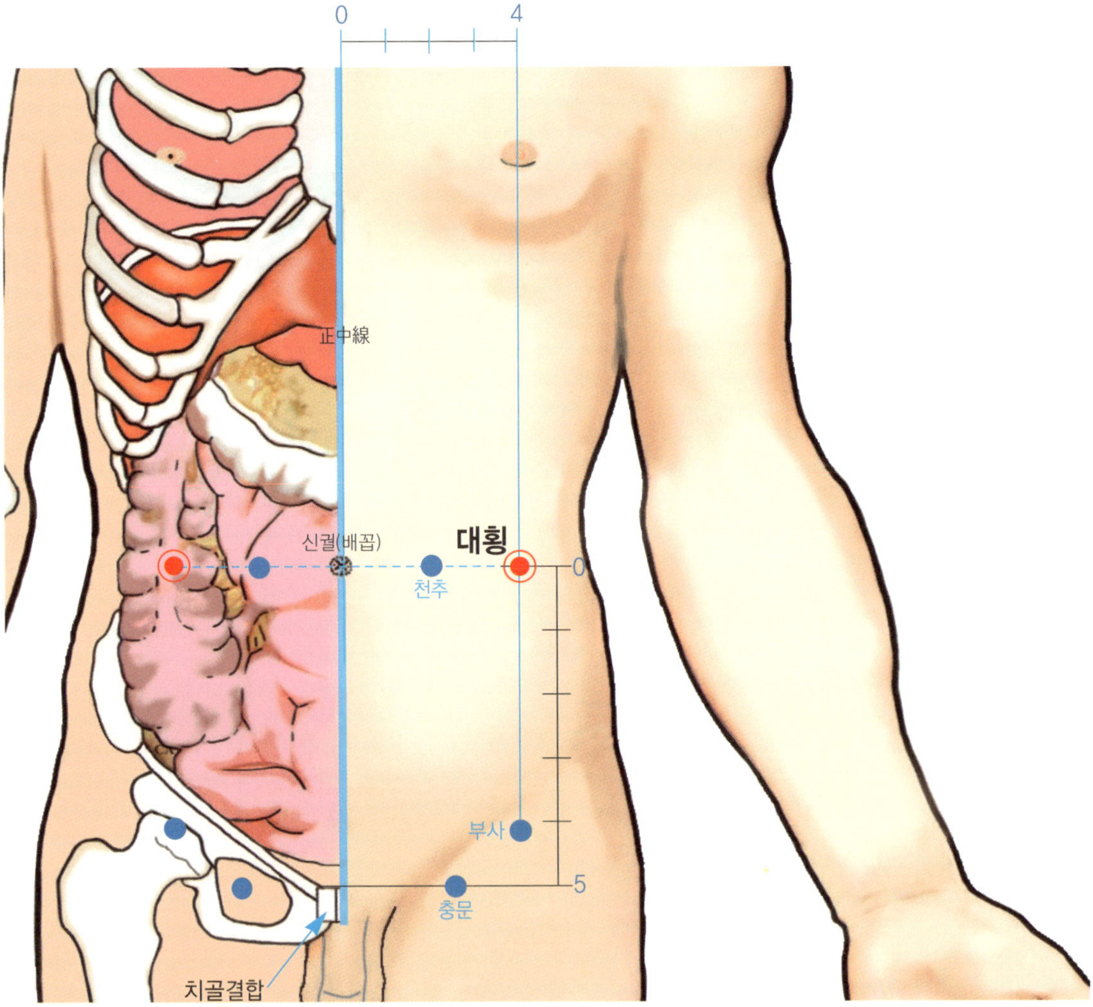

참고 이 경혈 명칭의 대(大)는 중요, 횡(橫)은 배꼽 옆이라는 뜻이며, 대장의 모혈(募穴)인 천추(天樞)에서 바깥쪽 가로(橫;횡)로 2촌 부위가 이 혈이므로 대횡(大橫)이라는 명칭을 붙였다.

SP-16 (2개 혈)

16 복애(腹哀)

복통에 잘 듣는 혈

이 경혈은 소화불량, 위궤양이나 위경련, 복통, 장명(腸鳴;장에서 소리가 나는 것), 이질, 소화되지 않은 음식물을 설사할 때, 혈변 등에 효과가 있다.
 그 밖에 담석증, 간장의 질환 등에도 잘 듣는다.
 이 경혈은 지압이나 마사지를 해도 상당한 효과를 볼 수 있다.

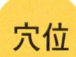 배꼽 중심에서 위쪽으로 3촌, 정중선에서 양 옆으로 각각 4촌 되는 곳에 있다.

 침은 3푼을 놓고 뜸은 뜨지 말아야 한다.〈동인〉

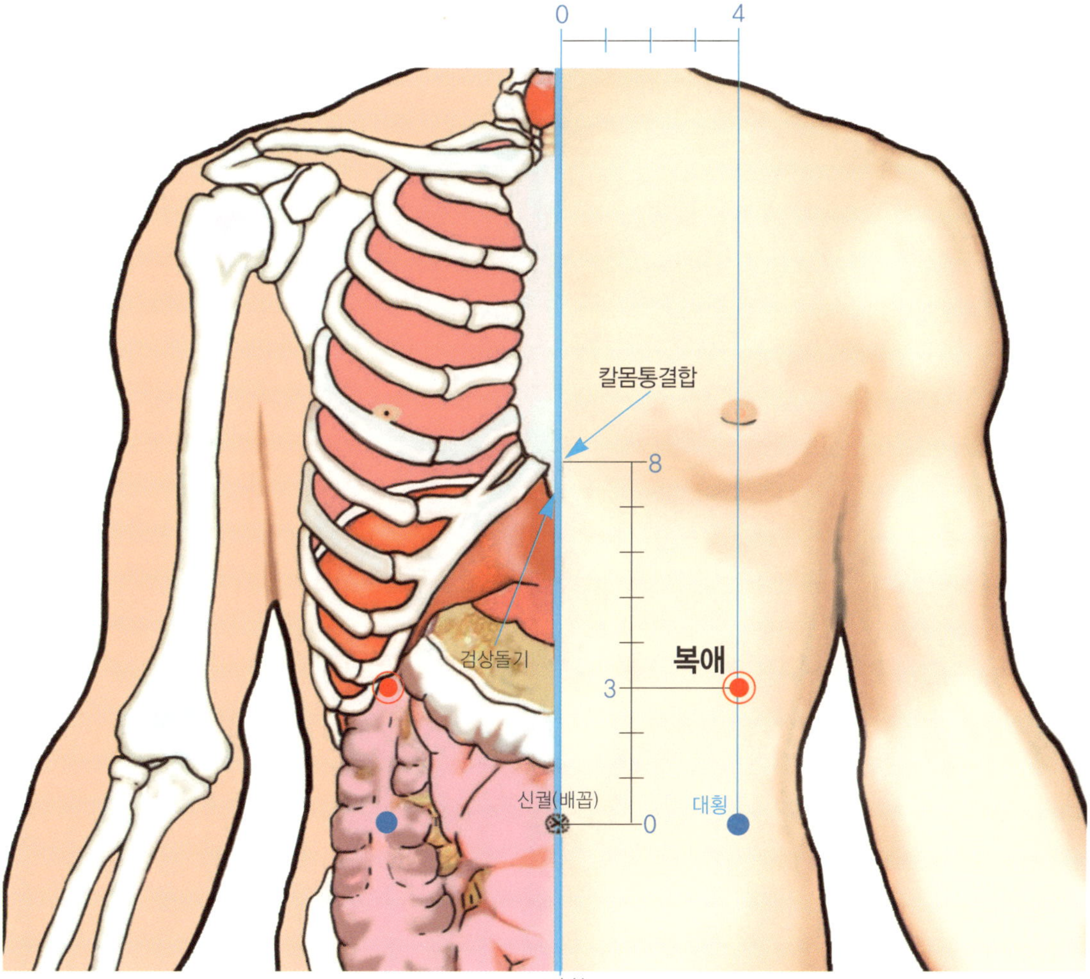

足太陰脾經 족태음비경

참고 이 경혈의 명칭은 복통에 잘 듣는다는 뜻이며, 이 혈이 복부(腹部)에 거주하며 항상 슬퍼하고〔哀;애〕 있다고 하여 복애라는 명칭을 붙였다. 자궁외 임신의 경우 압통점(壓通點)이 없다.

361 지압 경혈 백과 **123**

SP-17 (2개 혈)

17 식두(食竇)

흉격을 뚫어 폐의 기를 돕는 혈

이 경혈은 가슴이 답답할 때, 폐렴, 폐충혈(肺充血;폐혈관에 혈액이 많아지는 것), 습성 늑막염, 간염, 기관지염, 늑간신경통, 장의 통증, 폐기종, 간염 등에 효과가 있다.
그 밖에 반위(反胃;음식물이 들어가면 토하는 병증), 트림, 복수(腹水), 위염, 유즙부족 등에도 잘 듣는다.
이 경혈은 지압이나 마사지를 해도 상당한 효과를 볼 수 있다.

穴位 제5늑골과 제6늑골 사이이며, 정중선에서 양 옆으로 각각 6촌 떨어진 지점에 있다.

鍼法 침은 4푼을 놓고, 뜸은 5장을 뜬다.〈동인〉
취혈 요령은 팔을 들고 침혈을 잡는다.

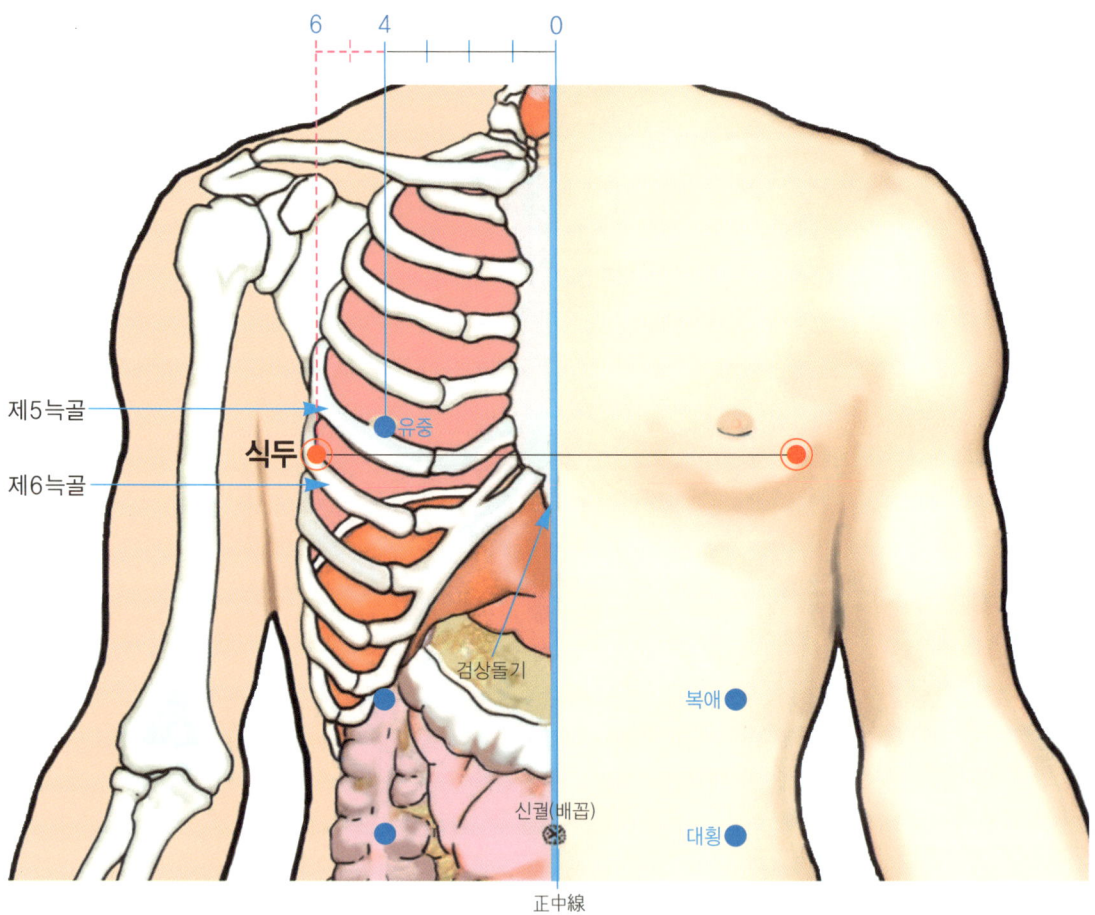

참고 이 경혈의 명칭은 밥통의 위쪽이라는 뜻이며, 음식은 위로 들어가고 위는 원기를 창자로 흘려 내보내며 곡식의 정미로운 부분이 비(脾)로 들어가 폐를 기르게 되니, 식두는 음식의 정기로 하여금 흉격을 뚫어 폐의 기를 돕게 한다. 여기서 두(竇)는 도랑 또는 구멍이란 뜻이다.

SP-18 (2개 혈)

18 천계(天谿)

유방 질환을 다스리는 곳

이 경혈은 가슴 통증이나 가슴이 답답함을 풀어 준다. 또한 늑간신경통, 기관지염, 딸꾹질, 젖앓이, 폐렴, 젖이 부족할 때, 심계항진(心悸亢進;가슴이 두근거림)에 효과가 있다.

특히 출산 후 유방이 붓거나 고열이 날 때 천계혈을 지압하면 곧 유방의 부종(浮腫;신체 조직의 틈 사이에 액체가 괴어 있는 것)이 가라앉고 열도 내려간다.

이 경혈은 지압이나 마사지를 해도 상당한 효과를 볼 수 있다.

穴位 제4늑골과 제5늑골 사이이며, 정중선에서 양 옆으로 각각 6촌 떨어진 지점에 있다.

鍼法 침은 4푼을 놓고, 뜸은 5장을 뜬다.〈동인〉
몸을 젖히고 침혈을 잡는다.

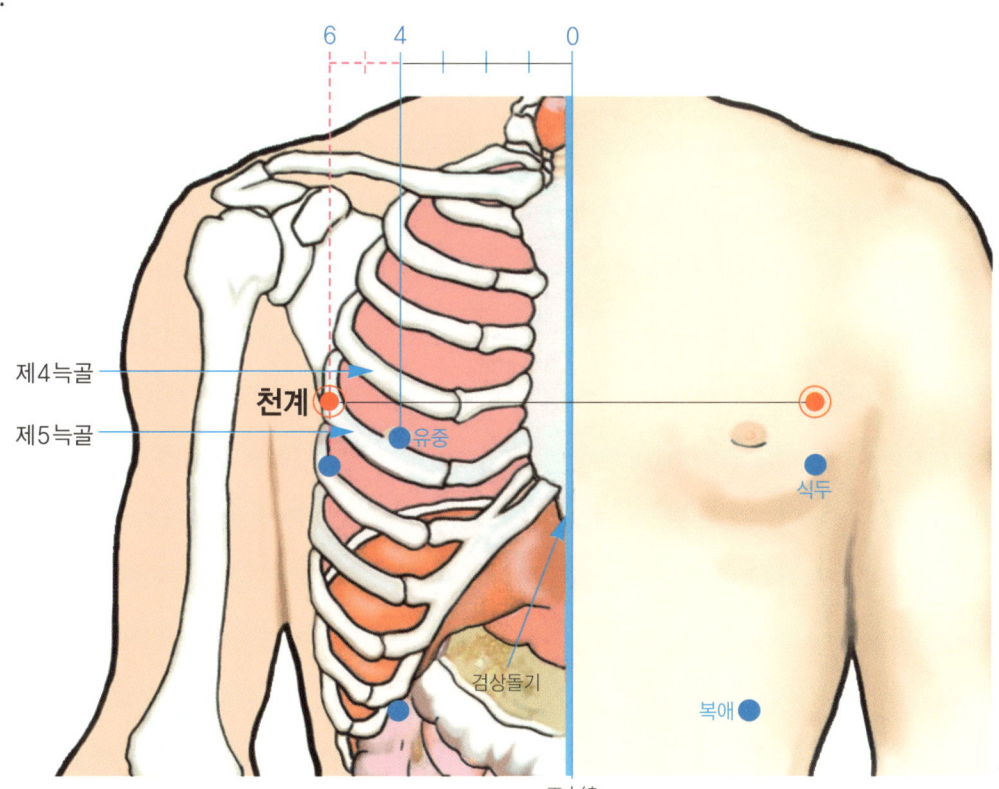

족태음 비경
足太陰 脾經

유방이 부었을 때의 치료법

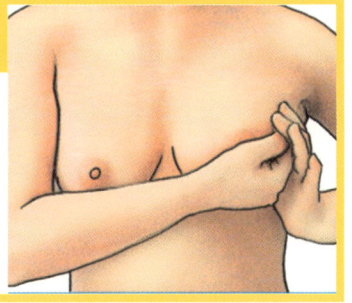

지압 요령 집게손가락과 가운뎃손가락을 가지런하게 놓고 식두혈을 가볍게 지압을 하거나 유방 아랫부분을 따라서 어루만져 준다. 유근혈과 지압 요령이 비슷하다.

참고 이 경혈의 천(天)은 가슴 위쪽, 계(谿)는 갈빗대 사이를 뜻한다. 식두의 충화(衝和)의 기에 의거해 기침이나 가래를 뚫으므로 천계라 칭했다.

SP-19 (2개 혈)

19 흉향(胸鄕)

가슴 병에 잘 듣는 혈

이 경혈은 등이나 옆구리·가슴이 답답할 때, 기침, 딸꾹질, 늑막염, 늑간신경통, 유방암염, 젖앓이, 삼키기 곤란할 때 등에 효과가 있다.

만약 가슴과 등의 통증으로 눕지 못할 경우에는 이 혈로 치료한다.

이 경혈은 지압이나 마사지를 해도 상당한 효과를 볼 수 있다.

穴位 제3늑간 부위이며, 정중선에서 양 옆으로 각각 6촌 떨어진 지점에 있다.

鍼法 침은 4푼을 놓고, 뜸은 5장을 뜬다.〈동인〉
취혈 요령은 몸을 젖히고 침혈을 잡는다.

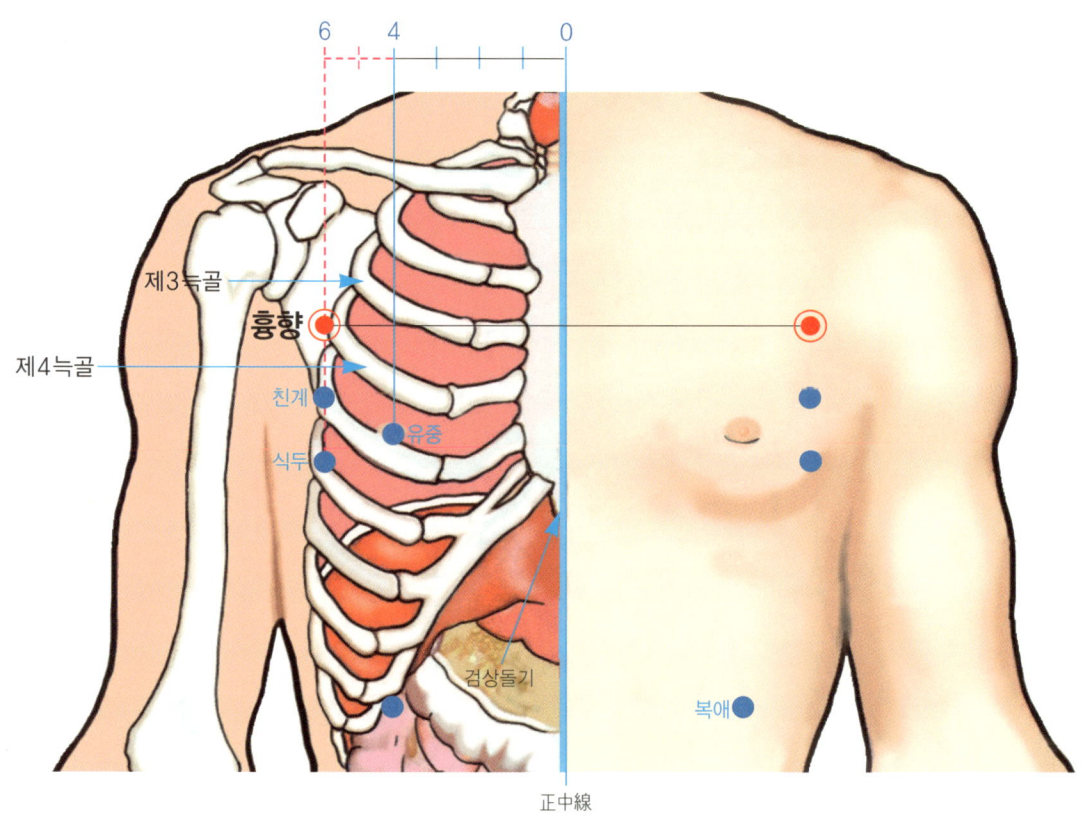

참고 이 경혈의 명칭은 가슴 질환에 잘 듣는다는 뜻이다. 이 혈은 가슴의 측면에 위치해 가슴을 지칭하는 고향과 같은 곳이므로 붙여진 명칭이다.

SP-20 (2개 혈)

20 주영(周榮)

경맥이 꺾어져서 되돌아가는 혈

이 경혈은 기관지염이나 늑막염, 늑간신경통, 호흡곤란, 기침, 딸꾹질, 가슴과 등의 통증, 가슴과 옆구리 부위가 그득할 때, 젖앓이, 폐렴 등에 효과가 있다.

그 밖에 식도협착, 소화장애, 흉막염(胸膜炎), 기관지확장증, 폐농염(肺膿炎), 피가 섞인 가래침이 나올 때 등에도 잘 듣는다.

이 경혈은 지압이나 마사지를 해도 상당한 효과를 볼 수 있다.

穴位: 제2늑간 부위이며, 정중선에서 양 옆으로 각각 6촌 떨어진 지점에 있다.

鍼法: 침은 4푼을 놓고 뜸은 뜨지 말아야 한다.〈동인〉
취혈 요령은 몸을 젖히고 침혈을 잡는다.

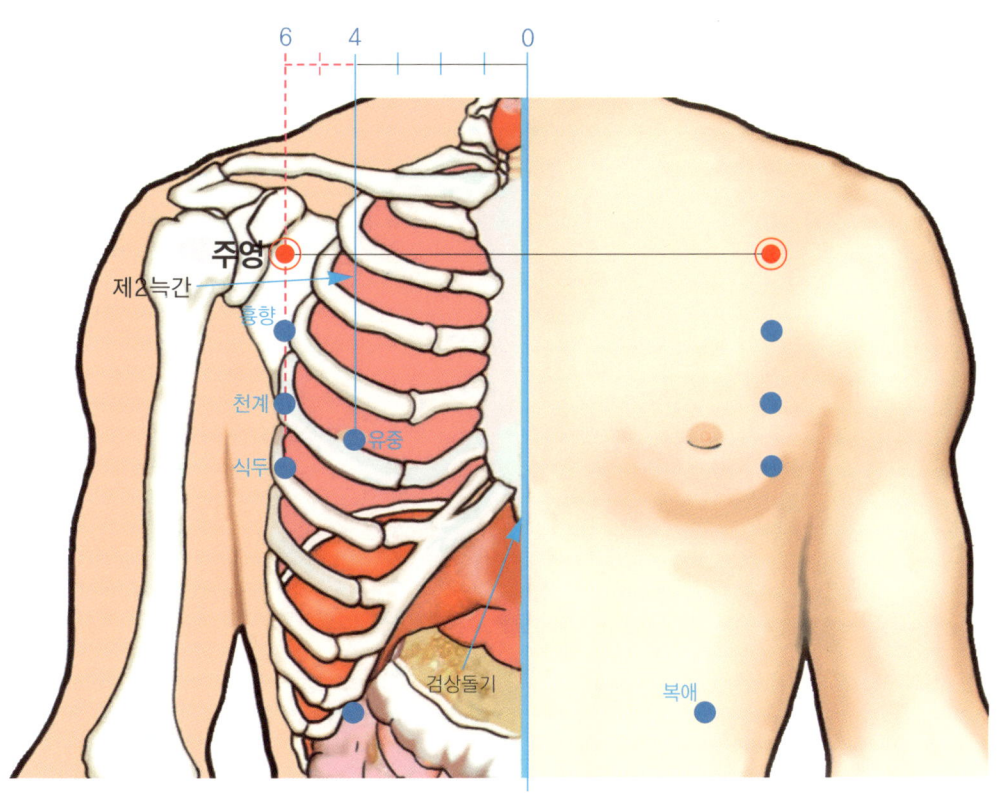

참고: 이 경혈 명칭의 주(周)는 돈다, 영(榮)은 번영, 즉 경맥이 꺾어져 되돌아간다는 뜻이다.
족태음의 기가 흉부에서 간담심포(肝膽心包)의 각 경혈과 연접해 있고, 또한 심위폐신(心胃肺腎)의 각 경혈과 가까이 하고 있어 모든 경혈을 잡아당겨 비통혈(脾統血)을 돕게 해 형기(榮氣)를 온몸에 두루〔周:주〕 유포시키므로 주영이라 칭했다.

SP-21 (2개 혈)

21 대포(大包)

오장육부에 맥의 기를 공급하는 혈

이 경혈은 가슴과 옆구리뿐만 아니라 전신이 아프고 쑤실 때, 사지무력(四肢無力), 늑간신경통, 늑막염 등에 효과가 있다.

그 밖에 심장내막염, 소화불량, 폐렴, 폐기종, 천식 등에도 잘 듣는다.

이 경혈은 지압이나 마사지를 해도 상당한 효과를 볼 수 있다.

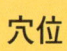 穴位 — 겨드랑이 가운뎃선 위, 제6늑간에 있다.

 鍼法 — 침은 3푼을 놓고, 뜸은 3장을 뜬다.〈동인〉
취혈 요령은 환자의 몸을 눕히고 팔을 들어 혈자리를 잡는다.

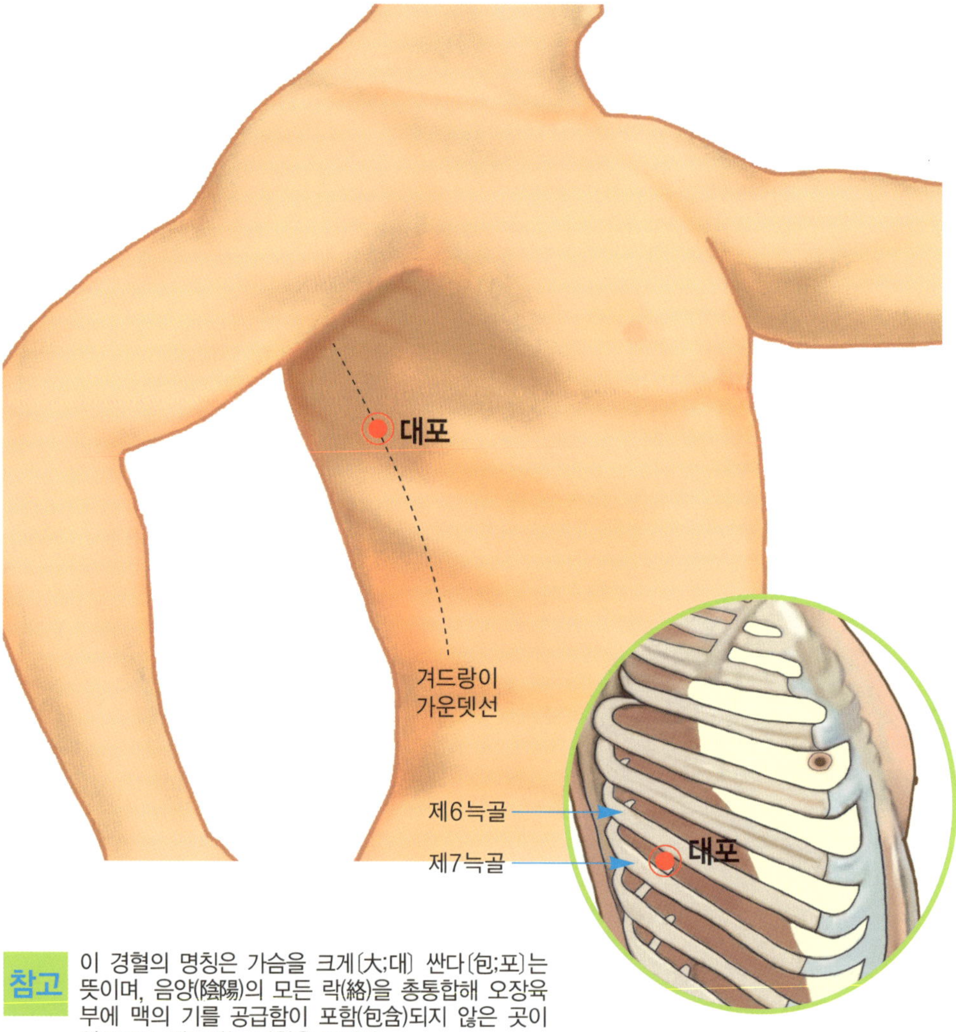

• 대포
• 겨드랑이 가운뎃선
• 제6늑골
• 제7늑골
• 대포

참고 이 경혈의 명칭은 가슴을 크게(大;대) 싼다(包;포)는 뜻이며, 음양(陰陽)의 모든 락(絡)을 총통합해 오장육부에 맥의 기를 공급함이 포함(包含)되지 않은 곳이 없으므로 대포라는 명칭을 붙였다.
이 혈은 팔의 대락(大絡)이다.

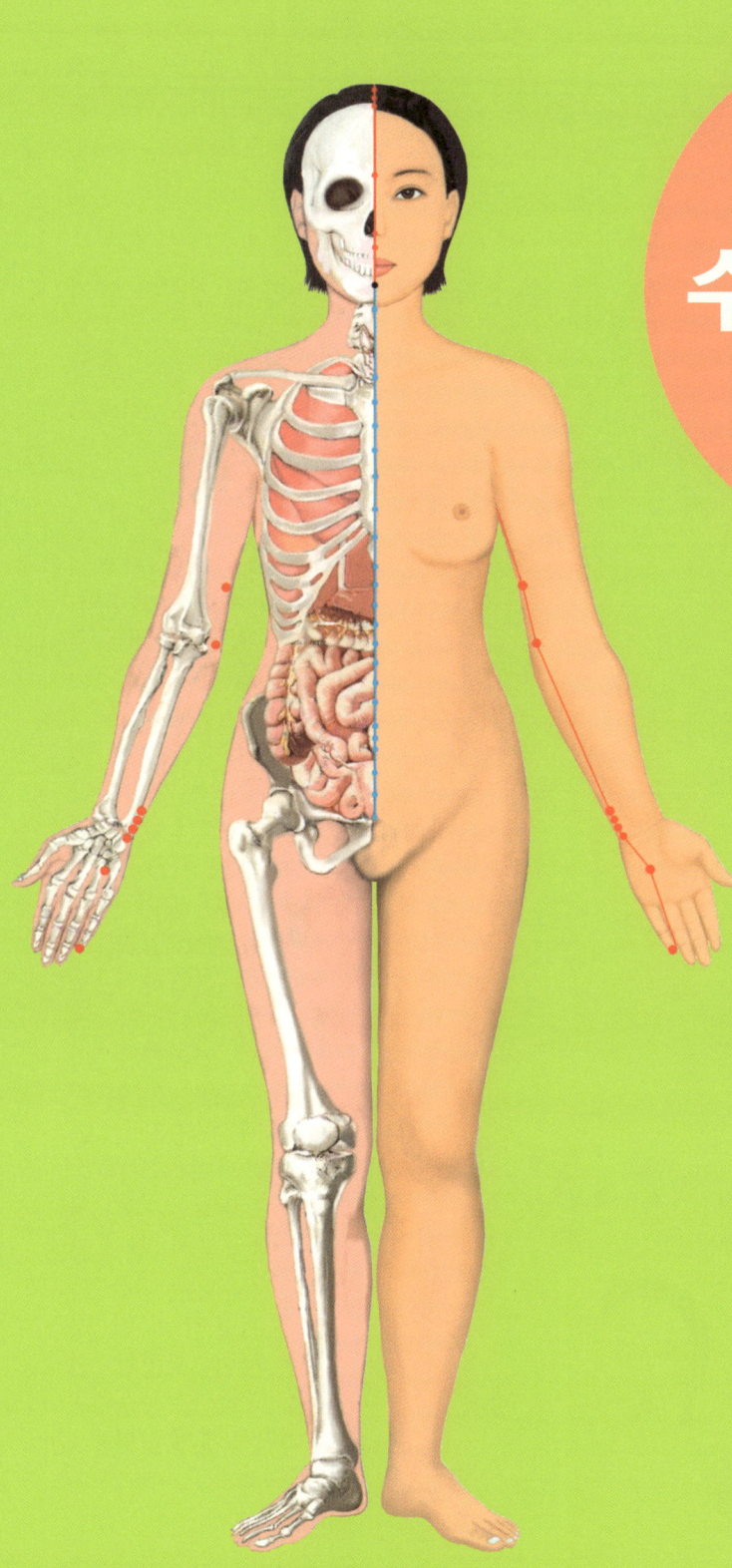

제5장

수소음(手少陰) 심경(心經)

이 경락은 겨드랑이 쪽의 극천혈에서 시작해 새끼손가락 끝의 소충혈에 이르는데, 한 쪽에 9개의 혈로 좌우 총 18개의 혈을 지니고 있다.

이 심경(心經)은 심장의 기능을 강화하는 경락으로서 주로 심장이나 가슴, 신경계 질환을 다스리는데 심계항진, 흉통, 불면증, 건망증, 간질병, 정신이상, 정서불안 등에 효과가 있다. 다음으로 위장의 질환, 어깨 신경통에도 잘 듣는다. 특히 겨드랑이에서 나는 고약한 냄새, 즉 액취증(腋臭症)이라고도 하고 암내라고도 하는데, 이 때에는 극천혈을, 도한(盜汗)에는 음극혈을 사용한다.

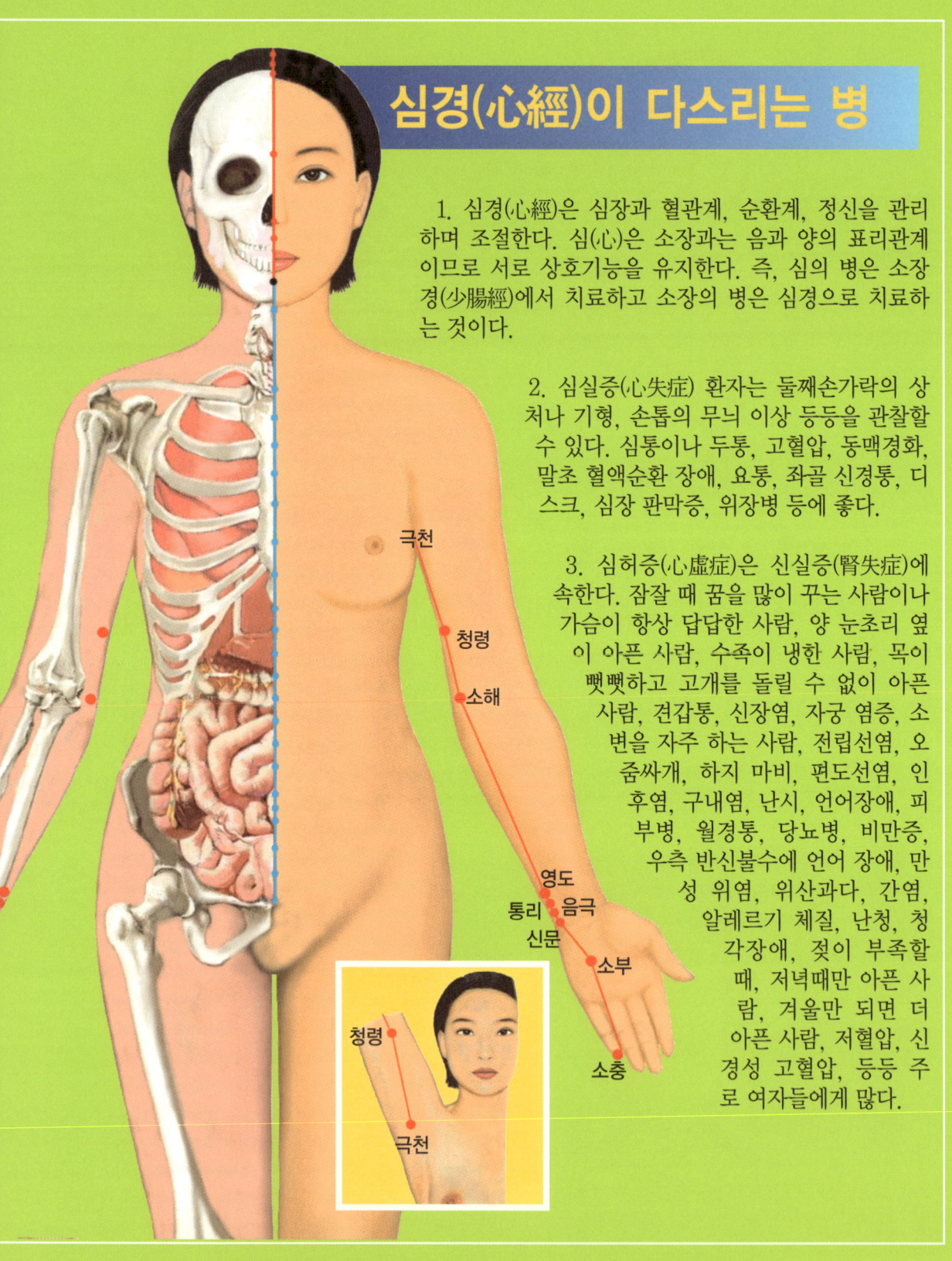

심경(心經)이 다스리는 병

1. 심경(心經)은 심장과 혈관계, 순환계, 정신을 관리하며 조절한다. 심(心)은 소장과는 음과 양의 표리관계이므로 서로 상호기능을 유지한다. 즉, 심의 병은 소장경(少腸經)에서 치료하고 소장의 병은 심경으로 치료하는 것이다.

2. 심실증(心失症) 환자는 둘째손가락의 상처나 기형, 손톱의 무늬 이상 등등을 관찰할 수 있다. 심통이나 두통, 고혈압, 동맥경화, 말초 혈액순환 장애, 요통, 좌골 신경통, 디스크, 심장 판막증, 위장병 등에 좋다.

3. 심허증(心虛症)은 신실증(腎失症)에 속한다. 잠잘 때 꿈을 많이 꾸는 사람이나 가슴이 항상 답답한 사람, 양 눈초리 옆이 아픈 사람, 수족이 냉한 사람, 목이 뻣뻣하고 고개를 돌릴 수 없이 아픈 사람, 견갑통, 신장염, 자궁 염증, 소변을 자주 하는 사람, 전립선염, 오줌싸개, 하지 마비, 편도선염, 인후염, 구내염, 난시, 언어장애, 피부병, 월경통, 당뇨병, 비만증, 우측 반신불수에 언어 장애, 만성 위염, 위산과다, 간염, 알레르기 체질, 난청, 청각장애, 젖이 부족할 때, 저녁때만 아픈 사람, 겨울만 되면 더 아픈 사람, 저혈압, 신경성 고혈압, 등등 주로 여자들에게 많다.

HT-1 (2개 혈)

1 극천(極泉)

에너지가 순환하는 샘

이 경혈은 겨드랑이 밑에 있는데 팔에서 옆구리에 걸쳐 통증을 느낄 때, 상지(上肢)의 마비, 액취증(腋臭症; 암내. 겨드랑이에서 나는 고약한 냄새), 팔꿈치가 차가울 때, 목구멍이 건조할 때, 헛구역질, 헛기침, 우울증, 히스테리, 번갈(煩渴;가슴이 답답하고 열이나며 목이 마르는 증상) 등에 효과가 있다. 액취증에는 뜸을 뜨면 좋다.

그 외에 심장병이나 심통(心痛;심장·명치 부위의 통증), 협심통(狹心痛;심장에 갑자기 일어나는 심한 통증), 가슴이 두근거리고 아플 때, 늑간신경통 등에도 효과가 있다.

이 경혈은 지압이나 마사지를 해도 상당한 효과를 볼 수 있다.

穴位 겨드랑이 안쪽 힘줄 사이, 팥죽지 안쪽 겨드랑이 아래의 두 힘줄 사이에 동맥이 가슴 속으로 들어간 곳에 있다. 겨드랑이 중심.

鍼法 침은 3푼을 놓고, 뜸은 7장을 뜬다.〈동인〉
취혈 요령은, 팔을 들고 손바닥을 뒤통수에 갖다댄 자세로 침혈을 잡고 찌르면 아무 저항 없이 잘 들어간다.

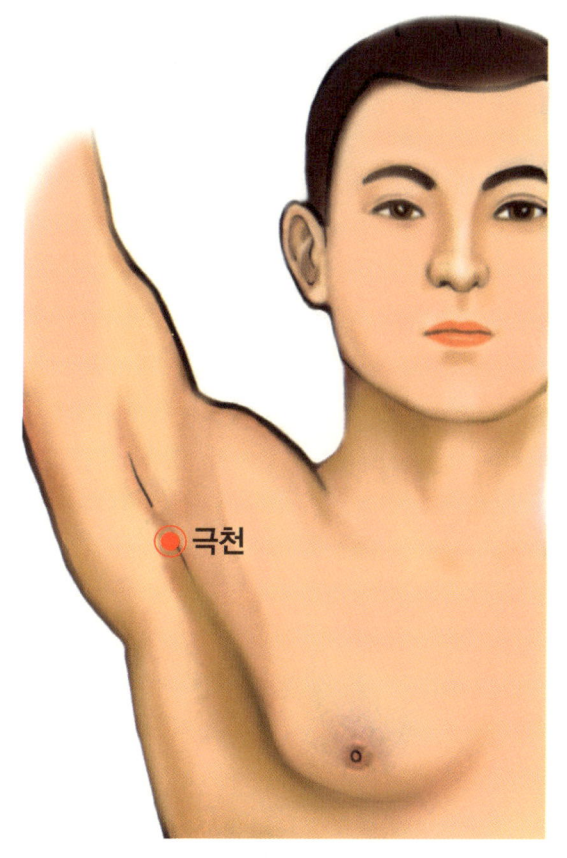

팔과 옆구리의 통증 치료법

지압요령 이 극천혈을 지압하면서 강하게 자극을 주는 게 좋다.

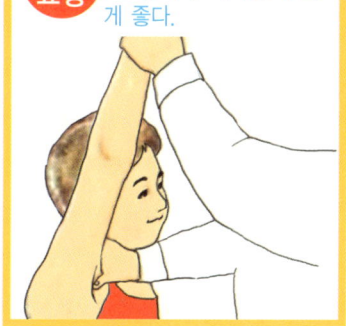

참고 이 경혈의 극(極)은 모서리 또는 끝, 천(泉)은 혈, 마치 임금처럼 지극히〔極:극〕 높이 올라 냇물〔泉:천〕이 아래로 흐르는 것 같아 극천(極泉)이라 칭했다.

수소음 심경 手少陰 心經

HT-2 (2개 혈)

2. 청령(靑靈)

머리 부분의 신경 질환을 다스리는 혈

이 경혈은 두통, 흉통(胸痛;가슴의 통증), 어깨의 통증, 팔이 아파서 들지 못하는 팔꿈치 관절염, 척골신경통, 늑간신경통 등에 효과가 있다.

그 밖에 오한(惡寒), 간헐열(間歇熱;간격을 두고 발열을 반복하는 열병), 황달, 눈이 누렇게 변할 때 등에도 특효가 있다.

이 경혈은 지압이나 마사지를 해도 상당한 효과를 볼 수 있다.

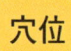 **穴位** 극천혈과 소해혈의 3분의 2지점. 소해혈에서 위쪽으로 3촌 지점에 있다.

 鍼法 침은 3푼을 놓고, 뜸은 7장을 뜬다.〈동인〉

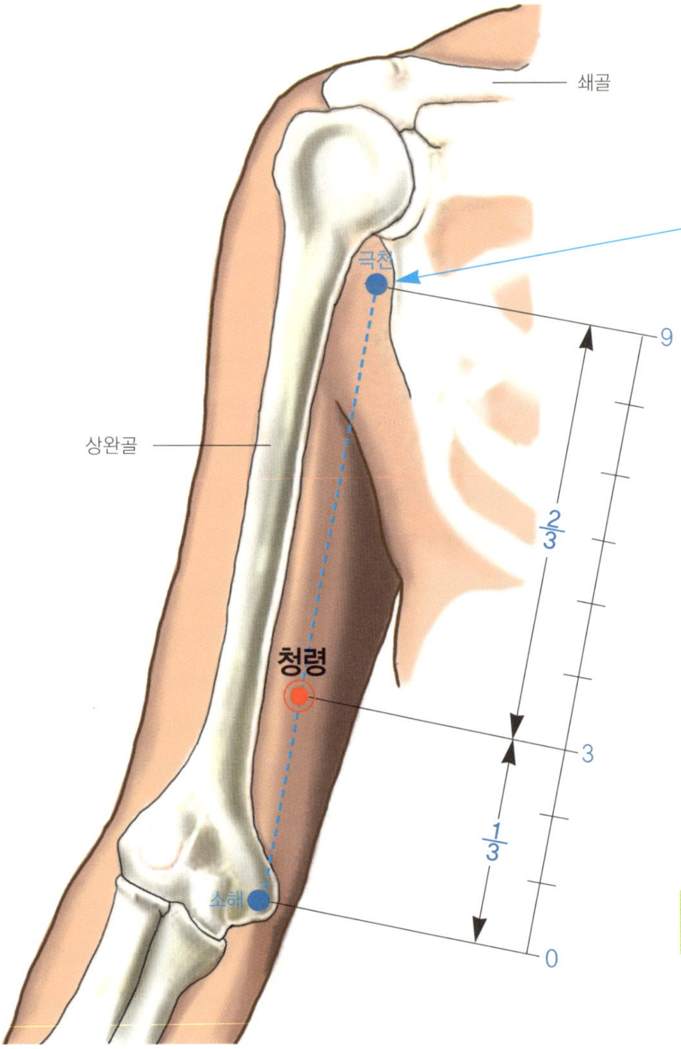

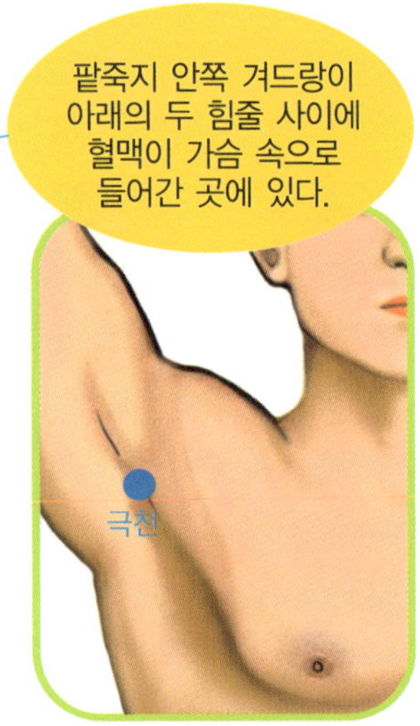

참고 이 경혈 명칭의 청(靑)은 왕성함, 령(靈)은 염통, 그래서 염통 질환에 잘 듣는다. 이 혈은 상완동맥의 박동처에 있고, 심맥(心脈)에 속해 주로 머리 부분의 신경 질환을 다스린다는 뜻에서 청령(靑靈)이란 명칭을 붙였다.

HT-3 (2개 혈)

3 소해(少海)

만성 질환을 다스리는 곳

이 경혈은 처음에는 소량이었던 에너지가 그 양이 늘어나 바다를 이룬다는 의미이다. 팔꿈치에서 팔 안쪽에 걸친 통증이나 겨드랑이 밑의 통증에 잘 듣는다. 따라서 팔의 신경통, 척골 신경통, 늑간신경통, 어깨가 저릴 때, 손이 오그라들 때, 오십견 등에도 이용된다.

그 밖에 흉통(胸痛;가슴 통증), 구토, 두통, 현기증, 건망증, 기억력감퇴, 수전증(手顫症), 심장 질환, 심통(心痛; 심장·명치 부위의 통증), 불면증, 신경쇠약, 정신착란, 신허증(腎虛症;간 기능 약화로 인한 만성 피로와 무력감)에도 효과가 있다.

穴位 팔꿈치 안쪽 주름살(오금주름) 뒤 끝에 있다. 즉, 안쪽 복사뼈 사이에 있는 우묵한 곳이다.

鍼法 침은 3푼을 놓고, 뜸은 3장을 뜬다.〈동인〉
침혈은 팔을 구부리고 손이 머리로 가게 한 다음 침을 놓고, 또는 팔을 구부려 잡기도 한다.

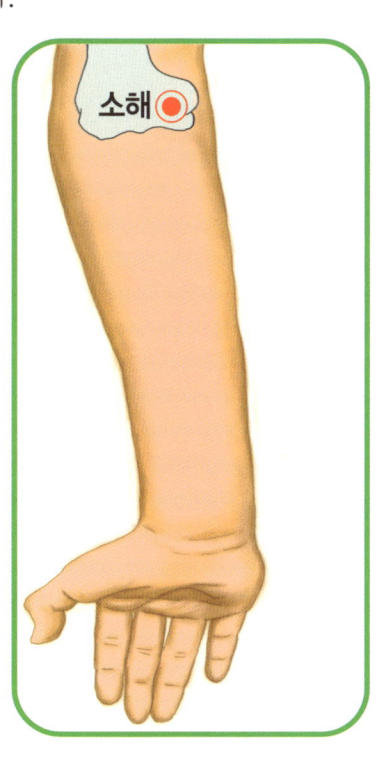

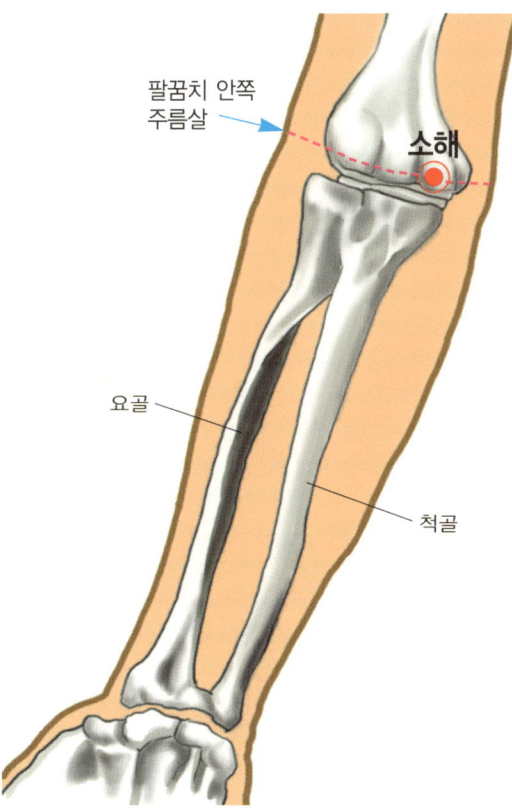

팔꿈치 안쪽 주름살 / 소해 / 요골 / 척골

수소음 심경 手少陰 心經

팔의 신경통·오십견 치료법

지압요령 지압 요령은, 손가락 끝 혹은 가운뎃손가락을 구부려 꾹꾹 눌러 주거나 또는 원을 그리듯이 비벼 준다.

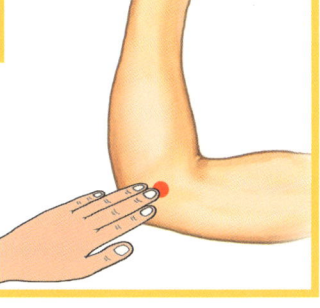

참고 이 경혈은 명칭의 소(少)는 심경(心經)을 가리키고, 해(海)는 합친다는 뜻에서 수소음경의 맥기(脈氣)가 모여 소양(少陽)의 바다가 된다는 데서 소해(少海)라 칭했다.

HT-4 (2개 혈)

4 영도(靈道)

영(靈)이 머무는 염통으로 통하는 길

이 경혈은 팔꿈치와 손목 관절염, 가슴 통증, 근육의 경직, 척골신경마비, 중풍, 헛구역질, 심장내막염, 협심통(狹心痛;심장에 갑자기 일어나는 심한 통증), 심계항진(心悸亢進;가슴이 두근거림), 늑간신경통, 근육의 경직 등에 효과가 있다.

그 밖에 중풍, 소아경풍(小兒驚風), 히스테리, 정신분열증, 갑자기 말을 못하는 언어장애 등에도 효과를 발휘한다.

이 경혈은 지압이나 마사지를 해도 상당한 효과를 볼 수 있다.

穴位 손바닥의 안쪽 손목 주름(신문혈)에서 몸 쪽으로 1.5촌 지점에 있다.

鍼法 침은 3푼을 놓고, 뜸은 3장을 뜬다.〈동인〉

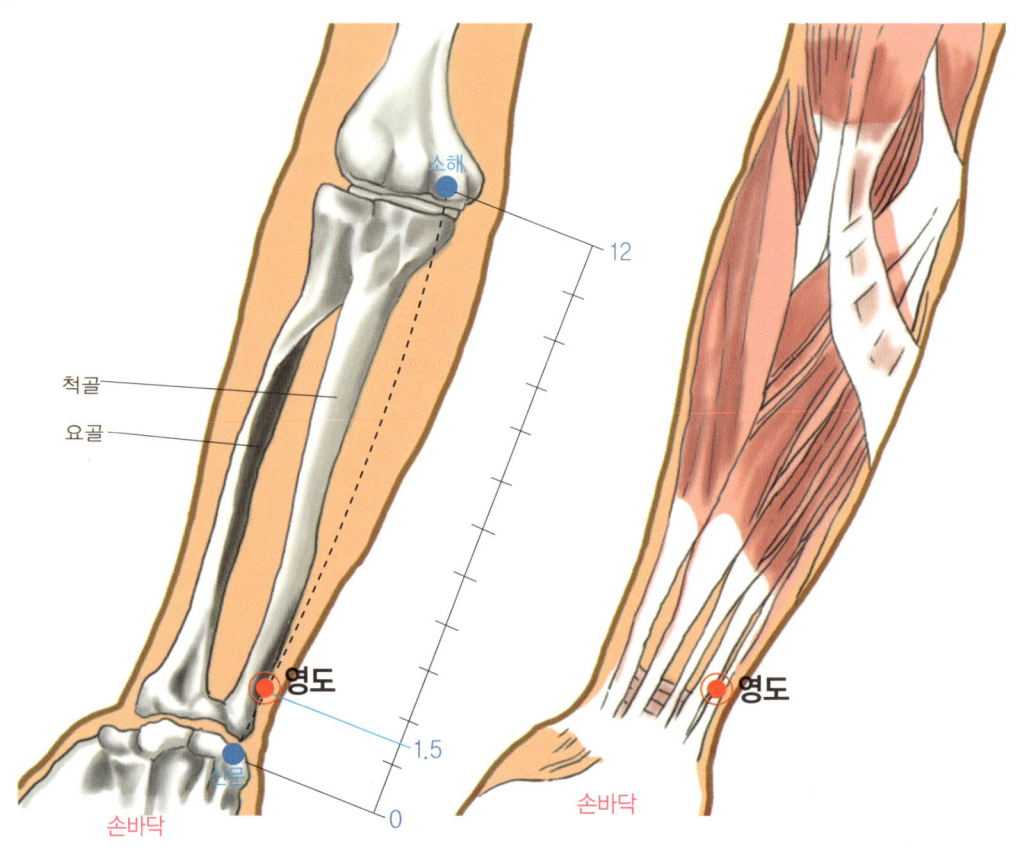

참고 이 경혈의 명칭은 영(靈)이 머무는 염통으로 통하는 길이라는 뜻이다. 다시 말해 심(心)은 신(神)을 거두니 신령(神靈)스럽다. 수소음맥의 경혈이 되어 이 곳을 경영한다. 비유컨대 심맥(心脈)의 도랑(道梁)이 된다는 뜻에서 영도라는 명칭을 붙였다. 수소음경맥의 경혈이다.

HT-5 (2개 혈)

⑤ 통리(通里)

염통으로 통하는 길

이 경혈은 팔이 아플 때, 혀가 굳어 말을 못할 때, 인후병, 두통, 신경성 심계항진(心悸亢進;심장의 고동이 높아지는 것), 협심통(狹心痛;심장에 갑자기 일어나는 심한 통증), 소아경풍, 현기증, 인후병, 기침, 천식, 편도선염, 중풍 등에 효과가 있다.

그 밖에도 정신병, 신경쇠약, 정신분열증, 히스테리성 실어증(失語症), 요실금, 월경과다, 자궁출혈 등에도 특효가 있다.

이 경혈은 지압이나 마사지를 해도 상당한 효과를 볼 수 있다.

穴位 손바닥의 안쪽 손목 주름(신문혈)에서 몸 쪽으로 1촌 지점에 있다. 영도혈에서 손목 쪽으로 0.5촌.

鍼法 침은 3푼을 놓고, 뜸은 3장을 뜬다.〈동인〉
취혈 요령은 손바닥을 위로 하여 침혈을 잡는다.

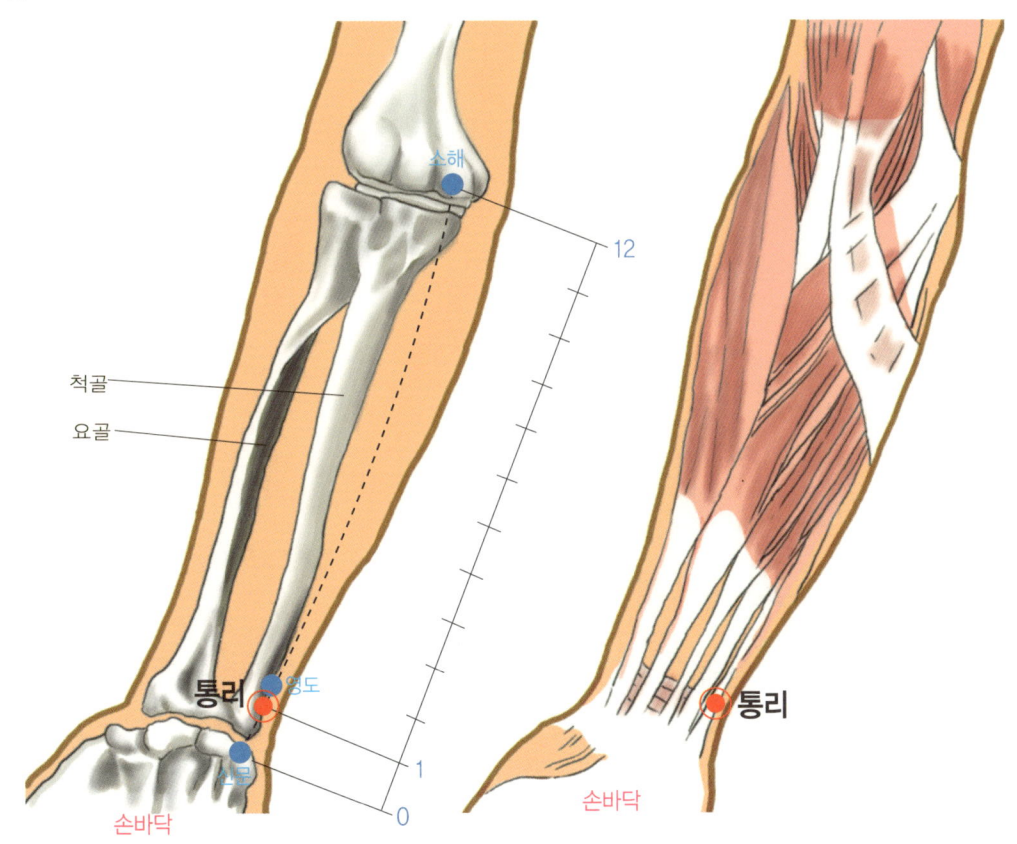

참고 이 경혈 명칭의 리(里)는 거리, 즉 염통으로 통하는 길이라는 뜻이다. 다시 말해 이 혈은 수소음맥(手少陰脈)의 기와 이어지고 별도로 통(通)해 낙(絡)의 거처가 된다는 데서 통리라는 명칭을 붙였다.
수소음경의 낙혈로, 여기서 갈라져 수태양경맥으로 간다.

HT-6 (2개 혈)

6 음극(陰郄)

신경 줄기 사이의 경혈

이 경혈은 심계항진(心悸亢進), 협심통(狹心痛;심장에 갑자기 일어나는 심한 통증), 심통(心痛;심장·명치 부위의 통증), 도한(盜汗;잠잘 때 땀을 흘리는 증상), 폐결핵, 비색(鼻塞;코막힘), 신경쇠약, 피로한 눈, 소아경풍(小兒驚風), 혈액 순환 불량, 팔 신경통, 편도선염 등에 효과가 있다.

그 밖에 뼈마디가 후끈거릴 때, 현기증, 두통, 코피, 자궁내막염, 위출혈, 토혈(吐血)에도 효과가 있다.

이 경혈은 지압이나 마사지를 해도 상당한 효과를 볼 수 있다.

穴位  손목 안쪽 주름(신문혈)에서 몸쪽으로 0.5촌 지점에 있다. 통리혈에서 손목 쪽으로 0.5촌.

鍼法 침은 3푼을 놓고, 뜸은 7장을 뜬다.〈동인〉

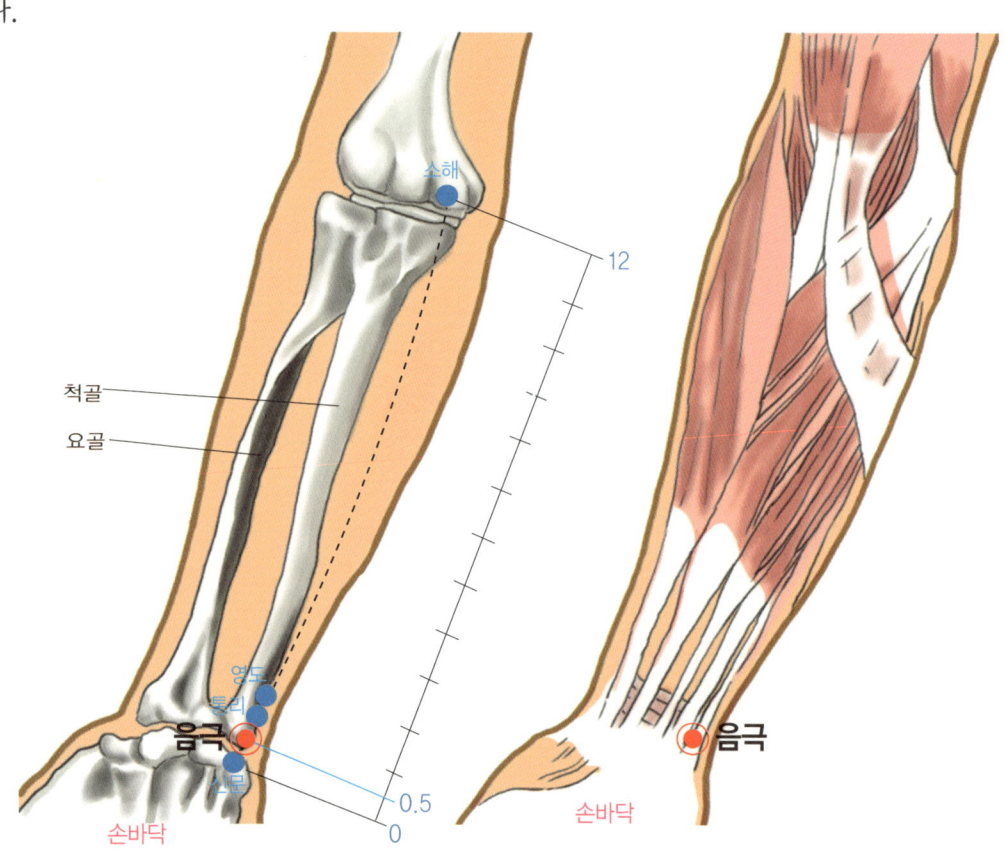

참고 이 경혈은 음경(陰經)의 극혈(郄穴)이라는 뜻에서 붙여진 명칭이다.

심장의 증상·코피나 위의 출혈 치료법

지압요령 이 경혈은 침이나 뜸으로 치료를 하지만, 지압의 자극만으로도 효과가 있다.
협심증 발작 시에 이 음극혈을 압박하면 통증을 완화시킬 수 있다.

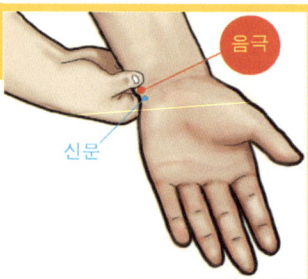

HT-7 (2개 혈)

7 신문(神門)

심맥의 심기(心氣)가 출입하는 문

이 경혈은 심장의 이상유무를 아는 데 매우 중요한 곳으로서 가슴이 두근거리는 증상이 남달리 심할 때 활용되는 경혈이다. 따라서 심계항진(心悸亢進;가슴이 두근거림), 심장 쇠약, 협심통(狹心痛;심장에 갑자기 일어나는 심한 통증), 가슴이 답답하고 초조할 때 등에 효과가 있다.

그 밖에 쉬 피로하거나 나른하고 마디마디가 아플 때, 건망증, 치매, 현기증, 뇌빈혈, 발작성 정신이상, 간질, 소아경풍(小兒驚風), 불면증, 꿈을 많이 꿀 때, 두통, 코피, 구토, 목이 쉴 때, 황달, 변비, 늑간신경통, 자궁내막염, 얼굴이 화끈거릴 때 등에도 매우 탁월한 효과가 있다.

穴位 손목 안쪽 손바닥의 손목 주름이 있는 우묵한 곳에 있다.

鍼法 침은 3푼을 놓고 7번 숨쉴 동안 꽂아 두며, 뜸은 7장을 뜬다.〈동인〉

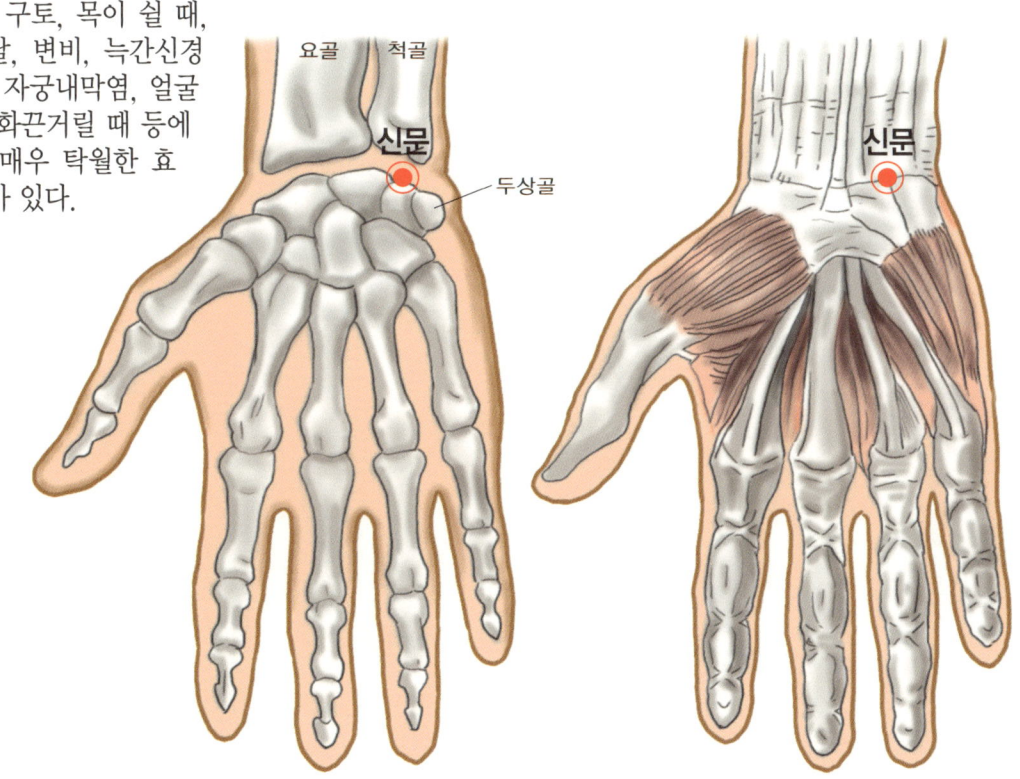

손이 차고 얼굴이 화끈거리는 증상 치료법

지압요령 환자는 손바닥을 위로 향하게 펼치고 시술자는 그 손바닥을 아래에서 건져 올리듯이 손목을 잡고 신문혈에 엄지손가락을 대고 힘을 가해 누른다.

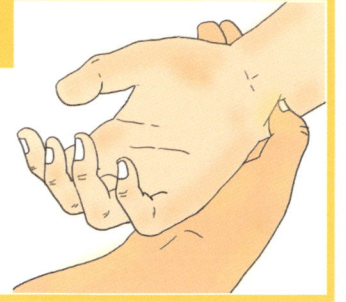

참고 이 경혈의 명칭은 정신 질환에 잘 듣는다는 뜻이며, 이 혈은 심맥의 심기(心氣)가 출입하는 곳이라는 데서 신문이라 칭했다.
일명 중도(中都)라고도 부른다.〈내경〉에, 심(心臟;심장)은 튼튼해 사악한 기가 들어가지 못하므로 수소음경맥만은 유혈이 없다. 그래서 그 밖의 경맥이 병들고 심은 병들지 않았을 때 이 경맥이 지나간 손바닥 뒤 예골 끝에서 침혈을 잡으라고 했는데 그 침혈이 바로 신문혈이다.〈강목〉

手少陰 心經 / 수소음 심경

361 지압 경혈 백과 **137**

HT-8 (2개 혈)

8 소부(少府)

수소음맥의 기가 모이는 곳

이 경혈은 심계항진(心悸亢進)이나 심장 질환, 심통(心痛;심장·명치 부위의 통증), 가슴이 답답할 때, 새끼손가락이 떨릴 때, 손바닥에 열이 날 때, 아장풍(鵝掌風;손바닥의 흰 껍질이 벗어지고 쌓여서 거위 발바닥처럼 되는 병), 위팔 신경통, 늑간신경통 등에 효과가 있다.

그 밖에 중풍, 소변불리, 월경과다, 자궁탈수(子宮脫垂), 여성의 음부가 가려울 때, 음부가 헐었을 때, 음부에 뾰루지가 생겼을 때, 고환의 통증, 생식기 질환, 위경련, 오래된 학질 등에도 특효가 있다.

穴位
주먹을 가볍게 쥘 때 새끼손가락 끝이 닿는 부분에 있다.
손바닥 부위이며, 제4중수골과 제5중수골 사이에 있다.

鍼法
침은 2푼을 놓고, 뜸은 3장을 뜬다.〈동인〉
침을 놓을 때 중수골의 간격을 잘 확인하고 천피(穿皮)를 재빨리 해야 통증도 적고 침을 찌르기도 쉽다.

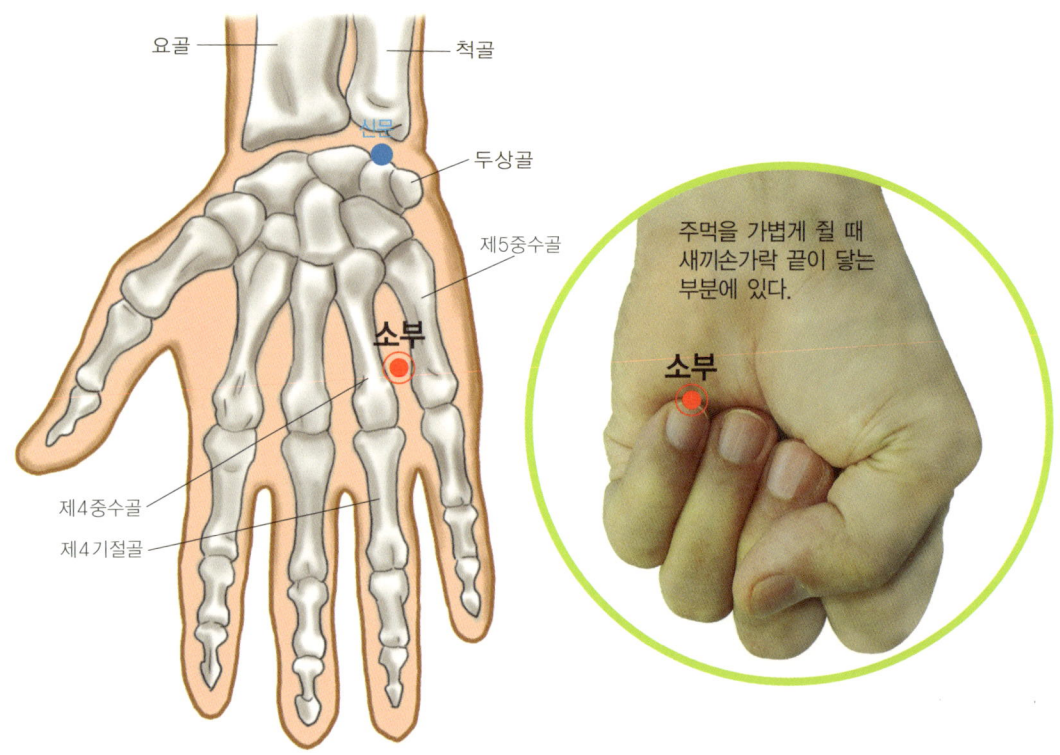

참고 이 경혈 명칭의 소(少)는 심경을 가리키고, 부(府)는 문서를 보관하는 곳이니 당기고 펴서 모은다는 뜻이다.
비유컨대, 수소음맥의 기가 모이는 곳이니 소부(少府)라는 명칭을 붙였다.
그리고 침을 놓을 때 침끝이 중수골의 골막을 잘못 건드리거나 손바닥은 피부가 두꺼워 잘못되면 몹시 아프므로 주의해야 한다.

HT-9 (2개 혈)

9 소충(少衝)

심장의 박동을 느끼는 곳

이 경혈은 심장 질환에 뛰어난 효과가 있는 것으로 알려져 있다. 따라서 심장 질환, 협심통(狹心痛;심장에 갑자기 일어나는 심한 통증), 심통(心痛;심장·명치 부위의 통증), 신경성 심계항진(心悸亢進), 흉통(胸痛;가슴 통증) 등에 효과가 있다. 특히, 가슴 질환에 잘 듣는 전중혈과 함께 뜸을 뜨면 가슴이 벌렁거리는 증상에 뛰어난 효과를 기대할 수 있다.

그 밖에 결막염, 황달, 중풍, 손과 입이 화끈거리거나 가슴이 답답한 증상, 구토 후 갈증이 날 때, 열병(熱病), 야뇨증, 신경쇠약, 히스테리, 정신착란, 인사불성, 소변불리(小便不利), 눈이 충혈되며 부어오르고 아플 때 등에도 효과를 본다.

穴位 새끼손가락 안쪽 손톱의 모서리를 지나는 수직선과 손톱뿌리를 지나는 수평선이 만나는 지점에 있다.

鍼法 침은 1푼을 놓고, 뜸은 3장을 뜬다.〈동인〉

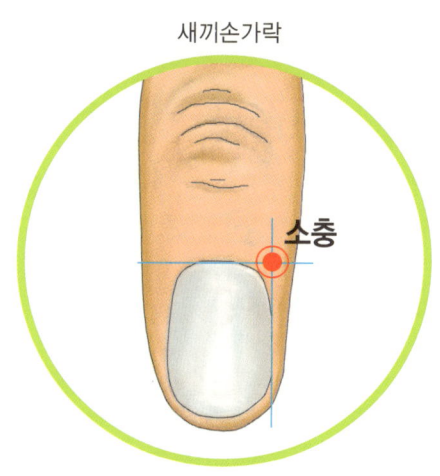

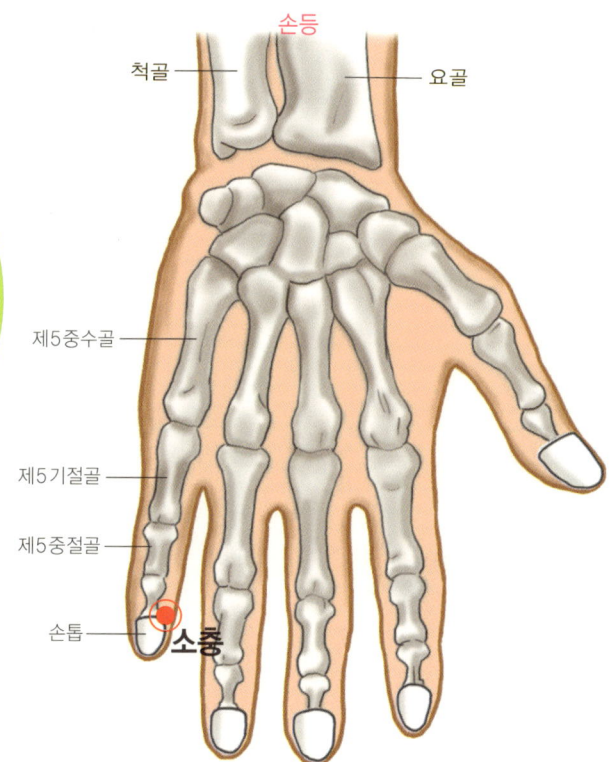

심장의 병·두근거리는 증상 치료법

지압요령 엄지와 집게손가락으로 돌려가며 눌러 준다.

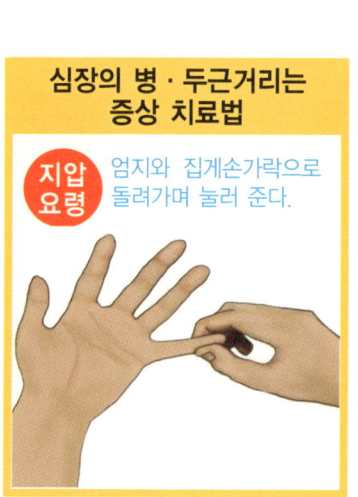

참고 이 경혈의 소(少)는 심경, 충(衝)은 박동을 느낀다는 뜻에서 소충이라 칭했다. 수소음경의 정혈이다. 일명 경시(經始)라고도 한다.

手少陰 心經 (수소음 심경)

소장경(小腸經)이 다스리는 병

1. 소장경(少腸經)은 소화기 질병의 치료와 소장 흡수 작용에 관여하고, 또한 기와 혈액순환은 심경과 함께 주관하고 있다. 또한 남녀의 생식기 병에 관여하는데, 특히 부인병에는 적극적인 치료로 작용하고 있다.

2. 소장경과 심경은 음양의 표리 관계이므로 상호간의 기능을 유지하고 있다. 소장은 물자를 바꾸어 청탁을 구별하는 일을 하고, 소장의 소화 작용은 기계적인 소화 작용에 의해 음식물을 혼합시켜 아래로 내려보낸다.

3. 소장의 허는 심실과 같다. 실하면 곡근이 이완되어 팔꿈치와 팔뚝이 오므라들어 움직일 수가 없고, 허약하면 피부에 혹이나 부스럼이 생기며 관절염이나 월경불통 등, 주로 부인병, 자궁 질환, 신경쇠약 환자에게 많이 발생한다.

4. 소장실증은 신실증으로 심허증과 같은데, 주로 우측 견갑통과 류머티즘, 요척통, 무릎 통증 등에 나타나며 심하면 전신의 류머티즘이나 귓병, 혀의 병, 하복통, 전립선염, 고환염, 편도선염, 식도염 등등이 많이 발생한다.

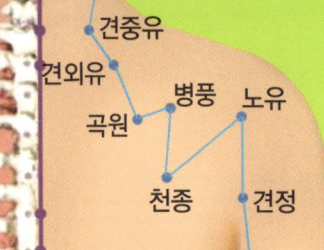

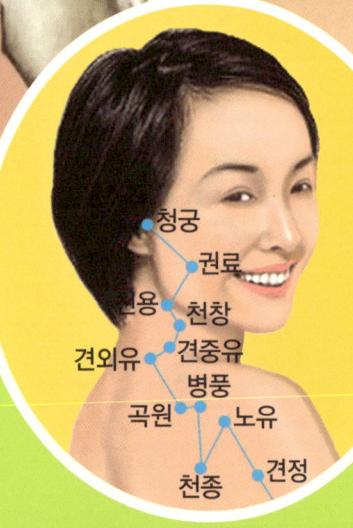

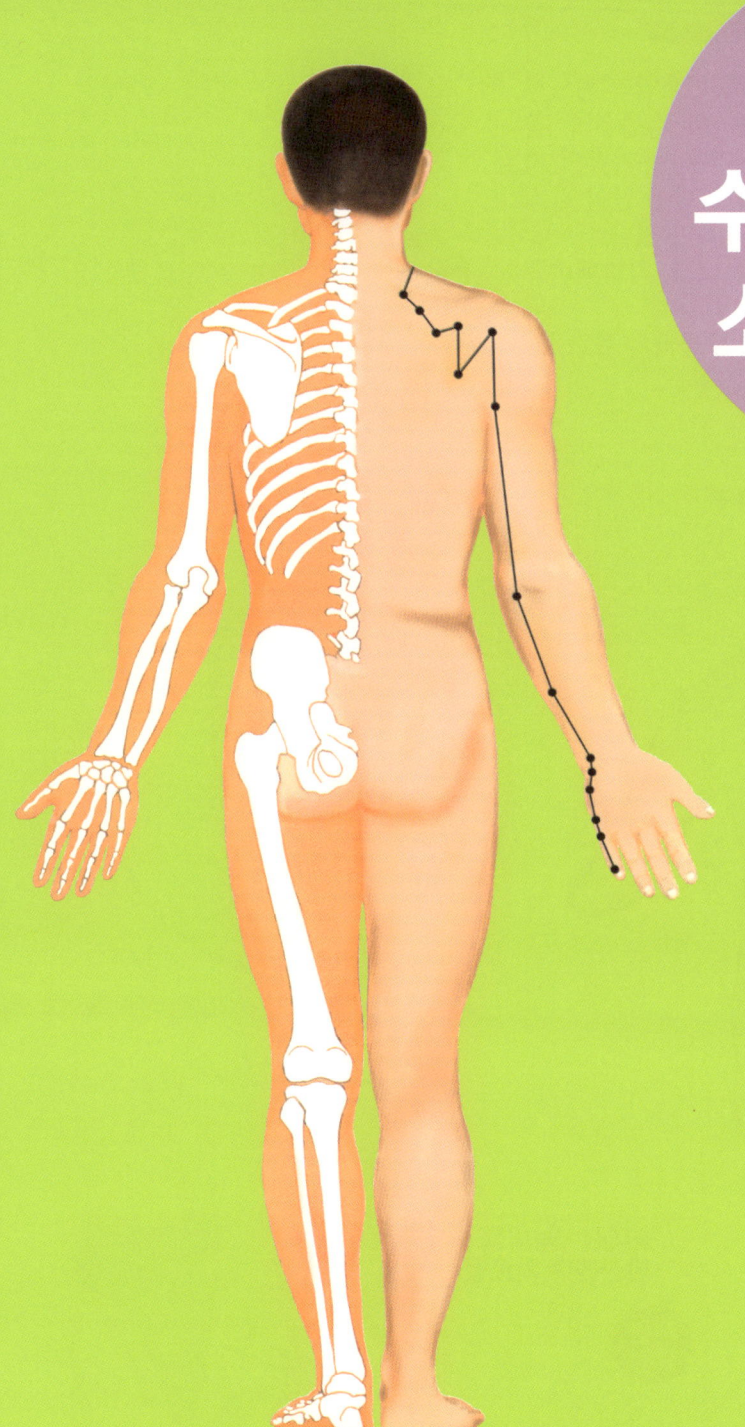

제6장

수태양(手太陽) 소장경(少腸經)

이 경락은 새끼손가락의 소택혈에서 시작해 귀 앞의 청궁혈에서 끝나기까지 19개 혈자리로 좌우 38개 혈자리를 갖고 있다.

이 소장경(少腸經)은 인후의 통증, 뒷목이 뻣뻣할 때, 어깨 및 등의 통증, 젖앓이, 이명(耳鳴) 등을 치료를 한다. 그 밖에 소화기 계통의 질병과 비만과 쇠약의 경우에도 치료 효과가 좋다.

또한, 얼굴의 안면부(顔面部)를 지나가므로 얼굴의 주름 치료나 안색이 나쁠 때에도 효과를 발휘한다.

SI-1 (2개 혈)

1 소택(少澤)

급성 간질과 뇌일혈 때의 구급처치 혈

이 경혈은 두통, 인후병(咽喉病), 즉 인후염과 편도선염, 목과 혀의 경직, 설염(舌炎), 심장마비, 유즙부족, 젖앓이, 코피, 기침, 중풍, 아래팔의 신경통, 손가락이 저리고 감각이 없을 때, 추웠다 더웠다 하면서 땀이 나지 않을 때, 열병(熱病), 인사불성 등에 효과가 있다.

그 밖에 눈의 질환, 특히 백내장, 녹내장, 각막백반증 등에도 특효가 있다.

어린이의 급성 간질과 뇌일혈 때의 구급처치 혈로, 소택혈의 피를 뺀다.

穴位  새끼손가락의 바깥쪽 손톱의 모서리를 지나는 수직선과 손톱뿌리를 지나는 수평선이 만나는 지점에 있다.

鍼法 침은 1푼을 놓고, 2번 숨쉴 동안 꽂아 두며, 뜸은 3장을 뜬다.〈동인〉

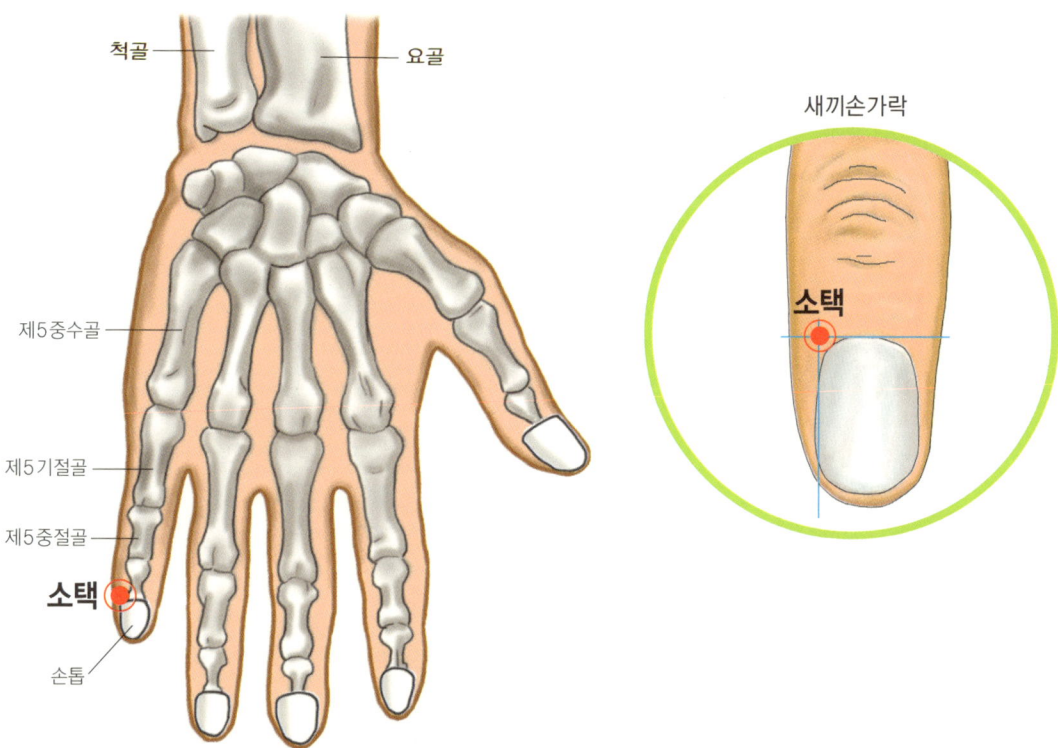

참고 이 경혈의 소(少)는 소장경을 가리키고, 택(澤)은 기가 모이는 우묵한 곳이라는 뜻에서 소택이라는 명칭을 붙였다. 수태양경의 정혈이다.

백내장·녹내장·반신불수 치료법

지압 요령 왼쪽의 반신불수나 마비·저림에는 왼쪽 소택혈을, 오른쪽 반신불수나 마비·저림에는 오른쪽 소택혈을 지압한다. 엄지·집게손가락으로 꾹꾹 눌러준다.

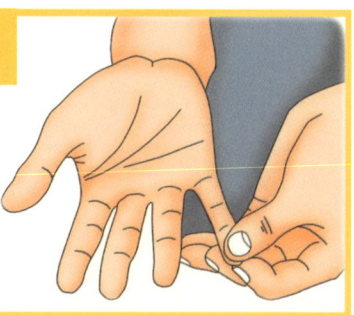

수태양 소장경 手太陽 少腸經

142 제6장 수태양소장경(手太陽少腸經)

SI-2 (2개 혈)

② 전곡(前谷)

수태양경의 형혈

이 경혈은 두통 및 뒷목의 통증, 목의 부종(浮腫), 면종(面腫;얼굴이 붓는 병증), 토혈(吐血), 비색(鼻塞;코막힘), 정신착란 등에 효과가 있다.

그 밖에 백내장 등의 눈병, 눈의 통증, 위팔 신경통, 손가락이 저리고 감각이 없을 때, 젖앓이, 젖이 안 나올 때, 딸꾹질, 학질, 한불출(汗不出;열병에 땀이 나지 않는 것)의 열병(熱病), 이명(耳鳴;귀울이)에도 특효가 있다.

이 경혈은 지압이나 마사지를 해도 상당한 효과를 볼 수 있다.

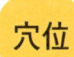 **穴位** 새끼손가락 기절골 뒤, 바깥쪽의 우묵한 곳에 있다.(그림 참조)

 鍼法 침은 1푼을 놓고, 3번 숨쉴 동안 꽂아 두며, 뜸은 3장을 뜬다.〈동인〉

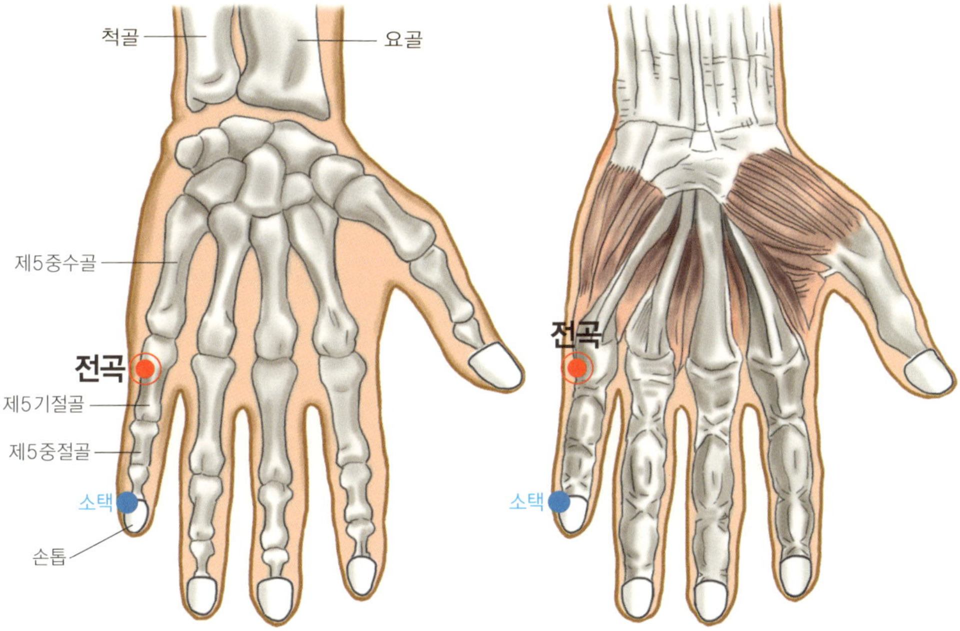

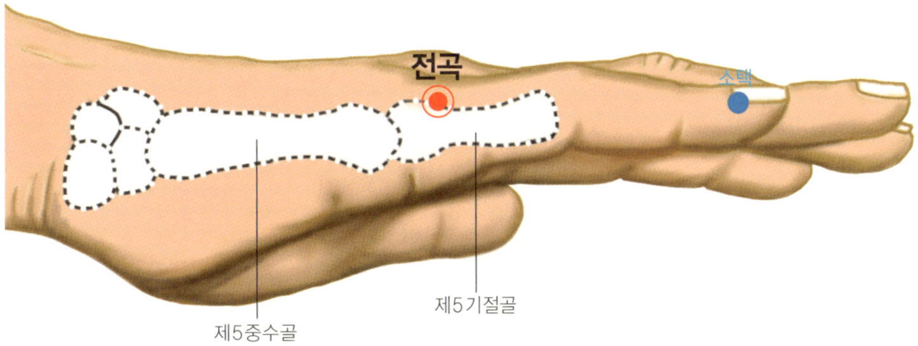

참고　이 경혈의 명칭은 관절 앞(前;전)의 우묵한 곳(谷;곡)이라는 뜻이며, 이 혈은 골과 육신이 서로 만나 오목해져 골짜기(谷;곡)처럼 되었다고 하여 전곡이라는 명칭을 붙였다. 수태양경의 형혈이다.

SI-3 (2개 혈)

3 후계(後谿)

수태양경의 유혈

이 경혈은 두통, 뒷목이 뻣뻣하거나 편도선염, 청각장애, 코피, 팔의 경련, 팔이나 손가락이 아파서 구부리지 못할 때, 위팔 근육의 염증, 루머티즘, 각막염, 간질, 학질, 감기, 각종 열병(熱病) 질환, 도한(盜汗;잠잘 때 땀을 흘리는 증상) 등에 효과가 있다.

그 밖에 청력상실, 늑간신경통, 요통, 히스테리, 정신이상, 목이 붓고 아플 때 등에도 특효가 있다.

이 경혈은 지압이나 마사지를 해도 상당한 효과를 볼 수 있다.

穴位 전곡혈 뒤쪽에 있다. 즉, 새끼손가락 중수골 앞쪽의 우묵한 곳에 있다.

鍼法 침은 2푼을 놓고, 3번 숨쉴 동안 꽂아 두며, 뜸은 3장을 뜬다.〈동인〉
취혈 요령은 주먹을 쥐고 침혈을 잡는다.〈입문〉

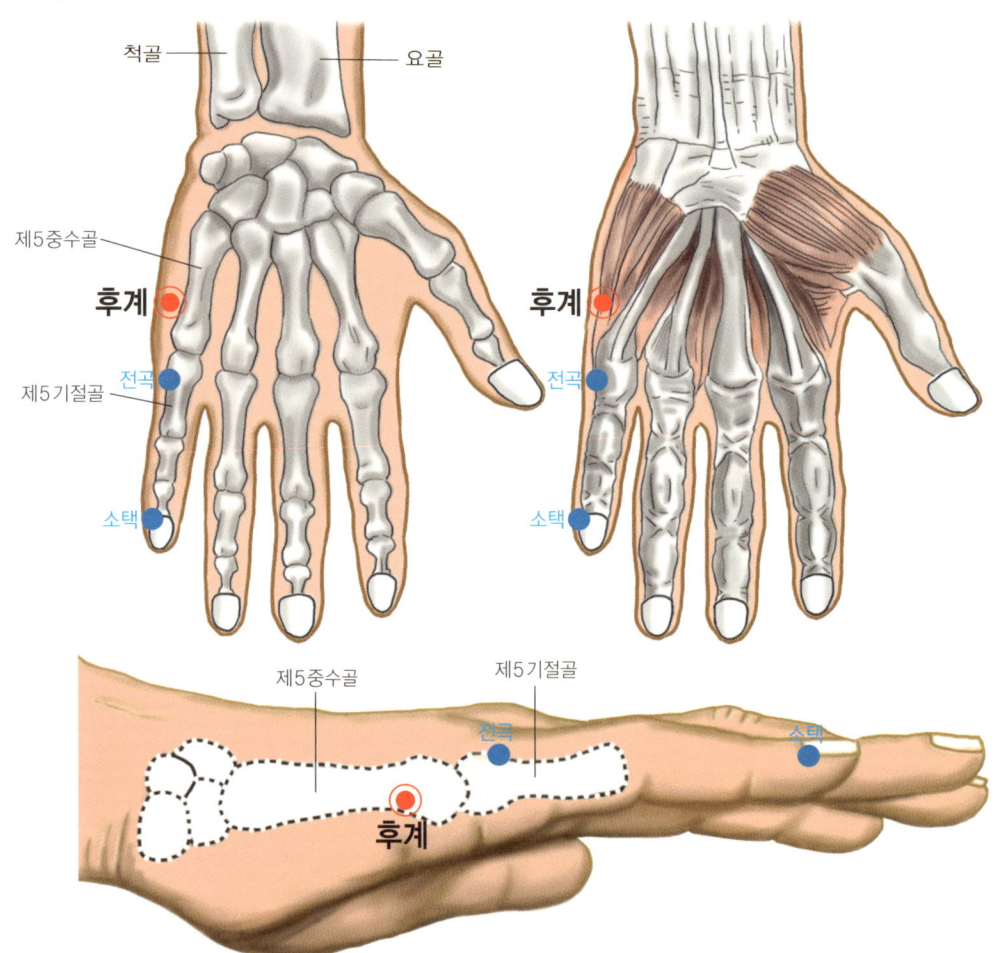

참고 이 경혈의 명칭은 관절 뒤쪽의 우묵한 곳에 있다는 뜻이다. 다시 말해 주먹을 쥐면 혈처의 살이 마치 산봉우리처럼 불룩해지고, 눌러 보면 작은 계곡(溪谷)이 굽은 것과 비슷해 후계라고 붙여졌다.
수태양경의 유혈이다. 손가락 마비 및 경련을 치료할 때에는 합곡혈까지 투자한다.

제6장 수태양소장경(手太陽少腸經)

SI-4 (2개 혈)

4 완골(腕骨)

손목뼈 중의 하나 앞에 있는 혈

이 경혈은 두통, 목이 뻣뻣할 때, 어깨와 팔이 아프고 저릴 때, 흉통(胸痛;가슴의 통증), 손가락이 떨릴 때, 손가락 관절에 염증이 생겼을 때 등에 효과가 있다.

그 밖에 이명(耳鳴), 황달, 당뇨병, 위염, 담낭염, 열병(熱病), 반신불수, 녹내장, 백내장, 눈물이 저절로 흐를 때, 소아경풍, 구토, 해소, 감기, 면종(面腫;얼굴이 붓는 병증) 등에도 특효가 있다.

穴位 손바닥의 안쪽 손목 앞 우묵한 곳에 있다. 즉, 제5중수골 끝 부위인 손목 쪽의 우묵한 곳에 있다.

鍼法 침은 2푼을 놓고 3번 숨쉴 동안 꽂아 두며, 뜸은 3장을 뜬다.〈동인〉
취혈 요령은 주먹을 쥐고 침혈을 잡는다.〈입문〉

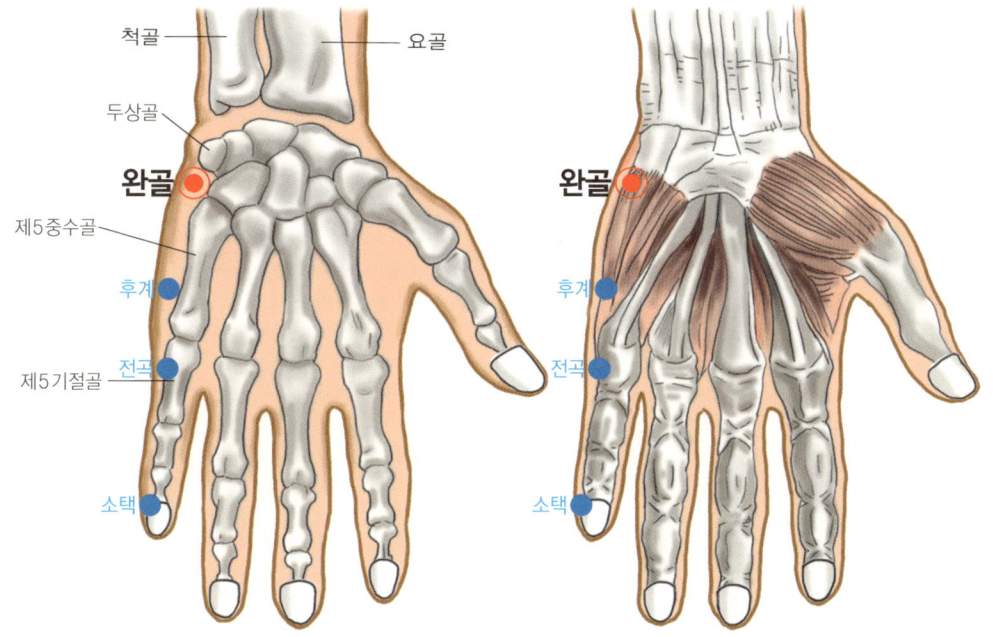

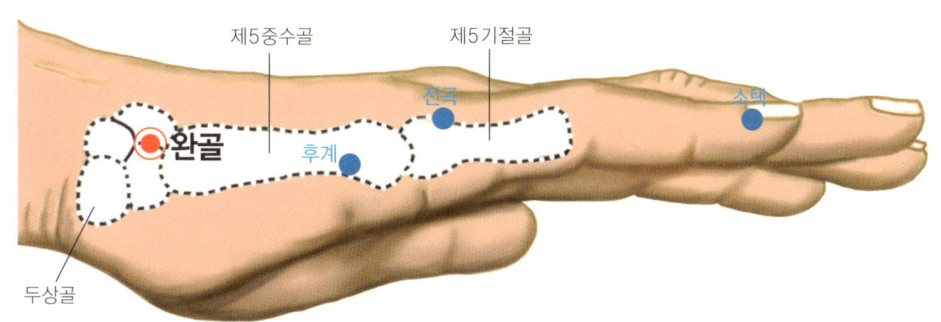

참고 이 경혈의 명칭은 손목뼈 중의 하나 앞에 있는 혈이라는 뜻에서 완골이라는 명칭을 붙인 것이다.

수태양 소장경 手太陽 少腸經

SI-5 (2개 혈)

⑤ 양곡(陽谷)

손등의 계곡 경혈

이 경혈은 손목의 통증, 손목의 관절통, 척골신경통, 위팔신경통, 이명(耳鳴;귀울이), 청각장애, 치통, 구내염, 치주염, 한불출(汗不出;열병에 땀이 나지 않는 것) 등에 효과가 있다.

그 밖에 정신 이상, 간질, 소아경풍(小兒驚風), 소아가 혀가 뻣뻣해져서 젖을 빨지 못할 때, 현기증, 두통, 치질, 치루(痔漏;항문에서 고름이나 똥물이 흐르는 병), 발기불능 등에도 잘 듣는다.

이 경혈은, 특히 마주 보고 통하는 곳에 있는 양계혈과 함께 서로 상부상조하며 병을 처단하는 등 큰 효과를 거두고 있다.

穴位 새끼손가락 쪽 손목에 튀어나온 뼈 앞 우묵한 곳에 있다. 즉, 척골과 두상골 사이의 우묵한 곳에 있다.

鍼法 침은 2푼을 놓고, 3번 숨쉴 동안 꽂아 두며, 뜸은 3장을 뜬다.〈동인〉

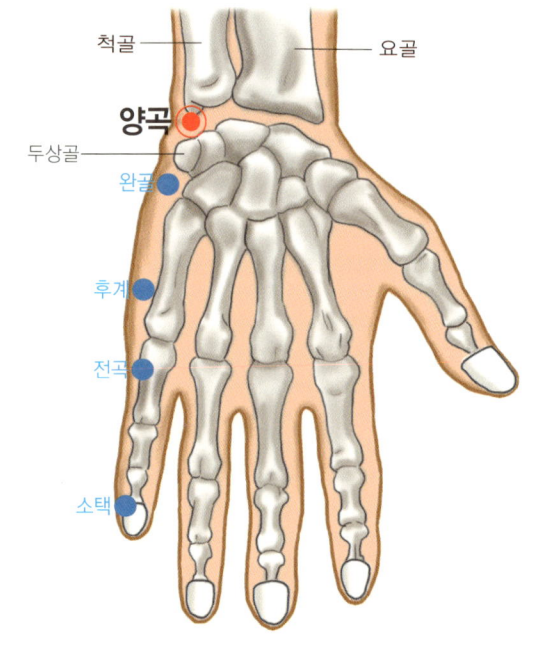

손목의 관절·두통·치통 치료법

지압요령 엄지손가락을 양곡혈에 대고 나머지 손가락으로 손목을 잡고 "아프지만 기분 좋다"고 느낄 정도로 세게 누르고 문지르며 손목을 위아래로 움직여 같은 요령으로 반복한다.

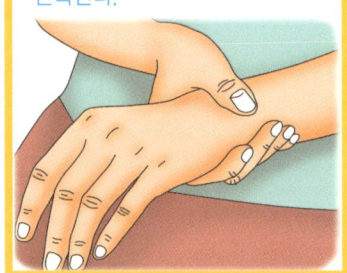

참고 이 경혈은 손등 쪽 손목 관절에 우묵한 곳에 있으며, 형상이 마치 작은 골짜기(谷;곡) 같아서 붙여진 명칭이다. 수태양경의 정혈(井穴)이다.

수태양소장경 手太陽少腸經

146 제6장 수태양소장경(手太陽少腸經)

SI-6 (2개 혈)

⑥ 양로(養老)

노인을 돕는 경혈

이 경혈은 피로하여 눈이 침침해질 때·시력저하(視力低下)·결막염 등의 눈의 질환, 귀의 통증, 뇌충혈, 어깨나 팔꿈치가 저리고 아플 때 등에 효과가 있다.

그 밖에 요통, 산증(疝症;고환이나 음낭이 커지면서 아랫배가 켕기고 아픈 병증), 반신불수, 얼굴이나 등에 생기는 종기, 사마귀 등에도 특효가 있다.

이 경혈은 지압이나 마사지를 해도 상당한 효과를 볼 수 있다.

穴位 손바닥을 아래로 향한 다음, 튀어나온 척골을 손가락으로 누른 채 손바닥을 몸 쪽으로 돌리면 우묵한 곳이 잡히는데, 이 곳이 바로 양로혈이다.

鍼法 침은 3푼을 놓고, 뜸은 3장을 뜬다.〈동인〉
침을 놓을 때 자세를 바꾸면 침이 전혀 빠지지 않는다.

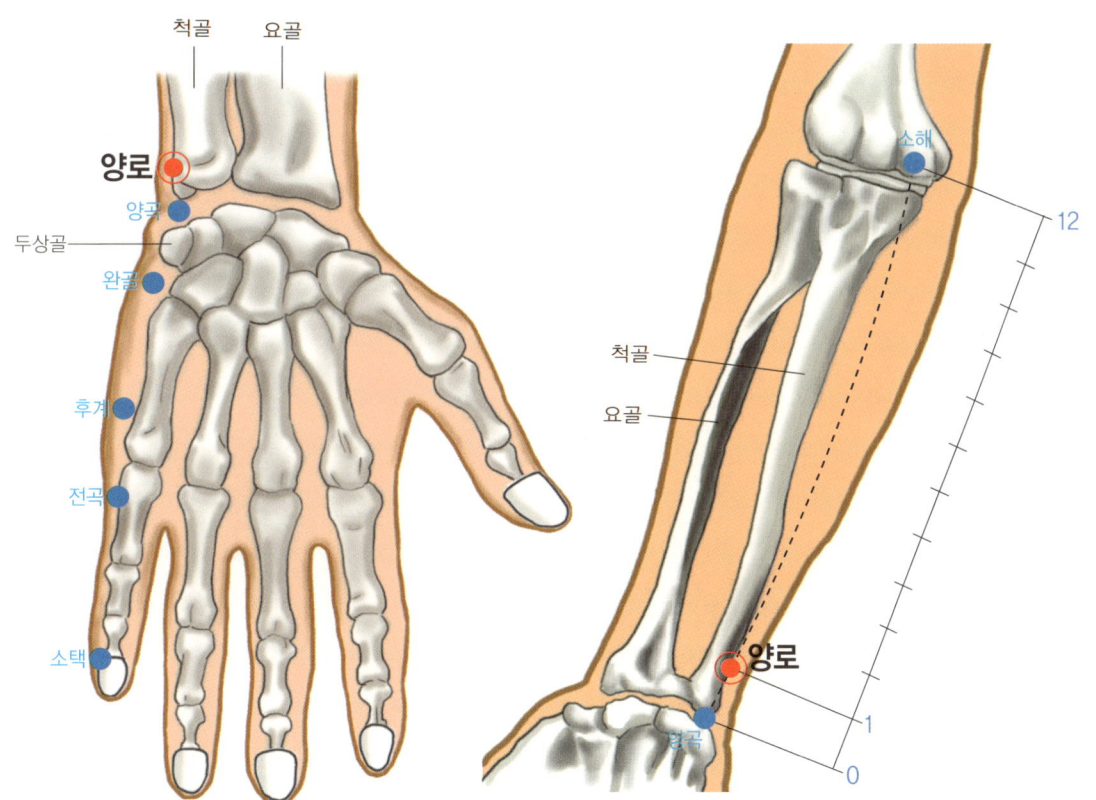

탱탱한 피부를 만드는 치료법

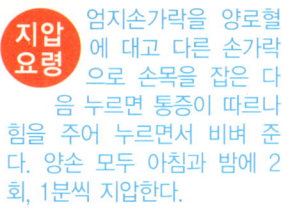

지압요령 엄지손가락을 양로혈에 대고 다른 손가락으로 손목을 잡은 다음 누르면 통증이 따르니 힘을 주어 누르면서 비벼 준다. 양손 모두 아침과 밤에 2회, 1분씩 지압한다.

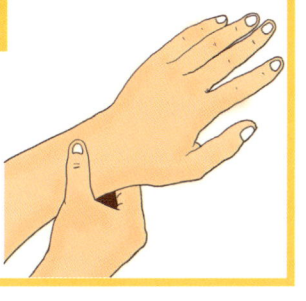

참고 명칭 그대로 이 경혈은 노인을 양육한다는 뜻으로, 노인의 보양 뜸을 뜨는 장소이다.
이 경혈은 늙고(老;로) 허약해짐을 방지해 전신을 기르는(養;양) 혈이라는 뜻에서 붙여진 명칭이다.

수태양 소장경
手太陽 少腸經

SI-7 (2개 혈)

7 지정(支正)

수태양경의 낙혈

이 경혈은 앞이 뿌옇게 보이는 등의 눈병, 목이 뻣뻣하고 부을 때, 어깨의 마비 및 신경통, 손가락이 저리고 아플 때, 다래끼, 피부에 난 사마귀, 수전증(手顫症;손이 떨리는 증상) 등에 효과가 있다.

그 밖에 간질, 정신이상, 두통, 현기증, 심장의 통증, 소갈(消渴), 한불출(汗不出;열병에 땀이 나지 않는 것) 등에도 특효가 있다.

이 경혈은 지압이나 마사지를 해도 상당한 효과를 볼 수 있다.

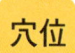 穴位 — 손목 관절(양곡혈)에서 5촌 올라간 곳에 있다.

 鍼法 — 침은 3푼을 놓고, 뜸은 3장을 뜬다.(동인)

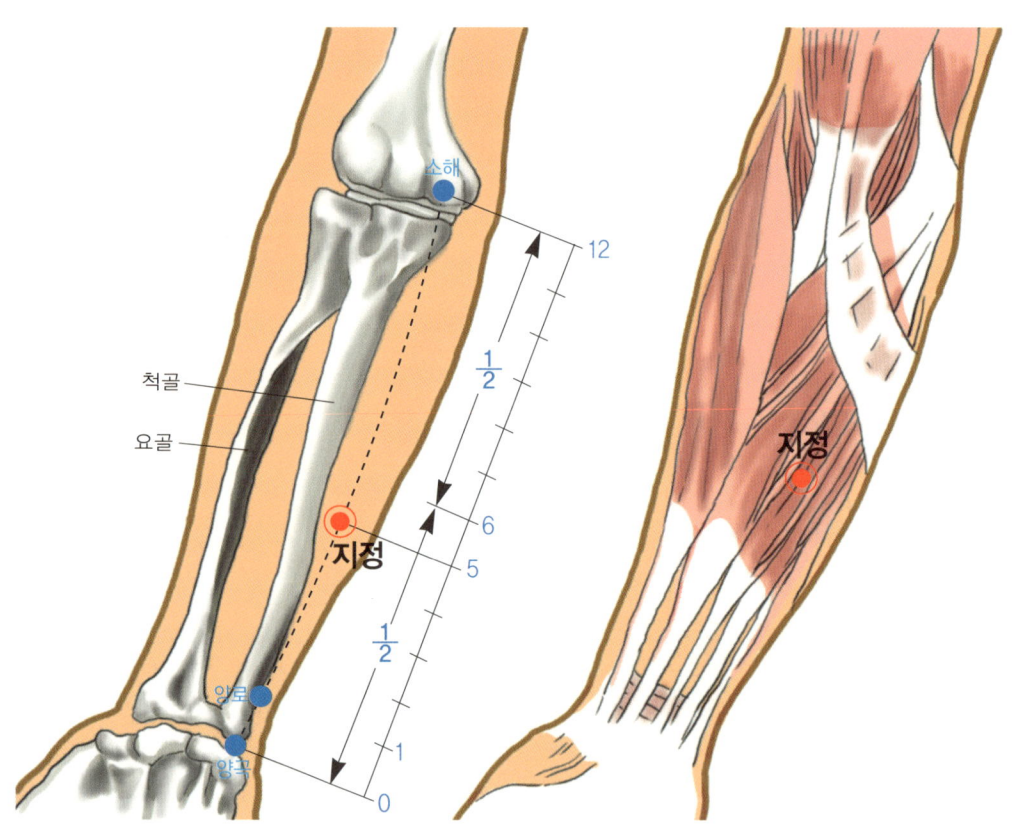

참고 이 경혈은 소장의 별락(別絡)이 되어 안으로 수소음심에 이어진다. 여기서 심은 오장육부의 대주주이니 정(正)이라 했고, 지(支)는 떨어짐이니 소장경맥에서 떨어져 들어가 심의 바른〔正;정〕 위치에 이어지니 그 별락을 일러 지정(支正)이라는 명칭을 붙였다.
수태양경의 낙혈이며 수소음경맥으로 갈라져 간다.

SI-8 (2개 혈)

 # 소해(小海)

소장경맥(小腸經脈)의 기가 모이는 곳

이 경혈은 목이 아플 때, 뺨이 부을 때, 팔꿈치의 통증, 어깨 통증, 오십견, 하복부 통증, 척골신경통, 척골신경 마비, 무도병(舞蹈病;근육이 저절로 움직이거나 발작을 일으키는 병증) 등에 효과가 있다.

그 밖에 두통, 이명(耳鳴), 청각감퇴, 심장 질환, 폐결핵, 간질, 정신이상 등에도 특효가 있다.

이 경혈은 지압이나 마사지를 해도 상당한 효과를 볼 수 있다.

穴位 : 팔꿈치를 구부렸을 때, 척골의 팔꿈치 머리와 상완골 안쪽 위에 있는 복사뼈 사이의 오목한 곳에 있다.

鍼法 : 침은 2푼을 놓고, 뜸은 3장을 뜬다.〈동인〉
취혈 요령은 팔굽을 구부리고 침혈을 잡는다.〈입문〉

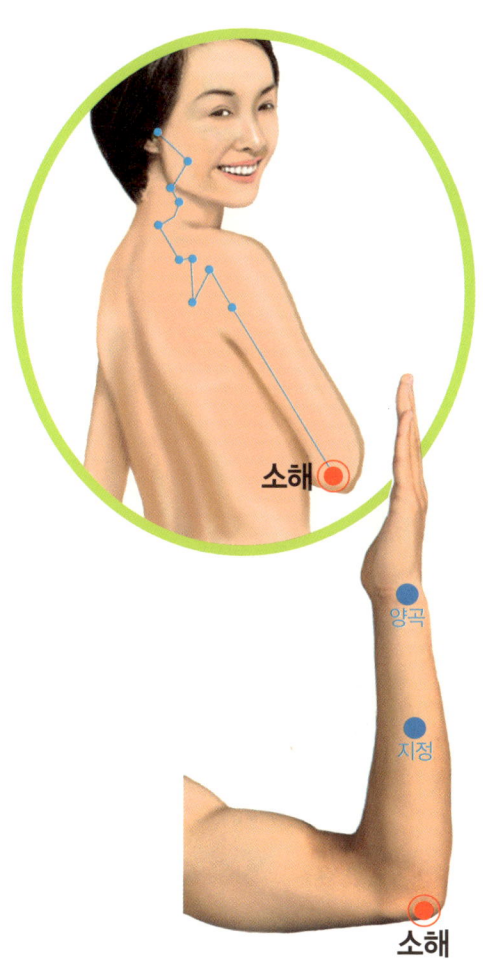

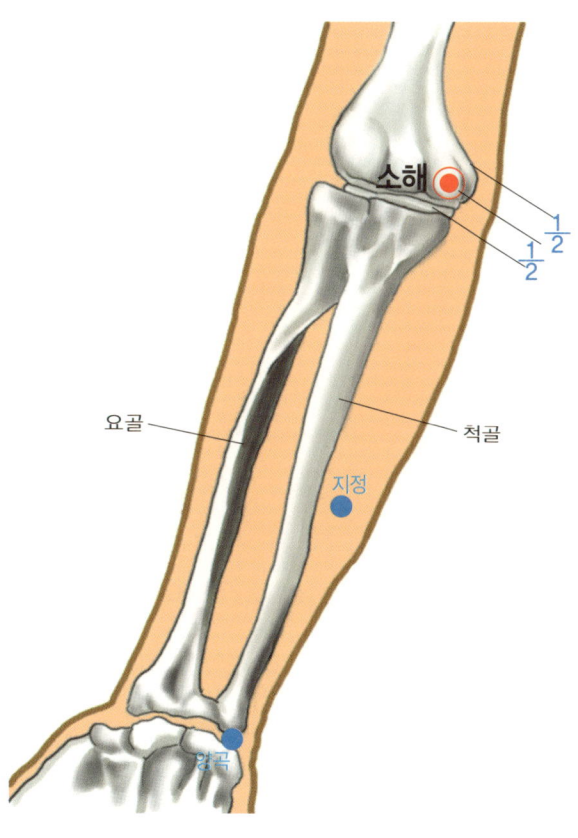

참고 : 이 경혈 명칭의 소(小)는 뼈 사이의 좁은 틈, 해(海)는 합친다는 뜻에서, 이 혈은 소장경맥(小腸經脈)의 기가 모이는 곳이라 마치 소장경맥의 바다가 되어 소해(小海)라는 명칭을 붙였다.
수태양경의 합혈이다.

SI-9 (2개 혈)

9 견정(肩貞)

사악한 기를 몰아내고 정기를 돋우는 혈

이 경혈은 어깨의 통증, 목이 아플 때, 손이 저리고 아파서 물건을 들 수 없을 때, 결분혈 부근이 아프고 열이 날 때 등에 효과가 있다.

그 밖에 이명(耳鳴;귀울이), 청각상실, 두통, 겨드랑이에서 땀이 많이 날 때, 각종 열성(熱誠) 질환 등에도 특효가 있다.

이 경혈은 지압이나 마사지를 해도 상당한 효과를 볼 수 있다.

穴位
어깨뼈 아래 두 뼈의 관절 사이 우묵한 곳에 있다.
뒤쪽 겨드랑이 주름 끝에서 위로 1촌 지점에 있다.

鍼法
침은 8푼을 놓고 뜸은 뜨지 말아야 한다.〈입문〉
취혈 요령은 팔을 늘어뜨리고 겨드랑이를 딱 붙인 자세로 침혈을 잡는다.

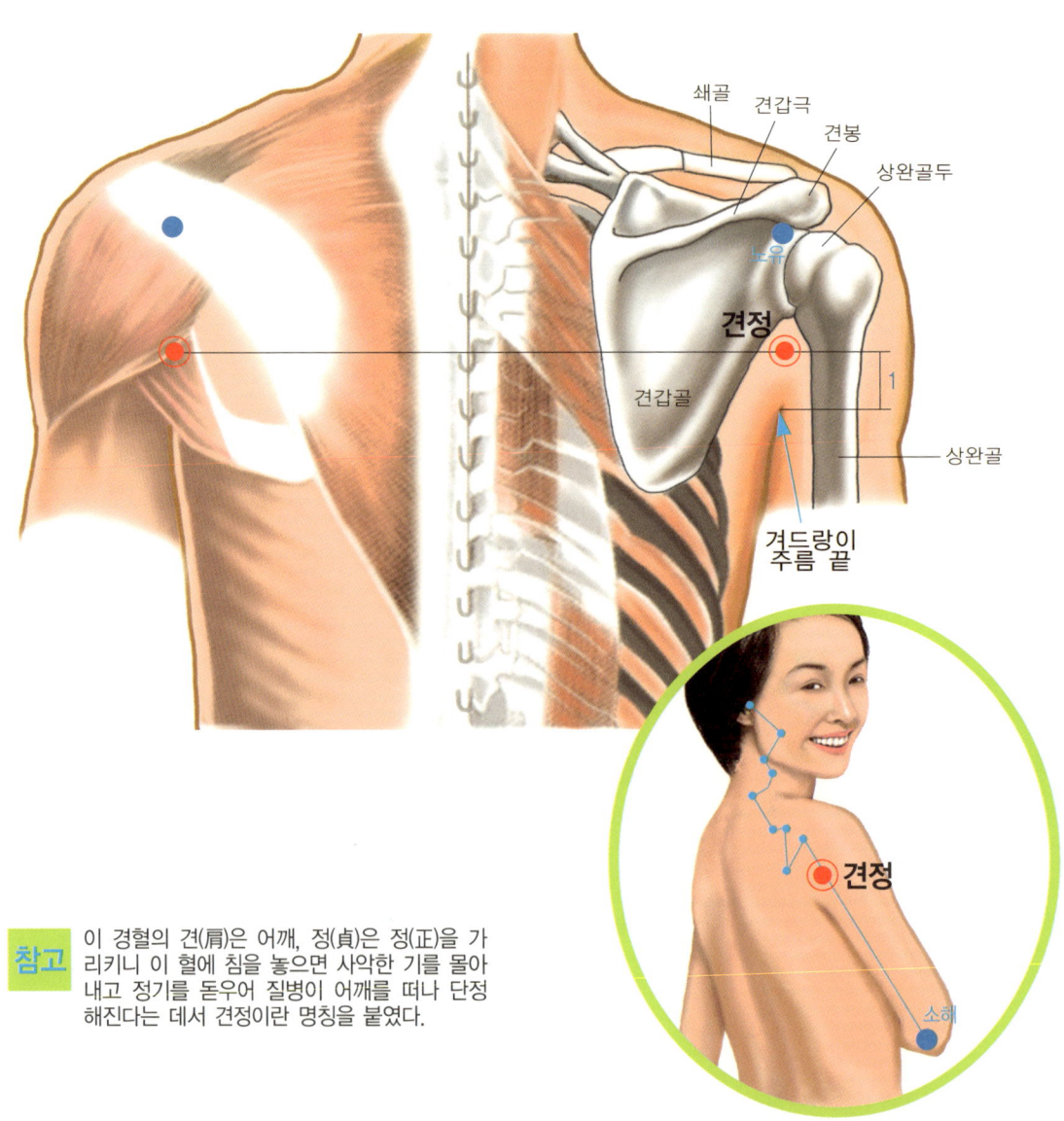

참고 이 경혈의 견(肩)은 어깨, 정(貞)은 정(正)을 가리키니 이 혈에 침을 놓으면 사악한 기를 몰아내고 정기를 돋우어 질병이 어깨를 떠나 단정해진다는 데서 견정이란 명칭을 붙였다.

手太陽 少腸經
수태양 소장경

SI-10 (2개 혈)

10 노유(臑兪)

팔뚝의 병을 고치는 혈

이 경혈은 목의 임파선염, 목이 부어오를 때, 어깨나 팔의 신경통 및 마비, 중풍, 반신불수, 젖앓이, 각종 열병(熱病) 등에 효과가 있다.

이 경혈은 지압이나 마사지를 해도 상당한 효과를 볼 수 있다.

穴位 견정혈 위쪽 견갑극 아래의 오목한 곳에 있다.

鍼法 침은 8푼을 놓고, 뜸은 3장을 뜬다.〈동인〉
취혈 요령은 팔을 들고 침혈을 잡는다.

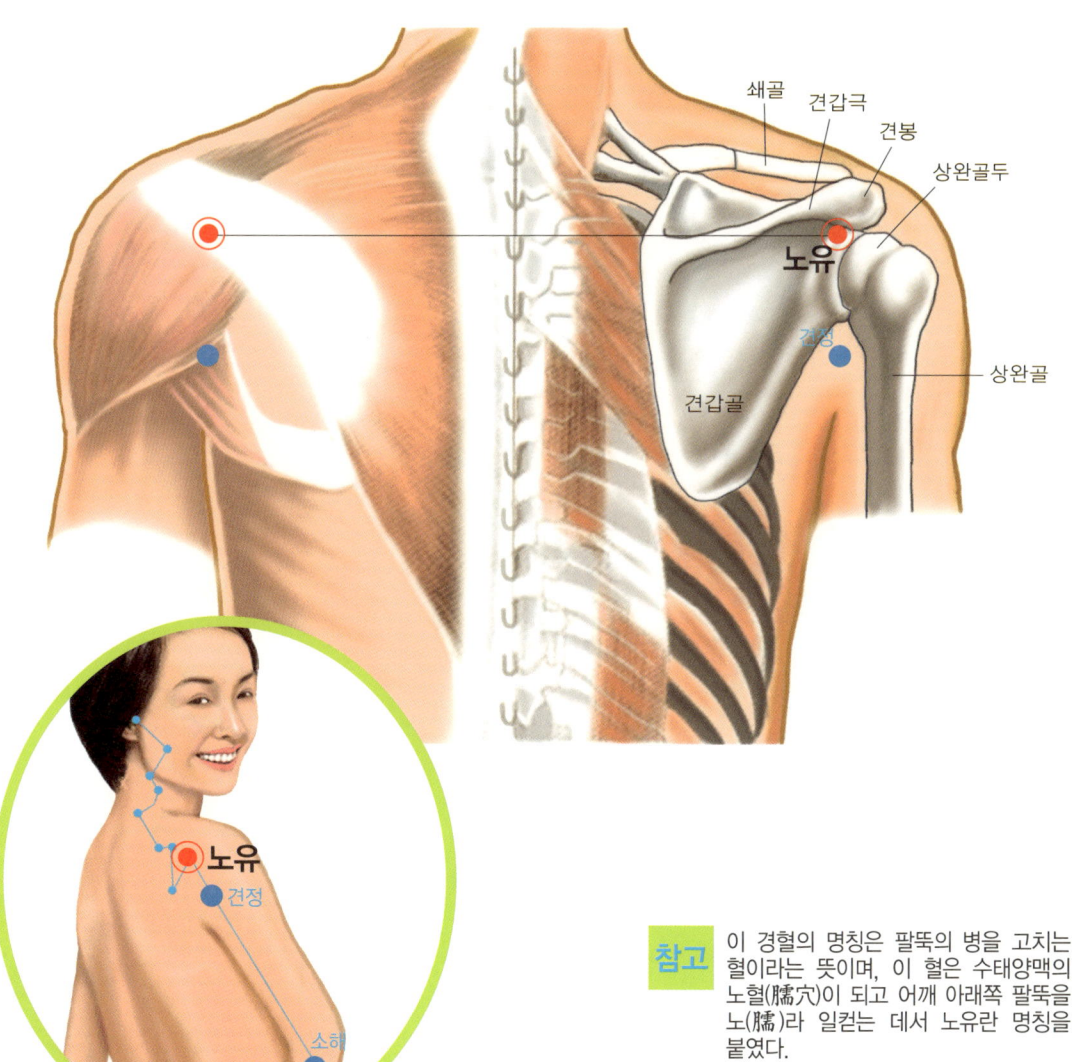

참고 이 경혈의 명칭은 팔뚝의 병을 고치는 혈이라는 뜻이며, 이 혈은 수태양맥의 노혈(臑穴)이 되고 어깨 아래쪽 팔뚝을 노(臑)라 일컫는 데서 노유란 명칭을 붙였다.

수태양 소장경
手太陽 少腸經

SI-11 (2개 혈)

11 천종(天宗)

상반신 질환이 모이는 곳

이 경혈은 특히 상반신 부분의 등 쪽에 중요한 에너지원이 있다는 것을 의미한다. 특히 여성의 유방과 깊은 관계가 있어, 모유의 양이 적거나 유선염(乳腺炎;젖앓이) 등의 치료에 효과가 있다. 흉통(胸痛;가슴 통증)에도 뛰어난 효과를 발휘한다.

그 밖에 어깨의 신경통, 팔을 위로 들지 못할 때, 반신불수, 간질, 정신이상, 열병(熱病)에도 효과가 좋다.

穴位 견갑극 중점과 견갑골 아래의 끝을 연결한 선에서 위로부터 3분의 1 지점의 움푹 패인 곳에 있다.(그림 참조)

鍼法 침은 5푼을 놓고 6번 숨쉴 동안 꽂아 두며, 뜸은 3장을 뜬다.〈동인〉

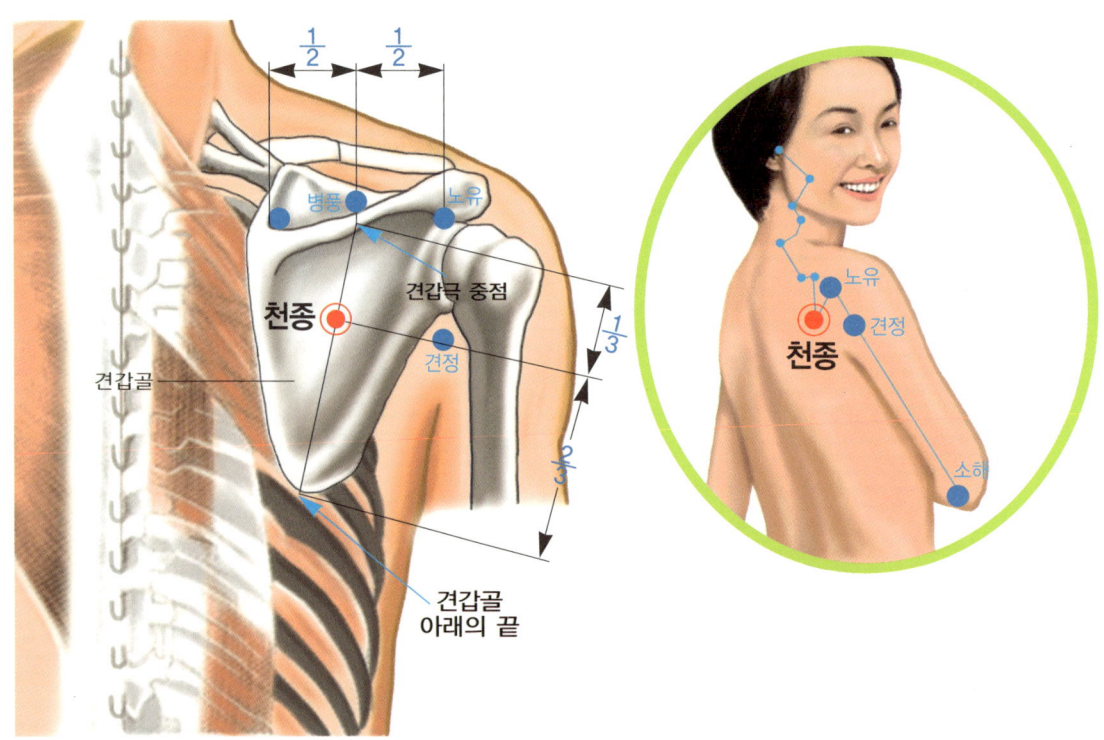

참고 이 경혈 명칭의 천(天)은 가슴에서 위쪽, 종(宗)은 중심, 즉 허파의 중앙에 해당하는 부위에 있는 혈이라는 뜻이다.
소양수태양맥의 유혈이다.

팔과 어깨의 통증 치료법

지압요령 시술자는 환자의 어깨뼈에 양손을 대고 엄지손가락으로 좌우의 천종혈을 동시에 누른다. 이 때 엄지손가락을 제외한 모든 손가락으로 겨드랑이를 잡는 듯한 자세를 취하는 게 좋다.

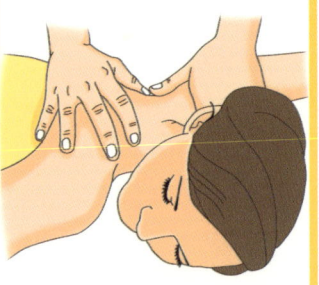

SI-12 (2개 혈)

12 병풍(秉風)

바람을 방어해 주는 곳

이 경혈은 어깨가 저리고 아파서 팔을 들지 못할 때, 팔이나 어깨의 마비 및 통증, 어깨의 신경통, 척골신경통 등에 효과가 있다.

그 밖에 폐렴, 반신불수(半身不隨), 턱이 부을 때 등에도 잘 듣는다.

이 경혈은 지압이나 마사지를 해도 상당한 효과를 볼 수 있다.

穴位 견갑극 중점의 위쪽 우묵한 곳에 있다.

鍼法 침은 5푼을 놓고, 뜸은 5장을 뜬다.〈동인〉

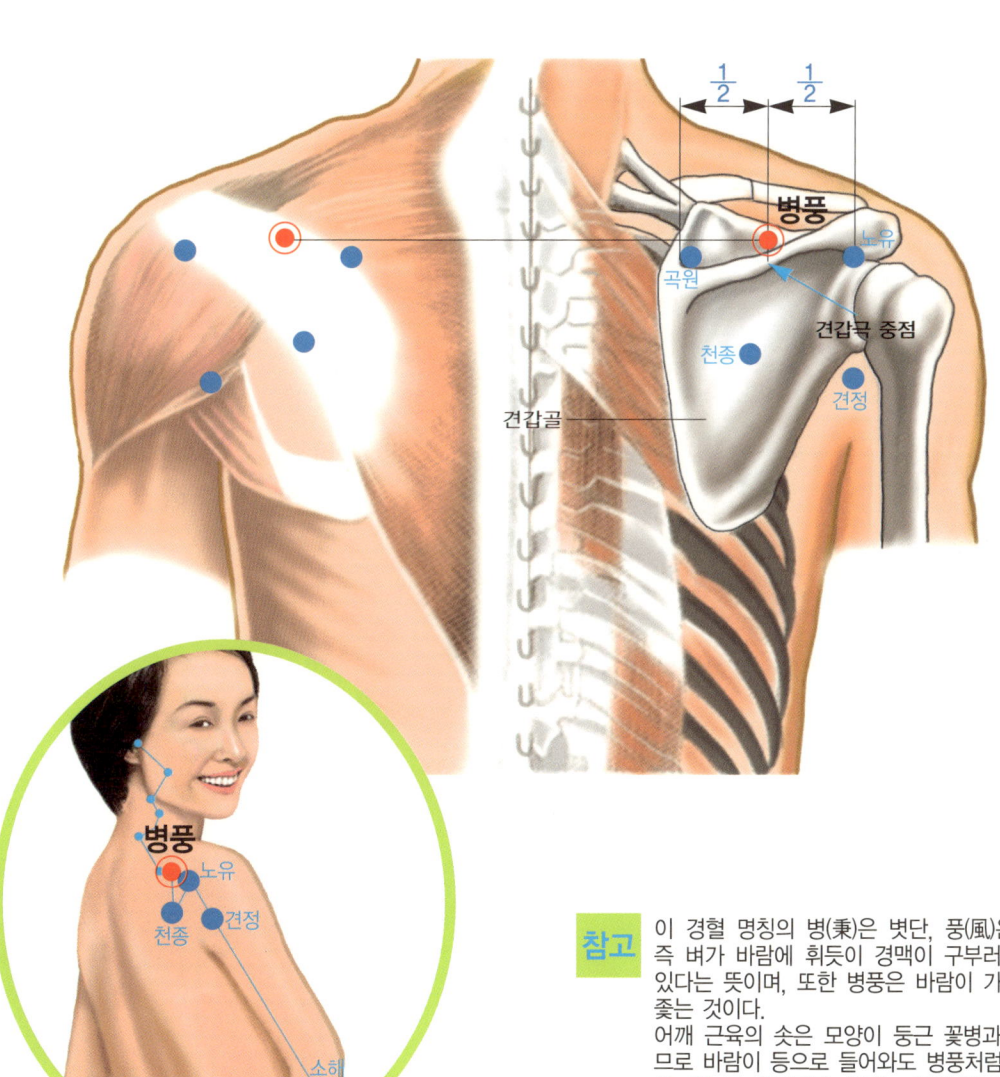

참고 이 경혈 명칭의 병(秉)은 볏단, 풍(風)은 바람, 즉 벼가 바람에 휘듯이 경맥이 구부러진 곳에 있다는 뜻이며, 또한 병풍은 바람이 가는 곳을 좇는 것이다.
어깨 근육의 솟은 모양이 둥근 꽃병과 비슷하므로 바람이 등으로 들어와도 병풍처럼 방어하여 하늘로 흩어지게 한다는 데서 병풍(秉風)이란 명칭을 얻은 것이다.

手太陽 小腸經 수태양 소장경

SI-13 (2개 혈)

13 곡원(曲垣)

어깨 뼈를 보호하는 경혈

이 경혈은 오십견이나 목과 어깨에서 등에 걸친 결림과 통증, 팔이 결리거나 통증 등이 있을 때 뛰어난 효능을 발휘한다. 때문에 이 곳을 압박하면 손까지 둔한 느낌의 통증이 느껴진다.

어깨가 저리고 아플 때, 척골신경통, 반신불수, 늑막염에 효과가 있다. 특히, 어깨의 견갑골 부위가 쑤시고 아플 때 특효가 있다.

穴位 안쪽 견갑극과 견갑골 위쪽 끝의 우묵한 곳으로, 손으로 누르면 아픈 곳이 있는데 이 곳을 치료하면 된다.(그림 참조)

鍼法 침은 5푼을 놓고, 뜸은 10장을 뜬다.〈동인〉

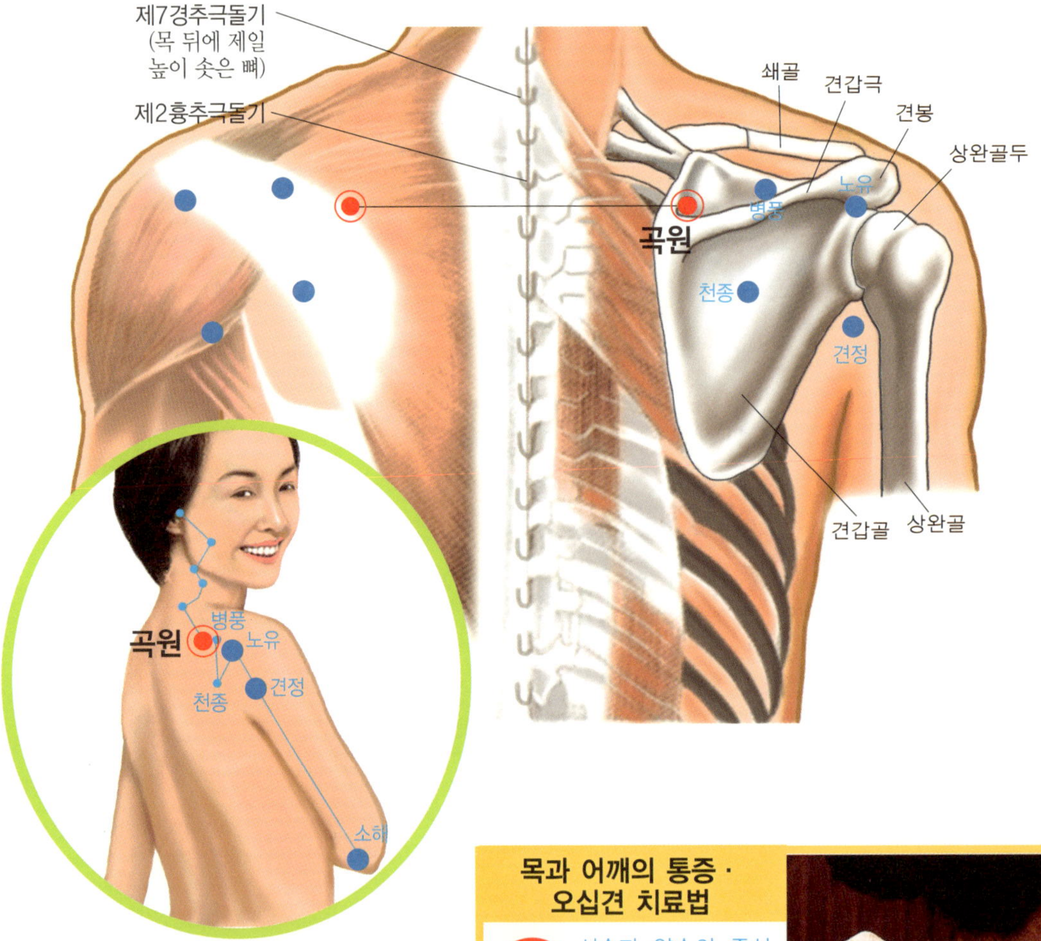

참고 이 경혈 명칭의 곡(曲)은 구부러짐, 원(垣)은 담장이란 뜻이니, 쉽게 말해 주걱뼈 구부러진 가장자리에 혈이 있다는 뜻이다.
여기를 손으로 누르면 아픈 곳이 있는데 그 곳이 바로 곡원혈이다.

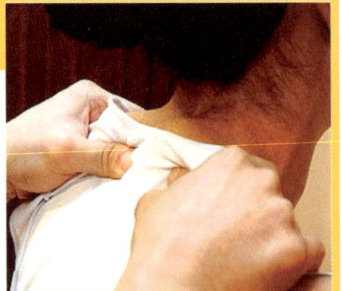

목과 어깨의 통증·오십견 치료법

지압요령 시술자 양손의 중심이 곧바로 환자의 곡원혈에 전해지도록 지압을 한다.
가정에서 따뜻한 습포를 한 후에 드라이어 같은 도구를 이용해 치료하는 방법도 있다.

제6장 수태양소장경(手太陽少腸經)

SI-14 (2개 혈)

14 견외유(肩外兪)

어깨 바깥쪽에 있는 혈

이 경혈은 어깨에서 등에 걸친 결림이나 통증, 뒷목이 뻣뻣할 때, 등 근육의 경련, 팔이 아플 때 등에 효과가 좋다.

그 밖에 폐렴, 늑막염, 신경쇠약, 감기에 의한 몸의 피로, 반신불수, 경련을 일으키는 등의 급박한 증상이 생겼을 때에도 효과적으로 활용된다.

穴位 등 쪽 견갑골 끝의 수직선과 제1흉추극돌기 아래의 오목한 곳(도도혈)의 수평선이 만나는 지점이다.
정중선에서 양 옆으로 각각 3촌.

鍼法 침은 6푼을 놓고, 뜸은 3장을 뜬다.〈동인〉

등과 어깨의 통증 치료법

지압 요령 가운뎃손가락을 견외유 혈에 대고 "아프지만 기분 좋다!"라고 느낄 정도로 힘을 주어 누른다. 어깨를 천천히 앞뒤로 돌리는 것을 각각 20~30회 정도 한다. 다른 쪽 팔도 똑같이 해 준다.

참고 이 경혈의 명칭은 어깨 바깥쪽에 있는 혈이라는 뜻이다.

수태양 소장경 手太陽 少腸經

SI-15 (2개 혈)

15 견중유(肩中兪)

바람을 쫓고 허파 기능을 활발하게 하는 혈

이 경혈은 견외유보다 안쪽에 있다는 명칭으로, 최근에 시력이 떨어졌다는 자각증상이 있을 때, 눈이 침침해졌을 때, 눈이 피로할 때, 시력감퇴 등의 눈 질환에 효과를 본다.

그 밖에 숨쉬기가 어려울 때, 기관지염, 기관지확장증, 천식이나 담, 낙침(落枕;목이 안 돌아가는 담 결림), 어깨의 결림, 어깨와 등이 아플 때에도 특효가 있다.

穴位 정중선에서 양 옆으로 각각 2촌, 제7경추극돌기의 아래를 지나는 수평선과 만나는 지점에 있다.

鍼法 침은 3푼을 놓고, 7번 숨쉴 동안 꽂아 두며, 뜸은 10장을 뜬다.
〈동인〉

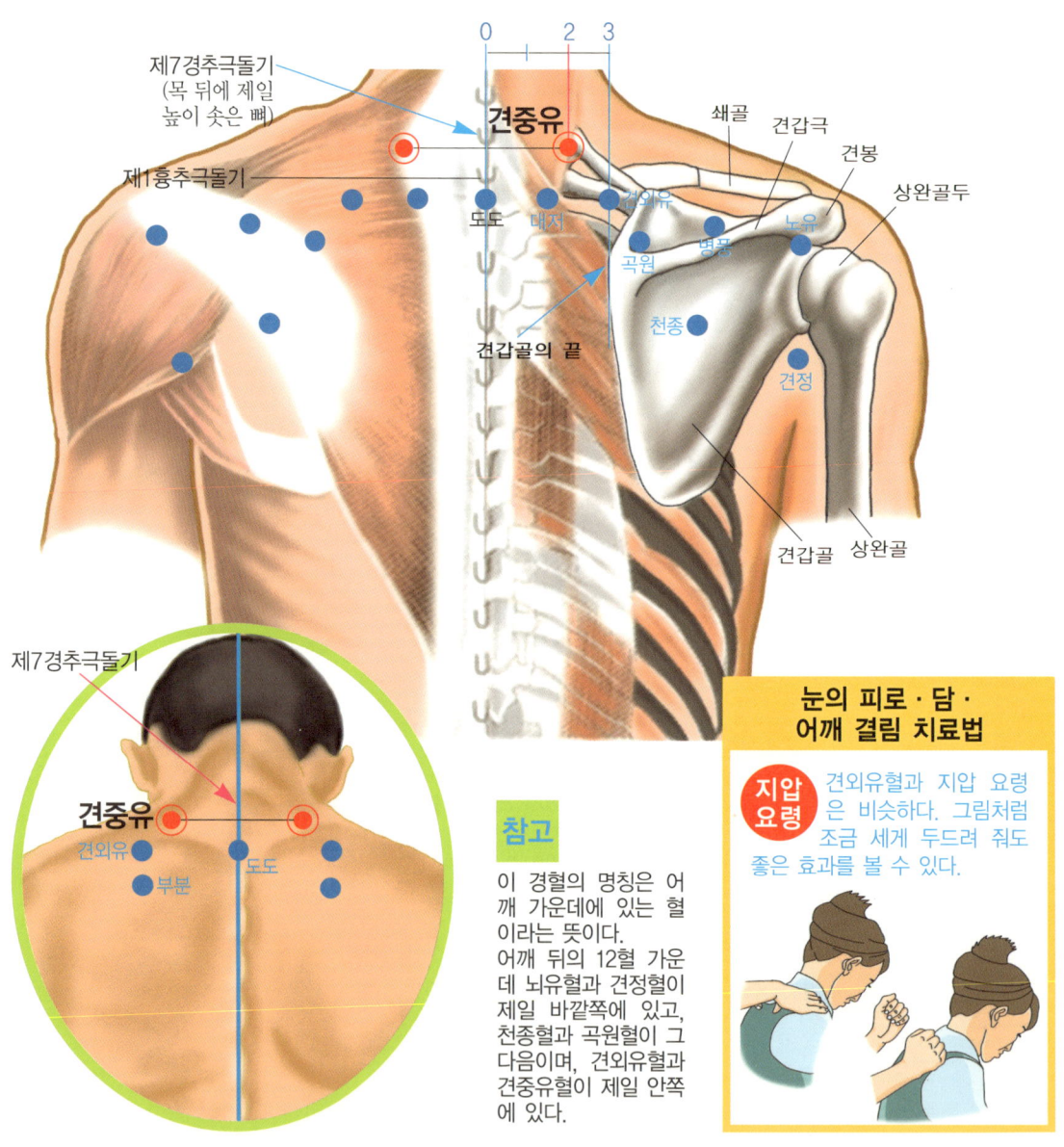

참고
이 경혈의 명칭은 어깨 가운데에 있는 혈이라는 뜻이다.
어깨 뒤의 12혈 가운데 뇌유혈과 견정혈이 제일 바깥쪽에 있고, 천종혈과 곡원혈이 그 다음이며, 견외유혈과 견중유혈이 제일 안쪽에 있다.

눈의 피로·담· 어깨 결림 치료법

지압 요령 견외유혈과 지압 요령은 비슷하다. 그림처럼 조금 세게 두드려 줘도 좋은 효과를 볼 수 있다.

SI-16 (2개 혈)

16 천창(天窓)

쇄골 위쪽을 다스리는 혈

이 경혈은 일반적으로 청각장애, 난청(難聽), 이명(耳鳴), 중이염 등의 귀 질환에 효과가 있다.

그 밖에 어깨 통증, 뺨이 결리거나 부어오를 때, 갑상선이 부어오를 때, 갑자기 목이 잠겨 말을 못할 때, 편도염, 목이 뻣뻣하고 아플 때, 숨쉬기가 곤란할 때, 치주염(齒周炎), 부종(浮腫;신체 조직의 틈 사이에 액체가 괴어 있는 것) 등에도 효과가 있다.

穴位 목에 있는 혈자리로, 날핏줄이 만져지는 곳에 있다. 후두융기(울대뼈)의 양 옆에 부돌혈·인영혈과 같은 높이이며, 굵은 목 근육의 뒤쪽에 있다.

鍼法 침은 1치를 놓고, 뜸은 3장을 뜬다.〈동인〉

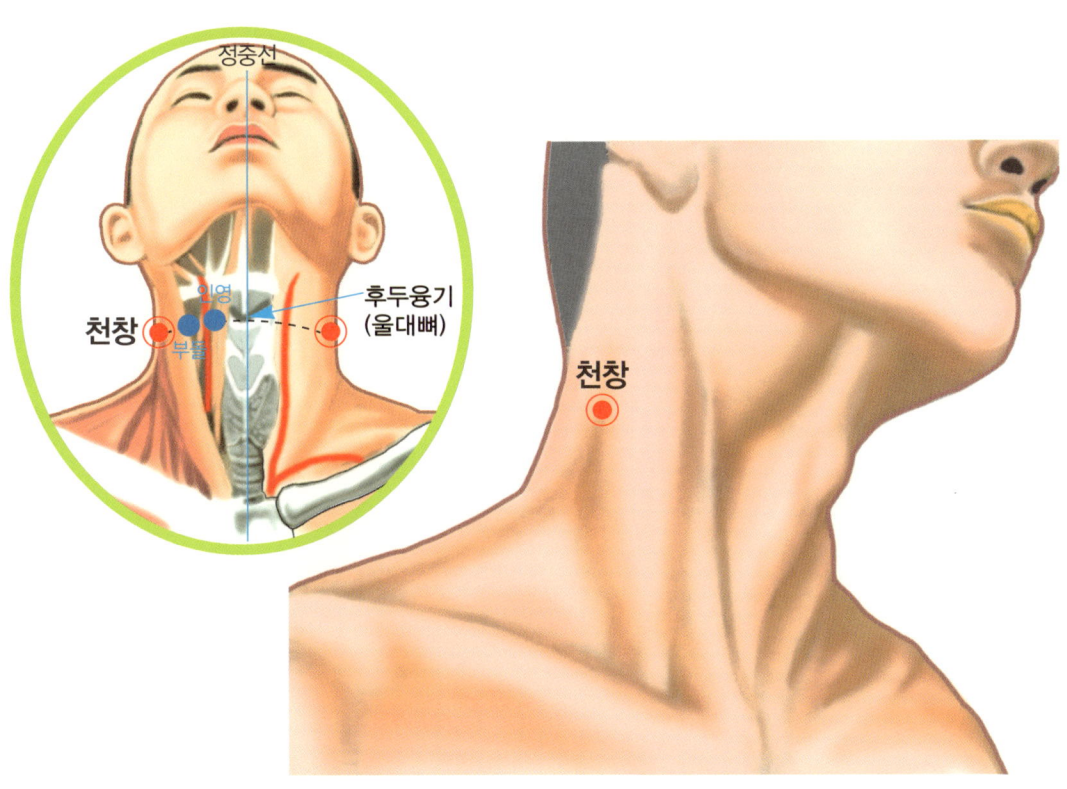

귓병 치료법

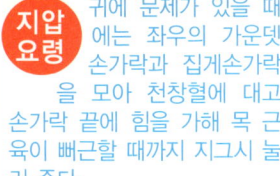
지압 요령 귀에 문제가 있을 때에는 좌우의 가운뎃손가락과 집게손가락을 모아 천창혈에 대고 손가락 끝에 힘을 가해 목 근육이 뻐근할 때까지 지그시 눌러 준다.

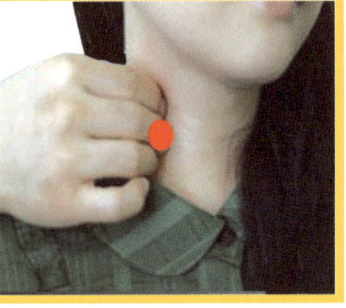

참고 이 경혈 명칭의 천(天)은 가슴 위쪽에서 머리까지라는 뜻이다. 창(窓)은 창문, 즉 목에 있는 혈이라는 뜻이다.

手太陽 少腸經 수태양 소장경

SI-17 (2개 혈)

17 천용(天容)

목의 중요한 혈

이 경혈은 목의 통증 때문에 말하기 어려울 때 이 천용혈 주변을 가볍게 마사지하면 매우 편안해진다. 또한 가슴 통증으로 숨쉬기 곤란할 때, 늑간신경통, 목이 뻣뻣할 때, 인후병(咽喉病), 치통, 치주염, 아관긴급(牙關緊急;이가 꽉 물려 입을 벌리지 못하는 병), 청각감퇴, 청각장애, 이명(耳鳴) 등에 매우 효과가 있다.
그 밖에 해소, 천식, 구토, 중설(重舌;혀 밑에 혀 모양의 군살이 돋는 병) 등에도 잘 듣는다.

穴位: 귓불 아래 하악각의 뒤쪽 맥이 뛰는 우묵한 곳에 있다.

鍼法: 침은 3푼을 놓고, 뜸은 3장을 뜬다.〈동인〉
취혈 요령은 똑바로 누워서 침혈을 잡는다.

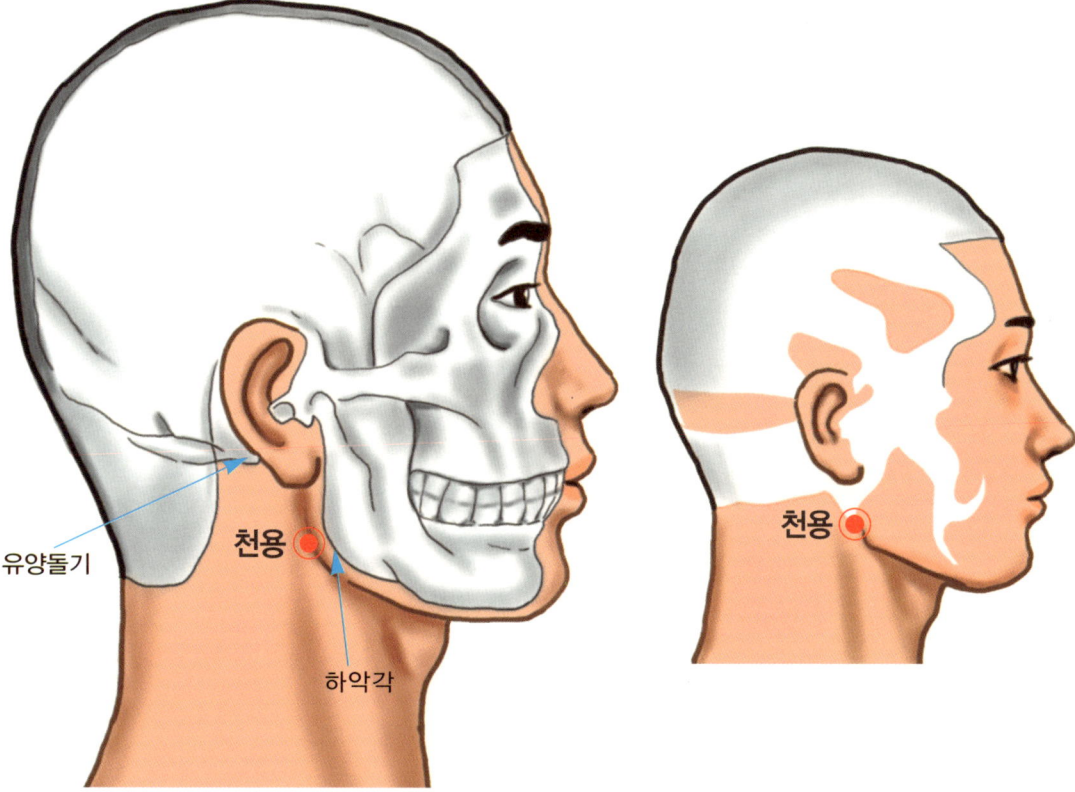

유양돌기 / 천용 / 하악각

참고: 이 경혈의 명칭은 목에서 중요한 혈이라는 뜻이다.
천용혈을 지압하면서 천정혈과 기사혈까지 부드럽게 만져 주면 근육의 긴장과 통증을 완화시키고 목을 움직이는 것이 훨씬 부드러워진다.

목에 관한 병의 치료법

지압요령: 뒷목을 아프지 않게 살살 눌러서 근육을 풀어 준 뒤, 천용혈을 집게손가락 끝으로 너무 힘을 가하지 않고 가볍게 주무르듯이 누른다.

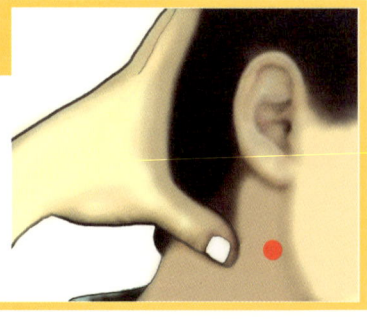

SI-18 (2개 혈)

18 권료(顴髎)

얼굴을 다스리는 곳

이 경혈은 윗니의 통증, 뺨이나 입술이 부어오를 때, 눈꺼풀이 떨릴 때, 안면(顔面)신경통, 광대뼈 부위가 충혈될 때, 치통 등에 효과가 있다.

그 밖에 구안와사, 안구진탕증(눈알이 무의식적으로 움직이는 증상), 안구충혈(眼球充血), 얼굴의 주름살, 광대뼈 부위의 기미, 황달 등에도 효과가 있다.

이 곳은 미용에도 좋아 매일 이 경혈을 중심으로 가볍게 마사지하면, 이마에 생기는 주름살이나 눈 밑의 작은 주름이 사라지고 탱탱한 피부를 유지하게 된다.

穴位 바깥쪽 눈 끝에서 수직으로 내려가 광대뼈 아래쪽 우묵한 곳에 있다.

鍼法 침은 3푼을 놓고 뜸은 뜨지 말아야 한다.〈동인〉

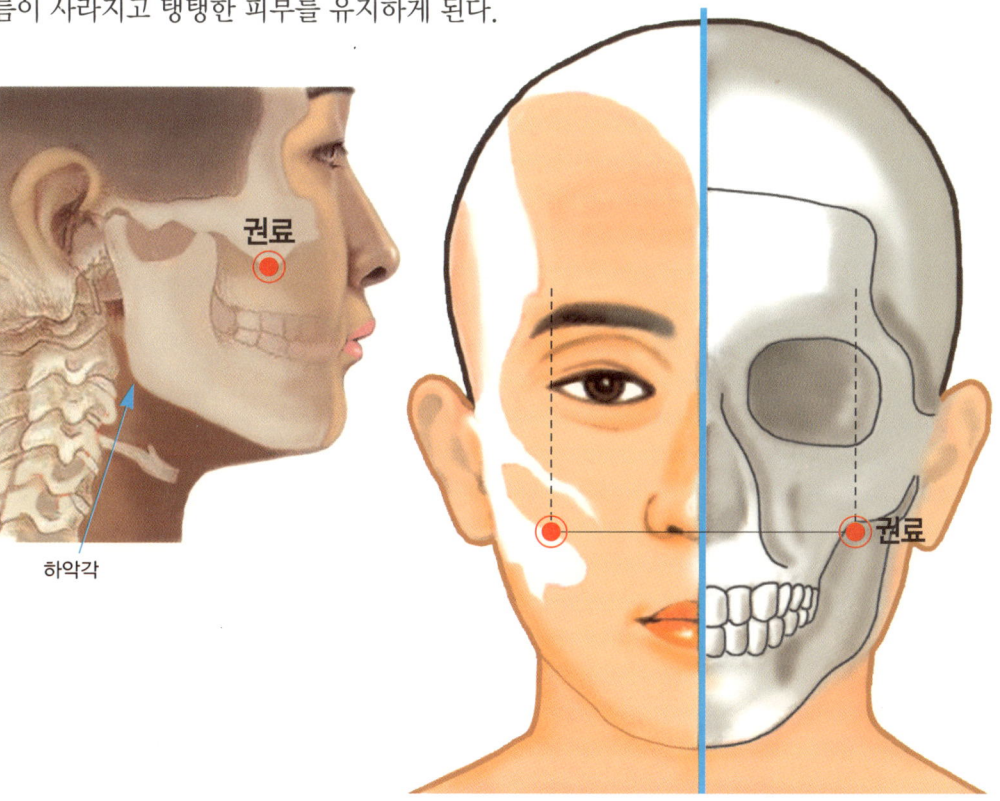

하악각 / 권료

뺨의 마비나 경련을 멈추게 하는 치료법

지압요령 엄지손가락의 볼록한 부분으로 5초나 10초 정도 오랫동안 주무르면서 누른다.

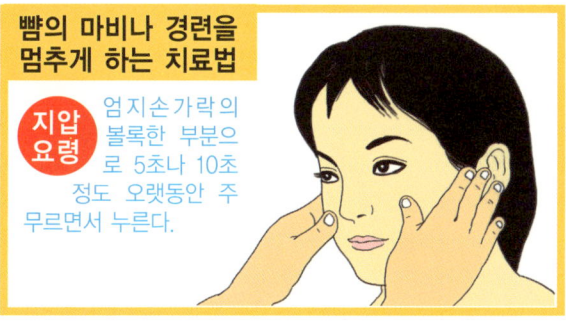

참고 이 경혈의 명칭은 광대뼈에 구멍처럼 된 곳에 있는 혈이라는 뜻이다. 마비 증세로 인해 뺨이 굳어질 때는 관료혈에서 하관혈까지의 주변을 천천히 마사지하면 효과가 있다. 관료라고도 한다.

수태양 소장경 手太陽 少腸經

SI-19 (2개 혈)

19 청궁(聽宮)

소리를 확실하게 듣는 집

이 경혈은 특히 지압으로 효과를 볼 수 있는 경혈로, 이명(耳鳴;귀울이)·난청·청력감퇴·청각장애·귀에서 진물이 날 때, 중이염(中耳炎) 등, 귓병 전반에 걸친 질병에 효과가 있다.

그 밖에 안면근육의 병과 머리가 무거운 증상, 두통, 현기증, 건망증, 반신불수, 발작성 정신이상, 치통, 말을 하려고 해도 목소리가 나오지 않을 때, 시력감퇴, 기억력 감퇴, 얼굴에 주름이 생기거나 검어질 때에도 특효가 있다.

穴位 입을 약간 벌렸을 때 이주(耳珠) 앞의 오목하게 들어간 곳에 있다.

鍼法 침은 3푼을 놓고, 뜸은 3장을 뜬다.(동인)
침을 놓을 시에는 입을 벌린 상태에서 놓는다.

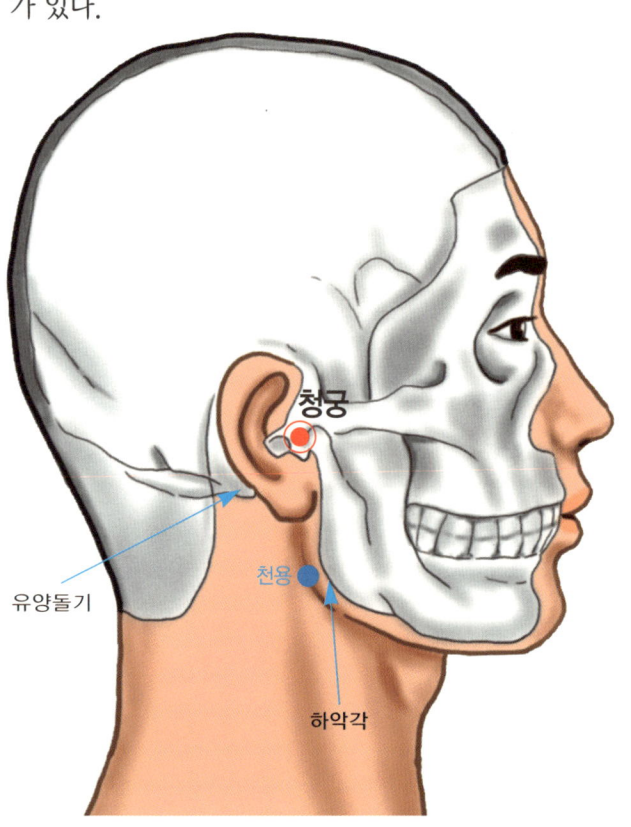

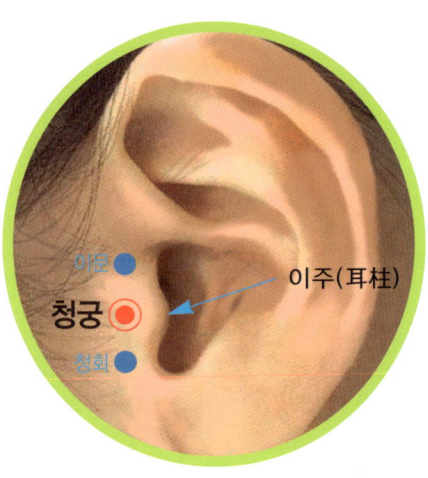

참고 이 경혈 명칭의 청(聽)은 귀, 궁(宮)은 높임말로서 귓병에 잘 듣는다는 뜻이다.
이 청궁혈은 소리를 확실하게 들을 수 있는 장소의 중심부로서 청각 장애 등을 제거한다.
침을 놓을 때, 만일 조금씩 찔러 목적 심도에 닿으면 환자가 불안해하고 몹시 아프다. 처음부터 뻐근한 침감이 생기며, 이것이 안면 반쪽으로 퍼져나가고, 또 고막이 밖으로 터져나가는 듯한 느낌이 온다.

이명(耳鳴)과 난청을 해결하는 치료법

지압요령 집게손가락 또는 엄지손가락으로 작은 원을 그리면서 계속 반복하여 청궁혈을 눌러 준다.

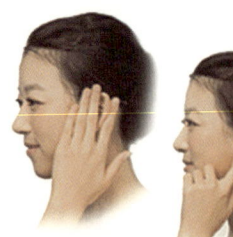

제7장
족태양(足太陽) 방광경(膀胱經)

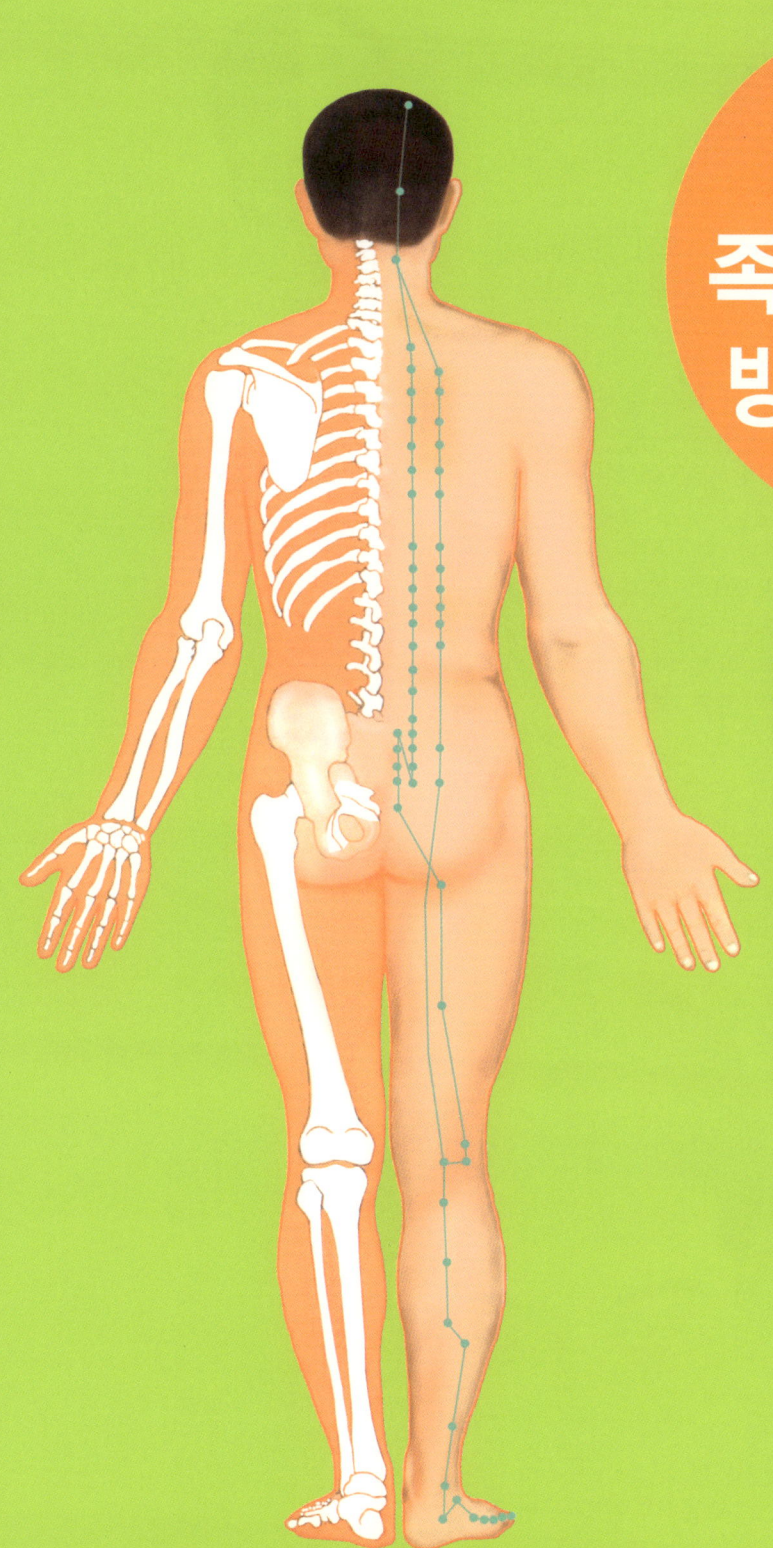

이 경락은 눈 옆의 정명혈을 시작으로 새끼발가락 끝의 지음혈에 이르는데 14경락 중에 제일 많은 67혈로서 양쪽 합하면 모두 134개 혈이 된다.

방광경(膀胱經)의 경락은 주로 방광·요도와 신장(腎臟)·생식기, 자궁·자율신경과 정신 계통의 모든 기능을 다스리므로 좌골신경통, 두통, 뒷목의 경직, 눈이 침침할 때, 고혈압, 요통 및 등의 통증, 고관절(股關節)의 통증, 발가락을 움직이지 못할 때, 치질 등을 치료한다.

신장 및 방광의 질환은 허리 부위와 엉덩이 부위의 경혈로 치료한다. 소화기 질환은 심유혈부터 소장유혈, 격관혈에서 황문혈까지가 많이 이용된다.

방광경(膀胱經)이 다스리는 병

1. 방광경(膀胱經)은 방광이나 요도와 신장(腎臟), 생식기, 자궁, 자율신경과 정신 계통의 모든 기능을 다스린다.

2. 방광경과 신경(腎經)은 음양 표리 관계로 그 기능을 상호간에 유지한다. 신실증이 방광경에서 과민 압통점으로 나타나며 방광경 허증은 신경에서 압통점으로 나타나는 것이 그것이다.
  방광경의 적응증은 다음과 같다. 방광은 오줌을 일시적으로 저장해 두는 자루 모양의 기관으로서 남자의 방광은 치골 뒤 신장 앞에 있고, 여자의 방광은 치골 뒤로 자궁과 질 앞에 있다.

3. 방광이란 것은 작은 오줌통에 불과하나 사람으로서 소변을 배출하지 못하면 가장 위급한 병이 되므로 오줌을 잘 누는 것은 전체 장부에 가장 큰 영향을 끼쳐 가장 긴 경맥과 유혈을 지니고 있다.

4. 방광의 허증은 신실증에 속해 신실이 많은 만큼 허(虛)도 대단히 많은데 주로 남자들보다 여인들에게 많은 편이다.
  이것은 오줌싸개나 유뇨증, 소변이 너무 자주 나오거나 안 나올 경우, 뒷목이 무겁고 척통(脊痛;등이 아픈 것)이 심한 경우, 눈이 침침한 경우, 하복통, 부인병 등에 많이 응용된다.

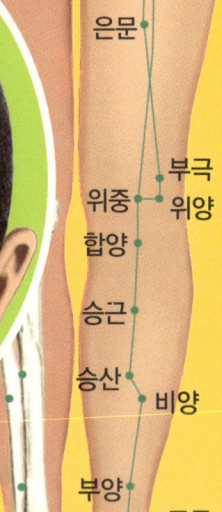

BL-1 (2개 혈)

1 정명(睛明)

눈을 맑고 밝게 다스리는 경혈

이 경혈은 눈에 나타나는 여러 가지 증상, 즉 눈이 피로할 때, 눈이 충혈되고 부어오르면서 아플 때, 바람을 쐬면 눈물이 날 때, 눈에 핏발이 설 때, 결막염, 백내장, 녹내장, 시신경염(視神經炎), 시신경 위축, 시력감퇴, 색맹, 각막백반, 야맹증, 눈자위가 가려울 때, 근시, 원시, 난시, 사시(斜視), 눈물을 많이 흘릴 때 등에 효과가 있다.

그 밖에 눈가에 주름살이 많이 생겼을 때, 눈꺼풀이 떨릴 때, 현기증, 구안와사, 안면경련에도 효과가 있고, 또 코 속에 이상이 생겼을 때도 콧날을 따라 몇 개의 다른 경혈과 함께 이용되기도 한다.

이 경혈은 지압이나 마사지를 해도 상당한 효과를 볼 수 있다.

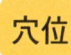 穴位 : 안쪽 눈구석 바로 옆의 붉은 살이 있는 우묵한 가운데에 있다.

 鍼法 : 침은 1치 5푼을 놓고 3번 숨쉴 동안 꽂아 두며, 뜸은 뜨지 말아야 한다.〈동인〉

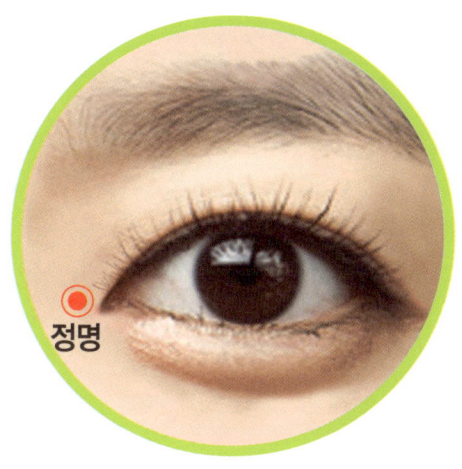

정명

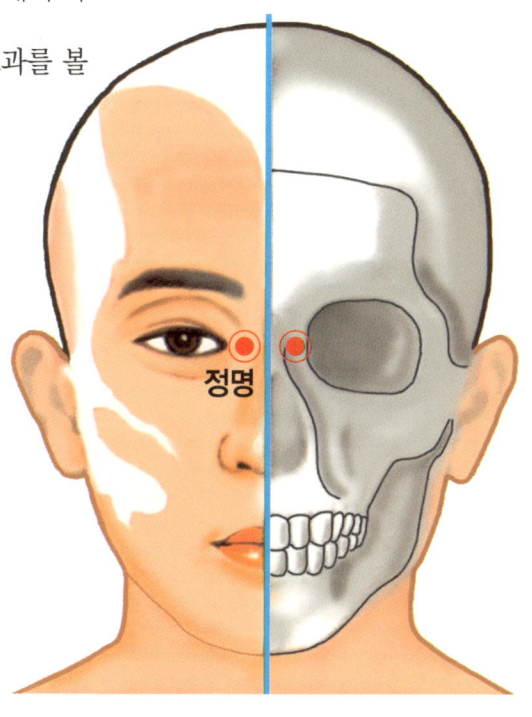

정명

지압요령 : 집게손가락의 볼록한 부분으로 정명혈을 주무르듯이 누른다. 환자가 혼자 할 때에는 한쪽 손의 엄지손가락과 집게손가락으로 코를 잡듯이 누르면 된다.

눈 주위의 통증을 없애는 치료법

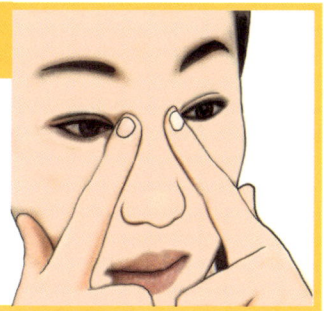

참고 : 그 밖에 어린이가 대수롭지 않은 일로 칭얼대거나 울음을 그치지 않을 때, 정명혈을 가볍게 눌러주도록! 이 때 눈동자를 압박하지 않게 한다.
이 경혈은 방광경의 시작 혈로, 특히 침이 눈 속으로 직접 들어가므로 2~3호 등 가는 호침을 사용하고, 침을 놓을 때는 왼손 손가락으로 침체가 움직이지 않도록 가볍게 잡고 침을 잡은 손에 힘을 주어 목적 혈에 단숨에 찔러야 한다.

족태양 방광경 足太陽 膀胱經

BL-2 (2개 혈)

② 찬죽(攢竹)

눈병을 다스리는 곳

이 경혈은 눈을 밝게 하는 혈로서 사물이 잘 보이지 않을 때, 눈이 충혈되고 부어오르면서, 아플 때, 바람을 쐬면 눈물이 날 때, 근시, 사시(斜視), 급성 결막염, 각막백반, 야맹증(夜盲症), 시력장애, 다래끼, 눈물이 많을 때, 눈의 피로, 결막염 등에 효과적이다.

그 밖에 두통, 전두통(前頭痛), 현기증, 뺨이 아프고 얼굴이 부을 때, 눈꺼풀이 떨릴 때, 눈꺼풀이 처질 때, 눈가에 주름살이 생길 때, 간질, 정신병 등에도 효과가 있다.

이 경혈은 지압이나 마사지를 해도 상당한 효과를 볼 수 있다.

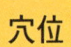 **穴位** 눈썹의 안쪽 끝 뼈가 패여 있는 우묵한 곳에 있다.

 鍼法 침은 1푼을 놓고 3번 숨쉴 동안 꽂아 두며, 뜸은 뜨지 말아야 한다.

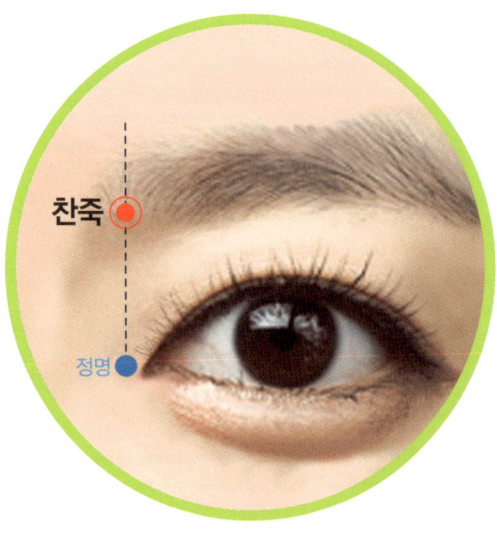

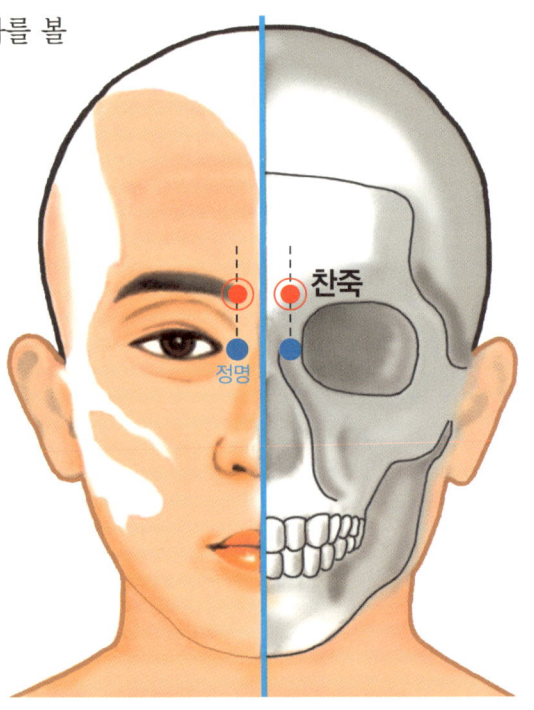

참고 이 경혈의 찬(攢)은 모인다, 죽(竹)은 대나무, 즉 혈이 눈썹 안쪽에 있고, 대나무가 모여 있는 것과 비슷하다 해서 찬죽이라 칭했다.
또, 눈이 부어 푸석푸석할 때 이 찬죽혈을 엄지손가락으로 세게 누른다. 단, 이 경혈엔 절대로 뜸을 떠서는 안 되므로 주의해야 한다.

눈 질환 치료법

지압요령 눈을 감고 양손의 엄지손가락을 찬죽혈에 대고, 다른 손가락은 이마 위에 놓아, 엄지손가락을 위로 끌어당기듯이 30번 정도 누르면서 힘을 주지 말고 살짝 눌러 준다.

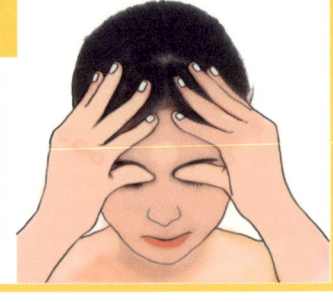

BL-3 (2개 혈)

3 미충(眉衝)

이마에 박동이 있는 곳

이 경혈은 각종 눈병 질환, 사물이 잘 보이지 않을 때, 현기증, 두통, 후각의 감퇴, 비색(鼻塞;코막힘), 발작성 정신이상, 간질 등에 효과가 있다.

이 경혈은 지압이나 마사지를 해도 상당한 효과를 볼 수 있다.

穴位 머리카락 경계선에서 위쪽으로 0.5촌, 곡차혈과 신정혈의 한가운데에 있다. 먼저 곡차혈을 설정한 다음에 미충혈을 찾는다.

鍼法 침은 3~5푼을 놓고 뜸은 3장을 뜬다.

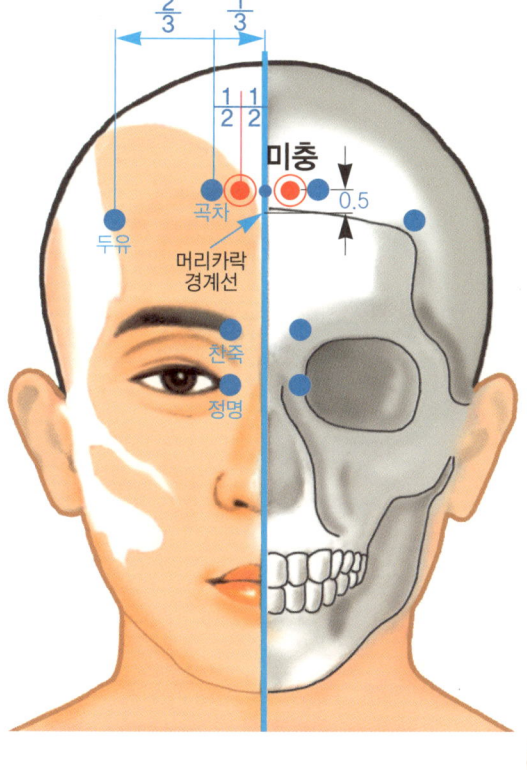

참고 족태양의 맥은 눈 안에서 일어나 경맥을 따라 곧바로 위로 솟구쳐 이 혈에 이른다.

족태양 방광경 足太陽 膀胱經

BL-4 (2개 혈)

4 곡차(曲差)

주름살 위의 경혈

이 경혈은 두통, 전두통(前頭痛), 정수리가 아플 때, 안면(顔面)신경통, 안면 신경마비, 만성 비염이나 알레르기성 비염, 축농증, 코피, 비색(鼻塞;코막힘) 등에 효과가 있다.

그 외에도 시력장애, 시력감퇴, 눈의 통증, 앞이 잘 보이지 않을 때, 고혈압, 구안와사, 심장비대증(心臟肥大症) 등에도 잘 듣는다.

이 경혈은 지압이나 마사지를 해도 상당한 효과를 볼 수 있다.

穴位 머리카락 경계선에서 위쪽으로 0.5촌, 정중선에서 양 옆으로 각각 1.5촌 지점에 있다.

鍼法 침은 2푼을 놓고, 뜸은 3장을 뜬다.

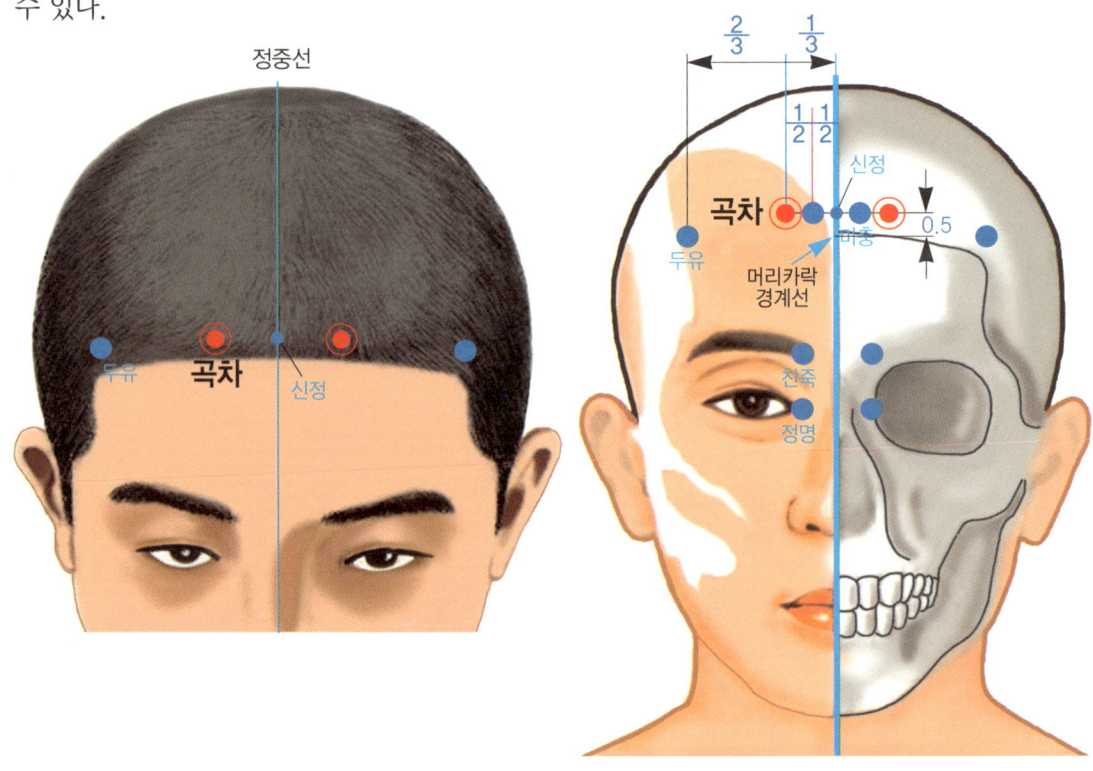

참고 이 경혈은 신정혈에서 양쪽 1.5촌에 위치하므로 찬죽혈에서 위로 올라와 바깥으로 굽어짐에 따라 곡차(曲差)라 칭하였다.
지압보다는 침과 뜸이 효과적이다.

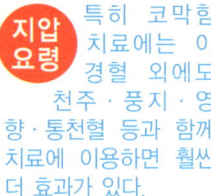

각종 코 질환 치료법

지압요령 특히 코막힘 치료에는 이 경혈 외에도 천주·풍지·영향·통천혈 등과 함께 치료에 이용하면 훨씬 더 효과가 있다.

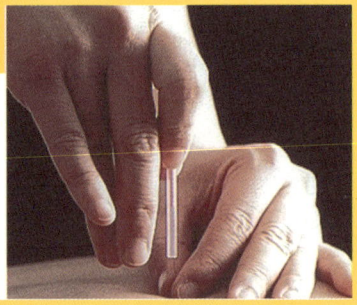

BL-5 (2개 혈)

오처(五處)

방광경에서 다섯 번째 혈

이 경혈은 두통, 전두통(前頭痛), 현기증, 눈의 질환인 시력 감퇴, 눈이 잘 보이지 않을 때, 중풍, 간질, 소아경풍, 발작성 정신이상, 눈을 위로 치뜬 채 의식을 잃어버렸을 때 등에 효과가 있다.

그 밖에 비염(鼻炎), 뇌막염, 척추의 경련, 각궁반장(角弓反張;몸이 활처럼 뒤로 젖혀지는 증상)에도 특효가 있다.

이 경혈은 지압이나 마사지를 해도 상당한 효과를 볼 수 있다.

穴位 앞이마의 머리카락 경계선에서 위쪽으로 1촌, 곡차혈에서 0.5촌, 정중선에서 양 옆으로 각각 1.5촌 지점에 있다.

鍼法 침은 3푼을 놓고 7번 숨쉴 동안 꽂아 두며, 뜸은 3장을 뜬다.〈동인〉

참고 이 경혈은 독맥(督脈)의 상성혈(上星穴)에서 옆으로 1.5촌 위치에 있고, 방광경에서 5번째 혈에 해당하므로 오처(五處)라 칭하였다.

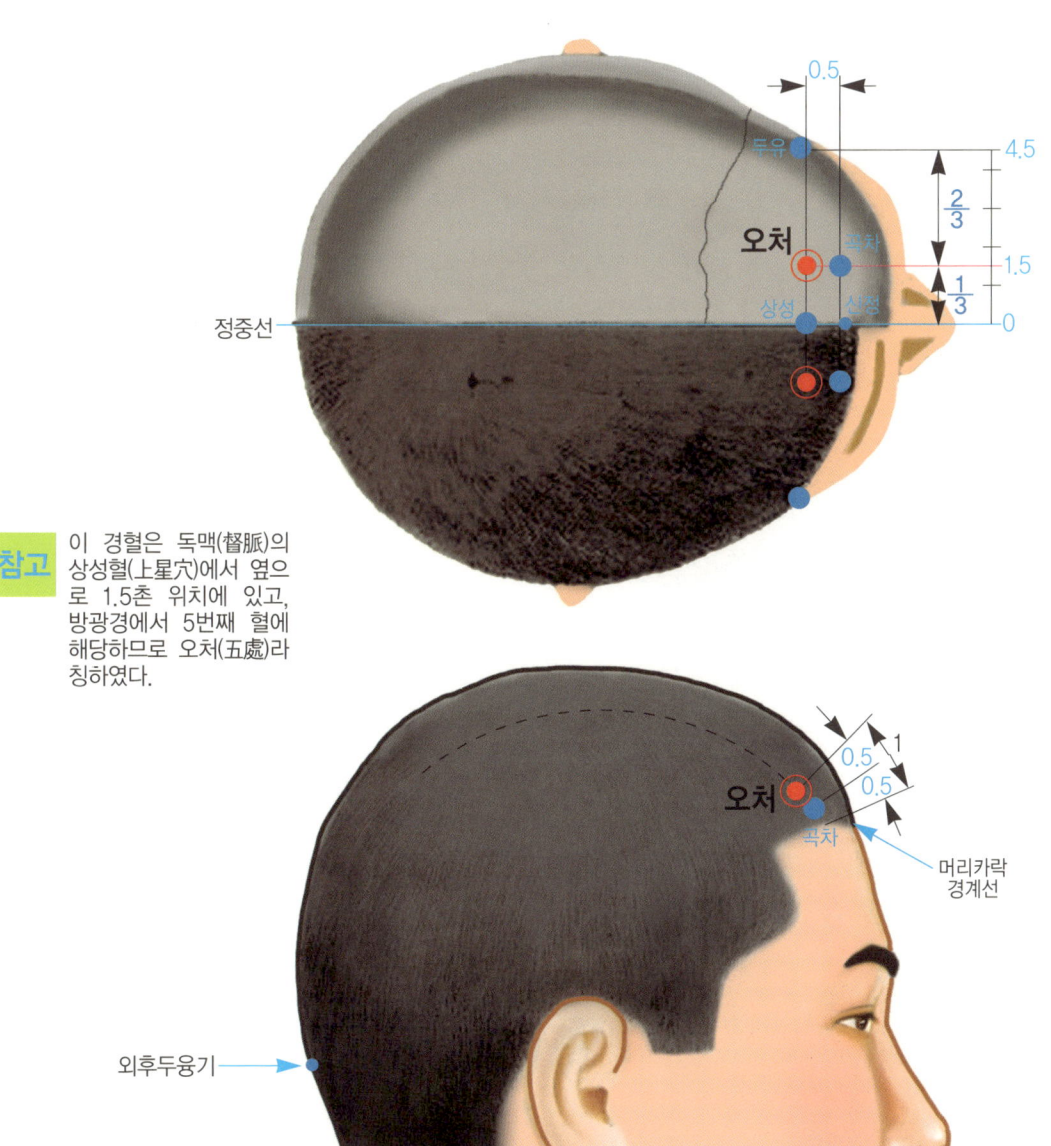

BL-6 (2개 혈)

6 승광(承光)

눈 병에 잘 듣는 혈

이 경혈은 두통, 현기증, 구토, 감기, 눈이 잘 보이지 않을 때, 백내장, 비염(鼻炎), 냄새를 맡지 못할 때, 콧물을 흘릴 때, 코피, 비색(鼻塞;코막힘), 한불출(汗不出;열병에 땀이 나지 않는 것)의 열병 등에 효과가 있다.

그 밖에 심장 질환, 뇌 질환으로 인한 발열 등에도 특효가 있다.

이 경혈은 지압이나 마사지를 해도 상당한 효과를 볼 수 있다.

穴位 오처혈에서 1.5촌 올라간 곳에 있다. 머리카락 경계선에서 위쪽으로 2.5촌, 정중선에서 양 옆으로 각각 1.5촌 지점에 있다.

鍼法 침은 3푼을 놓고, 뜸은 뜨지 말아야 한다.

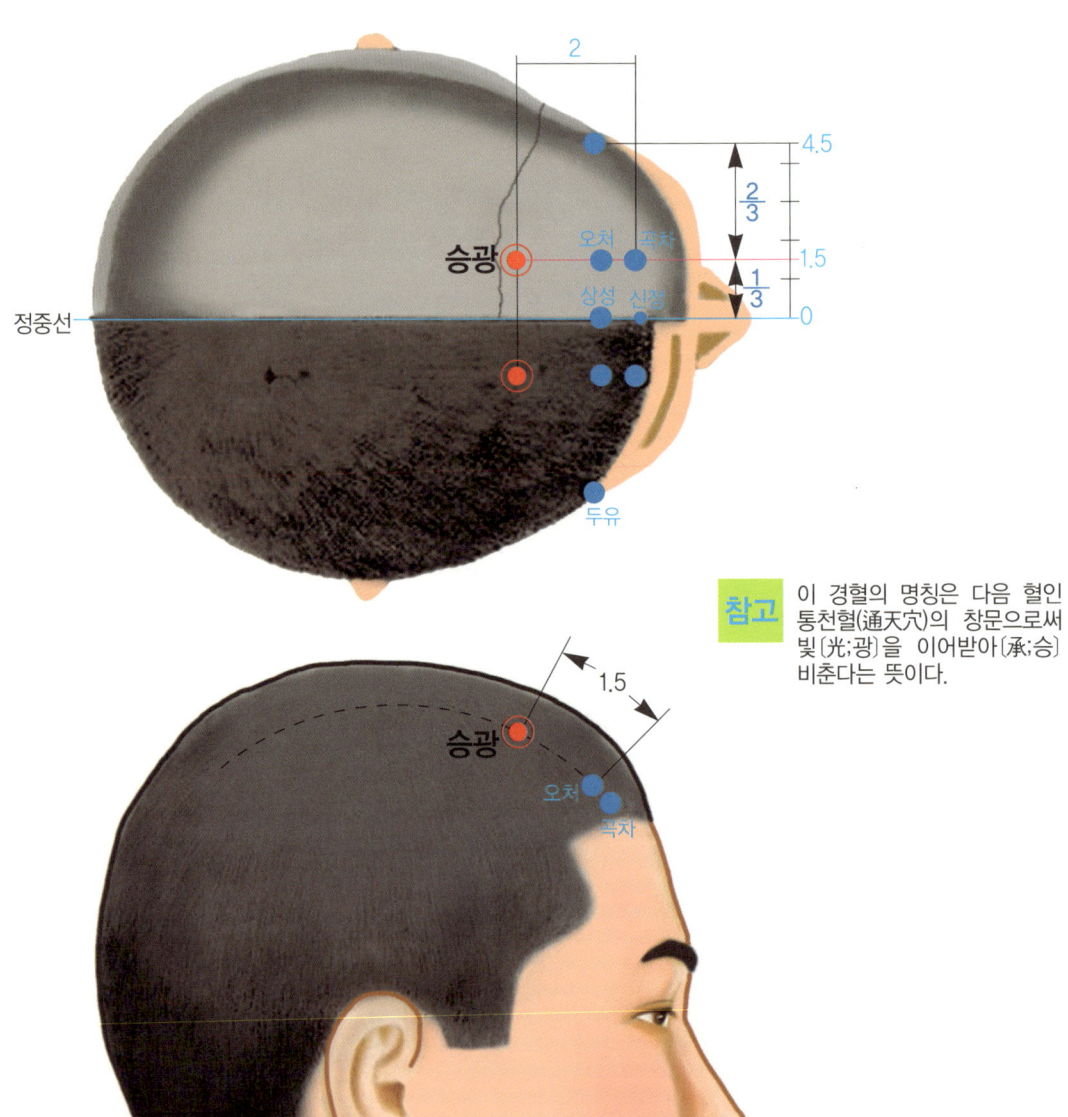

참고 이 경혈의 명칭은 다음 혈인 통천혈(通天穴)의 창문으로써 빛(光;광)을 이어받아(承;승) 비춘다는 뜻이다.

BL-7 (2개 혈)

7 통천(通天)

정점을 통하는 경혈

이 경혈은 매우 응용 범위가 넓은 곳으로 뇌출혈의 예방, 두통, 편두통(偏頭痛), 머리가 무거울 때, 현기증, 목이 뻣뻣할 때, 목을 돌리지 못할 때, 안면(顔面) 신경마비, 구안와사, 눈을 위로 치뜬 채 의식을 잃었을 때 등에 효과가 있다.

그리고 축농증, 비염(鼻炎), 코피가 날 때, 코 속에 혹 모양의 종기가 생겼을 때, 또한 맑은 콧물이 흐르면서 코가 막혔을 때, 갑상선이 부어올랐을 때, 탈모, 만성 기관지염 등에도 이 경혈을 지압하면 상당한 효과를 볼 수 있다.

穴位 승광혈에서 1.5촌 올라간 곳에 있다. 머리카락 경계선에서 위쪽으로 4촌, 정중선에서 양 옆으로 각각 1.5촌 지점에 있다.

鍼法 침은 3푼을 놓고 7번 숨쉴 동안 꽂아 두며, 뜸은 3장을 뜬다.

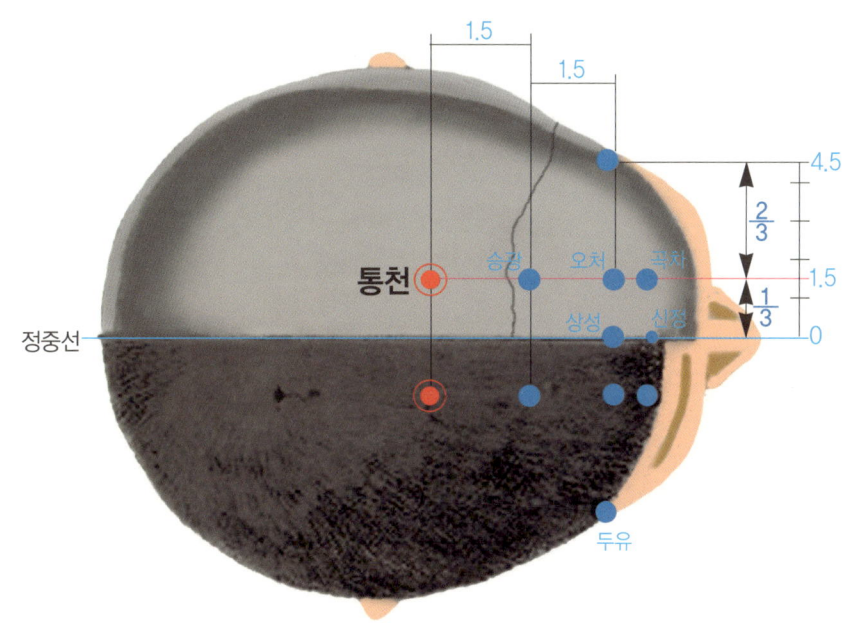

콧병·후두 신경통 치료법

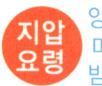

지압요령 양손으로 옆 머리 부분을 받치듯이 하면서 엄지손가락으로 통천혈을 지압한다.

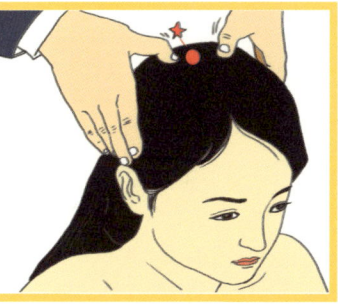

참고 이 경혈의 뜻은 맥의 기가 이 혈을 따라 천정에 이르게 된다는 것을 가리킨다.
백회혈에서 약간 앞쪽에 위치한 이 경혈은 정점의 머리, 즉 천(天)의 부분을 통하는 구멍이며, 뇌 속을 순환하는 질병을 다스린다.

족태양 방광경
足太陽 膀胱經

BL-8 (2개 혈)

8 낙각(絡却)

대맥(大脈)에 맺힌 것을 물리치는 혈

이 경혈은 현기증, 뒷목의 통증, 목이 부었을 때, 갑상선종대(甲狀腺腫大;갑상선이 붓거나 커지는 것), 계종(瘈瘲;힘줄이 당기거나 늘어져서 팔다리가 움츠러졌다가 늘어졌다를 반복하는 증상) 등에 효과가 있다.

또한 눈이 충혈될 때, 눈이 잘 보이지 않을 때, 시력감퇴, 백내장, 코피가 저절로 나올 때, 이명(耳鳴;귀울이), 구안와사, 정신착란, 우울증 등에도 특효가 있다.

이 경혈은 지압이나 마사지를 해도 상당한 효과를 볼 수 있다.

穴位 통천혈에서 1.5촌 올라간 곳에 있다. 머리카락 경계선에서 위쪽으로 5.5촌, 정중선에서 양 옆으로 각각 1.5촌 지점에 있다. 백회혈에서 뒤쪽으로 0.5촌.

鍼法 뜸은 3장을 뜨고, 침은 놓지 말아야 한다.

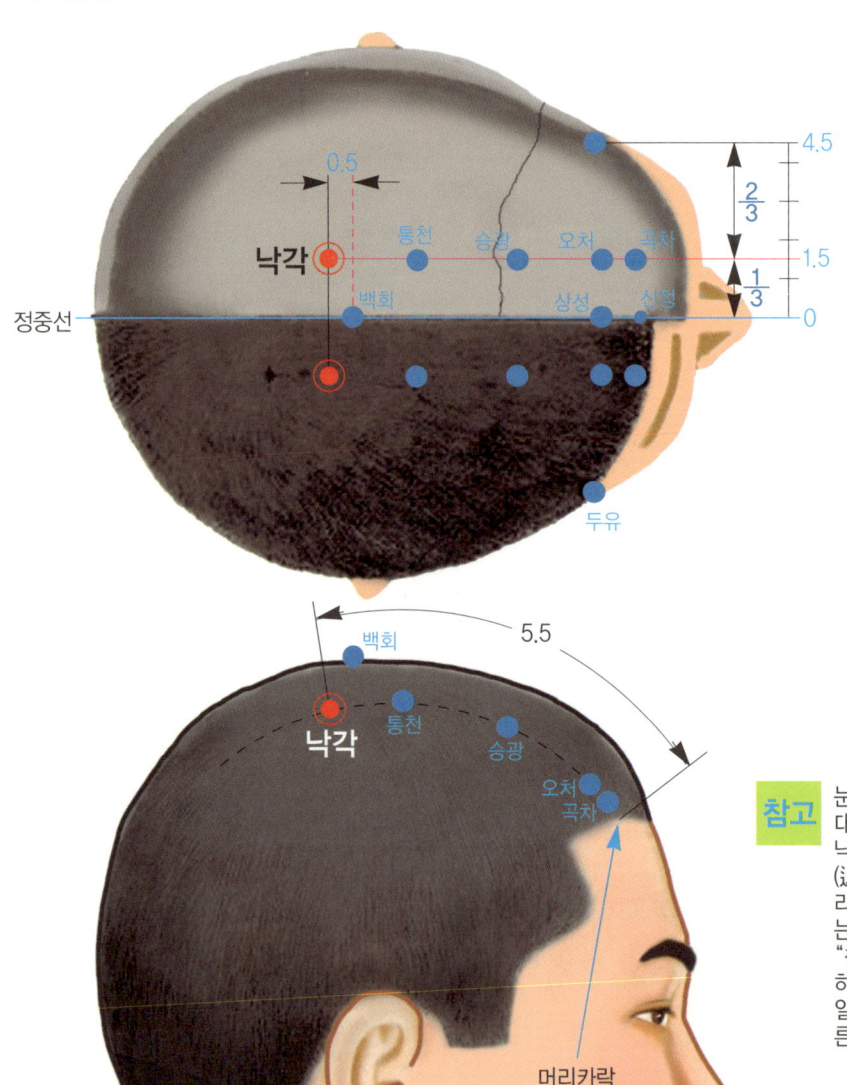

참고 눈에서 보면 동자 주위로부터 대맥(大脈)에 맺힌 것을 일러 낙(絡)이라 하고, 각(却)은 퇴(退)란 말에서 이 혈을 낙각이라 칭했다. 또한 〈동인〉에서는 이렇게 말했다.
"청풍내막(靑風內膜)을 치료하니 질병이 모두 없어졌다."
일명 강양(强陽)이라고도 부른다.

BL-9 (2개 혈)

9 옥침(玉枕)

뒷머리 뼈 위에 있는 혈

이 경혈은 뇌 질환으로 오는 극심한 두통, 뇌충혈, 안면(顔面)신경통, 현기증 등에 효과가 있다.

그 밖에 눈알의 통증, 갑작스런 원시(遠視)나 근시, 비색(鼻塞;코막힘), 구토, 불면증, 후각감퇴(嗅覺減退), 땀을 많이 흘릴 때, 생리불순, 다리 부분이 가려울 때 등에도 특효가 있다.

이 경혈은 지압이나 마사지를 해도 상당한 효과를 볼 수 있다.

穴位 뒤통수 외후두융기 위쪽의 바로 아래 오목한 곳(뇌호혈·정중선)의 양 옆으로 각각 1.3촌 지점에 있다.

鍼法 뜸은 3장을 뜨고 침은 놓지 말아야 한다.

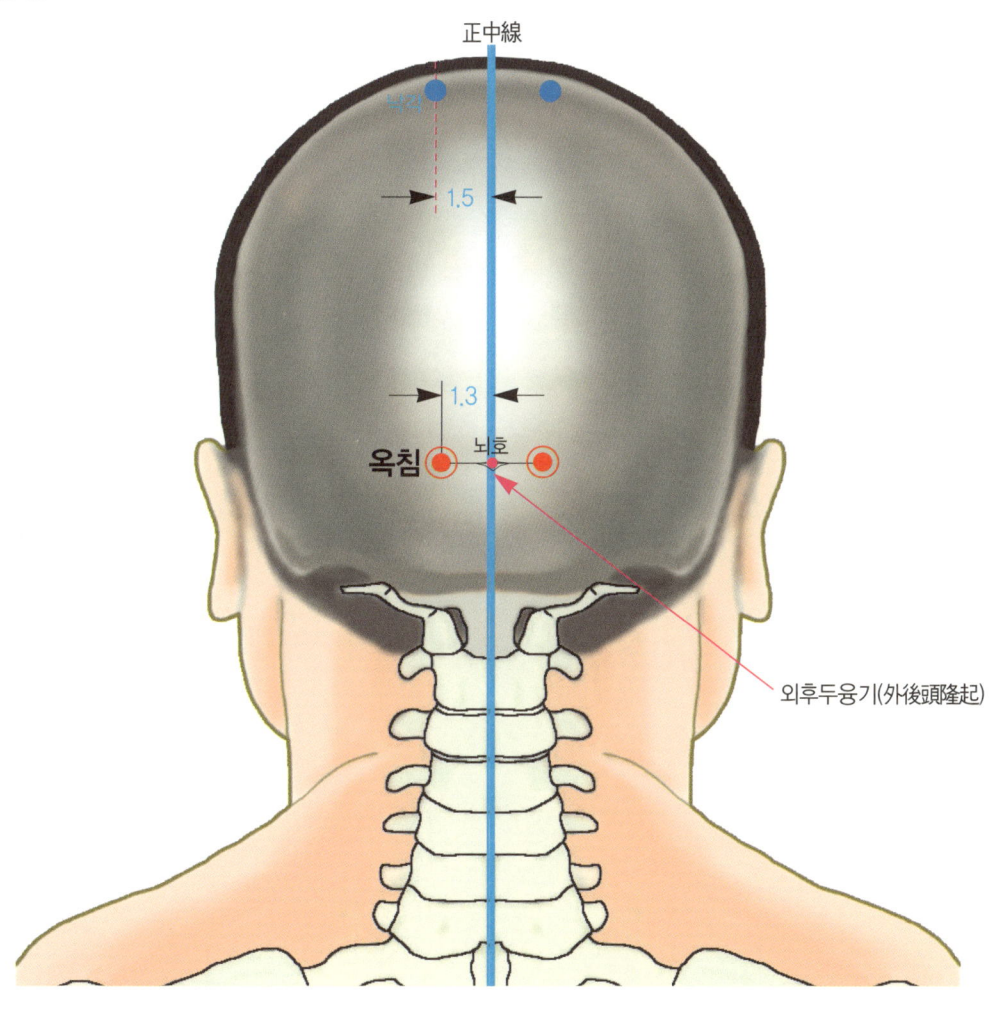

참고 이 경혈은 살이 두드러진 옥침골(玉枕骨)에 위치해 잠을 이루지 못하는 것을 주로 치료하므로 옥침이라 칭했다.

족태양방광경 足太陽膀胱經

BL-10 (2개 혈)

10 천주(天柱)

목병을 다스리는 곳

이 경혈은 뇌신경 질환의 요혈뿐만 아니라 열병(熱病)의 특효혈이라고도 한다. 따라서 치매, 머리가 무거워 들 수가 없을 때, 간질, 반신불수, 현기증, 두통, 눈의 피로, 목이나 어깨결림, 만성 피로, 저혈압, 고혈압, 숙취, 멀미, 녹내장, 히스테리, 신경쇠약, 정신착란 등에 효과가 있다.

그 밖에 만성 비염, 축농증, 비색(鼻塞;코막힘), 코피, 이명(耳鳴), 목이 뻣뻣하고 아플 때, 인후병(咽喉病;목구멍의 병), 신장병 등에도 특효가 있다.

穴位 제2경추극돌기의 위쪽 모서리와 같은 높이로, 뒷목의 볼록 튀어 나온 굵은 근육의 바깥쪽으로 오목한 지점에 있다.

鍼法 침은 5푼을 놓고, 뜸은 3장을 뜬다.〈입문〉

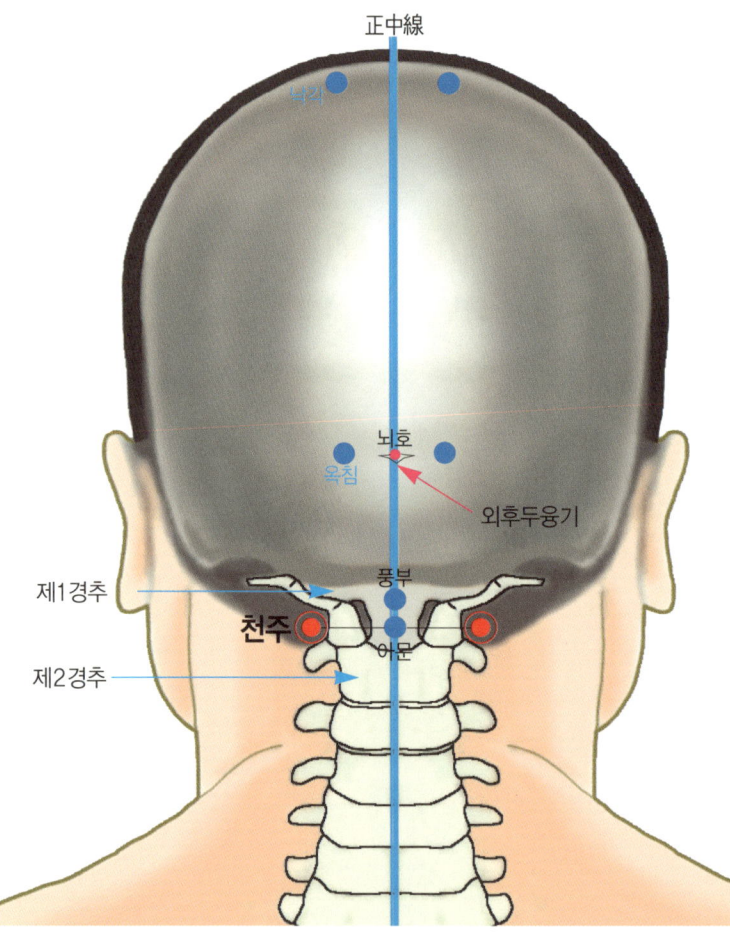

참고 고혈압이나 중풍으로 목에 힘이 없을 때는 천주로 치료하고, 몸에 힘이 없을 때는 신주(身柱)로 치료한다. 짜증을 해소하려면, 먼저 손바닥으로 귀 전체를 누르고 귓구멍을 막은 다음, 집게손가락 위에 가운뎃손가락을 얹어서 후두부를 30번 정도 탁탁 두드린다.

목의 뻐근함과 피로를 풀어 주는 치료법

지압요령 시술자는 환자의 머리를 뒤에서 양손으로 둘러싸듯이 하고 엄지손가락으로 천주혈을 지압하는데, 이 때 신주혈도 함께 지압하면 효과가 더욱 증대된다.

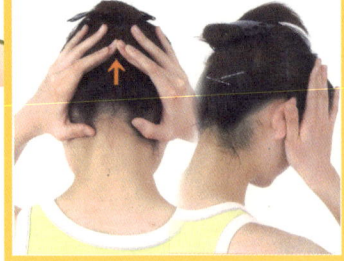

BL-11 (2개 혈)

11 대저(大杼)

골수 등을 다스리는 경혈

이 경혈은 목에서부터 어깨와 등의 근육이 경련이 생겨 뻣뻣할 때, 늑막염, 흉막염(胸膜炎), 무릎관절염, 사지(四肢)가 무감각할 때, 간질, 소아경풍(小兒驚風) 등의 증상에 매우 효과가 있다.

그 밖에 감기로 인한 열과 기침, 기관지염, 폐렴, 두통, 비색(鼻塞;코막힘), 발열(發熱), 오한(惡寒), 한불출(汗不出;열병에 땀이 나지 않는 것), 피로, 담, 현기증, 복통, 딸꾹질, 가슴이 답답한 증상 등에도 특효가 있다.

穴位: 제1흉추극돌기 아래쪽의 정중선에서 양 옆으로 각각 1.5촌 나간 곳에 있다.

鍼法: 침은 5푼을 놓고, 뜸은 7장을 뜬다.
또는 뜸은 뜨지 말아야 한다고도 한다.〈동인〉

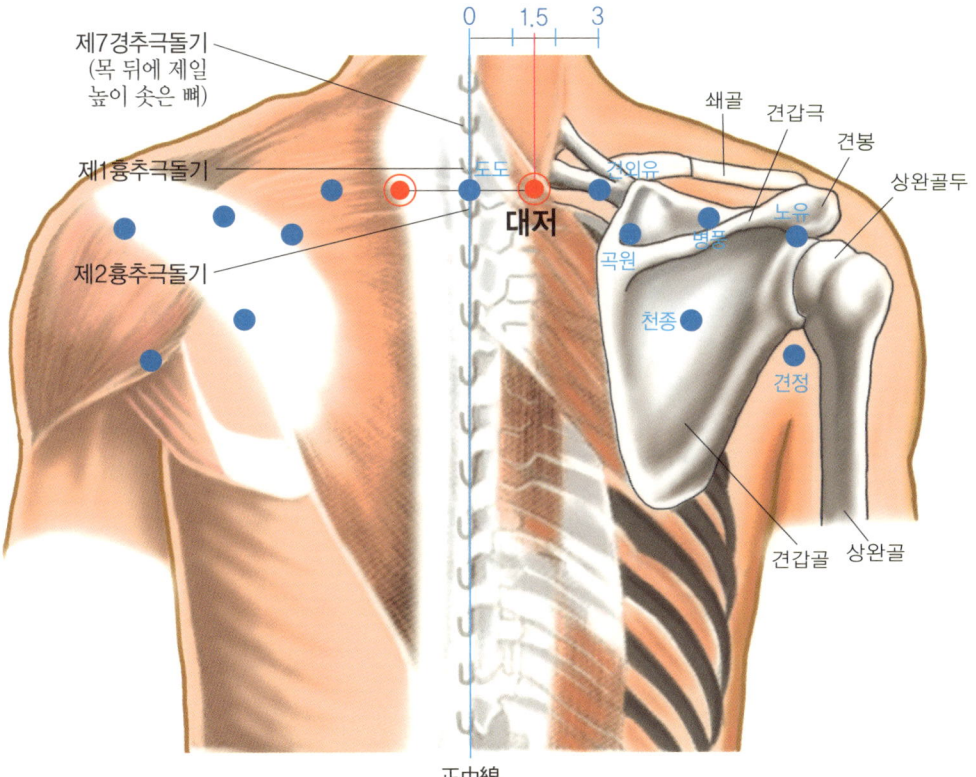

어깨나 등 근육의 통증 치료법

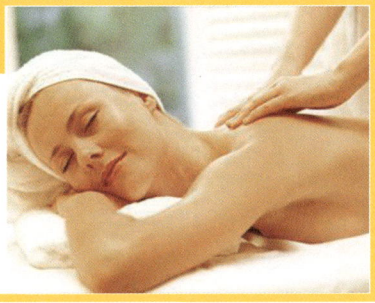

지압요령: 시술자는 환자의 등에 양손을 대고 누르기 편한 손가락으로 좌우의 대저혈을 동시에 눌러 준다.

참고: 등뼈에 있는 혈 중에서 다른 오장육부의 각 혈보다 위에 높이 위치한 데다 저골(杼骨)의 끝에 있으므로 대저라 칭하였다.
풍문·풍지·풍부혈을 함께 지압하면 감기에 좋을 뿐만 아니라, 평소에도 지압을 하면 감기를 사전에 예방할 수 있어 건강한 생활을 할 수 있다.

BL-12 (2개 혈)

12 풍문(風門)

바람으로 생긴 병을 치료하는 혈

이 경혈은 감기로 인한 열과 기침, 천식, 폐렴, 기관지염, 백일기침, 온몸의 발열(發熱), 오한(惡寒), 두드러기, 호흡 곤란이나 가슴과 등의 극심한 통증, 목소리가 나오지 않을 때, 머리 뒤쪽·목의 뻐근함, 구토, 현기증, 두통 등에 효과가 있다.

그 밖에 간질, 무릎 관절염, 딸꾹질, 피부병, 뾰루지, 고혈압, 심계항진(心悸亢進) 등에도 잘 듣는다.

이 곳은 감기 초기 치료에 빠져서는 안 되는 경혈이므로 평소에 이 곳을 자주 지압하면 감기 예방에 도움이 된다.

穴位 제2흉추극돌기 아래쪽의 정중선에서 양 옆으로 각각 1.5촌 나간 곳에 있다.

鍼法 침은 5푼을 놓고 7번 숨쉴 동안 꽂아 두며, 뜸은 5장을 뜬다.

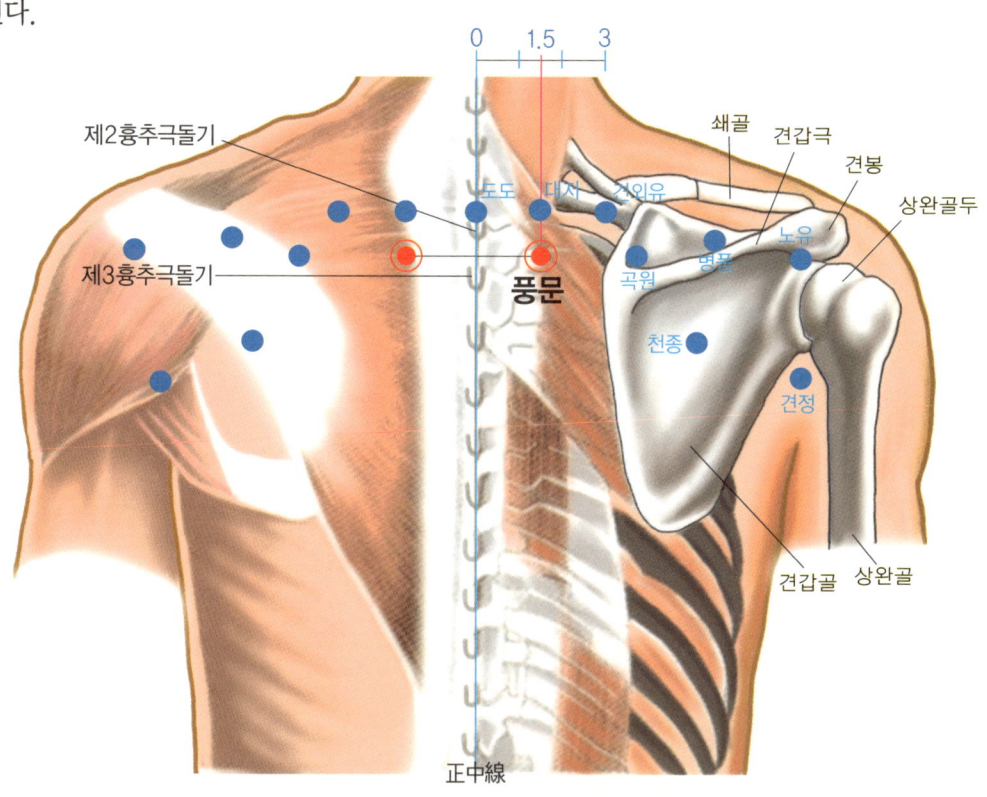

참고 이 경혈은 고대의 의원들이 '인체 내로 침입하는 문호(門戶)이다'라고 해서 풍문이라 칭했다.
그리고 "만약 이 혈에 침을 놓아 모든 양(陽)의 열기를 내리면 앞으로 등에는 영원히 병이 생기지 않는다."고 했다.
일명 열부(熱府)라고도 부른다.

감기를 미리 예방하는 치료법

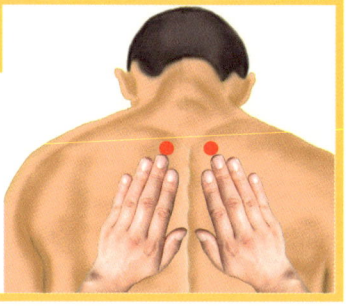

지압요령 시술자는 환자의 등에 양손을 대고 가운뎃손가락 등으로 좌우의 풍문 혈을 동시에 눌러 준다.

BL-13 (2개 혈)

13 폐유(肺兪)

폐를 다스리는 경혈

이 경혈은 호흡기 질환을 치료하는 대표적인 혈이다. 특히 기침, 기관지 천식, 폐결핵, 폐렴, 기관지염, 비색(鼻塞;코막힘), 각종 감기 증상, 즉 감기 예방에 좋다.

그 밖에도 도한(盜汗;잠잘 때 땀을 흘리는 병), 조열(潮熱;일정한 간격을 두고 일어나는 몸의 열), 구토, 딸꾹질, 심장마비, 황달, 모발이 건조할 때, 여드름, 피부병, 딸기코, 피부가 갈라져 뱀껍질처럼 변할 때 등에도 효과가 있다.

폐유혈은 뜸을 뜨는 것도 좋지만 그보다는 세게 자극을 하면 할수록 효과가 증대되는 것이 특징이다.

穴位 제3흉추극돌기 아래쪽의 정중선에서 양 옆으로 각각 1.5촌 나간 곳에 있다.

鍼法 침은 5푼을 놓고 7번 숨쉴 동안 꽂아 두며, 뜸은 100장까지 뜰 수 있다.〈동인〉

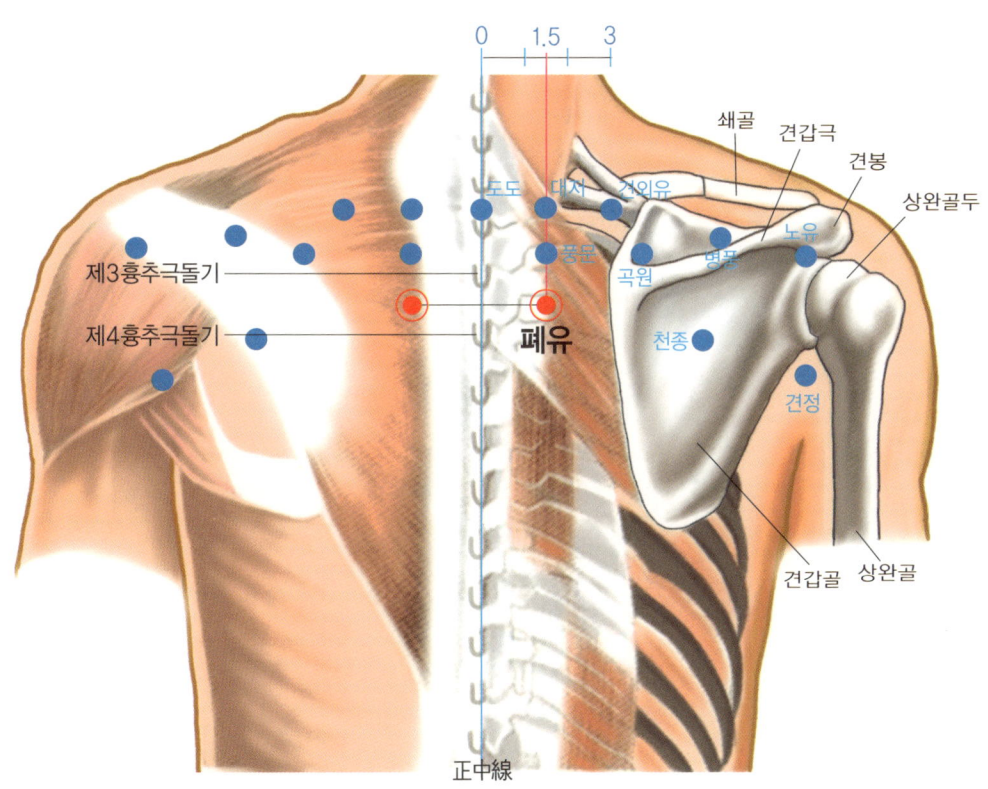

만성기관지염·폐결핵 치료법

지압요령 시술자는 환자의 등에 양손을 대고 엄지손가락으로 좌우의 폐유혈을 동시에 누른다. 이 때 천천히 꼼꼼하게 누르는 것이 좋다.

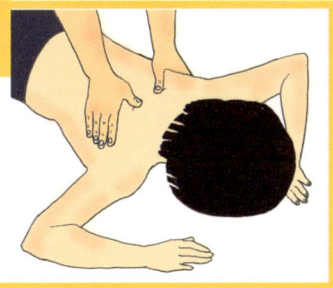

참고 혈이 등 쪽에 있는 것을 유(兪)라고 한다. 따라서 폐유는 폐병을 다스린다는 뜻이다. 그리고 침혈은 손을 어깨에 걸었을 때 가운뎃손가락 끝이 닿는 곳이며, 왼쪽 침혈은 오른손으로 잡고 오른쪽 침혈은 왼손으로 잡는다.
폐유와 젖꼭지는 서로 마주 있으며 끈으로 잰다.〈자생〉

足太陽膀胱經 족태양 방광경

BL-14 (2개 혈)

14 궐음유(厥陰兪)

냉증을 퇴치하는 경혈

이 경혈은 늑간신경통이나 심장내막염, 심장염(心臟炎;심장에 생긴 염증), 류머티즘성 심장병, 가슴이 두근거리거나 답답할 때, 심장비대(心臟肥大), 가슴 통증 등의 심장 질환에 특히 효과가 있다.

그 밖에 호흡기 질환, 기침, 구토, 신경쇠약, 치통 등에도 잘 듣는다.

혈액 순환이 나빠 냉한 체질인 사람은 이 궐음유혈을 정성껏 마사지하면 증상이 진정되고 편안해진다.

穴位: 제4흉추극돌기 아래쪽의 정중선에서 양 옆으로 각각 1.5촌 나간 곳에 있다.

鍼法: 침은 3푼을 놓고, 뜸은 7장을 뜬다.〈동인〉

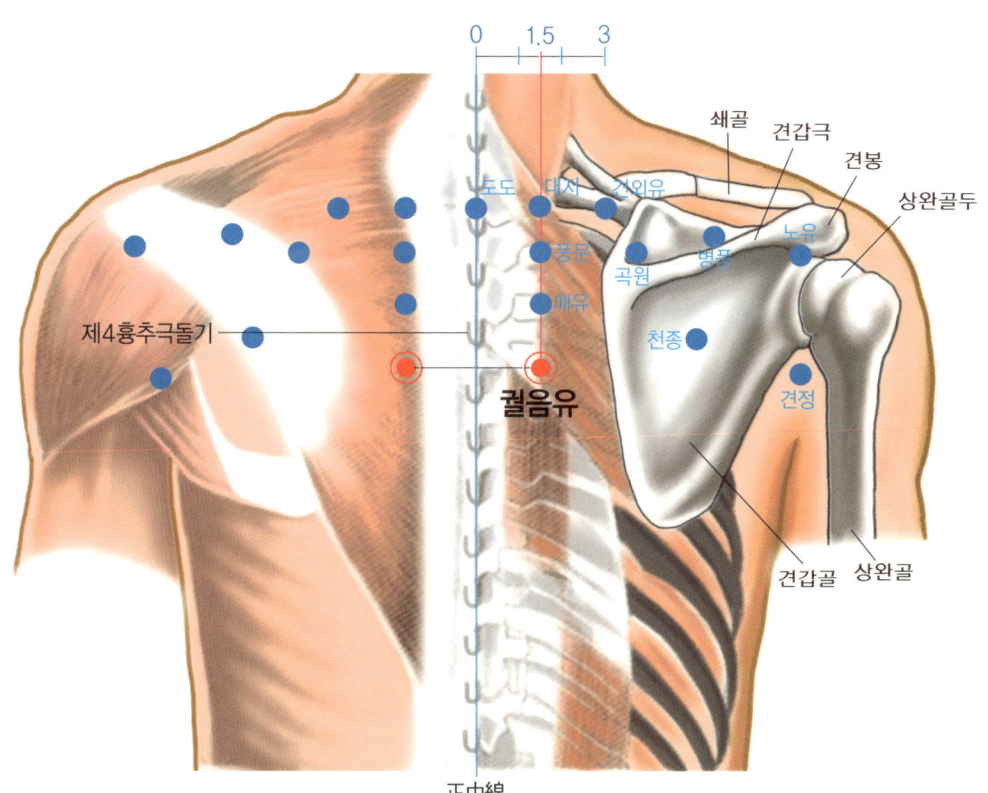

참고: 저혈압 치료에는 이 궐음유혈에서 신유혈까지가 효과적이므로 정성을 다해 지압을 하면 증상이 개선된다.
이 경혈은 수궐음심(手厥陰心) 맥의 기가 운반되는 곳이므로 궐음유라 칭하였다. 그리고 날카로운 침끝을 바깥쪽을 향해 너무 깊이 찌르면 폐나 심장을 상할 우려가 있으므로 특히 조심해서 다루어야 한다.

늑간신경통·심장병·호흡기 질환 치료법

지압요령: 시술자는 환자를 엎드리게 한 다음 궐음유혈을 엄지손가락으로 약간의 힘을 가해 문지르듯이 누른다.

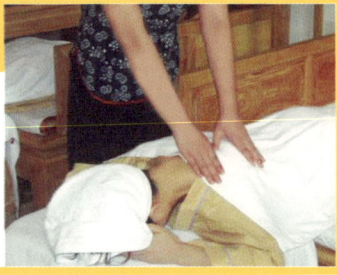

BL-15 (2개 혈)

15 심유(心兪)

심장 등을 다스리는 곳

이 경혈은 상반신이 상기되고 하반신이 차가운 증상, 초조할 때, 등에서 가슴에 걸친 통증, 동맥경화, 위장병, 만성기관지염, 심계항진(心悸亢進), 심통(心痛;심장·명치 부위의 통증), 류머티즘성 심장병, 늑간신경통, 가슴이 답답할 때 등에 효과가 있다.

그 밖에 기침, 토혈(吐血), 건망증, 식도협착, 구토, 소화불량, 반신불수, 도한(盜汗;잠잘 때 땀을 흘리는 병), 불면증, 히스테리, 신경쇠약, 정신착란, 간질, 야뇨증, 여드름 등의 치료에도 잘 통한다.

穴位 제5흉추극돌기 아래쪽의 정중선에서 양 옆으로 각각 1.5촌 나간 곳에 있다.

鍼法 침은 3푼을 놓고 7번 숨쉴 동안 꽂아 두며, 침에 감이 오면 빼고, 뜸은 뜨지 말아야 한다.
침을 놓을 때 너무 깊이 찌르면 폐나 심장이 상할 우려가 있으므로 조심해야 한다.

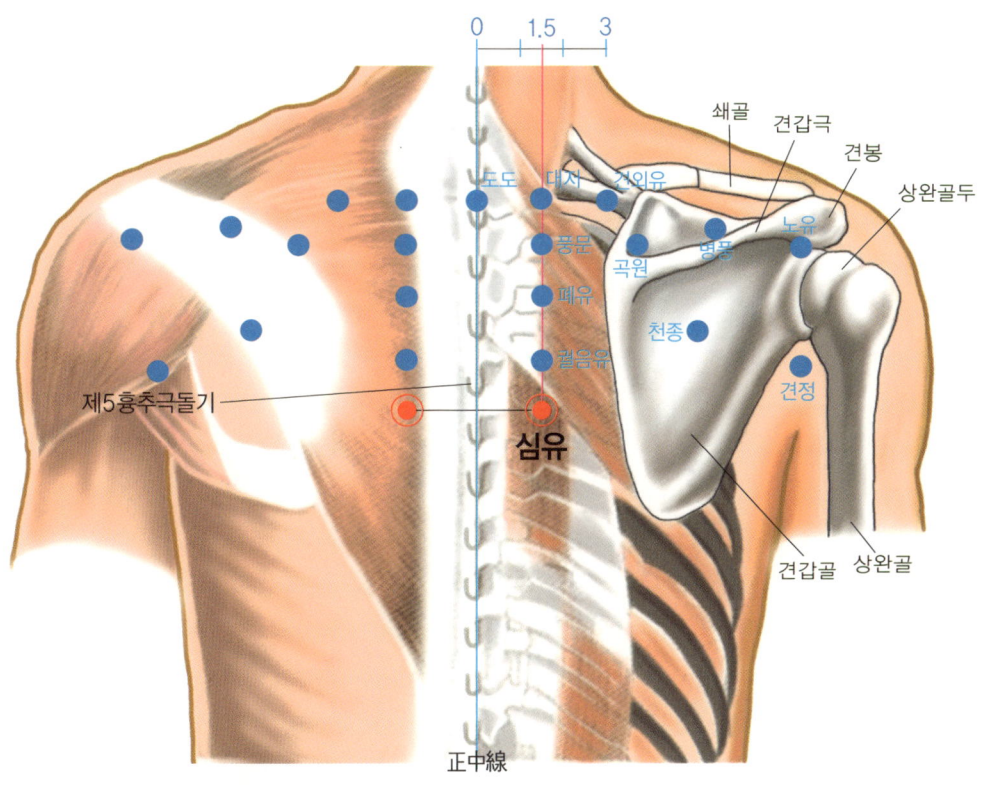

가슴 쪽의 전반적인 증상 치료법

지압 요령 환자를 엎드리게 하고 시술자는 그 옆구리에 무릎을 대고 앉아 양 손 엄지손가락으로 좌우의 경혈을 동시에 눌러 준다. 이 때 견정·간유·신유혈과 함께 지압하면 효과적이다.

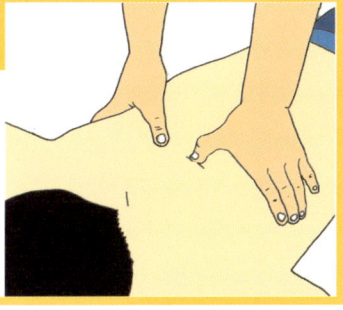

참고 이 경혈의 심(心)은 연꽃 봉오리 형상이며 제5등뼈에 부착되어 있고, 이 곳은 심기(心氣)가 운반되어 이른 것이니 마음의 병 치료에 있어서 중요한 유혈(俞穴)이 되므로 심유라 칭하였다.

족태양 방광경 足太陽 膀胱經

BL-16 (2개 혈)

16 독유(督兪)

독맥의 기가 운반되어 이른 유혈(俞穴)

이 경혈은 가슴 통증, 심통(心痛;심장·명치 부위의 통증), 가슴이 그득할 때, 심장염(心臟炎;심장에 생긴 염증), 심장 내막염 등의 심장 질환 등에 특효가 있다.

그 밖에 장명(腸鳴;장에서 소리가 나는 것), 복통, 배가 더부룩할 때, 감기, 두통, 치통, 편도선염, 도한(盜汗;잠잘 때 땀을 흘리는 병), 한불출(汗不出;열병에 땀이 나지 않는 것)의 열병(熱病), 딸꾹질, 유선염(乳腺炎;젖앓이), 탈모, 피부가 가려울 때, 마른버짐 등에도 잘 듣는다.

이 경혈은 지압이나 마사지를 해도 상당한 효과를 볼 수 있다.

穴位 : 제6흉추극돌기 아래쪽의 정중선에서 양 옆으로 각각 1.5촌 나간 곳에 있다.

鍼法 : 침은 5푼을 놓고 뜸은 3~5장을 뜬다.

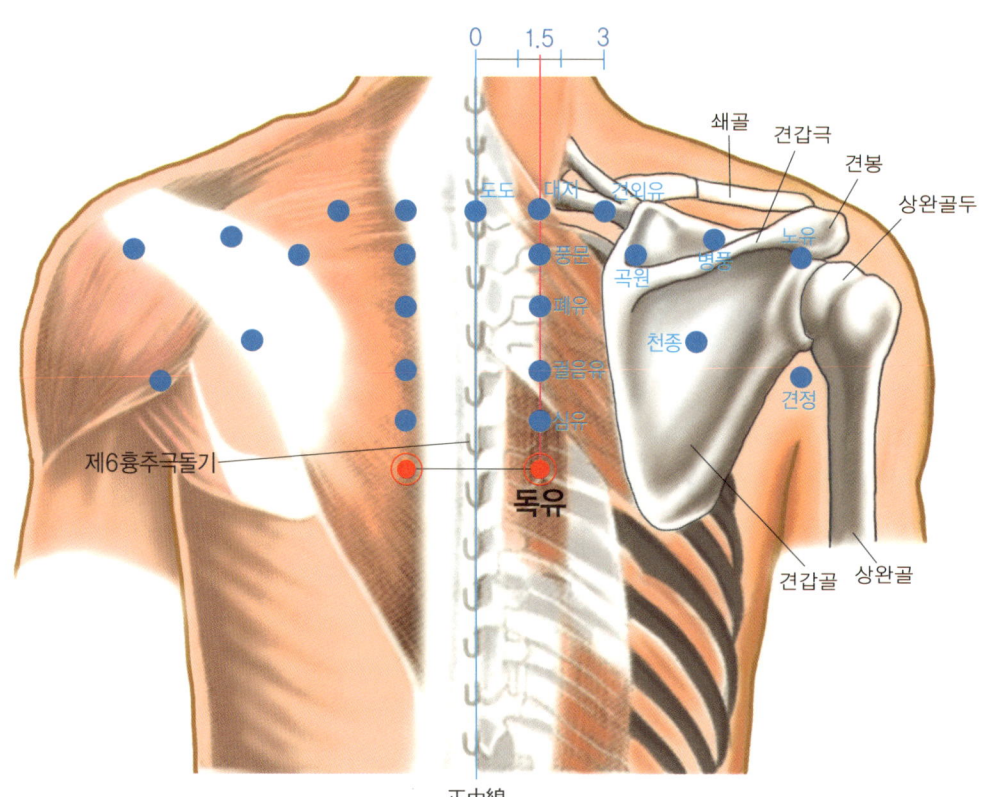

178 제7장 족태양방광경(足太陽膀胱經)

BL-17 (2개 혈)

17 격유(膈兪)

횡격막을 다스리는 경혈

이 경혈은 심장비대증·심장염(心臟炎;심장에 생긴 염증)·심장내막염 등의 심장 질환, 늑골에서 옆구리에 걸친 통증, 늑간신경통, 늑막염 등에 효과가 있다.

그 밖에 복통, 소화불량, 토혈(吐血), 조열(潮熱;일정한 간격을 두고 일어나는 몸의 열), 도한(盜汗;잠잘 때 땀을 흘리는 병), 기관지염, 위염, 식도협착, 설사, 변비, 딸꾹질, 두드러기, 여드름, 기미, 주근깨, 피부가 가려울 때, 신경성 피부염, 문둥병, 모발이 건조할 때, 임파선결핵, 당뇨병 등에도 효과를 보고 있다.

특히, 이 격유혈은 혈액 질환의 특효 경혈이므로 각종 심장 질환에 이용되고 있다.

穴位 제7흉추극돌기 아래쪽의 정중선에서 양 옆으로 각각 1.5촌 나간 곳에 있다.

鍼法 침은 3푼을 놓고 7번 숨쉴 동안 꽂아 두며, 뜸은 3장을 뜬다.

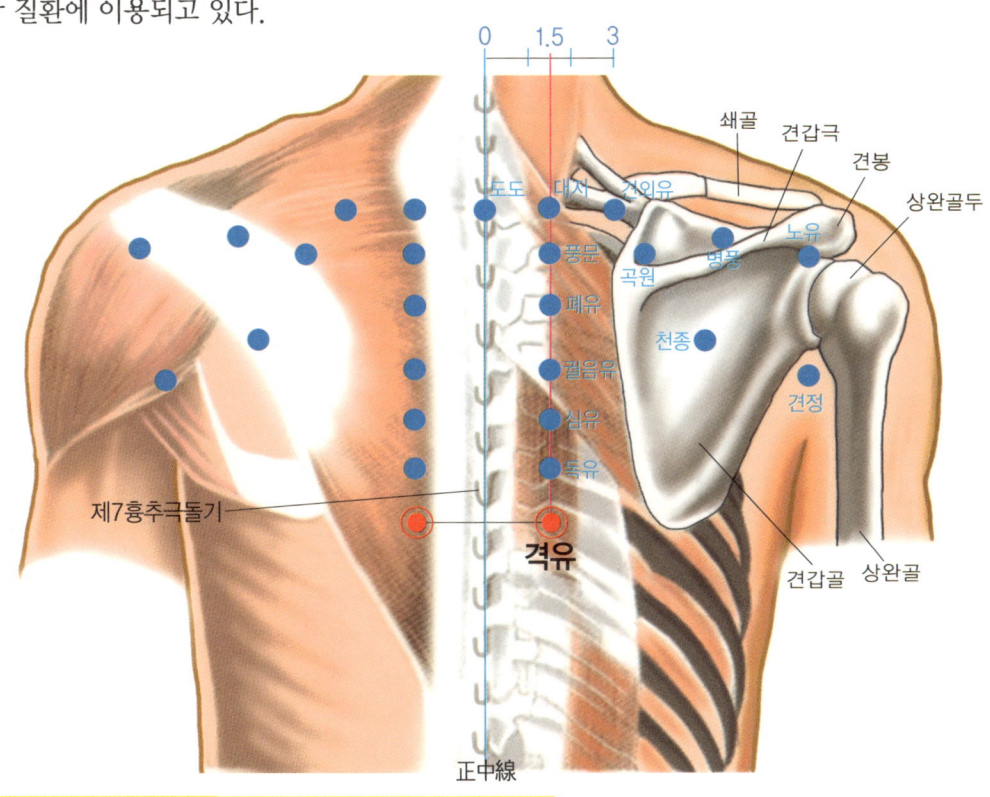

각혈·토혈·심장 질환 치료법

지압요령 시술자는 환자의 등에 양 손바닥을 대고 좌우의 격유혈을 엄지손가락으로 동시에 약간의 힘을 가해 누른다.

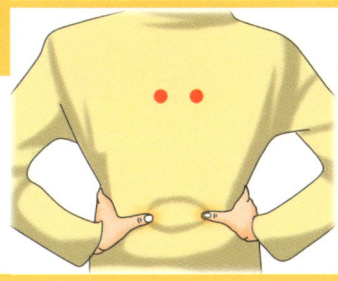

참고 이 경혈은 위장과 가슴을 평안하게 하고 피를 잘 돌게 한다.
횡격막(橫膈膜) 부위의 질환에 잘 듣는 혈이라고 하여 격유(膈兪)라고 이름 붙였다.

족태양 방광경 足太陽 膀胱經

BL-18 (2개 혈)

18 간유(肝兪)

간과 위를 편안하게, 눈을 밝게 하는 경혈

이 경혈은 간장병의 원인이 되는 나쁜 기운이 흘러 들어가는 곳으로서 간유혈이 이 곳에서 간 기능장애 등을 치료하는데, 응용 범위가 매우 넓은 혈이다.

따라서 황달, 토혈(吐血), 코피, 위경련, 만성 위염, 중풍, 현기증, 급만성 간염, 담낭염(膽囊炎), 늑간신경통, 흉막염, 요통, 협통(脇痛;옆구리의 통증), 신경쇠약, 정신착란, 불면증, 위하수, 중풍, 당뇨병, 구내염(口內炎), 소아경풍, 월경불순, 탈모, 여드름, 기미, 주근깨, 얼굴의 색소침착, 눈꺼풀이 처질 때 등에 효과를 발휘한다.

그 밖에 눈의 질환인 각막실질염(角膜實質炎), 야맹증, 근시, 사시(斜視), 시력감퇴, 눈의 충혈 등에도 특효가 있다.

穴位 제9흉추극돌기 아래쪽의 정중선에서 양 옆으로 각각 1.5촌 나간 곳에 있다.

鍼法 침은 3푼을 놓고 6번 숨쉴 동안 꽂아 두며, 뜸은 3장을 뜬다.

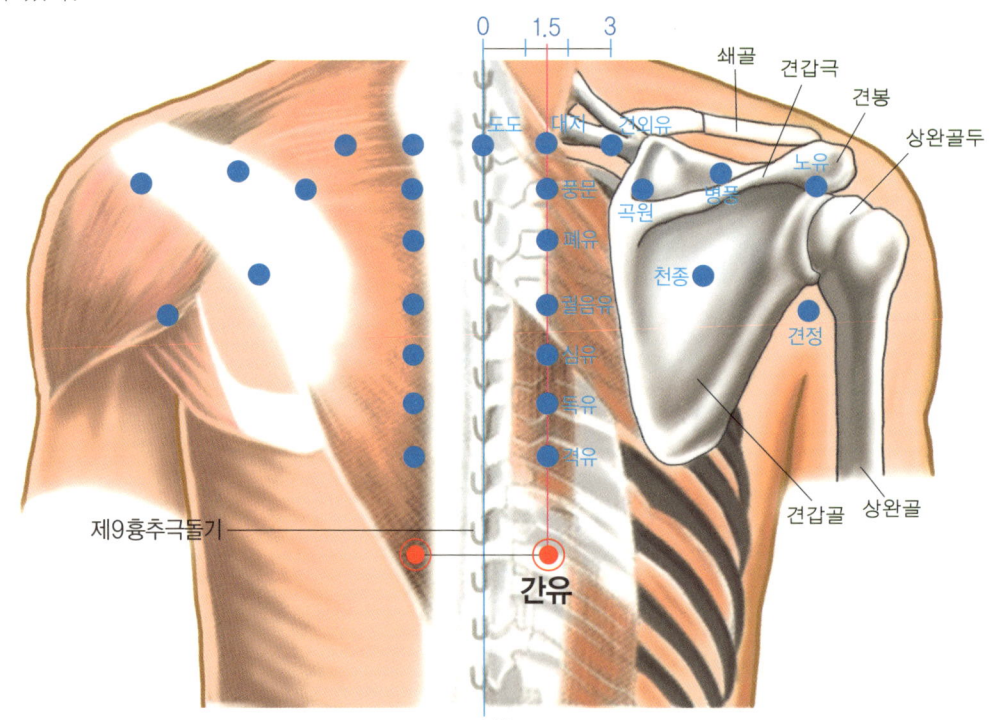

 참고 간유란 간(肝)에 생긴 병을 치료한다는 의미이다.
간장에는 외부에서 침범한 독을 정화하는 기능이 있기 때문에 간장의 위치에 있는 이 간유혈은 해독의 특효 경혈로 잘 알려져 있다.

간염·간 기능 장애·담석증·담낭염 치료법

지압요령 환자의 등에 양 손바닥을 대고 좌우의 간유혈을 동시에 엄지손가락으로 약간의 힘을 가해 누른다.

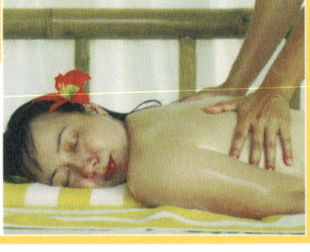

BL-19 (2개 혈)

19 담유(膽兪)

담을 다스리는 경혈

이 경혈은 담(膽;쓸개)을 다스리는 임무를 맡고 있다. 따라서 만성 담낭염·담석증·황달 등에 특효가 있으므로, 이 곳에 침이나 뜸을 뜨면 매우 잘 듣는다.

그 밖에 가슴과 옆구리의 통증, 좌골신경통, 두통, 오한(惡寒), 목의 통증, 명치 끝의 통증, 배가 더부룩할 때, 소화불량, 구토, 겨드랑이의 임파선결핵, 고혈압, 간염, 위염, 인후염(咽喉炎) 등에도 효과를 발휘한다.

穴位 제10흉추극돌기 아래쪽의 정중선에서 양 옆으로 각각 1.5촌 나간 곳에 있다.

鍼法 침은 5푼을 놓고, 뜸은 3장을 뜬다.〈동인〉
침을 놓을 때는 똑바로 앉아서 침혈을 잡는다.

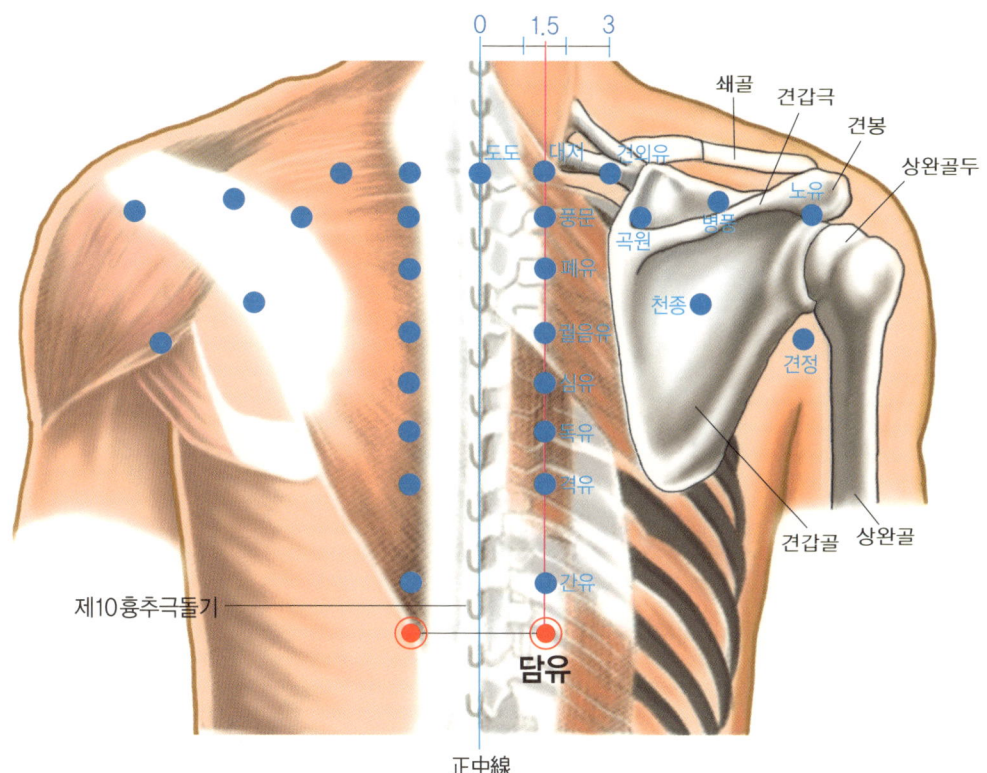

가슴 통증·소화불량·트림 등의 치료법

지압요령 환자의 등에 양 손바닥을 대고 엄지손가락으로 좌우의 담유혈을 동시에 누른다.

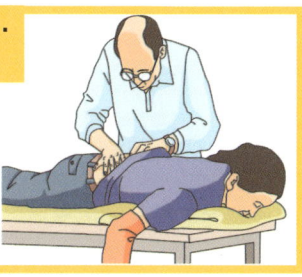

참고 담유란 주로 담(膽)에 생긴 병을 다스려 치료한다는 뜻이다.
담(膽) 자체의 병이 변하는 반응점은 담낭염이나 담석증에서는 우측 반응이 훨씬 강하다. 우측 견배부로 방산통이 심하다.
간담상조(肝膽相照)의 고사성어처럼 간장과 담낭은 서로 상부상조하며 기능을 유지하듯이 간유혈과 담유혈은 같은 효과가 있다.

족태양 방광경 足太陽 膀胱經

BL-20 (2개 혈)

20 비유(脾兪)

비장 등을 다스리는 경혈

이 경혈은 비장(脾臟)에 들어오는 나쁜 기운을 막는 것이 주된 임무로 당뇨병, 황달, 간염 등의 비장·췌장 치료 외에 위경련, 위염, 위하수, 장염, 구토, 이질, 설사, 식도협착, 배가 더부룩할 때, 입맛이 없을 때 등, 전반적인 소화기 질환에도 잘 듣는다.

그 밖에 소갈, 소아경풍, 야맹증, 딸꾹질, 빈혈, 탈모증, 비만, 여드름, 두드러기, 주름살, 얼굴의 부기, 몸이 마를 때, 얼굴빛이 창백할 때, 어깨에서 등에 걸친 결림이나 통증, 팔 앞쪽에서 팔꿈치에 걸친 마비에도 효과가 있다. 특히 척추가 굳어지는 척추염에도 특효가 있다.

穴位 제11흉추극돌기 아래쪽의 정중선에서 양 옆으로 각각 1.5촌 나간 곳에 있다.

鍼法 침은 3푼을 놓고 7번 숨쉴 동안 꽂아 두며, 뜸은 7장을 뜬다.

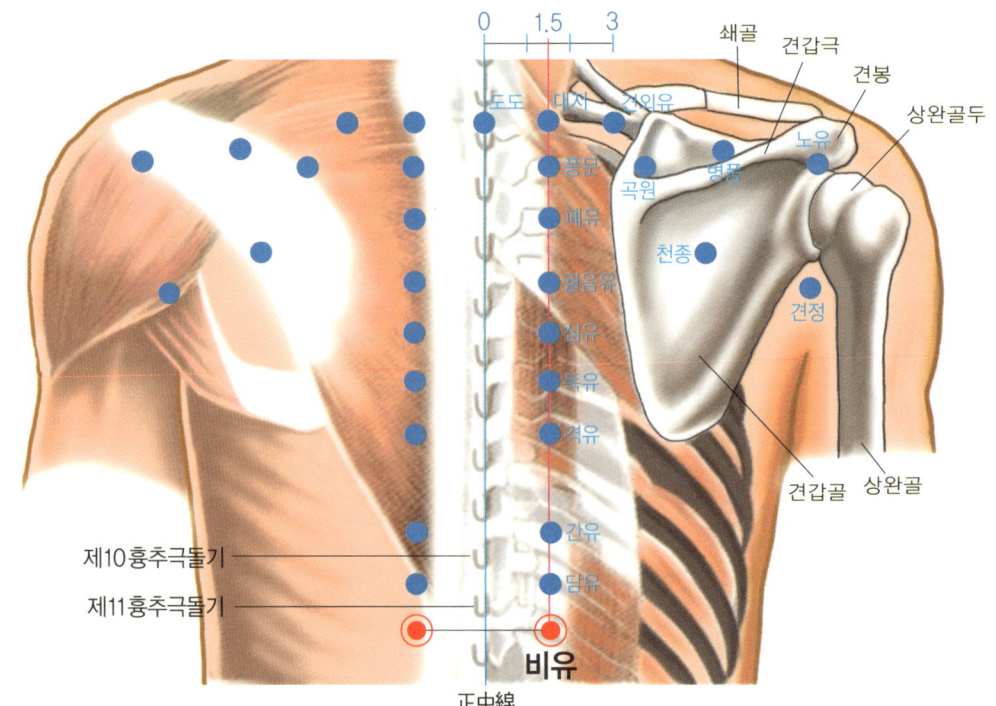

참고 이 경혈은 넙적다리의 기가 운반되어 이르는 곳이다. 비장(脾臟)을 다스리는 중요한 유혈(俞穴)이므로 비유(脾俞)라 칭했다.
여기서 비장은 췌장도 가르킨다. 췌장은 인슐린을 분비하기 때문에 당뇨병 환자에게는 비유혈을 자주 지압하기를 권한다.

당뇨병 치료법

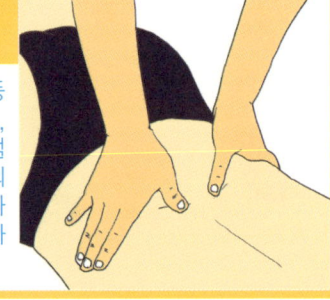

지압요령 양손으로 환자의 등에 손바닥을 대고, 좌우의 비유혈을 엄지손가락으로 약간의 힘을 가해 누른다. 바로 아래의 위유혈도 함께 지압하면 더욱 효과를 볼 수 있다.

BL-21 (2개 혈)

21 위유(胃兪)
비장을 튼튼하게 하고 위를 다스리는 경혈

이 경혈은 소화기계 질환에 효과가 있어 만성 위염·급성 위염, 위하수, 위통, 위 비대증, 위·십이지장궤양 구역질, 구토, 반위(反胃;음식물이 들어가면 토하는 병증), 유아가 우유를 토할 때, 배가 더부룩할 때, 소화불량, 소화되지 않은 음식을 설사할 때, 식욕부진, 복명(腹鳴;배에서 소리가 나는 것), 위장이 냉하고 약할 때, 장명(腸鳴;장에서 소리가 나는 것), 장염, 췌장염 등에 효과가 있다.

그 밖에 불면증, 야맹증, 시력감퇴, 십이지장충, 당뇨병, 히스테리, 얼굴빛이 어두울 때, 비만, 몸이 너무 마를 때에도 이용되며 효과를 본다.

穴位 제12흉추극돌기 아래쪽의 정중선에서 양 옆으로 각각 1.5촌 나간 곳에 있다.

鍼法 침은 3푼을 놓고 7번 숨쉴 동안 꽂아 두며, 뜸은 환자의 나이 수만큼 뜬다.

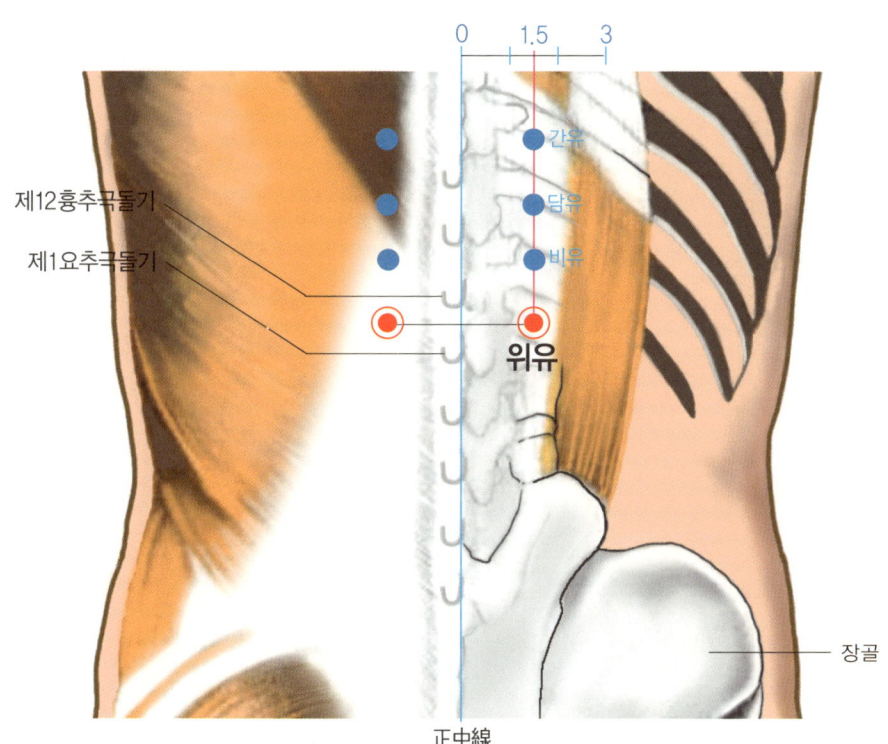

당뇨병·소화기계의 질환 치료법

지압요령 시술자는 환자의 등에 양 손바닥을 대고 좌우의 위유혈을 엄지손가락으로 약간의 힘을 가해 동시에 누른다.

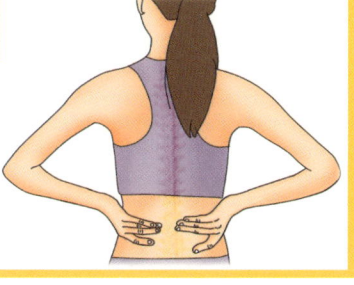

참고 위유(胃俞)란 위병을 주로 다스린다는 뜻이다.
위장병 질환의 반응점은 주로 위장 자체의 병이 변하는 경우에 많은 반응점이 나타난다.
위유혈은 담유혈과 함께 〈위(胃)의 6뜸〉으로 불리는데, 뜸을 자주 뜨는 것이 위장을 튼튼하게 만든다. 치질 치료에도 유효한 경혈이다.

족태양방광경 足太陽膀胱經

BL-22 (2개 혈)

22 삼초유(三焦兪)

혈액 순환을 조절하는 곳

이 경혈은 소화기계 질환인 배가 더부룩할 때, 구토, 위염, 복수(腹水), 장염, 장명(腸鳴), 입맛이 없을 때, 소화불량, 복통을 동반한 설사, 이질 등에 효과가 있다.

그 밖에 비뇨기 질환인 소변불리, 잔뇨(殘尿), 야뇨증 등에도 잘 듣는다. 또한 수종(水腫;온몸이 붓는 질환), 신장염, 발기부전(勃起不全), 요통, 허리에서 등으로 이어지는 척추가 뻣뻣할 때, 여성의 하복부가 뻣뻣할 때, 신경쇠약, 몸이 너무 마를 때, 적취(積聚;몸 안에 쌓인 기로 인하여 덩어리가 생겨서 아픈 병), 현기증, 구내염(口內炎), 습진, 종기 등에도 효과를 본다.

穴位 제1요추극돌기 아래쪽의 정중선에서 양 옆으로 각각 1.5촌 나간 곳에 있다.

鍼法 침은 5푼을 놓고 7번 숨쉴 동안 꽂아 두며, 뜸은 3장을 뜬다.

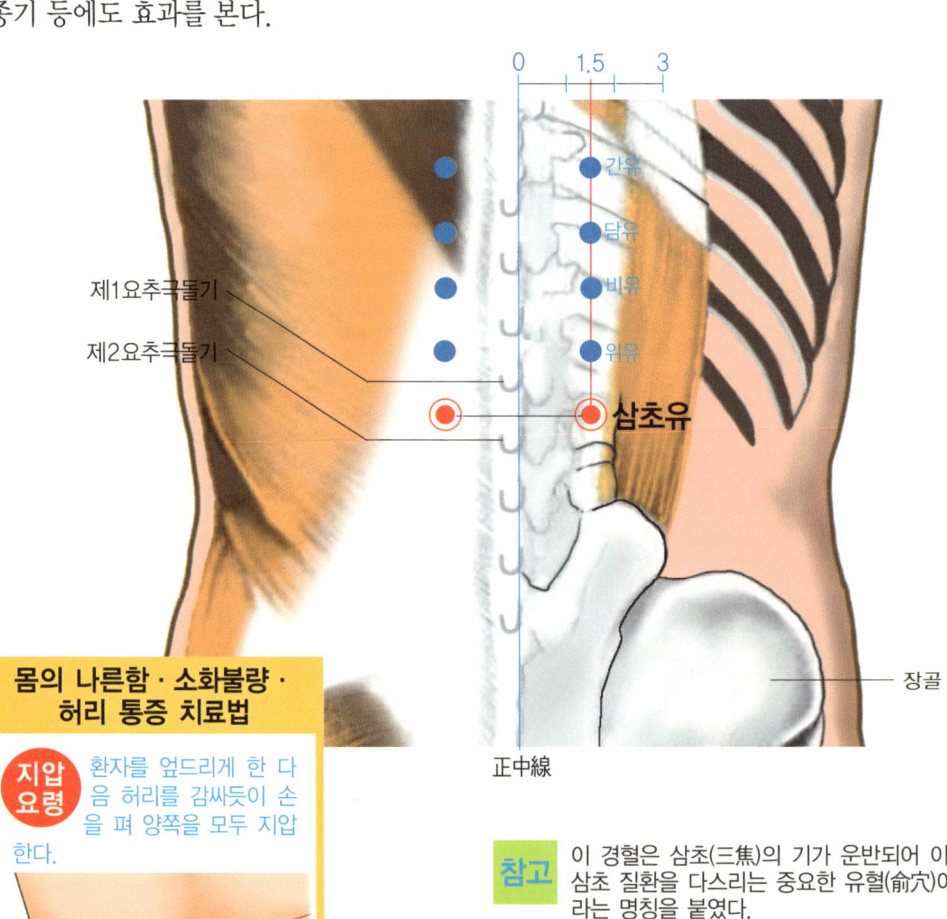

몸의 나른함·소화불량·허리 통증 치료법

지압요령 환자를 엎드리게 한 다음 허리를 감싸듯이 손을 펴 양쪽을 모두 지압한다.

참고 이 경혈은 삼초(三焦)의 기가 운반되어 이르는 곳이다. 삼초 질환을 다스리는 중요한 유혈(兪穴)이므로 삼초유라는 명칭을 붙였다.
삼초(三焦)는 오장육부 중 육부(六腑)의 하나로서 상초·중초·하초가 있는데 횡경막 이상을 상초, 횡경막에서 배꼽까지를 중초, 배꼽 이하를 하초라 부른다.
삼초유(三焦兪)란 태어난 후에 얻은 인간의 열에너지의 발생을 나타내는 중요한 경혈로, 전신의 혈액 순환을 조절하는 기능을 발휘한다.

BL-23 (2개 혈)

23 신유(腎兪)

신장을 다스리는 경혈

이 경혈의 주된 임무는 신장을 치료하는 것이므로 신장과 연관된 질병인, 혈뇨, 신장의 허약, 신장염, 신장결석 등에 잘 듣는다.

그 밖에 응용 범위가 매우 넓어 요통, 이명(耳鳴), 탈모, 빈혈, 고혈압, 얼굴에 얼룩이 생길 때, 모발이 거칠어질 때, 수종(水腫;온몸이 붓는 질환), 월경통, 월경불순, 불임증, 대하, 소변불리, 야뇨증, 발기부전, 유정(遺精; 무의식중에 정액이 나오는 것), 불면증, 청각장애, 소갈(消渴), 기관지천식, 소아마비 후유증 등에도 탁월한 효과를 보여 준다.

穴位 제2요추극돌기 아래쪽의 정중선에서 양 옆으로 각각 1.5촌 나간 곳에 있다.

鍼法 침은 3푼을 놓고 7번 숨쉴 동안 꽂아 두며, 뜸은 나이 수만큼 뜬다.

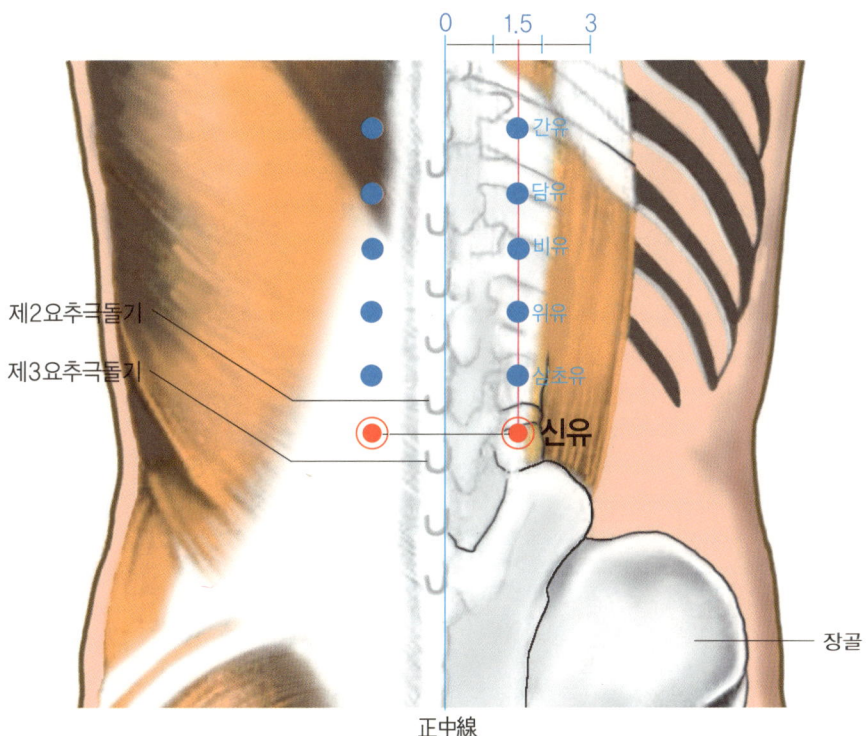

제2요추극돌기
제3요추극돌기
신유
장골
正中線

생식기·비뇨기·호흡기·신경계 질환 치료법

지압요령 시술자는 양손 엄지손가락으로 환자의 신유혈을 누른다. 이 때 지압을 너무 세게 하거나 발로 밟는 것은 위험하므로 옆으로 밀듯이 가볍게 지압해야 한다.

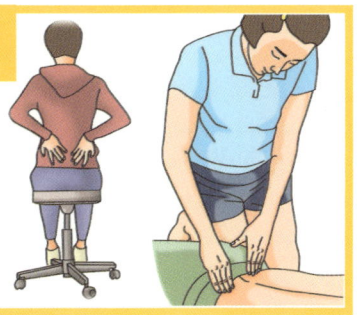

참고 이 경혈은 신(腎;콩팥)에 응하니 신의 기가 운반되어 이르는 곳이며, 신을 다스리는 중요한 유혈(俞穴)이므로 신유라는 명칭을 붙였다.

족태양방광경 足太陽膀胱經

BL-24 (2개 혈)

24 기해유(氣海兪)

기를 바다처럼 모으는 곳

이 경혈은 기(氣)를 모으는 곳으로서 기에 관한 모든 질환에 효과가 있다. 기해혈과 서로 응한다.

신경성 위염이나 위 질환 등 소화기 질환 등에 효과를 본다.

그 밖에 요통, 치질, 치루(痔漏:항문에서 분비물이 나오는 병), 생리통, 월경불순, 다리에 감각이 없을 때, 고관절(股關節)과 무릎관절을 쓰지 못할 때에도 잘 듣는다.

穴位 제3요추극돌기 아래쪽의 정중선에서 양 옆으로 각각 1.5촌 나간 곳에 있다.

鍼法 허리가 아플 때는 침끝을 상하로 향해 근육을 따라 1.5~2치 정도 찌른다. 이때 너무 깊이 찌르면 신장을 상할 염려가 있으니 주의해야 한다.

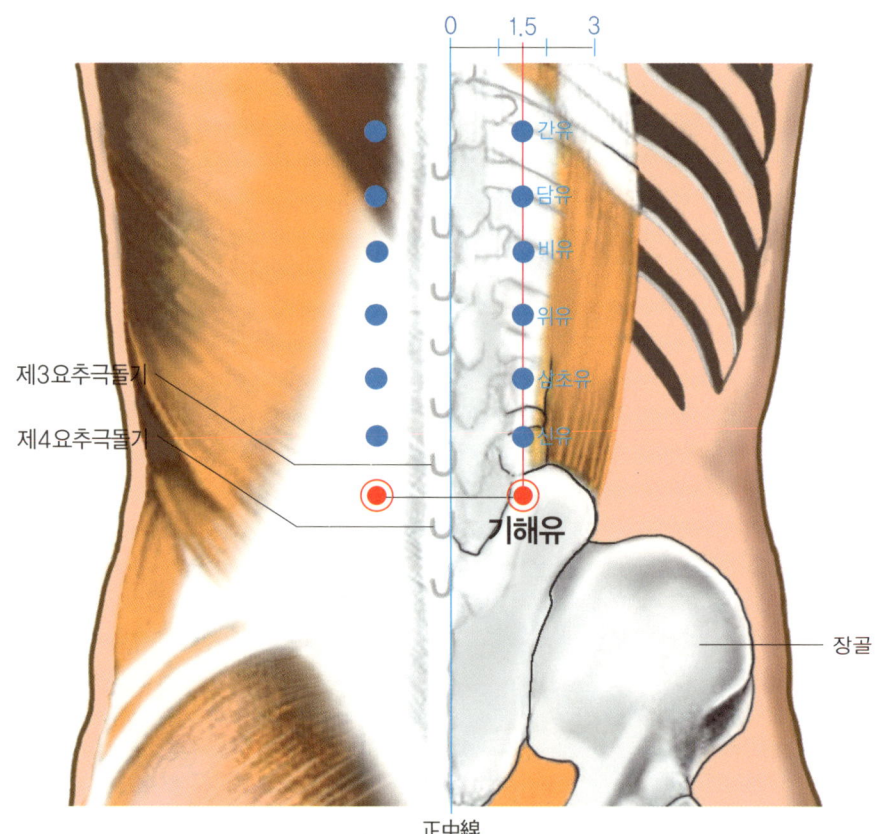

참고 이 경혈은 사람의 생기가 나오는 곳이며, 사람 몸의 원기와 직접 관계가 있는 혈자리이므로 기해유(氣海兪)라 칭했다. 그리고 이 혈은 기해혈과 서로 응하면서 등의 유혈(兪穴)이 되기도 한다.
의욕은 있는데 심신이 말을 안 들을 때는 반대편에 있는 기해혈도 같이 마사지하면 의욕이 되살아난다. 그렇다고 여기에 너무 의지하지 말고 충분한 휴식을 취하는 것을 잊어버리면 안 된다.

BL-25 (2개 혈)

25 대장유(大腸兪)

대장의 경혈

이 경혈은 어깨에서 등에 걸친 결림이나 허리와 다리에 걸친 통증, 만성적인 설사나 변비, 이질, 만성적인 위염, 급·만성 대장염, 장염(腸炎), 장명(腸鳴;장에서 소리가 나는 것), 장출혈, 충수염(蟲垂炎;맹장염), 배가 더부룩할 때, 하복부가 쥐어짜듯이 아플 때 등에 효과가 좋다.

그 밖에 요통, 각기병, 당뇨병, 자궁내막염, 대하(帶下), 치질, 신장염 등에도 효과가 있다.

穴位 제4요추극돌기 아래쪽의 정중선에서 양 옆으로 각각 1.5촌 나간 곳에 있다.

鍼法 침은 3푼을 놓고 6번 숨쉴 동안 꽂아 두며, 뜸은 3장을 뜬다.〈동인〉

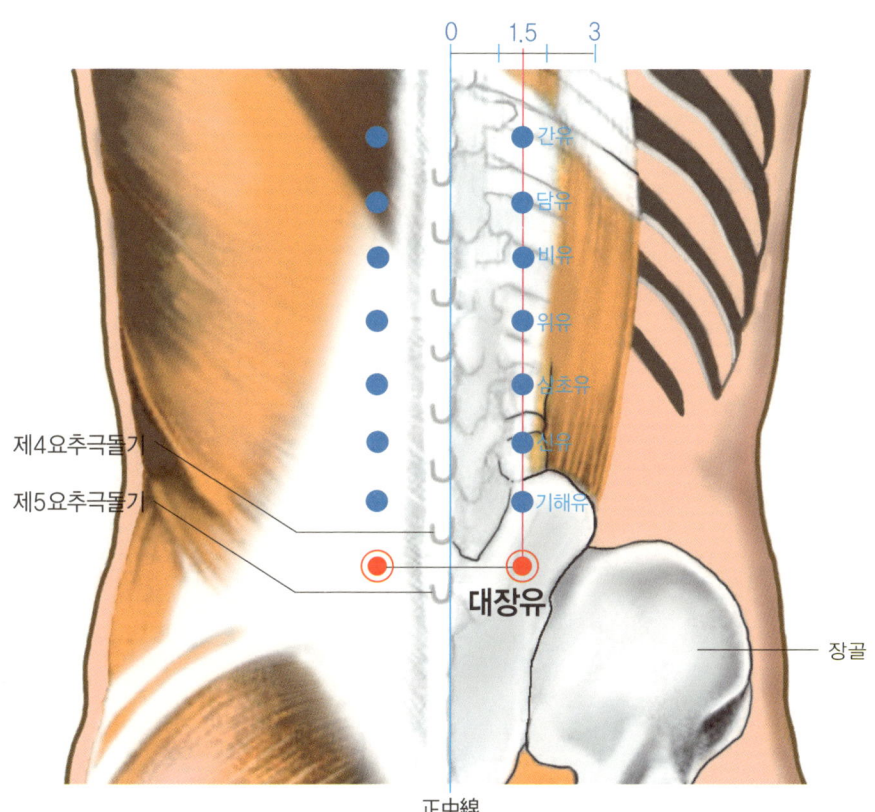

지압요령 엎드려 있는 환자의 대장유혈에 엄지손가락으로 지압을 하는데, 통증이 있으면 무리하게 누르지 말고 가볍게 만지는 것만으로도 충분하다.

등과 허리 결림·만성 설사와 변비 치료법

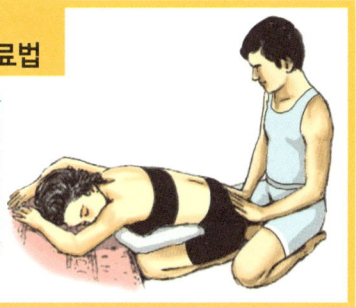

참고 대장유란 대장의 병을 주로 다스린다는 경혈이다. 혈자리는 쉽게 말해 허리띠를 매는 중간부이다.
대장에 악기(惡氣)가 흘러 들어가는 곳이 이 경혈이며, 대장에 생기는 여러 가지 증상은 이 대장유혈과 천추혈로 함께 치료하면 더욱 효과를 본다.

족태양 방광경 足太陽 膀胱經

361 지압 경혈 백과 187

BL-26 (2개 혈)

26 관원유(關元兪)

몸통의 위와 아래를 조절하는 혈

이 경혈은 허리에 있는 경혈로 허리의 통증이나 나른함 등을 완화시킬 수 있으며, 갑자기 허리가 삐끗해서 생기는 요통 등에 효과가 좋다.

그 밖에 급·만성 설사, 빈혈, 만성 장염, 방광염, 당뇨병, 소갈(消渴), 소변불리, 배가 더부룩할 때, 냉증, 여성 생식기의 염증뿐만 아니라 산부인과의 질환인 징가(뱃속에 덩어리가 생기는 병, 주로 여자에게 생김), 월경통, 난소염 등에도 효과가 있다.

穴位 제5요추극돌기 아래쪽의 정중선에서 양 옆으로 각각 1.5촌 나간 곳에 있다.

鍼法 침은 3푼을 놓고 6번 숨쉴 동안 꽂아 두며, 뜸은 3장을 뜬다.〈동인〉

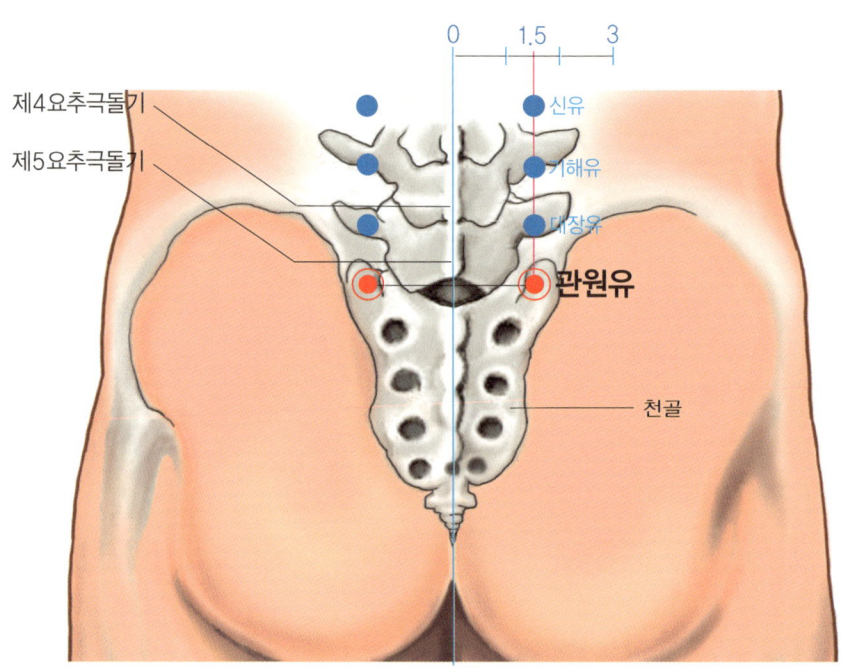

참고 이 경혈 명칭의 원(元)은 기(氣)의 시작이란 뜻이며, 이 혈은 임맥(任脈)의 관원(關元)혈과 상대되고 인체의 원기와 밀접한 관계가 있으므로 관원유라 칭했다.
소장혈과 병행해서 치료하면 소화기·비뇨기의 병에 더욱 효과를 본다.

허리와 하반신 질환 치료법

지압요령 시술자는 환자를 엎드리게 한 다음, 양손의 엄지 손가락으로 관원유혈을 어루만지듯이 부드럽게 주무르면서 누른다.

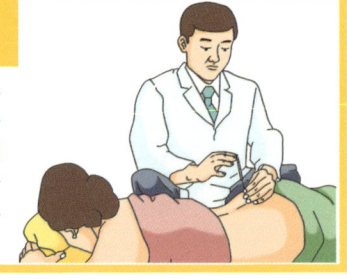

제7장 족태양방광경(足太陽膀胱經)

BL-27 (2개 혈)

27 소장유(小腸兪)

장의 기능을 좋게 하는 혈

이 경혈은 대장유혈과 함께 장의 기능을 좋게 하는 매우 중요한 경혈로 식욕부진, 장의 극심한 통증, 아랫배가 더부룩할 때, 복통, 이질, 장염, 치질 등에 효과가 좋다. 또한 자궁내막염, 대하(帶下) 등, 여성의 질병에도 매우 잘 듣는다.

그 밖에 요실금·야뇨증 등의 방광 질환에도 잘 들을 뿐만 아니라 당뇨병, 유정(遺精;무의식중에 정액이 나오는 것), 여성 생식기의 염증, 요통, 허벅지의 통증 등에도 효과가 좋다.

穴位 첫번째 천골 구멍과 같은 높이이며, 정중선에서 양 옆으로 각각 1.5촌 나간 곳에 있다.

鍼法 침은 3푼을 놓고 6번 숨쉴 동안 꽂아 두며, 뜸은 3장을 뜬다.〈동인〉

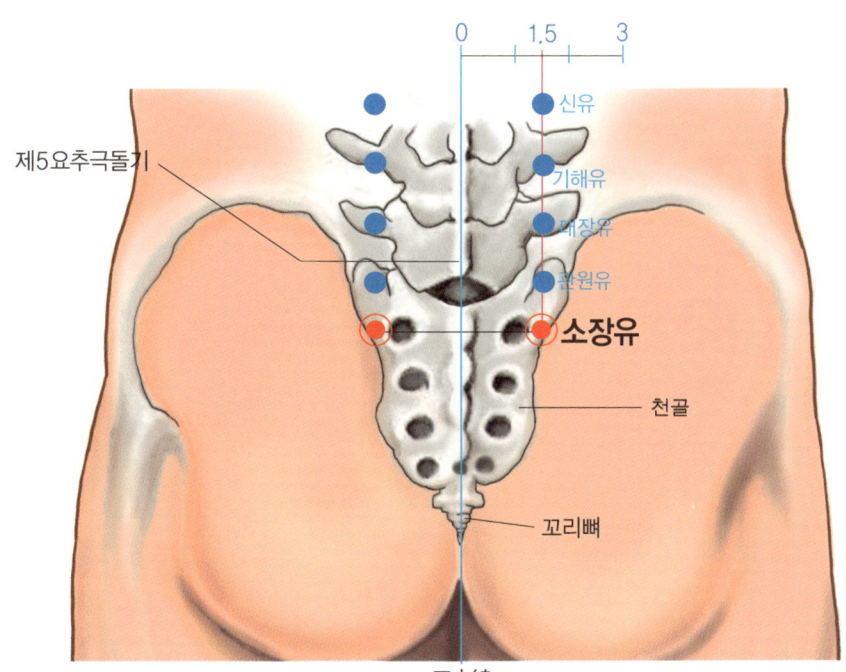

장의 기능을 좋게 하는 치료법

 지압요령
엎드려 있는 환자의 엉덩이를 감싸듯이 하며 좌우의 소장유혈을 엄지 손가락으로 약간의 힘을 가해 누른다.
이 경혈을 따뜻하게 하여 지압이나 마사지하면 효과가 증대된다.

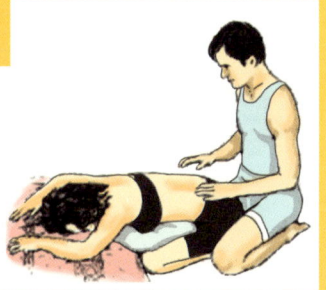

참고 소장유란 소장의 병을 주로 다스린다는 뜻이다.
소장유·방광유·중려유·상료·하료혈은 모두 엉덩이 부분에 있고, 남녀의 생식기 병에 깊은 관계가 있다.

족태양 방광경 足太陽 膀胱經

BL-28 (2개 혈)

28 방광유(膀胱兪)

방광과 척추를 다스리는 경혈

이 경혈은 방광의 내장에 나쁜 기운이 흘러 들어가는 곳이므로 특히 방광의 질환인 방광염, 요도염, 음부가 가려울 때, 요실금에 효과가 있다. 그 중에서도 어린이의 야뇨증에 탁월한 효과가 있어 예로부터 이 경혈을 즐겨 사용했다.

그 밖에 하지궐냉(下肢厥冷), 설사, 복통, 변비, 각기병, 당뇨병에도 잘 들을 뿐만 아니라 생식기 질환인 자궁내막염, 허리 및 척추의 통증인 척추신경통, 척추의 통증, 척추가 뻣뻣할 때 등에도 특효가 있다.

穴位 두번째 천골 구멍과 같은 높이이며, 정중선에서 양 옆으로 각각 1.5촌 나간 곳에 있다.

鍼法 침은 3푼을 놓고 6번 숨실 동안 꽂아 두며, 뜸은 3장을 뜬다.〈동인〉

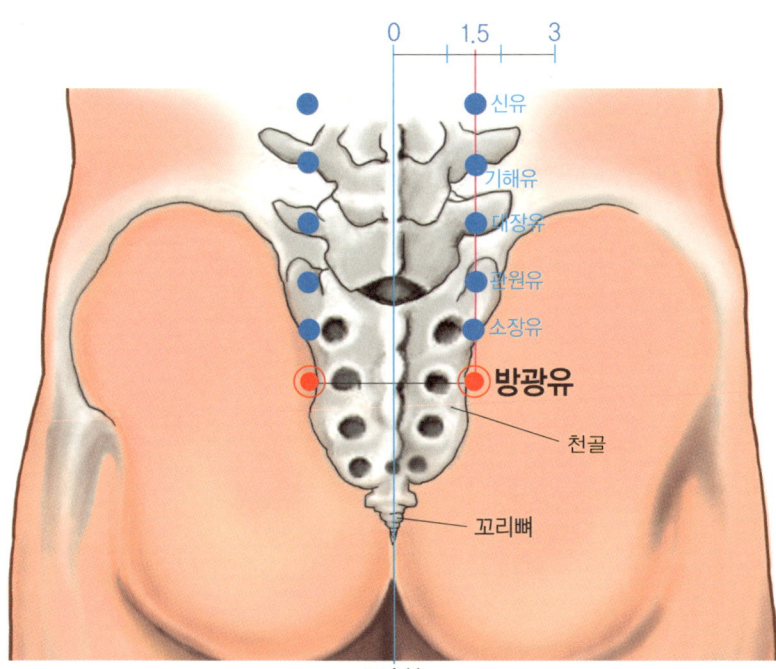

참고 이 경혈의 위치는 방광의 기가 운반되어 이르는 곳이다. 방광과 연관된 병을 다스리는 중요한 유혈(俞穴)이므로 방광유(膀胱俞)라 칭했다.

좌골신경 경련과 종아리 경련 치료법

지압요령 시술자는 엎드려 있는 환자의 허리에 양 손바닥을 대고 엉덩이를 감싸듯이 하며 좌우의 방광유 혈을 엄지손가락으로 과감하게 꾹꾹 누른다.

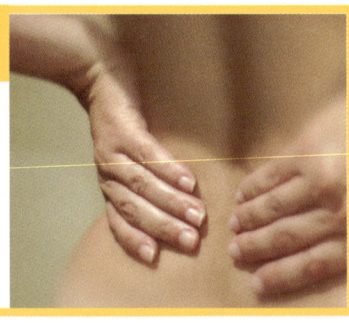

BL-29 (2개 혈)

29 중려유(中膂兪)

생식기 경혈

이 경혈의 '중려'란 몸의 중심에 돌출된, 즉 남성의 성기를 의미하므로 이 경혈은 전립선염이나 요도염, 방광염, 산증(疝症;고환이나 음낭이 커지면서 아랫배가 켕기고 아픈 병증) 등에 효과가 있다.

그 밖에 장염, 산통(疝痛;갑자기 격렬하게 일어나는 통증), 변비, 설사, 이질, 각기병, 당뇨병, 허리 및 척추신경통, 좌골신경통, 자궁내막염, 붉고 흰 대하(帶下) 등에도 응용되고 있다.

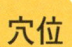 세번째 천골 구멍과 같은 높이이며, 정중선에서 양 옆으로 각각 1.5촌 나간 곳에 있다.

 침은 3푼을 놓고 10번 숨쉴 동안 꽂아 두며, 뜸은 3장을 뜬다.

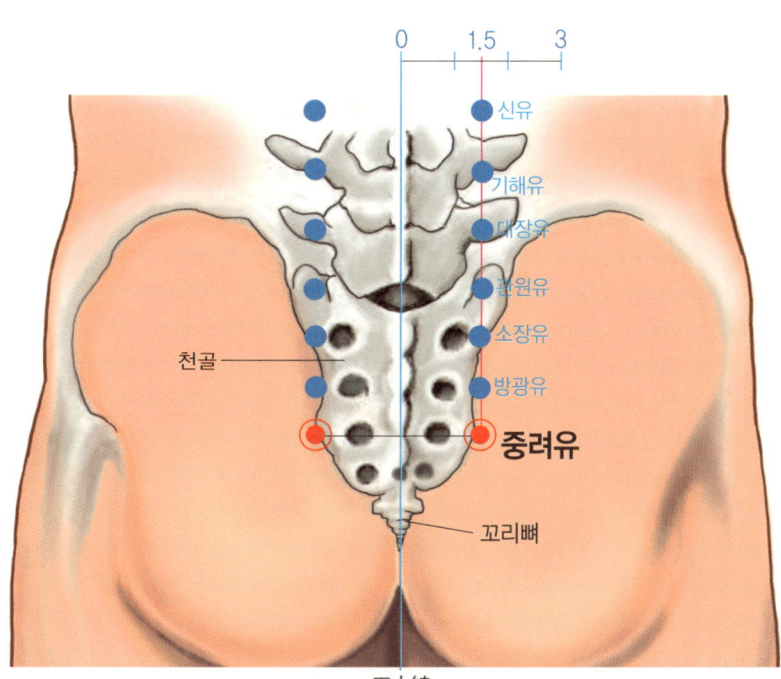

正中線

전립선염·요도염 치료법

지압요령 엎드려 있는 환자의 허리에 양 손바닥을 대고 엉덩이를 감싸듯이 하며 좌우의 중려유혈을 엄지손가락으로 약간의 힘을 가해 누른다.

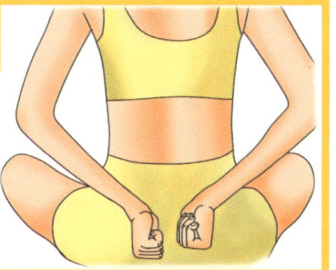

참고 이 경혈 명칭은, 등을 펴서 일어날 때 척추 양쪽의 융기한 몸의 살 사이에 있으므로 중려유라 칭했다.

족태양 방광경 足太陽膀胱經

BL-30 (2개 혈)

30 백환유(白環兪)

경맥이 고리처럼 구부러진 곳에 있는 혈

이 경혈은 자궁내막염, 월경불순, 대하, 하복부 통증 등의 부인병 등에 특별히 효과가 있다. 또한 방광의 마비, 대소변불리(大小便不利) 등에 잘 듣는다.

그 밖에 요통, 척추신경통, 좌골신경통, 사지마비, 소아마비 후유증, 야뇨증, 치질 등의 항문 질환, 급·만성 대장염, 중풍, 산증(疝症;고환이나 음낭이 커지면서 아랫배가 켕기고 아픈 병증) 등에도 효과가 있다.

穴位 네번째 천골 구멍과 같은 높이이며, 정중선에서 양 옆으로 각각 1.5촌 나간 곳에 있다.

鍼法 침은 8푼을 놓고 침에 감이 오면 사한 다음에 보하며, 뜸은 뜨지 말아야 한다.
취혈 요령은, 바닥에 엎드려 몸을 단정히 하고 두 손을 서로 포개어 이마를 받친 다음 숨을 천천히 쉬어 근육을 풀어준 후에 침혈을 잡는다.〈강목〉

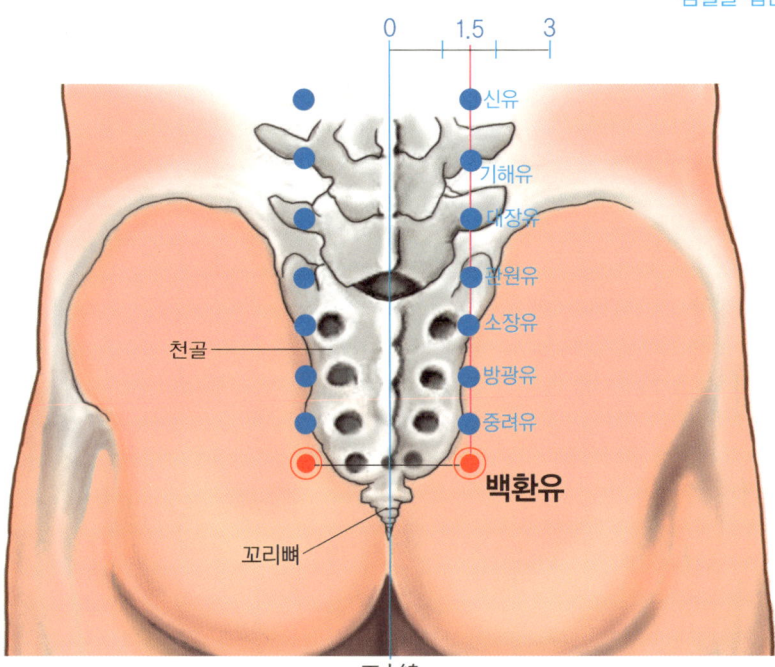

참고 이 경혈 명칭의 환(環)은 두른다는 뜻이다. 족태양방광경을 지원하는 맥이 허리를 따라 척주(脊柱)를 끼고 바깥쪽 아래로 엉덩이 쪽을 관통해 이 혈에 도착한 후 다시 돌아서 다음 혈인 상료에 이른다.

BL-31 (2개 혈)

31 상료(上髎)

엉덩이를 지키는 경혈

이 경혈은 요통, 좌골신경통, 부인과 질환인 자궁내막염·자궁탈출(子宮脫出)·생리통·월경불순·월경곤란·백대하·적대하·불임 등, 또 남성의 질환인 고환염 등에도 효과가 있다.

그 밖에 구토, 대소변불리(大小便不利), 임질, 어린이의 야뇨증, 또 무릎이 시리고 아플 때, 코피가 날 때, 체력 향상 등에도 효과를 본다.

穴位 제5요추극돌기 아래, 천골 첫번째 구멍에 해당하는 우묵한 곳에 있다.

鍼法 침은 1푼을 놓고, 뜸은 7장을 뜬다. 〈입문〉

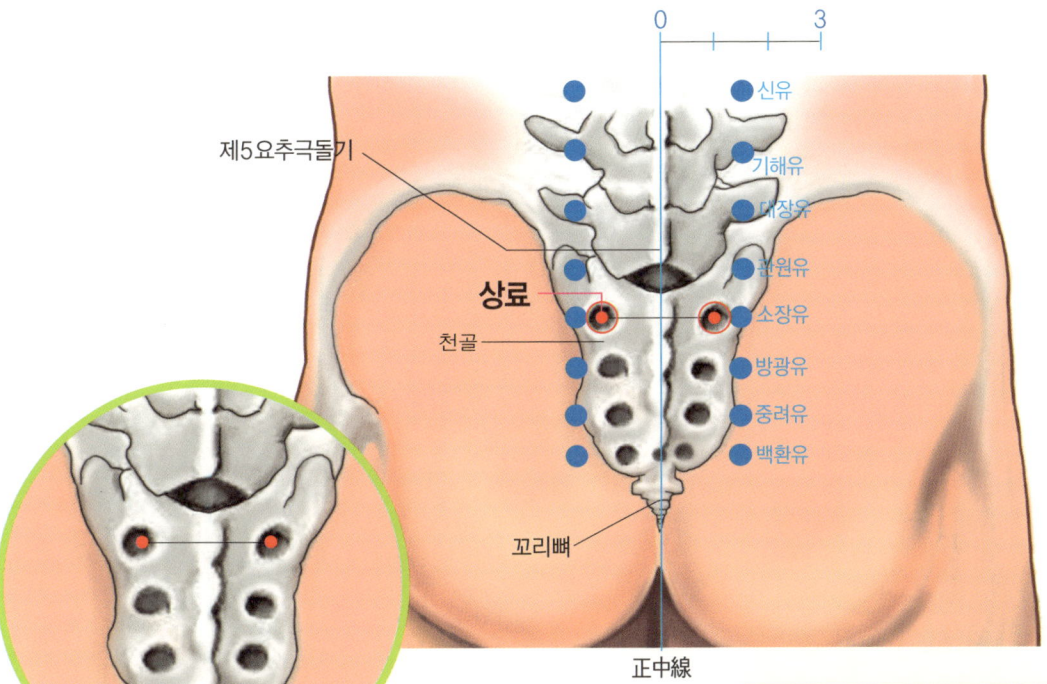

상료 천추(엉치 척추뼈) 5개가 유합되어 천골이 될 때 상하로 뚫린 4개, 즉 좌우 8개의 구멍이 있는데 이 구멍을 천골공, 또는 선골공이라 부르며, 이 천골공의 맨 윗 구멍, 즉 제1천골공이 상료혈이다.

참고 료(髎)는 빈 구멍이란 뜻이며, 인체의 꼬리뼈는 요골(髎骨)이다. 이 혈은 족태양 맥의 빈혈이 되고 위치는 꼬리뼈의 첫번째 구멍 가운데서 맨 위쪽에 있으므로 상료라 칭했다.
이 경혈을 중심으로 허리의 각 경혈을 천천히 주무르면서 풀어 주면, 허리의 긴장이 풀려 혈액 순환이 좋아져 증상이 악화되는 것을 방지한다.

허리 질환의 악화를 막는 치료법

지압요령 시술자는 환자의 허리에 양손을 대고 엄지손가락으로 상료혈을 천천히 누른다.

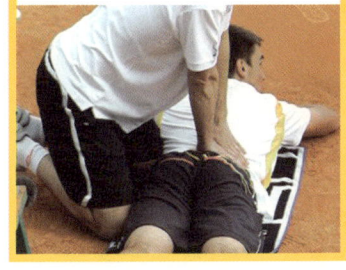

족태양 방광경 足太陽 膀胱經

BL-32 (2개 혈)

32 차료(次髎)

요통 등을 지키는 경혈

이 경혈은 상료혈 다음에 있는 경혈이므로 차료라 칭하며, 허리에 〈료〉가 붙여진 경혈 중에 가장 중요한 기능을 지녔으며, 일반적으로 상료혈과 함께 비뇨기계·부인과 질환 등에 유효하다.

따라서 자궁내막염, 난소염, 월경불순, 생리통, 대하, 불임, 대소변불리, 방광염, 산증(疝症;고환이나 음낭이 커지면서 아랫배가 켕기고 아픈 병증) 등에 효과가 있다.

그 밖에 다리가 아프거나 저릴 때, 요통, 좌골신경통, 구토, 변비, 설사, 복명(腹鳴;배에서 소리가 나는 것), 급만성 대장염 등에도 잘 듣는다.

穴位: 천골 두번째 구멍에 해당하는 우묵한 곳에 있다.

鍼法: 침은 1푼을 놓고, 뜸은 7장을 뜬다.〈입문〉

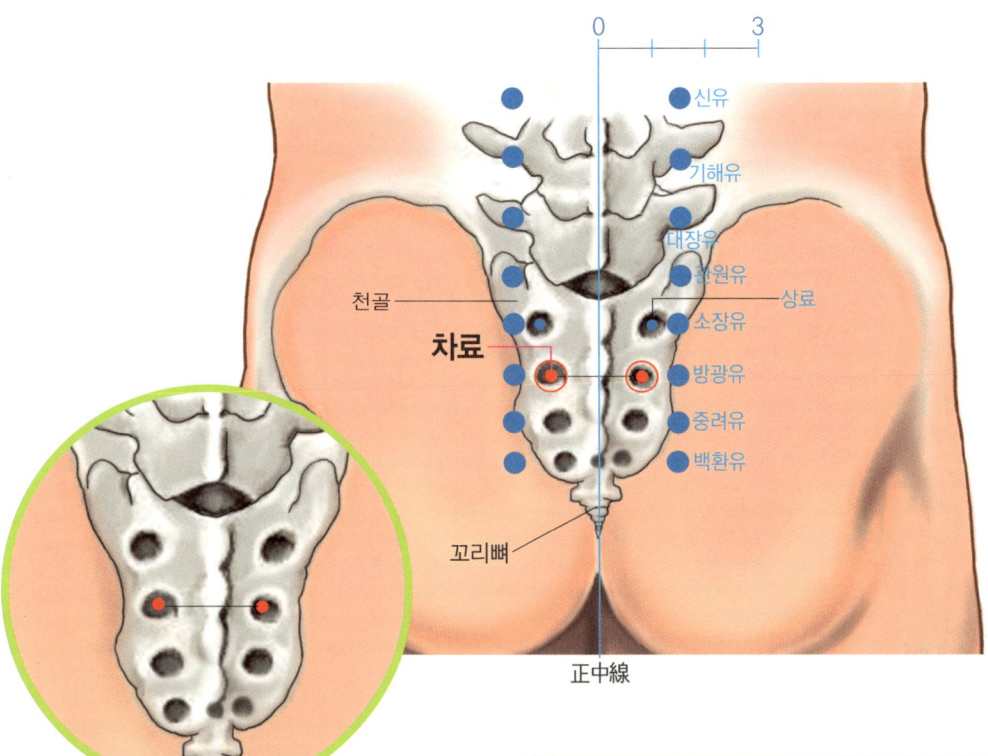

차료 제2천골공이 차료혈이다.

참고 이 혈은 족태양 맥의 빈혈이 되고 위치는 꼬리뼈의 두번째 구멍 중에 위에서 두번째 있으므로 차료라 칭했다. 취혈 요령은 중려유와 비슷하다.
일반적으로 허리 통증으로 지압을 할 때는 무리하게 강하게 누르면 안 되지만 이 차료혈은 조금 강하게 지압해야 효과가 있다.

변형성 요추증 치료법

 지압요령: 환자의 허리에 양손을 대고 엄지손가락으로 차료혈을 눌러서 허리의 긴장을 풀어준 다음 조금 강하게 지압을 한다.

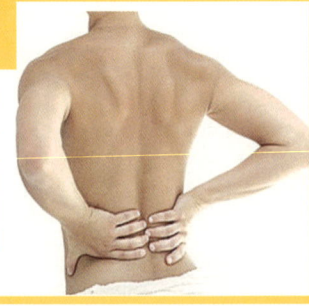

BL-33 (2개 혈)

33 중료(中髎)

성병 등을 고치는 경혈

이 경혈은 상료혈와 차료혈, 그리고 하료혈 사이에 있기 때문에 중료혈이라 칭하며, 상·하료혈의 치료 효과가 같다. 따라서 불임·고환염 등의 성기 질환, 부인의 질환인 월경부족·월경불순·대하(帶下)·자궁내막염·난소염(卵巢炎) 등에 효과가 있지만 특별히 치질이나 방광염 등에도 매우 잘 듣는다.

그 밖에 간장병, 대소변불리(大小便不利), 요통, 좌골신경통, 구토, 급만성 대장염 등에도 효과가 좋다.

穴位 천골 세번째 구멍에 해당하는 우묵한 곳에 있다.

鍼法 침은 2치를 놓고, 10번 숨실 동안 꽂아 두며, 뜸은 3장을 뜬다. 〈입문〉

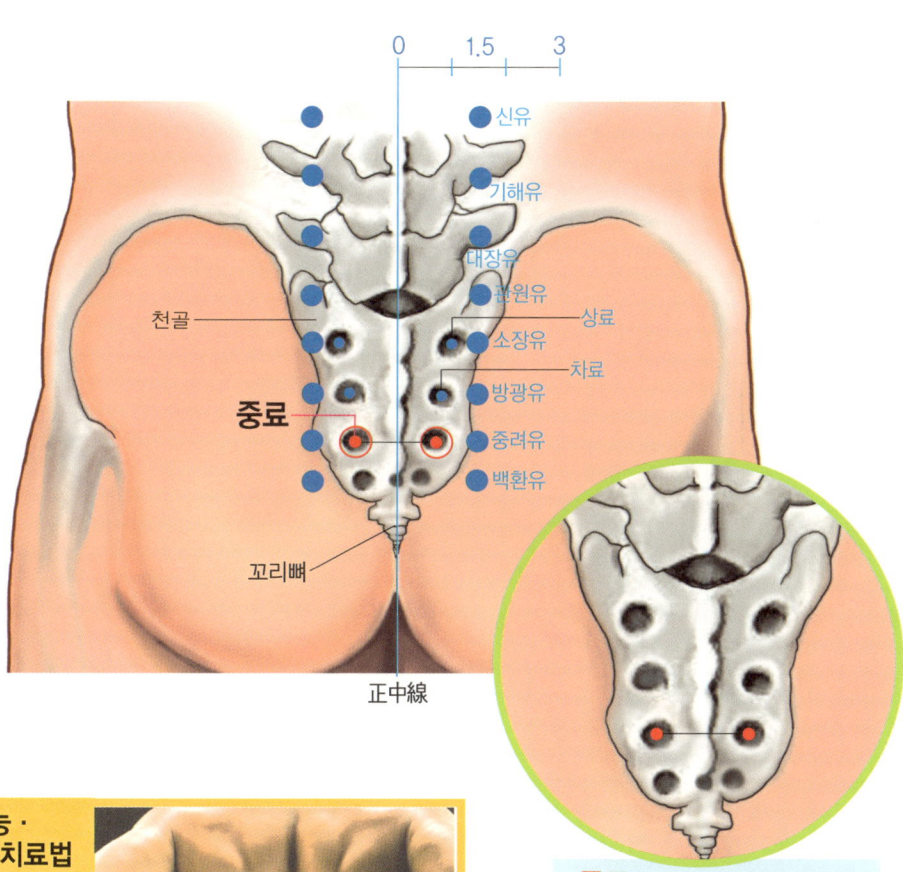

중료 제3천골공이 중료혈이다.

참고 천추(선추) 5개가 유합되어 선골이 될 때 상하로 뚫린 4개, 즉 좌우 8개의 구멍이 있는데 이 구멍을 천골공이라 부르며, 이 천골공의 세번째 구멍, 즉 제3천골공이 중료혈이다.

생식기 기능·치질·방광염 치료법

지압요령 상료·차료혈과 비슷하다.
상료·중료·하료혈은 모두 성기의 기능을 활발하게 해 주므로 정성껏 자주 지압하면 효과를 본다.

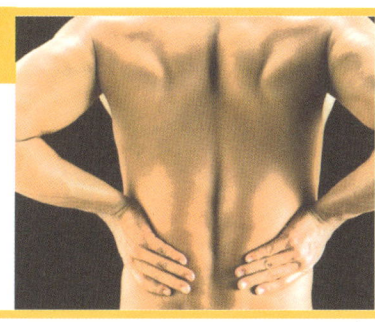

BL-34 (2개 혈)

34 하료(下髎)

변비 등을 다스리는 경혈

이 경혈은 상료·차료·중료 다음 가장 아래에 있기 때문에 붙여진 경혈 이름으로서, 그 치료 효과 또한 비슷하다. 따라서 부인의 질환인 월경부족·월경불순·대하(帶下)·자궁내막염·난소염 등에 효과가 있지만 특별히 치질이나 방광염 등에도 매우 잘 듣는다.

그 밖에 혈뇨, 대소변불리, 변비, 요통, 아랫배나 회음부(會陰部)가 아플 때, 고환염, 불임증, 설사, 치질, 장명(腸鳴;장에서 소리가 나는 것) 등에도 효과가 있다.

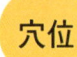 천골 네번째 구멍에 해당하는 우묵한 곳에 있다.

 침은 2치를 놓고 10번 숨쉴 동안 꽂아 두며, 뜸은 3장을 뜬다. 〈입문〉

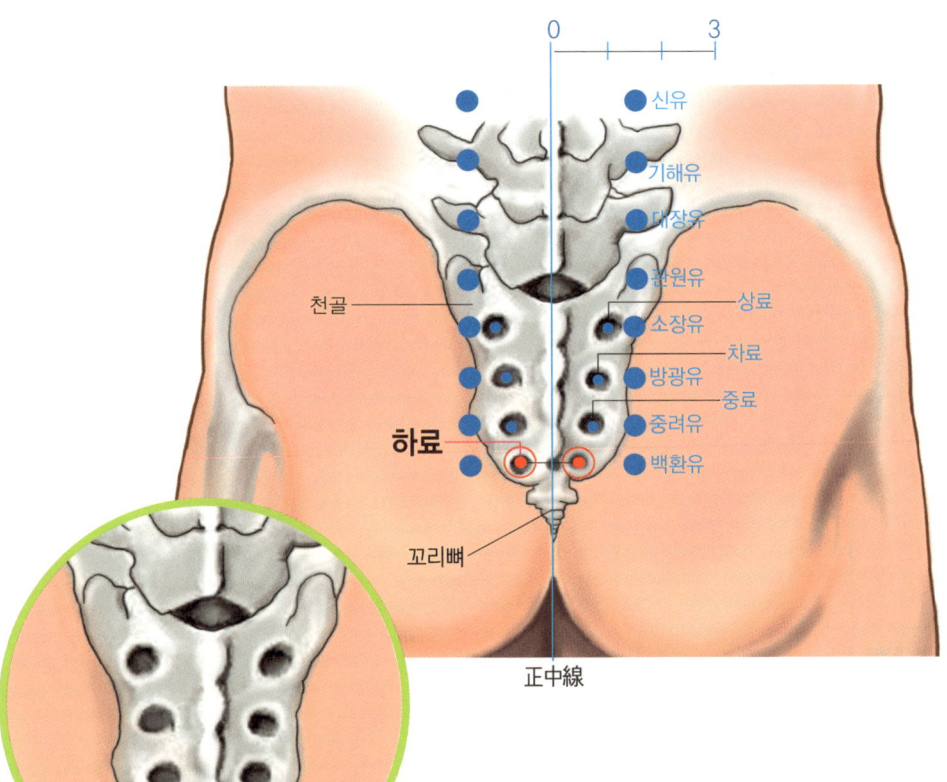

 하료 제4선골공이 하료혈이다.

참고 이 경혈은 태양맥의 공혈(空穴)이 되고, 꼬리뼈 위 천골공의 네번째 구멍에 해당되는 우묵한 곳에 위치해 있다.

생식기 기능·치질·방광염 치료법

지압요령 환자의 허리에 양손을 대고 엄지손가락으로 하료혈을 누르면서 이 경혈을 중심으로 허리의 각 경혈을 천천히 주물러 준다.

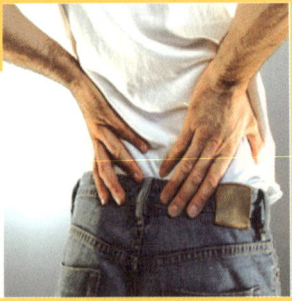

BL-35 (2개 혈)

35 회양(會陽)

양기를 다스리는 혈

이 경혈은 몸 기능에 관계된 연결 통로인 음양(陰陽) 중에 양으로 분류되므로 만성적인 치질이나 설사, 이질, 혈변(血便), 음부의 병, 여성의 대하(帶下), 생리통, 발기 불능, 유정(遺精), 요실금, 치질, 치핵, 탈항(脫肛;항문의 점막, 치핵, 직장 등이 탈출된 것) 등에 효과가 있다.

그 밖에 허약체질, 다리의 신경통, 뱃속이 냉할 때, 좌골신경통 등에도 잘 듣는다.

 穴位 — 꼬리뼈 끝에서 양 옆으로 각각 0.5촌 지점에 있다.

鍼法 — 침은 8푼을 놓고, 뜸은 5장을 뜬다.〈입문〉

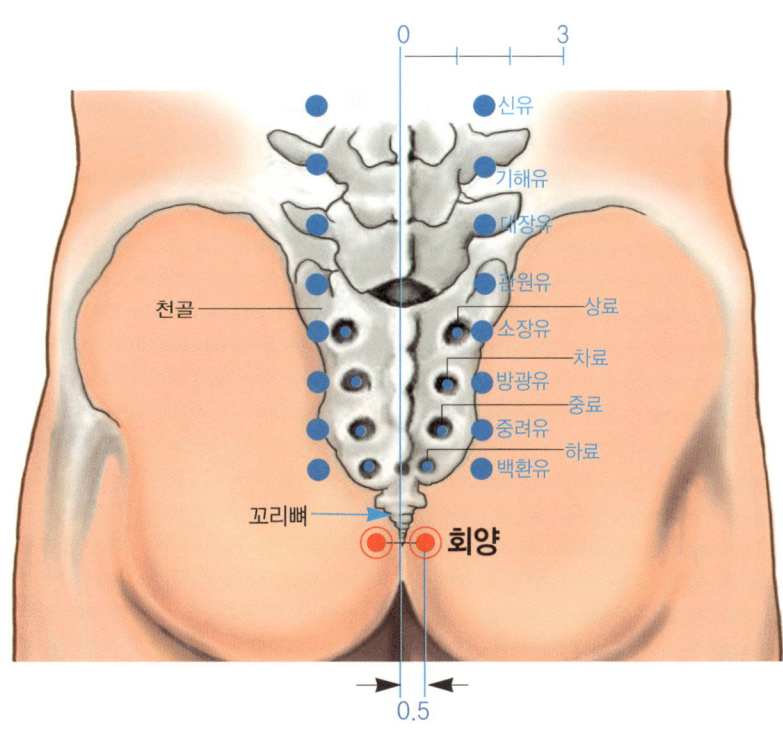

만성적인 치질·설사·음부의 병 치료법

 지압요령 — 장강혈 지압과 비슷하다. 장강혈과 함께 치료하면 그 효과가 더욱 더 증대된다.

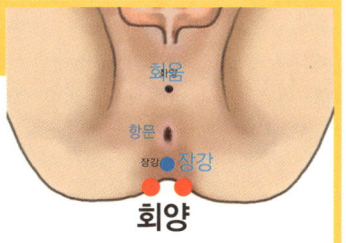

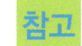 참고 — 회양혈의 치료에는 뜸이 매우 효과적이지만 엉덩이 부분을 가볍게 마사지해 주어도 좋다. 그러나 탈항이나 항문열상 등에는 효과가 없다.
일명 이기(利氣)라고도 한다.

족태양방광경 足太陽膀胱經

BL-36 (2개 혈)

36 승부(承扶)

하지의 기능을 돕는 경혈

이 경혈은 좌골 신경이 골반 속에서 밖으로 빠져 나가는 위치에 있으므로 허벅지 뒤쪽에서 다리 전체에 걸쳐 아픈 좌골신경통, 허리 및 등의 신경통, 사지마비(四肢痲痺) 등에 효과가 있다.

그 밖에 치질, 설사, 변비, 대소변불리(大小便不利), 유정(遺精;무의식중에 정액이 나오는 것), 자궁내막염, 월경통 등에도 효과가 있다.

穴位 엉덩이 주름의 한가운데에 있다.

鍼法 침은 5푼을 놓고, 뜸은 뜨지 말아야 한다.〈입문〉
취혈 도중 환자가 엉덩이를 들먹이고 다리를 꿈틀거리는 반응을 일으키면 놀라지 말도록. 이것은 침끝이 아래의 좌골 신경을 자극했기 때문이다.

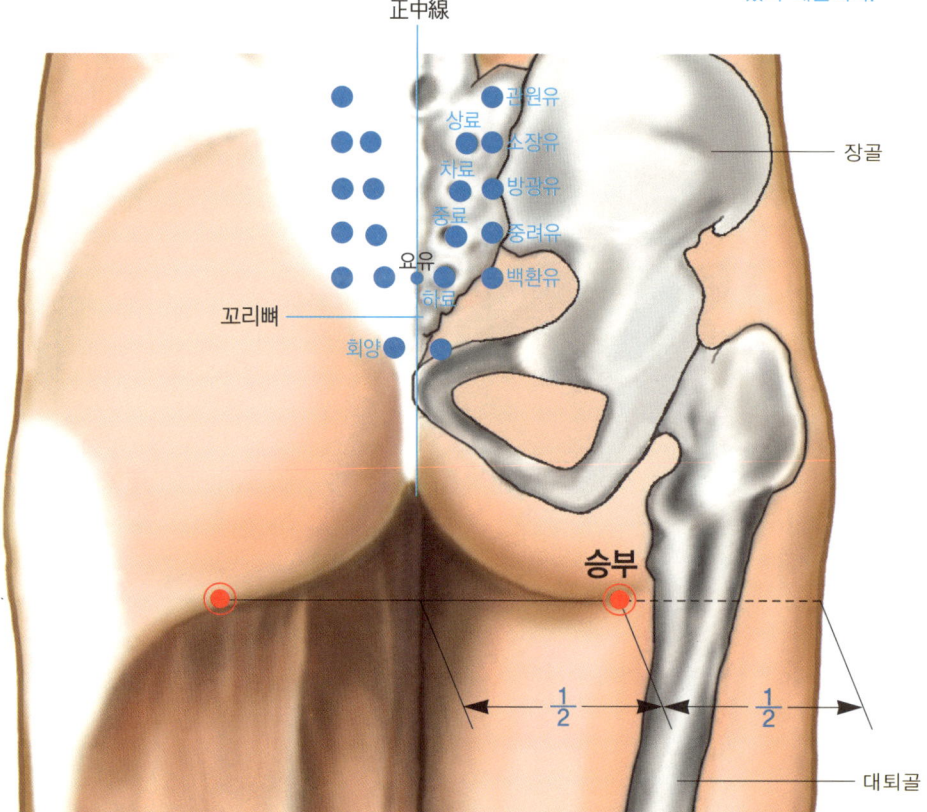

참고 이 혈 명칭의 승(承)은 그친다는 뜻이며, 엉덩이가 다해 끝나는 곳으로 윗몸을 받들고 하지(下肢)를 보조(扶;부)하므로 승부(承扶)라 칭했다.
다리에 통증이 있을 때 이 경혈에 응어리가 생기는 것은 엉덩이 근육이 과로했기 때문이므로, 마사지를 하거나 뜸을 뜨면 곧 통증이 풀린다.

허벅지 뒤쪽의 치료법

 지압요령 디스크나 허리 질환, 좌골신경통에는 이 승부혈을 여러 차례 눌러 주면 효과가 있고, 근육 통증이 허벅지 안쪽에서 생겼다면 기문혈과 혈해혈을 지압하는 게 좋다.

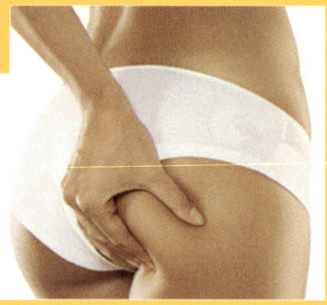

BL-37 (2개 혈)

37 은문(殷門)

나쁜 기운을 죽이는 경혈

이 경혈은 좌골신경통의 특효 혈로 잘 알려져 있다. 그러므로 허리 및 등의 신경통, 허벅지와 대퇴부의 통증이나 나른함, 대퇴부근육염, 하지(下肢)의 마비, 그리고 수영할 때 흔히 발생하는 경련, 즉 쥐가 났을 때 효과가 있다.

그 밖에 후두통(後頭痛) 등에도 효과가 있다.

穴位 엉덩이 주름(승부혈)에서 6촌 아래쪽에 있다.

鍼法 침은 5푼을 놓고 7번 숨쉴 동안 꽂아 두며, 뜸은 뜨지 말아야 한다.
취혈 요령은 엎드린 자세로, 침의 길이는 3~4치, 굵기는 5~6호 장침이 알맞다.

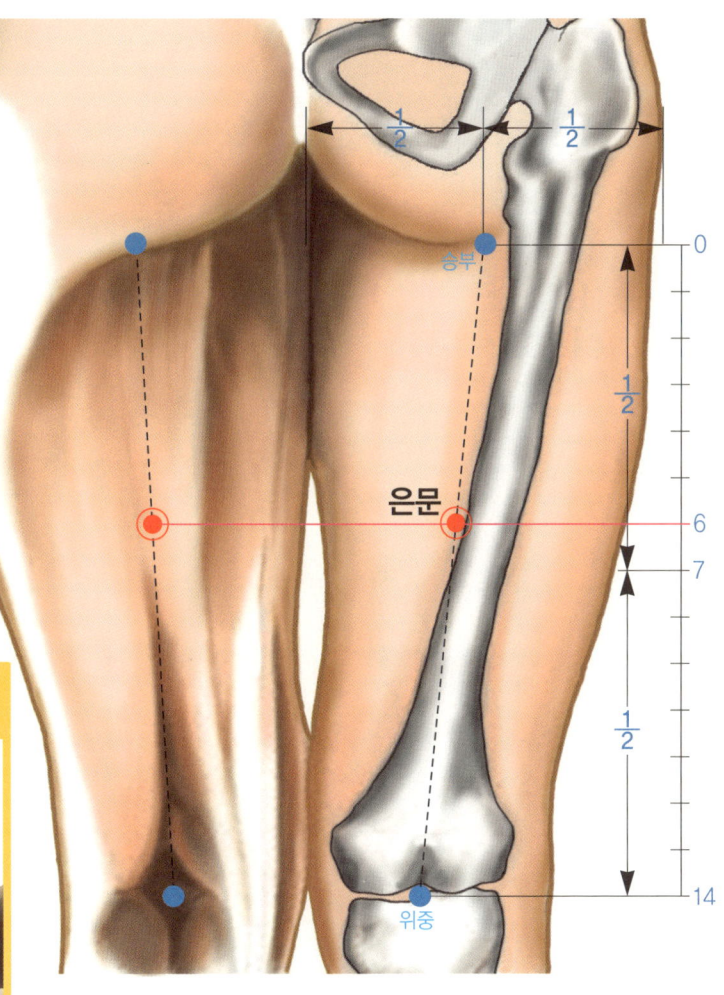

좌골신경통 치료법

지압 요령 환자를 엎드리게 하고 다리를 조금 벌리게 해 좌우의 경혈을 세게 누른다.

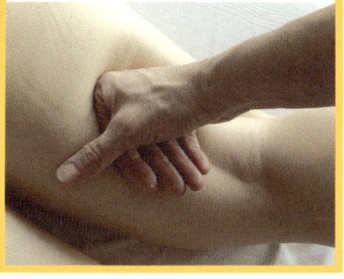

참고 이 경혈 명칭의 은(殷)은 크다는 뜻이며, 혈이 승부혈과 위중혈의 연속선상에 있어 혈의 거처가 비교적 광대하므로 방광경맥의 기가 출입하는 문이 된다. 만성 좌골신경통에는 뜸을 뜨는 것이 매우 효과적이다. 반면에 뜸은 뜨지 말라는 설도 있다.

足太陽膀胱經 / 족태양방광경

BL-38 (2개 혈)

38 부극(浮郄)

다리 저림에 특효인 응급처치 혈

이 경혈은 대퇴부 관절염, 오금 부위에 경련이 생길 때, 장딴지 경련, 다리의 마비, 발과 다리 바깥쪽이 저릴 때 등에 특효가 있다.

그 밖에 곽란(霍亂;토하고 설사하는 급성 위장병), 변비, 설사, 급성 위장염, 방광염, 소변불리(小便不利), 빈뇨(頻尿;소변이 자주 마려움) 등에도 효과를 본다.

穴位 위양혈에서 위쪽으로 1촌, 두 갈래로 갈라지는 힘줄 중 바깥쪽 힘줄의 안쪽 우묵한 곳에 있다.

鍼法 침은 5푼을 놓고, 뜸은 3장을 뜬다.〈동인〉
취혈 요령은 무릎을 펴고 침혈을 잡는다.

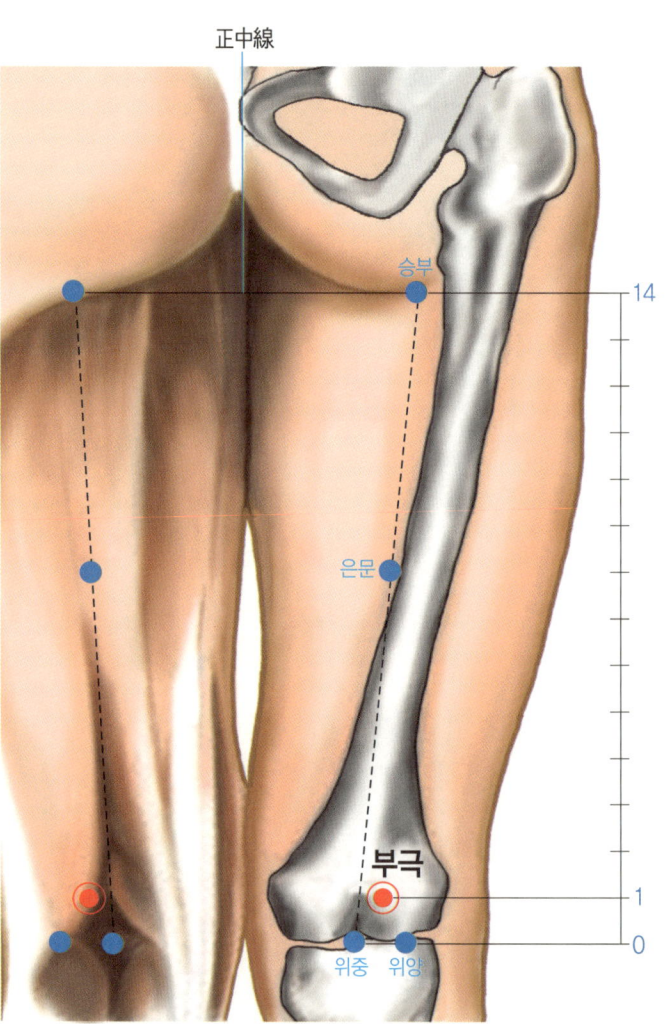

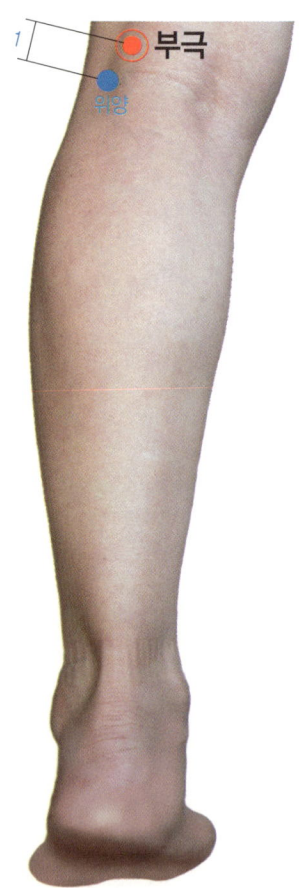

참고 이 경혈은 빈 틈(空部;공부)과 비슷하고 이로 인해 맥이 은문에 이르러 뜨게 되어(浮;부) 위로 가므로 부극이라 칭했다.

BL-39 (2개 혈)

39 위양(委陽)

무릎 병에 잘 듣는 경혈

이 경혈은 등 · 허리의 통증, 무릎 뒤쪽의 통증, 좌골 신경통, 다리의 신경통, 하복부가 뻣뻣할 때, 허리가 뻣뻣하고 아플 때, 종아리 부위 근육의 경련성 통증, 반신 불수 등의 증상에 효과가 좋다.

그 밖에 아랫배가 더부룩할 때, 간질, 소변불리(小便不利), 신장염(腎臟炎), 방광염 등에도 효과를 본다.

穴位 무릎 뒤의 오금주름 바깥쪽, 두 갈래로 갈라지는 힘줄 중 바깥쪽 힘줄의 안쪽 우묵한 곳에 있다.

鍼法 침은 7푼을 놓고 3번 숨쉴 동안 꽂아 두며, 뜸은 3장을 뜬다.〈동인〉
취혈 요령은 다리를 굽혔다 폈다 하면서 침혈을 잡는다.〈입문〉

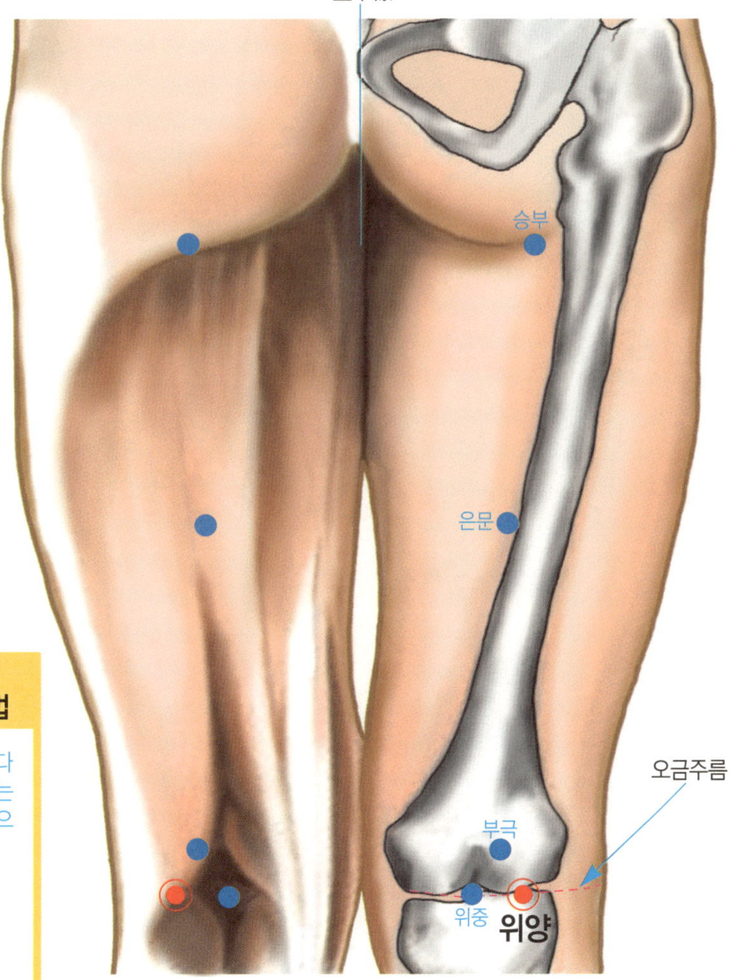

참고

이 경혈은 족태양의 별낙(別絡)이며, 족태양경의 앞과 족소음경의 뒤에 위치하니 이 곳은 굽혀서〔委曲;위곡〕 취하나 바깥은 양(陽)인 까닭에 위양이라 칭한다.
요추관절 병 환자는 이 부위에 경결(硬結) 응어리가 있는 사람이 많다.

등이나 허리 · 무릎 뒤쪽의 통증 치료법

지압 요령 환자를 엎드리게 한 다음, 무릎 뒤쪽에 있는 위양혈을 엄지손가락으로 지압해 준다.

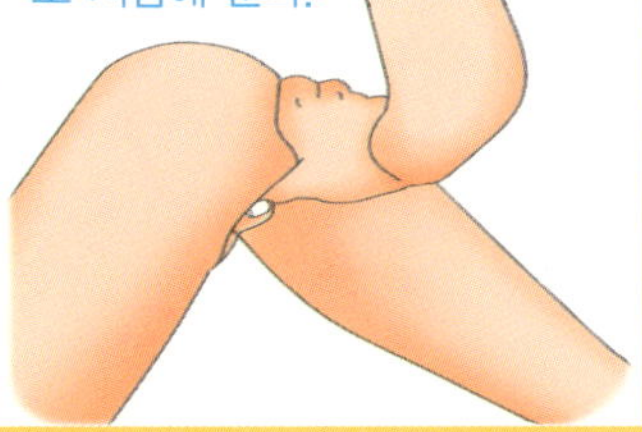

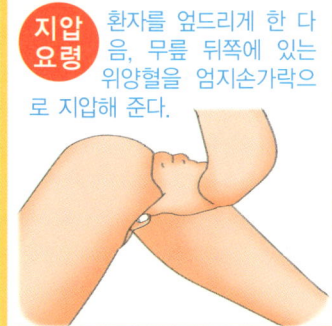

BL-40 (2개 혈)

40 위중(委中)

무릎 오금의 한가운데에 있는 혈

이 경혈은 다리의 통증을 치료하는 데 빠져서는 안 되는 곳으로서, 변형성 무릎 관절염이나 좌골신경통·요통·종아리 경련, 오금 부위의 경련, 반신불수(半身不隨), 류머티즘 등에 탁월한 효능이 있다.

그 밖에 고혈압, 뇌졸증, 중풍, 배의 부기, 몹시 배가 아플 때, 곽란(霍亂;토하고 설사하는 급성 위장병), 구토, 설사, 야뇨증, 요실금, 소변불리(小便不利), 치질, 코피 등에도 효과를 본다.

穴位: 무릎 뒤쪽 오금주름 한가운데 맥이 뛰는 우묵한 곳에 있다.

鍼法: 침은 1치 5푼을 놓고 7번 숨쉴 동안 꽂아 두며, 뜸은 뜨지 말아야 한다.
취혈 요령은, 돌려 세우고 침혈을 잡는다.〈자생〉

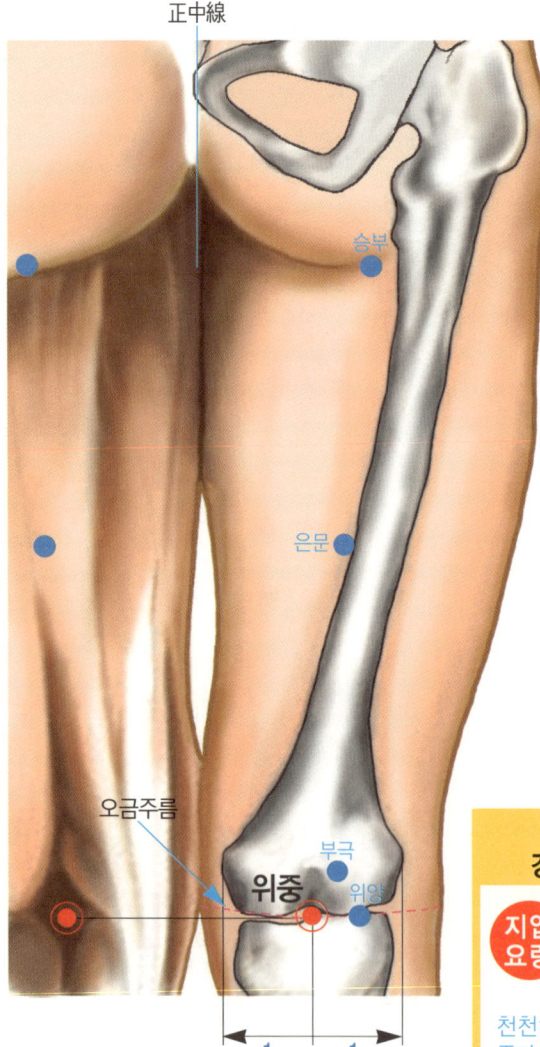

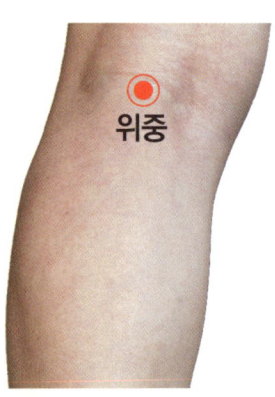

참고

무릎이 굽혀지는 정중앙이니 굽혀서〔委曲;위곡〕취한다 해서 위중이라 칭했다.
이 경혈은 혈극(血隙)이라, 피를 빼면 고질병이 다 나을 수 있다.〈자생〉 그러나 핏줄이 덩굴같이 뭉친 곳에서는 피를 빼지 못한다. 피를 빼면 멎지 않고 계속 나와 도리어 해가 된다.〈강목〉
이 경혈에 마사지나 지압을 할 때 힘을 너무 가하지 않도록 주의해야 한다. 가볍게 어루만지는 것만으로도 만족한 효과를 보기 때문이다.

다리 통증이나 경련 등의 치료법

지압 요령: 의자에 앉아 한쪽 무릎을 두 손으로 잡고 가운뎃손가락을 겹쳐 위중혈에 대고 누르면서 천천히 무릎을 펴고 구부려 준다. 이 동작을 기분이 좋을 정도로 반복한다.

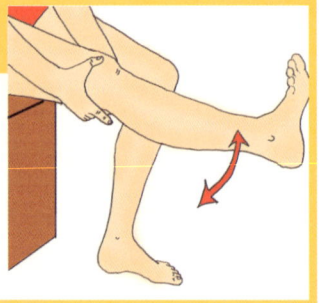

BL-41 (2개 혈)

41 부분(附分)

뒷덜미 힘살이 주걱뼈 위로 갈라지는 곳에 있는 혈

이 경혈은 어깨에서 등에 걸친 결림이나 통증, 뒷목이 뻣뻣할 때, 주걱뼈 신경통, 늑간신경통, 목 부위의 근육통, 감기에 의한 몸의 피로, 팔 앞쪽에서 팔꿈치에 걸친 마비로 인해 팔에 감각이 없을 때 효과가 있다.

특히 척추가 굳어지는 강직성(强直性) 척추염에 효과가 좋다.

穴位 제2흉추극돌기 아래쪽의 정중선에서 양 옆으로 각각 3촌 나간 곳에 있다.
풍문혈과 같은 높이이다.

鍼法 침은 5푼을 놓고 침감이 오면 곧 뺀다. 뜸은 하루에 7장씩 떠서 100장까지 뜰 수 있다.
취혈 요령은 똑바로 앉아서 침혈을 잡는다.〈입문〉

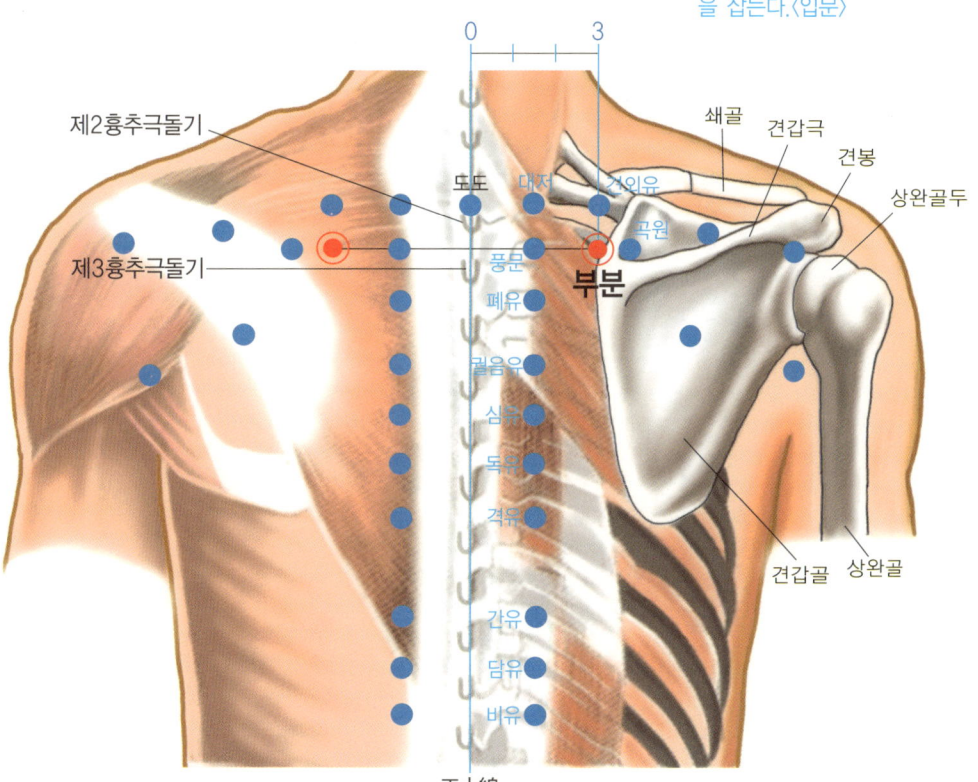

어깨에서 등에 걸친 결림·통증 치료법

지압 요령 엄지손가락이나 가운뎃손가락을 사용해 강하게 눌러 준다. 혼자서 할 때는 손을 등 뒤로 돌려 가운뎃손가락으로 꾹꾹 눌러준다.

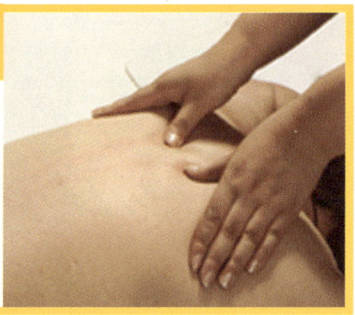

참고 이 경혈의 명칭은 등의 방광맥 제2행 분지(分支) 위에 있으므로 부분(附分)이라 칭했다.
오십견은, 어깨 관절을 둘러싸고 있는 관절막들이 퇴행성 변화를 일으키면서 염증을 유발하는 질병이다.

족태양 방광경 足太陽 膀胱經

BL-42 (2개 혈)

42 백호(魄戶)

폐 질환이 출입하는 경혈

이 경혈은 기침, 천식, 구토, 폐기종, 폐결핵, 기관지염 등의 증상에 효과가 좋다.

그 밖에 뒷목이 뻣뻣할 때, 어깨 신경통, 근육수축, 팔꿈치의 통증, 과로(過勞)에서 오는 심신쇠약, 허로(虛勞; 몸이 점점 수척해지고 쇠약해지는 증상), 발이 차가울 때, 결막염(結膜炎) 등에도 잘 듣는다.

穴位 제3흉추극돌기 아래쪽의 정중선에서 양 옆으로 각각 3촌 나간 곳에 있다.
신주·폐유혈과 같은 높이이다.

鍼法 침은 5푼을 놓고, 뜸은 5장을 뜬다. 또는 7장씩 떠서 100장까지 뜰 수 있다.〈강목〉
취혈 요령은 똑바로 앉아서 침혈을 잡는다.〈동인〉

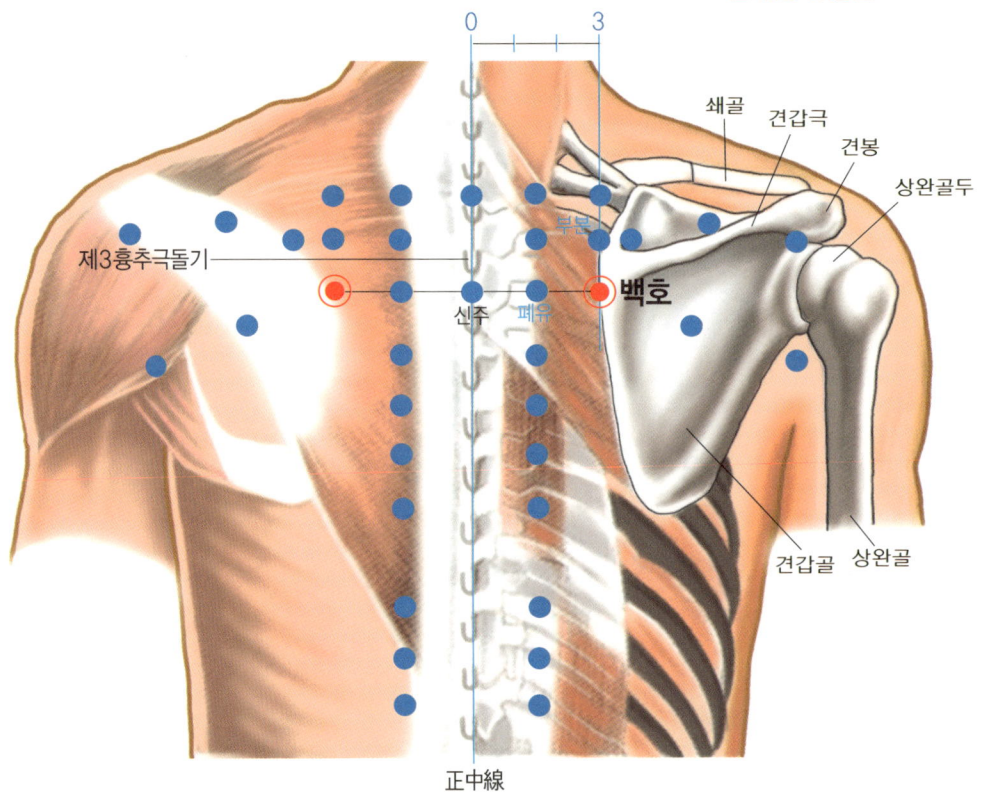

참고 이 경혈은 폐유(肺俞)의 양 옆에 있으므로 폐장백(肺臟魄)에 의해 백호(魄戶)라 칭했다.

기침·폐결핵·기관지염 치료법

 지압요령 엄지손가락이나 가운뎃손가락을 사용해 강하게 눌러 준다.

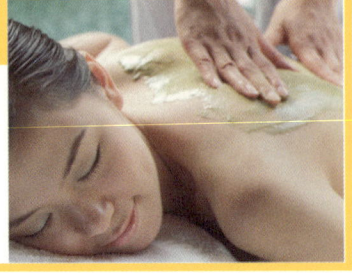

BL-43 (2개 혈)

43 고황(膏肓)

난치병을 다스리는 경혈

이 경혈은 팔·어깨·등으로 이어지는 통증, 가슴 통증, 특히 어깨 결림이나 오십견에 효과가 좋다.

그 밖에 두근거리거나 숨이 찰 때, 기침, 천식, 폐결핵, 기관지염, 빈혈, 토혈(吐血), 건망증, 몽정(夢精), 늑막염, 담, 말기 결핵(結核), 조열(潮熱;일정한 간격을 두고 일어나는 몸의 열), 도한(盜汗;잠잘 때의 식은땀), 오랜 병으로 인해 몸이 허약해졌을 때, 신경쇠약 등에도 특효가 있다.

기사회생의 모혈로서, 침혈을 정확하게 잡고 고황혈에 뜸을 뜨면 낫지 않는 병이 없다고 한다.

穴位 제4흉추극돌기 아래쪽의 정중선에서 양 옆으로 각각 3촌 나간 곳에 있다. 궐음유혈과 같은 높이이다.

鍼法 침은 5푼을 놓고 뜸은 100~500장까지 뜰 수 있다.

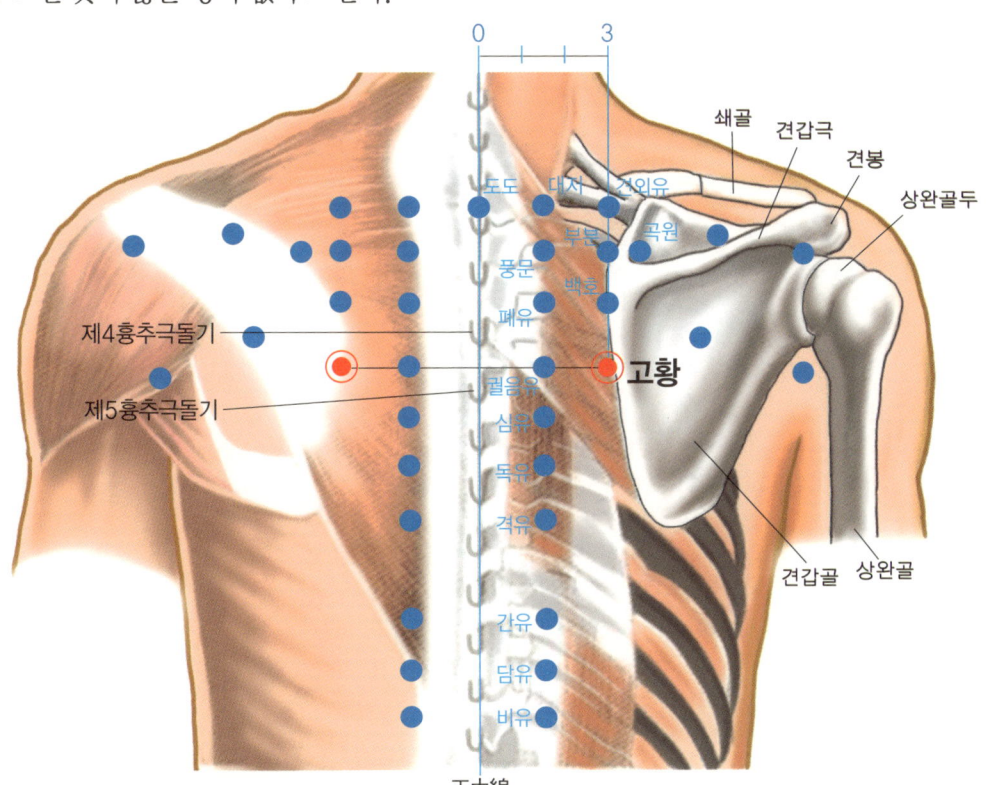

참고 이 혈의 고(膏)는 비(脾)에서 생(生)하고 황(肓)은 신(腎)을 근본으로 모두 4추 옆에서 발(發)해 혈이 그 곳에 있게 되므로 고황이라 칭했다. 그리고 이 침혈을 정확하게 잡고 뜸을 뜨면 병이 낫지 않는 것이 없다.〈동인〉
《천금방》에 이르길, 모든 침혈들은 각각 적응증이 있는데 고황·삼리·용천혈 들은 만병통치의 혈이라고 하여, 이 3개 침혈로 치료하지 못하는 병들이 없다.〈자생〉 고황유라 부르기도 한다.

어깨결림·오십견 치료법

지압요령 엄지손가락이나 가운뎃손가락을 사용하여, 견갑골 옆의 고황·백호·신당혈을 골고루 강하게 눌러 준다.

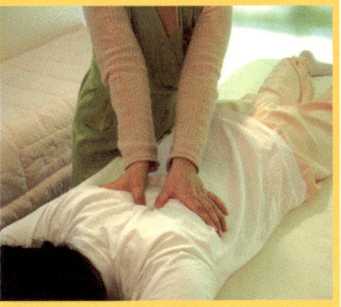

족태양방광경 足太陽膀胱經

361 지압 경혈 백과 205

BL-44 (2개 혈)

44 신당(神堂)

심장에 잘 듣는 혈

이 경혈은 가슴 옆이나 등이 몹시 아플 때, 가슴에서 배에 걸친 통증, 가슴이 그득할 때, 늑간신경통, 어깨가 아플 때, 오십견(五十肩) 등에 효과가 있다.

또한 오한(惡寒), 호흡곤란, 천식, 폐결핵, 식도협착, 기관지염, 천식, 심통(心痛;심장·명치 부위의 통증), 심장염, 심계항진(心悸亢進), 불면증, 건망증, 정신착란 등에도 잘 듣는다.

穴位 제5흉추극돌기 아래쪽의 정중선에서 양 옆으로 각각 3촌 나간 곳에 있다.
신도·심유혈과 같은 높이이다.

鍼法 침은 3푼을 놓고, 뜸은 5장을 뜬다.
취혈 요령은 똑바로 앉아서 침혈을 잡는다.

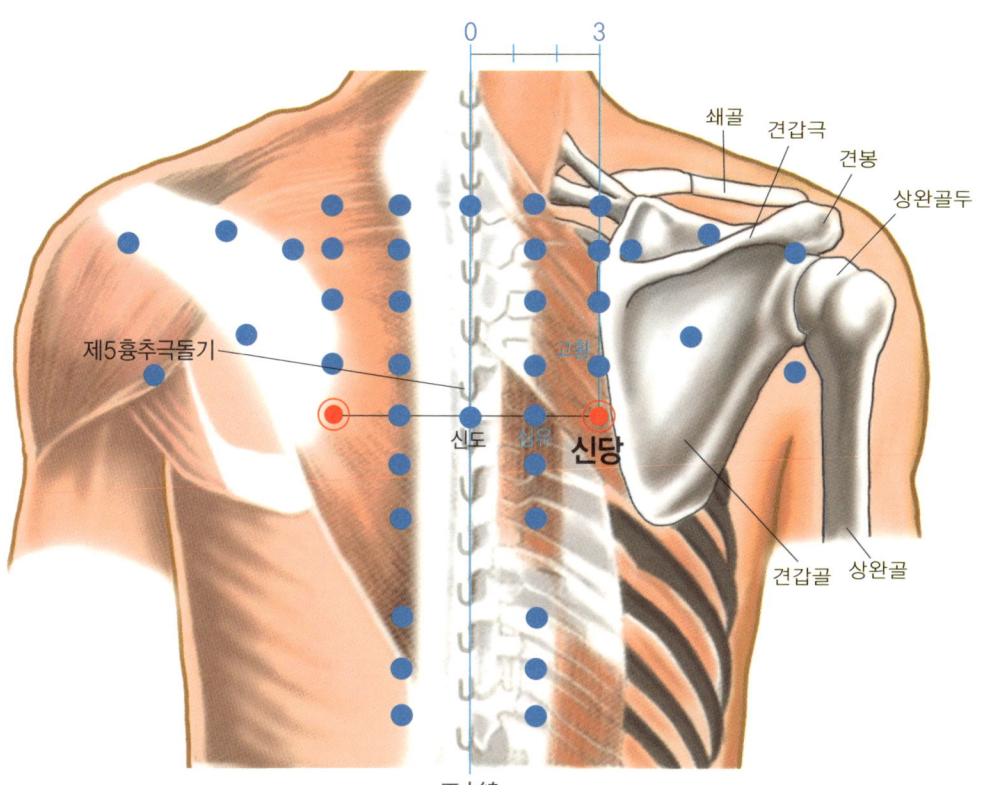

참고 이 경혈의 심(心)은 명당(明堂)이 되고, 이 혈은 심신이 유주(留住)하는 곳으로써 심질환을 주로 다스리는 까닭에 신당(神堂)이라 칭한다.
심(心)은 생의 본이고 신(神)이 변한 것이다.

가슴의 답답함을 완화시키는 치료법

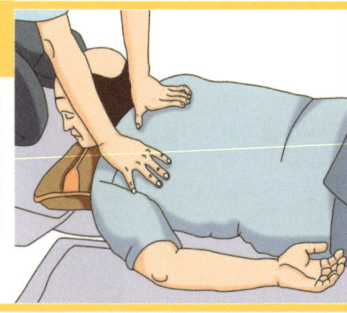

지압요령 환자의 등에 양손을 대고 엄지손가락으로 좌우의 신당혈을 동시에 살며시 10초 정도 계속 누른다.

BL-45 (2개 혈)

45 의희(譩譆)

누름에 따라 감각이 틀려지는 혈

이 경혈은 흉막염(胸膜炎), 심막염(心膜炎), 늑간신경통, 흉통(胸痛;가슴 통증), 가슴 속이 아플 때, 숨이 차면서 기침이 날 때, 류마티스 등에 효과가 있다.

그 밖에 코피, 구토, 현기증, 번열(煩熱;몸에 열이 몹시 나고 가슴 속이 답답하여 괴로운 증상), 한불출(汗不出;열병에 땀이 나지 않을 때), 열병(熱病), 학질, 딸꾹질, 속이 메슥거릴 때, 도한(盜汗;잠잘 때의 식은땀) 등에도 특효가 있다.

穴位: 제6흉추극돌기 아래쪽의 정중선에서 양 옆으로 각각 3촌 나간 곳에 있다.
영대·독유혈과 같은 높이이다.

鍼法: 침은 6푼을 놓고 3번 숨쉴 동안 꽂아 두며, 사할 때는 5번 숨쉴 동안 꽂아 둔다. 뜸은 14~100장까지 뜬다.
취혈 요령은 똑바로 앉아서 침혈을 잡는데 손으로 세게 누르면 환자가 몹시 아파하는 곳이 그 침혈이다.〈동인〉

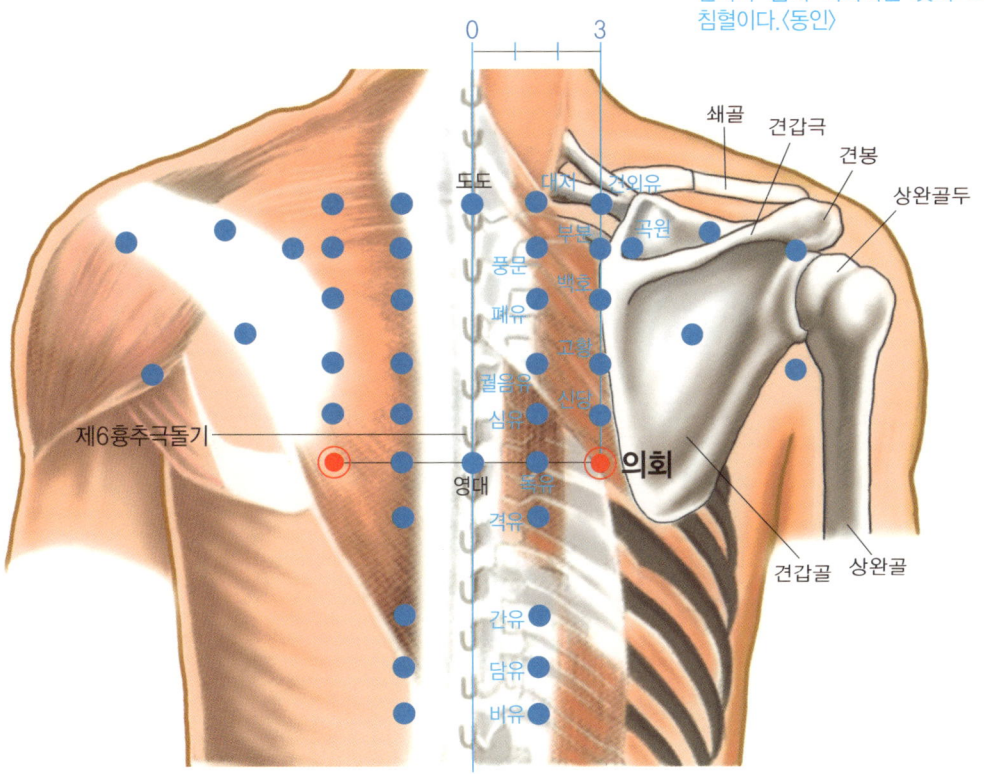

참고: 혈이 견갑골(肩胛骨) 안쪽에 위치하니 의사가 손으로 누르면 환자가 기쁜 소리를 내어 혈이 이에 응하여 동하고, 누름에 따라 감각이 틀린 까닭에 의희라 칭했다.
어깨판 안쪽을 손으로 누르면서 환자가 팔굽을 잡게 한 다음 소리를 지르게 하면 손가락 밑이 움직이는 곳이 침혈이다.〈입문〉

BL-46 (2개 혈)

46 격관(膈關)

횡격막을 보호하는 경혈

이 경혈은 등의 신경통, 늑간신경통, 가슴이 답답할 때 등에 효과가 있다.

그 밖에 오한(惡寒), 불면증, 소화불량, 구토, 복통, 장염, 구역질, 딸꾹질, 식도(食道)의 경련, 식도협착, 음식물이 메이는 증상을 완화시키는 작용을 한다. 또한 위출혈(胃出血)·토혈(吐血)·코피 등의 혈액과 관계되는 질환에도 특효가 있다.

穴位 제7흉추극돌기 아래쪽의 정중선에서 양 옆으로 각각 3촌 나간 곳에 있다.
지양·격유혈과 같은 높이이다.

鍼法 침은 5푼을 놓고, 뜸은 5장을 뜬다.
취혈 요령은 똑바로 앉아서 침혈을 잡는다.

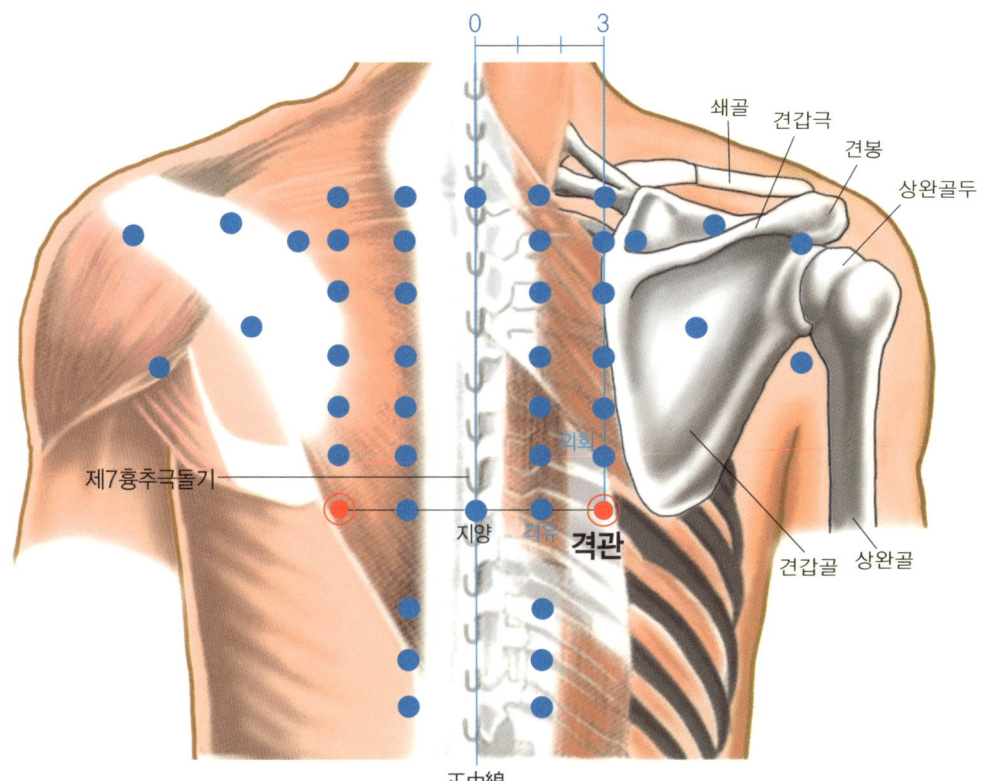

참고 이 경혈의 명칭인 격관(膈關)은 격막(膈膜)의 관(關)이란 뜻이다.

불면증·구역질·딸국질 치료법

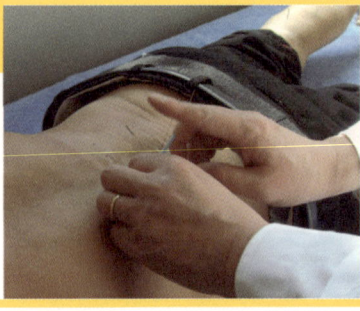

지압요령 시술자는 환자의 등에 양 손바닥을 대고 좌우의 혈을 엄지손가락으로 동시에 약간의 힘을 가해 누른다.

BL-47 (2개 혈)

47 혼문(魂門)

간 질환에 듣는 혈

이 경혈은 변비, 장의 극심한 통증, 장염, 복명(腹鳴; 배에서 소리가 나는 것), 위경련, 위통, 입맛이 없을 때, 음식물을 먹지 못할 때, 구토, 설사, 소화불량, 식도협착 등의 소화기 질환에 효과가 있다.

그 밖에 소변적황(小便赤黃; 소변 색깔이 정상보다 누렇고 붉은색을 띠는 것), 간 질환, 담낭 질환, 심장내막염, 가슴과 등의 통증, 흉막염(胸膜炎), 신경쇠약, 풍습병 등에도 특효가 있다.

穴位: 제9흉추극돌기 아래쪽의 정중선에서 양 옆으로 각각 3촌 나간 곳에 있다.
근축·간유혈과 같은 높이이다.

鍼法: 침은 5푼을 놓고, 뜸은 5장을 뜬다.〈동인〉
취혈 요령은 똑바로 앉아서 침혈을 잡는다.

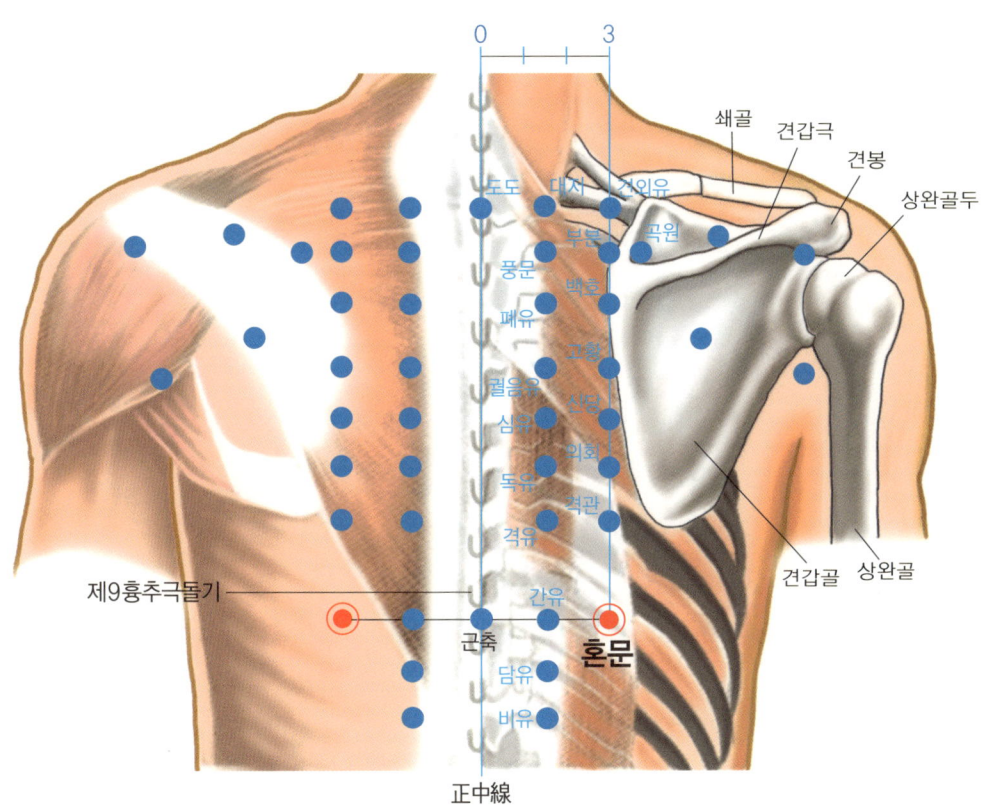

참고: 이 경혈의 명칭은 간혼(肝魂)이 출입하는 문호로서 간 질환을 주로 다스리는 까닭에 혼문(魂門)이라 칭했다.

족태양 足太陽 방광경 膀胱經

BL-48 (2개 혈)

48 양강(陽綱)

담 질환을 주로 다스리는 혈

이 경혈은 혼문혈과 같이 충복통(蟲腹痛;장내 기생충에 의해서 생기는 복통), 설사, 식욕부진, 식도협착, 복명(腹鳴;배에서 소리가 나는 것), 위경련, 배가 더부룩할 때, 장명(腸鳴), 변비 등, 소화기 질환에 효과가 있다.

그 밖에 소변적황(小便赤黃;소변 색깔이 정상보다 누렇고 붉은색을 띠는 것), 간염, 간담병(肝膽病;간과 쓸개의 병) 등의 간 질환, 담낭염, 담석증, 심장내막염, 늑막염, 황달, 소갈(消渴), 온몸에서 열이 날 때 등에도 특효가 있다.

穴位 제10흉추극돌기 아래쪽의 정중선에서 양 옆으로 각각 3촌 나간 곳에 있다.
중추·담유혈과 같은 높이이다.

鍼法 침은 5푼을 놓고, 뜸은 5장을 뜬다.
취혈 요령은 똑바로 앉아서 침혈을 잡는다.

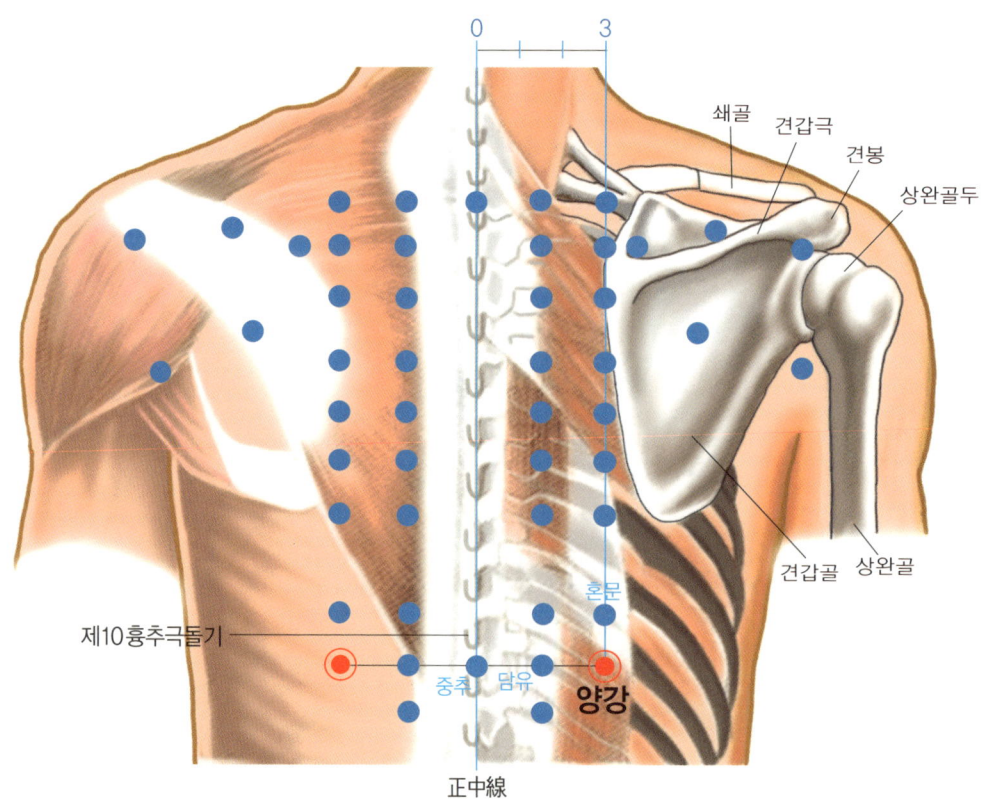

 참고 이 경혈에서 담(膽)은 갑목(甲木)이니 양기(陽氣)의 강령(綱領)이고 담 질환을 주로 다스리므로 양강(陽綱)이라 칭하였다.

BL-49 (2개 혈)

49 의사(意舍)

비(脾) 질환을 낫게 하는 혈

이 경혈은 심한 설사나 구토, 변비, 배가 더부룩할 때, 소화불량, 위경련, 위 부위가 부어오를 때, 신경성 복통, 장명(腸鳴; 장에서 소리가 나는 것), 입맛이 없을 때 등에 효과가 있다.

그 밖에 소갈(消渴), 황달, 늑막염, 간염, 소변적황(小便赤黃; 소변 색깔이 정상보다 누렇고 붉은색을 띠는 것), 담낭의 담석통 등에도 특효가 있다.

穴位: 제11흉추극돌기 아래쪽의 정중선에서 양 옆으로 각각 3촌 나간 곳에 있다.
척중·비유혈과 같은 높이이다.

鍼法: 침은 5푼을 놓고, 뜸은 5~100장까지 뜬다.〈동인〉
취혈 요령은 똑바로 앉아서 침혈을 잡는다.

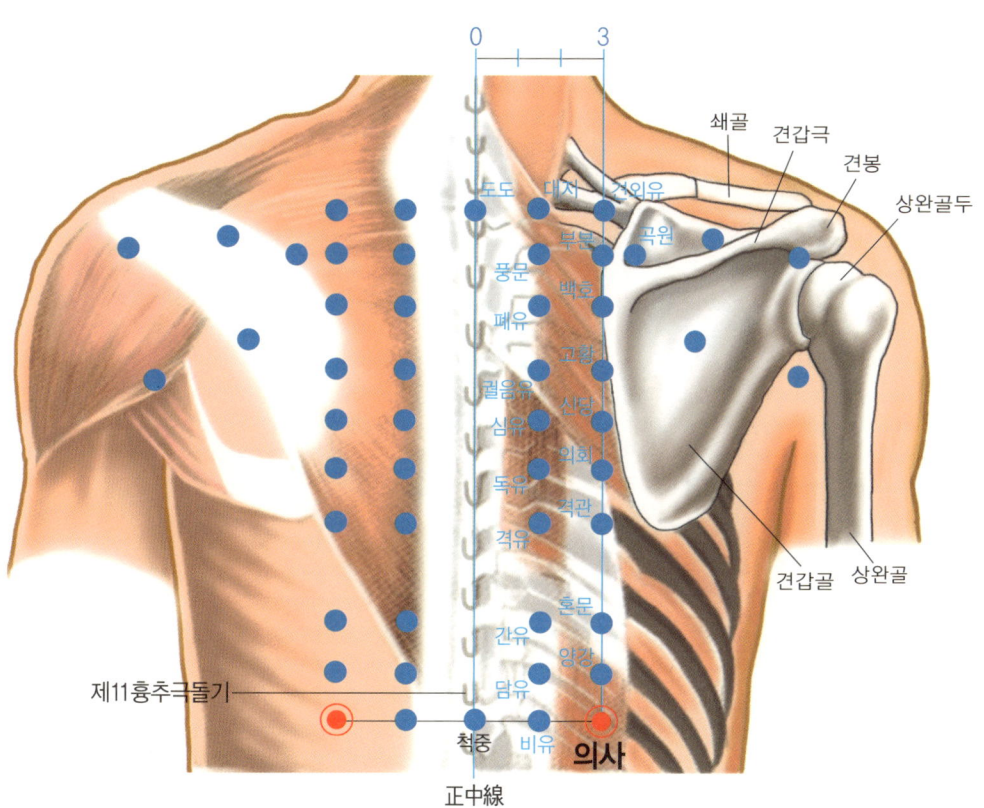

참고: 이 경혈은 제11흉추극돌기(등뼈)에 위치해 비(脾)에 응한다. 즉, 비장(脾臟)에 의(意)하고 사(舍)는 거처하는 바, 혈은 비의 기가 거처하는 곳이라 비 질환을 주로 다스리므로 의사(意舍)라 칭했다.

족태양방광경 足太陽膀胱經

BL-50 (2개 혈)

50 위창(胃倉)

기가 있는 창고(倉庫)

이 경혈은 윗배의 통증, 복통, 위염, 배가 더부룩할 때, 소화불량, 변비, 감적(疳積;영양 불량이나 기생충으로 인해 생기는데, 주로 소화가 잘 안 되고 얼굴이 파래지며, 복통과 열이 남) 등에 효과가 있다.

그 밖에 등의 신경통, 등 부위가 아플 때, 수종(水腫;신체에 물이 괴어 있어 몸이 붓는 병), 신장염, 당뇨병 등에도 특효가 있다.

穴位 제12흉추극돌기 아래쪽의 정중선에서 양 옆으로 각각 3촌 나간 곳에 있다.
위유혈과 같은 높이이다.

鍼法 침은 5푼을 놓고, 뜸은 5~7장을 뜬다.

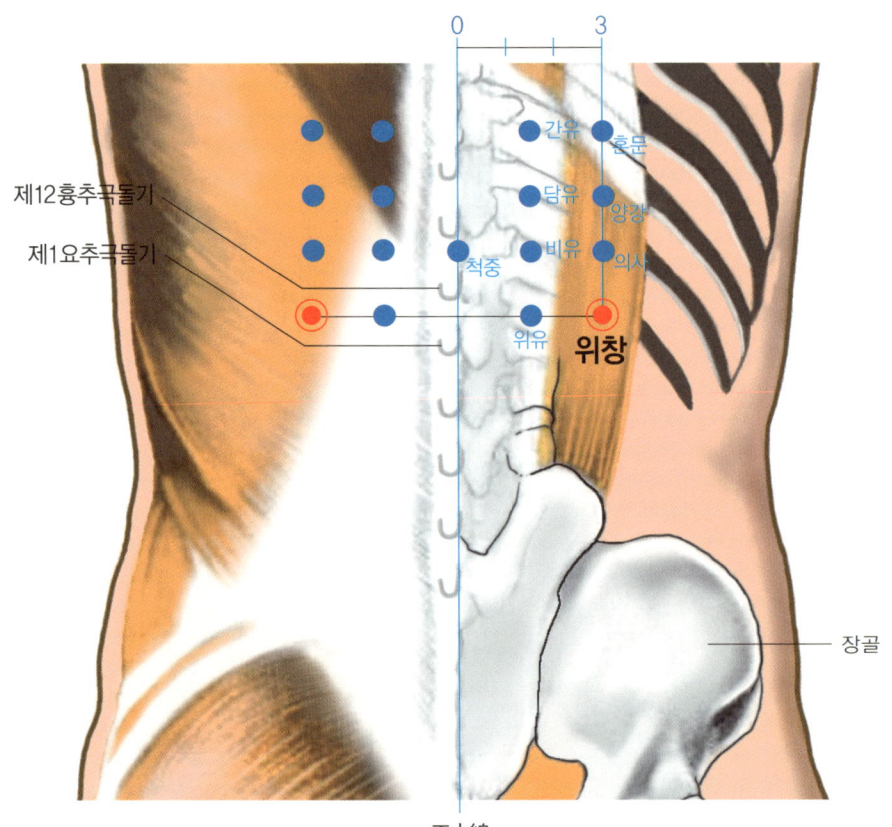

참고 이 경혈은 위 질환을 주로 다스리고 위의 기가 있는 창고(倉庫)이므로 위창(胃倉)이라 칭했다.

BL-51 (2개 혈)

51 황문(肓門)

삼초의 기가 내왕하고 출입하는 문호(門戶)

이 경혈은 습관성 변비, 위염, 위경련, 윗배가 아플 때, 뱃속에 단단한 덩어리가 뭉쳐져서 만져질 때 등, 소화기 질환에 효과가 있다.

그 밖에 하지(下肢)의 마비, 흉통(胸痛;가슴 통증), 유선염(乳腺炎;젖앓이) 등, 부인의 유방 질환에도 특효가 있다.

穴位 제1요추극돌기 아래쪽의 정중선에서 양 옆으로 각각 3촌 나간 곳에 있다.
현추·삼초유혈과 같은 높이이다.

鍼法 침은 5푼을 놓고, 뜸은 30장까지 뜬다.〈동인〉

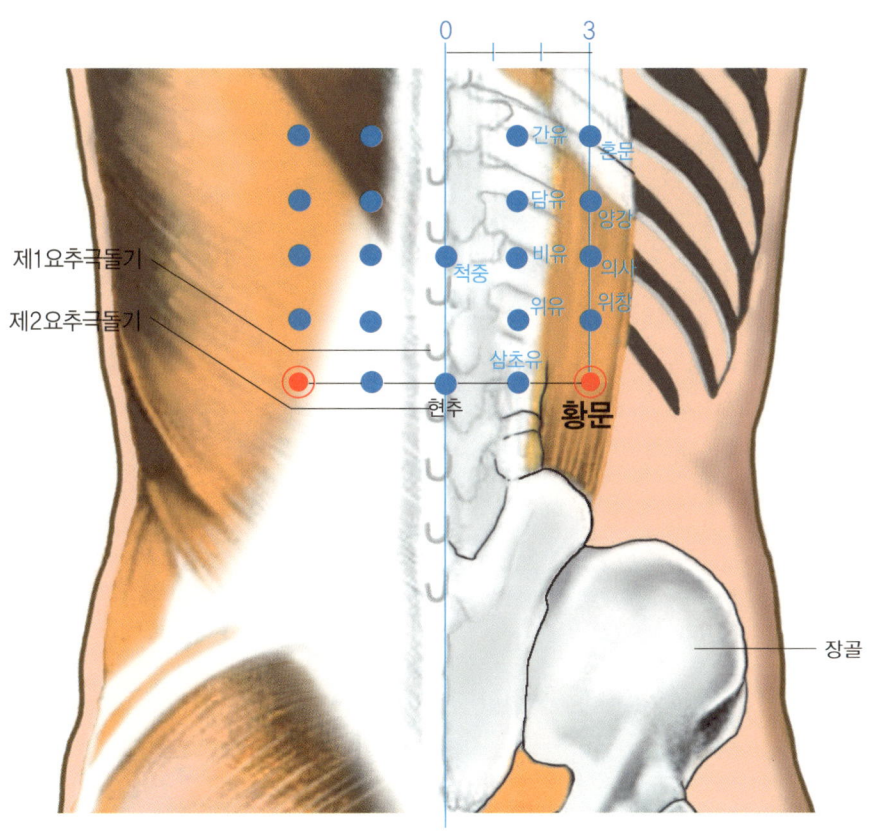

참고 이 경혈은 삼초유(三焦俞) 옆에 있으면서 삼초의 질환을 주로 다스리고 삼초의 기가 내왕하고 출입하는 문호(門戶)가 되므로 황문이라 칭했다.

족태양 방광경 足太陽膀胱經

BL-52 (2개 혈)

52 지실(志室)

체력의 강약을 아는 경혈

이 경혈은 전신의 피로감에 자주 이용되며 어깨에서 등에 걸친 심한 통증, 허리 신경통, 음부의 종기, 임질, 구토, 소화불량, 설사, 장이 몹시 아플 때, 좌골신경통, 건망증, 신장병, 수종(水腫;신체에 물이 괴어 있어 몸이 붓는 병), 하지(下肢)의 마비, 몽유병, 기억력감퇴 등에 효과가 있다.

그 외에 월경불순, 유정(遺精;무의식중에 정액이 나오는 것), 발기불능, 전립선염, 소변불리(小便不利), 음낭(陰囊) 부위에 습진이 생겼을 때 등, 생식기 질환에도 특효가 있다.

穴位 제2요추극돌기 아래쪽의 정중선에서 양 옆으로 각각 3촌 나간 곳에 있다.
명문·신유혈과 같은 높이이다.

鍼法 침은 5푼을 놓고, 뜸은 5장을 뜬다.〈동인〉

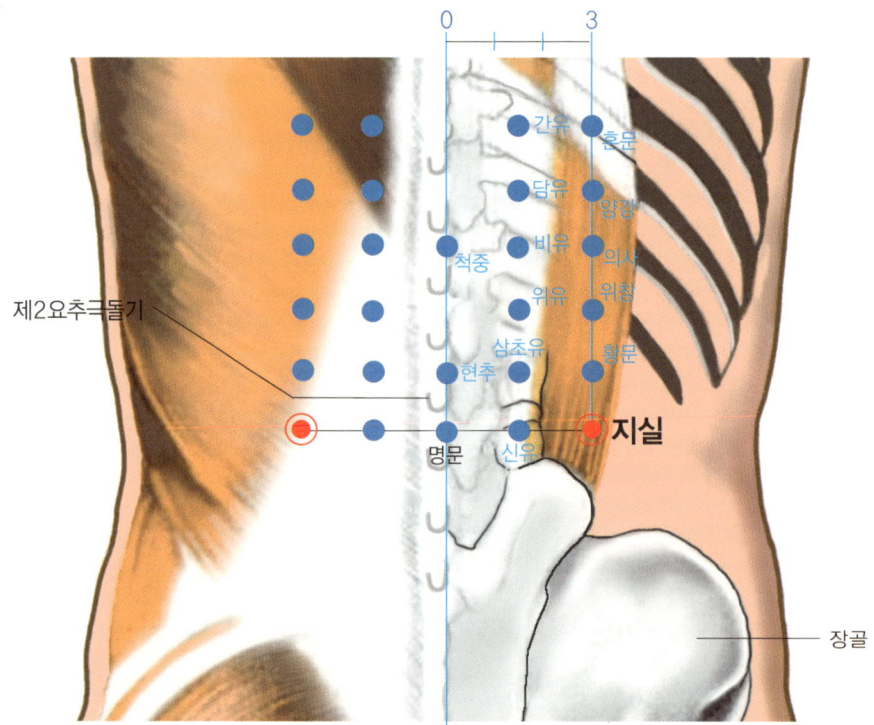

참고 이 경혈은 신(腎)에 응하는데 신은 지(志)를 보관하고, 실(室)은 경기가 유주하는 곳이란 뜻이다. 혈은 신의 기가 유주하는 곳으로서 신에 관한 질환을 주로 다스리는 까닭에 지실(志室)이라 칭했다.
지(志)의 의미는 뜻·마음이지만 신장에 대한 정기라는 의미도 있다. 신장에 병이 생기면 몸에 원기가 없어지는데, 이 때 지실은 빠져서는 안 되는 경혈이다.

전신의 피로감·허리 통증·배뇨 불능 치료법

지압요령 신유혈와 지실혈에 양손 엄지손가락을 대고 30회 정도 가볍게 눌러 준다. 누르기만 해도 효과가 있지만 허리를 천천히 돌려 주면서 누르면 더욱 효과가 좋다.

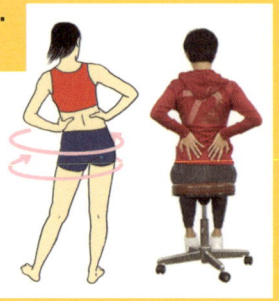

족태양방광경 足太陽膀胱經

BL-53 (2개 혈)

53 포황(胞肓)

자궁 질환을 다스리는 곳

이 경혈의 〈胞(포)〉는 자궁을 의미하므로 이 포황은 자궁 질환에 특효임을 암시하고 있다. 따라서 부인의 병인 자궁의 질환에 효과가 탁월하다.

그 밖에 아랫배가 아플 때, 장명(腸鳴;장에서 소리가 나는 것), 배가 더부룩할 때, 변비, 임질, 허리 신경통, 좌골신경통, 다리가 차가울 때, 방광의 마비, 소변불리(小便不利), 급성 맹장, 고환염 등에도 잘 듣는다.

穴位 천골 두번째 구멍과 같은 높이이며, 정중선에서 양 옆으로 각각 3촌 나간 우묵한 곳에 있다. 차료·방광유혈과 같은 높이이다.

鍼法 침은 5푼을 놓고, 뜸은 5~7장을 뜬다.〈동인〉

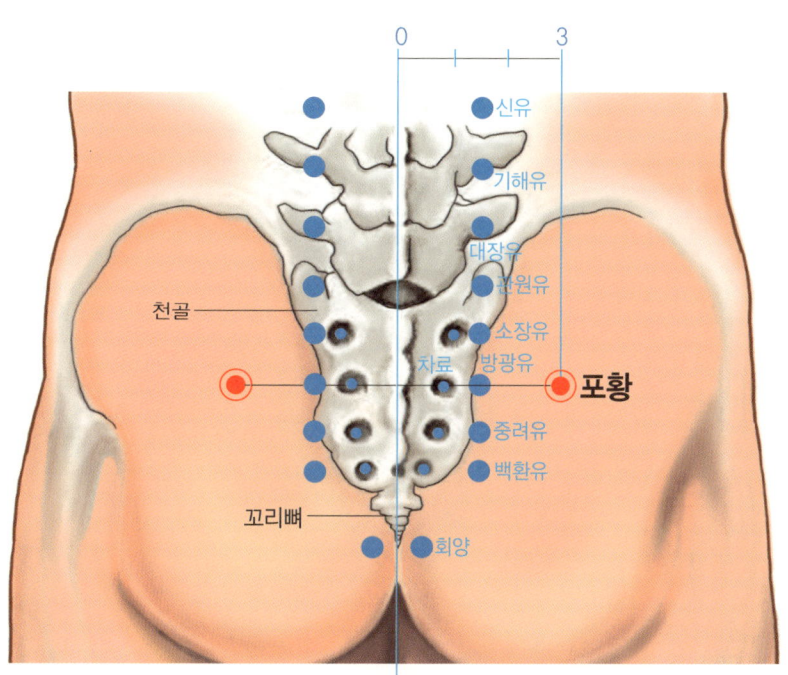

자궁 등, 부인과 질환 치료법

지압 요령 엎드려 있는 환자의 허리에 양 손바닥을 대고 엉덩이를 감싸듯이 하며 좌우의 포황혈을 엄지손가락으로 약간의 힘을 가해 누른다.

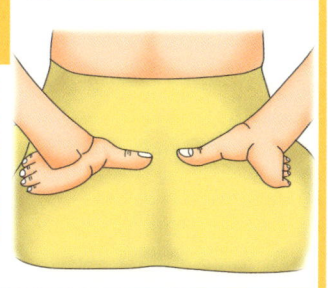

참고 하반신의 제반 증상에는 허리에서부터 하체를 따뜻한 탕 속에 담그고 하반신을 따뜻하게 하는 〈요탕〉이라는 치료법도 있다.

BL-54 (2개 혈)

54 질변(秩邊)

허리와 무릎을 튼튼하게 하는 혈

이 경혈은 포황혈과 마찬가지로 자궁의 질환에 효과가 탁월하다. 따라서, 부인과 질환에 특효가 있다.

그 밖에 신허요통(腎虛腰痛;신장이 좋지 않아 생긴 허리의 통증), 엉덩이 근육의 손상, 생식기 질환, 방광이나 요도·직장·항문의 질환인 방광염·대소변불리(大小便不利)·치질 외에 좌골신경통, 하지(下肢)의 마비 등에도 잘 듣는다.

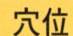 **穴位** 천골 4번째 구멍과 같은 높이이며, 정중선에서 양 옆으로 각각 3촌 나간 우묵한 곳에 있다. 하료·백환유혈과 같은 높이이다.

 鍼法 침은 5푼을 놓고, 뜸은 3~7장을 뜬다.〈동인〉
취혈 요령은 엎드리고 침혈을 잡는다.

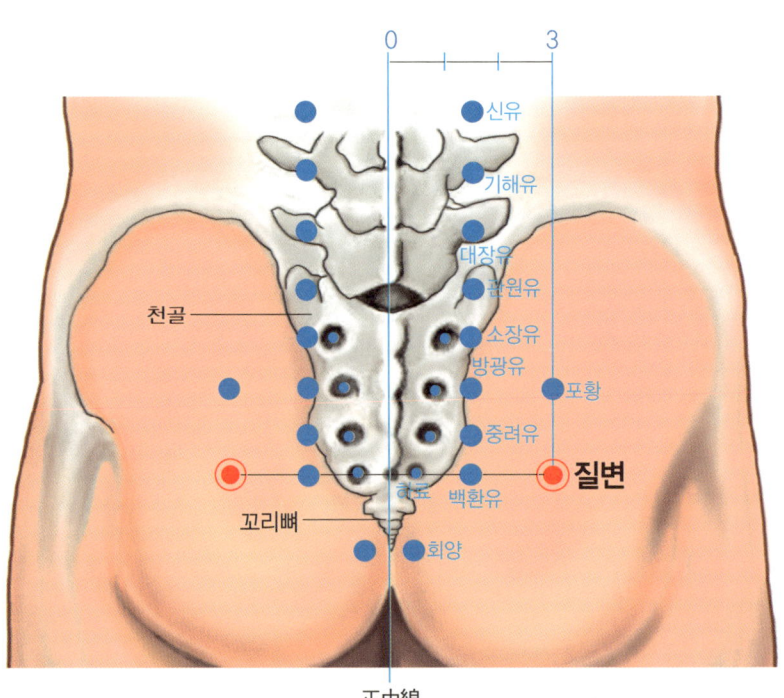

참고 이 경혈 명칭의 질(秩)은 차(次)이다. 차는 행렬과 머물러 그침을 포함한다는 의미이다. 이 혈이 방광경 등의 부위에서 바깥쪽 선의 제일 아래에 위치하고 있으므로 질변이라 칭한 것이다.
대저혈 아래의 모든 침혈들은 다 등뼈의 너비 1촌을 내놓고 양쪽으로 각각 1.5촌 나가는 것이 정확하다. 대개 등뼈는 1촌 가량 넓으므로 응당 빼야 한다.〈자생〉

BL-55 (2개 혈)

55 합양(合陽)

방광과 합쳐진 혈

이 경혈은 대하, 자궁내막염, 자궁출혈 등, 부인과 질환에 효과가 있다.

그 밖에 요통, 고환염, 산증(疝症;고환이나 음낭이 커지면서 아랫배가 켕기고 아픈 병증), 음부가 붓고 아플 때, 무릎관절염, 장출혈, 다리의 신경통, 하지(下肢)의 마비, 요배통(腰背痛;허리와 등이 땅기면서 아픈 증세)이나 하퇴부의 통증에도 특효가 있다.

穴位 오금주름(위중혈)에서 2촌 아래쪽에 있다.

鍼法 침은 5푼을 놓고, 뜸은 5장을 뜬다.〈동인〉

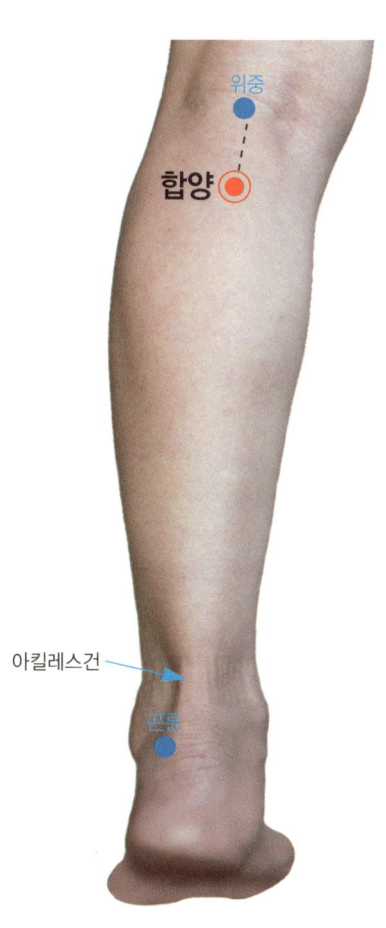

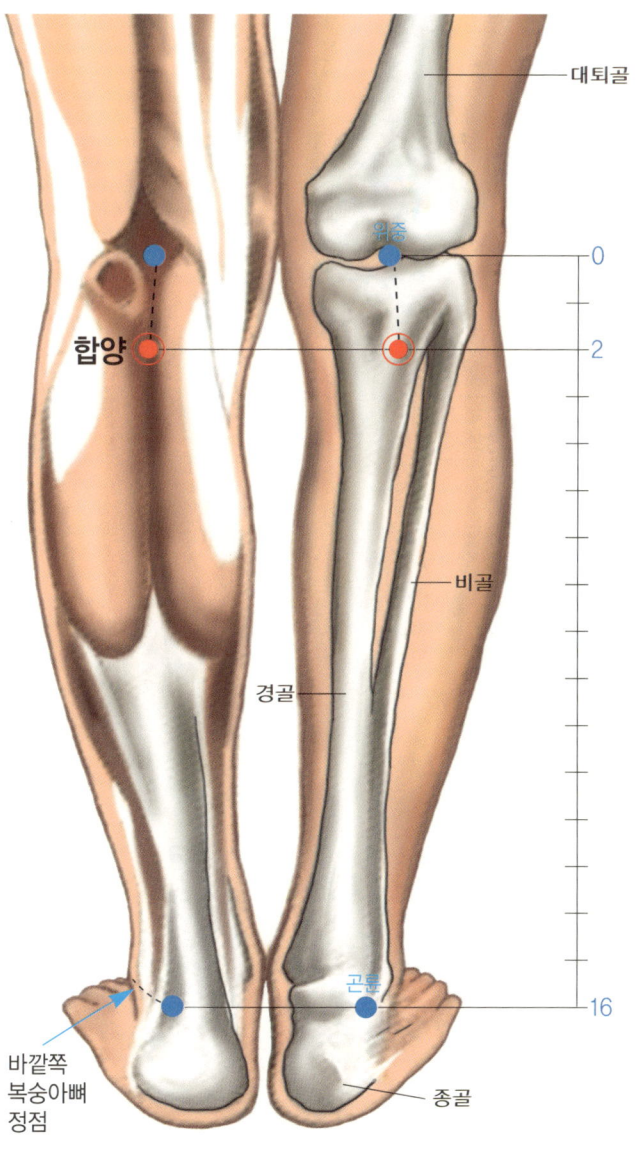

참고 이 경혈의 합양(合陽)이란 방광이 합한 것을 말한다.

BL-56 (2개 혈)

56 승근(承筋)

종아리를 다스리는 경혈

이 경혈은 운동이나 수영을 할 때 갑자기 종아리나 발에 쥐가 났을 때와 손과 발이 마비되었을 때에 매우 효과가 있다.

그 밖에 요통, 변비, 치질, 코피, 구토, 곽란(藿亂;토하고 설사하는 급성 위장병), 설사, 발뒤꿈치가 아플 때 등의 증상에도 특효가 있다.

穴位 장딴지의 한가운데에 있다. 합양혈과 승산혈의 한가운데에 있다. 오금주름(위중혈)에서 5촌 아래쪽에 있다.

鍼法 뜸은 3장을 뜨며 침은 놓지 말아야 한다.〈입문〉

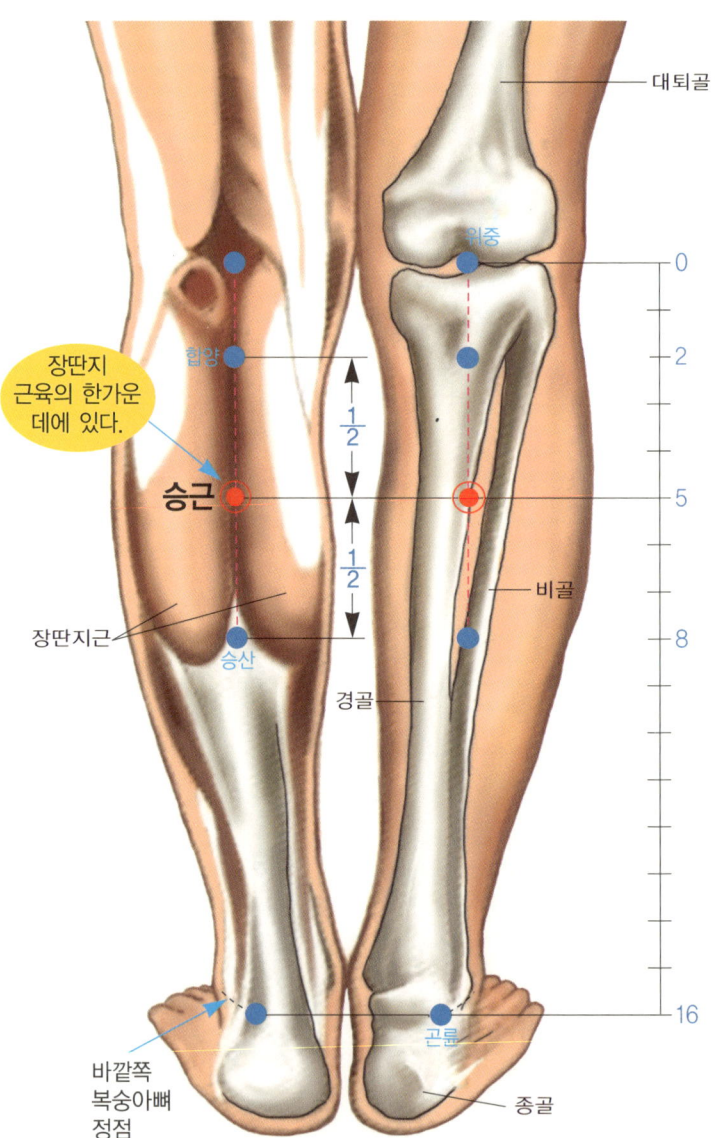

참고
이 혈이 장딴지 중앙의 무릎 뒤 근육을 타고〔承:승〕 있다고 말할 수 있으므로 승근이라 칭했다.
종아리에 갑자기 쥐가 나는 증상은 습관이 되기 쉬우므로 지압으로 진정이 되었어도 꾸준히 치료하는 게 신상에 이롭다.

갑자기 종아리에 경련이 생길 때의 치료법

지압요령 혼자 할 때는 승근혈을 각각 가운뎃손가락으로 2~3분간 마사지한다.

BL-57 (2개 혈)

57 승산(承山)

근육을 다스리는 경혈

이 경혈은 승근혈과 효능이 비슷하며, 전문가가 아닌 사람이 일반적으로 지압이나 마사지를 해도 효과를 높일 수 있다.

따라서 요통, 등과 허리가 뻣뻣하고 아플 때, 하반신 불수, 좌골신경통, 너무 살이 쪄 다리가 무거울 때, 종아리와 발에 쥐가 났을 때, 무릎 관절이 부었을 때, 사지마비(四肢痲痺), 각기병 등에 효과가 좋다.

그 밖에 얼굴 신경통, 입 냄새, 비만, 소아경풍(小兒驚風), 요통, 치질, 탈항, 변비, 구토, 설사 등에도 특효가 있다.

穴位 장딴지 아래쪽 근육이 갈라지는 곳에 있다.

鍼法 침은 7푼을 놓고, 뜸은 5장을 뜬다.〈동인〉
취혈 요령은 발을 드리워 밑에서 1자 가량 들고 침혈을 잡는다.〈입문〉

참고

이 경혈이 두툼한 살의 교차점 아래에 있어 두툼한 살의 산을 타고 오른다는 뜻에서 승산(承山)이라 칭했는데 이 경혈이 있는 장딴지 쪽의 두툼한 곳을 산에 비유했기 때문이다.
일명 어복(魚腹), 또는 장산(腸山)라고도 부른다.
쥐가 자주 나는 사람은 매일 이 경혈을 자극하면서, 자극과 함께 장딴지를 비비거나 발목 돌리기 운동을 함께 하는 것이 좋다.

갑자기 종아리에 경련이 생길 때의 치료법

지압요령 승산·승근혈을 양 손의 가운뎃손가락을 겹쳐 각각 2~3분간 마사지한다.

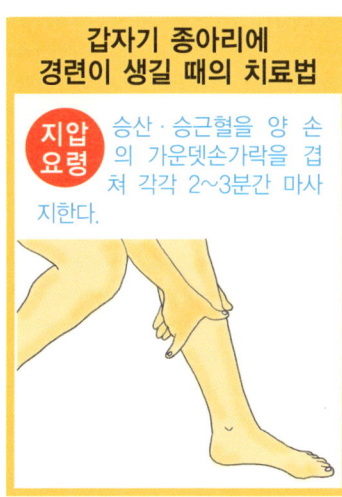

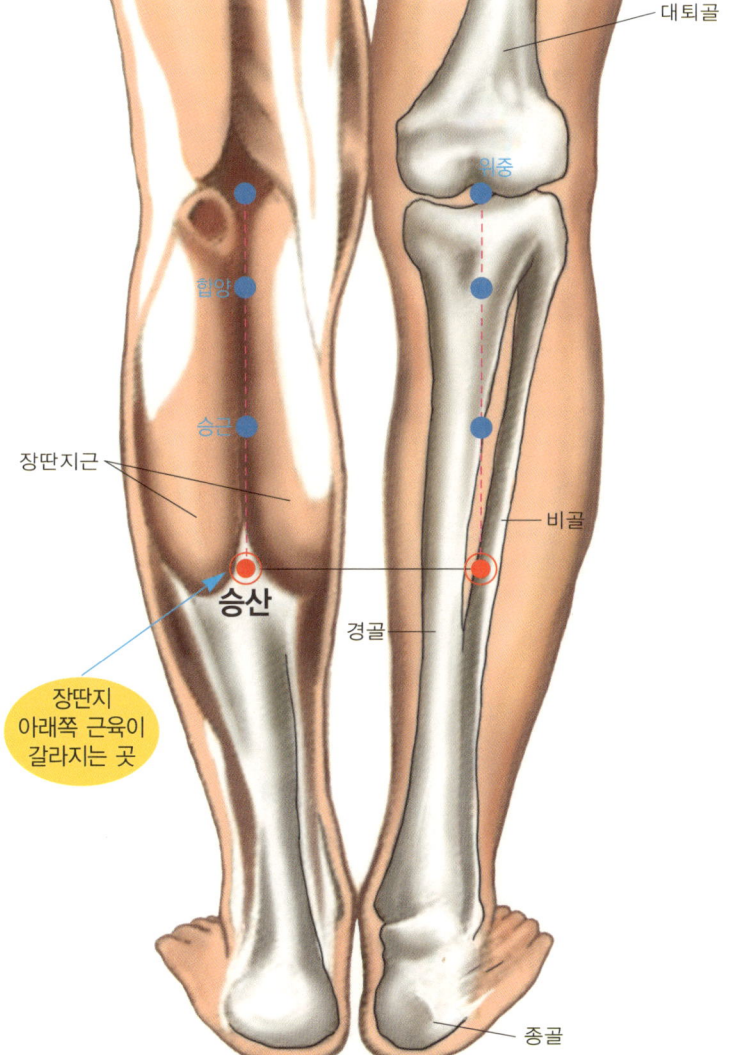

족태양방광경 足太陽 膀胱經

BL-58 (2개 혈)

58 비양(飛陽)

다리 질환에 잘 듣는 경혈

이 경혈은 다리가 저리거나 종아리와 무릎이 아프고 발가락을 구부리거나 펼 수 없는 증상, 다리의 마비, 다리에 힘이 없을 때, 각기병, 류머티즘성 관절염, 좌골신경통, 요통 등에 효과가 있다.

그 밖에 두통, 코피, 발열(發熱), 현기증, 신장염(腎臟炎), 풍습병, 간질, 소아경풍(小兒驚風), 정신착란, 치질, 코가 막히고 콧물이 주책없이 나오는 증상에도 매우 효과가 있다.

穴位 승산혈에서 바깥 아래쪽으로, 바깥쪽 복사뼈에서(곤륜혈) 7촌 올라가 비골 옆에 있다.

鍼法 침은 5푼을 놓고, 뜸은 3장을 뜬다.〈동인〉

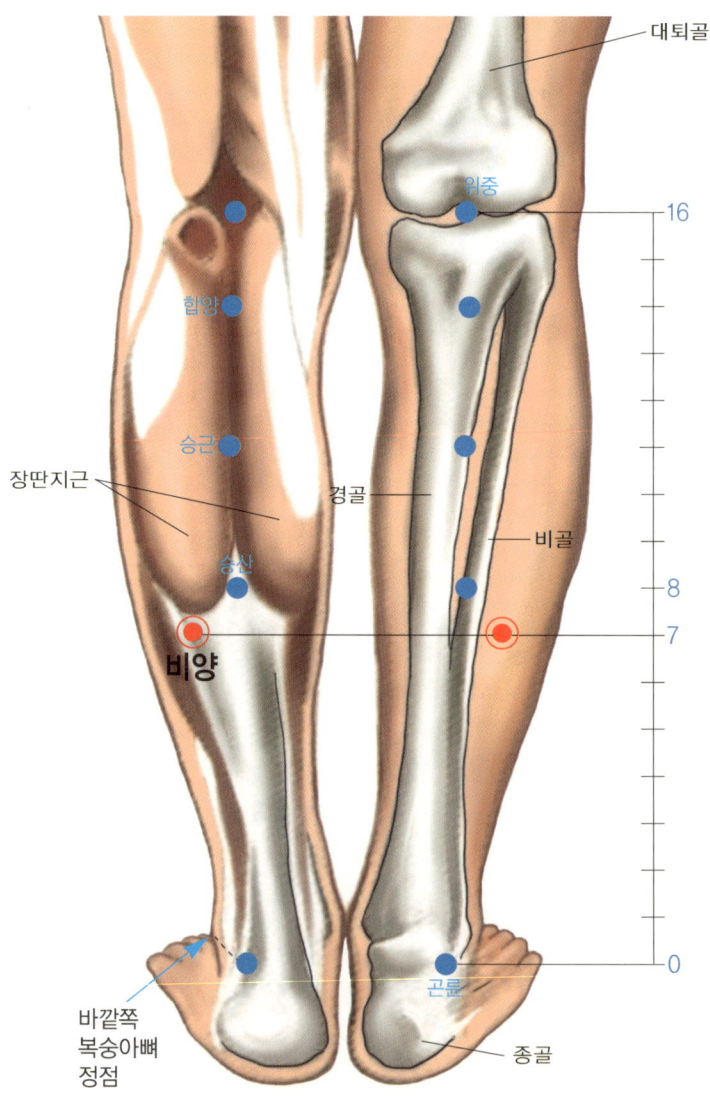

참고

이 경혈은 족태양의 낙(絡)이 되니 일러 비호처럼 날아가〔飛:비〕 족소음경에 이른다거나, 또는 침을 자극하면 능히 걸음이 날아가는 것 같다고 하여 비양(飛陽)이라 칭했다.
일명 궐양(厥陽)이라고도 부른다.
다리 쪽의 비양혈을 지압하면 코막힘을 뻥 뚫어 줄 뿐만 아니라, 이와 동반되는 머리의 무거운 증상도 완화시키는 효과를 본다.

다리 저림·무릎 통증·코막힘이나 콧물 치료법

지압요령 시술자의 손바닥으로 환자의 종아리를 감싸듯이 잡고 엄지손가락의 볼록한 부분으로 비양혈을 세게 누른다. 혼자 할 때는 가운뎃손가락을 겹쳐 지그시 누른다.

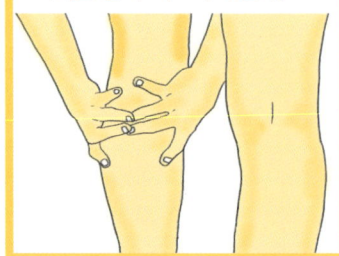

BL-59 (2개 혈)

59 부양(跗陽)

양교맥의 극혈

이 경혈은 대퇴부 신경통, 허리와 다리가 마비되거나 아플 때, 요통, 척추염, 다리 관절 및 바깥쪽 복사뼈가 부어오르고 아플 때, 각기병 등의 다리 질환에 효과가 있다.

그 밖에 두통, 머리가 무거울 때, 얼굴신경 마비, 반신불수, 전신마비, 곽란(霍亂;토하고 설사하는 급성 위장병) 등에도 잘 듣는다.

穴位: 바깥쪽 복사뼈에서(곤륜혈) 3촌 올라가 아킬레스건의 바깥쪽과 비골 사이에 있다.

鍼法: 침은 5푼을 놓고 7번 숨쉴 동안 꽂아 두며, 뜸은 3장을 뜬다.〈동인〉

참고: 이 경혈은 양교맥의 극혈이며 족태양경의 앞, 족소양경의 뒤 힘줄과 뼈 사이에 있다.〈강목〉

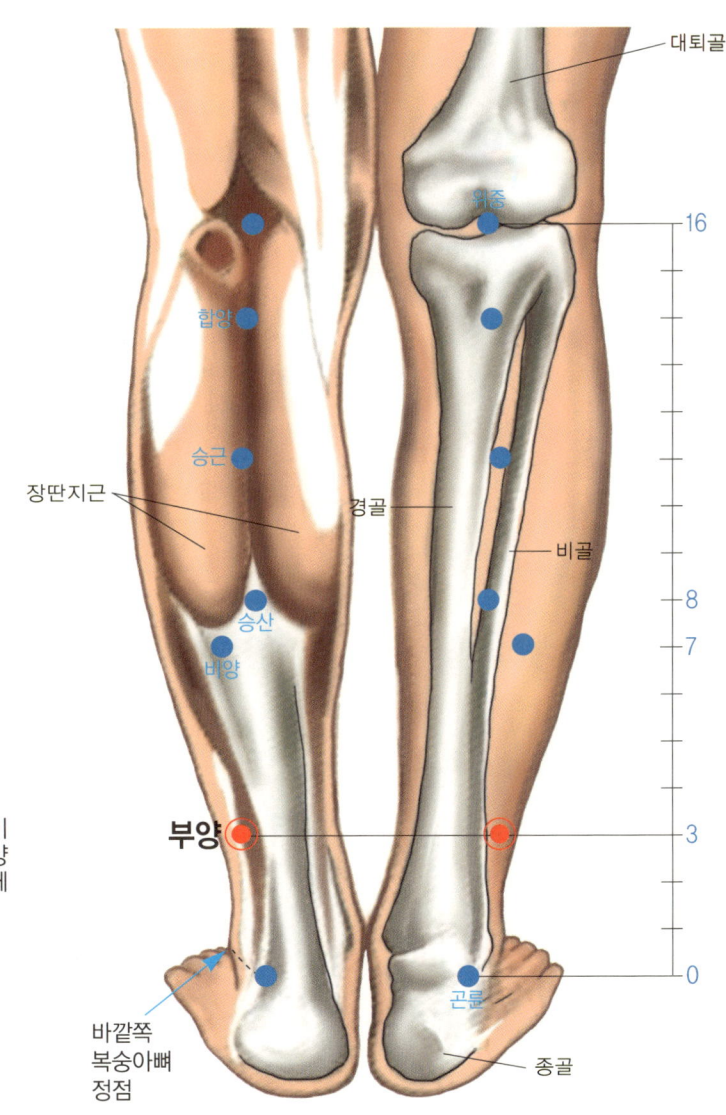

족태양 방광경
足太陽 膀胱經

BL-60 (2개 혈)

60 곤륜(崑崙)

다리 질환에 잘 듣는 경혈

이 경혈은 다리의 질환인 좌골신경통이나 다리 관절염, 류머티즘, 아킬레스건의 염증, 각기병, 종아리 근육의 경련, 하지(下肢)의 마비, 발뒤꿈치의 통증, 요통, 좌골신경통, 소아마비 후유증 등에 효과가 있다.

그 밖에 현기증, 구역질, 천식, 고혈압, 두통, 머리가 무겁거나 아플 때, 눈이 아플 때, 비색(鼻塞;코막힘), 갑상선종대(甲狀腺腫大), 어린이가 열이 날 때, 소아경풍(小兒驚風), 간질, 목이 뻣뻣할 때, 태반잔류(胎盤殘留; 태반이 자궁 속에 남아 출혈을 일으키는 것), 양수가 일찍 터졌을 때, 난산(難産)일 때 등의 여러 가지 증상에도 효과를 본다.

穴位 발뒤꿈치 뼈 위 우묵한 가운데 손을 대면 가는 맥이 뛰는 곳에 있다. 바깥쪽 복사뼈와 발뒤꿈치 힘줄 중간에 있다.

鍼法 침은 5푼을 놓고 10번 숨쉴 동안 꽂아 두며, 뜸은 5장을 뜬다. 〈영추〉

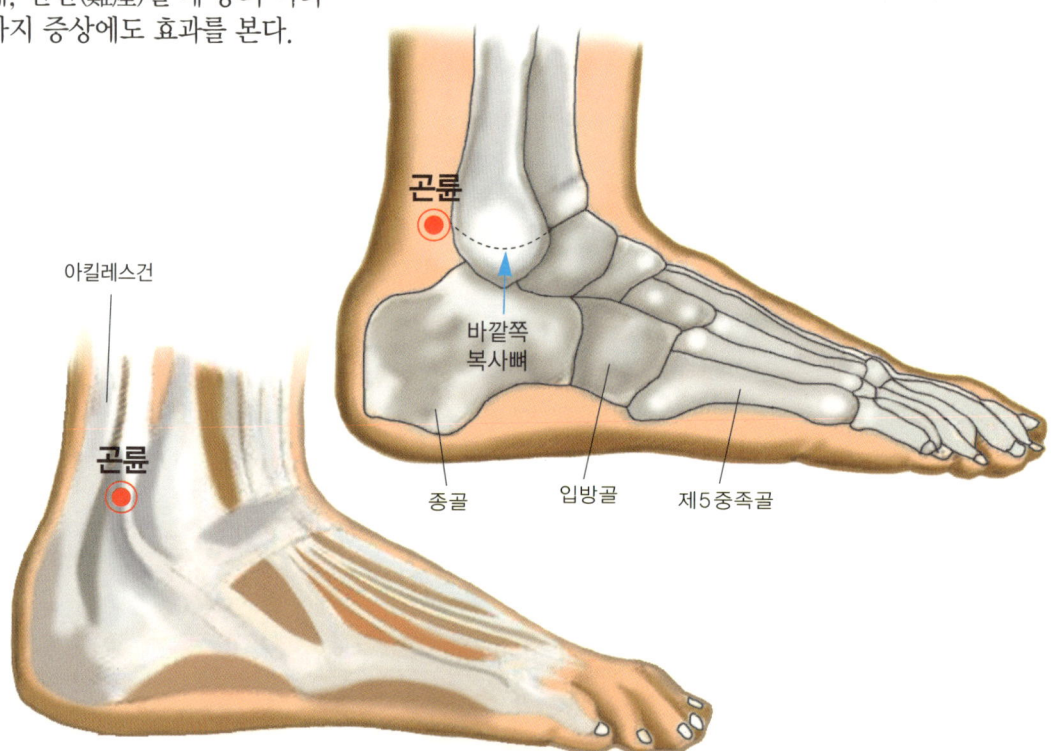

참고 이 경혈은 아킬레스건 상에 가장 함몰되는 부위로서, 다른 혈보다 높고 발뒤꿈치 뼈의 일어난 모양이 마치 중국의 곤륜산(崑崙山)과 같으므로 곤륜이라 칭했다.

좌골신경통 · 현기증 · 코막힘 치료법

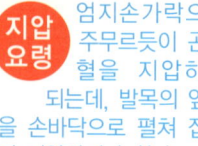 **지압요령** 엄지손가락으로 주무르듯이 곤륜혈을 지압하면 되는데, 발목의 앞쪽을 손바닥으로 펼쳐 잡으면 지압하기가 쉽다.

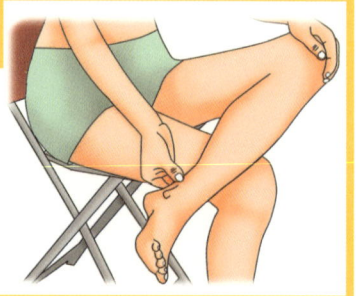

BL-61 (2개 혈)

61 복삼(僕參)

곤륜으로 가는 길목에 있는 혈

이 경혈은 다리의 마비, 종아리 근육의 경련, 발뒤꿈치가 아플 때, 무릎 관절염, 무릎이 부을 때, 각기병, 다리의 경련으로 저리면서 아플 때, 류마티스뿐만 아니라 요통, 곽란(藿亂;토하고 설사하는 급성 위장병), 감기 등에 효과가 있다.

그 밖에 뇌 질환인 뇌경련, 의식장애, 간질, 발작성 정신이상 등에도 특효가 있다.

穴位 곤륜혈 아래 종골의 바깥쪽에 살갗이 붉은색을 띠는 경계선에 있다.

鍼法 침은 3푼을 놓고, 뜸은 7장을 뜬다.〈동인〉
취혈 요령은 두 발을 디디고 침혈을 잡는다.

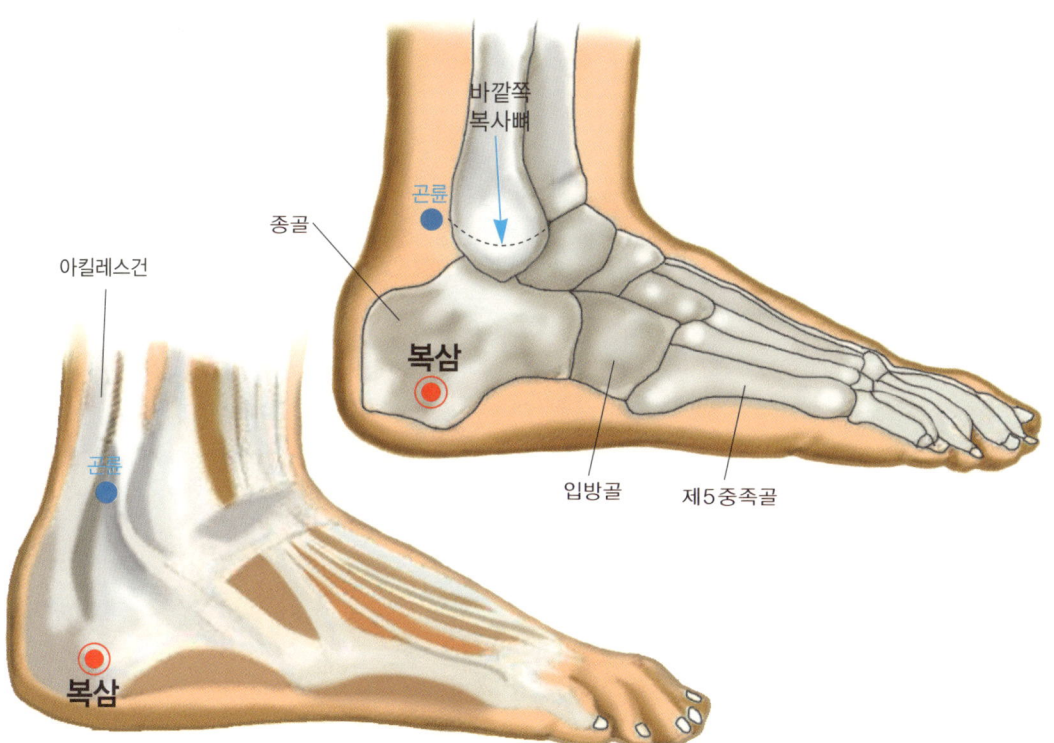

참고 이 경혈은 방광맥의 유혈(俞穴)이고, 양교맥(陽蹻脈)의 더함(僕;복)을 받으므로 복삼(僕參)이라 칭했다.
일명 안사(安邪)라고도 부른다.

足太陽膀胱經

BL-62 (2개 혈)

62 신맥(申脈)

경맥을 다스리는 경혈

이 경혈은 허리와 연관된 질환인 요통, 다리가 아플 때, 발목과 다리의 질환인 족관절염(足關節炎), 각기병, 류머티즘, 무릎이 차갑고 시려서 오랫동안 서 있지 못할 때 등의 치료에는 빠지지 않는 경혈이다.

그 밖에 두통이나 현기증, 간질, 두통, 으슬으슬 추울 때, 식은땀, 중풍, 자궁 경련, 각기병, 히스테리, 정신병 등에도 효과가 있다.

穴位 곤륜혈 아래 바깥쪽 복사뼈 바로 밑 가장자리의 우묵한 곳에 있다.

鍼法 침은 3푼을 놓고, 뜸은 뜨지 말아야 한다.〈동인〉

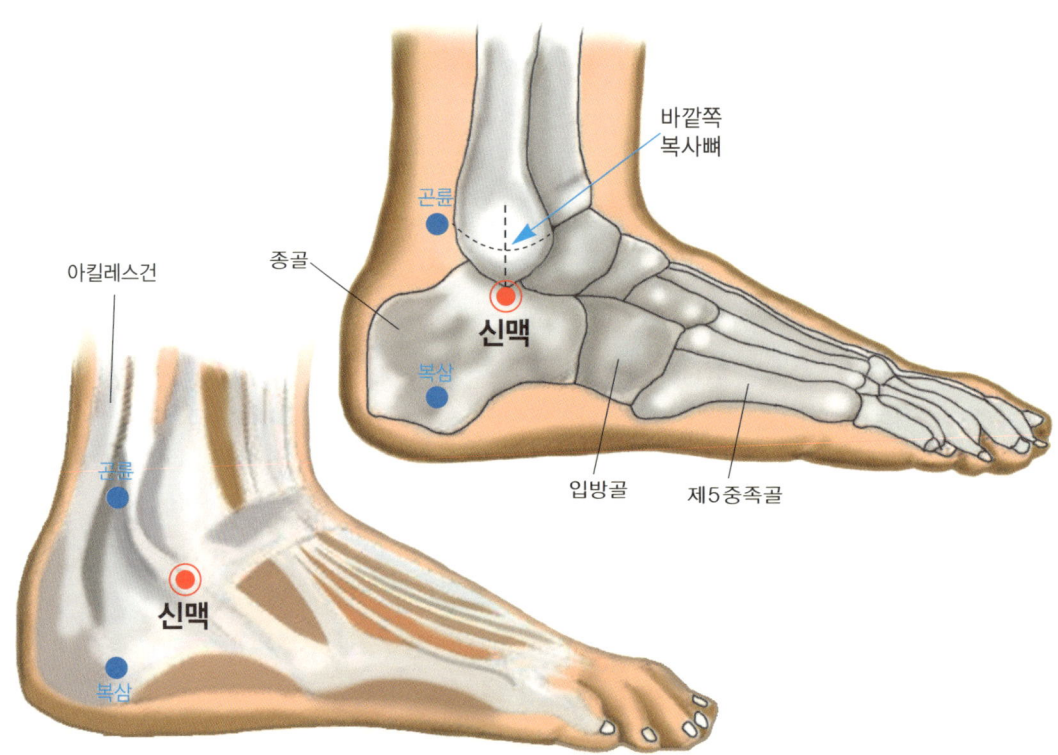

 참고 — 이 경혈은 양교맥이 시작되는 곳이며, 방광맥의 유혈이고 신시(申時)에는 기혈이 방광맥으로 흐르므로 신맥(申脈)이라 칭했다.
신시(申時)는 오후 3시부터 5시까지 2시간 동안이다.

발목의 통증 · 두통 · 현기증 치료법

지압 요령 곤륜혈처럼 엄지손가락으로 주무르듯이 신맥혈을 지압하면 되는데 발목의 앞쪽을 손바닥으로 펼쳐 잡으면 지압하기가 쉽다.

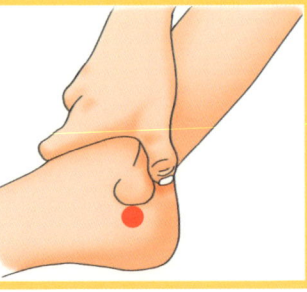

BL-63 (2개 혈)

63 금문(金門)

족태양경의 극혈(郄穴)

이 경혈은 다리의 마비, 다리가 저리면서 아플 때, 발바닥이나 바깥쪽 복사뼈가 아플 때, 무릎 관절염, 무릎 통증 등에 효과가 있다.

그 밖에 소아경풍(小兒驚風), 간질, 정신착란, 현기증, 복막염, 코피, 구토, 곽란(藿亂;토하고 설사하는 급성 위장병), 하복부의 통증 등에도 특효가 있다.

穴位 새끼발가락 뒤쪽 입방골 아래쪽의 살갗이 붉은색을 띠는 경계선의 우묵한 곳에 있다.

鍼法 침은 3푼을 놓고, 뜸은 3장을 뜬다.〈동인〉

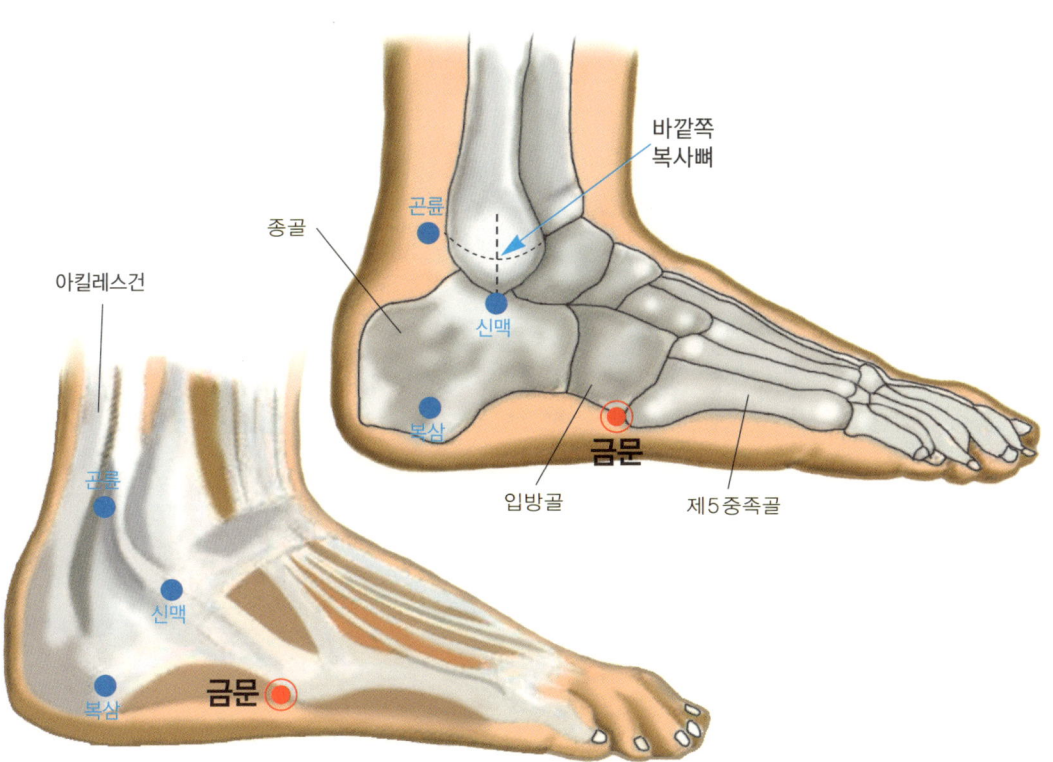

참고 이 경혈은 족태양경의 극혈(郄穴)로 이 혈의 위쪽에 신맥이 있고 신지(申支)는 금에 속하며, 족태양방광의 맥이 신시(申時)에 이 문호(門戶)로 흐르므로 금문(金門)이라 칭했다.
일명 관량(關梁)이라고도 부른다.

족태양방광경 足太陽膀胱經

BL-64 (2개 혈)

64 경골(京骨)

족태양방광맥의 원혈(原穴)

이 경혈은 뇌 질환인 두통, 간질, 소아경련, 뇌충혈(腦充血), 뇌막염(腦膜炎), 발작성 정신이상, 뒷목이 뻣뻣할 때 등과 다리의 질환인 다리 신경통, 고관절통, 발의 경련 등에 효과가 있다.

그 밖에 코피, 백내장, 녹내장, 심장병, 가슴이 아플 때, 목과 어깨가 뻣뻣할 때, 무좀, 안과 질환 등에도 특효가 있다.

穴位: 발의 바깥쪽 가장자리 제5중족골이 튀어나온 부분의 뒤쪽, 살갗이 붉은색을 띠는 경계선의 우묵한 곳에 있다.

鍼法: 침은 3푼을 놓고 7번 숨쉴 동안 꽂아 두며, 뜸은 3장을 뜬다.〈동인〉
취혈 요령은, 눌러 보면서 침혈을 잡는다.

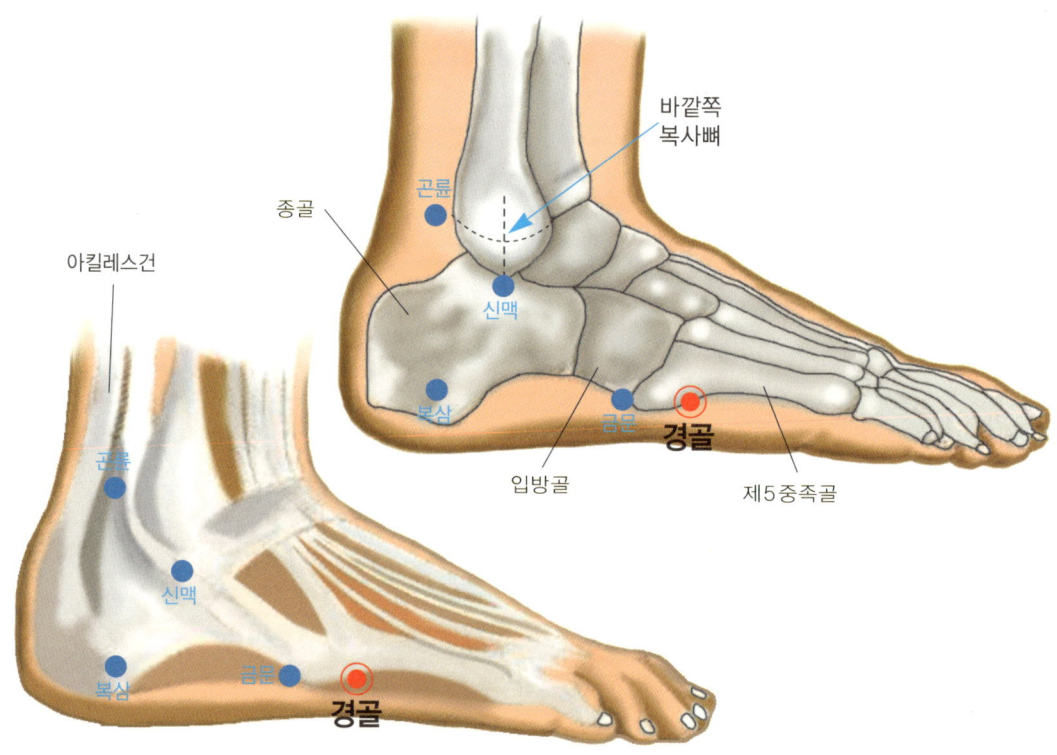

참고: 이 혈이 족태양방광맥의 원혈(原穴)이므로 경골(京骨)이라 칭했다. 경(京)과 원(原)이 고대에는 통용되었기 때문이다.

BL-65 (2개 혈)

65 속골(束骨)

족태양경의 유혈(俞穴)

이 경혈은 앞의 경골혈과 비슷하다. 뇌 질환인 두통, 현기증, 간질, 소아경풍(小兒驚風), 정신착란, 뇌충혈, 뇌막염, 뒷목이 뻣뻣할 때 등과 다리의 질환인 다리 신경통, 고관절통, 발의 경련 등에 특효가 있다.

그 밖에 코피, 녹내장, 심장병, 가슴이 아플 때, 목과 어깨가 뻣뻣할 때, 무좀, 치질, 장이 몹시 아플 때, 등과 허리의 신경통, 이명(耳鳴) 등에도 효과가 있다.

穴位 새끼발가락 중족골의 앞 바깥쪽 살갗이 붉은색을 띠는 경계선의 우묵한 곳에 있다.

鍼法 침은 3푼을 놓고 5번 숨쉴 동안 꽂아 두며, 뜸은 3장을 뜬다.〈동인〉

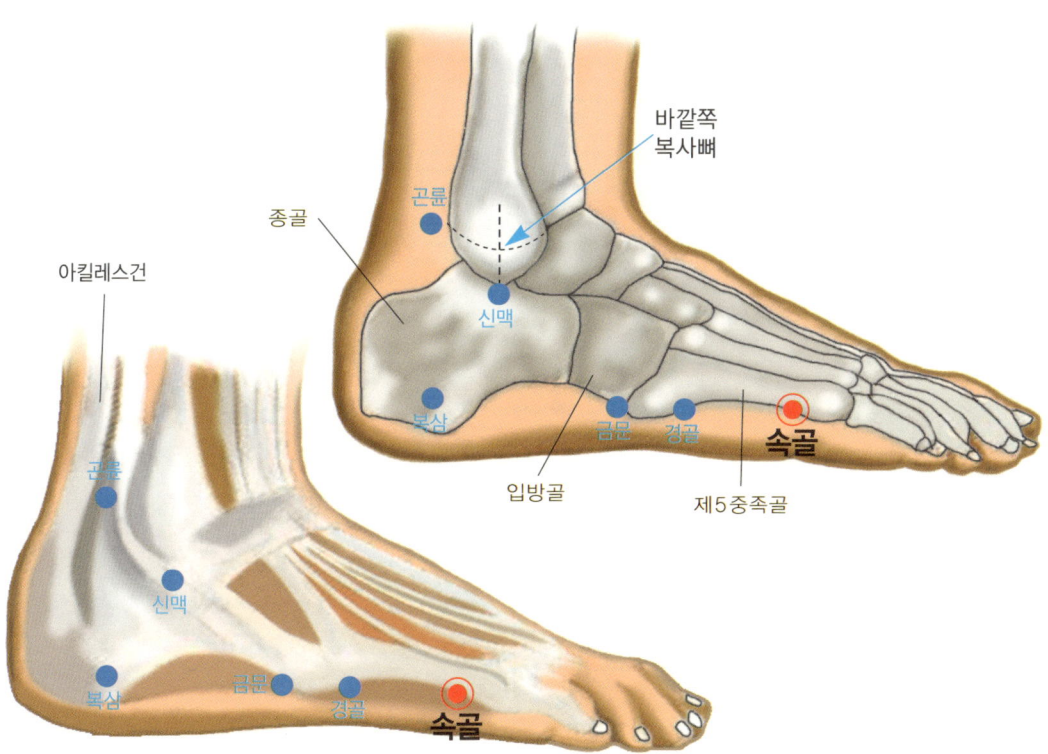

이 경혈은 족태양경의 유혈(俞穴)로서 골(骨)이 단속받게〔束;속〕되는 곳의 위치에 있으므로 속골(束骨)이라 칭했다.

BL-66 (2개 혈)

66 족통곡(足通谷)

우묵한 곳을 통과하는 곳에 있는 혈

이 경혈은 고혈압이나 현기증, 두통, 두중(頭重;머리가 무거울 뿐만 아니라 수건으로 단단히 동여맨 듯이 느껴지는 증상), 뇌빈혈, 뒷목이 뻣뻣할 때, 목이 아플 때, 현기증, 정신과 질환 등에 효과가 있다.

그 밖에 요통, 만성 위장염, 코피, 자궁출혈, 태반잔류(胎盤殘留;출산한 뒤에 태반이 자궁 속에 남아 출혈을 일으키는 것) 등에도 효과가 있다.

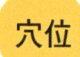 穴位 : 새끼발가락 첫째 마디 앞 바깥쪽 우묵한 곳에 있다.

 鍼法 : 침은 2푼을 놓고 5번 숨쉴 동안 꽂아 두며, 뜸은 3장을 뜬다.〈동인〉

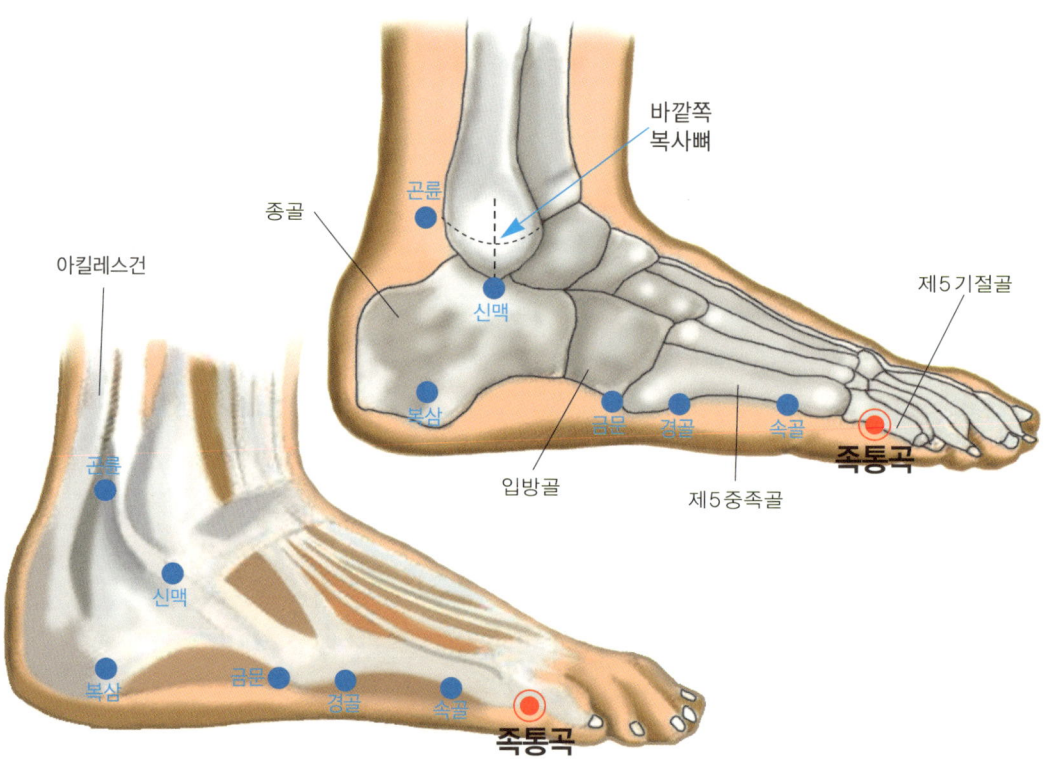

참고 이 경혈은 족태양맥의 기가 지나가고 또한 신족소음경의 열곡(熱谷)으로 통(通)하는 까닭에 발(足;족)의 통곡(通谷)이라 칭한다.

228 제7장 족태양방광경(足太陽膀胱經)

BL-67 (2개 혈)

67 지음(至陰)

발의 병을 고치는 경혈

이 경혈은 특히 소변불리(小便不利)·배뇨곤란 등, 비뇨기계 질환에 탁월한 효력이 있을 뿐만 아니라 태아의 위치에 이상이 있을 때, 난산(難産), 태반잔류(胎盤殘留) 등에 효과 있다.

그 밖에 비색(鼻塞;코막힘), 변비, 어깨 결림, 이명(耳鳴;귀울음), 풍한(風寒)으로 인한 두통, 코피, 설사, 허리 신경통, 고혈압, 의식불명, 반신불수, 중풍, 눈이 아플 때, 발바닥에서 열이 날 때 등에도 효과가 있다.

穴位 새끼발가락 바깥쪽 끝, 발톱의 바깥쪽 모서리를 지나는 수직선과 발톱 뿌리의 수평선이 만나는 곳에 있다.

鍼法 침은 1푼을 놓고 5번 숨쉴 동안 꽂아 두며, 뜸은 3장을 뜬다.〈동인〉

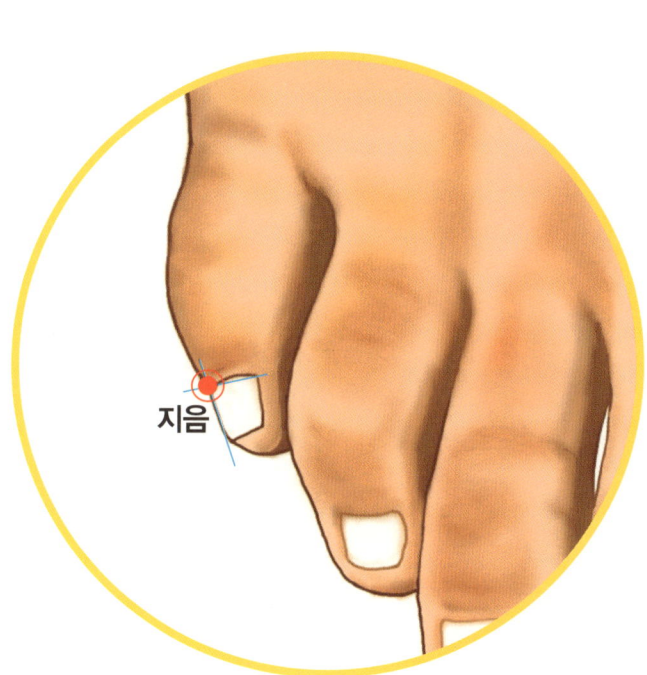

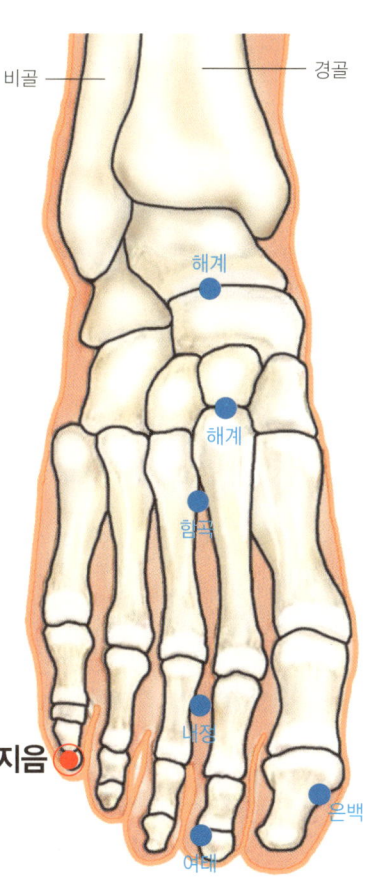

방광염에 잘 듣는 치료법

지압 요령 엄지손가락과 집게 손가락으로 새끼발가락의 발톱 양쪽을 쥐고, "아프지만 기분좋다"라고 느낄 정도로 강하게 2~3분간 한 쪽씩 지압한다.

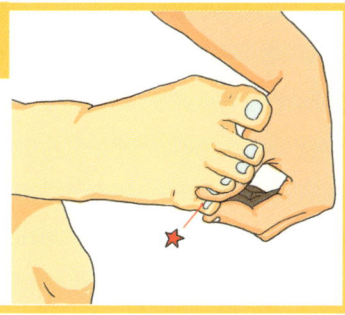

참고 이 혈은 족태양의 뿌리이니 깊이 소음(少陰)에도 통한다. 양(陽)을 따라가다 음분(陰分)에 이르니[至;지] 탁음(濁陰)으로 말미암아 용천(湧泉)에서 비스듬히 만나므로 지음(至陰)이라 칭했다.
족태양명경의 정혈(井穴)이다.
이 경혈을 지압할 때는 아침과 저녁으로 지압하거나, 또 화장실에 가는 것도 가능한 한 참는 것도 중요한 치료 방법이다.

족태양방광경 足太陽膀胱經

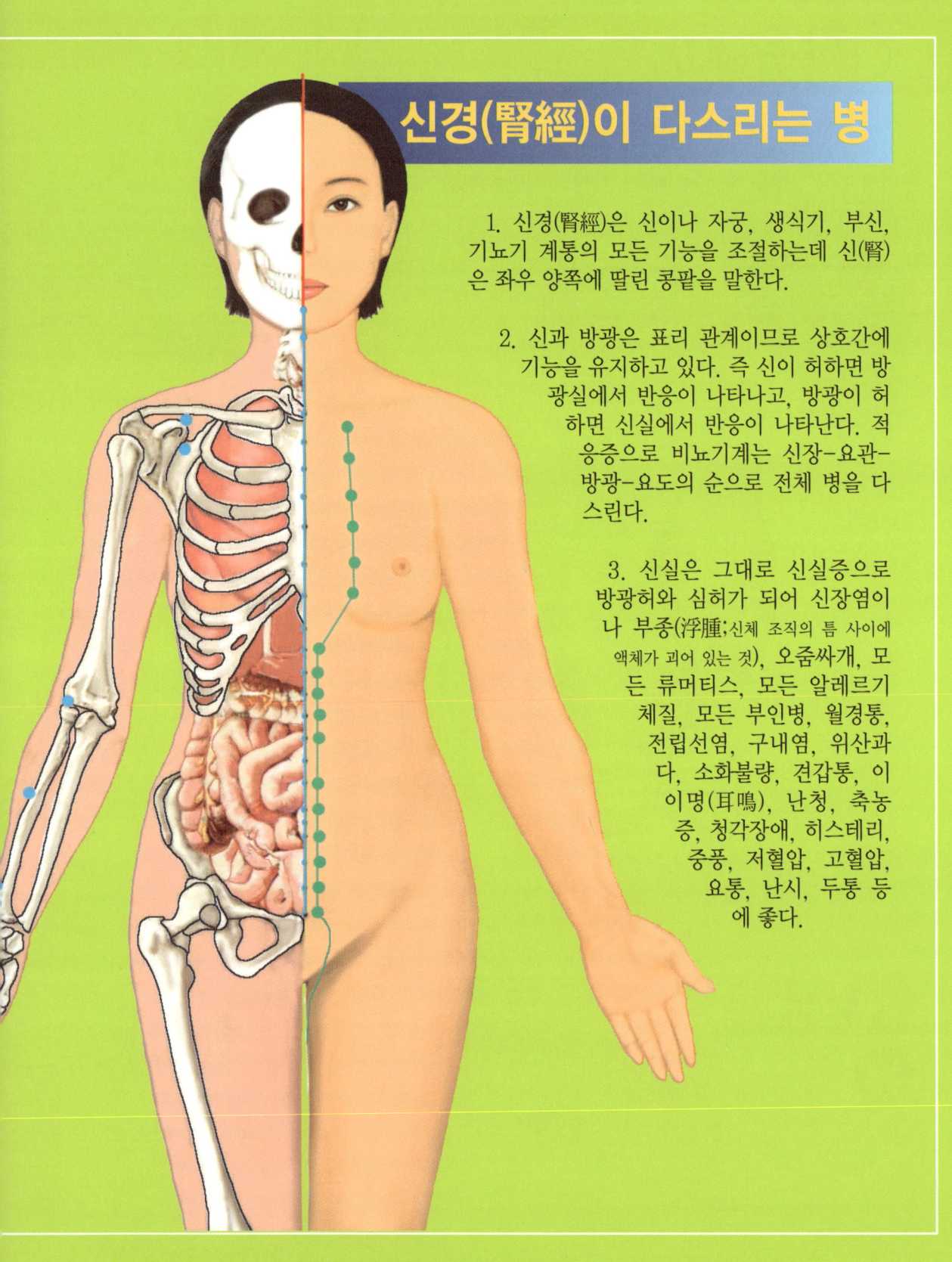

신경(腎經)이 다스리는 병

1. 신경(腎經)은 신이나 자궁, 생식기, 부신, 기뇨기 계통의 모든 기능을 조절하는데 신(腎)은 좌우 양쪽에 딸린 콩팥을 말한다.

2. 신과 방광은 표리 관계이므로 상호간에 기능을 유지하고 있다. 즉 신이 허하면 방광실에서 반응이 나타나고, 방광이 허하면 신실에서 반응이 나타난다. 적응증으로 비뇨기계는 신장-요관-방광-요도의 순으로 전체 병을 다스린다.

3. 신실은 그대로 신실증으로 방광허와 심허가 되어 신장염이나 부종(浮腫; 신체 조직의 틈 사이에 액체가 괴어 있는 것), 오줌싸개, 모든 류머티스, 모든 알레르기 체질, 모든 부인병, 월경통, 전립선염, 구내염, 위산과다, 소화불량, 견갑통, 이이명(耳鳴), 난청, 축농증, 청각장애, 히스테리, 중풍, 저혈압, 고혈압, 요통, 난시, 두통 등에 좋다.

제 8 장

족소음(足少陰) 신경(腎經)

이 경락은 발바닥의 용천혈을 시작으로 무릎을 따라 위로 올라가 가슴에 이르러 목 아래쪽의 유부혈에서 끝나는데, 한 쪽에 27개 혈로 좌우 총 54개의 혈을 가지고 있다.

이 신경(腎經)의 경락은 주로 구내염, 혀의 경직, 소변불리, 인후병 등에 효과가 있다. 따라서 신장(腎臟), 자궁, 생식기, 부신(콩팥 위에 있는 내분비 기관), 비뇨기 계통 질환뿐만 아니라 목구멍, 심장, 호흡기 질환도 다스린다.

KI-1 (2개 혈)

1. 용천(湧泉)

기가 샘물처럼 솟아나는 곳

족소음신경 足少陰腎經

이 경혈은 몸의 상태를 조절하고 체력과 스태미나를 증진시키는 역할을 맡고 있다. 따라서, 마음의 동요가 있거나 피로로 인해 잠을 이루지 못할 때 유효하다.

따라서 두통, 현기증, 시력장애, 언어장애, 소아경풍(小兒驚風), 용천혈 부위가 아플 때, 발바닥이 뜨거울 때, 발바닥이 갈라질 때, 하지(下肢)의 마비, 쇼크, 히스테리, 발작성 정신이상, 중풍, 심계항진(心悸亢進), 간질, 정신병, 언어상실, 고혈압 등에 효과가 있다.

그 밖에 인후염, 코피, 기침, 객혈(喀血), 소변불리, 신장결석, 황달, 구토, 설사, 자궁하수, 불임, 난산(難産), 원기부족 등에도 잘 듣는다.

部位 발가락을 구부렸을 때 발바닥의 가장 오목한 곳에 있다. 제2중족골과 제3중족골 사이.(그림 참조)

鍼法 침은 3푼을 놓고 7번 숨쉴 동안 꽂아 두며, 뜸은 뜨지 말아야 한다. 뜨면 걷지 못한다.〈동인〉 취혈 요령은 꿇어앉아서 발바닥의 침혈을 잡는다.

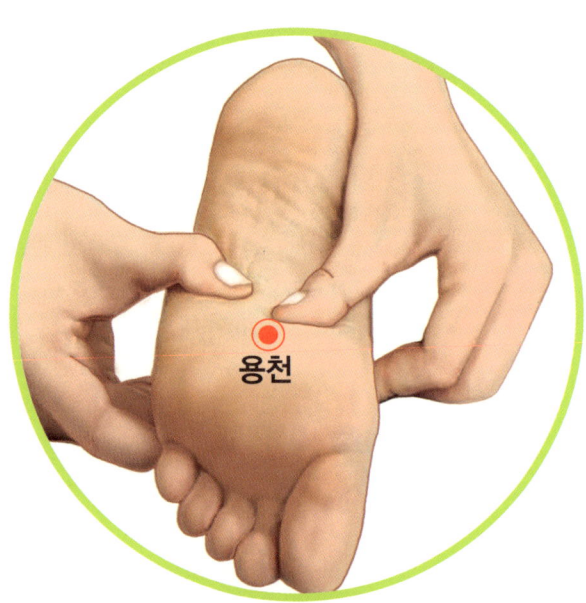

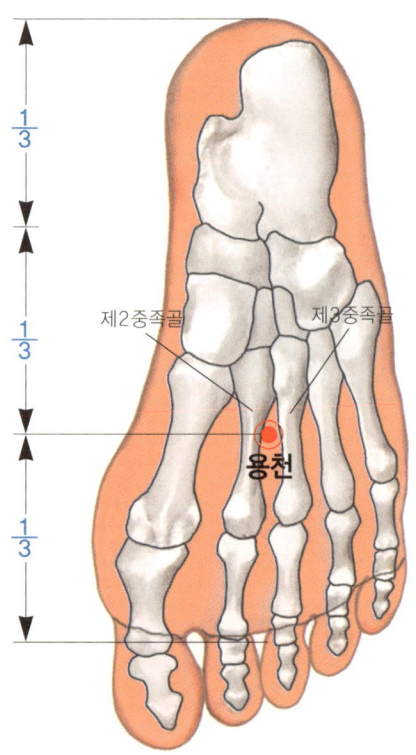

참고

이 경혈은 족소음경의 정혈(井穴)이다. 혈이 마치 샘물(泉:천)이 처음 솟아나(湧:용) 아래로 흐르는 것 같다고 해서 용천이라 칭했다.

이 혈에 침을 놓으면 너무 아파서 죽은 사람도 깨어난다는 곳이다. 이것은 발바닥의 피부가 두꺼워서 생기는 통증이므로 침을 찌를 때는 재빠르게 해야 한다.

백회혈와 더불어 장강·용천혈, 이 3가지 경혈은 사람을 건강하게 만드는 중요한 경혈이므로 평소에도 자주 지압해 주면 좋다.

혈액 순환·피로 회복의 치료법

지압 요령 시술자는 환자를 엎드리게 한 다음 발바닥을 10번 정도 주무른다. 자기 혼자 지압할 때는 반드시 편안한 자세로 앉아서 실시하는 게 좋다. 골프공을 밟고 굴리듯이 자극해도 효과적이다.

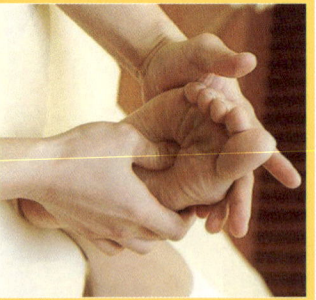

KI-2 (2개 혈)

② 연곡(然谷)

임신하지 못할 때 취하는 혈

이 경혈은 용천혈과 마찬가지로 몸의 전신 상태를 조절하고 체력과 스태미나를 증진시키는 역할을 맡고 있다. 효과를 보는 병증에는 후비(喉痺;목 안이 막혀 통하지 않는 것), 인후염(咽喉炎), 소아경풍, 객혈(喀血), 소갈(消渴), 식은땀, 도한(盜汗;잠잘 때 땀을 흘리는 증상), 침흘림, 심장 질환, 심계항진, 고혈압, 당뇨병, 구토, 편도선염, 발등이 붓고 아플 때 등에 효과가 있다.

그 밖에 요도염, 고환염, 월경불순, 불임, 발기불능, 유정(遺精), 몽정(夢精), 전립선비대증, 방광염, 월경불순, 생리통, 자궁탈수, 자궁출혈, 음부가 가려울 때 등, 남녀의 생식기와 비뇨기 질환에도 특효가 있다.

部位 발 안쪽 면으로, 주상골 앞쪽 아래 살갗이 붉은색을 띠는 경계선에 있다.

鍼法 침은 3푼을 놓고 3번 숨쉴 동안 꽂아 두며, 뜸은 3장을 뜬다.

족소음 신경 足少陰 腎經

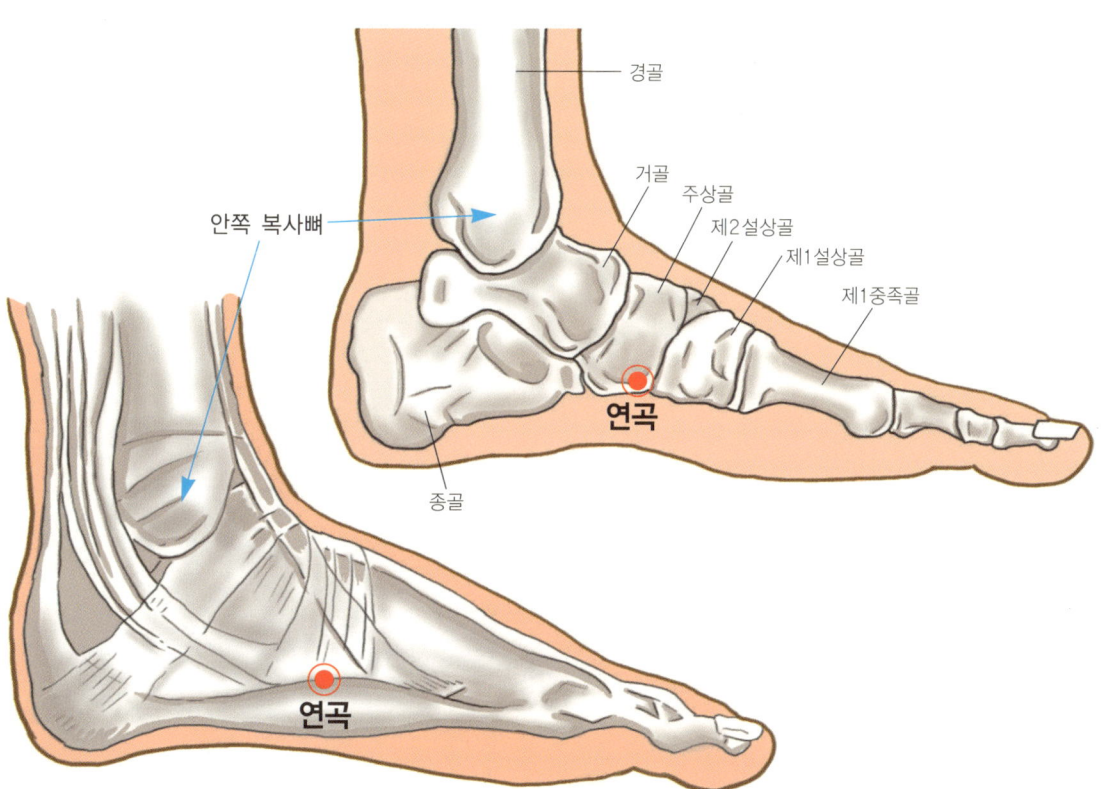

참고 족소음경의 형혈(滎穴)이다. 남녀가 아무리 정이 넘쳐도 임신하지 못하면 이 혈을 취하는데, 이것은 화(火)가 깊은 골짜기 안에 고요히 있어 수극(水克)을 받지 못한다고 하여 연곡이라 칭했다.
그리고 침을 놓아 피를 빼면 좋지 않다. 피를 많이 빼내면 곧 배가 고파 음식을 먹게 된다.
일명 용연(龍淵)이라고도 부른다.

KI-3 (2개 혈)

3 태계(太谿)

원기를 조절하는 경혈

이 경혈은 운동이나 수영 중에 갑자기 생기는 종아리 경련, 다리의 관절을 삐었을 때, 수족냉증, 만성 관절류머티즘, 안쪽 복사뼈가 붓고 아플 때, 다리가 아플 때, 발바닥에 열이 나고 아플 때, 각기병 등, 다리 질환에 효과가 있다.

그 밖에 두통, 치통, 현기증, 불면증, 탈모, 인후염(咽喉炎), 후두염(喉頭炎), 귀의 통증, 귀앓이, 청력감퇴, 호흡곤란, 객혈(喀血), 흉통(胸痛;가슴 통증), 기관지염, 구내염(口內炎), 딸꾹질, 월경통, 월경불순, 유정(遺精), 발기불능, 방광염, 야뇨증, 빈뇨(頻尿;오줌이 자주 마려운 것), 노화 예방, 신경쇠약, 동상(凍傷), 소갈(消渴), 주름살, 얼굴이 검게 변할 때 등에도 잘 듣는다.

部位 안쪽 복사뼈 뒤쪽 아킬레스건 사이의 맥이 뛰는 우묵한 곳에 있다.
안쪽 복사뼈 정점과 같은 높이이다.

鍼法 침은 3푼을 놓고 7번 숨쉴 동안 꽂아 두며, 뜸은 3장을 뜬다.

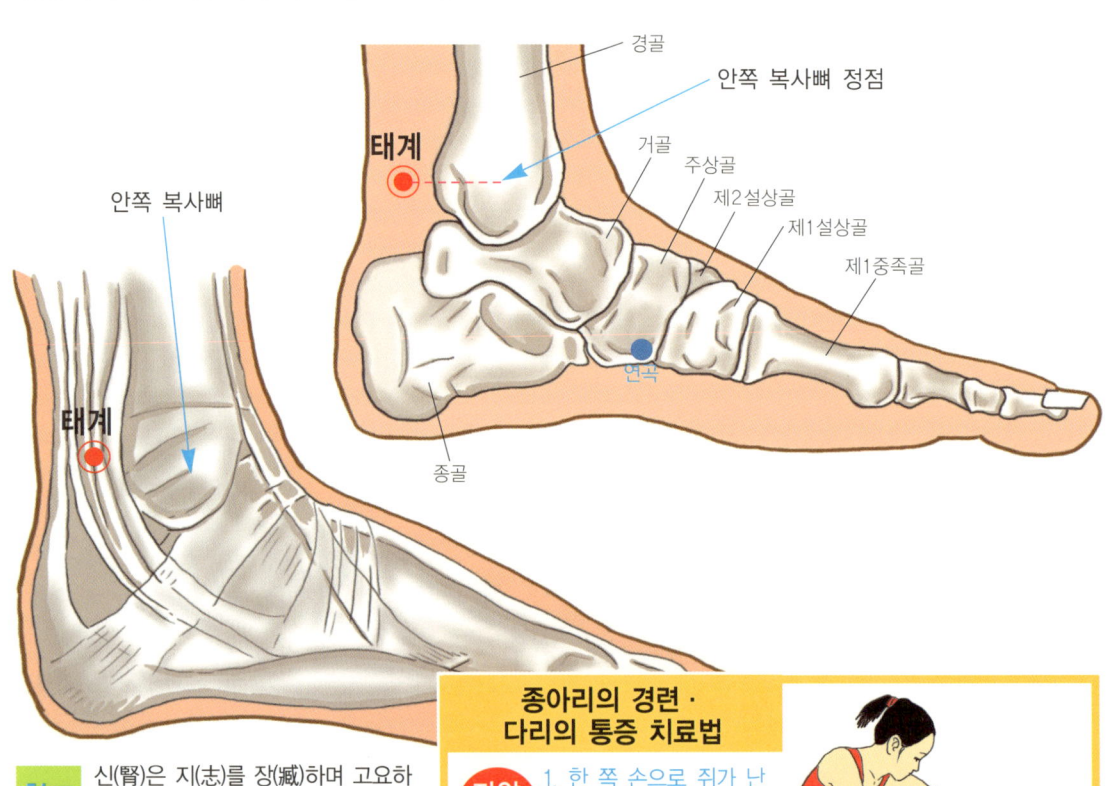

참고 신(腎)은 지(志)를 장(藏)하며 고요하게 있음을 좋아하고 깊은 계곡에서 출(出)하여 그 큰 뜻을 기른다. 그래서 태계라 칭한다. 따라서 모든 환자가 이 침혈에서 맥이 뛰면 살고 뛰지 못하면 죽는 것이다.〈동인〉
족소음경의 유혈로, 일명 여세(呂細)라고도 부른다.

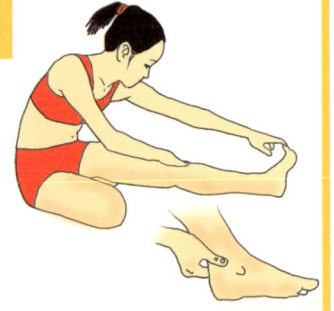

종아리의 경련 · 다리의 통증 치료법

지압요령
1. 한 쪽 손으로 쥐가 난 다리의 무릎을 누르고 다른 한 손으로는 천천히 발가락을 몸 쪽으로 끌어 당긴다.
2. 태계혈을 계속 자극하면서 엄지손가락을 태계혈에 대고, 남은 손가락으로는 발목을 잡는다.

KI-4 (2개 혈)

4 태종(太鐘)

경맥이 모이고 나뉘는 곳

이 경혈은 인후병(咽喉病;목구멍의 병), 기침, 객혈(喀血), 구내염(口內炎), 혀가 마를 때, 천식, 학질, 변비, 치매, 정신병, 신경쇠약, 히스테리 등에 효과가 있다.

그 밖에 요통, 요배통(腰背痛;허리가 땅기면서 아픈 증상), 척추 부위가 뻣뻣하고 아플 때, 발뒤꿈치가 아플 때, 누워 있으려고만 할 때, 소변불리(小便不利), 비뇨기 질환, 월경불순, 자궁(子宮) 경련 등에도 특효가 있다.

이 경혈은 지압이나 마사지를 해도 상당한 효과를 볼 수 있다.

部位: 안쪽 복사뼈 뒤쪽 아래 종골 위, 아킬레스건 안쪽의 오목한 곳에 있다.

鍼法: 침은 2푼을 놓고 7번 숨쉴 동안 꽂아 두며, 뜸은 3장을 뜬다.〈동인〉

족소음신경
足少陰 腎經

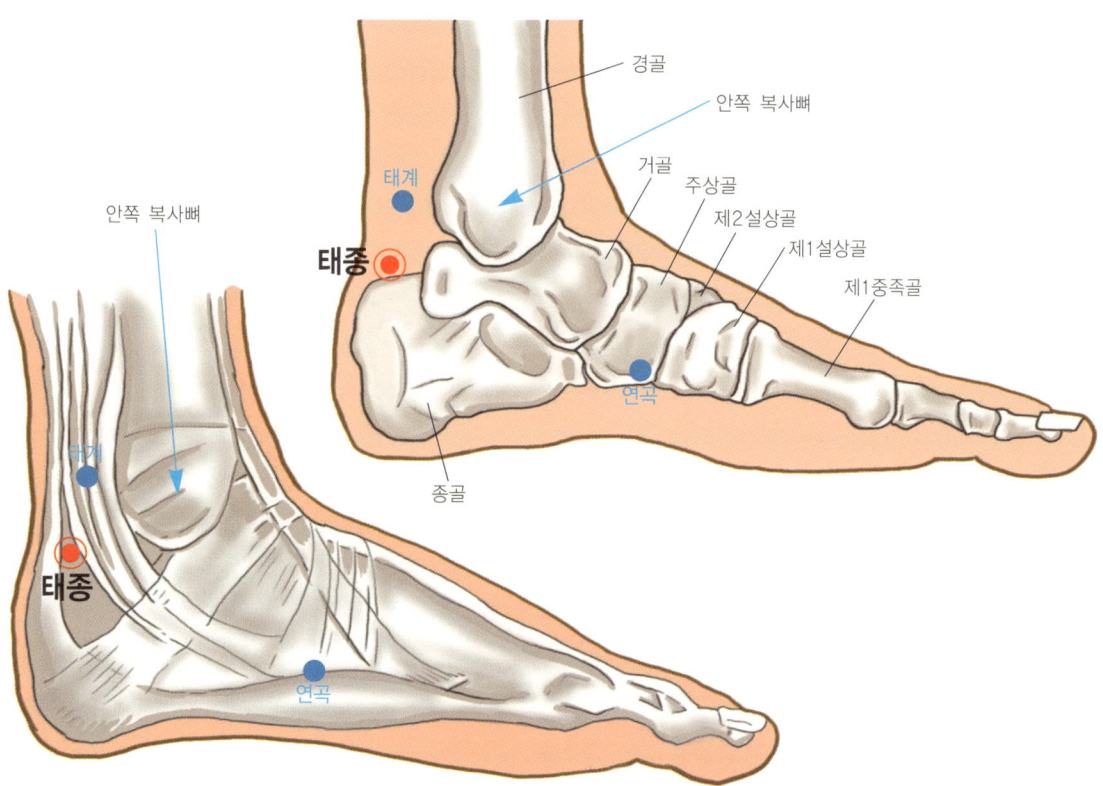

참고: 이 경혈 명칭의 종(鍾)은 흐름이고 모임이며, 이 곳은 소음(少陰)의 락(絡)으로 이르는 곳이다. 또한 경맥이 모이고 나누어지는 곳이라 하여 태종(대종)이라 칭했다.
족소음경의 낙혈이며 여기서 갈라져 족태양경맥으로 간다.

KI-5 (2개 혈)

5 수천(水泉)

수(水)가 나오는 곳

이 경혈은 월경불순, 생리통, 자궁하수(子宮下垂), 자궁(子宮) 경련, 무월경, 월경부족, 자궁출혈 등, 부인과 질환에 효과가 있다.

그 밖에 방광의 경련, 방광의 마비, 소변불리(小便不利), 임질, 고환이 심하게 아플 때, 현기증, 시력장애, 가까운 물체가 잘 보이지 않을 때, 발뒤꿈치가 아플 때 등에도 특효가 있다.

이 경혈은 지압이나 마사지를 해도 상당한 효과를 볼 수 있다.

部位 : 태계혈에서 1촌 아래 튀어나온 종골의 앞쪽 오목한 곳에 있다.

鍼法 : 침은 4푼을 놓고, 뜸은 5장을 뜬다.〈동인〉

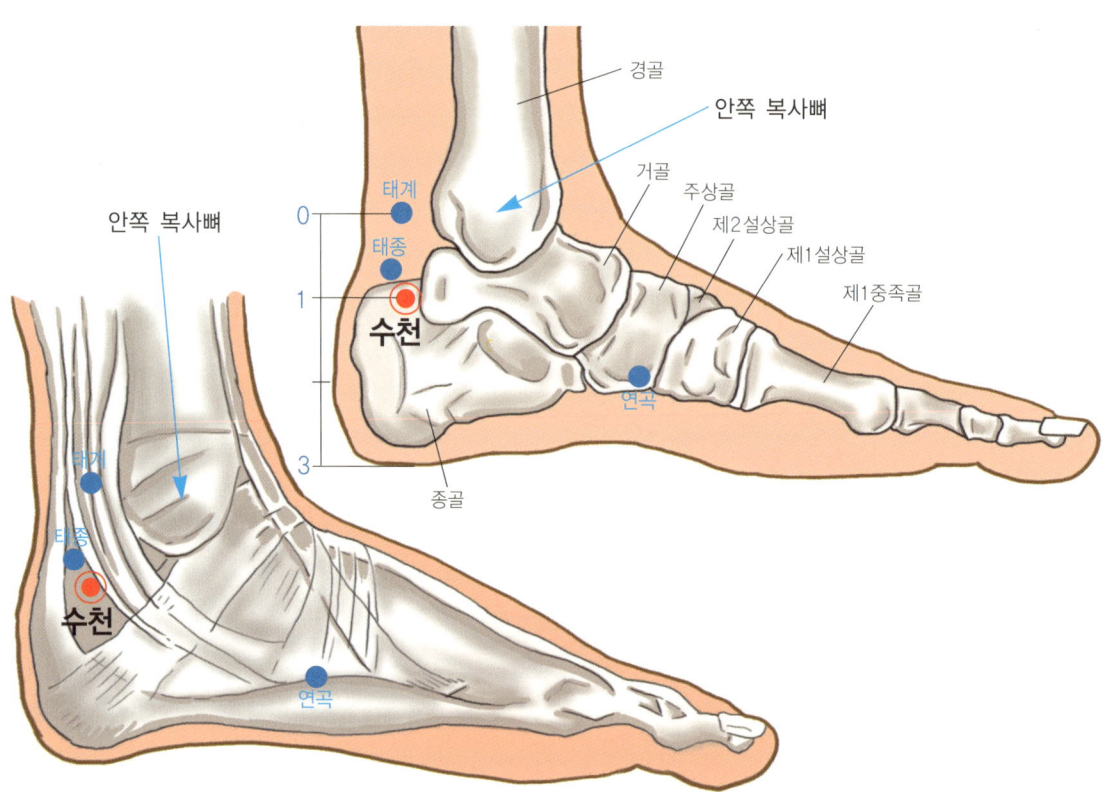

참고 : 이 경혈 명칭은 천(泉)의 수원(水源)이다. 혈이 깊은 수원과 비슷하고, 또 수(水)가 나오는 곳이라 해서 수천(水泉)이라 칭했다.
족소음경의 극혈이다.

KI-6 (2개 혈)

조해(照海)

부인병 등을 고치는 경혈

족소음 신경
足少陰 腎經

이 경혈은 특히 월경불순, 자궁탈수(子宮脫垂), 대하(帶下;여자의 음부에서 흘러나오는 점액), 음부가 가려울 때 등, 부인과 질환에 효과를 발휘한다.

그 밖에 부종(浮腫;신체 조직의 틈 사이에 액체가 괴어 있는 것), 요통, 방광염, 불면증, 반신불수, 각기병, 편도선염, 신경쇠약, 간질, 히스테리, 발작성 정신이상, 눈이 충혈되고 부으면서 아플 때, 누워 있으려고만 할 때, 갑자기 말을 못할 때, 장(臟)이 몹시 아플 때, 가슴이 메슥거리거나 구역질이 날 때 등, 그 효력이 다양하다.

部位: 발 안쪽 복사뼈 정점에서 1촌 내려가 우묵한 곳에 있다.

鍼法: 침은 3푼을 놓고, 뜸은 7장을 뜬다.〈동인〉
취혈 요령은 환자를 바로 앉혀 발바닥을 마주 댄 다음 혈자리를 잡는다.

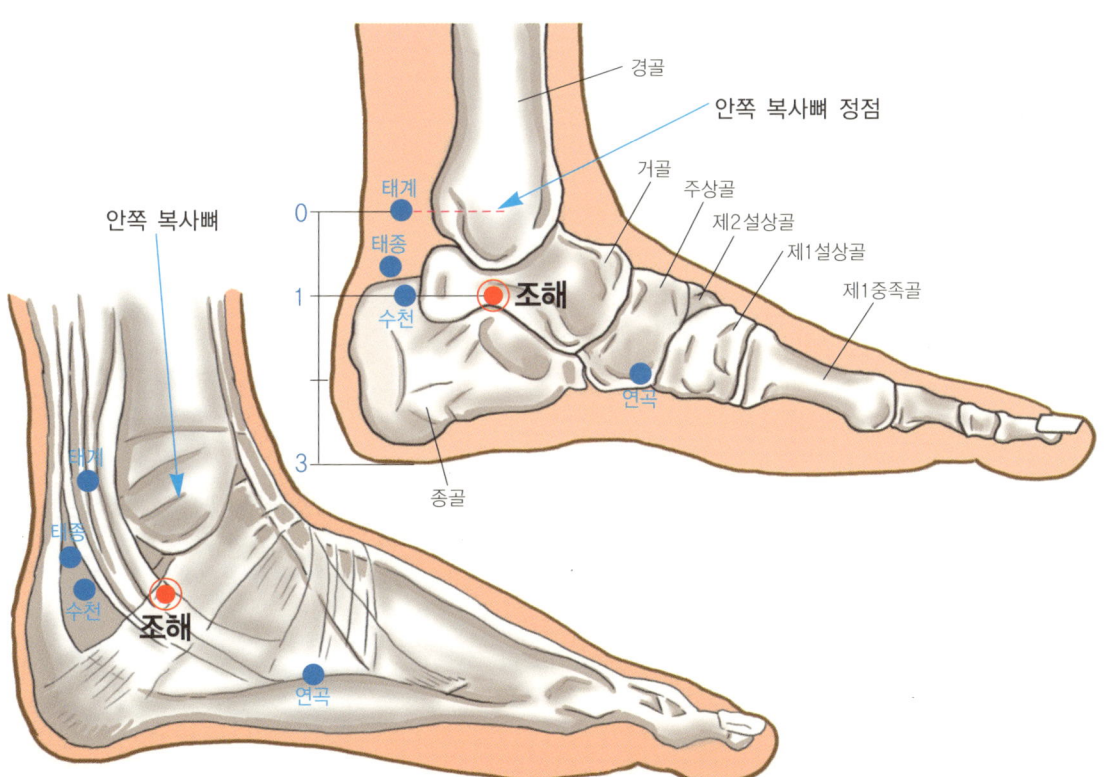

부인과계의 질환·월경불순 치료법

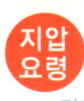
지압요령: 시술자는 손으로 환자의 발뒤꿈치를 잡고 엄지손가락은 안쪽 복사뼈 아래를 잡고 지압을 한다.

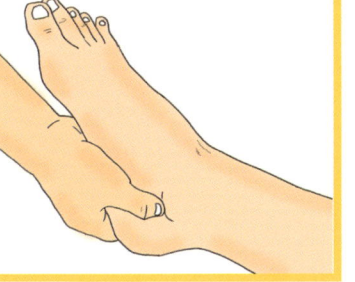

참고: 이 경혈 명칭의 조(照)는 밝게 비침이며, 해(海)는 내와 강이 모여드는 곳이니 수화(水火)가 혈해혈, 기해혈 등을 통해 밝게 비추므로 조해라 칭했다.
음허화동(陰虛火動)으로 인한 혈자리 부위에 압통이 심하다.
밤에 간질병이 발작할 때는 뜸을 뜬다.

KI-7 (2개 혈)

7 부류(復溜)

나쁜 기가 반복되는 경혈

족소음신경 (足少陰腎經)

이 경혈은 여성의 하복부 통증, 자궁출혈, 대하, 월경통 등, 부인병에 효과가 있기 때문에 불임증 치료에도 활용된다.

그 밖에 임질, 이질, 복수, 배가 더부룩할 때, 장명(腸鳴;장에서 소리가 나는 것), 요통, 복막염, 귀의 통증, 치통, 손과 다리의 부종(浮腫;신체 조직의 틈 사이에 액체가 괴어 있는 것), 발의 근육이 허약해서 걷지 못할 때, 소모열(消耗熱;매일 재발하는 열로서, 오한과 홍조를 동반한다), 치질, 정력감퇴, 도한(盜汗;잠잘 때 땀을 흘리는 증상), 고환염, 방광염, 시력감퇴 등에도 효과가 있다.

部位 안쪽 복사뼈 정점(태계혈)에서 2촌 올라가, 아킬레스건의 앞쪽에 있다.
교신혈과 같은 높이이다.

鍼法 침은 3푼을 놓고 3번 숨쉴 동안 꽂아 두며, 뜸은 5장을 뜬다.〈동인〉

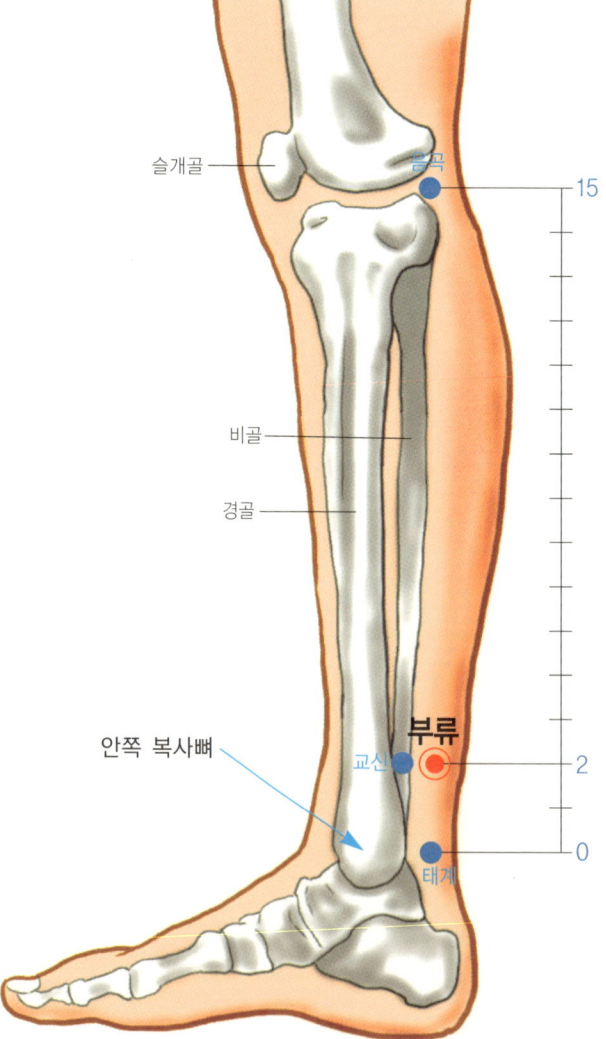

參考
이 경혈은 조해 다음에 위치하고 족소음맥이 조해혈에 이르러 돌아가서 〔復;부〕 모임이 본 혈에 이르러 다시 돌아가서 흐르게 〔溜;류〕 되므로 부류라 칭했다. 족소음경의 경혈이다.
일명 복백(伏白), 창양(昌陽)이라고도 부른다.
이 경혈은 특이하게 다리에 있는 경혈이면서 다리 병과 함께 귓병에도 잘 듣는다. 그래서 다리 경련이 전문인 태계혈과 함께 지압하면 더욱더 효과가 좋다.

월경통·냉증·불임증·귀의 통증 치료법

지압요령 시술자는 손바닥으로 환자의 발목을 잡고 엄지손가락으로 부류혈을 위쪽을 향해 세게 누른다.
세게 하지 않아도 5분 이상 시간 날 때마다 부류혈에 자극을 주면, 침을 맞는 것과 같은 효과를 볼 수 있다.

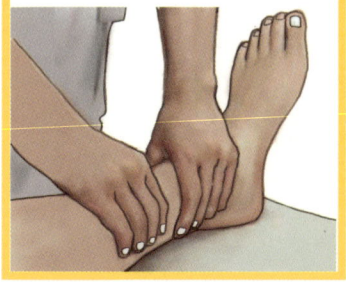

KI-8 (2개 혈)

8 교신(交信)

음교맥의 극혈

족소음 신경 足少陰 腎經

이 경혈도 부류혈과 같이 자궁내막염, 자궁출혈, 자궁탈출, 음부가 가려울 때, 월경불순 등, 부인과 질환에 특효가 있다.

그 밖에 임질, 복막염, 장염, 치질, 척추염, 도한(盜汗; 잠잘 때 땀을 흘리는 증상), 이질, 변비, 소변불리(小便不利), 수종(水腫;온몸이 붓는 질환), 산증(疝症;고환이나 음낭이 커지면서 아랫배가 켕기고 아픈 병증), 슬관절에서 시작하여 고관절 안쪽이 아플 때 등에도 효과가 있다.

部位 안쪽 복사뼈 정점(태계혈)에서 2촌 올라가, 부류혈 앞에 힘줄과 경골의 뒤쪽 뼈 사이 우묵한 곳에 있다.

鍼法 침은 4푼을 놓고 5번 숨쉴 동안 꽂아 두며, 뜸은 3장을 뜬다.〈동인〉

참고
이 경혈에서 신(信)은 말이 퍼진다는 뜻이다. 즉 소음(少陰) 전, 태음(太陰) 후에서 만나 퍼져서 위로 간다. 교(交)는 이렇게 삼음(三陰)이 만난다는 데서 교신이라 칭한다.
음교맥의 극혈이다〈동인〉

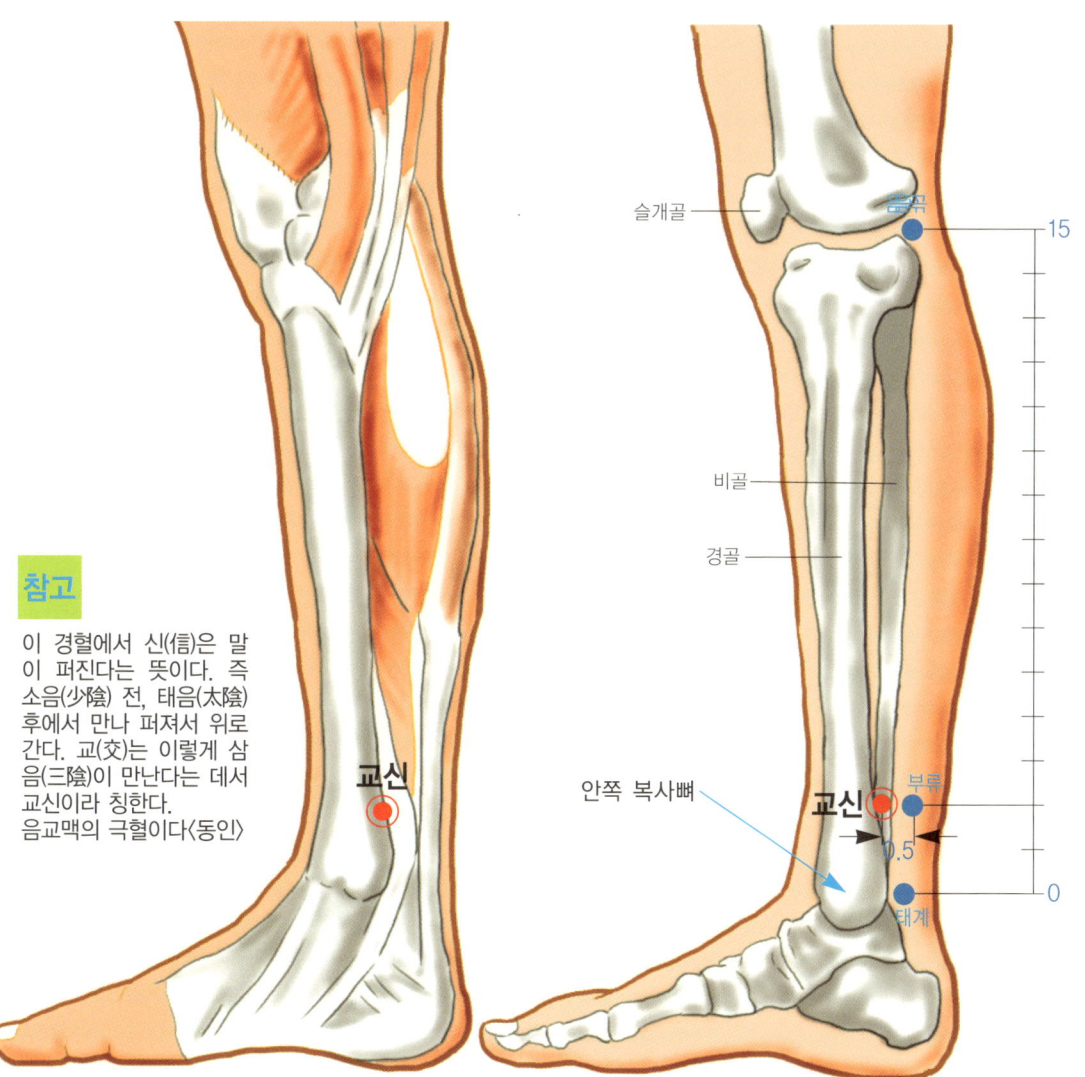

KI-9 (2개 혈)

9 축빈(築賓)

다리 질환에 잘 듣는 경혈

족소음신경 足少陰腎經

이 경혈은 숙취나 멀미에 의한 구역질이나 구토, 태독〔胎毒;유유아(乳幼兒)에게 나타나는 머리 부분이나 얼굴의 피부병〕, 무릎 아래에서 종아리 뒤쪽의 경련에 효과가 있다.

그 밖에 중설(重舌;혓줄기 옆으로 희고 푸른 물집을 이루는 종기), 정신분열증, 간질이나 경련, 두통, 요통, 특히 소변불리(小便不利), 산증(疝症) 등의 전립선 질환이나 여성의 대하(帶下), 자궁출혈, 설사 등과 같은 하복부 통증에도 효과적이다.

部位 안쪽 복사뼈 정점(태계혈)에서 5촌 올라가, 태계혈과 음곡혈을 연결하는 선 위에 있다. 여구혈과 같은 높이이다.

鍼法 침은 3푼을 놓고, 뜸은 5장을 뜬다.〈입문〉
취혈 요령은 무릎을 구부리고 침혈을 잡는다.

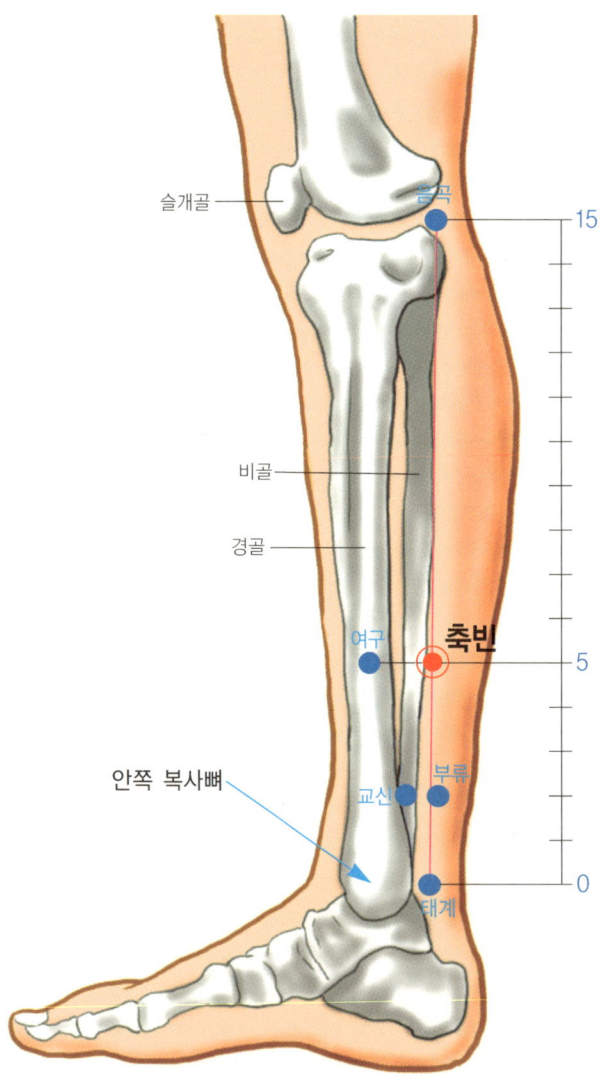

참고
이 경혈은 내관(內關)과 더불어 경맥이 서로 이어지고 낙맥(絡脈)이 서로 통한다는 데서 축빈이라 칭했다. 음유맥의 극혈이다.

전립선·설사·하복부의 통증 치료법

지압요령 시술자는 환자의 발끝 부분에 무릎을 대고 앉아 정강이를 잡고 안쪽으로 엄지손가락을 넣어 지그시 눌러 준다. 그리고 이 축빈혈 아래에 있는 삼음교혈과 함께 지압하면 더욱 효과적이다.

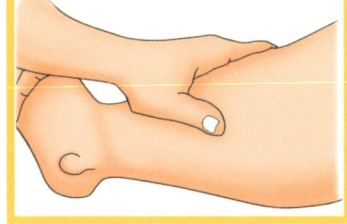

KI-10 (2개 혈)

10 음곡(陰谷)

성병 등을 고치는 경혈

이 경혈은 요도염, 소변불리(小便不利) 등, 남녀의 비뇨·생식기 질환에 특히 효과가 있다. 남성의 경우에는 음낭이나 음부의 부종(浮腫;신체 조직의 틈 사이에 액체가 괴어 있는 것)·정력감퇴·발기부전 등에 효과가 있고, 여성의 경우에는 하복부의 당김이나 생리불순·월경출혈·대하·질염 등에 효과가 있다.
그 밖에 장이 몹시 아플 때, 무릎 관절염, 무릎과 안쪽 고관절이 아플 때 등에도 효과가 있다.

部位 무릎 뒤의 큰 힘줄과 작은 힘줄 사이에 손으로 누르면 맥이 뛰는 곳에 있다.
뒤에서 볼 때 무릎 뒤 안쪽의 오금주름 위에 있다.

鍼法 침은 3푼을 놓고 7번 숨쉴 동안 꽂아 두며, 뜸은 3장 뜬다.〈동인〉
취혈 요령은 무릎을 구부리고 침혈을 잡는다.〈영추〉

족소음 신경
足少陰 腎經

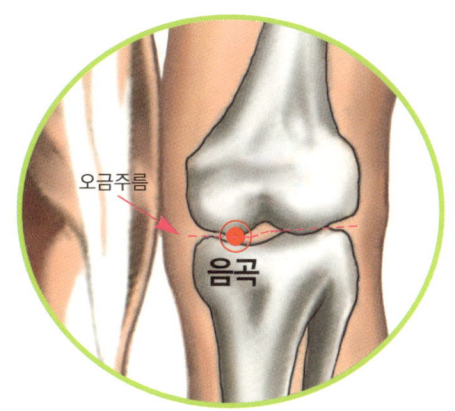

참고

이 경혈은 무릎 아래 보골 뒤쪽 큰 힘줄과 작은 힘줄 사이에 곡(谷)처럼 있으므로 음곡(陰谷)이라 칭했다.
족소음경의 합혈(合穴)이다.
음곡이란 다리 뒤쪽의 골짜기라는 의미이다.

대하·남녀의 성기 질환·무릎이 떨리는 치료법

지압 요령 환자를 엎드리게 한 다음, 환자의 무릎 뒤쪽에 있는 음곡혈을 엄지 손가락으로 지압한다.

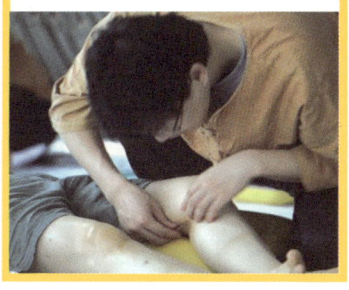

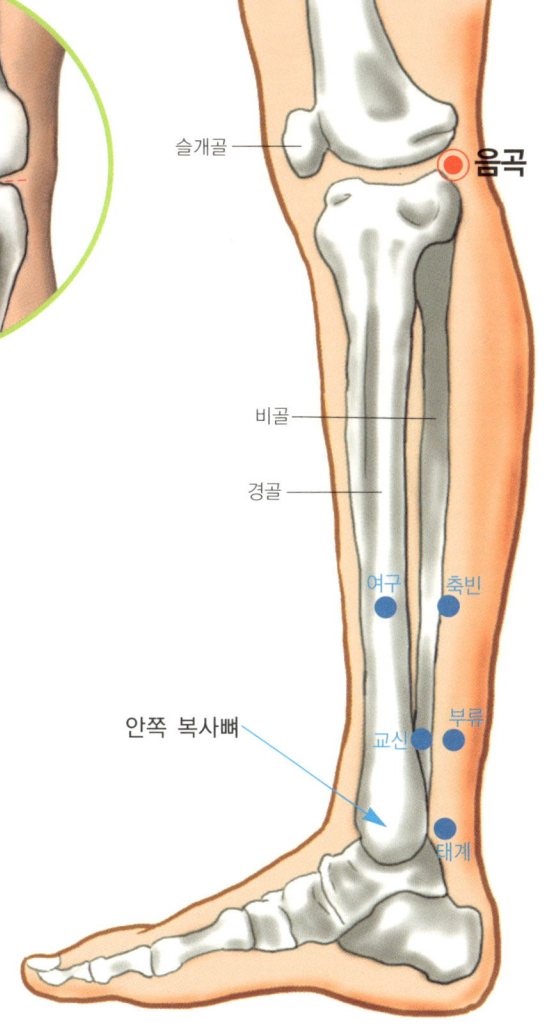

KI-11 (2개 혈)

11 횡골(橫骨)

생식기 위의 횡골 가운데 있는 혈

이 경혈도 음부의 통증, 임질, 유정(遺精), 소변불리(小便不利), 발기부전, 허로(虛勞;몸이 쇠약한 증상), 정력감퇴, 방광염, 요도염, 야뇨증, 음부가 가려울 때 등, 남녀의 생식기나 비뇨기 질환 등에 효과가 있다.
그 밖에 복통, 아랫배가 더부룩할 때, 각막염(角膜炎)에도 효과가 있다.

部位: 정중선에서 양 옆으로 각각 0.5촌, 아래쪽으로 5촌 지점에 있다.

鍼法: 뜸은 3장을 뜨고 침은 놓지 말아야 한다〈동인〉

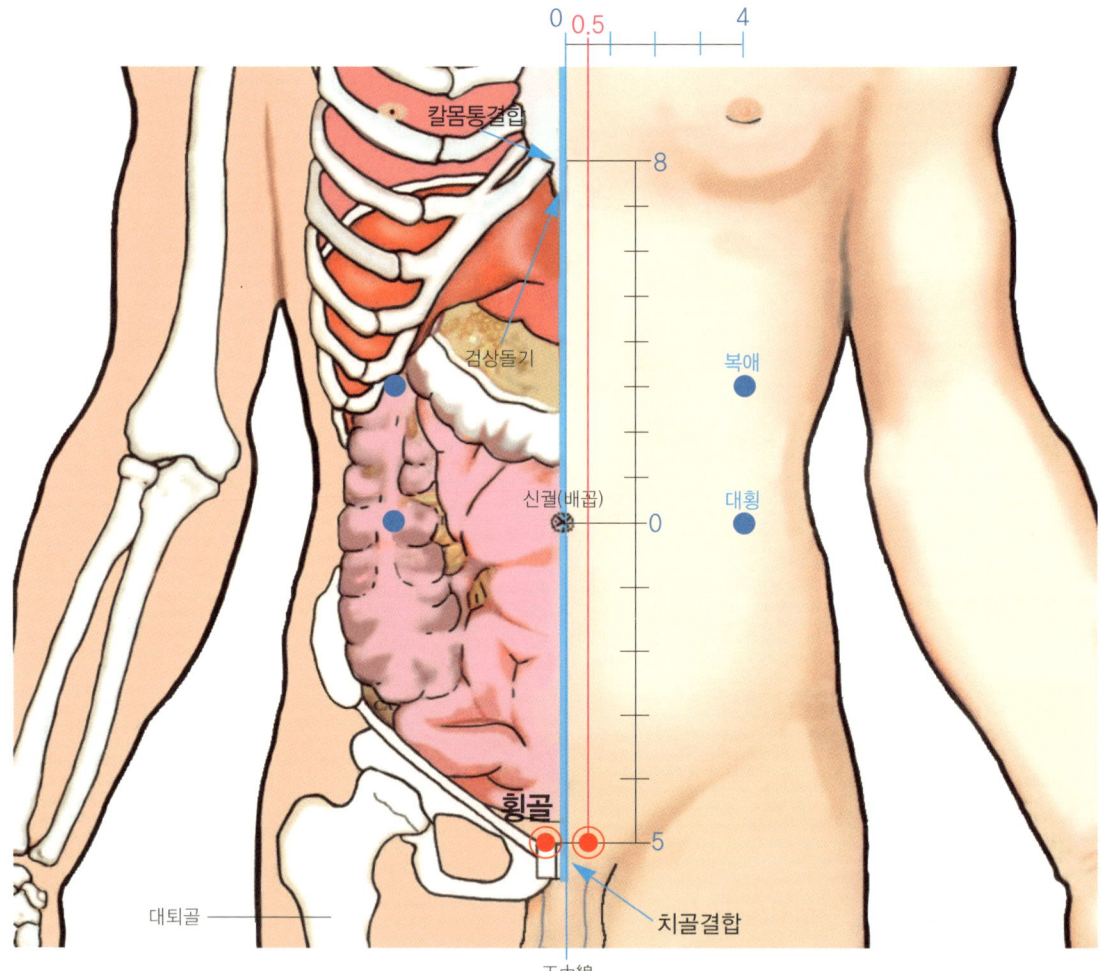

참고: 이 경혈은 생식기 위의 횡골 가운데에 있어서 횡골이라 칭했으며, 또한 음(陰)이 위 치골(恥骨)과 횡행(橫行)하고 비스듬히 소복(少服)이 되고 아래로 골(骨)과 만나므로 횡골(橫骨)이라 칭했다.
일명 하극(下極)이라고도 부른다.

KI-12 (2개 혈)

12 대혁(大赫)

음경이 붉게 커지는 경혈

이 경혈은 남성의 음경이 빨갛게 되고 커질 때, 유정(遺精), 임포텐츠인 조루, 발기불능, 그리고 여성의 불감증, 붉고 흰 대하, 자궁탈출 등에 효과가 있다.

그 밖에 각막염, 눈에 핏발이 섰을 때 등에도 효과가 있다.

이 경혈은 마사지·뜸·지압 중에서 어느 것으로 치료하든 만족한 효과를 얻는다.

部位 정중선에서 양 옆으로 각각 0.5촌, 아래쪽으로 4촌 지점에 있다.

鍼法 침은 3푼을 놓고, 뜸은 5장을 뜬다.〈동인〉

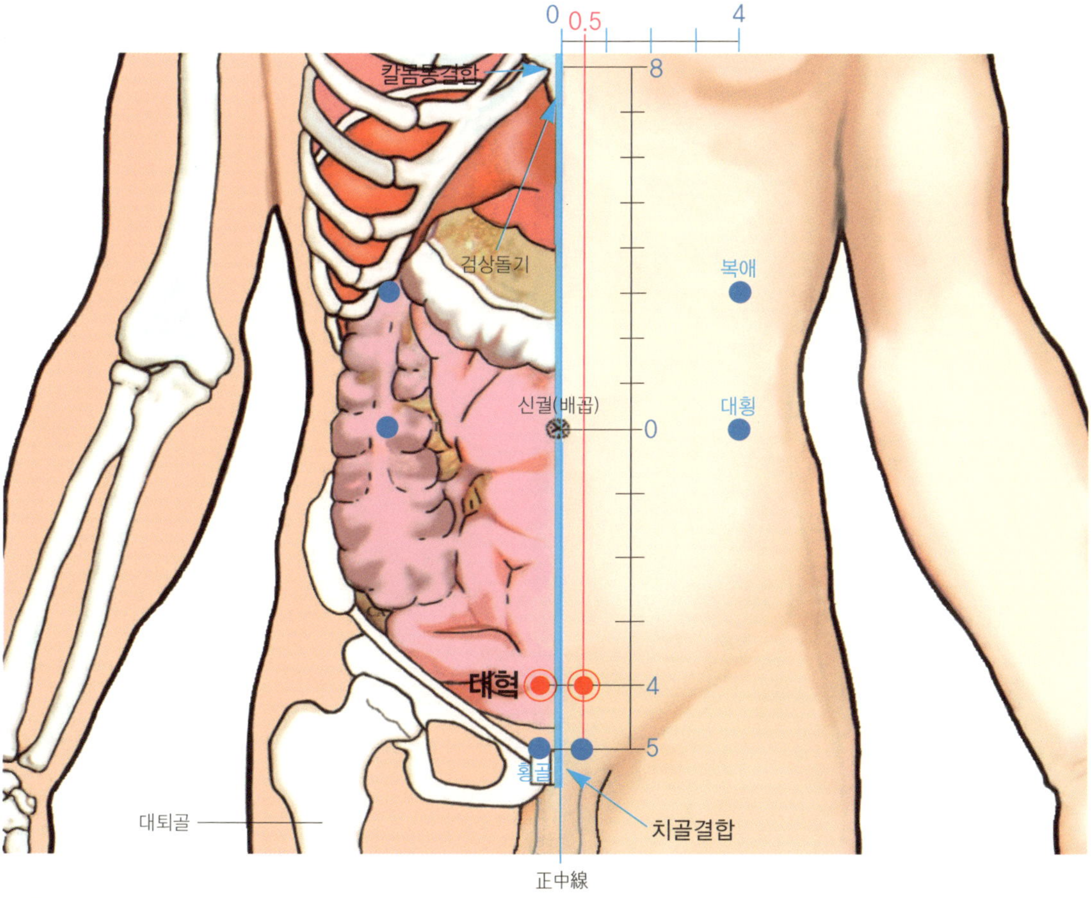

足少陰腎經

남성의 조루·여성의 불감증 치료법

지압요령 집게손가락과 가운뎃손가락·약손가락을 대혁혈에 가지런히 놓고, 하복부의 지방이 들어갈 정도로 하되 환자와 호흡을 맞춰 천천히 지압을 한다.

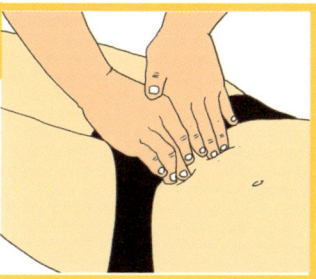

참고 이 경혈의 혁(赫)은 성대(盛大)함이다. 대혁은 기혈에 있고 충맥(衝脈)과 소음이 만나는 곳이다. 그래서 그 혈의 음기(陰氣)가 성대하고 정기가 크게〔大; 대〕모이는 까닭에 대혁이라 칭했다. 일명 음유(陰俞)라고도 부른다.
지압을 할 때, 약 15~20초간 눌렀다가 천천히 떼는 게 좋고, 반복해 지압하면 발기력이 높아진다.

KI-13 (2개 혈)

13 기혈(氣穴)

충맥이 만나는 혈

이 경혈은 충맥이 만나는 혈로서 간(肝)과 신(腎)을 조절하여 보충하고 경맥을 따뜻하게 하여 한사를 흩어지게 하는 효과가 있다. 때문에 부인과 질환인 불임, 생리불순, 월경출혈, 대하, 생리통, 난소염, 자궁내막염 등에 효과가 있다.

그 밖에 소변불통(小便不通), 요로감염, 신장염(腎臟炎), 방광마비, 설사, 복통, 요통, 장이 몹시 아플 때, 결막염, 안검염(眼瞼炎;눈꺼풀염) 등에도 효과가 있다.

部位 정중선에서 양 옆으로 각각 0.5촌, 아래쪽으로 3촌 지점에 있다.

鍼法 침은 3푼을 놓고, 뜸은 5장을 뜬다.〈동인〉

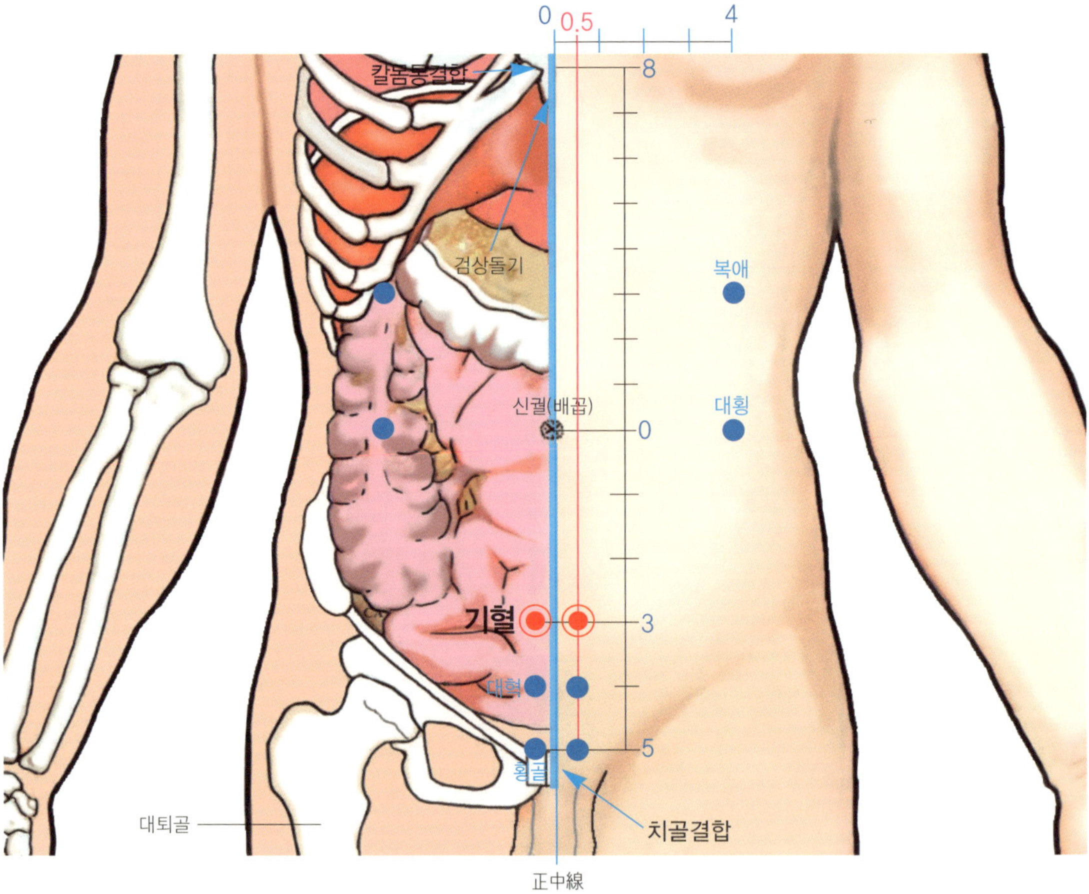

참고 이 경혈은 임맥의 관원혈을 지나는 수평선이 만나는 곳이다.
이 경혈은 포문(胞門), 자호(子戶)라고도 불리는데, 모두 자궁의 뜻이므로 부인병에 응용할 수 있다.

KI-14 (2개 혈)

14 사만(四滿)

전신의 기가 모이는 곳

이 경혈에 침을 놓으면 나쁜 피와 적취(積聚)를 제거할 뿐만 아니라 기를 다스리므로, 산증(疝症;생식기와 고환이 붓고 아픈 증세)과 월경을 조절하여 임신이 되게 하는 효능이 있다. 따라서 생리불순, 자궁출혈, 월경통, 자궁경련, 복통, 설사, 유정(遺精), 생리불순, 생리통, 불임, 산후복통 등에 효과가 있다.

그 밖에 하복통, 이질, 눈 안쪽이 붓고 아플 때 등에도 잘 듣는다.

部位 정중선에서 양 옆으로 각각 0.5촌, 아래쪽으로 2촌 지점에 있다.

鍼法 침은 1치를 놓고, 뜸은 5장을 뜬다.〈입문〉

足少陰 腎經

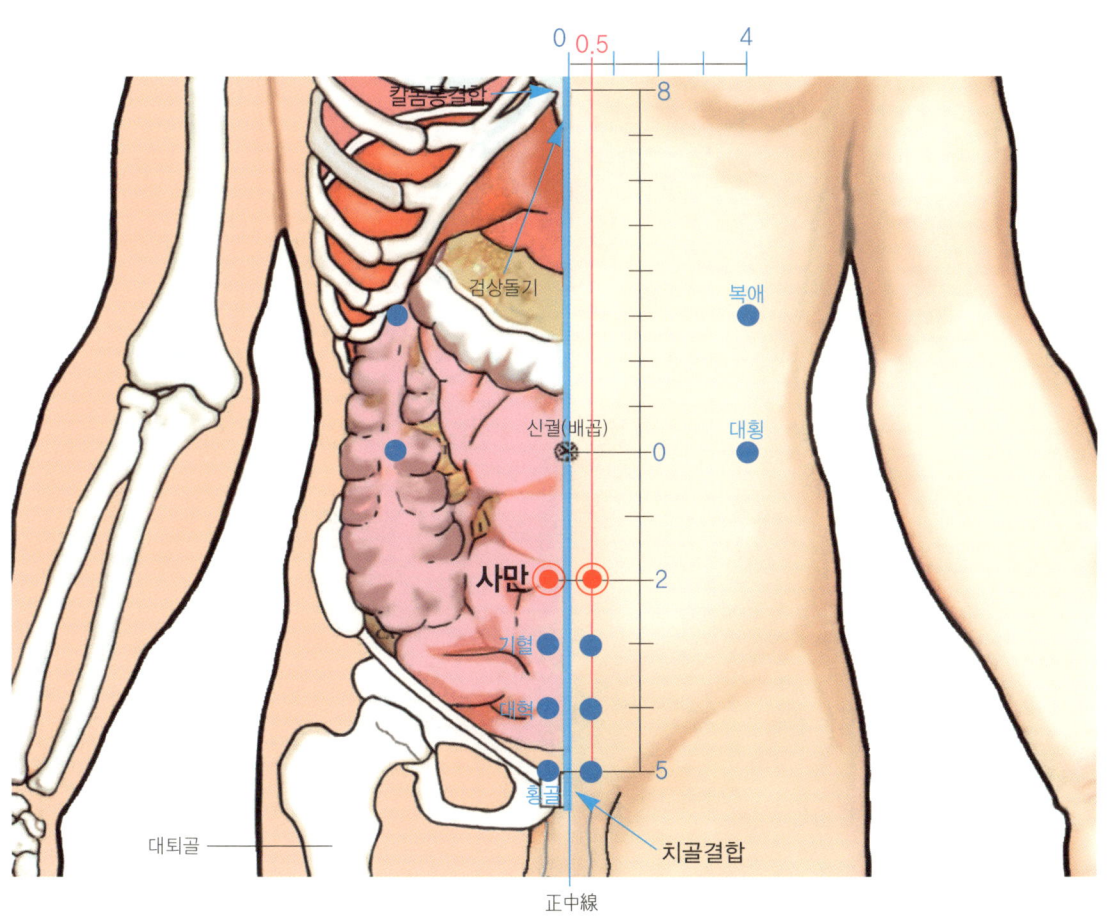

참고 이 경혈은 전신의 기가 모이는 곳으로, 대장·소장·방광·정실 등이 이 곳의 엄밀한 포옹을 받는다고 하여 사만이라 칭했다.

KI-15 (2개 혈)

15 중주(中注)

충맥과 족소음맥이 만나는 곳

이 경혈은 부인과 질환인 자궁주위염, 월경불순, 난소염, 소골반의 염증 등에 특효가 있다.
그 밖에 요통, 변비, 설사, 장이 아플 때, 각막염(角膜炎), 고환염, 소변불리(小便不利) 등에도 효과가 있다.

部位 정중선에서 양 옆으로 각각 0.5촌, 아래쪽으로 1촌 지점에 있다.

鍼法 침은 1치를 놓고, 뜸은 5장을 뜬다.〈동인〉

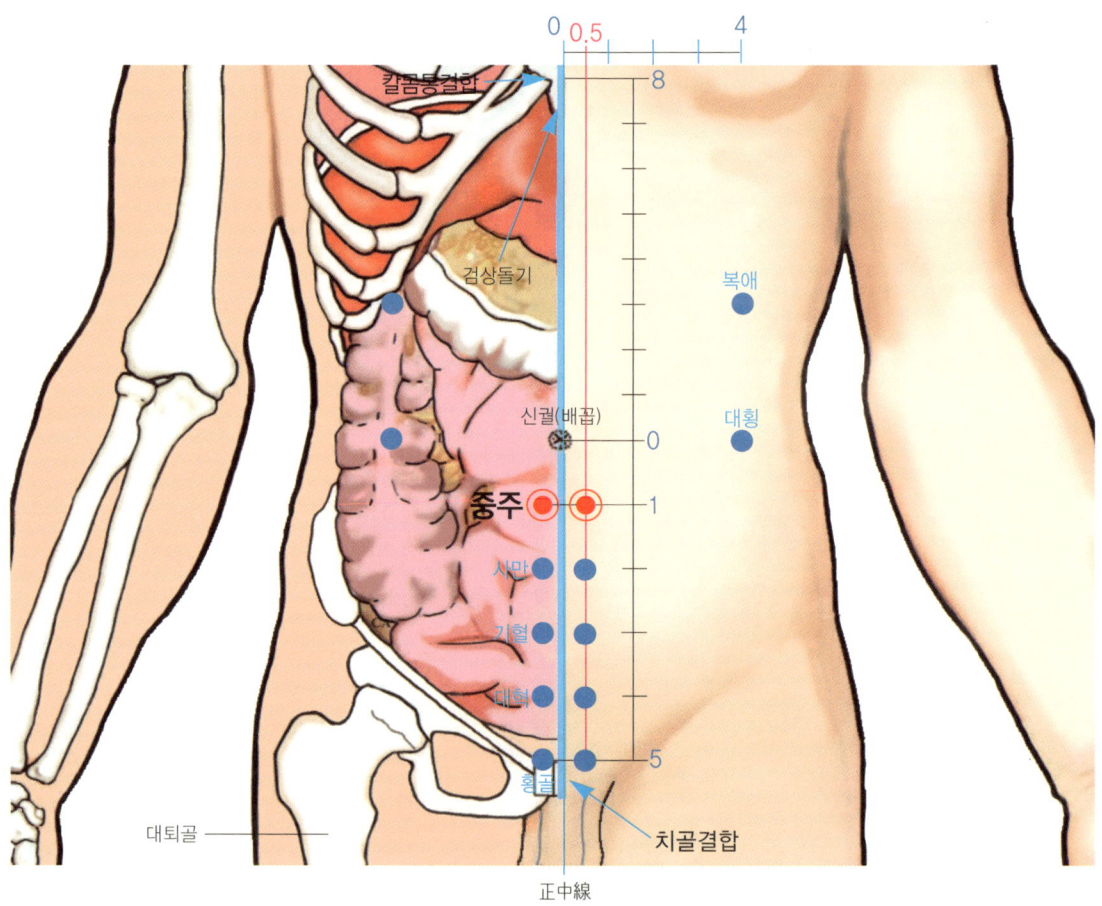

참고 이 경혈은 충맥과 족소음맥이 만나는 곳이다. 이 곳은 신기(腎氣)가 충맥에 흘러 들어가는〔注:주〕혈이므로 중주(中注)라 칭한 것이다.

KI-16 (2개 혈)

16 황유(肓兪)

설사 등을 다스리는 곳

이 경혈은 가슴 통증, 황달, 세균성 설사, 복통, 위경련, 습관성 변비, 요통, 기관지 질환, 정력감퇴, 각막염, 생리통, 트림, 구토, 딸꾹질, 위 십이지장궤양, 눈알에 핏발이 설 때 등에 효과가 있다.

특히 남성 쪽의 이상으로 아이가 생기지 않는 경우에도 효과가 있으며, 신유혈과 함께 신경의 허증(虛症)과 실증(實症)을 치료한다.

部位: 배꼽 중앙(정중선)에서 양 옆으로 각각 0.5촌 지점에 있다.

鍼法: 침은 1치를 놓고, 뜸은 5장을 뜬다.〈동인〉

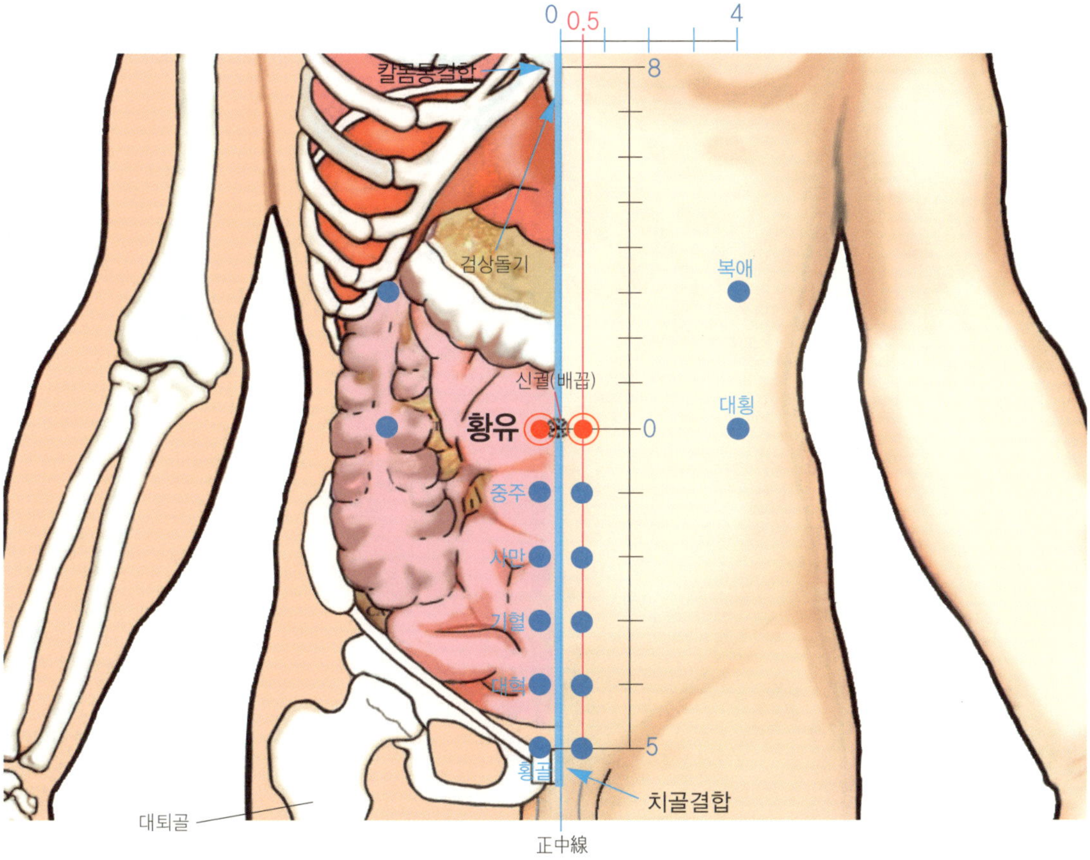

足少陰 腎經

가슴 통증 · 명치 통증 · 세균성 설사 치료법

지압요령: 양쪽 손가락을 세워 집게손가락과 가운뎃손가락을 중심으로 황유혈을 지압한다. 이런 복부의 지압은 배의 지방이 약간 들어갈 정도로 실시하되 너무 힘을 가하지 않도록 주의해야 한다.

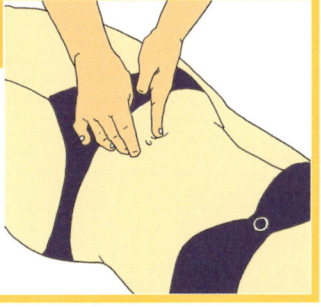

참고: 이 경혈은 황막(肓膜)의 유(兪)에 속하고, 이 혈을 칭해 신맥(腎脈)이 이 곳에서 깊이 들어가 황막에 이르는 까닭에 황유라고 칭했다.

KI-17 (2개 혈)

17 상곡(商曲)

신장과 충맥이 만나는 혈

이 경혈은 부인과 질환인 자궁경련, 자궁출혈 등에 효과가 있을 뿐만 아니라 복통, 설사, 변비, 장명(腸鳴;장에서 소리가 나는 것), 장이 몹시 아플 때, 음식물을 먹기 싫어할 때, 위경련, 설사, 복막염(腹膜炎), 황달, 타액분비과다증 등에도 잘 듣는다.

그 밖에 각막염(角膜炎) 등의 눈병에도 특효가 있다.

部位 정중선에서 양 옆으로 각각 0.5촌, 위쪽으로 2촌 지점에 있다.

鍼法 침은 1치를 놓고 뜸은 5장을 뜬다.〈동인〉

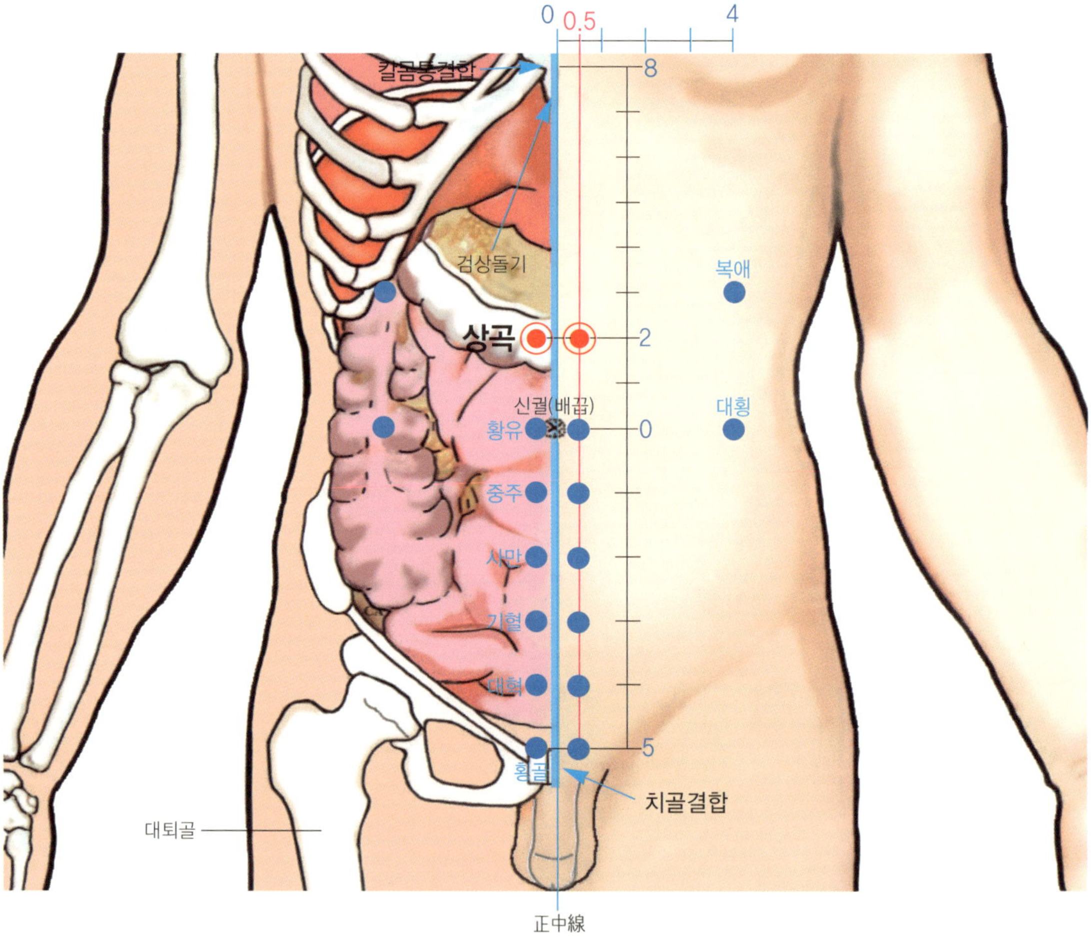

참고 이 경혈은 혈이 배에 있어 안으로는 장에 응하니 장은 회전하며 꺾여 있다. 상(商)은 대장(大腸)의 금(金)이며, 이 혈은 복장(腹腸)이 굴곡(屈曲)된 곳에 위치하고 있으므로 상곡(商曲)이라 칭했다.

KI-18 (2개 혈)

18 석관(石關)

음식의 관문

이 경혈은 부인의 질환과 관련된 불임(不姙)과 복통, 위통, 속이 메슥거릴 때, 구토, 식도경련, 위경련, 변비, 불면증, 눈 안쪽이 아플 때, 타액분비과다증, 딸꾹질 등에 효과가 있다.
그 밖에 방광(膀胱) 질환에도 특효가 있다.

部位 정중선에서 양 옆으로 각각 0.5촌, 위쪽으로 3촌 지점에 있다.

鍼法 침은 1치를 놓고 뜸은 3장을 뜬다.〈동인〉

足少陰 腎經

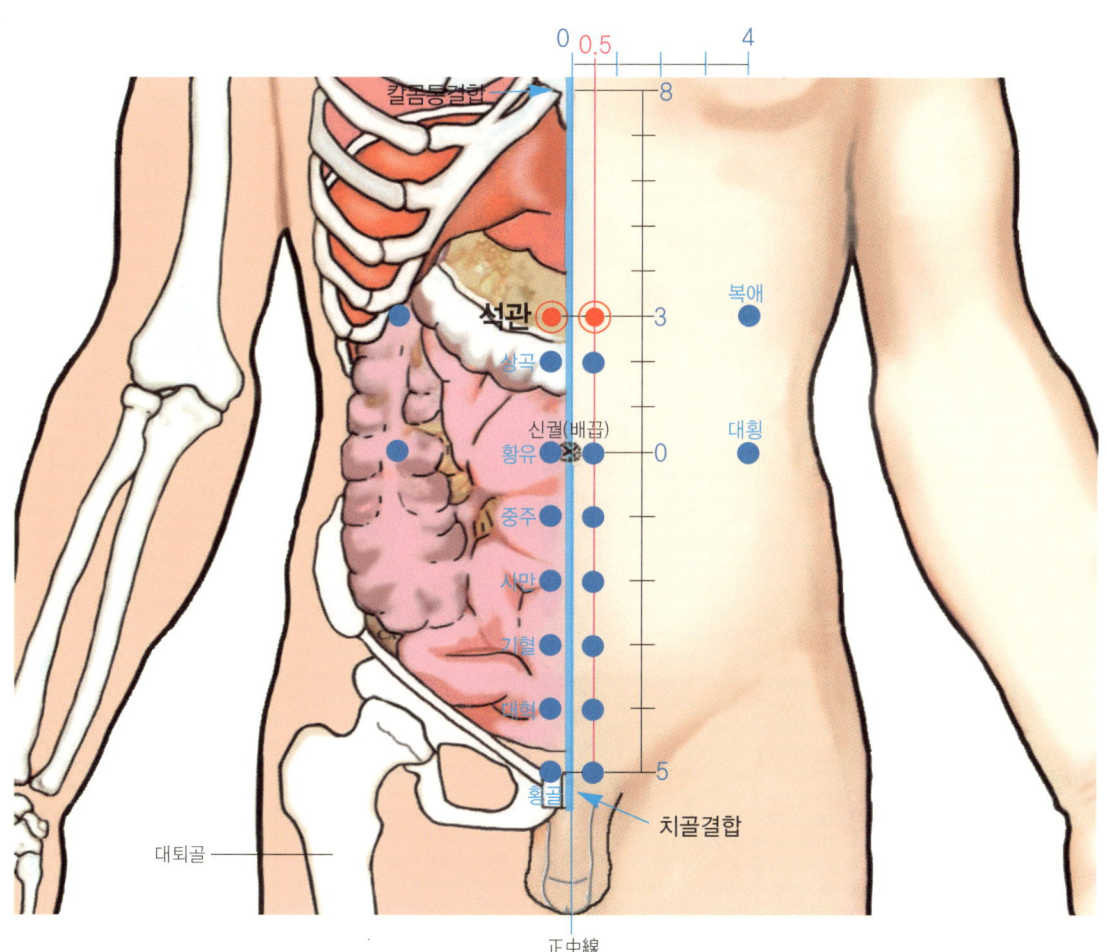

참고 이 경혈의 석(石)은 수(水)를 달리 칭하는 말로서 이 곳은 음식의 관문이다. 그래서 석관 또는 식관(食關)이라 칭한다. 위로는 심만(心滿)을 치료하고, 아래로는 설설(泄泄)을 치료하니 이 혈은 견고한 관문(關門)이 되는 것이다.
위의 통증을 호소하는 것은 간의 기가 관여(關與)하기 때문이다.

KI-19 (2개 혈)

19 음도(陰都)

음기가 모이는 중요한 혈

이 경혈은 소화불량, 변비, 위염, 복통, 복명(腹鳴;배에서 소리가 나는 것)), 장명(腸鳴;장에서 소리가 나는 것), 구역질, 윗배가 더부룩할 때, 눈 안쪽이 아플 때, 황달, 학질, 늑막염, 여성의 불임 등에 효과가 있다.
그 밖에 각막백반 등의 눈병, 천식, 폐기종, 흉협통(胸脇痛), 흉막염 등에도 특효가 있다.

部位 정중선에서 양 옆으로 각각 0.5촌, 위쪽으로 4촌 지점에 있다.

鍼法 침은 1치를 놓고 뜸은 3장을 뜬다.〈동인〉

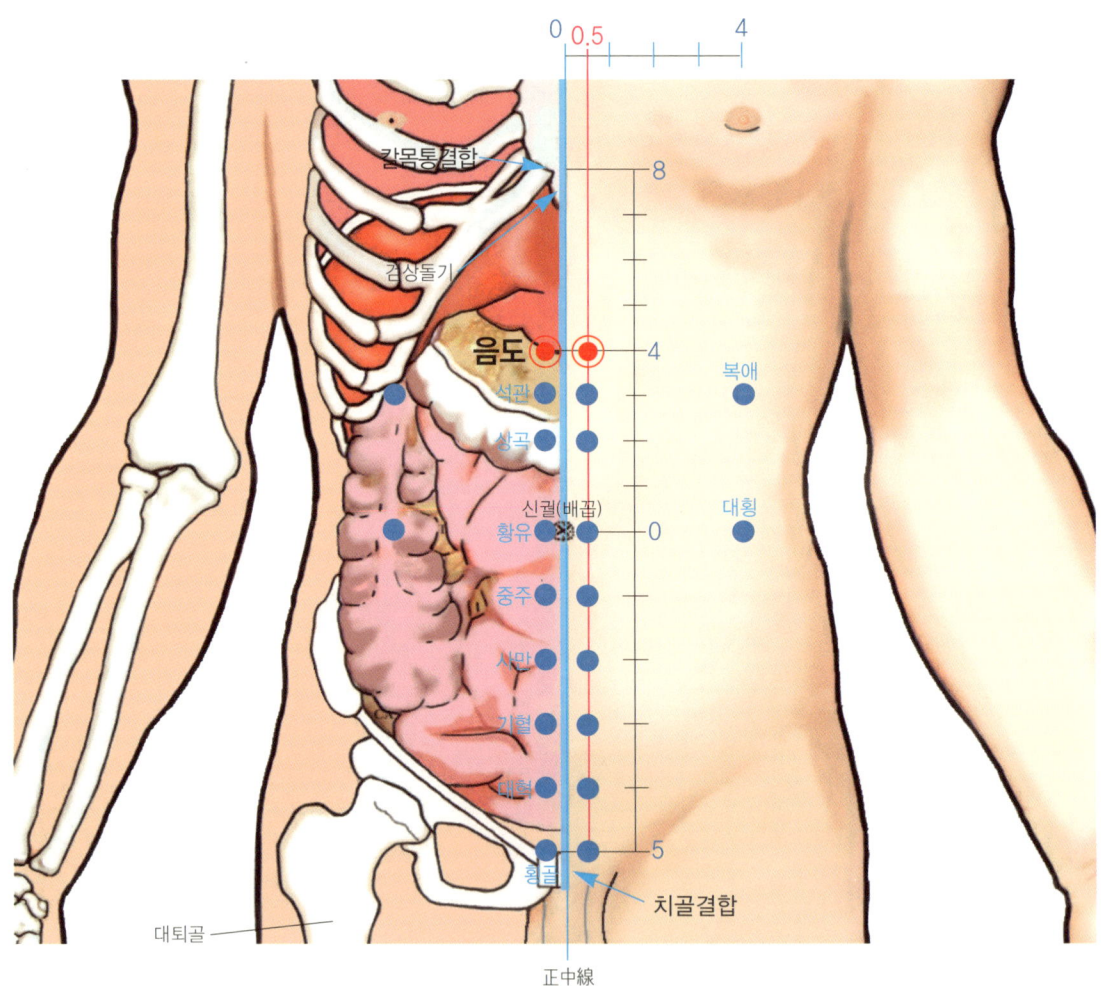

참고 이 경혈의 복부는 음(陰)이 되니 음 중에 음은 신(腎)이며, 도(都)는 수(水)가 모이는 곳이다. 따라서 이 혈은 충맥과 족소음맥이 만나는 곳이므로 음도(陰都)라 칭했다.
일명 식궁(食宮)이라고도 부른다.

KI-20 (2개 혈)

20 복통곡(腹通谷)

신맥(腎脈)과 충맥이 통과하는 곳

이 경혈은 소화불량, 구토, 설사, 복통, 위염, 위하수(胃下垂) 등에 효과가 있을 뿐만 아니라 심장병인 심계항진(心悸亢進), 심통(心痛;심장·명치 부위의 통증), 가슴이 그득할 때, 늑간신경통, 호흡기 질환인 천식 등에 잘 듣는다.

그 밖에 눈병, 건망증 등에도 특효가 있다.

部位: 정중선에서 양 옆으로 각각 0.5촌, 위쪽으로 5촌 지점에 있다.

鍼法: 침은 5푼을 놓고, 뜸은 5장을 뜬다.〈동인〉

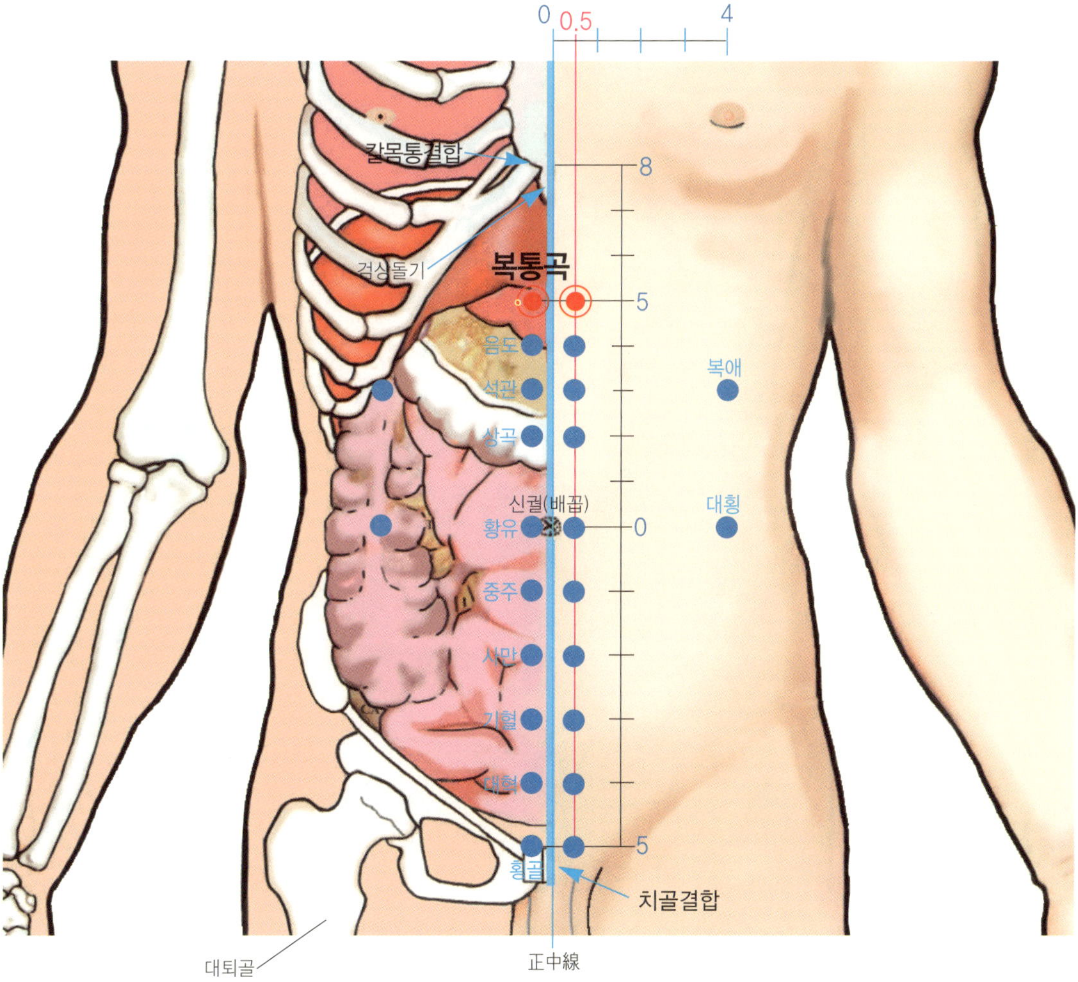

족소음 신경 足少陰 腎經

참고: 이 경혈 명칭의 통(通)은 베풀어 이르게 되는 것이며, 이 위치는 신맥(腎脈)과 충맥이 통과하는 곳이고, 위로 폐에 이르러 퍼지게 되므로 복통곡(腹通谷)이라 칭했다.

KI-21 (2개 혈)

21 유문(幽門)

위에서 십이지장으로 이행하는 입구

이 경혈은 복통, 구토, 구역질, 위경련, 배가 더부룩할 때, 식욕부진, 소화불량, 만성 위염, 식도협착, 구토, 설사, 이질, 가슴이 아플 때, 늑간신경통, 옆구리가 아플 때 등에 효과가 있다.

그 밖에 간 질환, 눈병, 건망증뿐만 아니라 기침, 해소 등, 기관지 질환에도 특효가 있다.

部位 정중선에서 양 옆으로 각각 0.5촌, 위쪽으로 6촌 지점에 있다.

鍼法 침은 5푼을 놓고, 뜸은 5장을 뜬다.〈동인〉

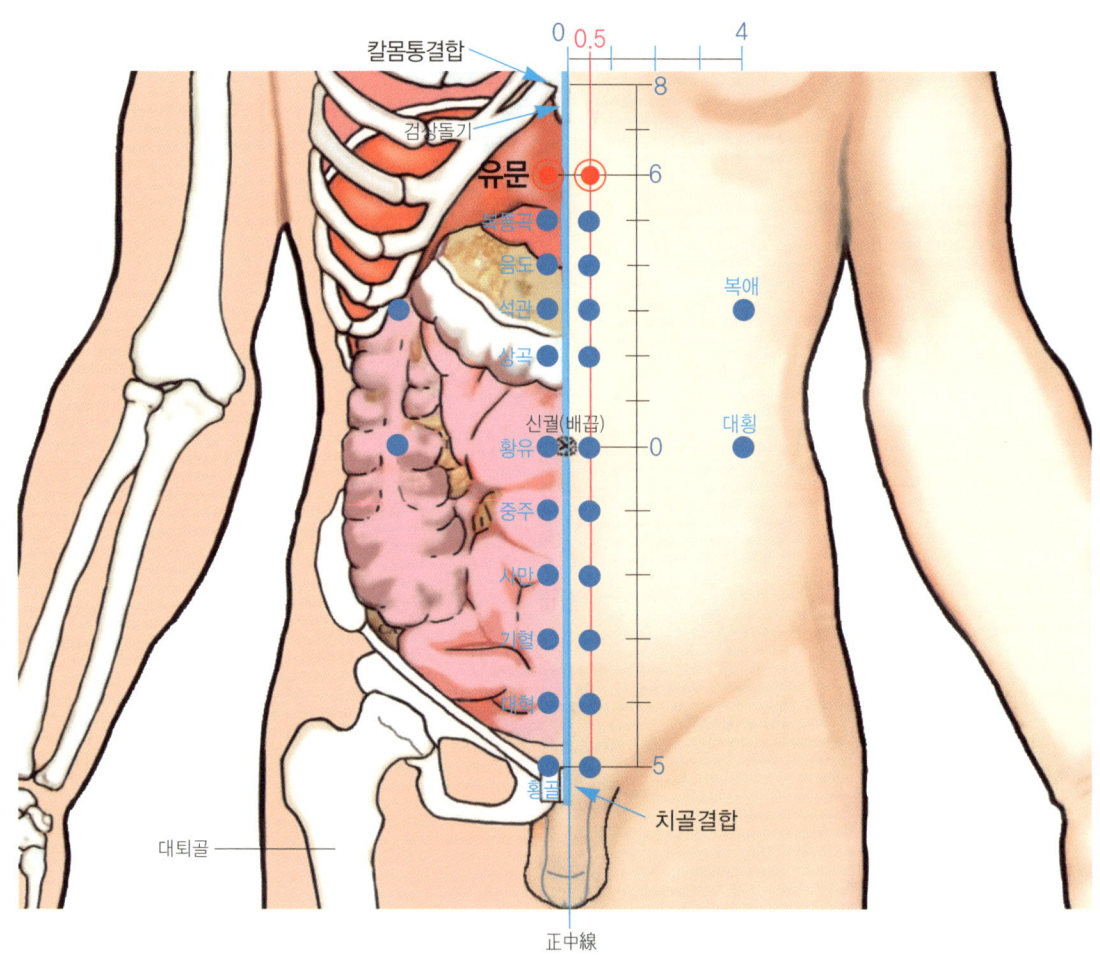

참고 정기(精氣), 곡기(穀氣), 청기(淸氣), 음양충화(陰陽衝化)의 기가 이 혈에 모여 오장을 안무하고 돌려 다시 나오게 하며, 청양의 기가 혼란됨을 막아 오장에 들어가 양(陽)으로 음(陰)을 기르게 하니, 청정(淸淨) 단정하게 들어가는 문이라는 데서 유문(幽門)이라 칭했다.
일명 상문(上門)이라고도 부른다.

KI-22 (2개 혈)

22 보랑(步廊)

흉골 양 옆에 나란히 배열되어 있는 혈

이 경혈은 폐기(肺氣)를 펴서 기를 다스리는 효능이 있으므로 흉막염이나 기관지염, 기침, 천식, 구토, 비염, 늑간신경통 등에 효과가 있다.

또한 심장병, 젖앓이, 입맛이 없을 때, 코염, 후각감퇴, 복직근(腹直筋;배의 앞 좌우 나란히 위아래로 있는 근육) 경련에도 특효가 있다.

部位 제5늑간 부위이며, 정중선에서 양 옆으로 각각 2촌 지점의 우묵한 곳에 있다.

鍼法 침은 2푼을 놓고, 뜸은 5장을 뜬다.〈동인〉
취혈 요령은 몸을 뒤로 젖히고 침혈을 잡는다.〈동인〉

족소음 신경 足少陰 腎經

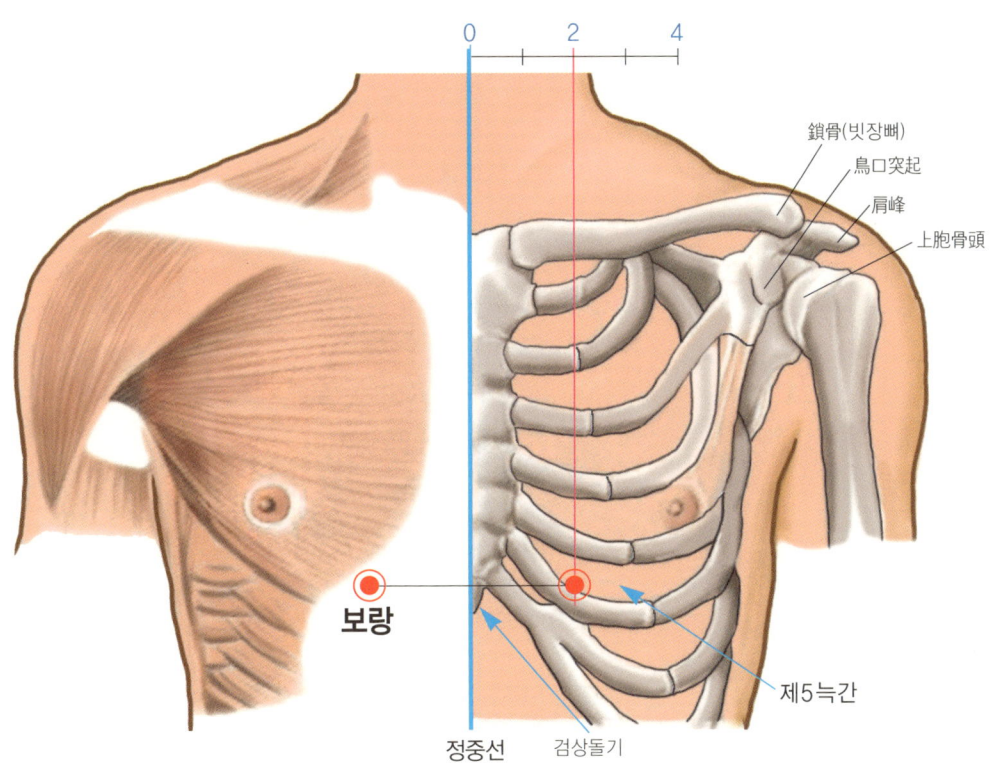

참고 이 경혈은 배에서 가슴으로 들어가는 모습이 마치 장랑(長廊;긴 행랑채) 같고, 혈이 흉골 양 옆을 따라 질서 정연하게 배열되어 있어서 보랑(步廊)이라 칭했다.

KI-23 (2개 혈)

23 신봉(神封)

심장병의 기운을 막는 곳

이 경혈은 심장병이나 협심증(狹心症) 등의 원인으로 생기는 여러 가지 증상에 효과가 있을 뿐만 아니라 옆구리가 아플 때, 늑간신경통, 기침, 천식, 숨쉬기 곤란할 때, 입맛이 없을 때, 기관지염, 코염, 식도경련, 구역질 등에 효과가 있다.

그 밖에 유선염(乳腺炎;젖앓이), 유방이 땅기고 모유가 나오지 않는 경우에도 잘 듣는다.

部位 제4늑간 부위이며, 정중선에서 양 옆으로 각각 2촌 지점의 우묵한 곳에 있다.

鍼法 침은 3푼을 놓고, 뜸은 5장을 뜬다.〈동인〉
취혈 요령은 몸을 뒤로 젖히고 침혈을 잡는다.

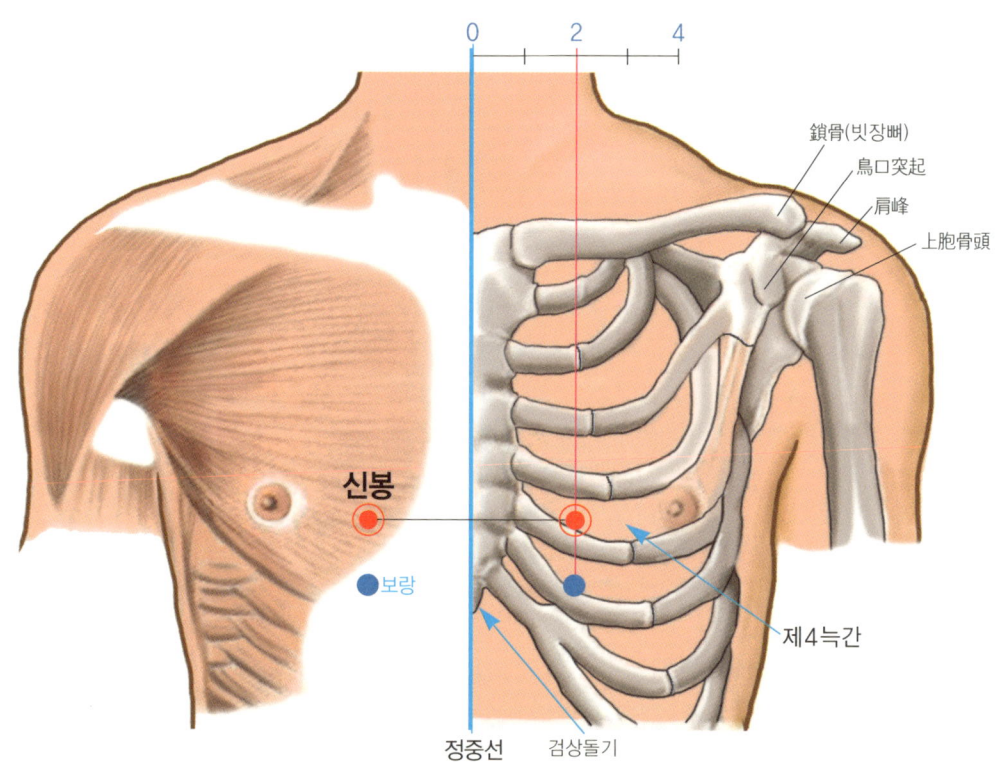

참고 이 경혈에서 신(神)은 심장(心臟)을 말하는데, 심장의 병을 봉(封)하는 중요한 혈이라는 뜻이다. 따라서 폐기를 펴서 기를 다스리고 마음을 편안하게 하여 정신을 안정시킨다.

가슴의 통증을 해결해 주는 치료법

지압요령 시술자는 환자의 가슴에 양손을 대고 좌우의 신봉혈을 각각 집게손가락과 가운뎃손가락·약손가락을 가지런히 놓고 동시에 지압한다.

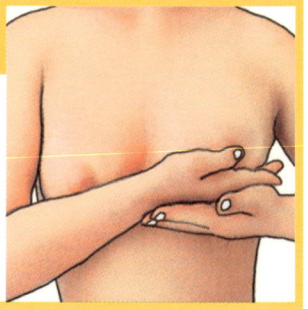

254 제8장 족소음신경(足少陰腎經)

KI-24 (2개 혈)

24 영허(靈墟)

마음의 병을 다스리는 혈

이 경혈은 신봉혈과 효과가 같은데, 심장병이나 협심증(狹心症) 등의 원인으로 생기는 여러 가지 증상, 가슴이 아프고 기침을 하면 옆구리가 뿌듯할 때, 유방에 종기가 날 때, 옆구리가 아플 때, 기침, 천식, 가래가 많이 날 때, 구토, 유선염(乳腺炎;젖앓이), 늑간신경통, 숨쉬기 곤란할 때, 입맛이 없을 때, 기관지염, 코염, 구역질 등에 효과가 있다.

그 밖에 식도암, 식도경련 등, 식도 질환에도 특효가 있다.

部位 제3늑간 부위이며, 정중선에서 양 옆으로 각각 2촌 지점의 우묵한 곳에 있다.

鍼法 침은 3푼을 놓고, 뜸은 5장을 뜬다.(동인)
취혈 요령은 몸을 뒤로 젖히고 침혈을 잡는다.

足少陰 腎經
족소음 신경

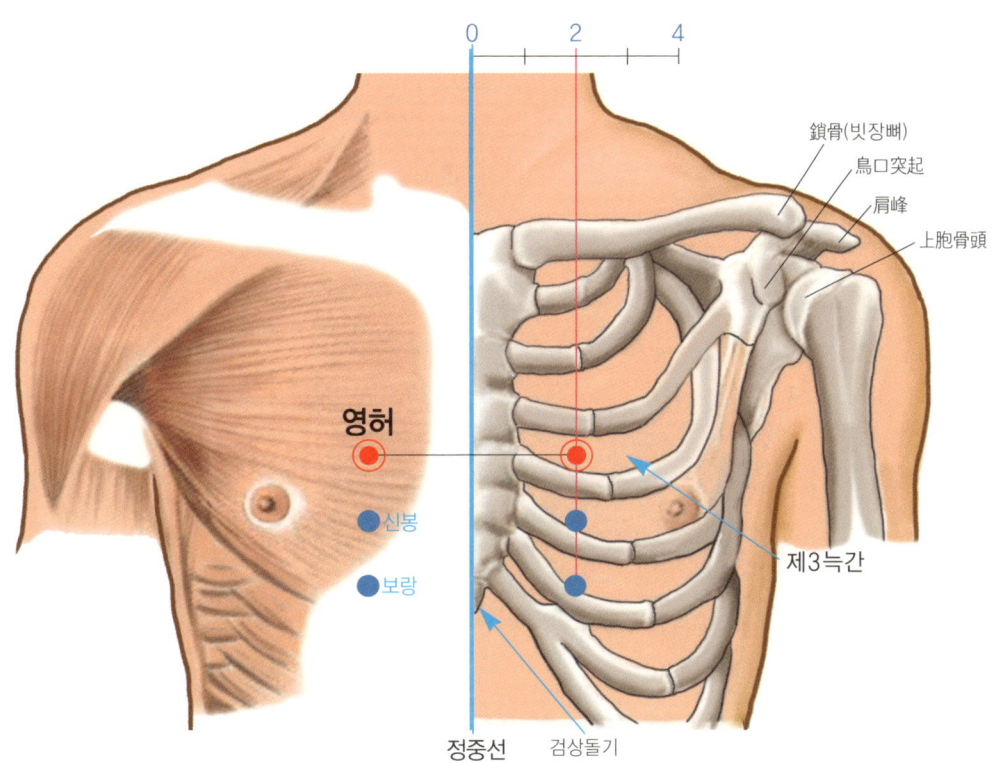

참고 이 경혈의 령(靈)은 신(神)이며, 혈이 심(心) 옆에 있어 주로 마음의 병을 다스리고, 또 허(墟)에는 군주의 거처라는 의미가 담겨 있으니 이 혈은 결국 심군(心君)의 거처 옆에 있으므로 영허(靈墟)가 된다는 말이다.

KI-25 (2개 혈)

25 신장(神藏)

심(心)과 연관된 질환을 주로 다스리는 혈

이 경혈은 신봉·영허혈과 같은 효과가 있는데, 가슴이 아플 때, 심통(心痛;심장·명치 부위의 통증), 기침을 하면 옆구리가 뻐듯하며 유방에 종기가 날 때, 옆구리 통증, 기침, 천식, 구토, 구역질, 숨쉬기 곤란할 때, 입맛이 없을 때, 기관지염, 코염 등에 효과가 있다.

그 밖에 식도암, 식도경련 등, 식도 질환에도 특효가 있다.

部位: 제2늑간 부위이며, 정중선에서 양 옆으로 각각 2촌 지점의 우묵한 곳에 있다.

鍼法: 침은 3푼을 놓고, 뜸은 5장을 뜬다.〈동인〉
취혈 요령은 몸을 뒤로 젖히고 침혈을 잡는다.

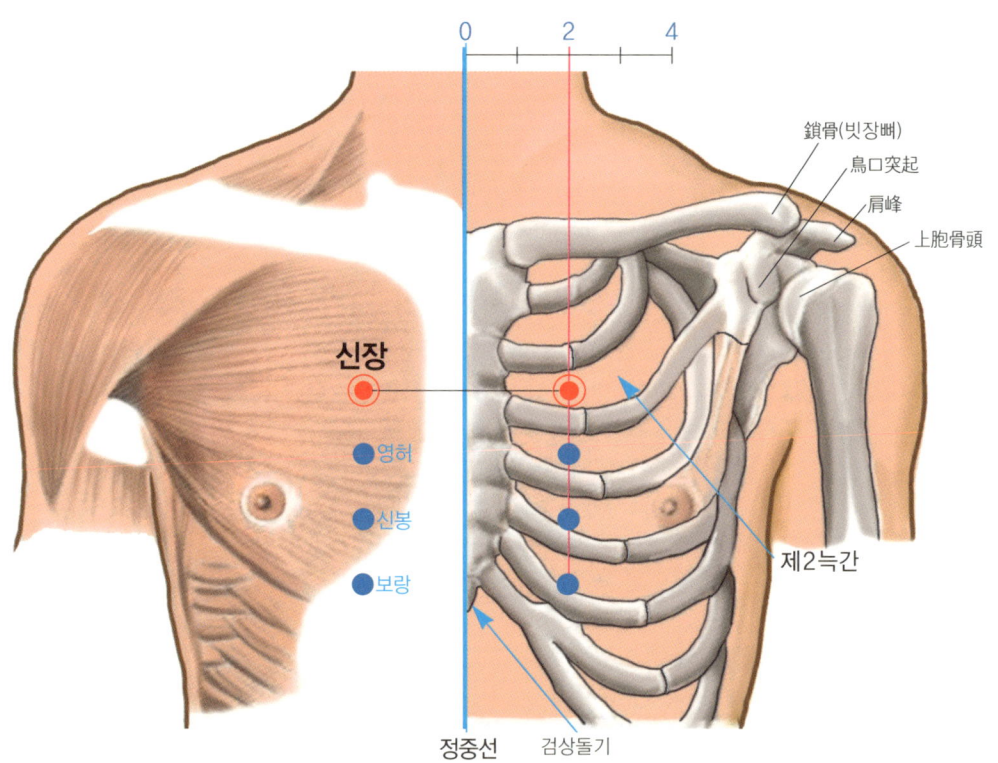

참고: 이 경혈은 심(心)과 연관된 질환을 주로 다스리며 심은 신(神)을 장(藏)하므로 신장(神藏)이라 칭했다.

KI-26 (2개 혈)

26 욱중(或中)

심장을 지키는 경혈

이 경혈은 구역질, 식도협착, 딸꾹질 등의 식도 질환 외에 도한(盜汗;잠잘 때 땀을 흘리는 증상), 가슴과 옆구리가 결리고 아플 때, 또한 늑간신경통, 심계항진(心悸亢進; 가슴이 두근거림)과 같은 심장 질환에 매우 효과가 있다.

그 밖에 기침이 멈추지 않거나 기관지천식, 기관지염, 천식 발작 등의 기관지 질환과 식욕이 떨어지는 증상 등, 여러 가지 증상에도 효과가 있다.

部位 : 제1늑간 부위이며, 정중선에서 양 옆으로 각각 2촌 지점의 우묵한 곳에 있다.

鍼法 : 침은 4푼을 놓고, 뜸은 5장을 뜬다.〈동인〉
취혈 요령은 몸을 뒤로 젖히고 침혈을 잡는다.

足少陰 腎經 족소음 신경

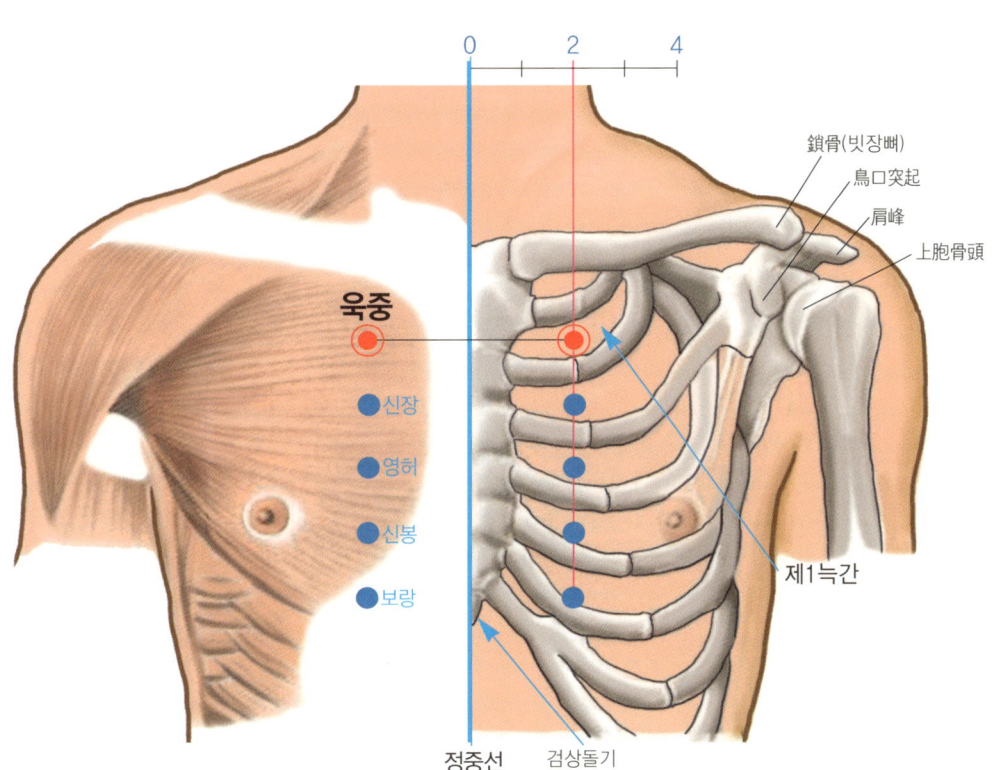

기관지염·구토·심장병의 치료법

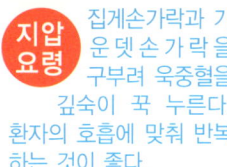

지압요령 : 집게손가락과 가운뎃손가락을 구부려 욱중혈을 깊숙이 꾹 누른다. 환자의 호흡에 맞춰 반복하는 것이 좋다.

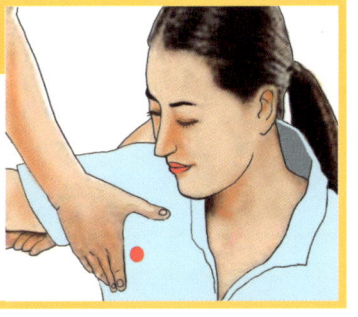

참고 : 이 경혈의 욱(或)은 본래 글이 문장을 이룬다는 뜻이니, 이 곳은 모든 부서 중(中)에 문서가 쌓이는 부서이다. 그러므로 욱중(或中)이라 칭한다.

KI-27 (2개 혈)

27 유부(兪府)

목병 등을 다스리는 곳

이 경혈은 목 아래와 아주 가까운 곳이므로 식도나 기도와 연관된 질병 치료에 효과가 있다. 따라서 식도협착, 천식, 숨쉬기 곤란할 때, 기관지염, 폐기종 등에 잘 듣는다.

그 밖에 늑막염, 늑간신경통, 가슴이 아플 때, 구토, 구역질 등의 증상을 완화시키거나 심장의 질환 등에도 효과가 있다.

이 유부혈은 지압이나 안마를 하여도 좋은 효과를 볼 수 있는 곳이다.

部位: 쇄골 바로 아래, 정중선에서 양 옆으로 각각 2촌 지점의 우묵한 곳에 있다.

鍼法: 침은 3푼을 놓고, 뜸은 5장을 뜬다. 〈동인〉
취혈 요령은 몸을 뒤로 젖히고 침혈을 잡는다.

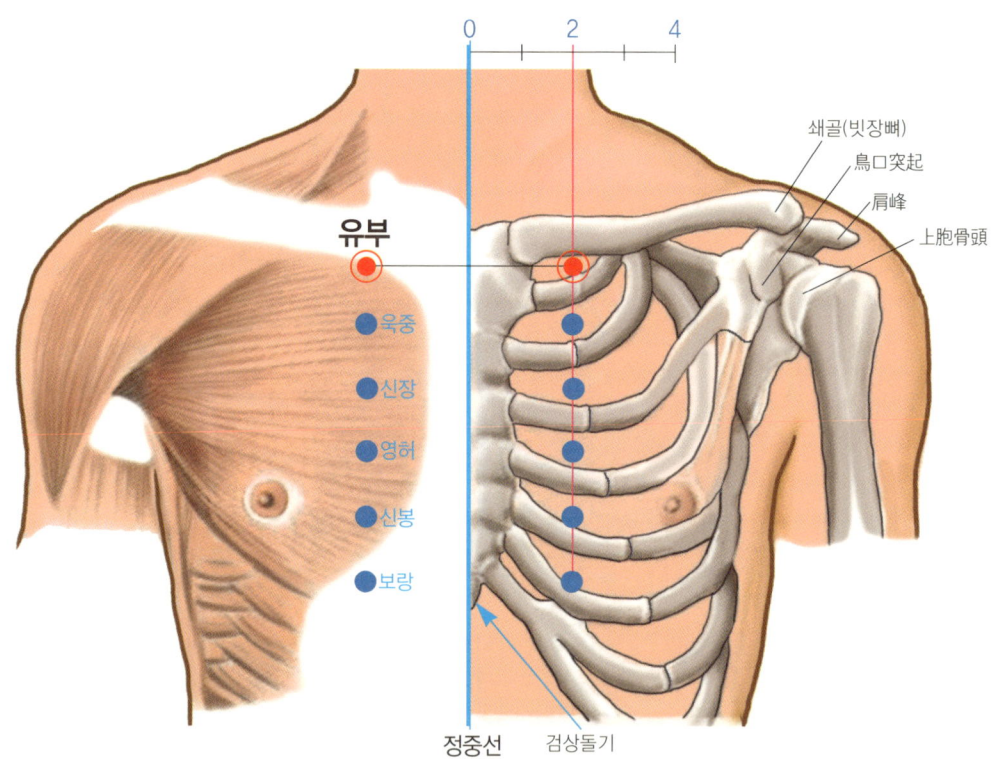

 이 경혈의 유(兪)는 경혈이라는 뜻이고 부(府)는 장소를 가르킨다. 즉, 신경(腎經)의 기(氣)가 발에서 올라와 가슴을 지나 이 곳에 모이므로 유부(兪府)라고 칭했다.

기관지염·구토·심장병의 치료법

지압요령: 집게손가락과 가운뎃 손가락을 구부려 유부혈을 깊숙이 꾹 누른다. 환자의 호흡에 맞춰 반복하는 것이 좋다.

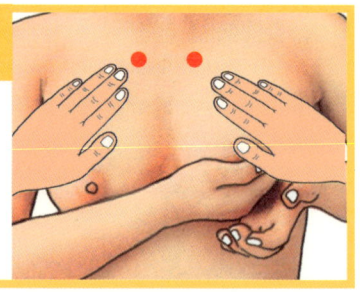

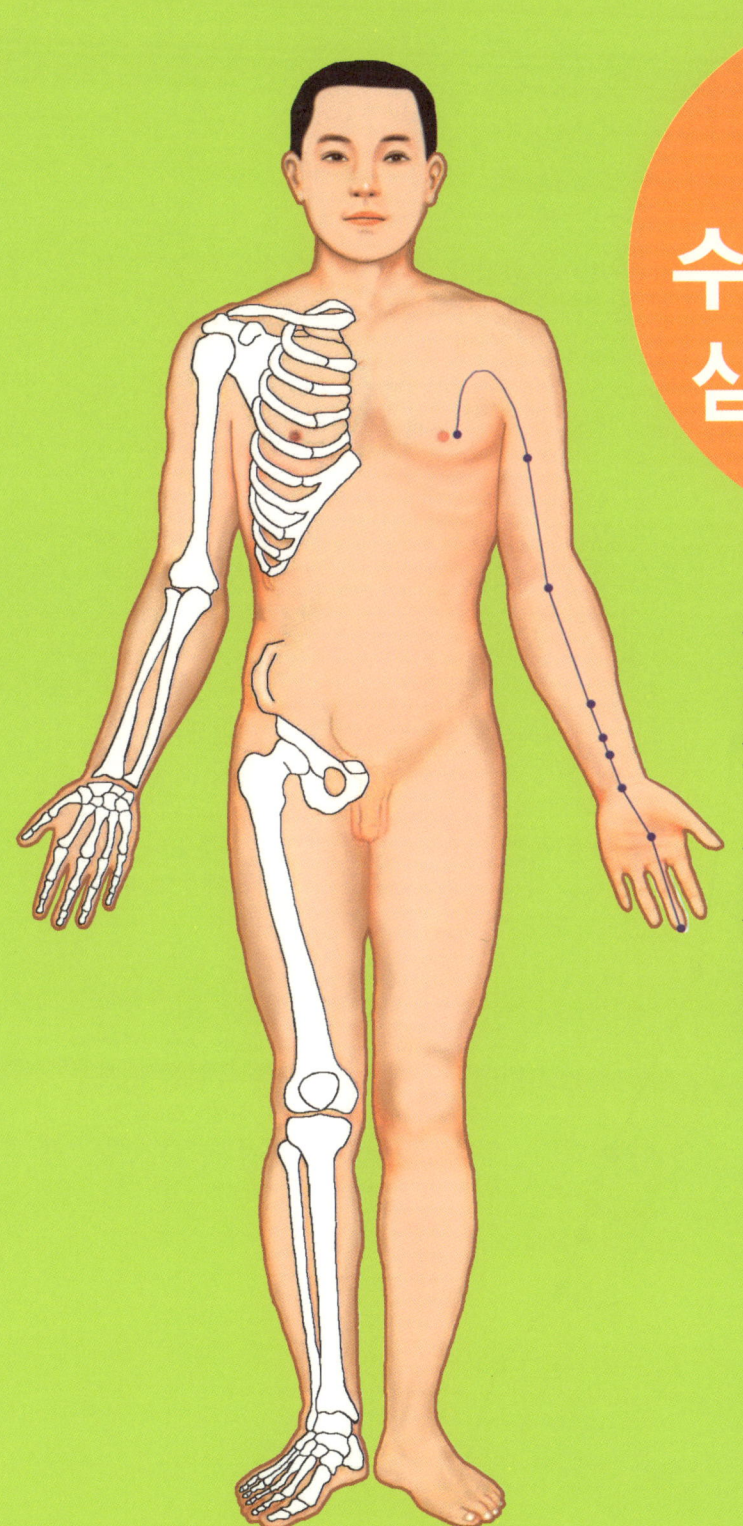

제 9 장
수궐음(手厥陰) 심포경(心包經)

　이 경락은 심주경(心主經)이라고도 하는데 가슴의 천지혈에서 시작하여 가운뎃손가락 끝인 중충혈에서 끝나며, 한 쪽에 9개의 혈로 좌우 총 18개의 혈을 가지고 있다.
　이 심포경(心包經)의 경락은 심장을 다스리는 기관으로서 주로 가슴의 통증, 흉협통(胸脇痛), 위통, 심계항진(心悸亢進)에 효과가 있을 뿐만 아니라 열성 질환인 간질, 정신이상 등의 질환에도 많이 이용한다.

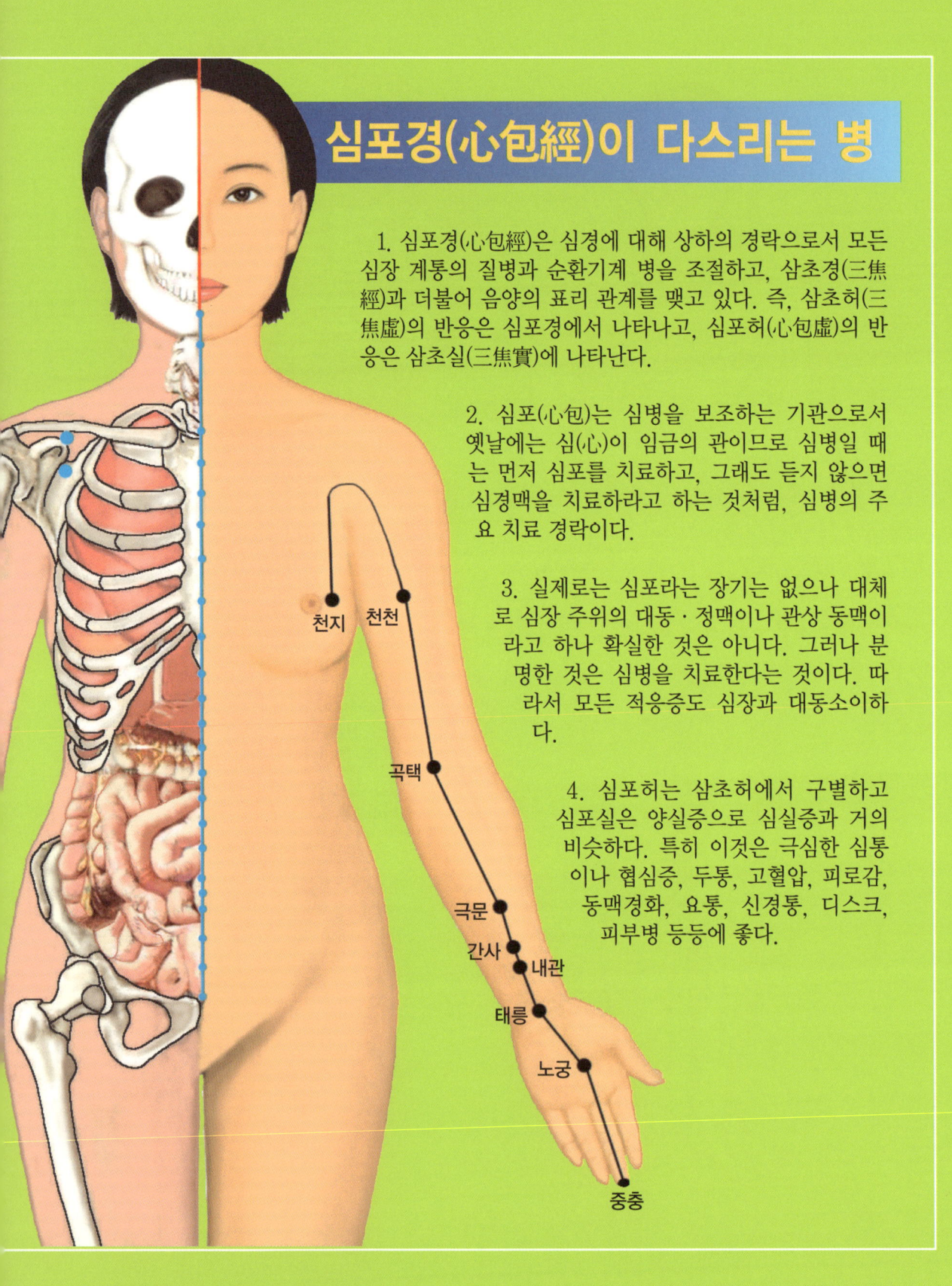

심포경(心包經)이 다스리는 병

1. 심포경(心包經)은 심경에 대해 상하의 경락으로서 모든 심장 계통의 질병과 순환기계 병을 조절하고, 삼초경(三焦經)과 더불어 음양의 표리 관계를 맺고 있다. 즉, 삼초허(三焦虛)의 반응은 심포경에서 나타나고, 심포허(心包虛)의 반응은 삼초실(三焦實)에 나타난다.

2. 심포(心包)는 심병을 보조하는 기관으로서 옛날에는 심(心)이 임금의 관이므로 심병일 때는 먼저 심포를 치료하고, 그래도 듣지 않으면 심경맥을 치료하라고 하는 것처럼, 심병의 주요 치료 경락이다.

3. 실제로는 심포라는 장기는 없으나 대체로 심장 주위의 대동·정맥이나 관상 동맥이라고 하나 확실한 것은 아니다. 그러나 분명한 것은 심병을 치료한다는 것이다. 따라서 모든 적응증도 심장과 대동소이하다.

4. 심포허는 삼초허에서 구별하고 심포실은 양실증으로 심실증과 거의 비슷하다. 특히 이것은 극심한 심통이나 협심증, 두통, 고혈압, 피로감, 동맥경화, 요통, 신경통, 디스크, 피부병 등등에 좋다.

PC-1 (2개 혈)

1 천지(天池)

유즙을 저장하는 곳

이 경혈은 심포락, 삼초, 담과 간의 여러 경혈이 만나는 혈로서 가슴을 풀어주고 기의 운행을 다스리며 마음을 편안하게 하여 정신을 안정시키는 효능이 있다.

따라서 심장의 통증, 협심증, 심계항진(心悸亢進) 등의 심장성 질환 등에 효과가 있다. 또한 기침, 천식, 기관지염, 겨드랑이 임파선염, 흉근통, 늑간신경통에도 특효가 있다.

그 밖에 두통, 나력(癩癧;목 뒤나 귀 뒤, 사타구니 쪽 등에 생긴 크고 작은 멍울), 학질, 유선염(乳腺炎;젖앓이), 시력장애 등에도 효과가 있다.

部位 겨드랑이 아래의 젖꼭지에서 옆으로 1촌 나가 겨드랑이와 수평이 되는 제4늑간에 있다.

鍼法 침은 1푼을 놓고 3번 숨쉴 동안 꽂아 두며, 뜸은 1장을 뜬다.〈영추〉

手厥陰 心包經 수궐음 심포경

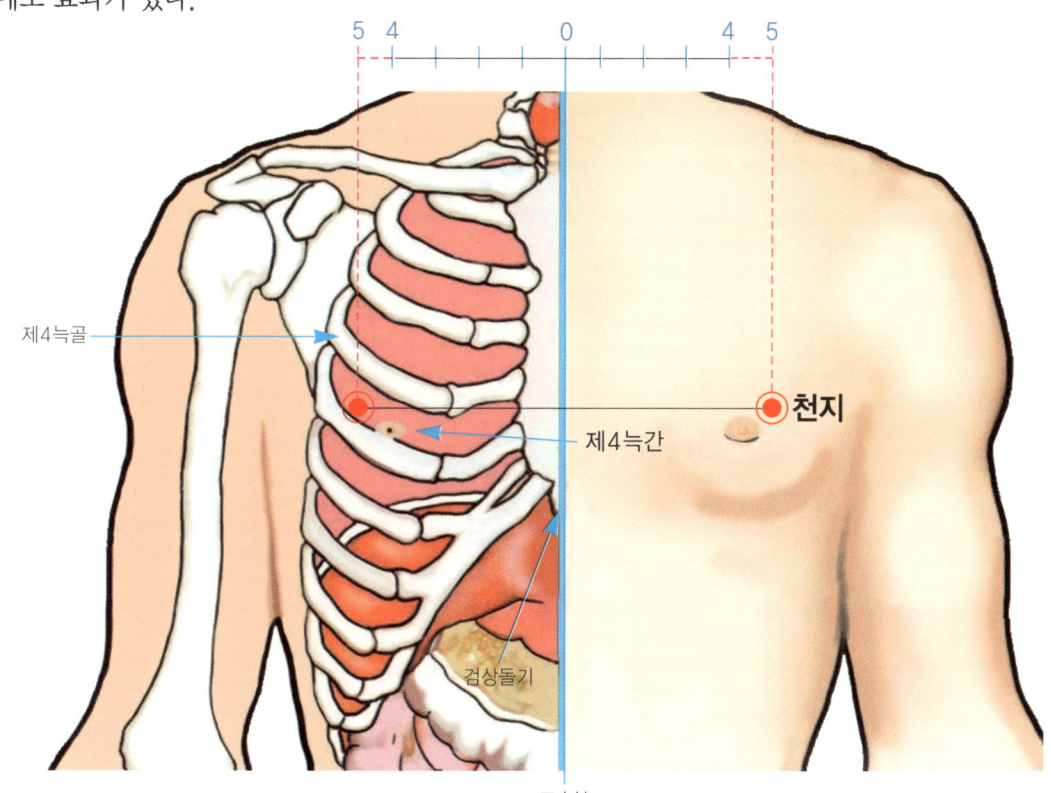

제4늑골
제4늑간
천지
검상돌기
正中線

참고 심포경에 속하는 이 혈의 지(池)는 심(心)을 가리키는 말인데, 〈황정경〉에 그 뜻이 잘 기록되어 있다.
"중지(中池)에는 붉은 옷을 입은 선비가 있는데 단전(丹田) 아래 3촌에 신(神)이 있는 곳이다."고 하여, 천(天)은 신(神)을 가르키고 지(池)는 유즙을 저장하는 곳이다.
일명 천회(天會)라고도 한다.

PC-2 (2개 혈)

2 천천(天泉)

가슴 위쪽의 질병을 고치는 혈

이 경혈은 심통(心痛;심장·명치 부위의 통증), 협심증, 심계항진(心悸亢進;가슴이 두근거림), 흉근통(胸筋痛) 등의 심장 질환이나 폐 질환인 흉통(胸痛;가슴 통증), 앞가슴과 양쪽 옆구리가 그득할 때, 기침 등에 효과가 있다.

그 밖에 상박통(上膊痛;어깨부터 팔꿈치까지의 통증), 딸꾹질, 구역질에도 특효가 있다.

部位 위팔 앞쪽 근육이 갈라지는 사이이며, 앞겨드랑이 주름에서 아래쪽으로 2촌 지점에 있다.

鍼法 침은 3푼을 놓고, 뜸은 3장을 뜬다.(동인)
취혈 요령은 팔을 들고 침혈을 잡는다.

수궐음심포경 手厥陰心包經

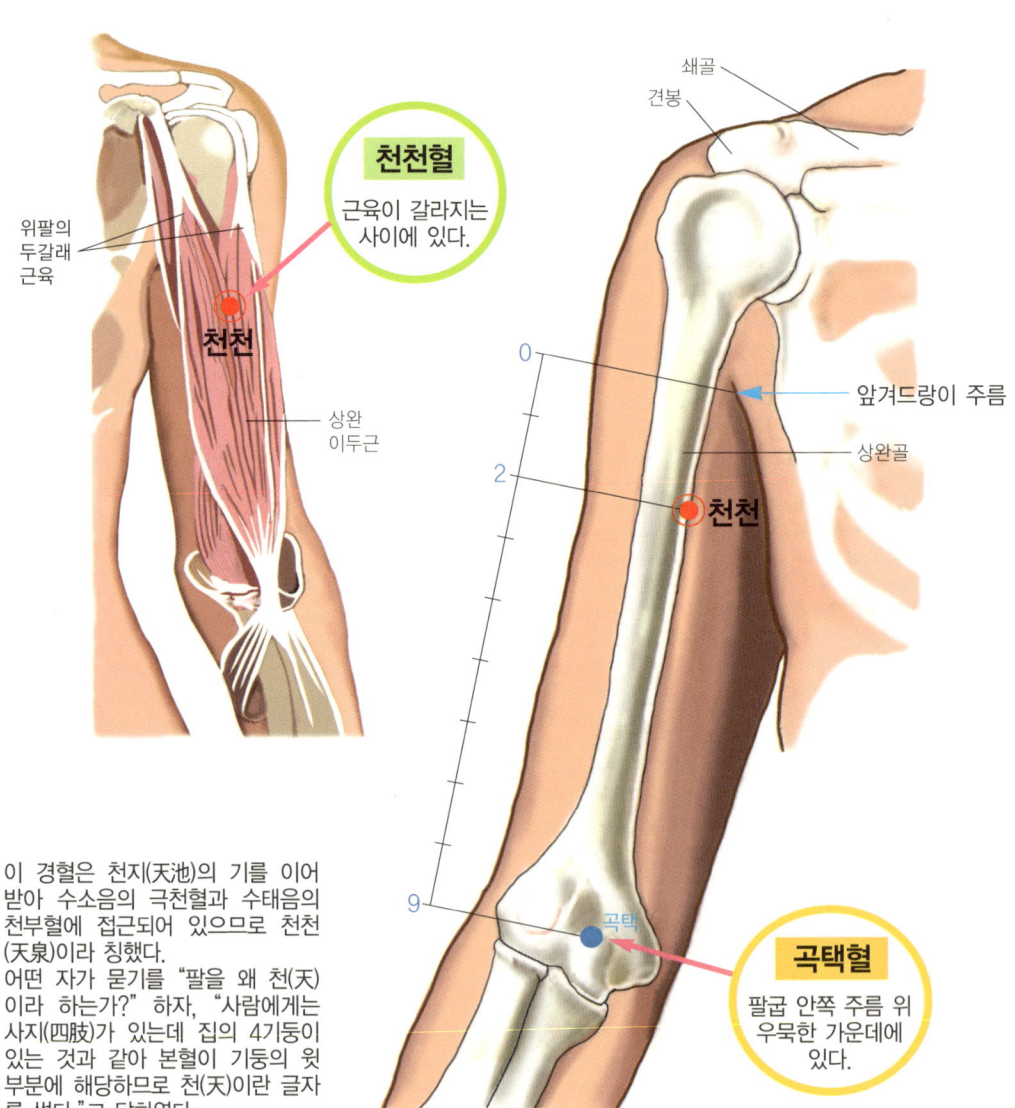

천천혈 근육이 갈라지는 사이에 있다.

- 위팔의 두갈래 근육
- 상완 이두근
- 쇄골
- 견봉
- 앞겨드랑이 주름
- 상완골
- 천천

곡택혈 팔꿈 안쪽 주름 위 우묵한 가운데에 있다.

참고 이 경혈은 천지(天池)의 기를 이어받아 수소음의 극천혈과 수태음의 천부혈에 접근되어 있으므로 천천(天泉)이라 칭했다.
어떤 자가 묻기를 "팔을 왜 천(天)이라 하는가?" 하자, "사람에게는 사지(四肢)가 있는데 집의 4기둥이 있는 것과 같아 본혈이 기둥의 윗부분에 해당하므로 천(天)이란 글자를 썼다."고 답하였다.

PC-3 (2개 혈)

3 곡택(曲澤)

팔꿈치를 다스리는 경혈

이 경혈은 팔꿈치에서 손목 부분의 통증이나 신경통에 효과가 좋다. 그 때문에 만성 관절류머티즘이나 손의 저림과 결림 등에 효과가 만점이다.

그 밖에 흉통(胸痛;가슴 통증), 명치가 아플 때, 늑간신경통, 심장 질환, 조그만 일에도 놀라고 가슴이 두근거릴 때, 기관지염, 폐결핵, 열이 날 때, 갈증, 구토, 위통, 복통, 뾰루지, 여드름, 피부의 부스럼, 얼굴이 검붉을 때에도 특효가 있다.

部位 팔목 안쪽의 오금주름 가운데 맥이 뛰는 오목한 곳에 있다.

鍼法 침은 3푼을 놓고 7번 숨쉴 동안 꽂아 두며, 뜸은 3장을 뜬다. 취혈 요령은 팔굽 안쪽 우묵한 가운데 있는 혈을 팔굽을 구부리고 침혈을 잡는다.〈동인〉

手厥陰 心包經 수궐음 심포경

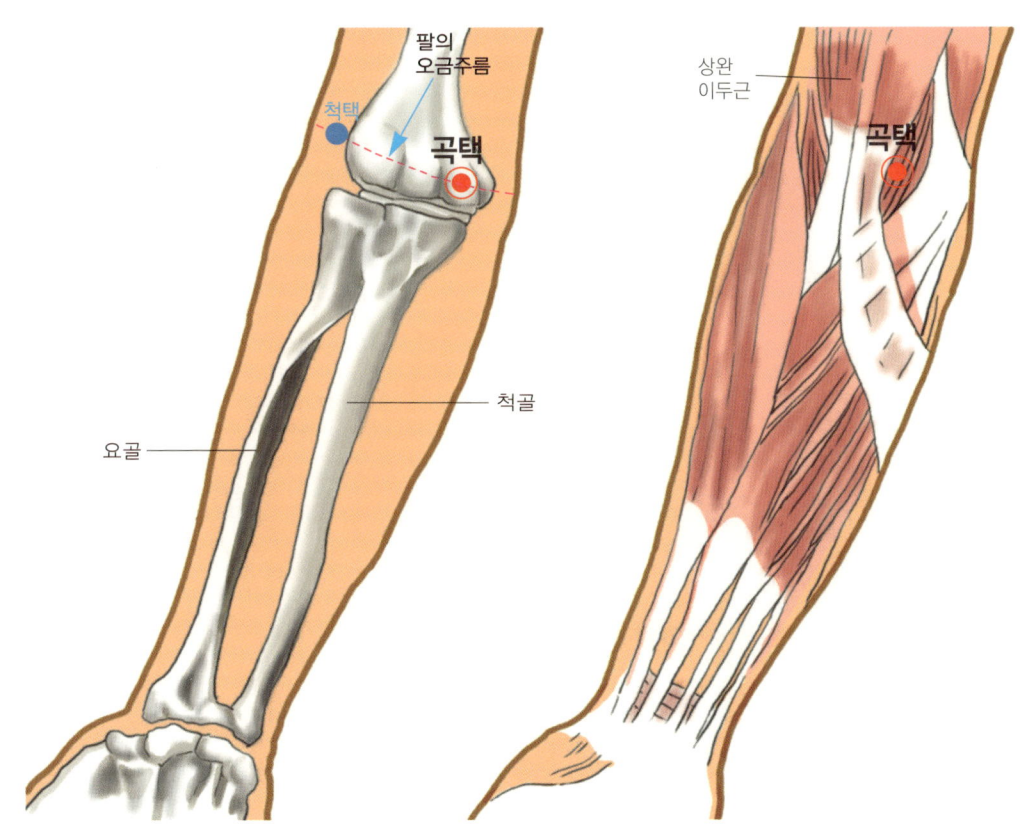

참고 이 경혈은 수(水)를 말하고, 택(澤)은 수의 종(鐘)이다. 종이라는 것은 모여든다는 뜻이다. 그래서 곡택(曲澤)이라 칭했다. 수궐음경의 합혈이다. 테니스 엘보로 인해서 아픈 경우에도 이 곡택혈을 지압하면 효과를 발휘한다.

팔꿈치 통증 · 신경통 치료법

지압요령 시술자의 손가락 끝이 환자의 피부 깊숙이 파고 들어가도록 강하게 힘을 가해 곡택혈을 누른다.

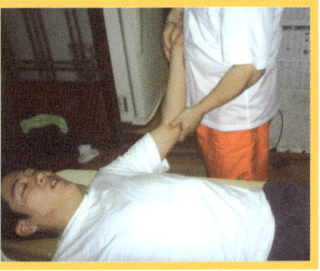

PC-4 (2개 혈)

4 극문(郄門)

뼈와 살을 돕는 경혈

이 경혈은 손이 저리거나 아플 때 · 신경통, 팔과 팔꿈치가 아플 때 등에 효과가 있을 뿐만 아니라 심통(心痛;심장 · 명치 부위의 통증), 심근염(心筋炎;심장 근육의 염증), 심계항진(心悸亢進), 류머티즘성 심장병 등, 심장 질환에 매우 탁월한 효과를 발휘한다.

그 밖에 호흡곤란이나 번열(煩熱;열이 나서 가슴이 답답하고 괴로운 증세), 흉통(胸痛;가슴 통증), 속이 메슥거릴 때, 월경출혈, 객혈(喀血), 코피, 위장병, 저혈압, 신기부족(腎氣不足) 등에도 효과를 본다.

部位 손바닥 쪽 손목의 주름(대릉혈)에서 위쪽으로 5촌 지점에 있다.

鍼法 침은 3푼을 놓고, 뜸은 5장을 뜬다.(동인)

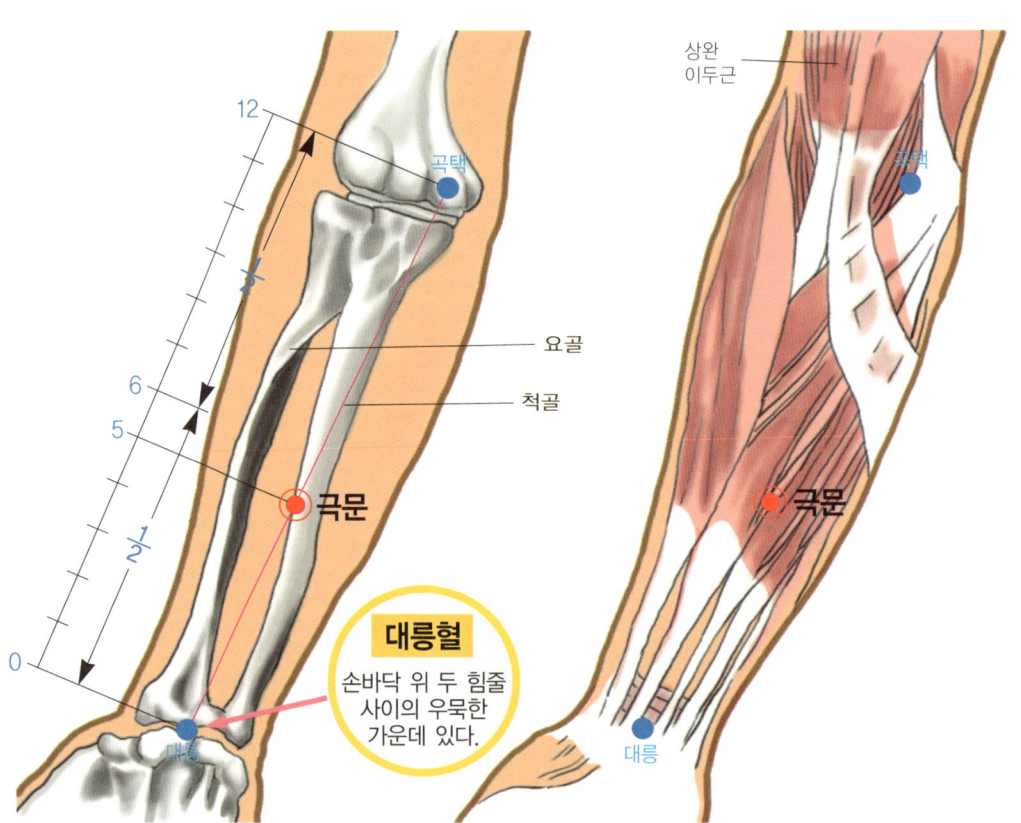

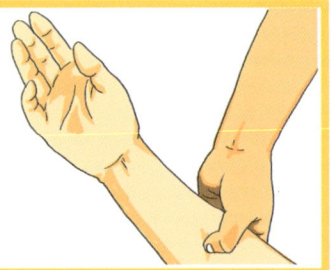

심장이 좋지 않을 때 · 손의 증상 치료법

지압요령 심장에 이상이 생겼을 때 극문혈을 3~5초 압박하면서 1~2초 쉬는 동작을 여러 차례 반복하는 것만으로도 충분히 심장이 편안해진다.

참고 수궐음경의 극혈인 이 경혈이 요골과 척골 사이의 간극(間隙)에 위치해 양측이 문(門)같이 되므로 극문이라 칭했다.

PC-5 (2개 혈)

⑤ 간사(間使)

힘줄과 힘줄 사이에 있는 혈

이 경혈은 협심증, 심통(心痛;심장·명치 부위의 통증), 심계항진(心悸亢進;가슴이 두근거림), 류머티즘성 심장병 등의 심장 질환과 팔꿈치의 경련이나 팔이 아플 때 등에 효과가 있다.

그 밖에 흉통(胸痛;가슴 통증), 구토, 구역질, 목에 이물질이 걸린 것 같을 때, 언어장애, 정신 이상, 간질병, 우울증, 히스테리, 정신착란, 월경불순, 손바닥에서 열이 날 때, 학질, 소아경풍, 야제증(夜啼症;어린아이가 밤이 되면 불안해하고 발작적으로 우는 증상), 열병, 중풍, 겨드랑이의 가래톳에도 특효가 있다.

部位: 손바닥 쪽 손목의 주름(대릉혈)에서 위쪽으로 3촌 지점에 있다.

鍼法: 침은 3푼을 놓고, 뜸은 5장을 뜬다.〈동인〉

手厥陰 心包經 수궐음 심포경

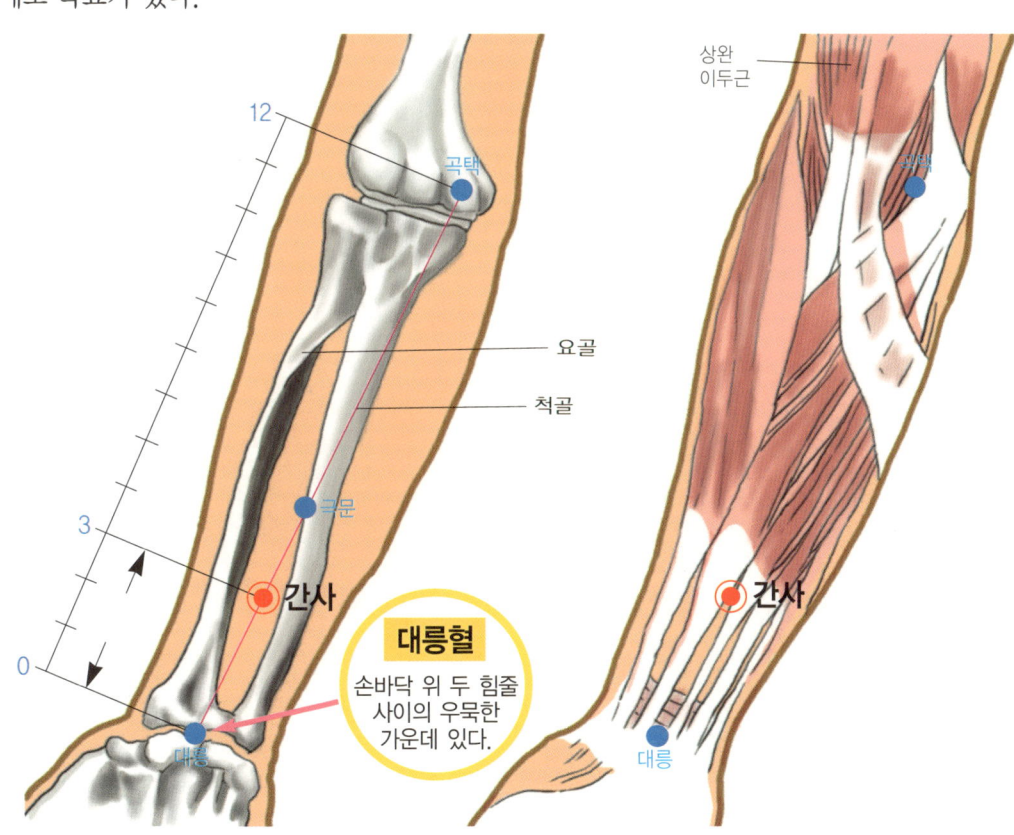

대릉혈: 손바닥 위 두 힘줄 사이의 우묵한 가운데 있다.

참고: 이 혈의 심(心)은 군주의 관(官)이고, 포락(包絡)은 심주(心主)의 맥이며 심포(心包)는 재상이 되고, 간(間)에는 신하인 사(使)로 부려진다. 그래서 간사(間使)라 불리운다.
《주해》에는 이렇게 씌어 있다. "이 침혈은 큰 낙맥이 한계가 있어 낙맥에 들어가 손바닥 뒤 노궁혈 앞으로 3촌 나가 끝에 있다. 그래서 지나가는 것이 있으면 더 가게 하고 지나가는 것이 없으면 그만 간다고 한 것이다."

PC-6 (2개 혈)

6 내관(內關)

손 안쪽과 연관된 경혈

이 경혈은 심통(心痛;심장·명치 부위의 통증), 심장 발작, 심계항진(心悸亢進) 등의 심장 질환 외에 만성 위염, 위통, 복통, 불면증, 쇼크, 히스테리, 정신착란, 눈의 충혈, 흉통(胸痛), 쇼크, 간질병, 반신불수, 구역질, 딸꾹질, 천식, 중풍, 우울증, 대상포진, 월경불순, 비위가 상할 때, 황달, 팔이나 손이 아플 때, 신경통 등에 효과가 있다.

그 밖에 담석증, 치통, 당뇨병, 저혈압 등에 이용하기도 한다.

최근에는 호흡기계나 순환기계 질환이 있을 때 전문의사는 이 경혈에 침을 놓고, 내관혈에 전기를 흘려보내 치료하기도 한다.

部位: 손바닥 쪽 손목의 주름(대릉혈)에서 위쪽으로 2촌 지점에 있다.

鍼法: 침은 3푼을 놓고, 뜸은 3장을 뜬다.〈동인〉

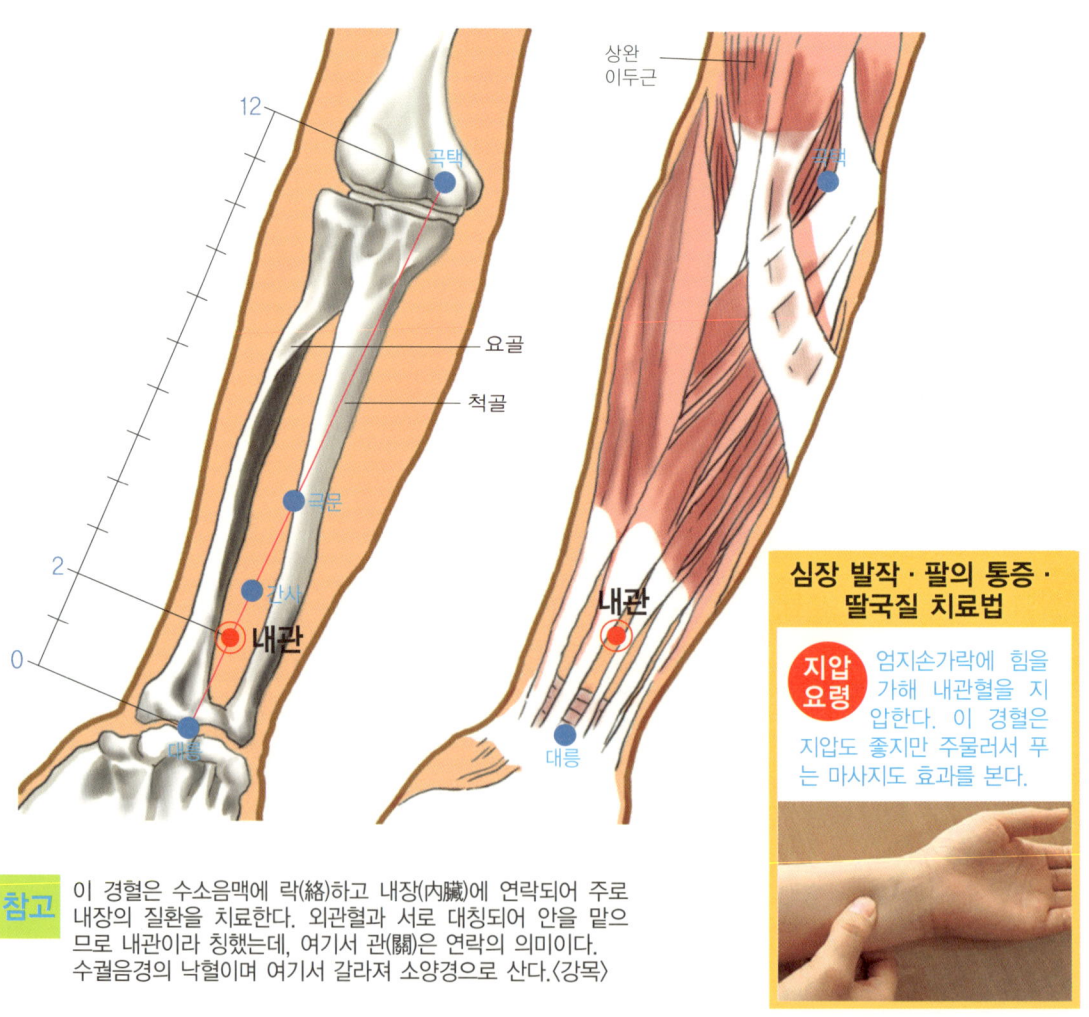

심장 발작·팔의 통증·딸꾹질 치료법

지압요령: 엄지손가락에 힘을 가해 내관혈을 지압한다. 이 경혈은 지압도 좋지만 주물러서 푸는 마사지도 효과를 본다.

참고: 이 경혈은 수소음맥에 락(絡)하고 내장(內臟)에 연락되어 주로 내장의 질환을 치료한다. 외관혈과 서로 대칭되어 안을 맡으므로 내관이라 칭했는데, 여기서 관(關)은 연락의 의미이다. 수궐음경의 낙혈이며 여기서 갈라져 소양경으로 산다.〈강목〉

PC-7 (2개 혈)

7 대릉(大陵)

손목 경계선을 돕는 경혈

이 경혈은 태릉(太陵)이라고도 하는데, 손바닥이 화끈거리거나 팔이 저리거나 아플 때, 만성 관절류마티즘, 반신불수, 겨드랑이 밑이나 목의 부종(浮腫;신체 조직의 틈 사이에 액체가 괴어 있는 것), 심계항진(心悸亢進), 심통(心痛;심장·명치 부위의 통증), 흉통(胸痛;가슴 통증) 등의 심장 질환, 호흡 곤란, 위장병, 히스테리 등, 폭넓게 효과를 발휘한다.

그 밖에 열병, 두통, 불면증, 구역질, 습진, 입냄새, 설창(舌瘡;혓줄기 옆으로 푸른 물집이 생기는 종기), 편도선염, 위염, 인후병, 토혈, 정신 이상 등에도 특효가 있다.

部位 손바닥의 손목 주름 위, 두 힘줄과 뼈 사이의 우묵한 곳에 있다.

鍼法 침은 5푼을 놓고, 뜸은 3장을 뜬다.〈동인〉

수궐음 심포경
手厥陰 心包經

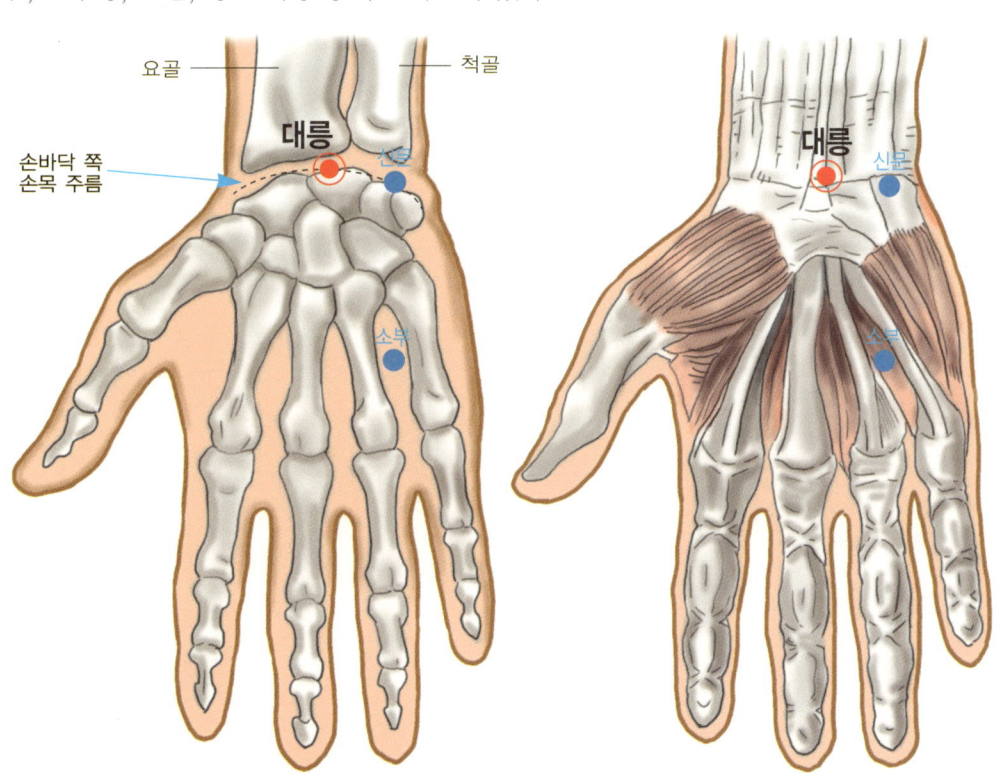

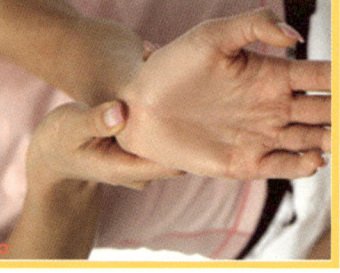

손목이 삐었거나 관절의 통증 치료법

 지압 요령 엄지손가락의 관절을 직각으로 구부려 대릉혈을 지압한다.

참고 이 경혈은 솟아오르고 가라앉는 것이 비교적 크기 때문에 장골(掌骨)이 큰 언덕을 닮았다고 해서 대(태)릉이란 명칭을 붙였다.
수궐음경의 유혈이다.

PC-8 (2개 혈)

8 노궁(勞宮)

심(心)을 대행해 수고하는 혈

이 경혈은 심통(心痛;심장·명치 부위의 통증)·협심증 등, 심장성 질환에 주로 이용된다.
그 밖에 정신 이상, 흉통(胸痛;가슴 통증), 소아경풍, 중풍, 황달, 혈변, 구내염, 입냄새, 수전증, 치질, 갈증, 손바닥의 발열, 아장풍(鵝掌風;손바닥의 흰 껍질이 벗어지고 쌓여서 거위 발바닥처럼 되는 병), 혈변(血便), 동상, 습진, 중서(中暑;더위를 먹어서 생기는 병으로, 열이 나고 속이 메스꺼우며 맥이 약하고 빨라지며 졸도하기도 함)에도 특효가 있다.

部位 제2중수골과 제3중수골 사이의 오목한 곳에 있다.(그림 참조) 주먹을 꼭 쥐었을 때 가운뎃손가락 끝에 있다.

鍼法 침은 한 번만 놓고, 뜸은 뜨지 말아야 한다.
취혈 요령은 가운뎃손가락을 구부려 침혈을 잡는다.〈입문〉

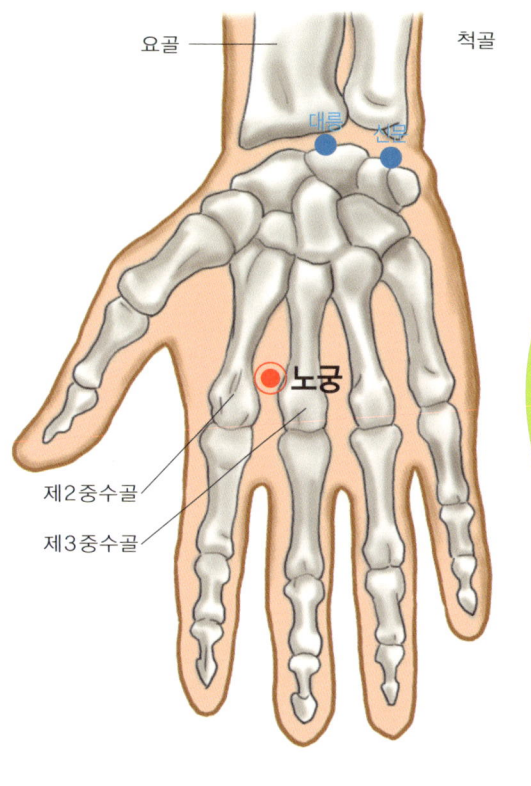

주먹을 꼭 쥐었을 때 가운뎃손가락 끝에 있다.

참고 이 경혈은 심포락(心包絡)의 노화혈(勞火穴)이며 신하의 관(官)으로서 심(心)을 대행해 정무를 돌보느라 수고하므로〔勞;노〕 노궁(勞宮)이란 명칭을 얻었다.
일명 오리(五里), 장중(掌中)이라고도 한다.

PC-9 (2개 혈)

9 중충(中衝)

심포맥(心包脈)이 솟아나오는 곳

이 경혈도 노궁혈과 같이 심통(心痛;심장·명치 부위의 통증)·협심증 등, 심장성 질환 등에 특효가 있다.

그 밖에 흉통(胸痛;가슴 통증), 번민(煩悶), 중풍, 손바닥에서 열이 날 때, 소아경풍, 감충(疳蟲;뱃속에 충이 생겨 발생하는 어린이의 병), 한불출(汗不出;열병에 땀이 나지 않음), 중서(中暑;더위를 먹어서 생기는 병으로, 열이 나고 속이 메스꺼우며 맥이 약하고 빨라지며 졸도하기도 함), 혀가 뻣뻣하고 부어오르면서 아플 때, 정신박약에도 특효가 있다.

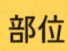 **部位** 가운뎃손가락의 집게손가락 쪽 손톱의 안쪽 모서리를 지나는 수직선과 손톱 뿌리를 지나는 수평선이 만나는 곳에 있다.

 鍼法 침은 1푼을 놓으며 3번 숨쉴 동안 꽂아 두고 뜸은 1장을 뜬다. 〈영추〉

手厥陰 心包經 / 수궐음 심포경

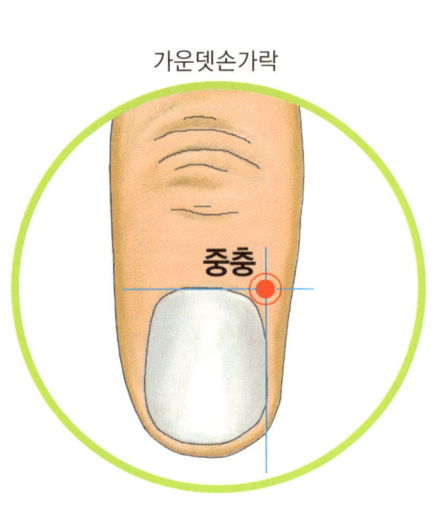

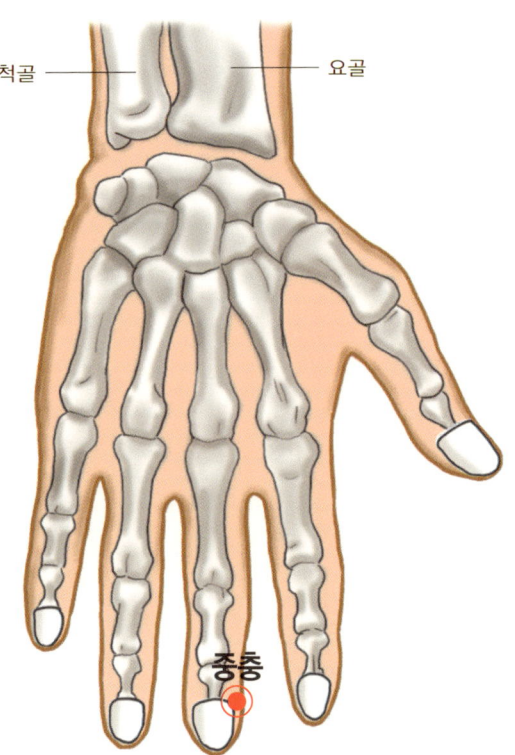

참고 이 경혈은 가운뎃손가락 끝에 있으며 심포맥(心包脈)이 솟아(衝;충)나오는 곳이므로 중충(中衝)이란 명칭을 붙였다.

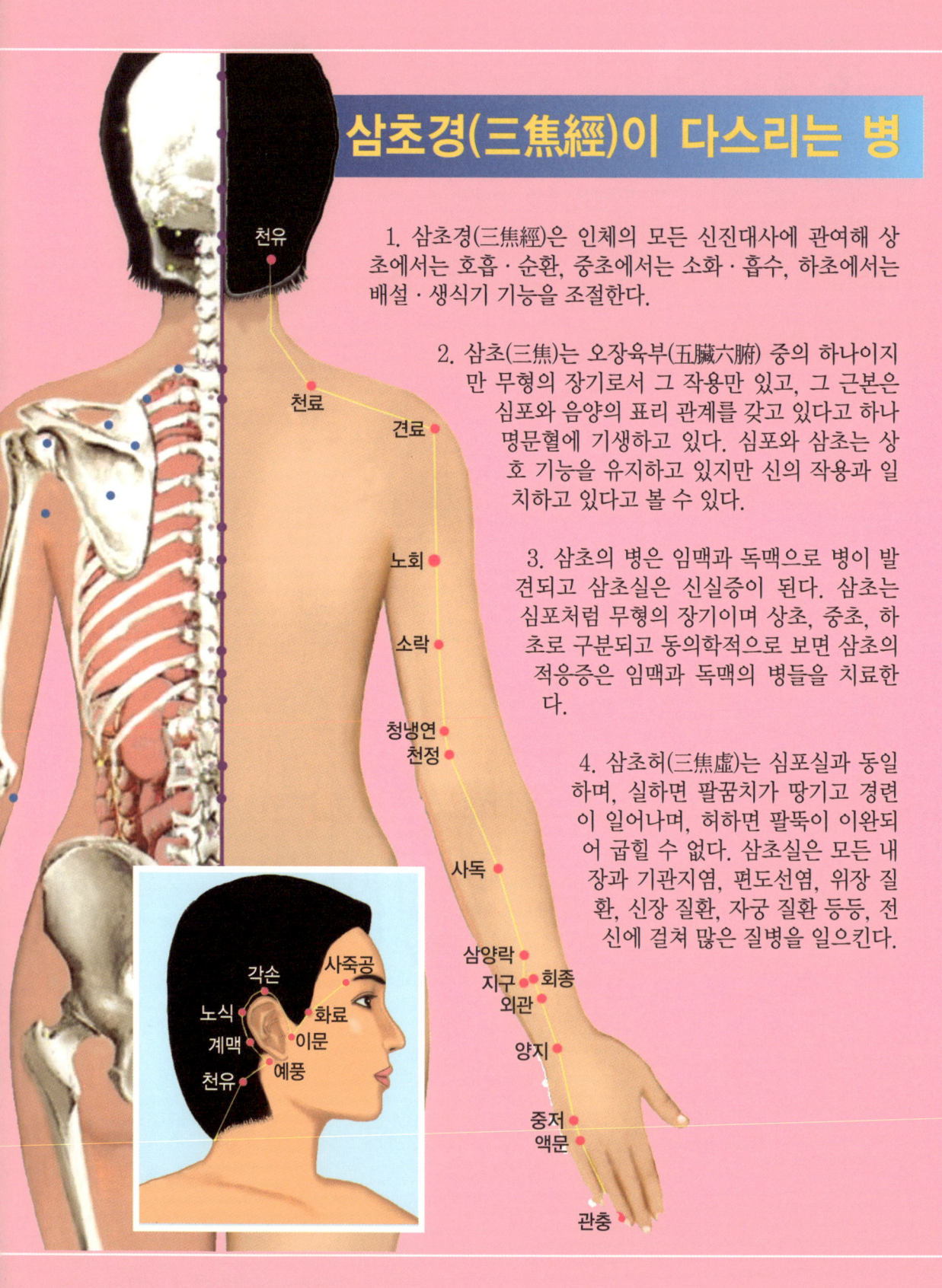

삼초경(三焦經)이 다스리는 병

1. 삼초경(三焦經)은 인체의 모든 신진대사에 관여해 상초에서는 호흡·순환, 중초에서는 소화·흡수, 하초에서는 배설·생식기 기능을 조절한다.

2. 삼초(三焦)는 오장육부(五臟六腑) 중의 하나이지만 무형의 장기로서 그 작용만 있고, 그 근본은 심포와 음양의 표리 관계를 갖고 있다고 하나 명문혈에 기생하고 있다. 심포와 삼초는 상호 기능을 유지하고 있지만 신의 작용과 일치하고 있다고 볼 수 있다.

3. 삼초의 병은 임맥과 독맥으로 병이 발견되고 삼초실은 신실증이 된다. 삼초는 심포처럼 무형의 장기이며 상초, 중초, 하초로 구분되고 동의학적으로 보면 삼초의 적응증은 임맥과 독맥의 병들을 치료한다.

4. 삼초허(三焦虛)는 심포실과 동일하며, 실하면 팔꿈치가 땅기고 경련이 일어나며, 허하면 팔뚝이 이완되어 굽힐 수 없다. 삼초실은 모든 내장과 기관지염, 편도선염, 위장 질환, 신장 질환, 자궁 질환 등등, 전신에 걸쳐 많은 질병을 일으킨다.

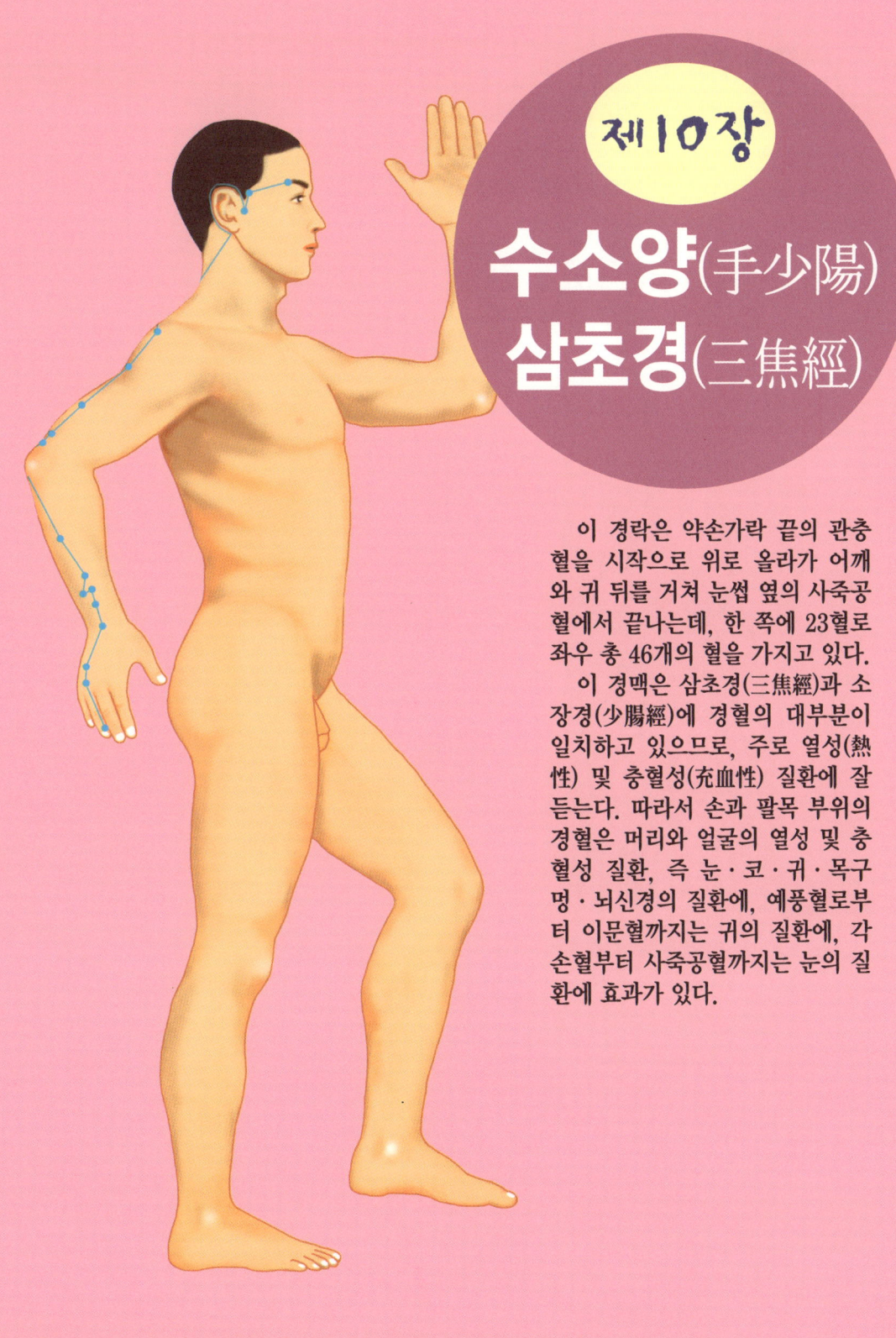

제10장
수소양(手少陽) 삼초경(三焦經)

이 경락은 약손가락 끝의 관충혈을 시작으로 위로 올라가 어깨와 귀 뒤를 거쳐 눈썹 옆의 사죽공혈에서 끝나는데, 한 쪽에 23혈로 좌우 총 46개의 혈을 가지고 있다.

이 경맥은 삼초경(三焦經)과 소장경(少腸經)에 경혈의 대부분이 일치하고 있으므로, 주로 열성(熱性) 및 충혈성(充血性) 질환에 잘 듣는다. 따라서 손과 팔목 부위의 경혈은 머리와 얼굴의 열성 및 충혈성 질환, 즉 눈·코·귀·목구멍·뇌신경의 질환에, 예풍혈로부터 이문혈까지는 귀의 질환에, 각 손혈부터 사죽공혈까지는 눈의 질환에 효과가 있다.

TE-1 (2개 혈)

1 관충(關衝)

심포경이 오는 관문

이 경혈은 녹내장·결막염·각막백반·눈이 충혈될 때 등의 눈 질환과 목의 질환인 후두염(喉頭炎), 인후병(咽喉病;목구멍의 병) 등에 효과가 있다.

그 밖에 두통, 현기증, 어깨 신경통, 헛구역질, 아래팔이 아플 때, 입술이 마르고 혀가 틀 때, 혀가 뻣뻣해질 때, 가슴이 답답할 때, 소아감질(小兒疳疾;소아의 영양 장애성 병증) 등에도 특효가 있다.

部位 약손가락의 새끼손가락 쪽 손톱의 안쪽 모서리를 지나는 수직선과 손톱 뿌리를 지나는 수평선이 만나는 곳에 있다.

鍼法 침은 1푼을 놓고 3번 숨쉴 동안 꽂아 두며, 뜸은 1장을 뜬다.〈동인〉
취혈 요령은 주먹을 쥐고 침혈을 잡는다.

手少陽三焦經
수소양삼초경

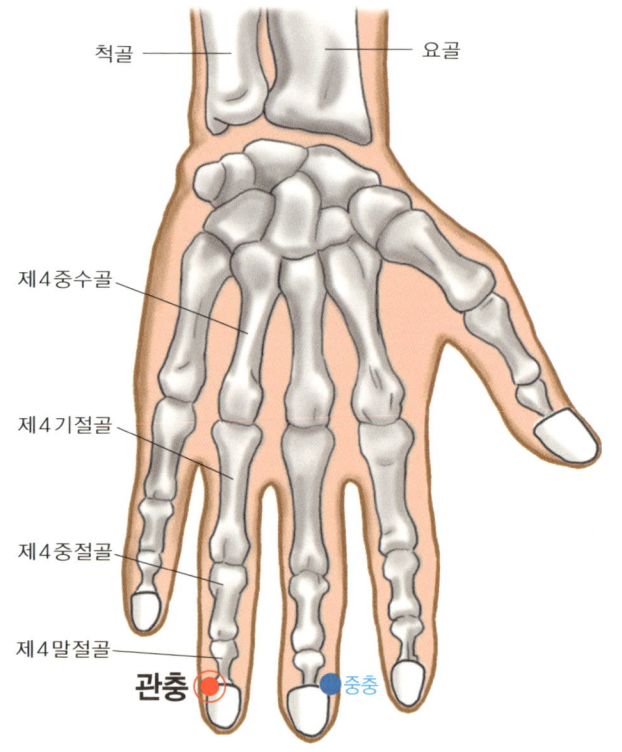

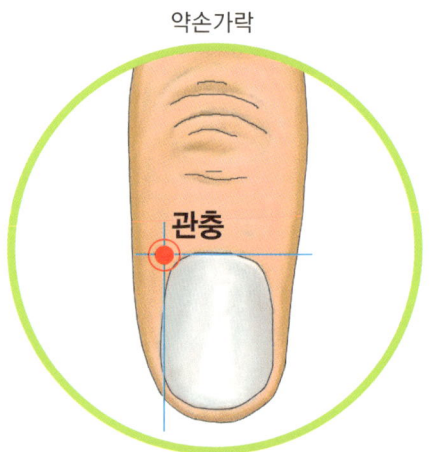

참고 이 경혈은 소충(少衝)과 중충(中衝) 사이에 있으므로 충(衝)이며, 관충이라 한 것은 외관(外關)과 내관(內關)을 통하기 때문이다.
또한 심포경이 이 경락에 오는 관문이므로 관충(關衝)이라 칭했다.
수소양경의 정혈(井穴)이다.

TE-2 (2개 혈)

② 액문(液門)

수소양맥이 흘러가는 곳

이 경혈은 결막염·각막백반·눈이 충혈될 때 등의 눈 질환과 이명(耳鳴), 난청, 청각장애 등의 귀 질환에 효과가 있다.
그 밖에 치통, 잇몸이 부어오르면서 아픈 치주염(齒周炎), 구내염(口內炎), 두통, 인후염, 학질, 현기증, 팔뚝 근육의 통증·경련 및 마비 등에도 특효가 있다.

部位: 손등 쪽 새끼손가락과 약손가락 사이, 제4기절골 쪽 우묵한 곳에 있다.(그림 참조)

鍼法: 침은 2푼을 놓고 3번 숨쉴 동안 꽂아 두며, 뜸은 1장을 뜬다.〈동인〉
취혈 요령은 주먹을 쥐고 침혈을 잡는다.

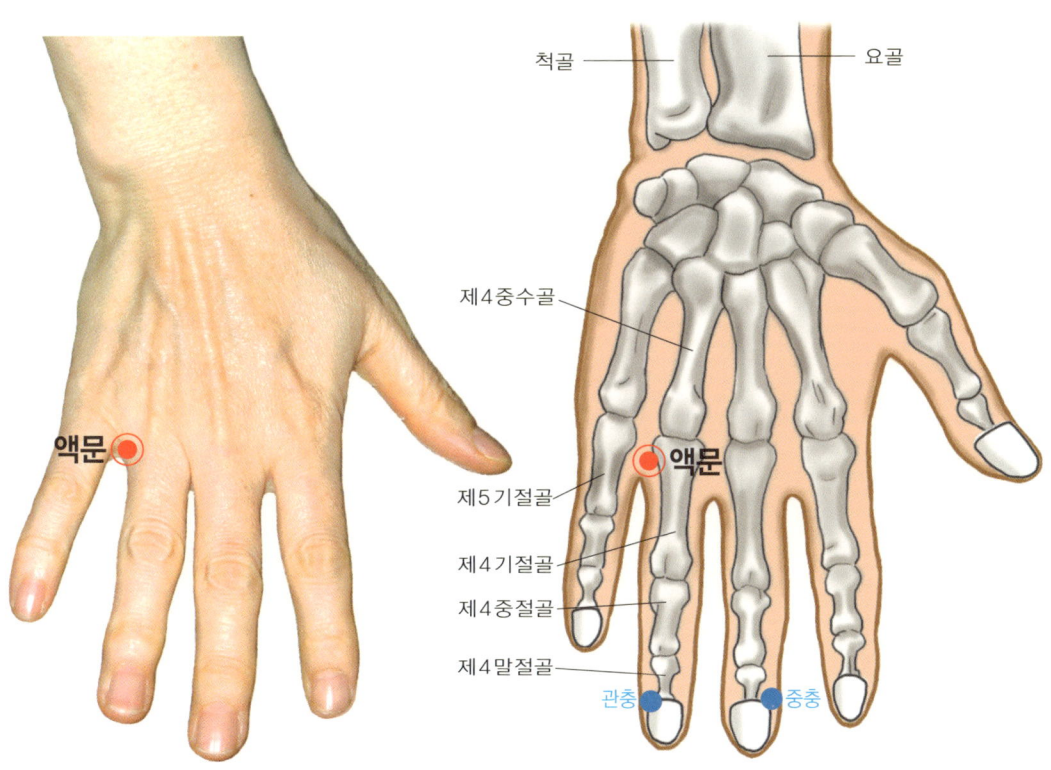

참고: 이 경혈은 수소양맥이 흘러가는 곳이므로 액택(液澤)의 문과 비슷해 액문이라 칭했다.
수소양경의 형혈(滎穴)이다.

TE-3 (2개 혈)

3 중저(中渚)

물을 막아 옆으로 돌게 하는 혈

이 경혈은 목구멍이 붓고 아플 때, 팔굽과 손가락을 구부리거나 펴지 못할 때, 시력감퇴, 녹내장, 눈이 충혈될 때, 청각장애, 청력감퇴, 이명(耳鳴;귀울음), 열병(熱病) 등에 효과가 있을 뿐만 아니라, 특히 어깨 신경통이나 팔·손등·팔뚝이 아플 때에도 잘 듣는다.

그 밖에 두통에도 효과가 있다. 편두통이 있을 때 중저혈에 침을 놓으면 곧바로 낫는다.

部位: 손등, 제4중수골과 제5중수골 사이의 밑마디 뒤쪽 우묵한 곳에 있다.

鍼法: 침은 2푼을 놓고 3번 숨쉴 동안 꽂아 두며, 뜸은 1장을 뜬다.〈동인〉
주먹을 쥐고 침혈을 잡는다.

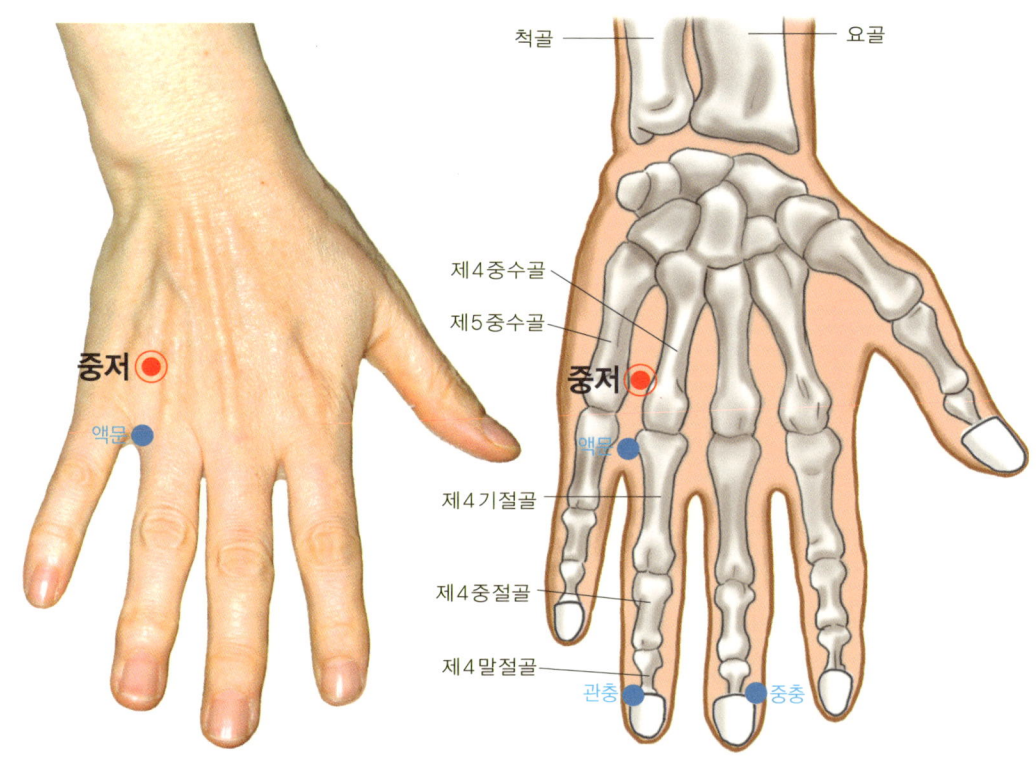

참고: 이 경혈은 삼초맥(三焦脈)의 본혈로, 그 가운데〔中;중〕에 있어 마치 섬〔渚;저〕과 같으므로, 능히 물을 막아 옆으로 돌게 할 수 있다고 하여 중저(中渚)라는 명칭을 붙였다. 여기서 저(渚)는 막는다는 뜻이다.
수소양경의 유혈(兪穴)이다.

TE-4 (2개 혈)
④ 양지(陽池)

손등의 연못에 모이는 경혈

이 경혈은 여성의 자궁 질환을 고치는 데 뛰어난 효과가 있는 경혈로 잘 알려져 있다. 또한 통증으로 팔을 들어올릴 수 없거나 오십견 같은 어깨에서 팔에 걸친 통증과 팔 신경통, 손목 신경통, 손목·팔뚝의 통증 등에도 크게 효과를 본다.

그 밖에 소갈(消渴), 학질, 감기, 청력장애, 편도선염, 당뇨병에도 특효가 있다.

部位 손등의 손목 주름 가운데 우묵한 곳, 가운뎃손가락과 약손가락의 위쪽에 있다.

鍼法 침은 2푼을 놓고 3번 숨쉴 동안 꽂아 두며, 뜸은 뜨지 말아야 한다.〈동인〉

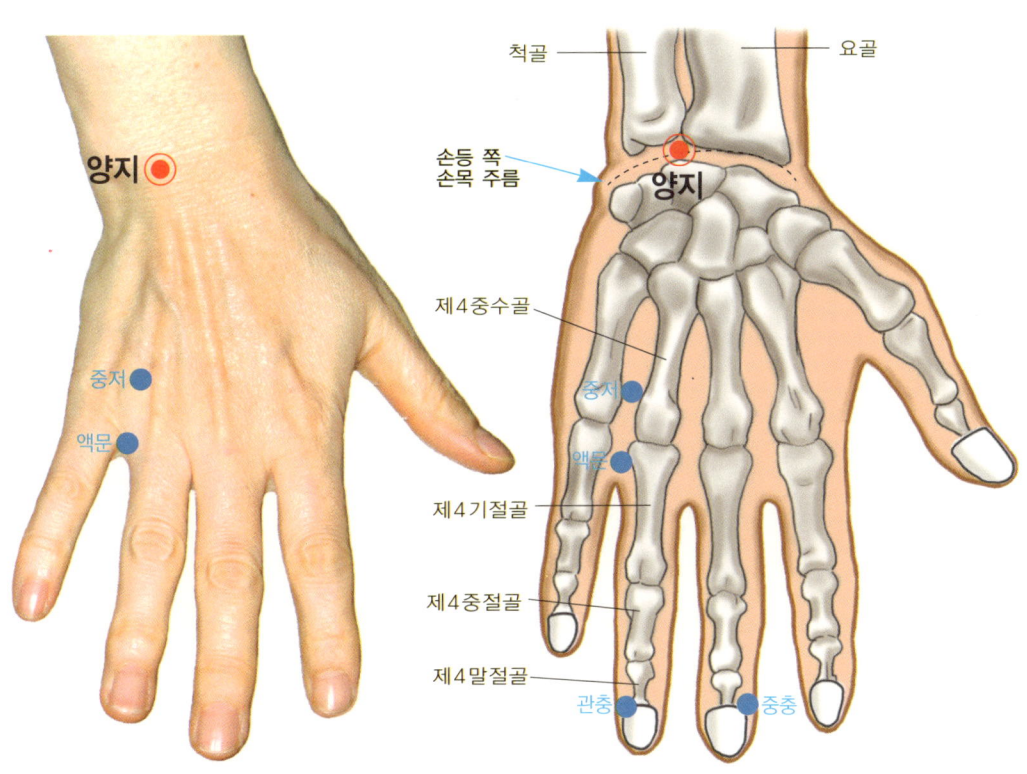

수소양 삼초경 手少陽 三焦經

팔의 통증·오십견·대하 치료법

지압요령 환자의 손목을 잡고 시술자는 엄지손가락으로 양지혈을 4초간 강하게 자극하고 4초간 쉰다. 이어 좌우 손을 바꾸어 같은 요령으로 실시한다.

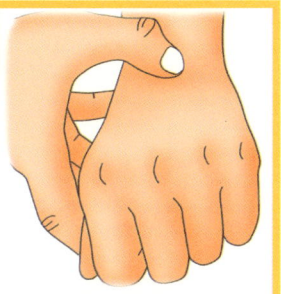

참고 이 경혈은 수소양맥의 원래 혈로서 그 위치가 못(池;지)과 같고, 손등은 양(陽)이므로 양지(陽池)라는 명칭을 붙였다.
수소양경의 원혈(原穴)이다.
일명 별양(別陽)이라고도 부른다.

TE-5 (2개 혈)

⑤ 외관(外關)

손등 쪽과 연관된 경혈

이 경혈은 난청·이명(耳鳴)·청각 상실 등의 귀 질환과 눈이 충혈되고 아플 때 등, 눈의 각종 질환에 매우 효과가 있다. 또한, 아래팔이 저리고 아플 때, 상지(上肢) 관절염, 손과 팔의 마비나 통증 등에도 잘 듣는다.

그 밖에 감기, 고열(高熱), 폐렴, 야뇨증, 신경성 피부염, 뇌졸증, 반신불수, 두통, 온몸이 나른할 때, 불면증, 치통 등에도 특효가 있다.

部位: 손목 주름(양지혈)에서 2촌 올라가 척골과 요골 사이 우묵한 곳에 있다.

鍼法: 침은 3푼을 놓고 7번 숨쉴 동안 꽂아 두며, 뜸은 3장을 뜬다.〈동인〉

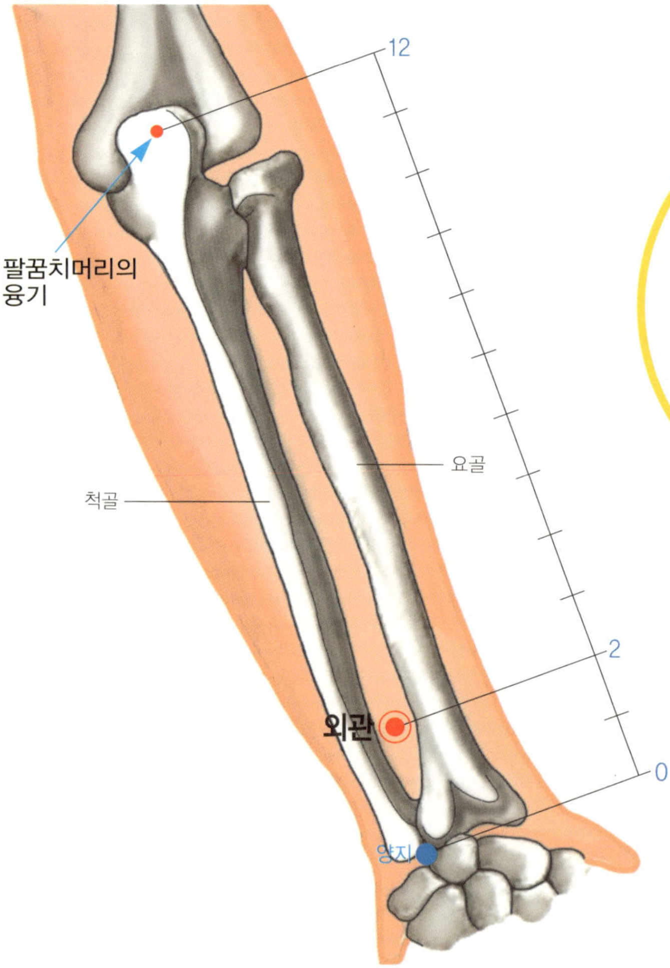

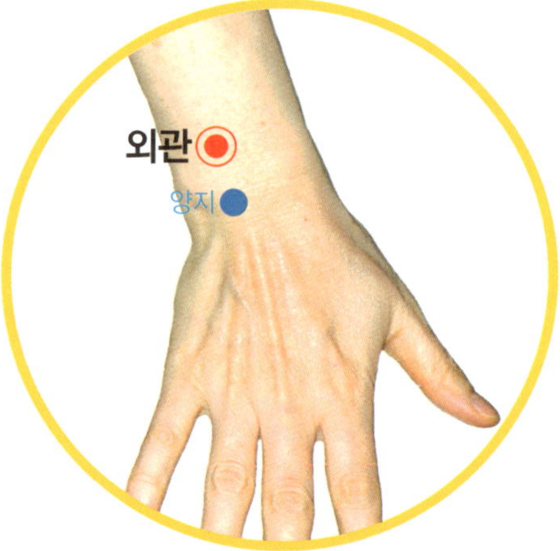

- 팔꿈치머리의 융기
- 척골
- 요골
- 외관
- 양지

난청, 손가락·팔의 통증 치료법

지압요령: 엄지손가락을 외관혈에 대고 다른 손가락으로 손목을 잡은 다음 누르면 통증이 따르나 힘을 주어 누르면서 비벼 준다. 주변의 혈도 지압 방법은 동일하다.

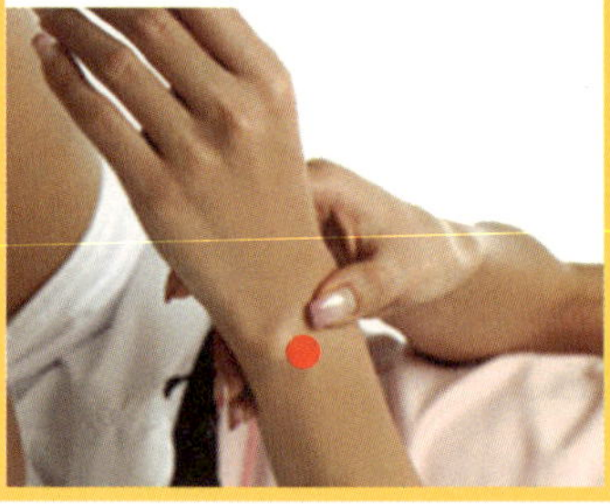

참고: 이 경혈은 내관(內關)과 상대되어 외(外)에 속하기 때문에 외관이란 명칭을 붙였고, 수소양경의 낙혈(絡穴)이며 여기서 갈라져 수궐음심포락으로 간다.

TE-6 (2개 혈)

6 지구(支溝)

수소양경의 경혈

이 경혈은 얼굴과 눈의 충혈이나 목구멍의 충혈로 인한 호흡곤란, 심장의 이상 등에 효과가 있다. 또 한불출(汗不出;열병에 땀이 나지 않음)의 열병(熱病), 으슬으슬 추우며 열이 날 때 등에 특효가 있다.

그 밖에 언어장애, 습관성 변비, 이명(耳鳴), 늑간신경통, 흉막염, 협심증, 대상포진, 뾰루지, 여드름, 젖이 부족할 때, 늑막염, 산후 현기증, 구토, 곽란(霍亂;토하고 설사하는 급성 위장병), 상지(上肢) 신경통, 어깨 및 등의 통증 등에도 잘 듣는다.

部位: 손목 주름(양지혈)에서 3촌 올라가 척골과 요골 사이 우묵한 곳에 있다.

鍼法: 침은 3푼을 놓고 7번 숨쉴 동안 꽂아 두며, 뜸은 14장을 뜬다.〈동인〉

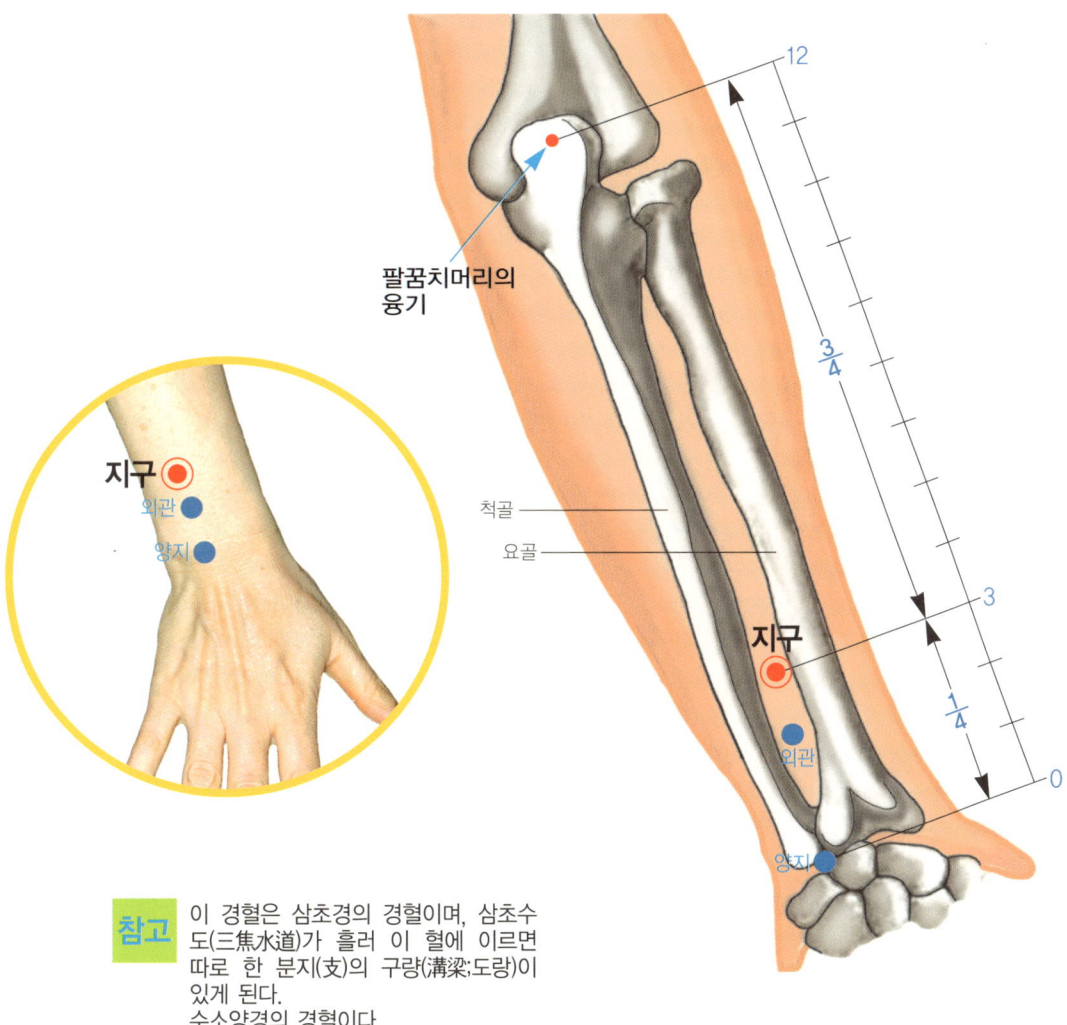

참고: 이 경혈은 삼초경의 경혈이며, 삼초수도(三焦水道)가 흘러 이 혈에 이르면 따로 한 분지(支)의 구량(溝梁;도랑)이 있게 된다.
수소양경의 경혈이다.

TE-7 (2개 혈)

7 회종(會宗)

원기(原氣)가 모이는 혈

이 경혈은 청각상실, 난청(難聽) 등의 귀 질환에 효과가 있을 뿐만 아니라 특히 화농성 질환, 곽란(藿亂;토하고 설사하는 급성 위장병) 등에 효과가 있다.

그 밖에 피부가 아플 때, 팔 근육이 아플 때, 팔이 저리고 경련이 날 때, 간질, 발작성 정신이상, 치매 등에도 잘 듣는다.

部位 손목 주름(양지혈)에서 3촌 올라가 척골 모서리의 우묵한 곳에 있다.
회종혈과 지구혈은 같은 높이이다.

鍼法 침은 3푼을 놓고, 뜸은 3장을 뜬다.〈동인〉

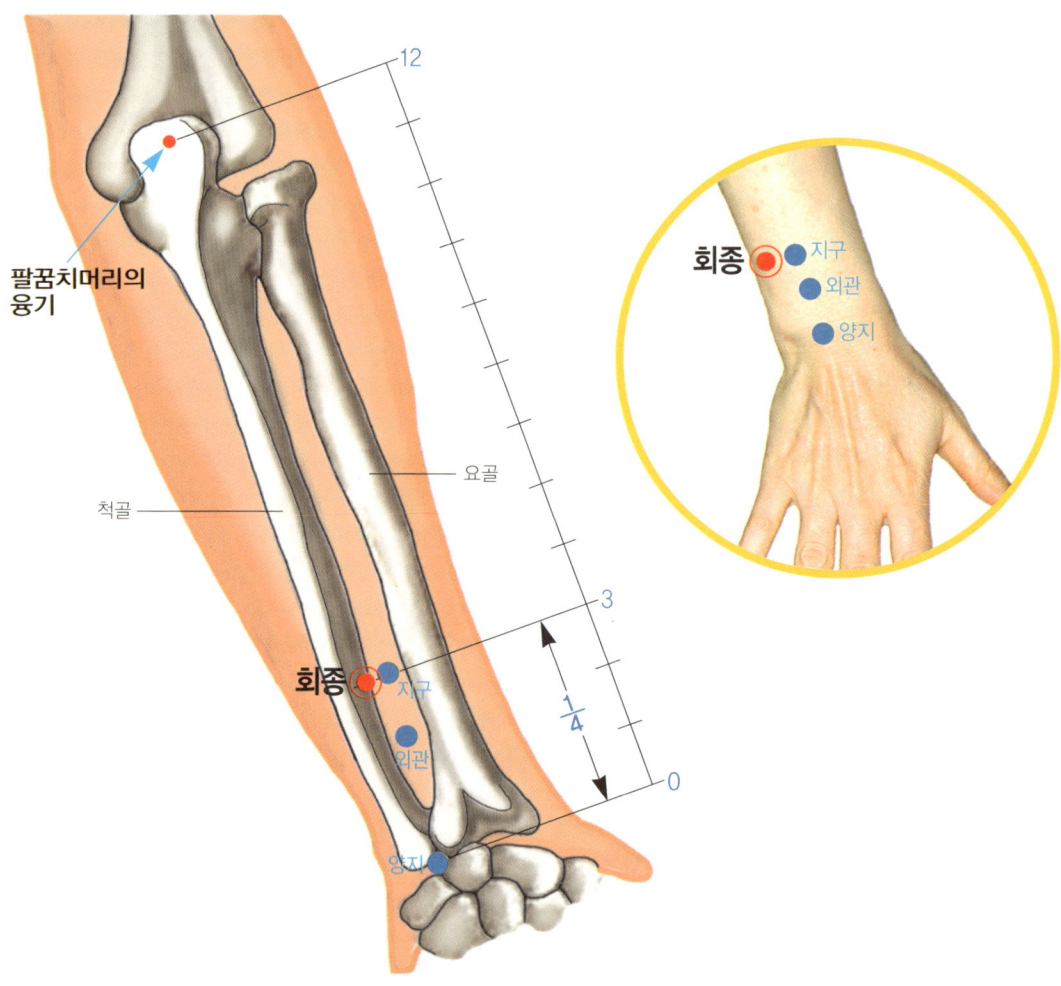

참고 이 경혈을 누르면 마치 가운데가 비어 있는 것 같고, 기가 그 사이를 왕래함에 일정한 자취를 남기지 않으므로 회종(會宗)이라 칭했다.

TE-8 (2개 혈)

8 삼양락(三陽絡)

삼양경의 낙맥(絡脈)이 교차되는 곳

이 경혈은 청각상실 등의 귀 질환에 효과가 있을 뿐만 아니라 말을 못할 때, 중풍이나 중풍에 의한 마비(麻痺)에도 특효가 있다.

그 밖에 치통 등의 치아 질환이나 팔이 몹시 저릴 때 등에도 효과가 있다.

部位 손목 주름(양지혈)에서 4촌 올라가 척골과 요골 사이 우묵한 곳에 있다.

鍼法 뜸은 7장을 뜨고, 침은 놓지 말아야 한다.〈동인〉

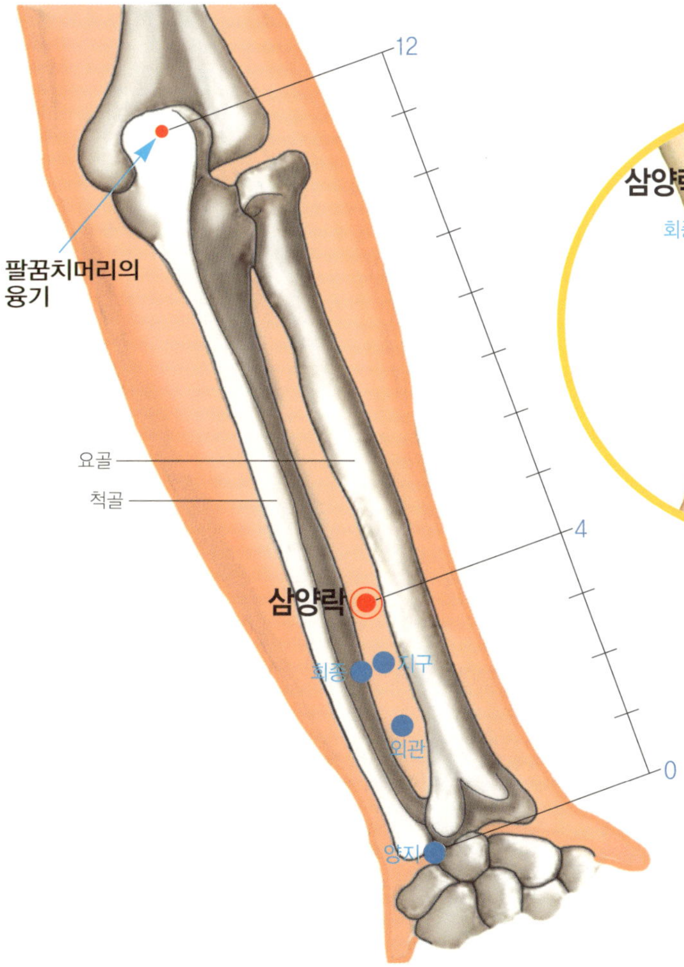

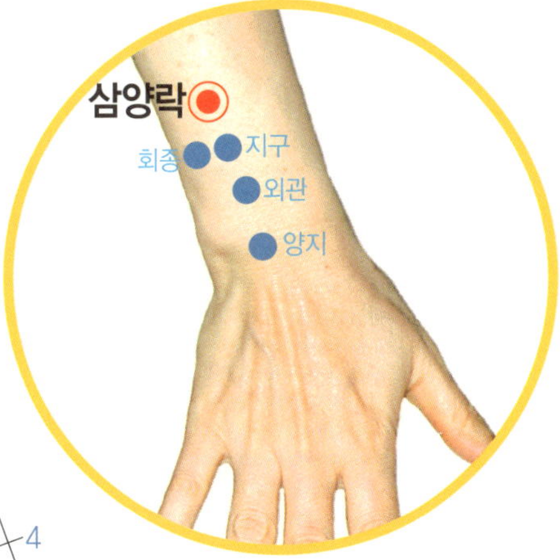

수소양 삼초경 手少陽 三焦經

팔꿈치머리의 융기

요골
척골

삼양락
회종 지구
외관
양지

참고 이 경혈은 팔 위의 크게 교차되는 맥인 지구혈 위로 1촌 되는 곳에 있어, 삼양경의 낙맥(絡脈)이 교차되는 곳이므로 삼양락이라 칭했다.
수(手)의 삼양경이 교회(交會)하고 또한 갈라지는 곳이다.

361 지압 경혈 백과

TE-9 (2개 혈)

사독(四瀆)

매끄럽게 하고 통하게 하는 경혈

이 경혈은 상지(上肢) 신경통, 팔의 마비, 팔뚝의 통증 등에 특효가 있다.

그 밖에 인후(咽喉) 질환, 신장염(腎臟炎), 혀의 마비로 인한 언어장애, 청각상실 등의 귀 질환 외에도 현기증, 신경쇠약, 아랫니의 통증 등의 치아 질환에도 잘 듣는다.

部位 팔꿈치머리의 융기에서 손쪽으로 5촌 내려가 척골과 요골 사이 우묵한 곳에 있다.

鍼法 침은 6푼을 놓고 7번 숨쉴 동안 꽂아 두며, 뜸은 3장을 뜬다.〈동인〉

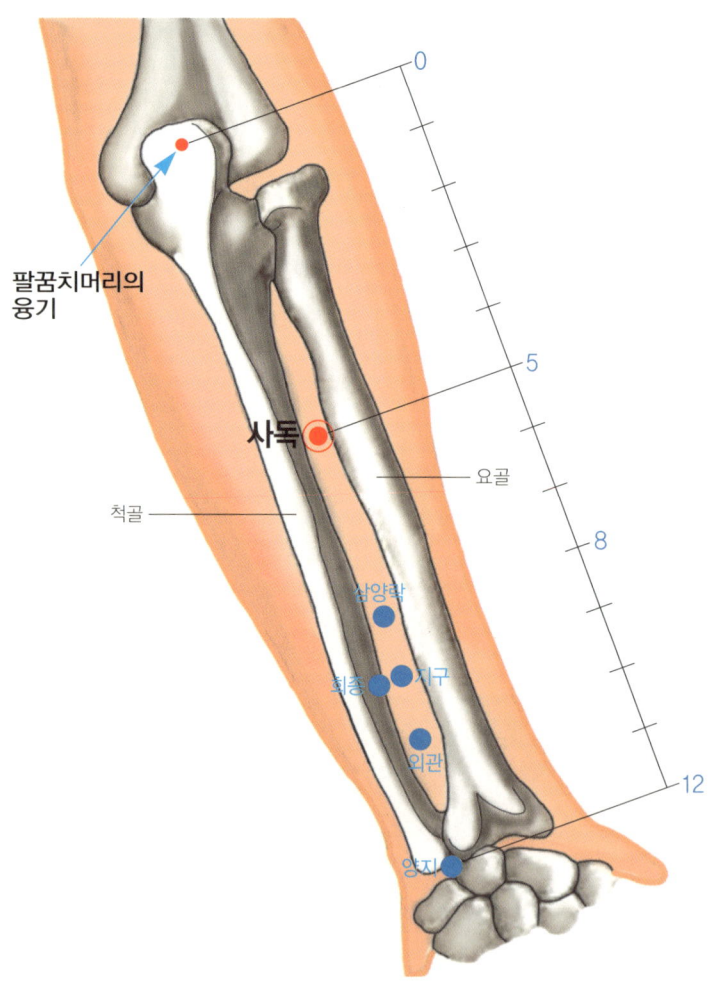

참고 이 경혈은 수도(水道)를 통하게 하며 삼양락의 후방에 있으므로 사독(四瀆)이라 칭했는데, 별의 이름이기도 한 사독은 매끄럽게 하고 통하게 하는 힘을 지녔다.

TE-10 (2개 혈)

10 천정(天井)

에너지가 샘솟는 경혈

이 경혈은 목에서 팔 위까지의 증상에 효과가 있으므로 오십견이나 팔꿈치에서 어깨까지 팔의 통증·팔의 관절염, 상지(上肢) 신경통, 팔꿈치 관절염, 목의 통증, 뒷목이 뻣뻣해질 때, 편도선염 등의 인후병(咽喉病)에 잘 듣는다.

그 밖에 두통, 편두통, 얼굴이 부을 때, 코 막힘, 요통, 눈꼬리가 아플 때, 간질, 나력(瘰癧;목 뒤나 귀 뒤, 사타구니 쪽 등에 생긴 크고 작은 멍울) 등에도 효과를 본다.

部位 팔꿈치머리의 융기에서 1촌 올라가 우묵한 곳에 있다.

鍼法 침은 1치를 놓고 7번 숨쉴 동안 꽂아 두며, 뜸은 3장을 뜬다.〈영추〉
취혈 요령은 팔굽을 구부리고 침혈을 잡는다.〈자생〉

수소양 삼초경 手少陽 三焦經

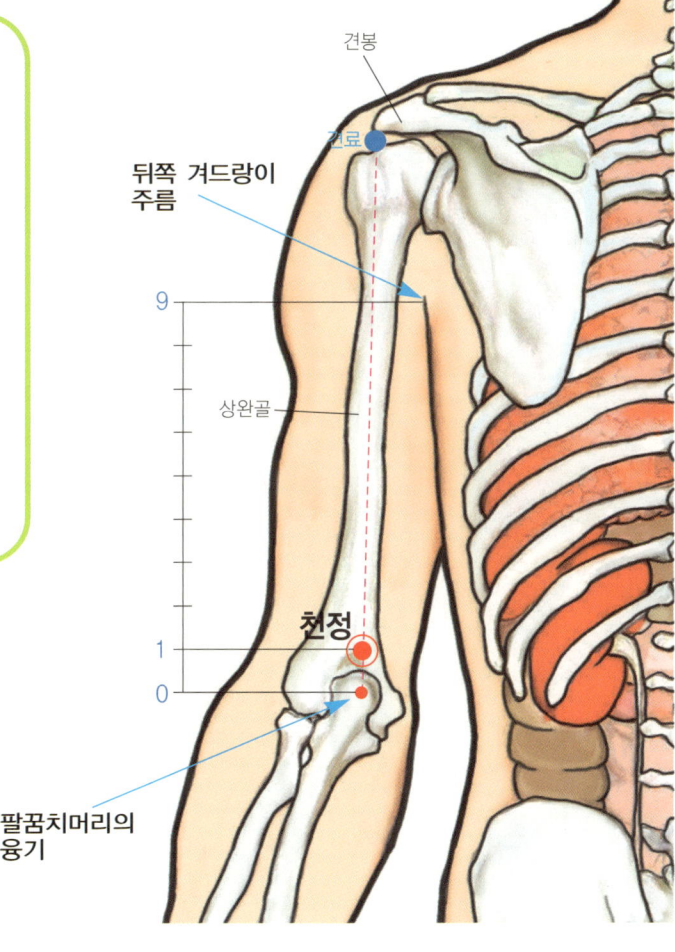

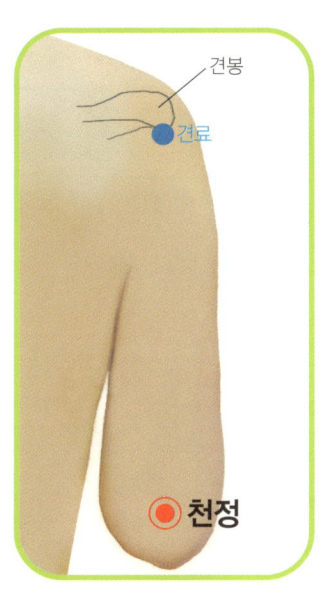

목에서 팔 위까지의 증상 치료법

지압 요령 시술자의 손가락 끝이 환자의 피부 깊숙이 파고 들어가도록 강하게 힘을 가해 천정혈을 누른다.

참고 이 경혈은 수소양경의 합혈(合穴)로 팔꿈치 후방에 있는 뼈의 움푹 들어간 곳이 마치 우물(井;정) 같고, 양기를 생기 있게 하므로 천정(天井)이라 칭했다.

TE-11 (2개 혈)

11 청랭연(淸冷淵)

삼초맥의 기혈이 흐르는 혈

이 경혈은 상완통(上腕痛), 즉 위팔이 저리고 아파서 제대로 들어올리지 못할 때, 위팔의 마비, 그리고 옆구리의 통증 등에 효과가 있다.

그 밖에 두통, 눈이 충혈되면서 아플 때, 눈이 누렇게 변할 때, 각기병, 간질 등에도 특효가 있다.

部位 팔꿈치머리의 융기에서 2촌 올라간 곳에 있다.

鍼法 침은 3푼을 놓고, 뜸은 3장을 뜬다.(동인)
취혈 요령은 팔을 편 다음 들고 침혈을 잡는다.

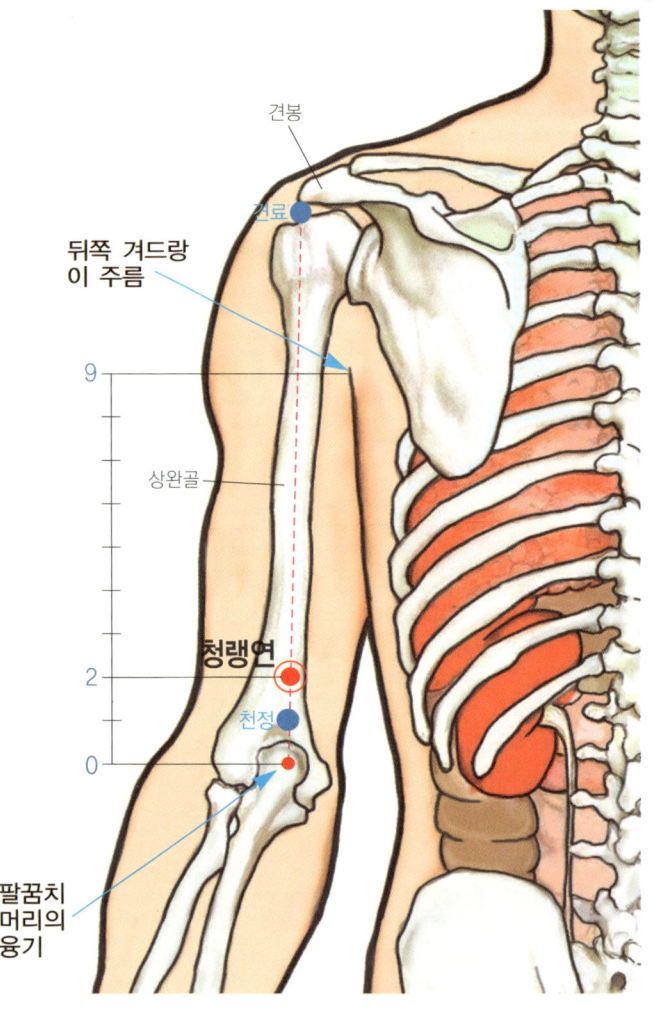

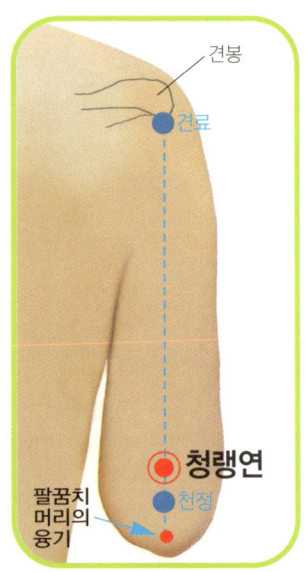

참고 이 경혈은 삼초맥의 기혈이 흘러 이 혈에 이르는 것이 마치 물이 깊은 못(淵;연)에 이르는 것과 비슷하고, 또한 옛날 물의 이름이 청랭연(淸冷淵)이므로 이렇게 칭했다.

TE-12 (2개 혈)

12 소락(消濼)

연못 가운데로 흘러드는 듯한 혈

이 경혈은 어깨의 질환인 상완(上腕) 신경통, 어깨의 주걱뼈 근육의 경련 등에 효과가 있다.

그 밖에 두통, 치통, 발작성 정신이상, 간질, 뒷목이 뻣뻣할 때, 항배강급(項背强急;목 뒤 부위의 살과 근맥이 아픈 병증)에도 특효가 있다.

部位 팔꿈치머리의 융기에서 5촌 올라간 곳에 있다.

鍼法 침은 6푼을 놓고, 뜸은 3장을 뜬다.〈동인〉

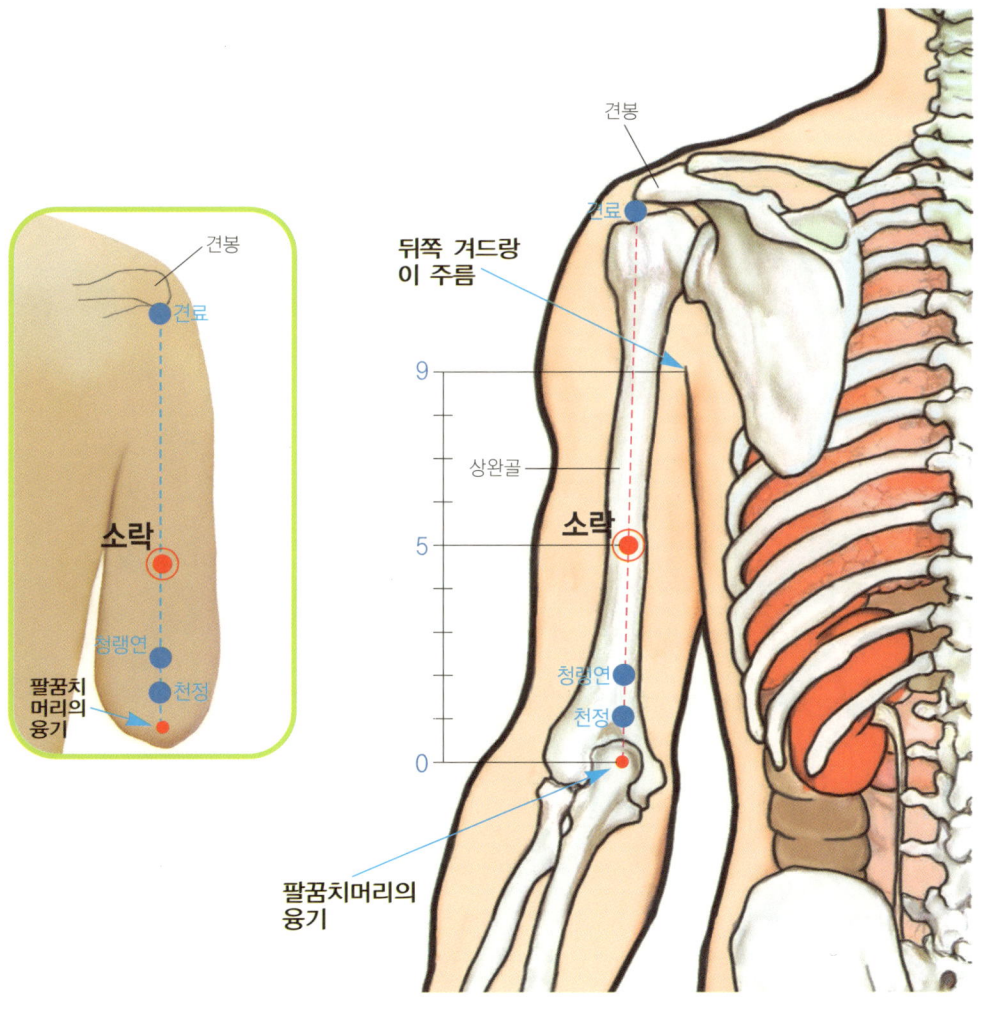

참고 삼초(三焦)는 전신의 기혈이 흘러다니는 길로서 삼초맥이 이 혈로 흐르는 것이 마치 물이 연못 가운데로 흘러드는 것과 같다고 해서 소락이라 칭했다. 여기서 소(消)는 흩어진다는 것이고, 락(濼)은 연못을 말한다.

TE-13 (2개 혈)

13 노회(臑會)

어깨를 다스리는 경혈

이 경혈은 삼각근 가장자리에서 가까운 위치에 있으므로 삼각근의 통증이나 어깨 근육의 경련 및 마비, 팔 윗부분의 신경통, 어깨 관절통, 오십견 등에 탁월한 효과가 있다.

그 밖에 인후염, 나력(瘰癧;목 뒤나 귀 뒤, 사타구니 쪽 등에 생긴 크고 작은 멍울), 혹(병적으로 불거져 나온 살덩어리) 등에도 잘 듣는다.

部位 견료혈에서 3촌 내려가 삼각근 뒤쪽 우묵한 곳에 있다. 뒤쪽 겨드랑이 주름과 같은 높이이다.

鍼法 침은 7푼을 놓고 10번 숨쉴 동안 꽂아 두며, 뜸은 7장을 뜬다. 〈동인〉

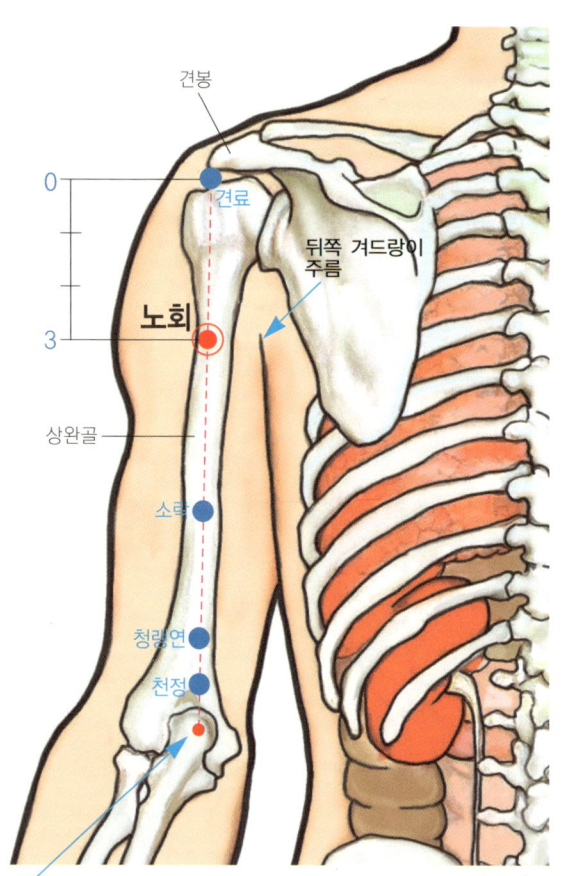

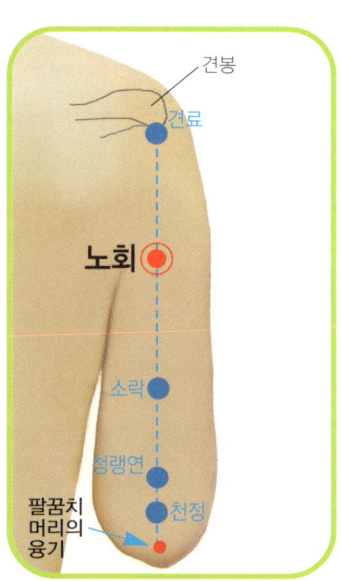

참고 이 경혈은 수양명수소양(手陽明手少陽)이 맺어지는 곳으로 회(會)가 되어 노회라 칭했다.
일명 뇌료라고도 부른다.

어깨 관절통·오십견 치료법

지압요령 시술자는 한 손으로 환자의 팔을 잡고 지탱하면서 다른 한 손의 엄지손가락으로 노회혈을 지압한다.

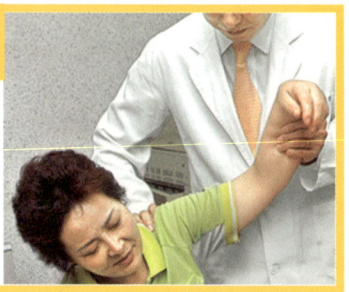

14 견료(肩髎)

TE-14 (2개 혈)

어깨 뼈를 다스리는 경혈

이 경혈은 상지(上肢) 신경통, 어깨 관절통, 어깨에 중압감이 있을 때, 팔이 아파서 올리지 못할 때, 무거운 것을 계속 들어 팔꿈치가 펴지지 않을 때에 효과가 있다.

그 밖에 고혈압, 다한증(多汗症), 중풍, 반신불수, 늑막염 등에도 잘 듣는다.

치료할 때 견우·비노혈을 함께 자극하면 한층 더 효과를 본다.

部位 어깨 위 견봉의 뒤쪽 아랫부분 가장자리의 우묵한 곳이다.

鍼法 침은 7푼을 놓고, 뜸은 3장을 뜬다.〈동인〉
취혈 요령은 팔을 들고 침혈을 잡는다.〈동인〉

手少陽 三焦經 / 수소양 삼초경

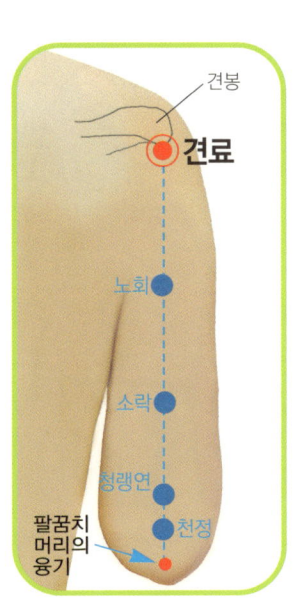

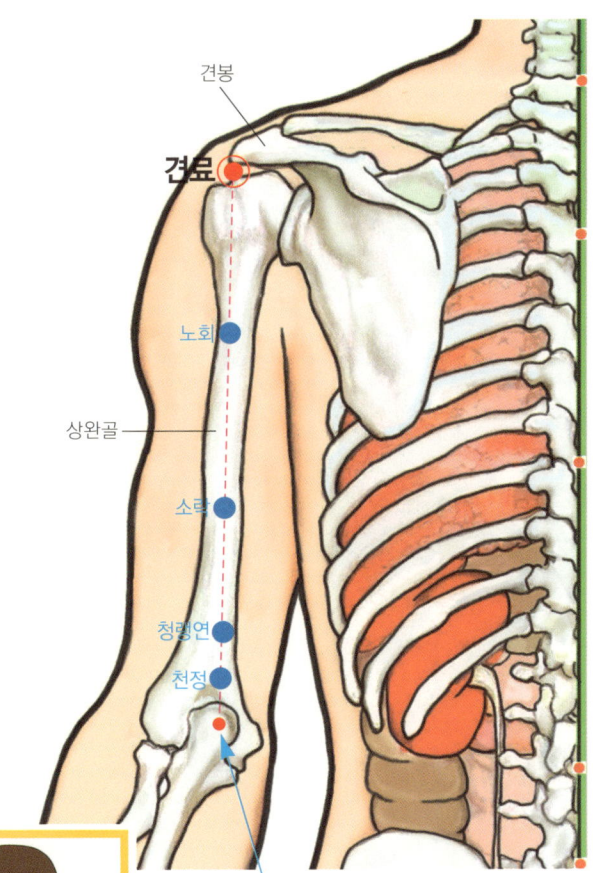

어깨의 통증·삼각근의 염증 치료법

지압요령 양손의 중심이 곧바로 환자의 견료혈에 전해지도록 지압을 한다.
가정에서 따뜻한 습포를 한 후에 드라이어 같은 도구를 이용해 치료하는 방법도 있다.

참고 이 혈은 삼초맥의 공혈(空穴)로, 어깨 끝 팔 위에 위치한다고 해서 견료라 칭했다.

TE-15 (2개 혈)

15 천료(天髎)

어깨 구석의 경혈

이 경혈은 어깨의 마비, 어깨 결림이나 통증, 목이나 목덜미의 갑작스런 통증, 윗목이 뻣뻣할 때, 팔꿈치 통증, 오십견 등에 효과가 있다.

그 밖에 두통, 고혈압, 정서 불안, 심계항진(心悸亢進; 가슴이 두근거림), 흉통(胸痛;가슴의 통증), 한불출(汗不出;열병에 땀이 나지 않는 것) 등에도 효과가 있다.

部位 어깨의 견갑골 상각에서 위로 우묵한 곳에 있다.
견정혈과 곡원혈의 사이 한가운데 부위의 우묵한 곳에 있다.

鍼法 침은 8푼을 놓고, 뜸은 5장을 뜬다.〈동인〉

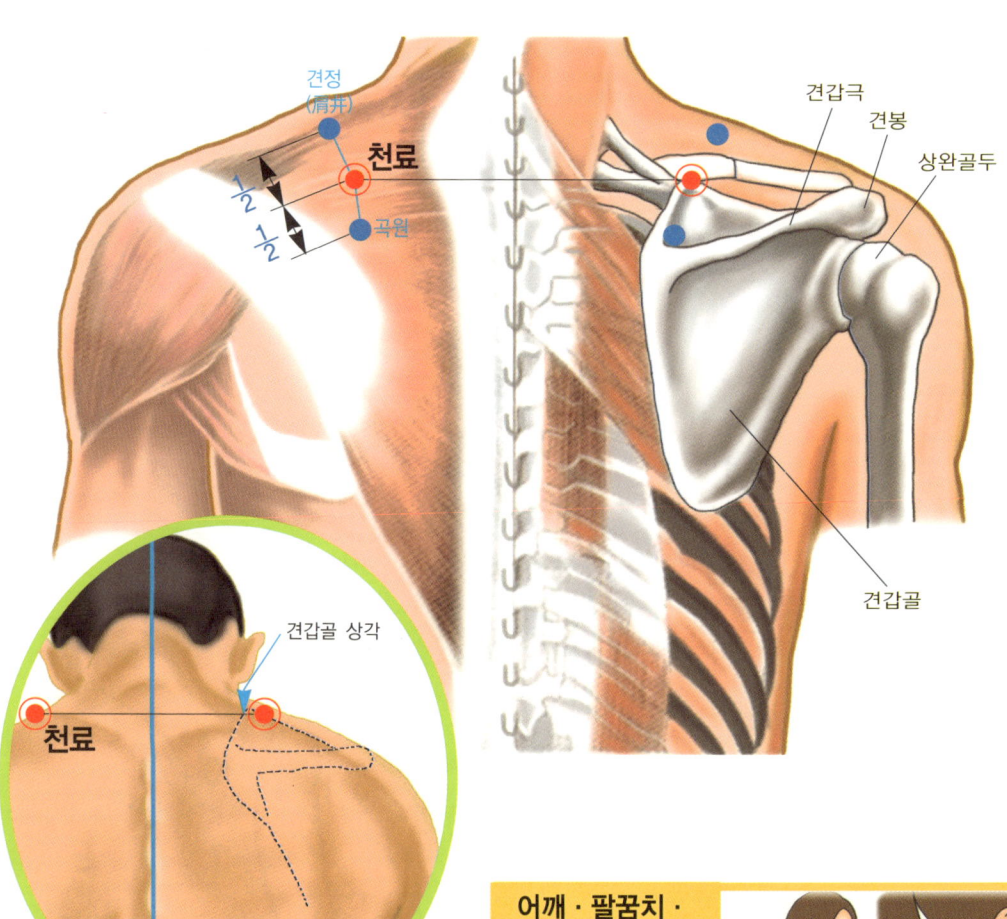

참고 어깨 위쪽 10개의 침혈 중에 견료혈이 제일 바깥쪽에 있고 거궐혈이 다음이며, 견정혈-병풍혈로 이어져 그 다음 천료혈이 제일 안쪽에 있다.〈강목〉

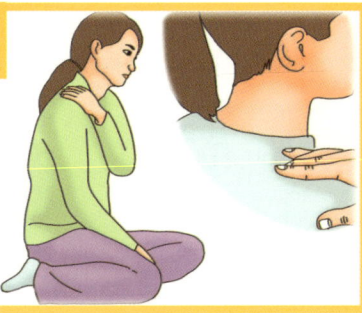

어깨·팔꿈치·목의 통증 치료법

지압요령 곡원혈 주위의 경혈과 비슷하다. 초조하거나 불안할 때도 이 곳을 지압하면 효과를 볼 수 있다.

TE-16 (2개 혈)

16 천유(天牖)

목 질환을 치료하는 곳

이 경혈은 두통, 두중(頭重;머리가 무거운 증세), 얼굴이 붓고 아플 때, 뒷목이 뻣뻣할 때 외에도 눈의 통증·시력 감퇴·시력 장애·각막백반·눈알에 핏발이 생겼을 때 등의 눈 질환에 그 효력을 나타낸다.

그 밖에 돌발성 난청 등의 청각장애, 이명(耳鳴), 인후염, 습진, 풍진, 현기증, 치통 등에도 효과가 있다.

部位 하악각과 같은 높이로, 목빗근의 뒤쪽 오목한 곳에 있다. 유양돌기의 뒤쪽 아랫부분이다.

鍼法 침은 1치를 놓고 7번 숨쉴 동안 꽂아 두며, 뜸은 뜨지 말아야 한다. 이 곳은 근육이 부드러워 침이 잘 들어간다.

수소양 삼초경 手少陽 三焦經

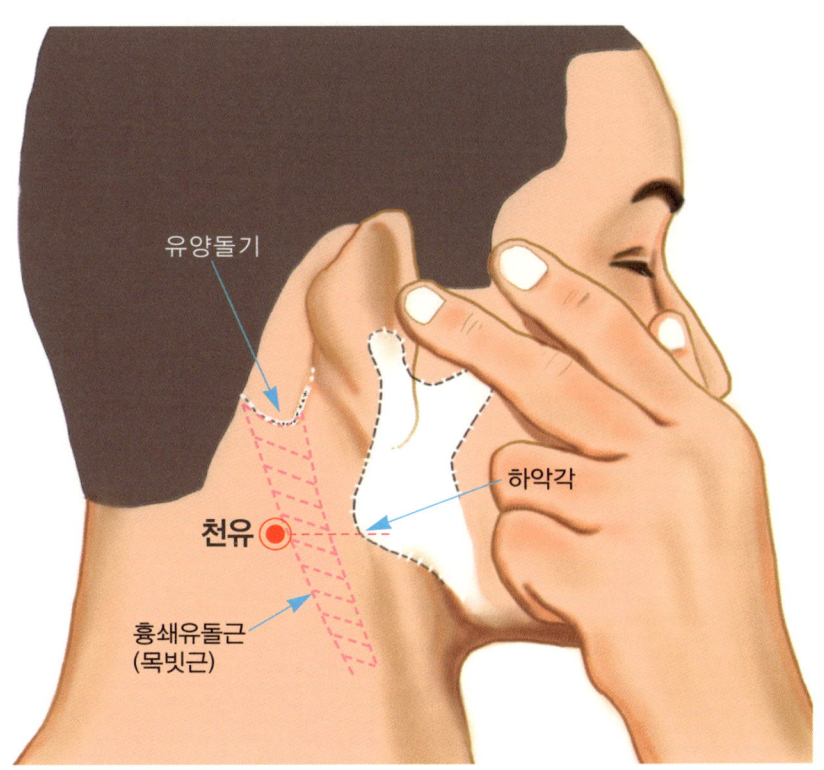

유양돌기 / 하악각 / 천유 / 흉쇄유돌근(목빗근)

두통·얼굴의 통증·뻐근한 목의 치료법

지압요령 시술자는 환자의 머리를 뒤에서 양손으로 둘러싸듯이 하고 엄지손가락으로 천유혈을 지압한다.

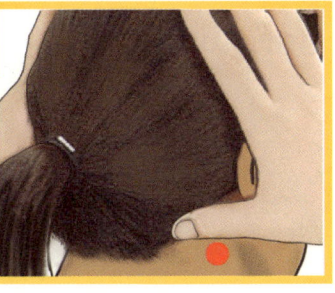

참고 이 경혈의 유(牖)는 공기를 통하게 하는데, 귀가 윗부분(天部;천부)의 창문이므로 천유라 칭했다. 뜸을 떠 얼굴이 붓고 눈이 감긴 경우에는 먼저 의희혈을 잡고 다음에 천유혈과 풍지혈을 잡아 침을 놓으면 그 병은 낫는다.〈동인〉

TE-17 (2개 혈)

17 예풍(翳風)

귀에 있는 중풍을 물리치는 혈

이 경혈은 중풍으로 인해 생기는 안면마비나 경련·뺨의 부종(浮腫;신체 조직의 틈 사이에 액체가 괴어 있는 것)·안면 신경마비뿐만 아니라, 청각상실·볼거리·이명(耳鳴)·귀앓이·외청도염(外聽道炎) 등의 귀 질환에 효과가 있다.

그 밖에 치통, 눈의 통증, 구안와사, 풍진, 입을 벌리지 못할 때, 목과 어깨가 아프거나 결릴 때, 치통, 현기증, 차멀미 등에도 효과가 있다.

部位 귀 뒤쪽 아래 유양돌기와 아래턱 사이의 우묵한 곳에 있다. 입을 벌리면 쑥 들어가는 지점이다.

鍼法 침은 7푼을 놓고, 뜸은 7장을 뜬다.〈동인〉
침첨(針尖)의 방향을 잘못하면 골막을 건드려 몹시 아프므로 주의해야 한다.

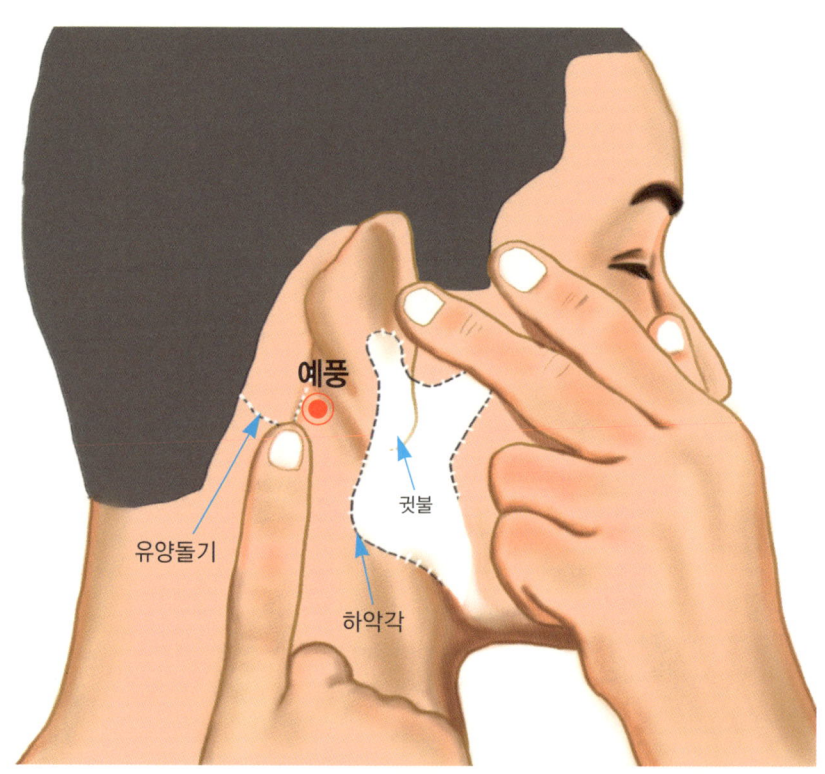

참고 이 경혈에서 양쪽 귀는 翳(예=우산)와 같고 양쪽 완골(完骨)은 병풍(屛風)과 같아 전후의 바람을 막아 보호하기 때문에 예풍(翳風)이라 칭했다. 그리고 이주(耳珠) 아래 우묵한 곳에 있는 이 혈을 누르면 귓속이 아프다.

안면마비·치통 치료법

지압요령 집게손가락을 예풍혈에 놓고 누른다. 혼자 할 때는 손바닥을 뺨에 대고 엄지손가락으로 지압을 해도 좋다. 요령은 예풍혈을 강하게 눌렀다가 확 풀어주는 것이다.

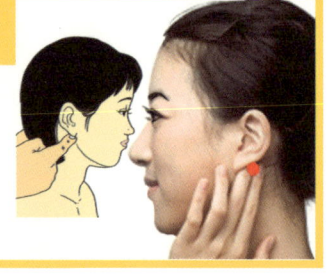

TE-18 (2개 혈)

18 계맥(瘈脈)

광란 질환을 치료하는 혈

이 경혈은 이명(耳鳴;귀울이)·청각상실·난청 등의 귀의 질환에 효과가 있다.

그 밖에 두통, 편두통, 구토, 구역질, 시력장애, 소아경풍(小兒驚風), 발작성 정신이상, 뇌충혈(腦充血;뇌빈혈과 반대로, 머리에 도는 혈액의 양이 많은 것)에도 특효가 있다.

部位 귓바퀴를 따라 예풍혈과 각손혈의 사이에서 아래쪽 3분의 1 지점에 있다.

鍼法 침은 1푼을 놓고 뜸은 뜨지 말아야 한다.〈동인〉

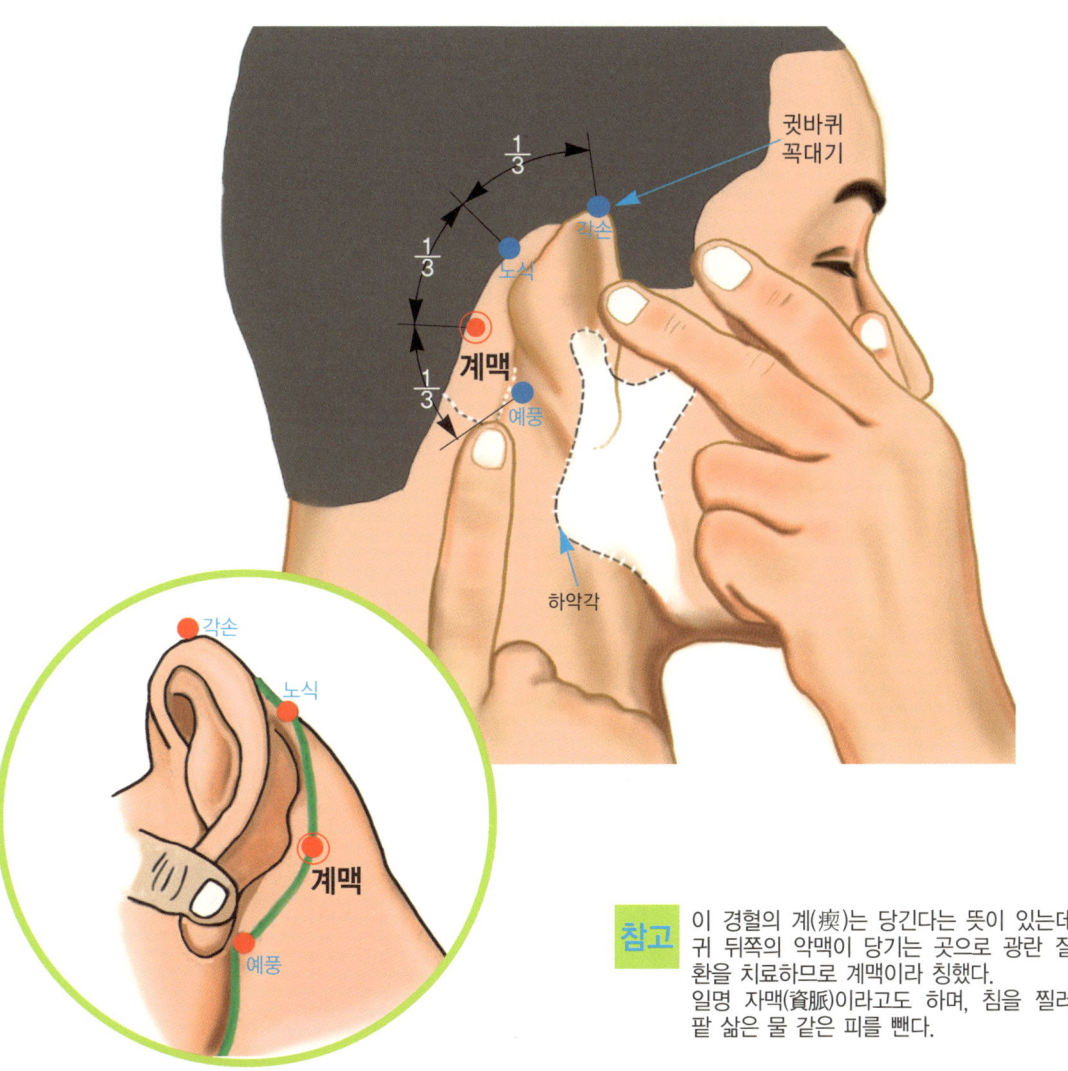

참고 이 경혈의 계(瘈)는 당긴다는 뜻이 있는데 귀 뒤쪽의 악맥이 당기는 곳으로 광란 질환을 치료하므로 계맥이라 칭했다.
일명 자맥(資脈)이라고도 하며, 침을 찔러 팥 삶은 물 같은 피를 뺀다.

TE-19 (2개 혈)

⑲ 노식(顱息)

천식을 치료하는 혈

이 경혈은 이명(耳鳴)·청각 장애·귀앓이 등, 귀의 질환에 효과가 있다.
그 밖에 구토, 현기증, 천식, 두통, 두풍(頭風; 머리가 오랫동안 아픈 증세), 두중(頭重; 머리가 무거운 증세), 계종(瘛瘲; 힘줄이 당기거나 늘어져서 팔다리가 움츠러졌다가 늘어졌다를 반복하는 증상), 간질, 뇌막염, 소아경풍(小兒驚風)에도 특효가 있다.

部位 귓바퀴를 따라 예풍혈과 각손혈의 사이에서 위쪽 3분의 1 지점에 있다.

鍼法 뜸은 7장을 뜨며 침은 놓지 말아야 한다.〈동인〉

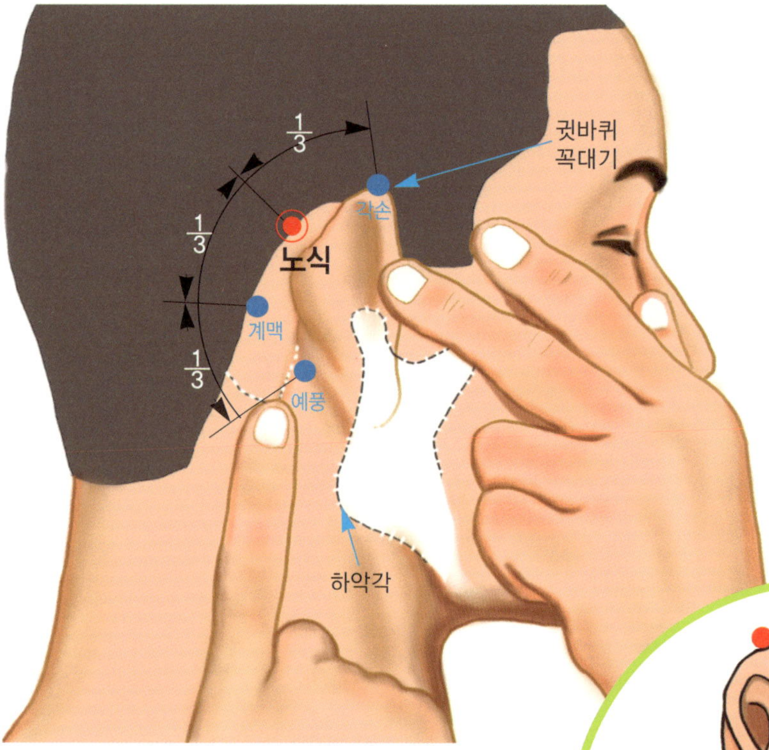

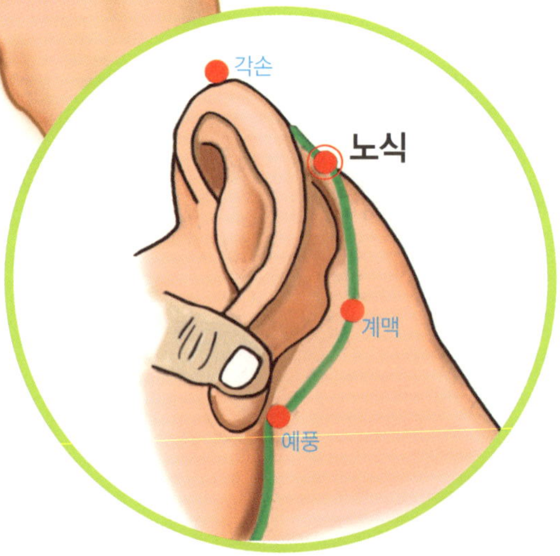

참고 이 경혈의 귀는 숨쉬는 곳을 알리는데, 마치 머리가 숨쉬는 것을 알리는 것에 비유되며, 또한 천식을 치료하기 때문에 노식이라 칭했다.
일명 노신이라고도 부른다.

TE-20 (2개 혈)

⑳ 각손(角孫)

몸의 기능과 같은 경혈

이 경혈도 눈·귀·치과 질환에 폭넓게 사용되는 경혈로 백내장·결막염, 귀의 부종(浮腫;신체 조직의 틈 사이에 액체가 괴어 있는 것)·이명(耳鳴)·귀의 통증·귀앓이, 치통·충치·구내염·씹기가 힘들 때·이하선염(耳下腺炎;침샘이 염증으로 부어오르는 병) 등에 효과가 있다.

그 밖에 두통이나 두중(頭重; 머리가 무거운 증세), 현기증, 탈모 등에도 잘 듣는다.

部位 귓바퀴 바로 위쪽 우묵한 곳에 있다.
귓바퀴를 접어 머리에 눌러 붙였을 때 귓바퀴 꼭대기가 닿는 지점이다.

鍼法 뜸은 3장을 뜨며 침은 놓지 말아야 한다.〈입문〉

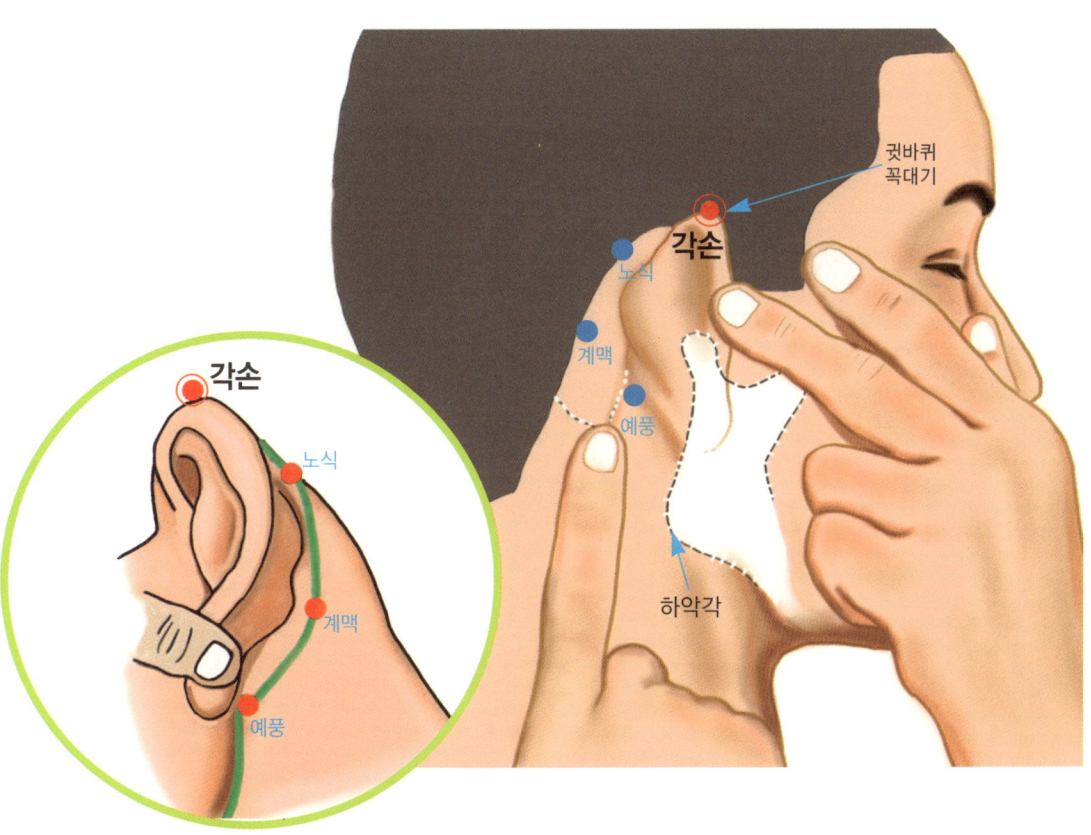

후두 신경통 치료법

 지압요령
집게손가락으로 각손혈에 대고 3~5초 정도 천천히 누르는 지압을 계속 되풀이한다.
이 때 각손혈의 지압과 관자놀이의 마사지도 병행하면 더욱 더 효과가 있다.

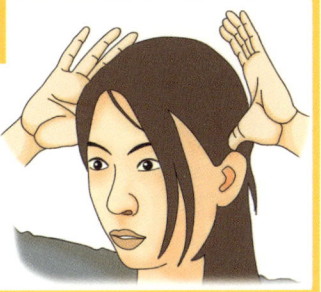

참고 이 경혈은 귓바퀴를 접었을 때 귓바퀴의 위쪽 맨 끝이 닿는 곳인데, 태양·소양·손맥(孫脈)이 이각(耳角)에서 모이므로 각손이라 칭했다.

수소양 삼초경 手少陽 三焦經

TE-21 (2개 혈)

 이문(耳門) — 귀의 질환을 다스리는 문

이 경혈은 한자 뜻 그대로 귀의 문(門)이다. 따라서 귀의 질병 전반에 걸쳐 뛰어난 효과가 있어 이명(耳鳴)·난청·귀앓이·중이염(中耳炎)·외이염(外耳炎)·청각장애·귓속의 뾰루지나 습진 등에 특효가 있다.

그 밖에 안면신경마비, 삼차신경통, 치통, 안면(顔面)신경통, 턱 관절염, 아관긴급(牙關緊急; 이가 꽉 물려 입을 벌리지 못하는 병)에도 잘 듣는다.

部位 입을 벌렸을 때 우묵해지는 곳(청궁혈)의 바로 위쪽 우묵한 곳에 있다.

鍼法 침은 3푼을 놓고 3번 숨쉴 동안 꽂아 두며, 뜸은 3장을 뜬다.〈동인〉
입을 다물고 있으면 침이 조금밖에 들어가지 않으므로, 환자의 입을 벌려 자기 주먹을 입 안에 넣어 물고 있는 상태로 침을 놓아야 하고, 침을 뺄 때 입을 다물면 침이 빠지지 않는다.

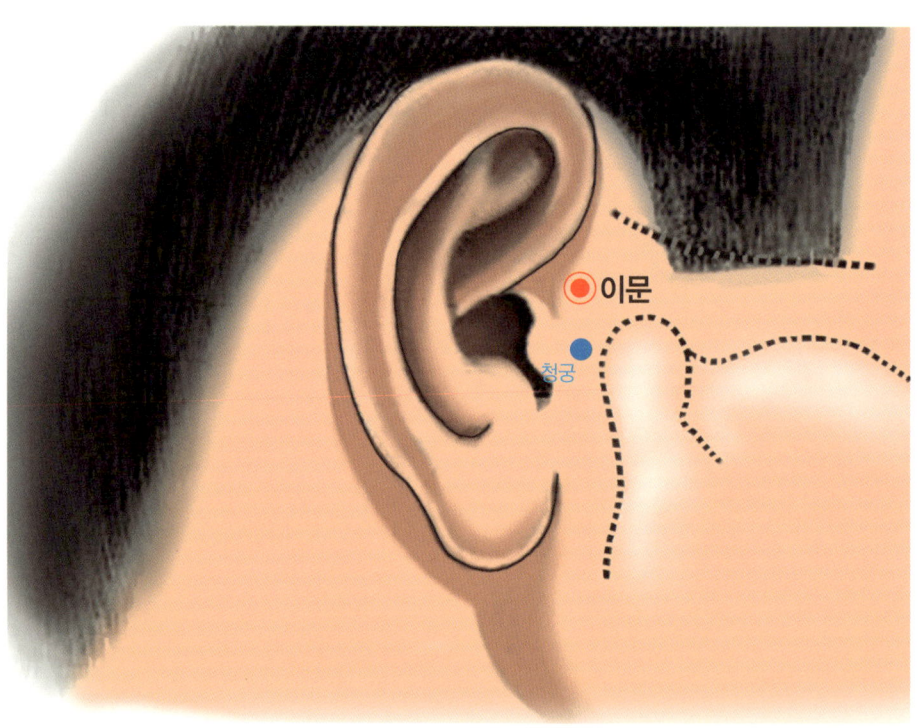

참고 이 경혈은 귀(耳)가 출입하는 문(門)이라고 해서 이문이라 칭했다.
이 혈은 침을 놓은 후에 혈종기(血腫氣)가 잘 생기므로 침을 뽑는 즉시 침 구멍을 20~30초간 눌러 주어야 한다. 침을 놓으면 뻐근한 침감이 귀와 한쪽 얼굴로 퍼진다.

귀의 각종 질병 치료법

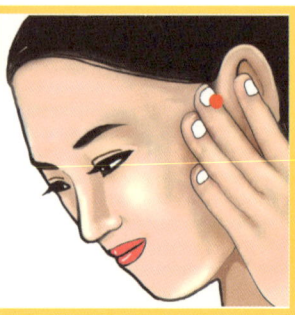

지압요령 집게손가락 또는 엄지손가락으로 약간 힘을 가해 이문혈에 지압을 한다. 이문혈과 청궁혈은 가까이 있어서 모두 눌러주면 귀의 질병에 효과를 볼 수 있다.

TE-22 (2개 혈)

22 화료(和髎)

콧병을 다스리는 곳

이 경혈은 이명(耳鳴), 외이염(外耳炎) 등의 귀 질환에 효과 있을 뿐만 아니라 머리가 아프거나 무겁고 어지러운 증상 외에 비염(鼻炎)으로 인해 콧물이 나올 때도 효과가 있다.

그 밖에 안면 신경마비, 코끝이 부어오르면서 아플 때, 구안와사, 턱의 부종(浮腫;신체 조직의 틈 사이에 액체가 괸 상태) 등에도 효과가 있다.

部位 이문혈 위쪽의 털이 돋은 경계 아래 우묵한 가운데 맥이 뛰는 곳에 있다.
귓바퀴 뿌리의 앞쪽.

鍼法 침은 3푼을 놓고 뜸은 뜨지 말아야 한다.〈동인〉

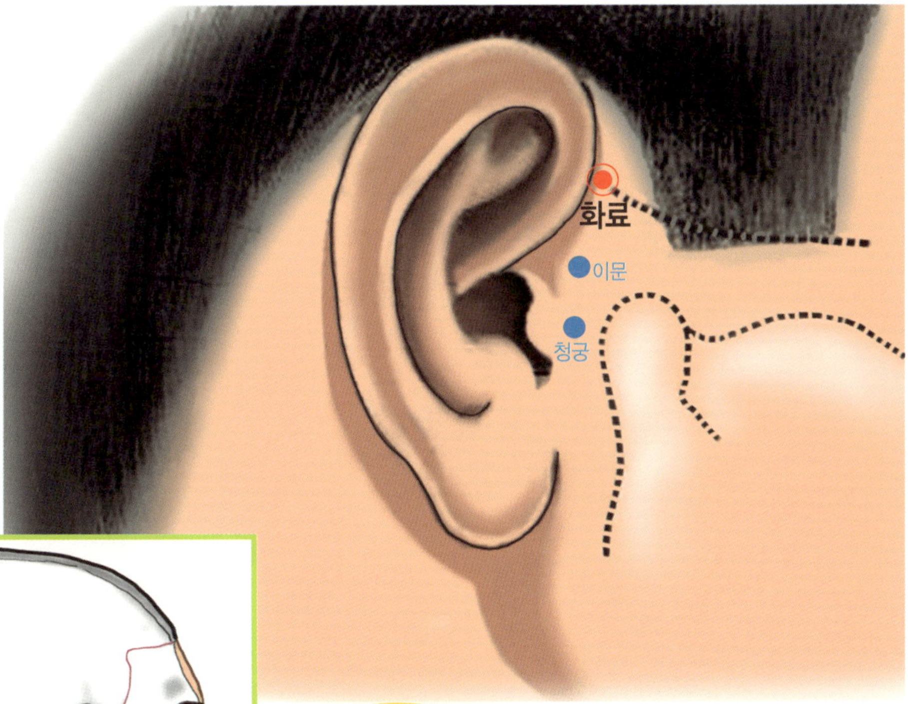

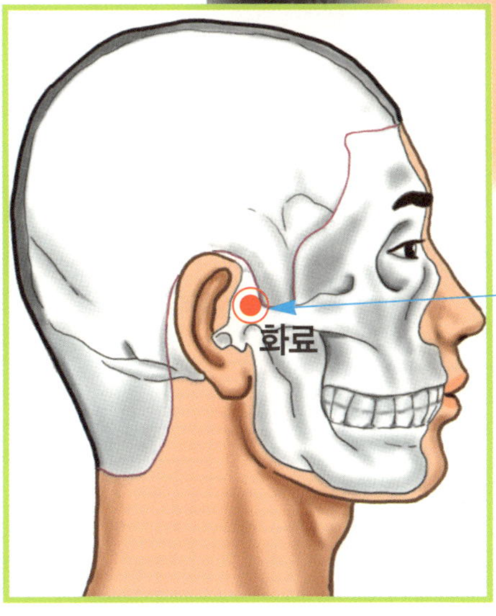

手少陽 三焦經 수소양 삼초경

이문혈 위 털이 돋은 경계 아래 우묵한 가운데 **맥이 뛰는 곳에 있다.**

참고 이 경혈은 5성(五聲)의 화음을 못 듣는 청각 장애 등, 모든 귓병을 귀로 하여금 능히 듣도록 해 주기 때문에 화료라 칭했다.
대장경의 화료(禾髎)혈과 다르므로 잘 구별해야 한다.

TE-23 (2개 혈)

23 사죽공(絲竹空)

눈병을 다스리는 곳

이 경혈은 시력장애·홍체염·각막염·결막염·눈의 충혈·눈의 통증·미릉골통(眉稜骨痛;눈썹이 있는 뼈 부위가 아픈 증세)·눈꺼풀의 경련·눈썹이 잘 안 날 때 등의 눈 질환에 효과가 있을 뿐만 아니라 치통, 현기증, 사시(斜視), 안면신경마비, 두통이나 편두통에도 잘 듣는다.

그 밖에 소아경풍(小兒驚風), 반신불수, 간질, 눈꺼풀의 경련, 눈가에 주름이 생길 때, 눈썹이 이유없이 빠질 때 등에도 효과가 있다.

이 사죽공혈에 마사지나 지압을 하면 눈의 피로나 얼굴의 부종(浮腫;신체 조직의 틈 사이에 액체가 괴어 있는 것)이 풀리고 상쾌해진다.

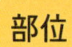 **部位**: 눈썹 바깥쪽 옆 우묵한 곳에 있다.
동자료 위쪽에 있다.

 鍼法: 침은 3푼을 놓고 3번 숨쉴 동안 꽂아 두며, 뜸은 뜨지 말아야 한다.〈동인〉

수소양삼초경 手少陽三焦經

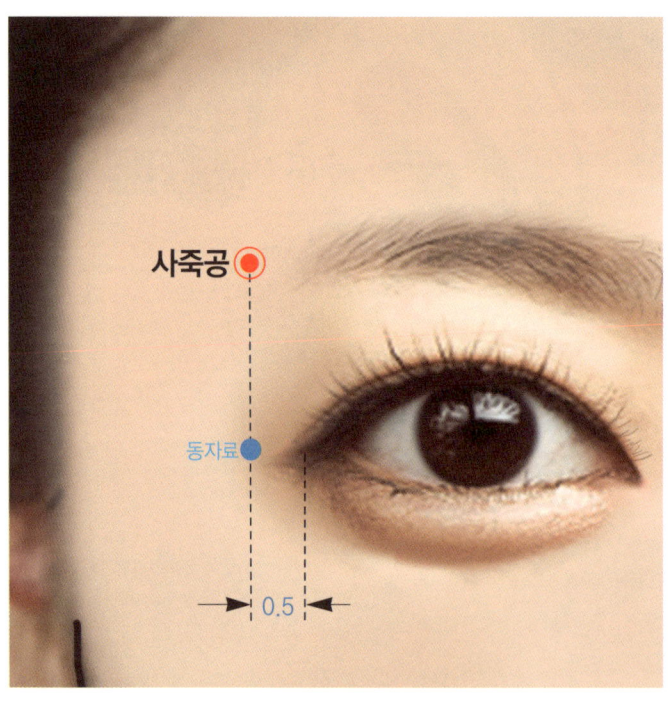

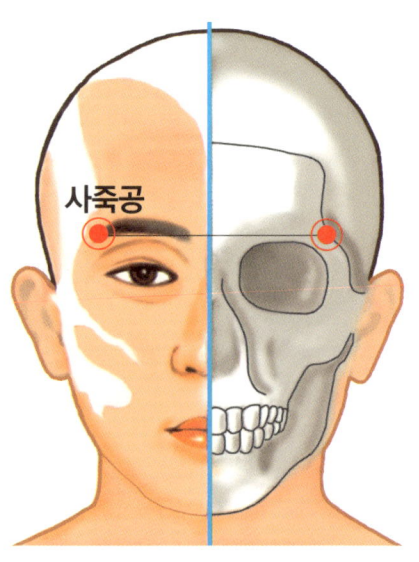

참고: 이 경혈이 퉁소의 구멍과 비슷하고 구멍은 공(空)과 통하며, 또한 귀 가까이 있어 귀는 항상 사죽(絲竹)의 소리를 들으므로 사죽공이라 칭했다. 그리고 침이 움직이게 되면 매우 아프므로 침을 고정시켜 찔러야 한다.
뜸을 뜨면 눈이 작아지거나 실명(失明)할 수 있으므로 뜸은 절대 뜨지 말아야 한다.

눈 질환 치료법

 지압요령: 양쪽의 가운뎃손가락으로 사죽공혈을 지그시 아플 정도로 10초 정도 누르고 떼는 동작을 10번 정도 해 주면 통증에 효과를 볼 수 있다.

제10장 수소양삼초경(手少陽三焦經)

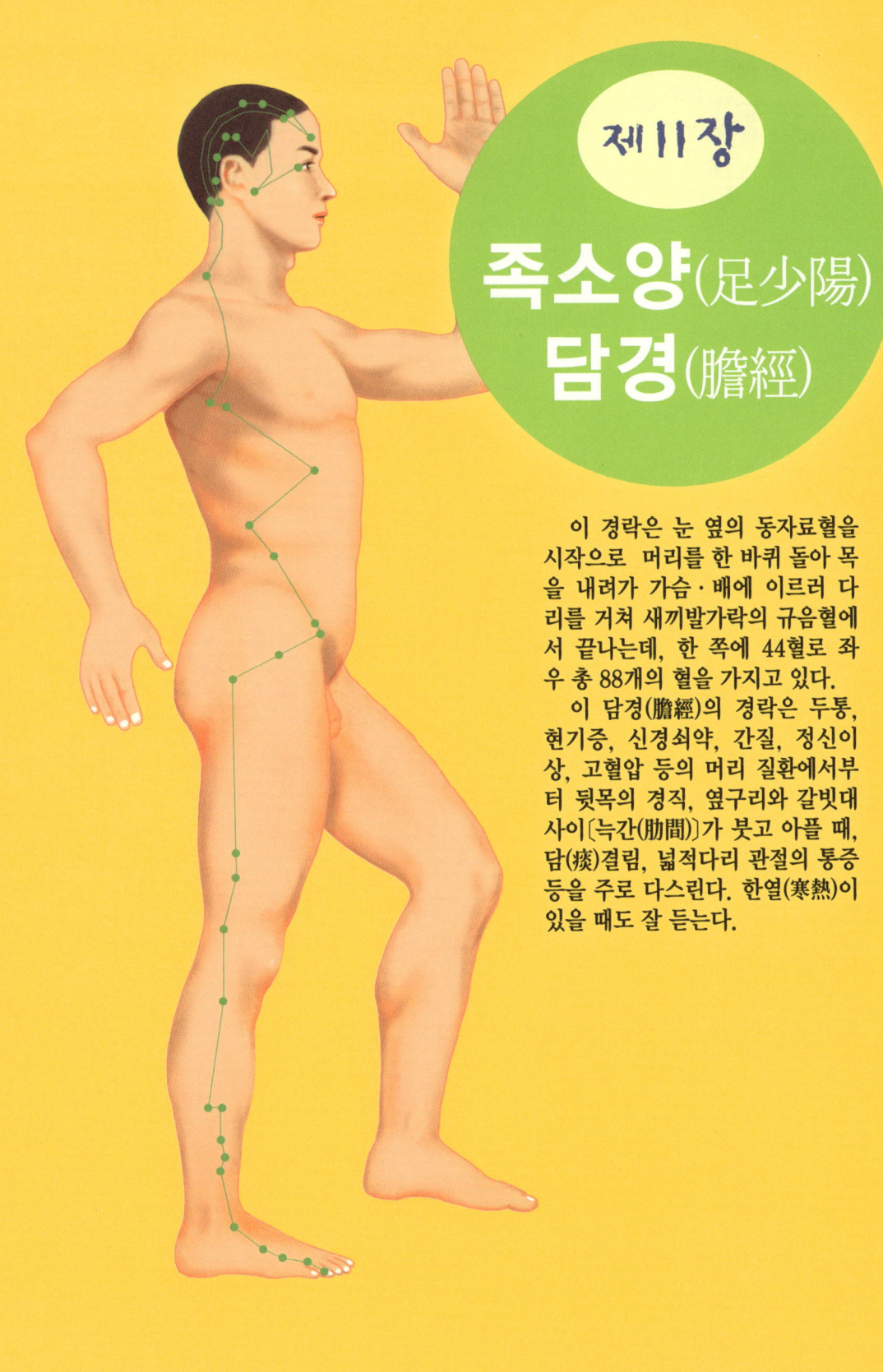

제11장

족소양(足少陽) 담경(膽經)

　이 경락은 눈 옆의 동자료혈을 시작으로 머리를 한 바퀴 돌아 목을 내려가 가슴·배에 이르러 다리를 거쳐 새끼발가락의 규음혈에서 끝나는데, 한 쪽에 44혈로 좌우 총 88개의 혈을 가지고 있다.
　이 담경(膽經)의 경락은 두통, 현기증, 신경쇠약, 간질, 정신이상, 고혈압 등의 머리 질환에서부터 뒷목의 경직, 옆구리와 갈빗대 사이〔늑간(肋間)〕가 붓고 아플 때, 담(痰)결림, 넓적다리 관절의 통증 등을 주로 다스린다. 한열(寒熱)이 있을 때도 잘 듣는다.

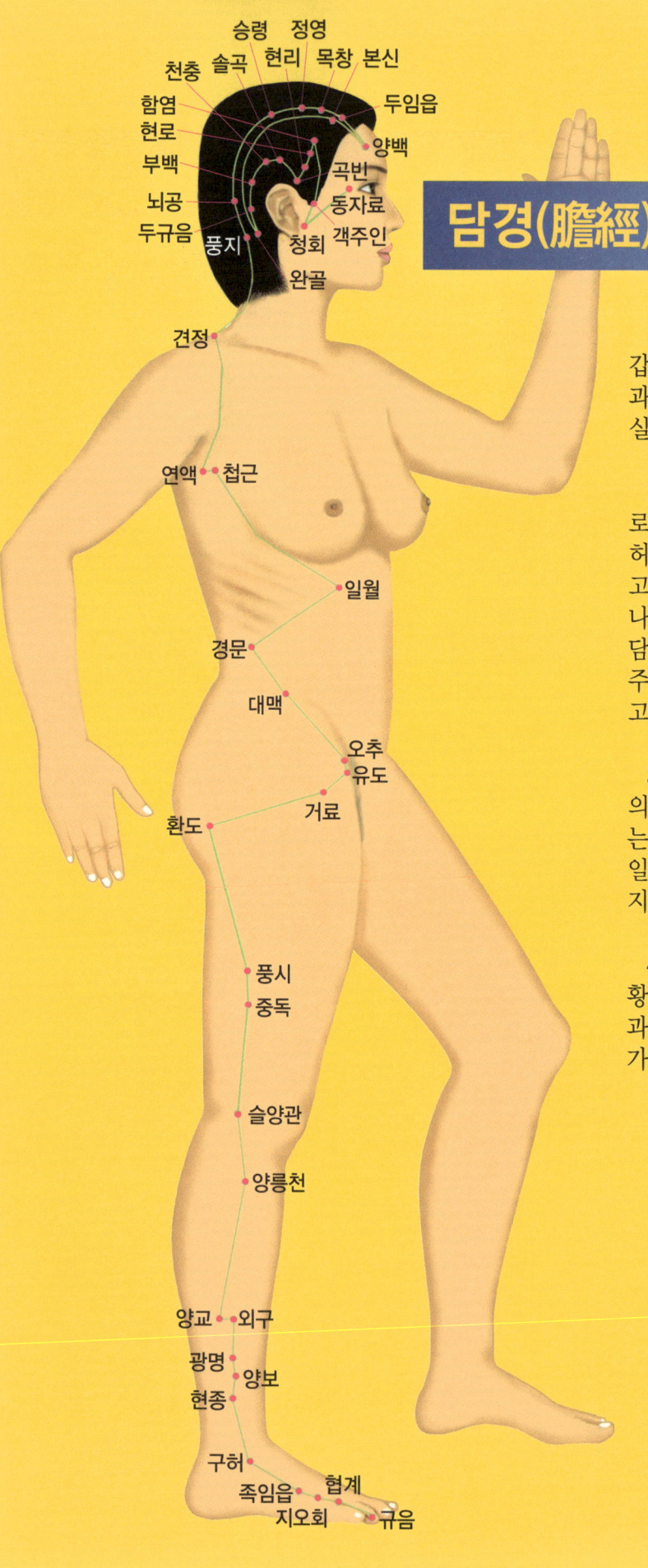

담경(膽經)이 다스리는 병

1. 담경(膽經)은 담 계통과 견갑, 측복부 등, 주로 인체의 측면과 관절부의 질병을 다스리며 음실증의 기능을 조절한다.

2. 담은 간과 음양의 표리 관계로 상호간에 기능을 유지하고 간허는 담실, 담허는 간실로 나타나고 부실한 경맥에서는 반응점이 나타난다. 담낭은 간장의 아래쪽 담당고에 끼여 있는 가지 모양의 주머니로서 담즙을 잠시 저장하고 농축한다.

3. 담로(膽路)와 담낭에는 담즙의 성분으로 인해 돌이 만들어지는데 이 담석 때문에 심한 통증이 일어날 뿐만 아니라 담이 배설되지 않으면 황달이 생긴다.

4. 담이 허약하면 불면증이나 황달, 소화불량, 신경쇠약, 신경과민, 저혈압, 두드러기, 팔다리가 저리는 증상 등등이 생긴다.

GB-1 (2개 혈)

1 동자료(瞳子髎)

눈을 다스리는 혈

이 경혈은 두통 등, 머리 부분의 질환이나 근시·사시(斜視)·녹내장·백내장·각막염·야맹증·굴절이상·눈의 피로·눈의 가려움증·눈의 충혈·눈물이 흐를 때·눈알이 몹시 아플 때 등, 눈의 질환에 효과가 좋다.

그 밖에 안면근육의 경련, 눈꺼풀의 경련, 입과 눈이 한쪽으로 쏠리어 비뚤어지는 구안와사에도 특효이다. 또한 눈 주위의 주름살을 펴 주는 데 매우 효과가 좋으므로 미용에도 빠져서는 안 되는 중요한 경혈이다.

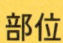 **部位** 눈의 바깥 모서리에서 0.5촌 바깥쪽에 있다.

鍼法 침은 3푼을 놓고, 뜸은 뜨지 말아야 한다.
취혈 요령은 누운 상태에서 목을 반대편으로 향한 자세로 침혈을 잡는다.

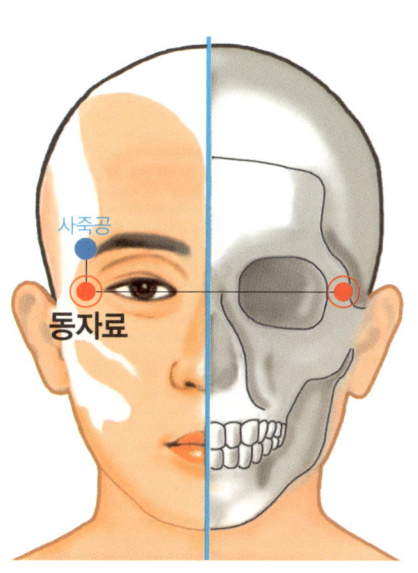

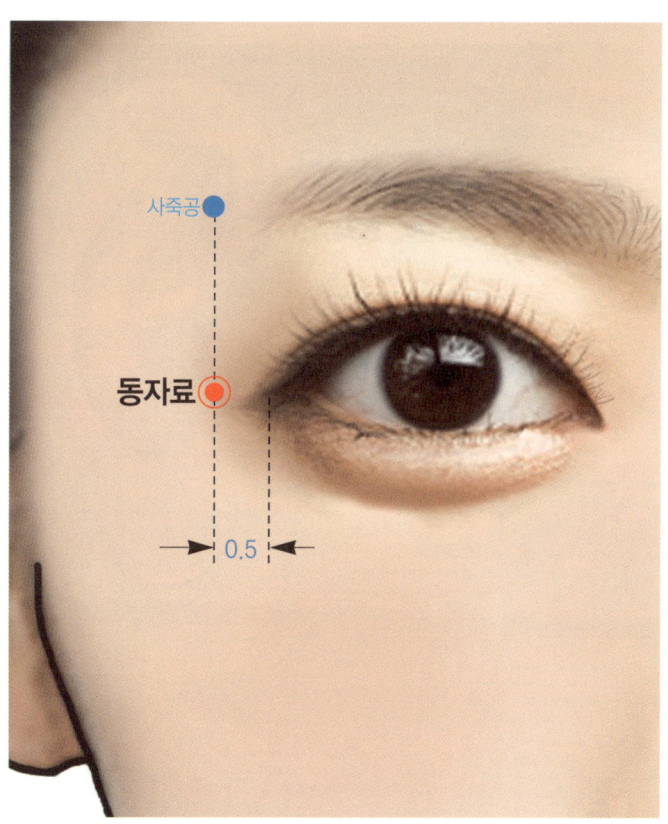

足少陽 膽經

눈꺼풀에 경련이 생겼을 때의 치료법

지압요령 집게손가락의 볼록한 부분으로 동자료혈의 좌우를 동시에 지압하는 것을 되풀이한다. 이 때 강하게 눌렀다가 갑자기 힘을 빼는 것이 요령이다.
눈꼬리 옆의 사죽공혈도 함께 지압과 마시지를 병행하면 마비 증세에도 효과가 나타난다.

 참고 이 경혈은 눈동자(瞳子)를 똑바로 보고 취혈한다는 데서 동자료라는 명칭을 붙였다. 일명 태양(太陽) 또는 전관(前關)이라 하고, 침을 놓을 때 출혈이 잘 되고 혈종이 생기므로 침을 빼는 즉시 침 구멍을 눌러준다.

GB-2 (2개 혈)

② 청회(聽會)

청각(聽覺)의 병을 치료하는 혈

이 경혈은 귀의 통증, 귀앓이, 중이염, 이명(耳鳴), 청각장애 등에 효과가 있다.
그 밖에 치통, 두통, 아래턱(하악)이 빠졌을 때, 하악 관절통, 안면(顔面) 신경마비, 중풍, 구안와사, 뺨의 부기, 아래턱의 탈구 등에 효과가 있다.

部位: 이주(移住) 약간 앞의 아래, 우묵한 곳에 있으며 입을 벌리면 구멍이 생긴다.
귓구멍 아래쪽의 패여 있는 지점의 바로 앞.

鍼法: 침은 3푼을 놓고, 3번 숨쉴 동안 꽂아 두며, 뜸은 5~14장을 뜬다.〈동인〉
취혈 요령은 입을 벌리고 침혈을 잡는다.

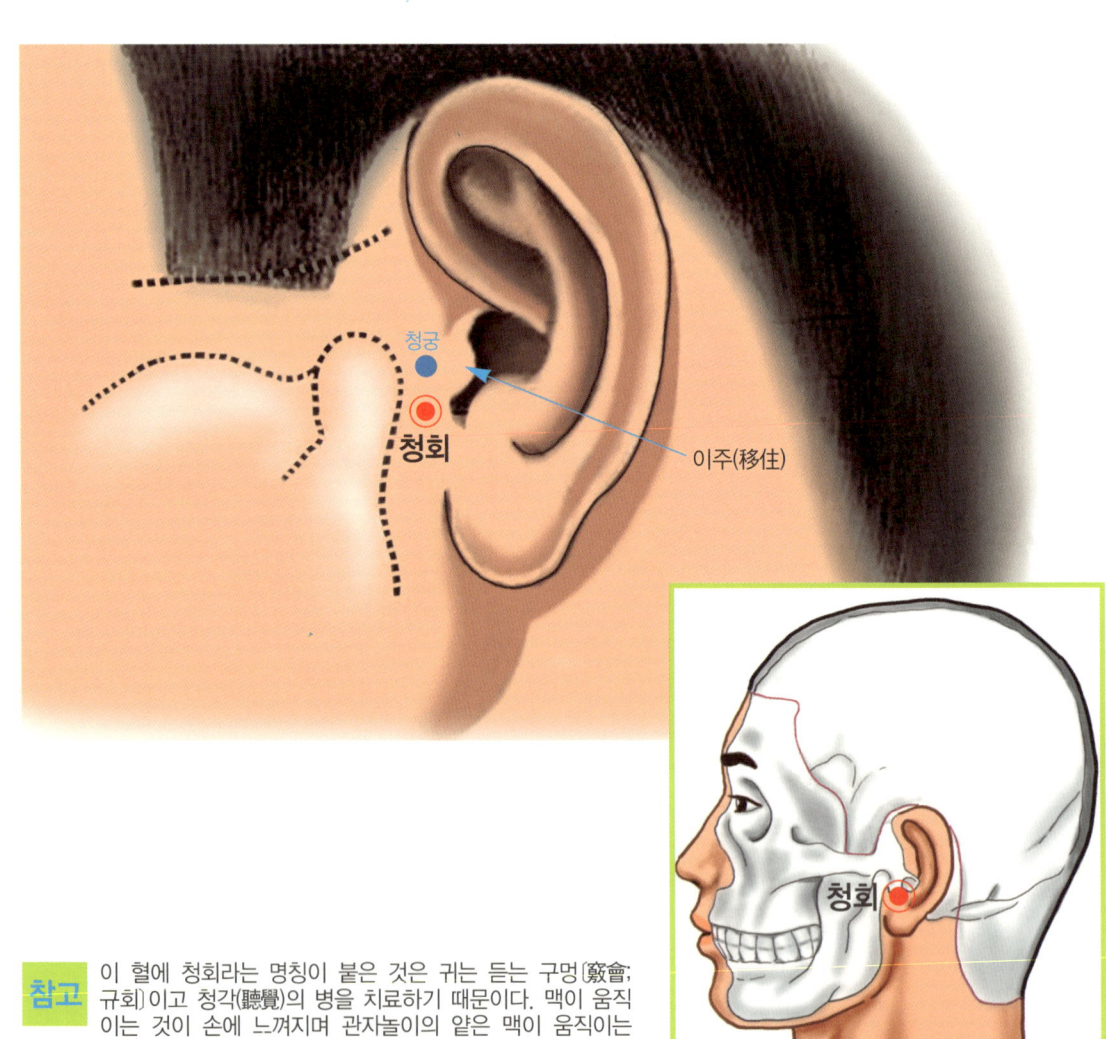

참고: 이 혈에 청회라는 명칭이 붙은 것은 귀는 듣는 구멍〔竅會; 규회〕이고 청각(聽覺)의 병을 치료하기 때문이다. 맥이 움직이는 것이 손에 느껴지며 관자놀이의 얕은 맥이 움직이는 곳이 청회혈이다.
일명 후관(後關)이라고도 부른다.

GB-3 (2개 혈)

3 상관(上關)

삼차신경을 잡는 곳

이 경혈은 안면신경통과 경련, 안면(顔面) 신경마비, 구안와사 등에 효과가 있다. 뿐만 아니라 중이염(中耳炎)·이명(耳鳴)·난청·청각장애 등의 귀 질환과 눈의 통증·앞을 보지 못하는 시력장애 등에 탁월한 효과가 있다.

그 밖에 간질, 소아경풍(小兒驚風), 편두통, 치통, 윗니의 통증, 현기증 등에도 잘 듣는다.

部位 귀 앞 위쪽에 두드러진 뼈가 있는 부위로, 입을 벌리면 우묵해지는 곳에 있다.

鍼法 뜸은 7장을 뜨고 침은 놓지 말아야 한다.
반드시 모로 누워 입을 벌리고 침혈을 잡아야 하며 침은 깊이 놓지 말아야 한다.

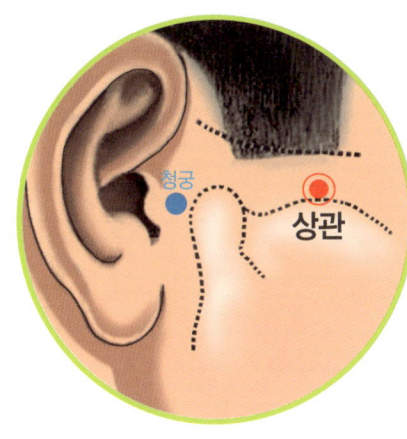

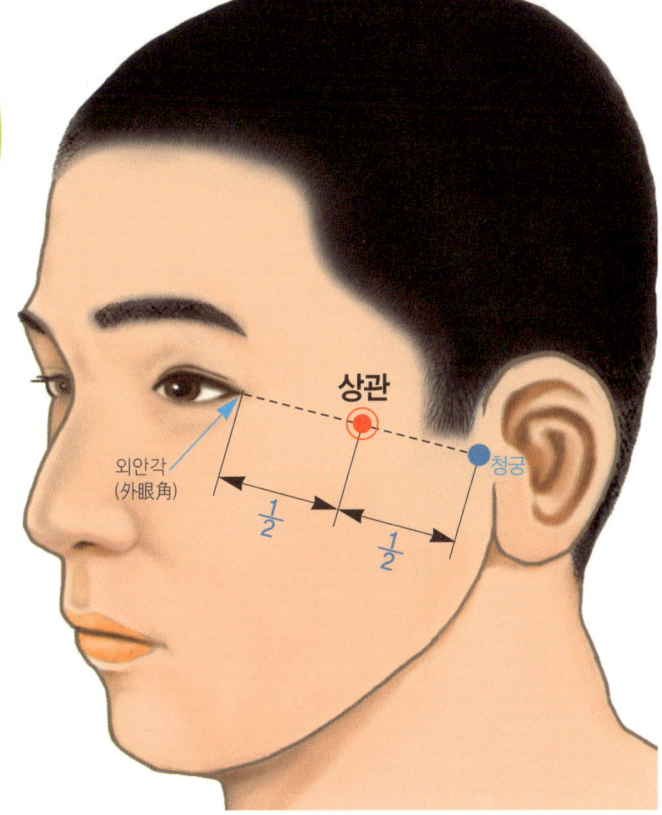

안면 마비·윗니의 통증 치료법

지압요령 상관혈을 손가락으로 누르고 상하로 움직이면 되는데 이 때 머리 양쪽으로 통증이 전해진다.

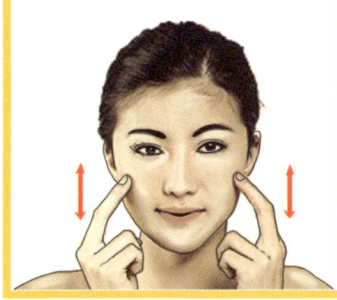

참고 객주인혈이라고도 불리는 이 경혈은 하관과 상관 경혈이 나란히, 마치 손님(客)과 주인(主人)이 마주 보고 있는 것 같아서 붙여졌다.
만약 침을 놓으려면 반드시 모로 누워 입을 벌리고 침혈을 잡아야 하며 침은 깊이 놓지 못한다. 왜냐하면, 침을 깊이 찌르면 입을 벌리거나 다물지 못하기 때문이다.〈동인〉

GB-4 (2개 혈)

4 함염(頷厭)

이를 깨물듯 근육이 있는 곳

이 경혈은, 앞을 잘 보지 못하는 시력장애·눈 안쪽이 아플 때 등의 눈 질환과 이명(耳鳴)·청각장애 등의 귀 질환에 효과가 있다.

그 밖에 현기증, 두풍(頭風;오랫동안 낫지 않는 두통), 편두통, 뒷머리가 아플 때, 소아경풍(小兒驚風), 안면신경마비, 비염, 치통, 간질, 안면(顔面)신경통 등에도 잘 듣는다.

部位 두유혈과 곡빈혈을 연결하는 곡선 위의 4분의 1 지점에 있다.

鍼法 침은 5푼을 놓고, 7번 숨쉴 동안 꽂아 두며, 뜸은 3장을 뜬다.〈동인〉

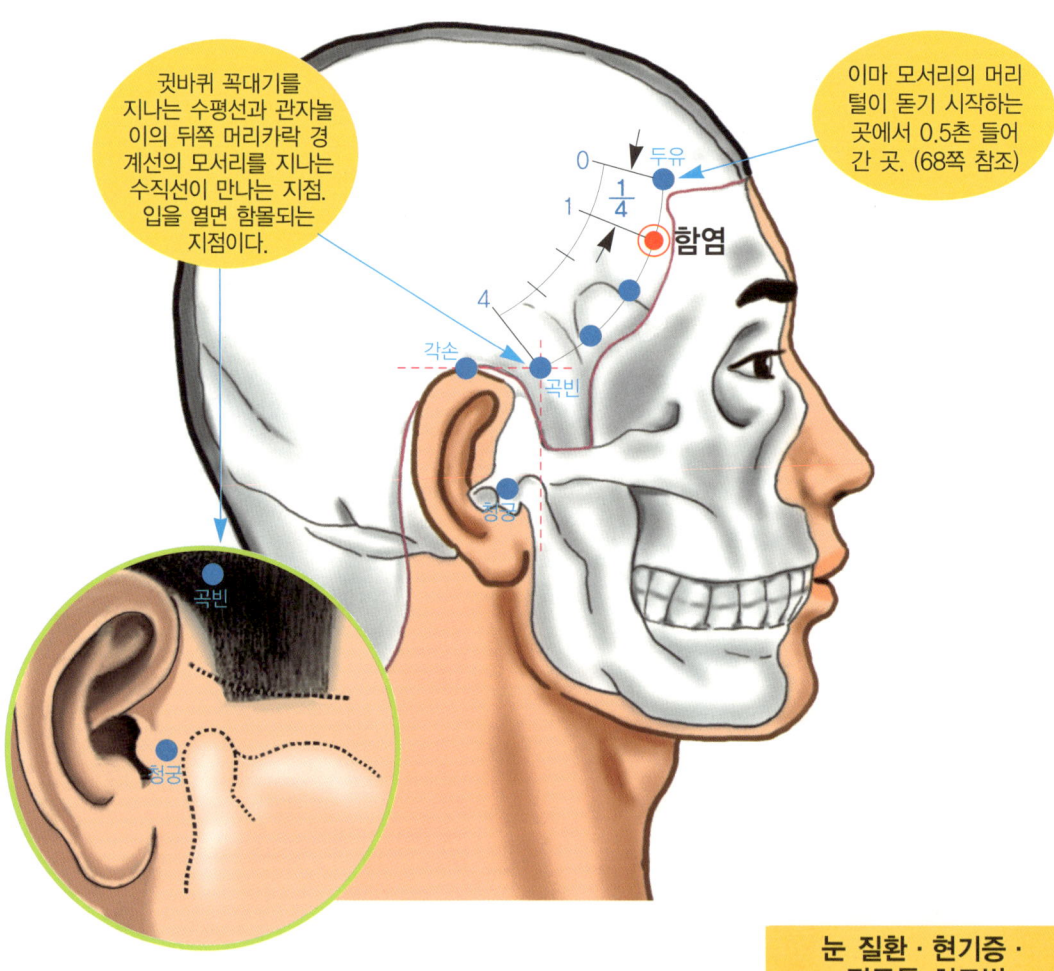

귓바퀴 꼭대기를 지나는 수평선과 관자놀이의 뒤쪽 머리카락 경계선의 모서리를 지나는 수직선이 만나는 지점. 입을 열면 함몰되는 지점이다.

이마 모서리의 머리털이 돋기 시작하는 곳에서 0.5촌 들어간 곳. (68쪽 참조)

참고 이 혈의 함(頷)은 관자놀이, 염(厭)은 합한다는 뜻이다. 즉, 관자놀이가 합동하는 곳이 이 혈에 비유되었으므로 함염이라 칭했다.

눈 질환·현기증·편두통 치료법

지압요령 집게손가락으로 함염혈을 3~5차례 정도씩 천천히 주무르듯이 반복해서 누른다.

GB-5 (2개 혈)

⑤ 현로(懸顱)

두통을 고치는 혈

이 경혈은 감기로 인해 얼굴과 두피로 올라오는 열 때문에 얼굴이 상기되고 부을 때, 뇌충혈(腦充血;뇌빈혈과 반대로, 머리에 도는 혈액의 양이 많은 것), 눈의 충혈, 눈 바깥쪽의 통증, 코피가 날 때 등에 효과가 있다.

그 밖에 이명(耳鳴), 두통, 편두통, 치통, 이빨과 뺨의 통증, 비염, 신경쇠약 등에도 잘 듣는다.

部位 두유혈에서 곡빈혈을 연결하는 곡선 위의 한가운데에 있다.

鍼法 침은 2푼을 놓고, 뜸은 3장을 뜬다.〈동인〉

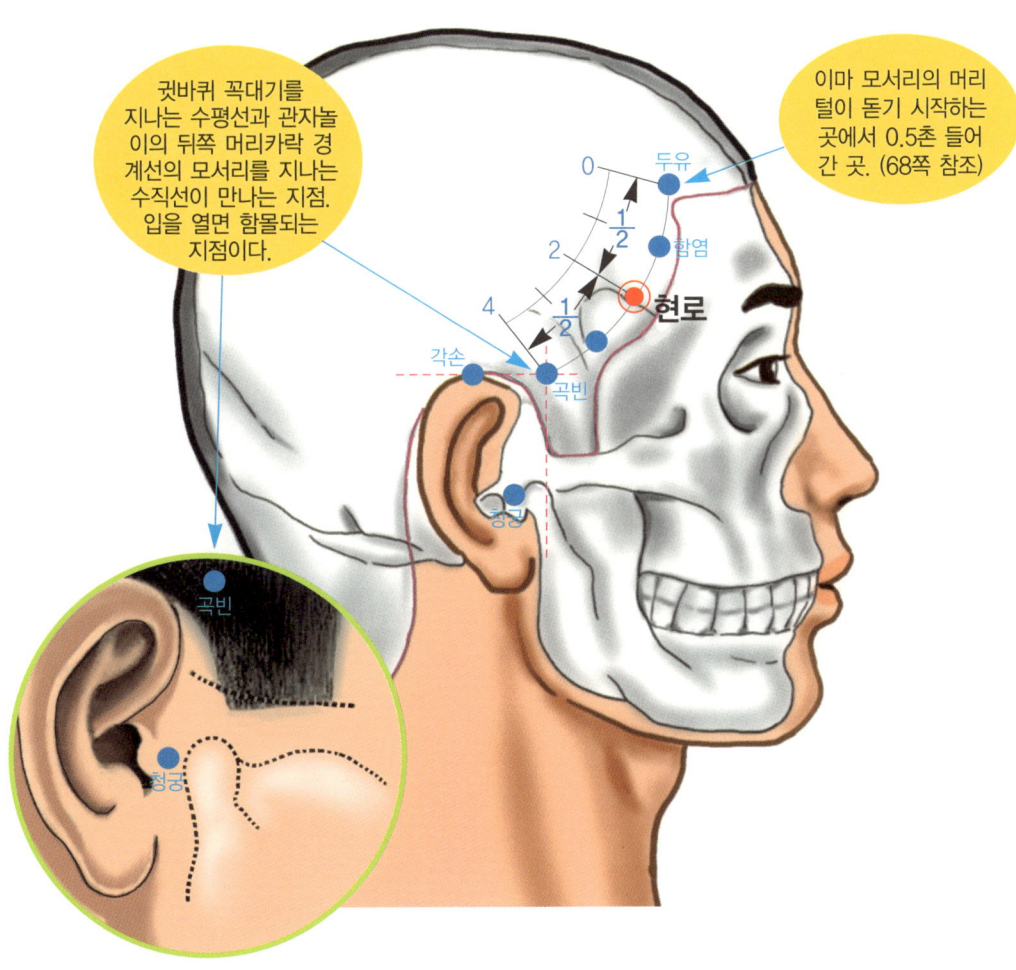

참고 이 경혈은 위로는 머리카락에 미치지 못하고 아래로는 귀뿌리에 미치지 못한 것이 마치 머리 부분[顱;로]에 매여 있는[懸;현] 것 같아서 현로라는 명칭을 붙였다.

GB-6 (2개 혈)

6 현리(懸釐)

편두통을 고치는 혈

이 경혈은 현로혈과 같이 감기로 인해 얼굴과 두피로 올라오는 열 때문에 얼굴이 상기되고 부을 때, 뇌충혈, 눈의 충혈, 눈 바깥쪽의 통증, 코피가 날 때 등에 효과가 있다.

그 밖에 두통, 편두통, 치통, 이빨과 뺨의 통증, 비염, 신경쇠약 등에도 효과가 있다. 또한 한불출(汗不出;열병에 땀이 나지 않는 것)에도 특효가 있다.

部位 곡빈혈과 두유혈을 연결하는 곡선 위의 4분의 1 지점에 있다.

鍼法 침은 3푼을 놓고, 3번 숨쉴 동안 꽂아 두며, 뜸은 3장을 뜬다.〈동인〉

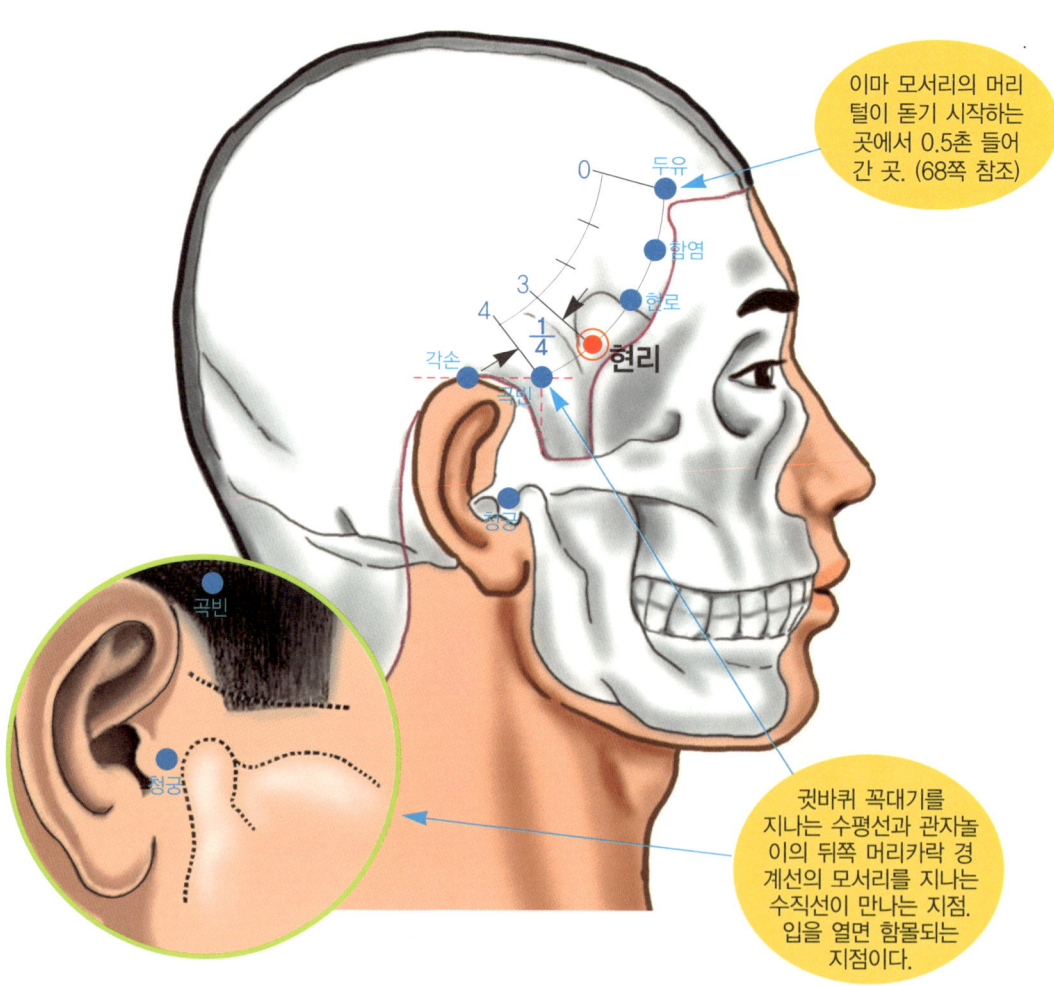

이마 모서리의 머리털이 돋기 시작하는 곳에서 0.5촌 들어간 곳. (68쪽 참조)

귓바퀴 꼭대기를 지나는 수평선과 관자놀이의 뒤쪽 머리카락 경계선의 모서리를 지나는 수직선이 만나는 지점. 입을 열면 함몰되는 지점이다.

足少陽膽經 족소양담경

참고 이 경혈은 현로와 더불어 관자놀이 부분에서 상하의 구별됨이 마치 가는 털(釐;리)과 같으나 서로 격리된 것이 산과 같다는 데서 현리(懸釐)라는 명칭을 붙였다.

GB-7 (2개 혈)

7 곡빈(曲鬢)

얼굴 모서리에 있는 경혈

이 경혈은 머리 속의 통증, 혈관성 두통, 두중(頭重;머리가 무거운 증상), 또한 머리 양쪽에서 아래턱에 걸쳐 생기는 부기나 통증, 편두통, 안면신경통, 목을 돌리지 못할 때 등에 특효가 있다.

그 밖에 구역질, 소아경풍, 치통, 눈의 질병과 눈의 피로를 없애는 데 효과가 있다.

部位 귓바퀴 꼭대기를 지나는 수평선과 관자놀이의 뒤쪽 머리카락 경계선의 모서리를 지나는 수직선이 만나는 지점이다.
입을 열면 함몰되는 부위이다.

鍼法 침은 3푼을 놓고, 뜸은 7장을 뜬다.〈동인〉

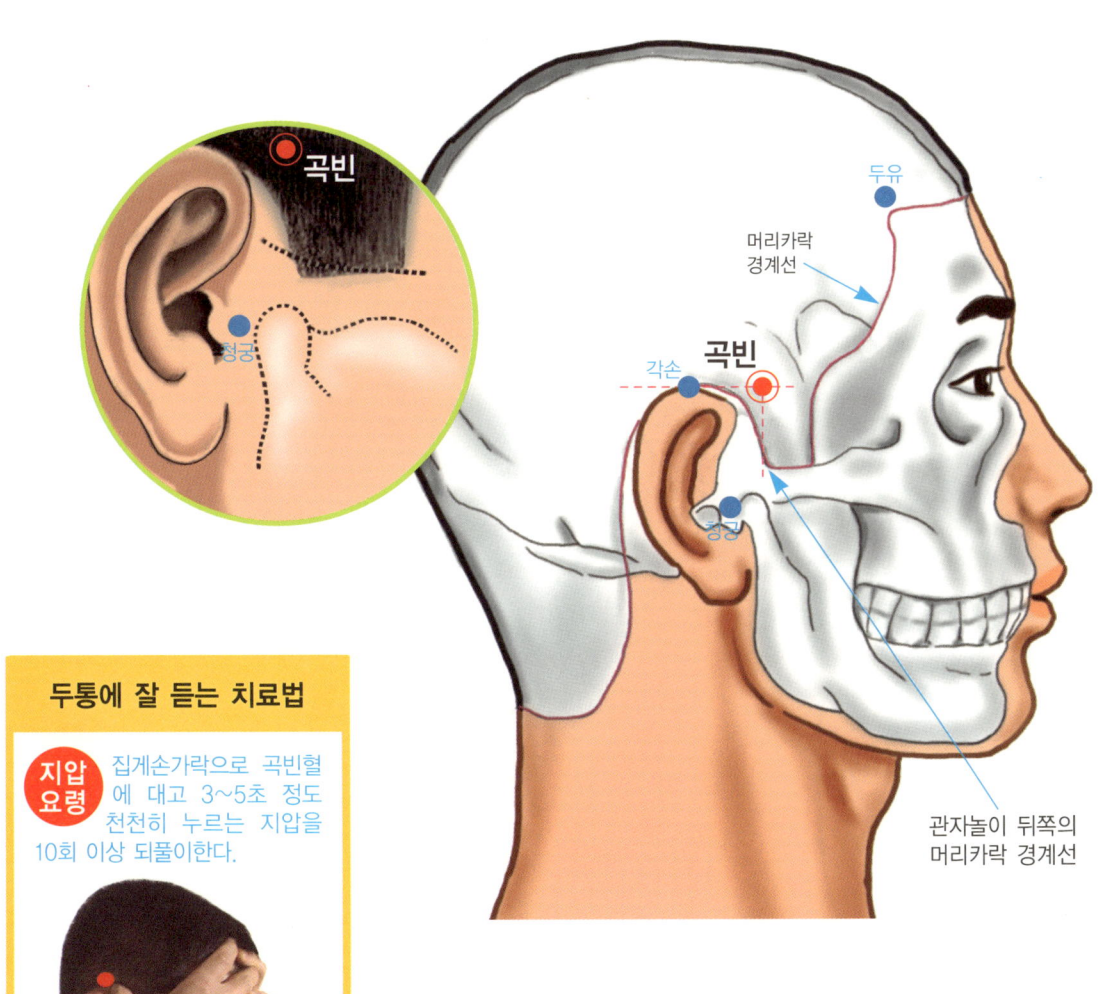

두통에 잘 듣는 치료법

지압요령 집게손가락으로 곡빈혈에 대고 3~5초 정도 천천히 누르는 지압을 10회 이상 되풀이한다.

참고 이 경혈은 눈 밑의 주름살을 펴주는 데 효과적이며 미용에도 빠져서는 안 되는 중요한 경혈이다.

足少陽 膽經 족소양 담경

GB-8 (2개 혈)

8 솔곡(率谷)

족태양과 만나는 골짜기에 있는 혈

이 경혈은 두통, 알코올 중독에 의한 두통, 숙취(宿醉), 편두통, 뇌충혈(腦充血;뇌빈혈과 반대로, 머리에 도는 혈액의 양이 많은 것), 고혈압, 현기증, 눈의 충혈, 시력장애 등에 효과가 있다.

그 밖에 탈모, 구토, 위가 차가울 때, 입맛이 없을 때, 번갈(煩渴;가슴이 답답하고 열이 나며 목이 마르는 증상), 소아의 급만성 경풍 등에도 효과가 있다.

이 경혈은 지압이나 마사지를 해도 상당한 효과를 볼 수 있는 곳이다.

部位 귓바퀴 꼭대기(각손혈)에서 위쪽으로 1.5촌 지점에 있다.

鍼法 침은 3푼을 놓고, 뜸은 3장을 뜬다.(동인)
침혈법은 가로로 찌른다.

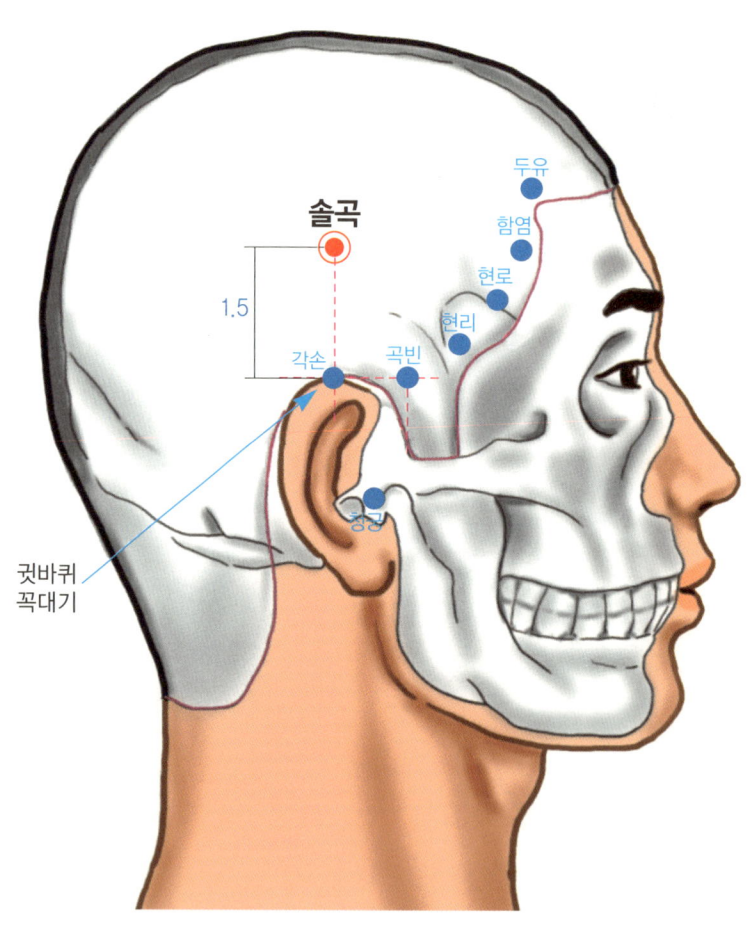

참고 이 경혈은 귀 위쪽에서 머리카락 쪽으로 음식을 씹을 때 근육이 움직이는 곳이다.

GB-9 (2개 혈)

천충(天衝)

천상(天上)으로 통하는 혈

이 경혈은 정신착란, 정신이상, 간질, 두통, 편두통 등에 효과가 있다.

그 밖에 잇몸이 붓고 아픈 치주염(齒周炎), 갑상선이 부어오를 때에도 잘 듣는다.

部位 뒤쪽 귓바퀴 뿌리의 모서리에서 수직으로 올라가 솔곡혈과 같은 높이의 우묵한 곳에 있다.

鍼法 침은 3푼을 놓고, 뜸은 7장을 뜬다.〈동인〉

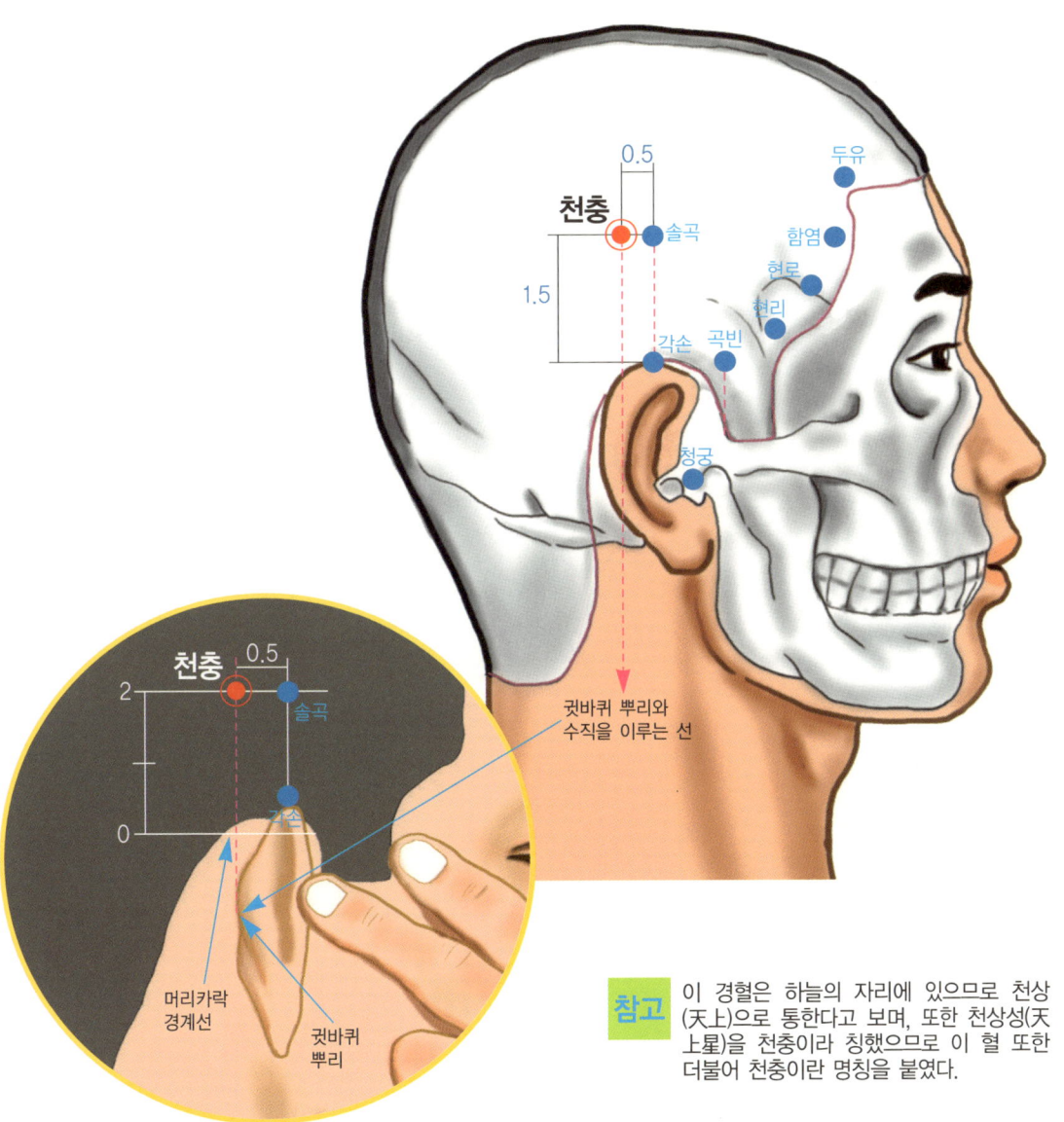

참고 이 경혈은 하늘의 자리에 있으므로 천상(天上)으로 통한다고 보며, 또한 천상성(天上星)을 천충이라 칭했으므로 이 혈 또한 더불어 천충이란 명칭을 붙였다.

GB-10 (2개 혈)

10 부백(浮白)

허파 질환에 듣는 혈

이 경혈은 이명(耳鳴), 청각장애, 두통, 두중(頭重;머리가 무거운 증세), 치통, 목젖염 등에 효과가 있다.

그 밖에 열병인 오한(惡寒), 발열(發熱), 고혈압, 저혈압, 기침, 기관지염, 호흡곤란, 목이 뻣뻣하면서 아플 때, 눈이 아플 때, 갑상선이 부어오를 때, 손발이 아플 때 등에도 잘 듣는다.

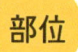 **部位** 천충혈과 완골혈을 연결하는 곡선의 3분의 1 지점에 있다.

 鍼法 침은 3푼을 놓고, 뜸은 7장을 뜬다.〈동인〉

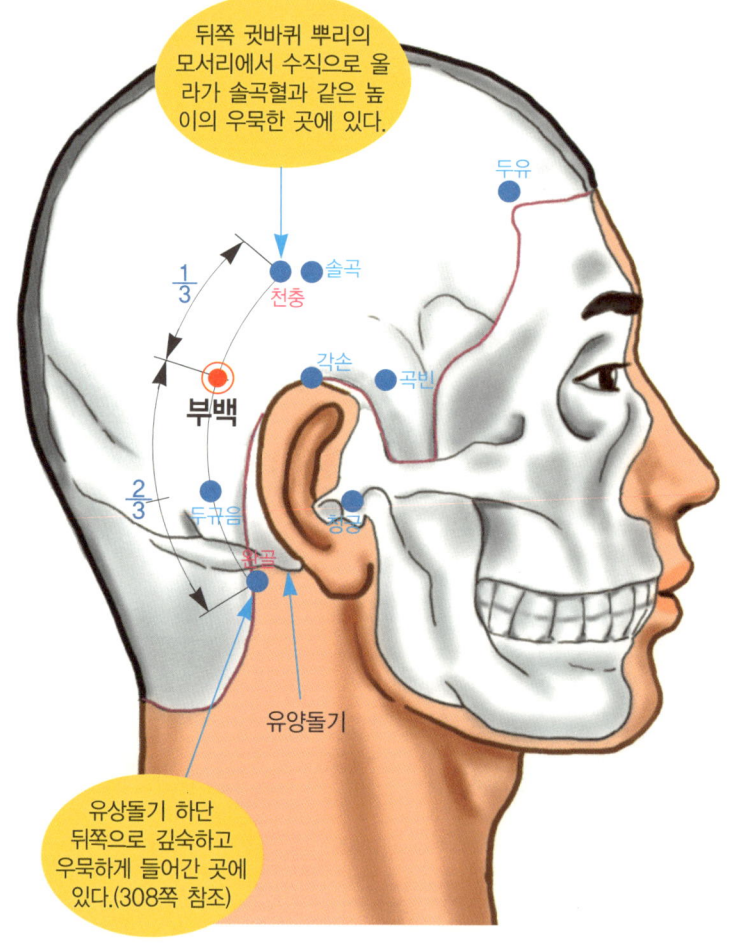

참고 술을 마실 때 술을 마시는 규칙을 어기자 "마시되 다 들이키지 않는 자는 부이대백(浮以大白)이다."라고 말했다. 그래서 후세 사람들은 부대백(浮大白)이란 말을 벌주라고 말했다. 여기서 이 말을 혈명(穴名)으로 취한 뜻은, 병자가 취한 것 같은 상태가 마치 이것과 같으니 속히 병을 고치라는 뜻에서이다.

GB-11 (2개 혈)

11 두규음(頭竅陰)

순환기 계통을 다스리는 혈

이 경혈은 머리와 눈의 전반에 걸쳐 효과가 있다. 따라서 귀가 아플 때·이명(耳鳴)·청각장애 등의 귀 질환, 두항강통(頭項强痛;목덜미가 뻣뻣하고 아픈 증상), 두통, 편두통, 두풍(頭風;오랫동안 낫지 않는 두통), 현기증, 구안와사, 간질, 중이염, 불면증, 치주염, 후두염, 기관지염, 갑상선종, 소갈 등에 효과가 있다.

그 밖에 수영할 때 종아리의 경련, 혀의 출혈, 또 기분이 좋지 않거나 피로할 경우에도 증상을 완화시킨다.

部位: 완골혈과 천충혈을 연결하는 곡선의 3분의 1 지점으로, 우묵하게 들어간 곳에 있다.

鍼法: 침은 3푼을 놓고, 뜸은 7장을 뜬다.〈동인〉

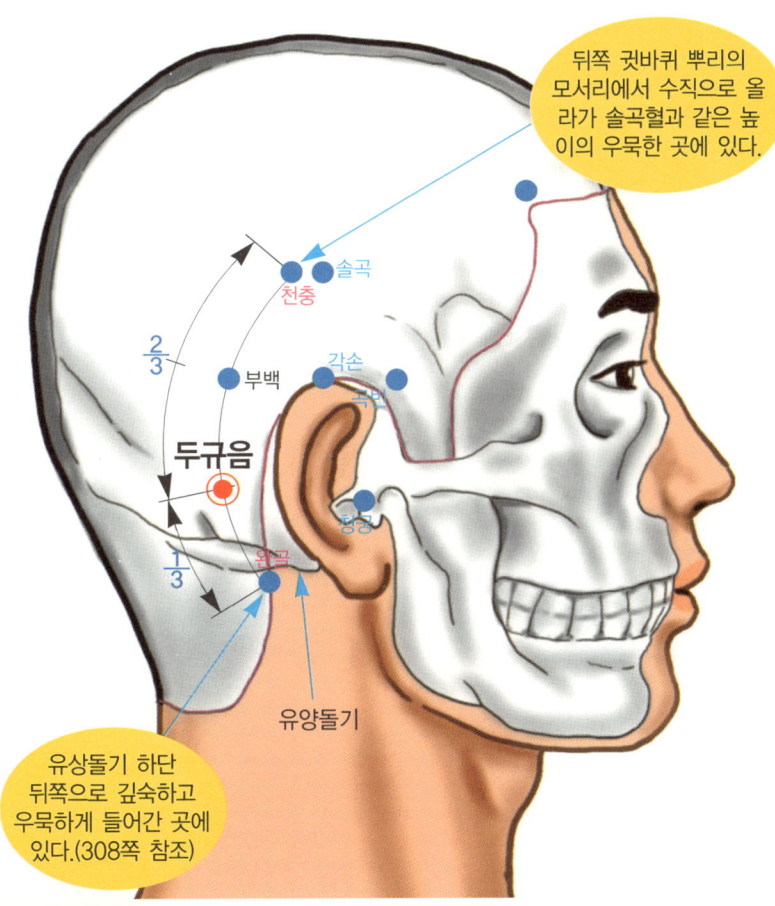

뒤쪽 귓바퀴 뿌리의 모서리에서 수직으로 올라가 솔곡혈과 같은 높이의 우묵한 곳에 있다.

유상돌기 하단 뒤쪽으로 깊숙하고 우묵하게 들어간 곳에 있다.(308쪽 참조)

머리의 혈액 순환을 좋게 하는 치료법

좌우의 규음혈을 집게손가락으로 강하게 누른다. 계속해 예풍혈이나 완골혈을 함께 지압하면 더욱 효과가 높아진다.

참고: 이 경혈은 머리(頭;두) 부분에 있으며 이 혈은 음정(陰精)을 엿보는(竅;규) 곳이라는 데서 두규음이라 칭했다.
이 경혈은 다리에도 있다. 넷째발가락 끝인 발의 규음혈이 그것이다.

족소양 담경 足少陽膽經

GB-12 (2개 혈)

12 완골(完骨)

귀 뒤를 둘러싼 울타리 뼈

이 경혈은 두풍(頭風;오랫동안 낫지 않는 두통), 편두통, 현기증, 뇌충혈, 안면신경마비, 두중(頭重;머리가 무거운 증세), 머리나 얼굴의 부종(浮腫), 잇몸 염증, 귀의 통증, 청각상실 등의 귀 질환, 구안와사, 간질, 목의 통증 등에 효과가 있다.

그 밖에 치주염, 인후병(咽喉病), 이하선염(耳下腺炎; 침샘이 염증으로 부어오르는 병), 다리의 마비, 학질, 가려움증, 이하선염, 탈모, 비듬, 불면증 등에도 잘 듣는다.

가슴이 두근거리거나 숨이 차고 목이 막혀 갑갑할 때 이 곳을 눌러주면 시원해진다.

部位 유상돌기 하단 뒤쪽으로 깊숙하고 우묵하게 들어간 곳에 있다. 이 곳을 깊숙이 눌렀을 때 찡하게 울리는 곳이 완골혈이다.

鍼法 침은 3푼을 놓고, 뜸은 7장을 뜬다.〈동인〉

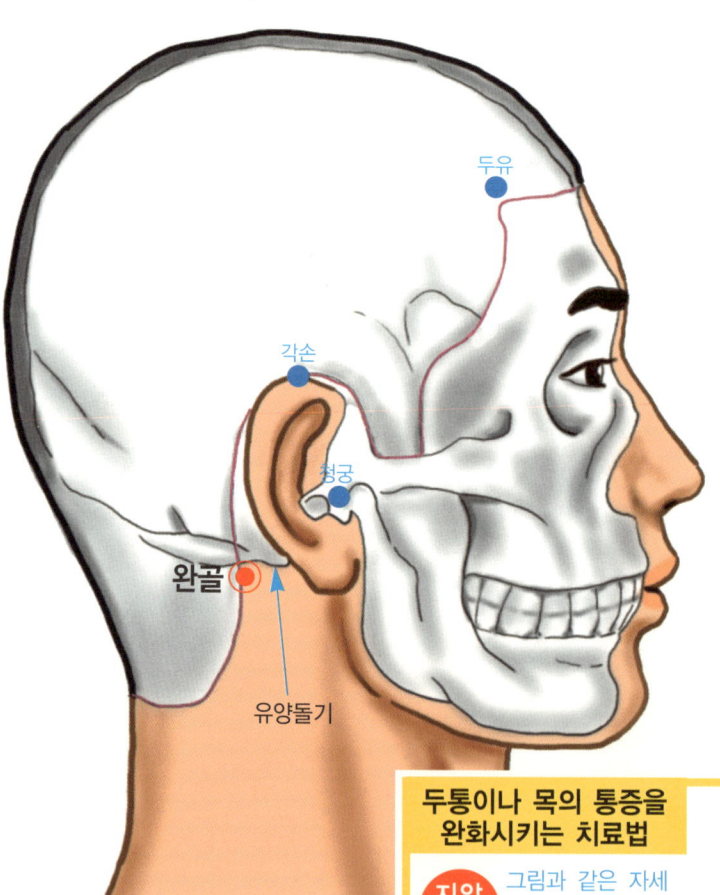

두통이나 목의 통증을 완화시키는 치료법

지압요령 그림과 같은 자세로 엄지손가락 끝의 볼록한 부분으로 천천히 좌우의 완골혈을 지압한다. 천주혈과 풍지혈도 함께 지압하면 효과가 더욱 배가된다.

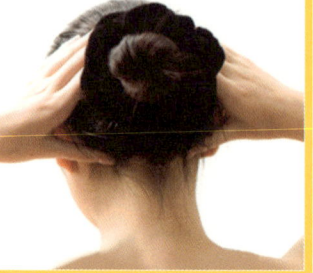

참고 이 경혈의 완(完)은 완전한 것을 뜻한다. 즉, 두개골은 가장 견고하고 완고하므로 완골(完骨)이라고 하였다.

GB-13 (2개 혈)

13 본신(本神)

건망증을 치료하는 혈

이 경혈은 뇌 신경계 질환이나 두통, 현기증, 후두부의 긴장으로 목이 뻣뻣할 때 등에 효과가 있다.
그 밖에 흉협통(胸脇痛;가슴과 옆구리의 통증), 반신불수, 소아경풍(小兒驚風), 간질 등에도 특효가 있다.

 部位 머리카락 경계선에서 위쪽으로 0.5촌, 정중선에서 양 옆으로 각각 3촌 지점에 있다.

 鍼法 침은 3푼을 놓고, 뜸은 7장을 뜬다.〈동인〉

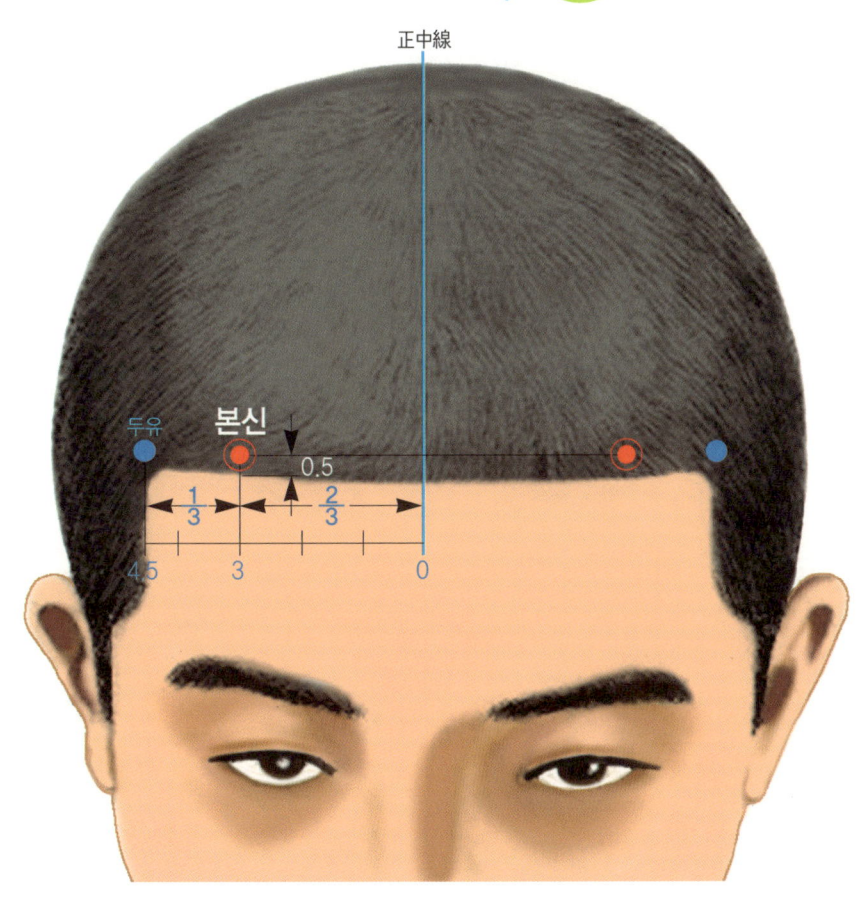

참고 이 경혈은 족소음과 양낙맥의 회혈(會穴)로 안으로는 뇌에 응하니, 뇌는 사람 몸의 본(本)이며 신지병(神志病;건망증)을 치료하므로 본신이라는 명칭을 붙였다.

GB-14 (2개 혈)

14 양백(陽白)

눈을 밝게 해 주는 경혈

이 경혈은 주로 머리와 얼굴·눈의 여러 질환에 효과가 있다. 따라서 두통, 구안와사, 눈이 부시거나 눈물이 계속 나오는 증상, 눈곱이 자꾸 낄 때, 눈꺼풀이 가렵거나 떨릴 때, 안검하수(眼瞼下垂;눈꺼풀이 쳐져서 눈이 작아지는 것), 각막혼탁, 야맹증 등에 잘 듣는다.

그 밖에 현기증, 비색(鼻塞;코막힘), 구역질 등에도 효과가 있다.

部位 눈동자의 중심에서 위쪽으로 곧바로 올라가 눈썹 위 1촌 지점에 있다.

鍼法 침은 2푼을 놓고, 뜸은 7장을 뜬다.〈동인〉
취혈 요령은 눈동자를 똑바로 하고 침혈을 잡는다.

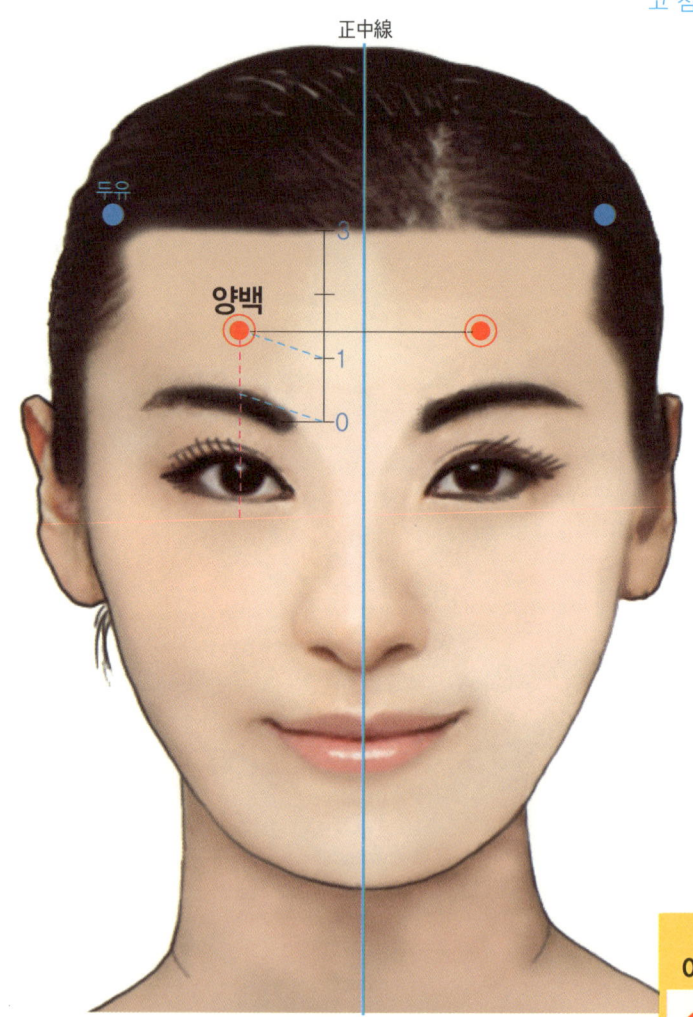

참고 이 경혈은 양기(陽)가 변화하는 것이 마치 흰(白;백) 구름이 양쪽 눈썹 위에 모여 천정 사이를 비추는 듯한 형상이므로 양백이라 칭했다.

미간에서 콧날로 이어지는 통증 치료법

지압요령 집게손가락 또는 엄지손가락의 볼록한 부분으로 양백혈을 눌러 준다. 환자 자신이 혼자 해도 무방하다.

GB-15 (2개 혈)

15 두임읍(頭臨泣)

눈병에 듣는 혈

이 경혈은 눈의 질환, 코의 질환에 효과가 있다. 따라서 백내장, 결막염, 바람을 쐬면 눈물이 나올 때, 눈에 막이 생겨 흐려 보일 때, 바깥쪽 눈이 아플 때와 축농증, 비염(鼻炎), 비색(鼻塞;코막힘) 등에 잘 듣는다.

그 밖에 청각장애, 상악염(上顎炎), 두통, 현기증, 뇌출혈, 학질, 중풍으로 인한 인사불성에도 특효가 있다.

部位: 눈에서 곧바로 올라가 머리털이 돋은 경계선에서 위쪽으로 0.5촌 지점에 있다.

鍼法: 침은 3푼을 놓고 7번 숨쉴 동안 꽂아 두며, 뜸은 뜨지 말아야 한다.〈동인〉

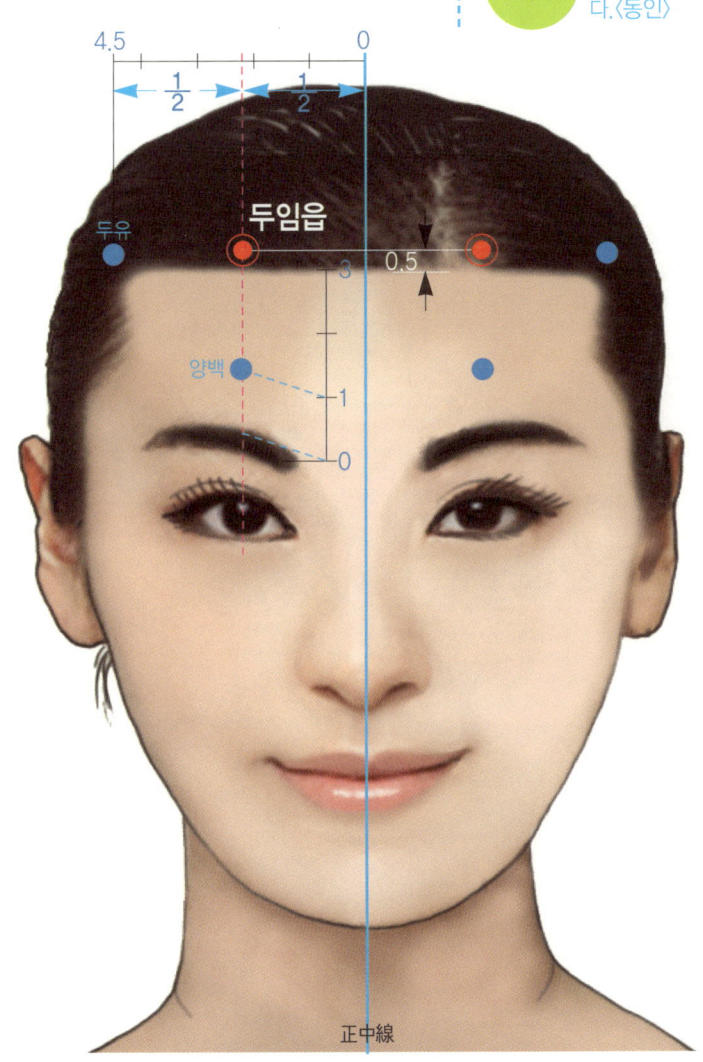

足少陽 膽經

참고: 이 경혈의 읍은 눈물이라는 뜻이며, 눈물이 아래로 흘러(臨;임) 머리(頭;두) 근육을 통해 간에 다다르는데, 간이 편안하면 눈에서 스스로 눈물이 흐른다고 해서 두임읍이란 명칭을 붙였다.

GB-16 (2개 혈)

16 목창(目窓)

눈과 머리가 창처럼 통하는 혈

이 경혈은 누풍증(漏風症;술을 지나치게 마셔서 온몸에 열과 땀이 나며, 목이 마르고 노곤하고 기운이 없는 병), 얼굴이 부어오를 때, 두통, 치통, 현기증, 열이 날 때, 소아경풍(小兒驚風), 중풍, 비색(鼻塞;코막힘), 비염(鼻炎), 오한(惡寒) 등에 효과가 있다.

또한 눈의 충혈, 원시, 근시, 결막염, 시각장애, 결막염, 각막실질염 등, 각종 눈의 질병에도 특효가 있다.

部位 두임읍혈에서 위쪽으로 1촌 뒤에 있다.
눈동자 중심에서 똑바로 위쪽, 머리카락 경계선에서 위쪽으로 1.5촌 지점에 있다.

鍼法 침은 3푼을 놓고, 뜸은 5장을 뜬다.〈동인〉

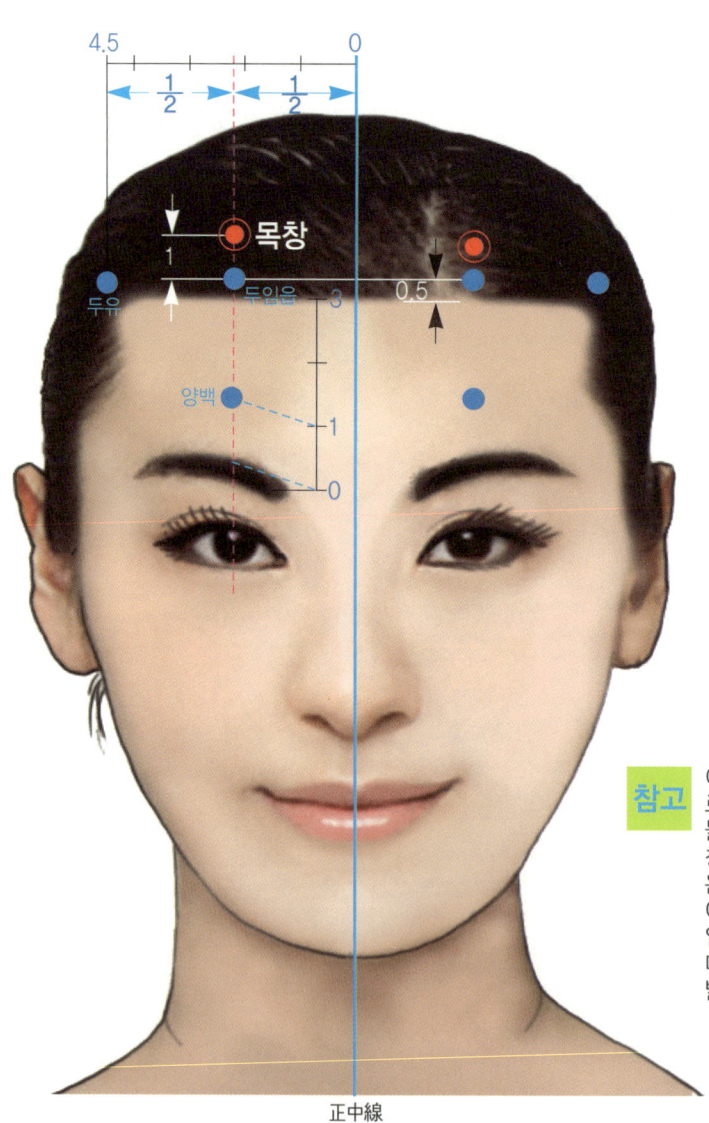

참고 이 경혈은 눈[目;목]을 똑바로 향하면 구멍이 머리와 더불어 서로 통하는 것이 마치 창(窓)이 있어 양쪽에 늘어놓은 듯이 서로 통하므로 목창이라는 명칭을 붙였다.
일명 지영(至榮)이라고 부른다. 침을 3번 놓으면 눈이 밝아진다.〈동인〉

GB-17 (2개 혈)

17 정영(正營)

혼신(魂神)이 항상 거처하는 곳

이 경혈은 두통, 편두통, 뒷머리가 뻣뻣해지면서 아플 때, 현기증, 얼굴의 부종(浮腫;신체 조직의 틈 사이에 액체가 괴어 있는 것) 등에도 효과가 좋다.

그 밖에 치통, 구역질, 시신경위축증(視神經萎縮症;시신경유두가 창백해지고 시력이 감퇴하는 눈의 질병) 등에도 특효가 있다.

部位 목창혈에서 위쪽으로 1촌 뒤에 있다.
눈동자 중심에서 똑바로 위쪽, 머리카락 경계선에서 위쪽으로 2.5촌 지점에 있다.

鍼法 침은 3푼을 놓고, 뜸은 5장을 뜬다.〈동인〉

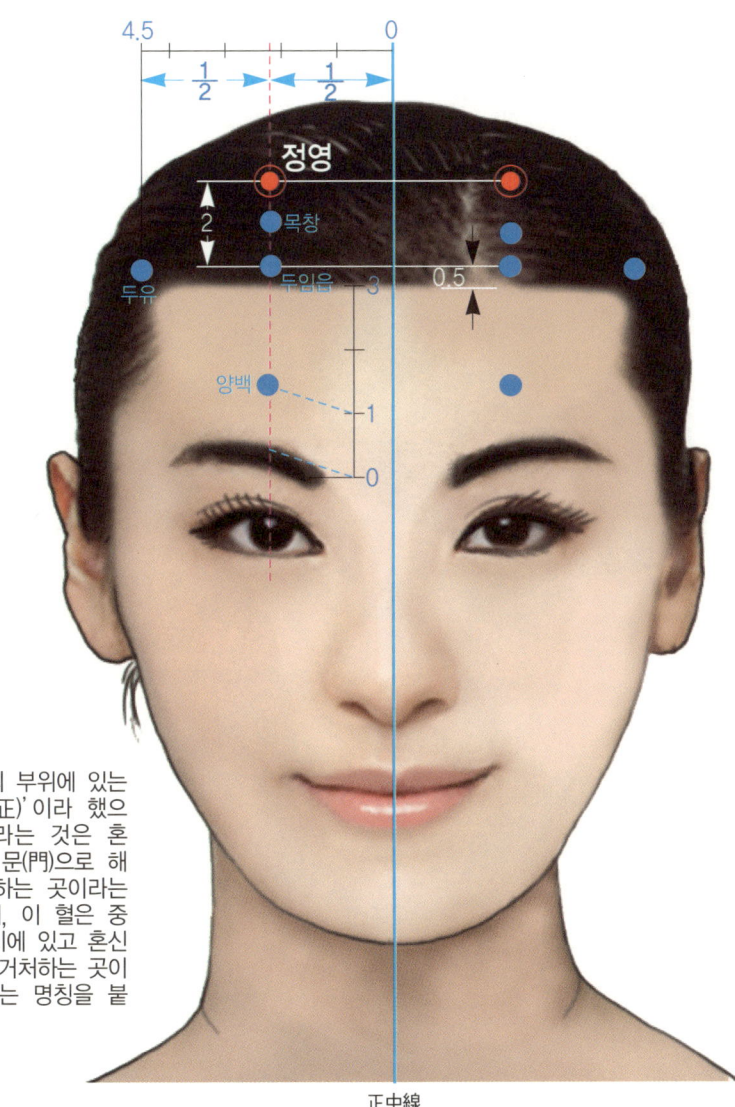

참고 이 경혈은 머리 부위에 있는 혈이므로 '정(正)'이라 했으며, '영(營)'이라는 것은 혼(魂)이 그것을 문(門)으로 해서 항상 거처하는 곳이라는 뜻이다. 따라서, 이 혈은 중정(中正)의 위치에 있고 혼신(魂神)이 항상 거처하는 곳이므로 정영이라는 명칭을 붙였다.

GB-18 (2개 혈)

18 승령(承靈)

심장 질환을 없애는 신령

이 경혈은 뇌풍(腦風;풍병의 한 가지로서 뒷머리부터 등까지 차가워지고 추위를 느끼며 머리가 아프고 어지러운 병), 뇌·척추의 염증에서 일어나는 발열이나 마비·경련·현기증·두통·편두통 등에 효과가 있다.

또한 감기에 의한 오한이나 두통, 코피, 비색(鼻塞;코막힘), 재채기, 천식, 기관지염, 이명(耳鳴)에 효과가 있을 뿐만 아니라 탈모 방지 치료에도 활용되고 있다.

部位 눈동자 중심에서 똑바로 위쪽, 머리카락 경계선에서 위쪽으로 4촌 지점에 있다. 통천혈과 같은 높이이며, 정영혈에서 1.5촌 뒤에 있다.

鍼法 침은 3푼을 놓고, 뜸은 5장을 뜬다.〈동인〉

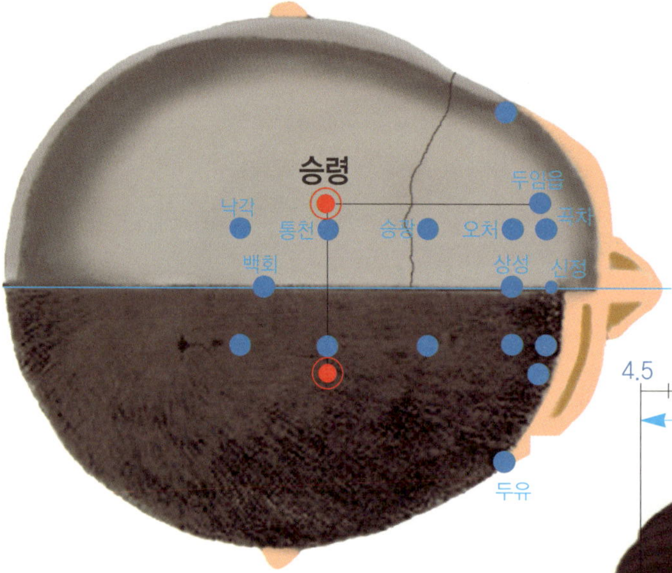

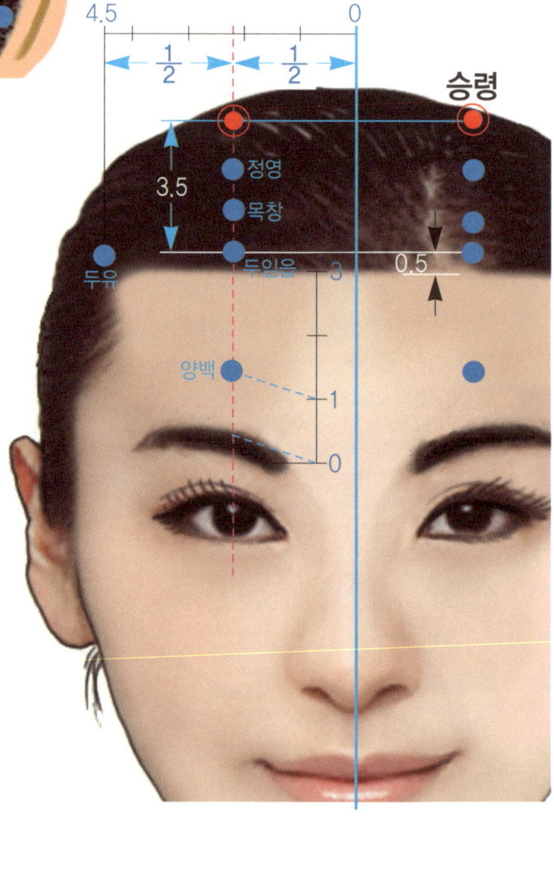

참고 이 경혈은 혈이 높은 곳에 있어 하늘의 령(靈)을 이어받으므로 [承;승] 승령이라 칭했다.

현기증 · 두통 · 탈모 방지 치료법

지압요령 양손으로 옆머리 부분을 받치듯이 하면서 엄지손가락으로 승령혈을 지압한다.

GB-19 (2개 혈)

19 뇌공 (腦空)

뇌병을 치료하는 혈

이 경혈도 두통, 뇌풍(腦風), 현기증, 간질, 오한, 후두부의 극심한 통증, 뒷목의 긴장과도(緊張過度;근육이 지나치게 긴장되어 있어 근육을 제대로 펴지 못하는 상태) 등에도 효과가 있다.

그 밖에 이명(耳鳴), 감기, 천식, 축농증, 폐결핵, 심계항진(心悸亢進;가슴이 두근거림) 등에도 잘 듣는다.

部位 외후두융기의 윗모서리와 같은 높이이며, 풍지혈의 위쪽에 있다.

鍼法 침은 5푼을 놓고 침감이 오면 곧 사하며, 뜸은 3장을 뜬다.

참고 이 경혈은 뇌의 공혈로 통하는 혈로, 뇌병을 치료하므로 뇌공이라는 명칭을 붙였다.
옛날 중국 조나라의 위공이 두풍으로 눈이 잘 보이지 않았는데 전설적인 명의 화타가 이 혈에 침을 놓자 즉시 나았다."는 일화도 전해진다.

足少陽 膽經 / 족소양 담경

GB-20 (2개 혈)

20 풍지(風池)

감기 질환이 모이는 곳

이 경혈은 감기로 인한 두통, 뒷목이 결리고 몸의 마디마디가 아플 때, 현기증, 중풍, 감기, 열병(熱病), 비염(鼻炎), 숙취, 멀미, 눈의 피로, 시력감퇴, 풍진, 가려움증, 여드름, 신경성 피부염, 탈모증, 월경곤란증, 월경통 등에 효과가 있다.

또한 원형 탈모증, 반신불수, 안면신경마비, 안면근육의 경련, 뇌신경 쇠약, 코피, 불면증, 뇌충혈과 뇌일혈 예방, 요통, 중풍으로 말을 잘 못할 때, 청각장애, 이명 등의 귀 질환에도 잘 듣는다.

이 곳을 손가락으로 눌러 보면 귀 뒤의 머리 양쪽으로 통증이 느껴지는데, 머리를 맑게 하려면 풍지혈을 누르면서 주물러 준다.

部位 뒤통수뼈 아래쪽과 목빗근 뒤쪽의 오목한 곳에 있다.

鍼法 침은 3푼을 놓고, 7번 숨쉴 동안 꽂아 두며, 뜸은 7장을 뜬다.〈동인〉

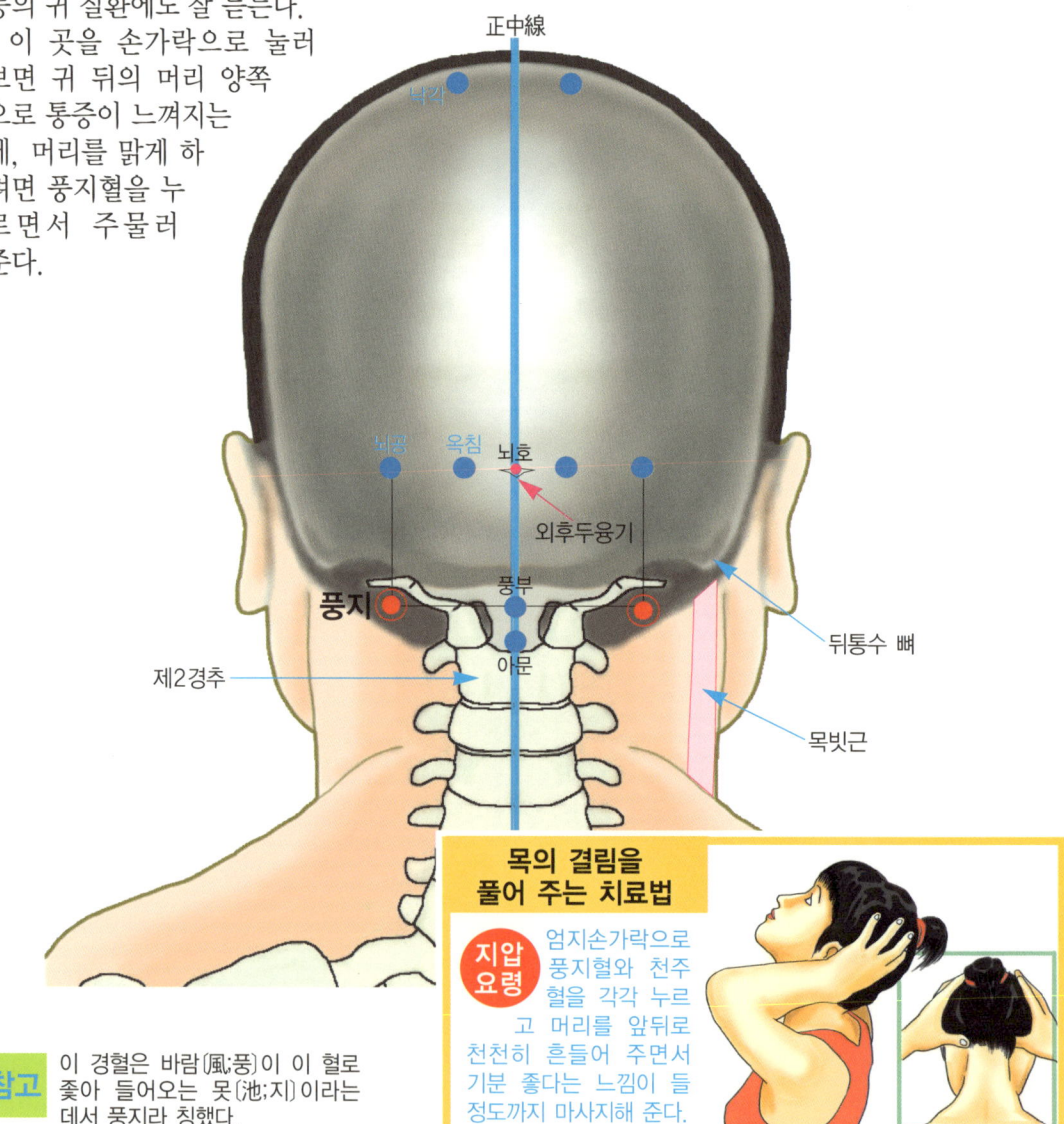

참고 이 경혈은 바람(風;풍)이 이 혈로 좇아 들어오는 못(池;지)이라는 데서 풍지라 칭했다.

목의 결림을 풀어 주는 치료법

지압요령 엄지손가락으로 풍지혈와 천주혈을 각각 누르고 머리를 앞뒤로 천천히 흔들어 주면서 기분 좋다는 느낌이 들 정도까지 마사지해 준다.

GB-21 (2개 혈)

21 견정(肩井)

어깨를 다스리는 우물 혈

이 경혈은 어깨에서 등에 걸친 결림이나 통증, 과로, 오십견, 뒷목이 뻣뻣할 때, 팔이 아파서 들어올리지 못할 때, 유선염(乳腺炎;젖앓이), 난산일 때, 목젖염 등에 효과가 있다.

그 밖에 고혈압, 뇌빈혈, 뇌충혈, 반신불수, 중풍, 언어장애, 신경쇠약, 노이로제, 히스테리 등에 특히 잘 들을 뿐만 아니라 습진, 두드러기 등에도 효과가 좋다.

部位 제7경추극돌기와 어깨뼈인 견봉의 바깥쪽 끝을 연결하는 선의 한가운데에 있다.

鍼法 뜸은 7장을 뜨고 침은 놓지 말아야 한다.〈동인〉

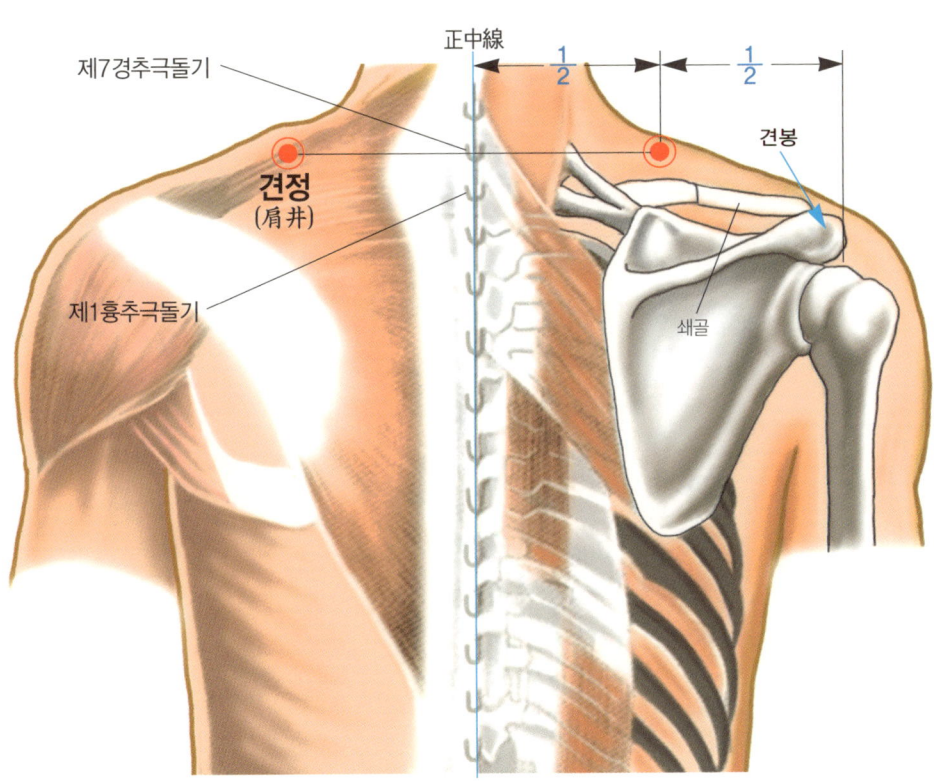

목의 통증·어깨 결림·고혈압 치료법

지압요령 중지손가락을 견정혈에 대고 "아프지만 기분 좋다!"라고 느낄 정도로 힘을 주어 누른다. 어깨를 천천히 앞뒤로 돌리는 것을 각각 20~30회 정도 한다. 다른 쪽 팔도 동일한 동작으로 해 준다.

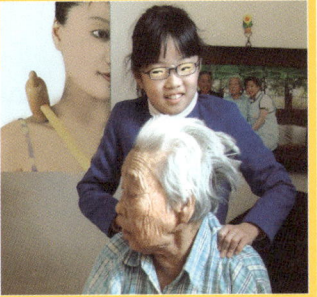

참고 이 경혈은 어깨(肩;견) 위쪽의 오목한 곳(井;정)으로 결분혈의 위쪽, 대골의 앞쪽이므로 견정(肩井)이라 칭했다. 겨드랑이 뒤쪽의 견정(肩貞)혈과는 구별하도록! 일명 박정(膊井)이라고도 부른다.

족소양 담경
足少陽 膽經

GB-22 (2개 혈)

22 연액(淵腋)

족소양(足少陽)의 맥기(脈氣)가 발하는 곳

이 경혈은 늑간신경통, 늑막염, 흉막염이나 겨드랑이의 가래톳, 폐렴, 기관지염, 가슴이 그득할 때, 팔이 아파서 들어올리지 못할 때 등에 효과가 있다.

그 밖에 액취(腋臭;겨드랑이에서 나는 고약한 냄새), 오한(惡寒;열이 나면서 추운 증세), 발열(發熱) 등에도 특효가 있다.

部位 겨드랑이 한가운데(극천혈)에서 아래로 내려가 제4늑간 부위의 우묵한 가운데에 있다.

鍼法 침은 3푼을 놓고 뜸은 뜨지 말아야 한다.
취혈 요령은 팔을 들고 침혈을 잡는다.

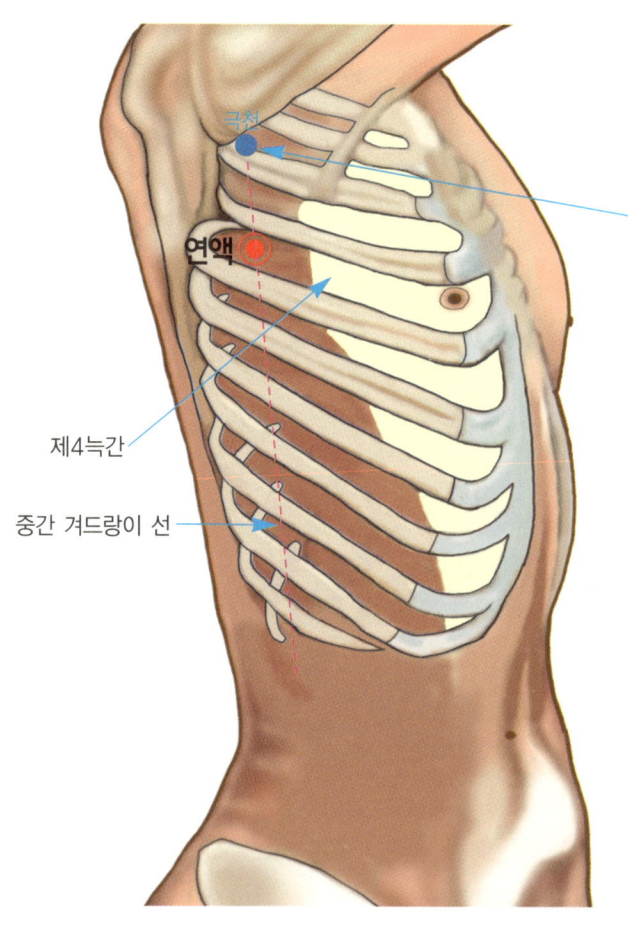

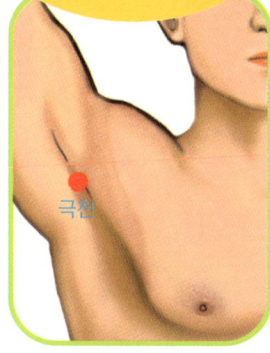

극천혈은 팔죽지 안쪽 겨드랑이 아래의 두 힘줄 사이에 혈맥이 가슴 속으로 들어간 곳에 있다.

참고 이 경혈의 연못(淵;연)은 깊다는 뜻이며, 그 혈이 깊고 겨드랑이 아래쪽에 족소양(足少陽)의 맥기(脈氣)가 발하는 곳〔腋;액〕이라고 하여 연액(淵液)이라는 명칭을 붙였다.

GB-23 (2개 혈)

23 첩근(輒筋)

근력(筋力) 사이에 의지해 있는 혈

이 경혈은 연액혈과 비슷하다. 따라서 늑간신경통, 늑막염, 흉막염이나 겨드랑이의 가래톳, 폐렴, 기관지염, 가슴이 그득할 때 등에 효과가 있다.

그 밖에 오한(惡寒;열이 나면서 추운 증세), 발열(發熱) 외에 구역질, 신트림(시큼한 냄새나 신물이 목구멍으로 넘어오면서 나는 트림), 아랫배가 더부룩할 때, 신경쇠약, 사지(四肢)의 경련, 침흘림, 천식으로 눕지 못할 때 등에도 잘 듣는다.

部位 겨드랑이 한가운데(극천혈)에서 앞쪽으로 1촌 간 다음, 아래로 내려가 제4늑간 부위의 우묵한 가운데에 있다.

鍼法 침은 6푼을 놓고, 뜸은 3장을 뜬다. 〈동인〉

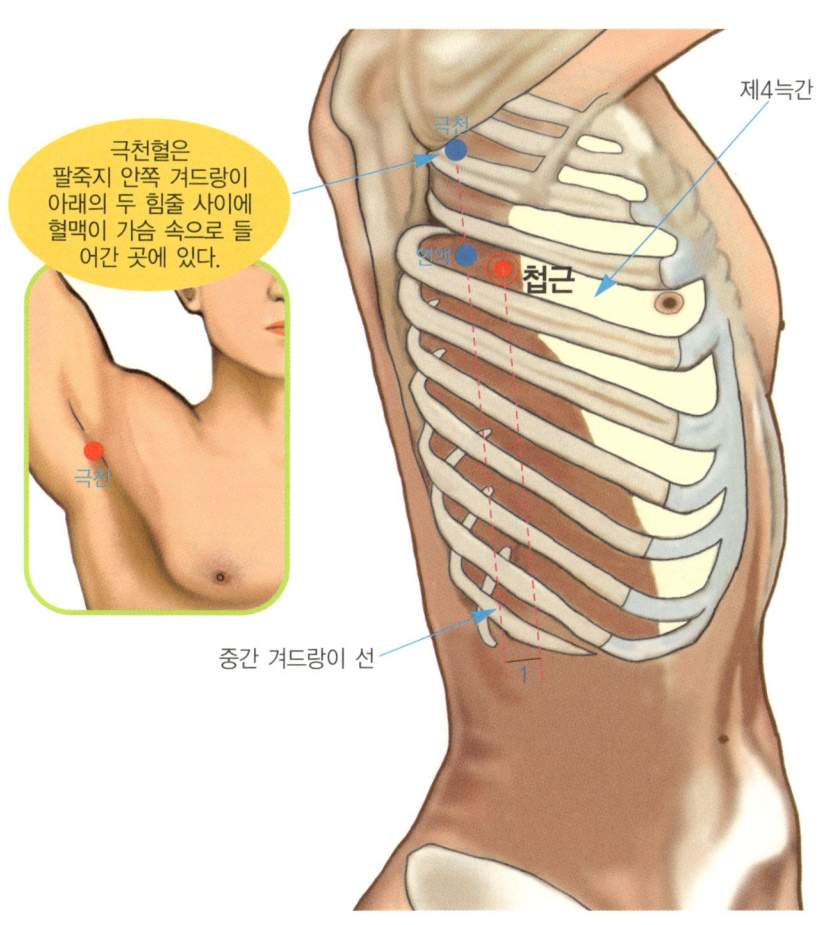

극천혈은 팔죽지 안쪽 겨드랑이 아래의 두 힘줄 사이에 혈맥이 가슴 속으로 들어간 곳에 있다.

제4늑간
극천
연액 첩근
중간 겨드랑이 선

足少陽 膽經 족소양 담경

참고 첩(輒)이란 수레 양쪽의 휘장을 말하는데, 바로 이 혈이 근력(筋力) 사이에 의지해 있으므로 첩근이라는 명칭을 붙인 것이다.

GB-24 (2개 혈)

24 일월(日月)

가슴과 배를 다스리는 곳

이 경혈은 가슴이나 배에 열이 나고 숨을 쉬기가 곤란할 때, 늑간신경통, 호흡불량 등에 효과가 있다. 특히 노이로제나 히스테리, 신경쇠약, 어디가 어떻게 아픈지 모르면서 아프다고 아우성칠 때 등에도 효과를 발휘한다.

그 밖에 황달, 위장 질환, 소화기 계통의 궤양(潰瘍), 딸꾹질, 신트림, 급만성 간염 등의 간 질환, 신장염, 담낭염(膽囊炎) 등에도 잘 듣는다.

部位 정중선에서 양 옆으로 각각 4촌, 젖꼭지 아래 세번째 갈비뼈 끝에 있다. 제7늑간 부위에 해당되며, 기문혈로부터 갈비뼈 하나 밑에 있다.

鍼法 침은 7푼을 놓고, 뜸은 5장을 뜬다.〈동인〉

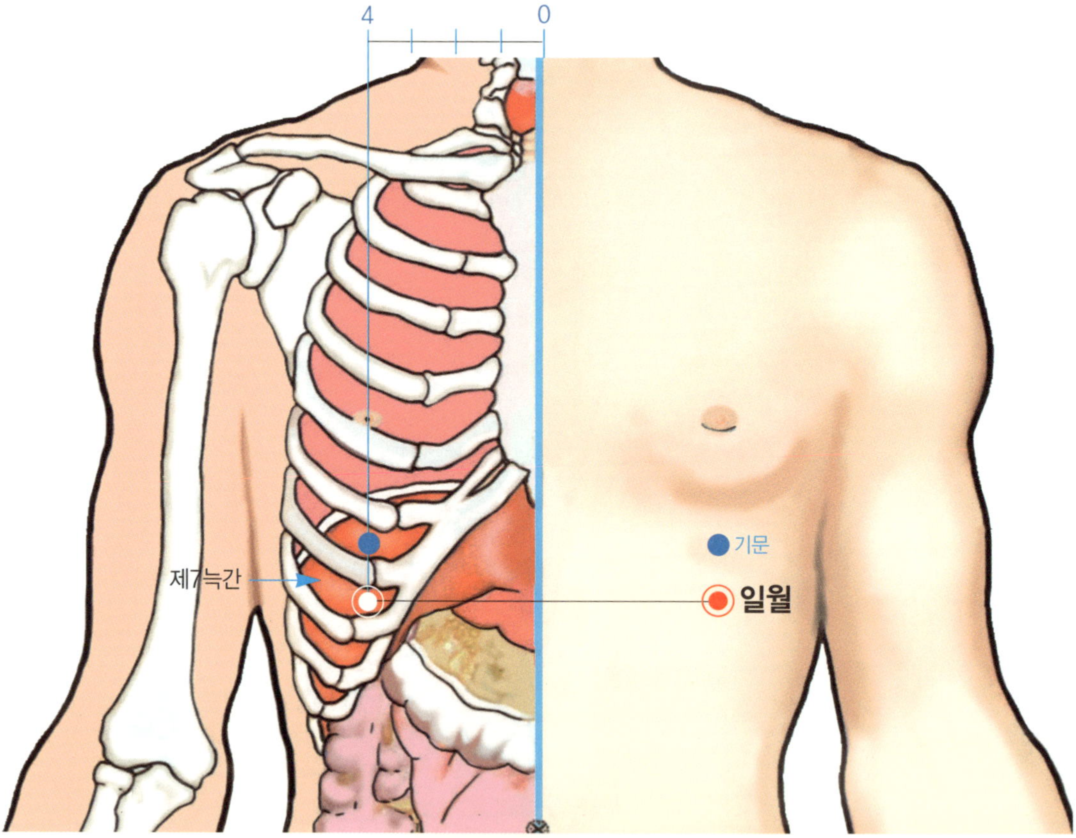

참고 족소양담경의 묘혈이다. 일명 신광(神光)이라고도 부른다.

가슴과 배의 발열 · 숨쉬기 곤란할 때의 치료법

지압요령 장문과 일월 · 기문혈을 동시에 양손의 손가락을 모아 경혈에 댄 다음 숨을 내쉬면서 20~30회 정도 위쪽으로 천천히 누르면서 비벼 준다. 중국 뜸이나 드라이어 등으로 따뜻하게 해 주어도 좋다.

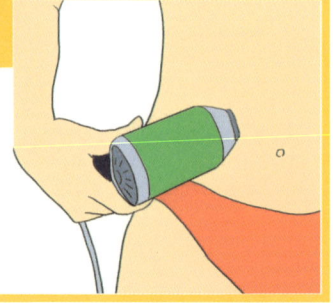

GB-25 (2개 혈)

25 경문(京門)

콩팥에 관한 병을 치료하는 혈

이 경혈은 신장(腎臟;콩팥)과 관련된 모든 질병, 즉 신장의 통증, 신장염(腎臟炎), 신장결석 등에 특효가 있다.
그 밖에 소변이 잘 나오지 않는 등의 방광염, 늑간신경통, 딸꾹질, 구역질, 설사, 장명(腸鳴), 장염, 배가 더부룩할 때, 요통, 넙다리뼈(골반과 무릎 사이에 뻗어 있는 뼈) 부위의 통증, 다리의 통증 등에도 잘 듣는다.
특히, 요통 환자 가운데 동통 발생시 구역질이나 구토를 병행하는 환자는 반드시 경문혈을 살펴보아야 한다.

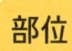 **部位** 허리 가운데, 등뼈 옆 12번째 갈비뼈(제12늑골) 끝 오목한 곳에 있다.

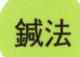 **鍼法** 침은 8푼을 놓고, 10번 숨쉴 동안 꽂아 두며, 뜸은 3장을 뜬다.
〈동인〉
취혈 요령은 엎드려서 침혈을 잡는다.

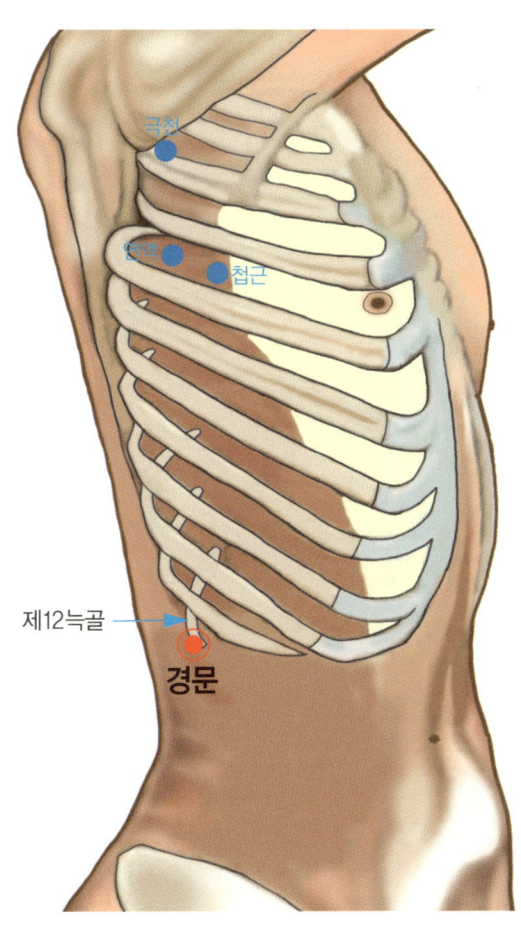

제12늑골 → 경문

족소양 담경 / 足少陽 膽經

참고 족소음신경의 모혈이며 일명 기부(氣府)라고도 부른다.

GB-26 (2개 혈)

26 대맥(帶脈)

복부를 지키는 경혈

이 경혈은 부인과 질환의 특효 경혈로서 월경불순, 붉고 흰 대하, 자궁경련, 자궁내막염, 방광염 등에 효과가 뛰어나다.

그 밖에 허리나 등의 통증이 배로 이어져서 걷기 힘들 때, 장이 울리고 설사를 할 때, 소변불리(小便不利), 산증(疝症;고환이나 음낭이 커지면서 아랫배가 켕기고 아픈 병증) 등에도 잘 듣는다.

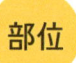 **部位** 제11늑골 아래쪽(장문혈)에서 내려가, 배꼽과 같은 높이에 있다.

 鍼法 침은 6푼을 놓고, 뜸은 5장을 뜬다.〈동인〉

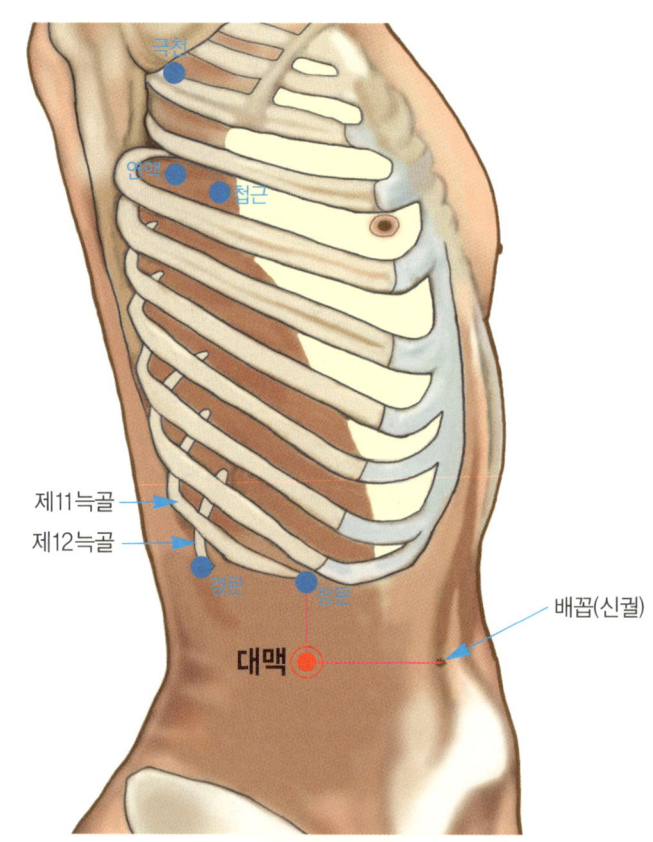

 참고 이 경혈은 허리띠(帶;대)처럼 몸을 둘러 묶어주고 대맥병과 부인의 각종 병과 대하병을 치료한다고 해서 대맥이라 칭했다.
폭음을 하기 전에 미리 지압을 해두는 것도 효과가 있다.

배의 통증·설사병·부인병의 치료법

지압요령 장문과 일월·기문혈을 동시에 자극을 주고 양손의 집게·가운뎃손가락·약손가락과 새끼손가락을 겹쳐 경혈에 댄 다음 숨을 내쉬면서 20~30회 정도 위쪽으로 천천히 누르면서 비벼 준다.

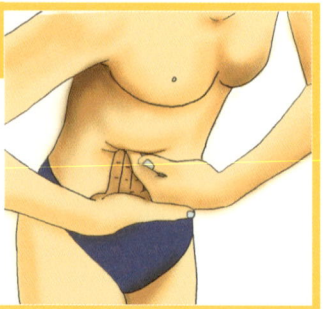

GB-27 (2개 혈)

27 오추(五樞)

하복부 등을 다스리는 곳

이 경혈은 남녀의 생식기 질환에 잘 듣는다. 따라서 한기가 있어 아랫배가 땅길 때, 고환염, 산증(疝症;고환이나 음낭이 커지면서 아랫배가 켕기고 아픈 병증), 월경불순, 붉고 흰 대하, 자궁경련, 자궁탈수, 자궁내막염 등에 특히 효과가 있다.

그 밖에 구토, 식욕부진, 요통, 비뇨기 질환, 위경련, 장의 극심한 통증, 변비 등에도 효과를 본다.

部位 배꼽에서 아래쪽으로 3촌, 위앞엉덩뼈가시의 안쪽 우묵한 곳에 있다.
대맥혈에서 3촌 아래쪽, 관원혈과 같은 높이이다.

鍼法 침은 1치를 놓고, 뜸은 3장을 뜬다.〈동인〉

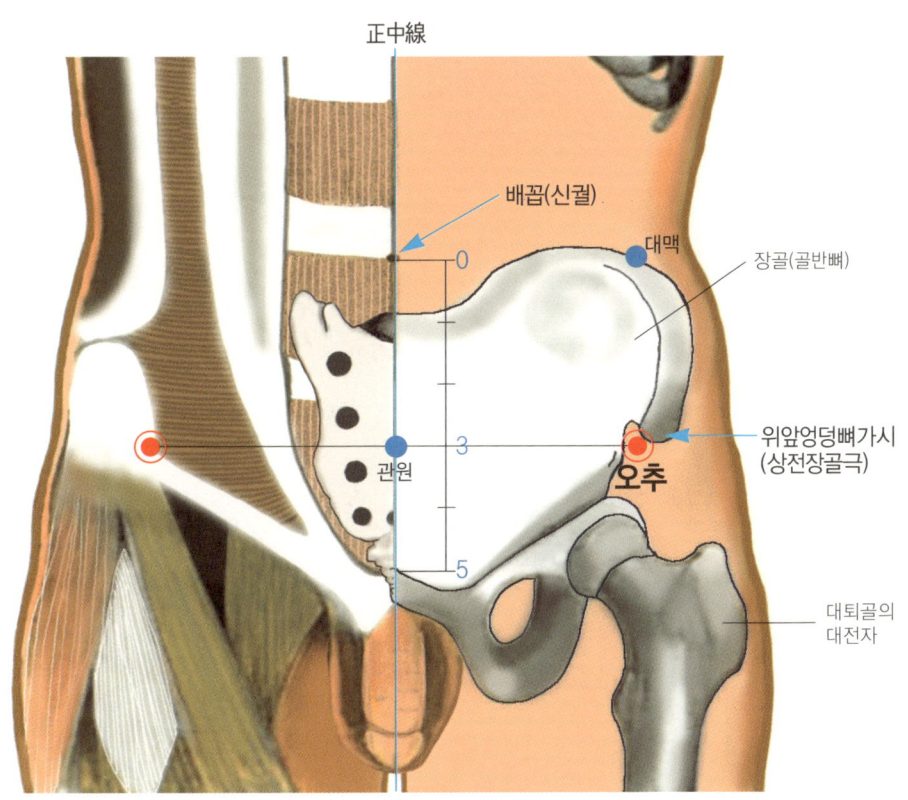

아랫배가 땅길 때 · 허리 신경통 치료법

 환자를 바로 눕게 하고 양손의 엄지 손가락으로 좌우의 오추혈을 동시에 누른다.

참고 이 경혈의 '오(五)'는 오방(五方)의 위치에서 중간에 있어 장기의 추요(樞要=주축)가 되므로 오극이라 칭했다.
대맥혈과 교회(交會)한다.

GB-28 (2개 혈)

28 유도(維道)

음양맥의 길을 지키는 혈

　이 경혈은 오추혈과 같다. 따라서 남녀의 생식기 질환에 잘 듣는다. 한기가 있어 아랫배가 땅길 때, 고환염, 산증(疝症;고환이나 음낭이 커지면서 아랫배가 켕기고 아픈 병증), 월경불순, 붉고 흰 대하, 자궁경련, 자궁탈수, 자궁내막염 등에 특히 효과가 있다.
　그 밖에 부종(浮腫), 하복통, 복수(腹水), 입맛이 떨어질 때, 구토, 식욕부진, 요통, 비뇨기 질환, 위경련, 신장염, 장염, 충수염(맹장염), 변비 등에도 효과를 본다.

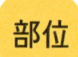 **部位**　아랫배 부위인데, 오추혈에서 안쪽으로 45도 아래로 0.5촌 되는 지점에 있다.

 鍼法　침은 8푼을 놓고, 뜸은 3장을 뜬다.(동인)

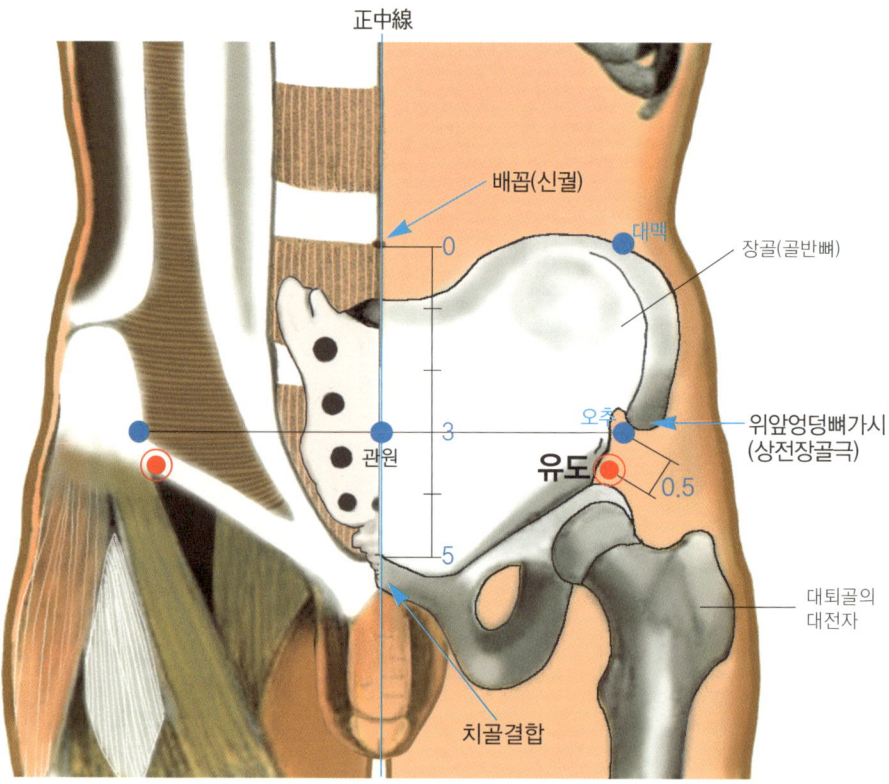

참고　이 경혈은 대맥혈이 일신(一身)을 묶어(維;유) 주고 음양맥의 길(道;도)을 지키므로 유도라는 명칭을 붙였다.
족소음과 대맥의 회혈(會穴)이다.

GB-29 (2개 혈)

29 거료(居髎)

하복부 통증을 없애는 혈

이 경혈은 요통, 아랫배가 아플 때, 반신불수, 피곤하여 무릎이 아플 때, 다리가 나른할 때, 발에 쥐가 나거나 저릴 때, 허벅지 신경통 등에 효과가 있다.

그 밖에 고환염, 산증(疝症;고환이나 음낭이 커지면서 아랫배가 켕기고 아픈 병증), 신장염, 장염, 위통, 방광염, 자궁 질환인 자궁내막염 등에도 잘 듣는다.

部位 엉덩이 부위인데, 옆으로 누웠을 때 위앞엉덩뼈가시와 대퇴골의 대전자 꼭대기를 연결하는 선의 한가운데에 있다.

鍼法 침은 8푼을 놓고, 뜸은 3장을 뜬다.〈동인〉
취혈 요령은 웅크리고 침혈을 잡는다.

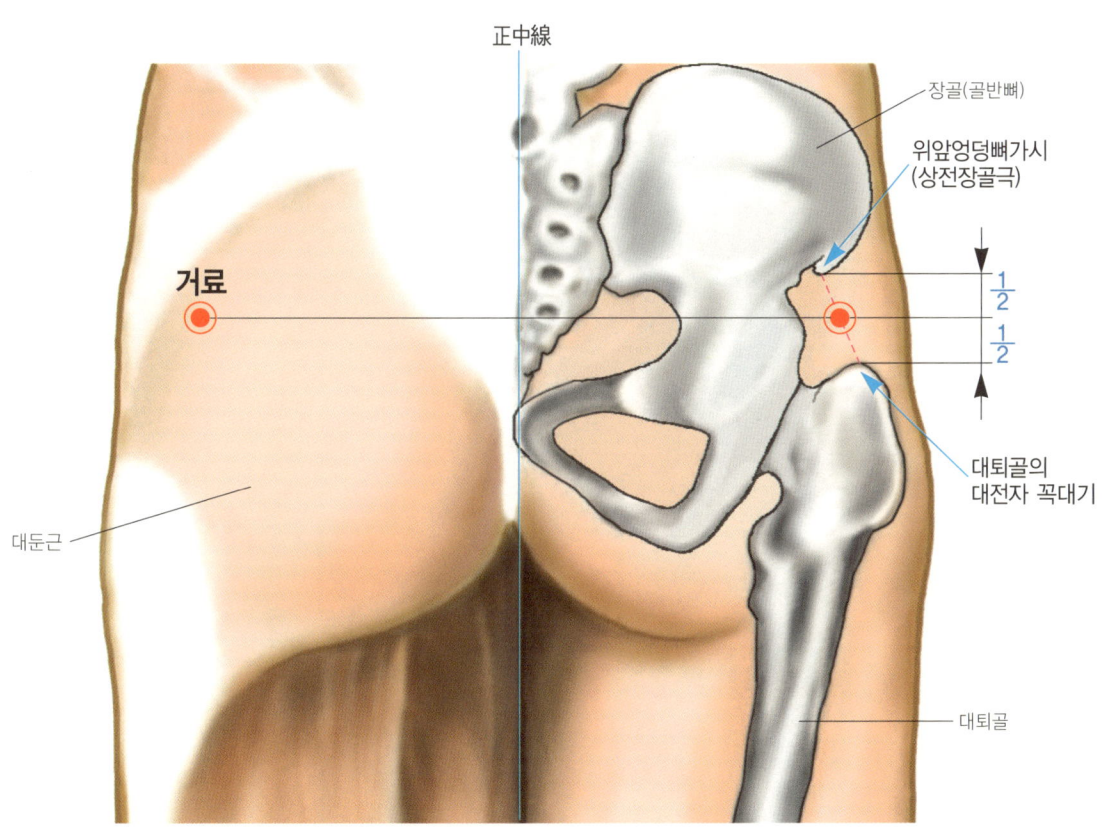

足少陽 膽經

다리의 각종 증상 · 좌골신경통의 치료법

 시술자는 환자 옆에 무릎을 대고 상체를 앞으로 내밀어 좌우의 경혈을 동시에 양손으로 지압한다. 그리고 이 경혈 위치에서 다리 쪽을 향해 천천히 쓰다듬어 마무리를 한다.

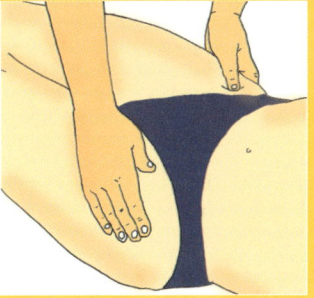

참고 이 경혈의 거(居)는 거처하는 곳이란 뜻이며, 료(髎)는 뼈 틈 사이를 가리킨다.

GB-30 (2개 혈)

③⓪ 환도(環跳)

걸으면 오르락내리락하는 혈

이 경혈은 호흡기 질환과 늑막염 등에 효과가 있을 뿐만 아니라 고관절 류마티스와 요추 관련 질환으로 인한 좌골신경통, 풍습관절통, 요통, 각기병, 다리의 마비, 하지(下肢)의 마비, 반신불수 등에도 잘 듣는다.

그 밖에 중풍에 의한 반신불수, 수종(水腫;몸이 붓는 병), 풍진(風疹;홍역과 비슷한 발진성 급성 피부 전염병) 등에도 특효가 있다.

部位 엉덩이 부위로, 대퇴골 대전자의 융기와 엉치뼈틈새(천골틈새)를 연결하는 선 위의 3분의 1 지점에 있다.

鍼法 침은 1치를 놓고, 10번 숨쉴 동안 꽂아 두며, 뜸은 50장을 뜬다.〈동인〉
취혈 요령은 모로 누워 다리를 구부리고 침혈을 잡는다.〈동인〉

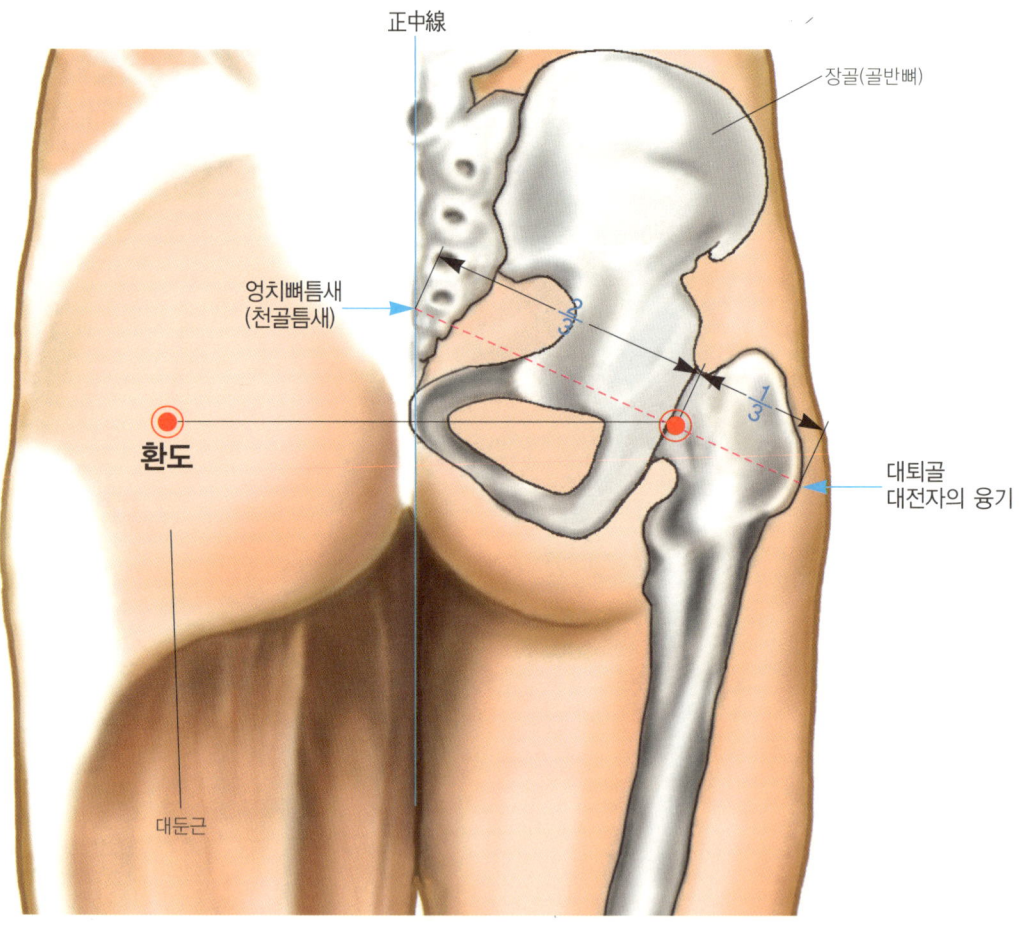

족소양담경 足少陽膽經

참고 환도는 사타구니의 넙적다리와 비골(髀骨)의 넙적다리가 서로 접하는 고리의 중간으로, 사람이 걸으면 움직이면서 올라갔다 내려갔다 하는 곳이다.

GB-31 (2개 혈)

31 풍시(風市)

풍을 제거하는 중요한 혈

이 경혈은 다리의 통증, 관절이 부어올라 아파서 펴거나 구부리기 힘들 때, 하체에 힘이 없을 때, 각기병으로 인한 후유증에 좋은 효과를 볼 수 있다. 또한 늑골의 통증, 옆구리 통증, 좌골신경통 등에도 잘 듣는다.

그 밖에 습진, 두드러기, 온몸이 가려울 때, 풍습(風濕)으로 인한 편두통, 중풍, 반신불수, 그리고 한센병(문둥병)에도 특효이다.

部位 똑바로 서서 두 손을 다리에 대면 가운뎃손가락 끝이 닿는 곳이다.
바깥쪽 대퇴골 중앙부에 해당하는 두 힘살 사이에 있다.

鍼法 침은 5푼을 놓고, 뜸은 5장을 뜬다.〈동인〉

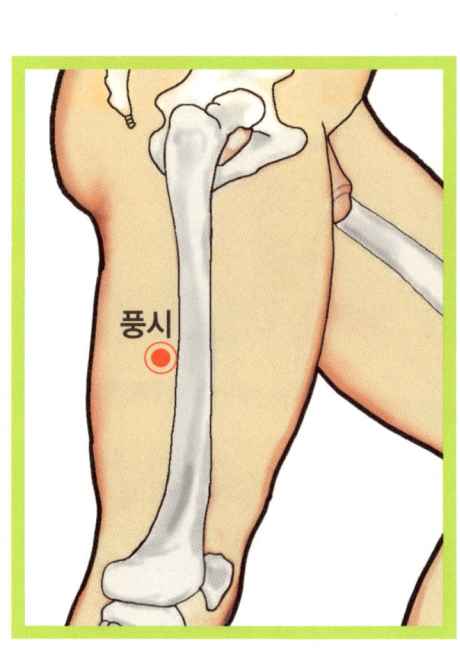

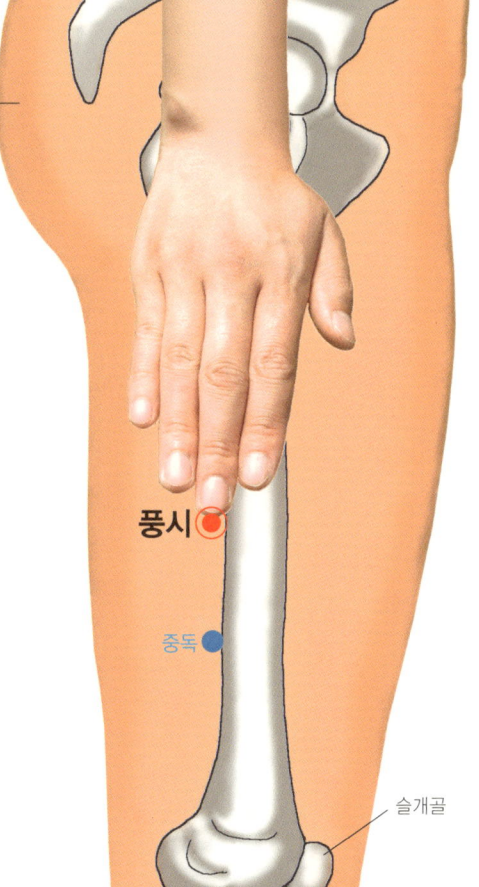

참고 이 경혈은 하맥(下脈)의 풍기(風氣)가 모이는 장소로〔市;시〕 중풍을 치료해 풍을 제거하는 중요한 혈이라는 데서 풍시라는 명칭을 붙였다.
취혈 시에는 반드시 양쪽 손을 같이 내린 후에 혈을 취한다. 한손만 내리면 더 아래로 내려가기 때문이다.

족소양 담경 足少陽 膽經

GB-32 (2개 혈)

32 중독(中瀆)

다리 병에 잘 듣는 경혈

이 경혈은 주로 다리 질환에 효과가 있다. 따라서 다리의 신경통, 각기병, 좌골신경통, 대퇴부 근육의 통증·경련·마비, 하지(下肢)의 마비, 고관절과 슬관절이 아플 때 등에도 효과가 있다.

그 밖에 반신불수, 요통, 오한(惡寒) 등의 증상에도 잘 듣는다.

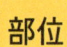 **部位** 넙적다리 바깥쪽으로 다리의 오금주름에서 위로 7촌 올라가 우묵한 가운데에 있다.

 鍼法 침은 5푼을 놓고 7번 숨실 동안 꽂아 두며, 뜸은 뜨지 말아야 한다.〈동인〉

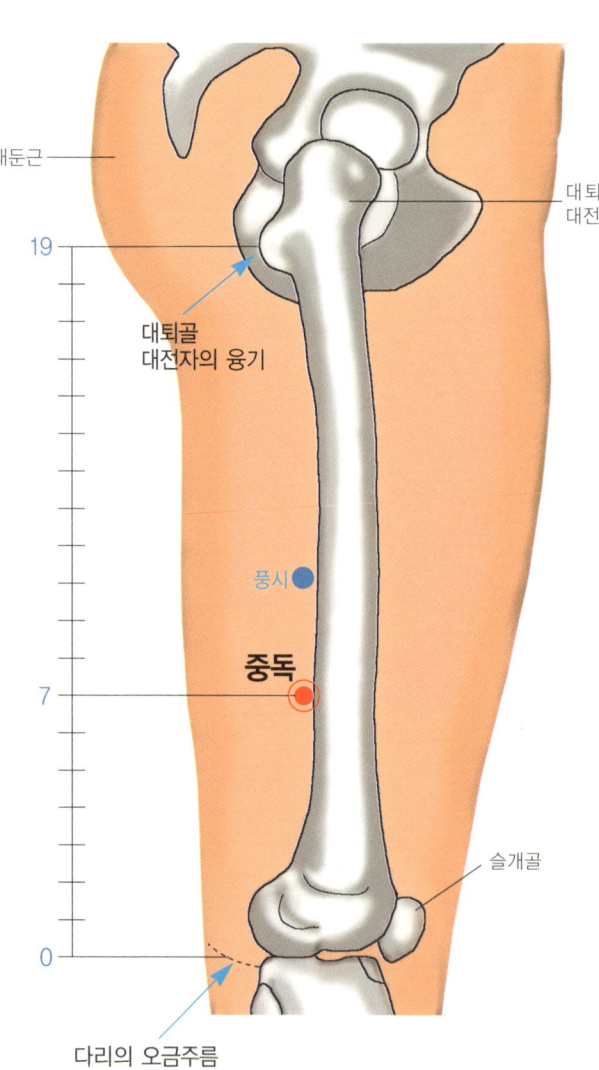

참고

이 경혈의 독(瀆)은 긴 도랑을 뜻하는데, 맥기(脈氣)가 이 곳을 지나가는 모습이 물이 도랑을 흐르는 것과 같다고 하여 중독(中瀆)이라고 명했다.

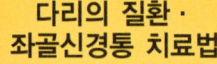
다리의 질환·
좌골신경통 치료법

 지압요령 엄지손가락으로 주무르듯이 중독혈을 지압하면 되는데 발목의 앞쪽을 손바닥으로 펼쳐 잡으면 지압하기가 쉽다.

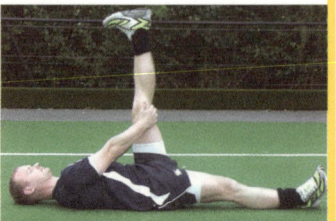

GB-33 (2개 혈)

33 슬양관(膝陽關)

족소양경의 합혈

이 경혈은 류머티스, 무릎 관절염 등에 효과가 있다. 즉, 슬관절 환자의 바깥쪽 무릎이 아플 때, 슬냉통(膝冷痛;무릎이 시리고 아픔)에 특효가 있다.

그 밖에 각기병, 다리의 마비, 반신불수, 좌골신경통 등에도 잘 듣는다.

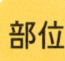 部位 : 무릎 바깥쪽 대퇴골 위, 굵은 두 근육 사이의 우묵한 곳에 있다.

 鍼法 : 침은 5푼을 놓고 뜸은 뜨지 말아야 한다.〈동인〉

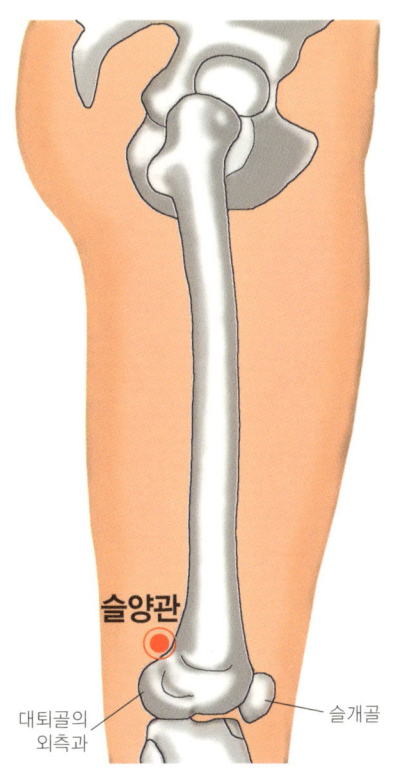

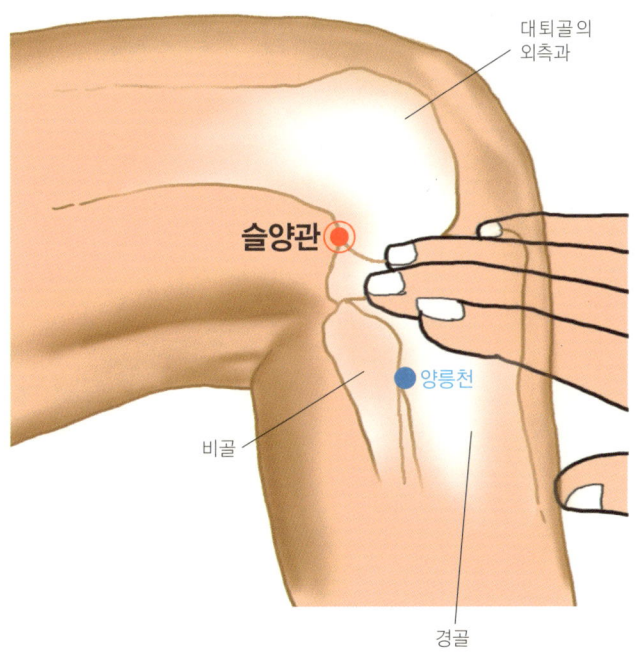

참고 : 이 경혈의 양관(陽關)은 무릎관절 바깥쪽으로 양(陽)에 편중되어 있으므로 족양관, 또는 膝(슬=무릎)양관이라는 명칭을 붙였다.
일명 관양(關陽), 관릉(關陵)이라고도 부른다.
허리 쪽에 있는 양관(陽關)과 구분하기 위해 슬양관(膝陽關)이라고 부른다.

GB-34 (2개 혈)

34 양릉천(陽陵泉)

가는정강이뼈 작은 머리 아래에 있는 혈

이 경혈은 다리에 관한 질환에 좋은 효과를 발휘할 뿐만 아니라, 근육의 이상으로 인한 굴신불리(屈伸不利;관절을 구부리고 펴는 것이 어려운 증세), 각기병, 하지정맥염(下肢靜脈炎), 늑간신경통, 협통(脇痛;옆구리의 통증), 반신불수, 좌골신경통, 비골신경통, 소아마비, 무릎이 붓고 아플 때, 무릎에 감각이 없을 때 등에도 효과가 있다.

그 밖에 변비, 대상포진, 구토, 황달, 고혈압, 간염, 담낭염, 면종(面腫;얼굴이 붓는 병증), 편두통, 고혈압, 요통, 명치가 아플 때, 변비, 습진 등에도 효과를 본다.

部位 무릎 아래 종아리 위쪽, 경골과 비골이 만나는 바깥쪽의 우묵한 곳에 있다.

鍼法 침은 6푼을 놓고 10번 숨쉴 동안 꽂아 두며, 침감이 오면 곧 사하고 뜸은 7~49장까지 뜬다.〈동인〉
다리를 펴고 침혈을 잡는다.〈동인〉

족소양담경 足少陽膽經

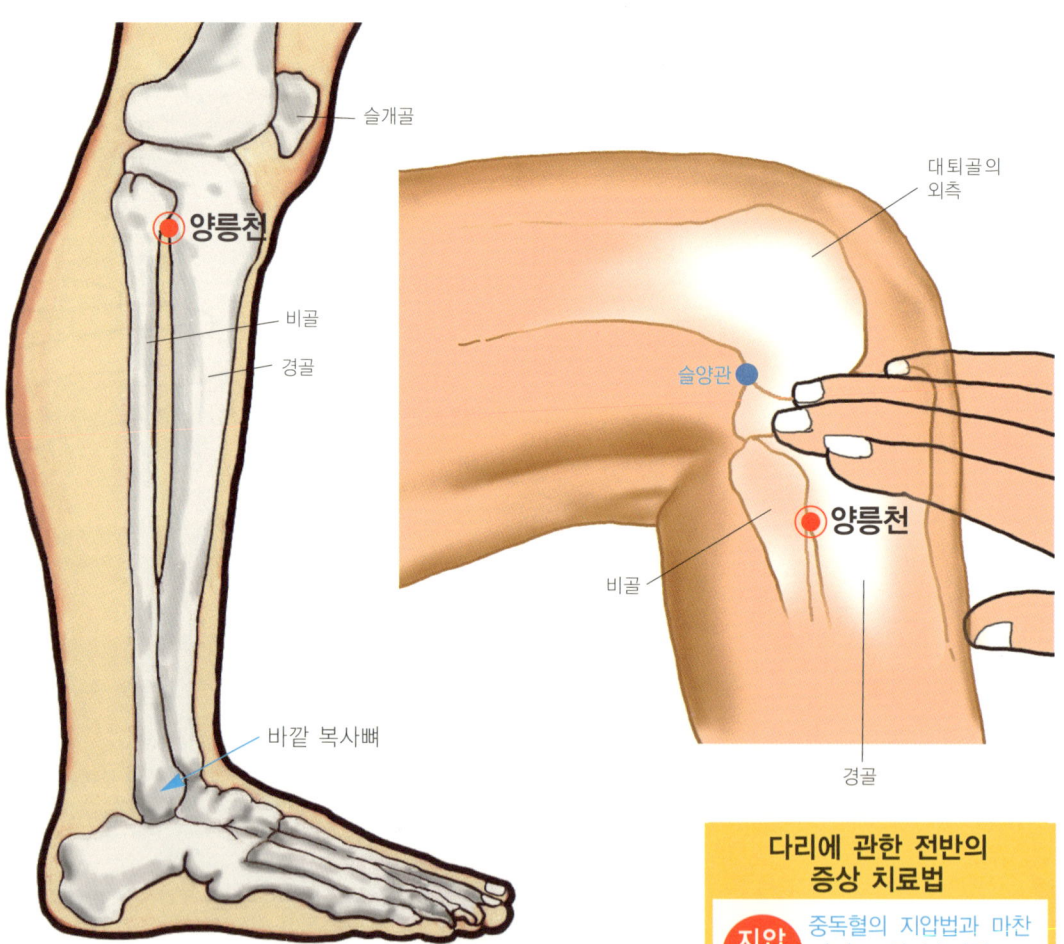

참고 이 경혈은 양(陽)이며, 양방의 골이 높이 솟아 언덕(陵;릉)과 같고, 높은 언덕은 샘물(泉;천)을 내는곳이므로 양릉천이라 칭했다. 족소양경의 합혈이다.

다리에 관한 전반의 증상 치료법

지압요령 중독혈의 지압법과 마찬가지로 엄지손가락으로 주무르듯이 양릉천혈을 지압하면 되는데, 발목의 앞쪽을 손바닥으로 펼쳐 잡으면 지압하기가 쉽다.

GB-35 (2개 혈)

35 양교(陽交)

양유맥과 족소양경맥이 만나는 곳에 있는 혈

이 경혈은 다리가 저리고 마비될 때, 무릎이 아플 때, 허벅지가 아플 때 등에 특효가 있다.

그 밖에 면종(面腫;얼굴이 붓는 병증), 편도선염 등의 인후병(咽喉病), 늑막염, 놀랐을 때, 신경쇠약, 한열(寒熱;오한과 발열 증상을 합한 것), 무릎 관절통, 천식, 늑막염, 흉통(胸痛;가슴 통증) 등에도 효과가 좋다.

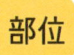 **部位** 바깥쪽 복사뼈 정점에서 위쪽으로 7촌 올라간 곳으로 외구혈과 1촌 옆 수평이 되는 곳에 있다.

 鍼法 침은 6푼을 놓고, 7번 숨쉴 동안 꽂아 두며, 뜸은 3장을 뜬다. 〈동인〉

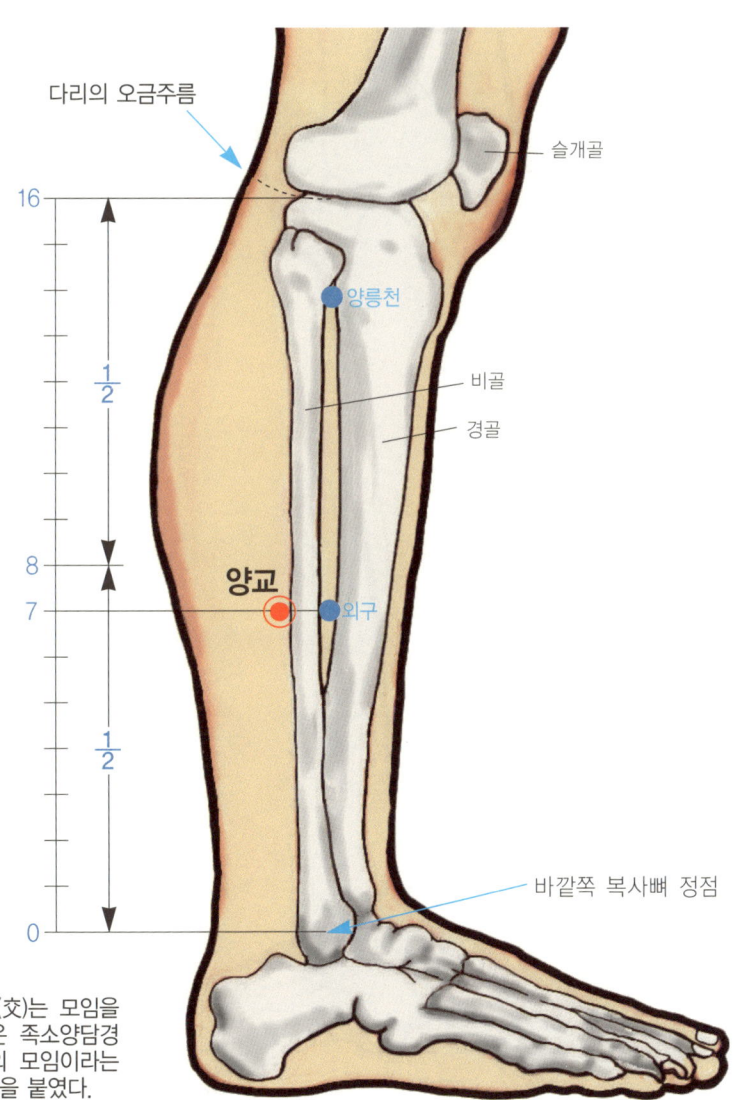

참고 이 경혈 명칭의 교(交)는 모임을 가리키듯이 이 혈은 족소양담경과 양락맥(陽絡脈)의 모임이라는 데서 양교라는 명칭을 붙였다.

GB-36 (2개 혈)

외구(外丘)

가는정강이뼈 뒤쪽에 있는 혈

이 경혈은 호흡기 질환이나 광견병 등에 효과가 있다. 또한 각기병, 반신불수, 하지(下肢)의 마비, 좌골신경통, 옆구리가 그득하거나 아플 때, 정강이뼈의 신경통, 장딴지 근육의 경련에도 특효가 있다.

그 밖에 목이 아플 때, 가슴이 아플 때, 풍습병(風濕病), 소아경풍, 오한(惡寒), 발열(發熱), 광견병, 피부가 가려울 때 등에도 잘 듣는다.

部位 바깥쪽 복사뼈 정점에서 위쪽으로 7촌 올라간 곳으로 양교혈과 1촌 옆 수평이 되는 곳에 있다.

鍼法 침은 3푼을 놓고, 뜸은 3장을 뜬다.〈동인〉

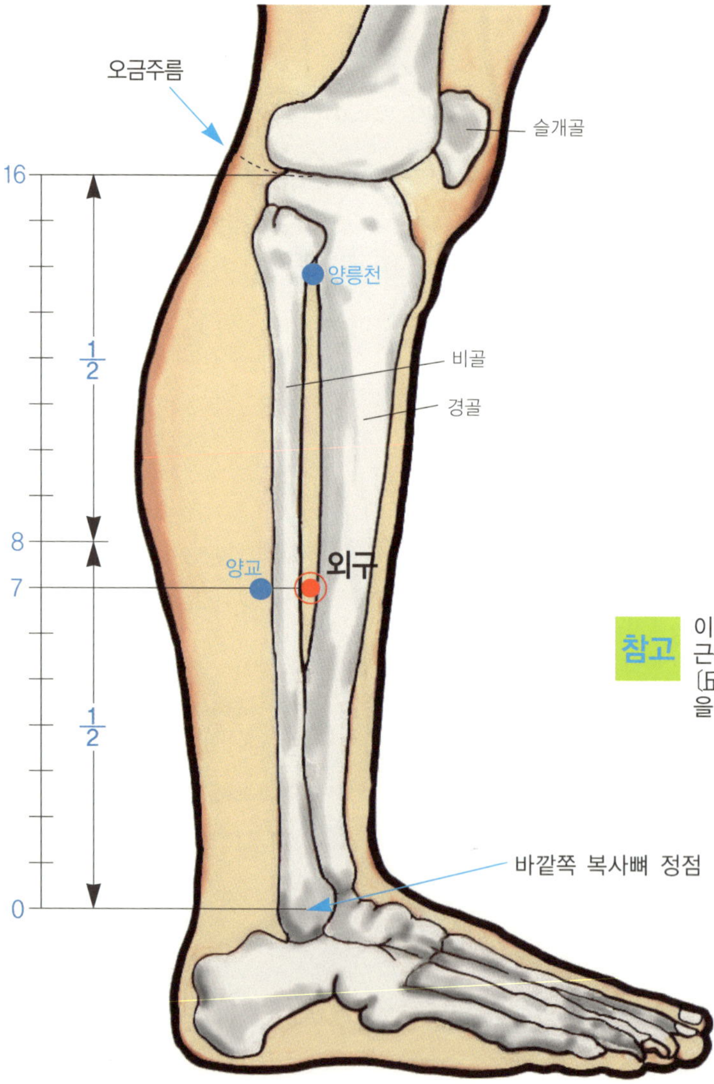

족소양담경 足少陽膽經

참고 이 경혈 장소가 바깥쪽(外;외)이며 근육이 많아 융기된 것이 마치 언덕(丘;구)과 같으므로 외구라는 명칭을 붙였다.

GB-37 (2개 혈)

37 광명(光明)

눈병에 듣는 혈

이 경혈은 눈의 질환인 백내장, 야맹증, 시신경위축, 눈이 아플 때, 시력감퇴 등에 특효가 있다.

그 밖에 한불출(汗不出;열병에 땀이 나지 않는 것), 발열(發熱), 노이로제, 광견병, 각기병, 장딴지 근육의 경련, 다리의 신경통, 다리 바깥쪽이 아플 때, 유방이 붓고 아플 때, 곱추병 등에도 자주 활용되고 있을 뿐만 아니라 정신병, 편두통 등, 머리 부분에 증상이 있을 때에도 효과를 본다.

部位: 바깥쪽 복사뼈 정점에서 위쪽으로 5촌 올라간 곳에 있다.

鍼法: 침은 6푼을 놓고, 7번 숨쉴 동안 꽂아 두며, 뜸은 5장을 뜬다.〈동인〉

참고

이 경혈 명칭인 광명(光明)은 눈을 말한다. 이 혈은 눈병 치료에 특효혈인데, 눈으로 하여금 광명을 회복하도록 하기 때문이다. 족소양경맥의 낙혈로, 여기서 갈라져 족궐음경으로 간다.

족소양 담경 足少陽 膽經

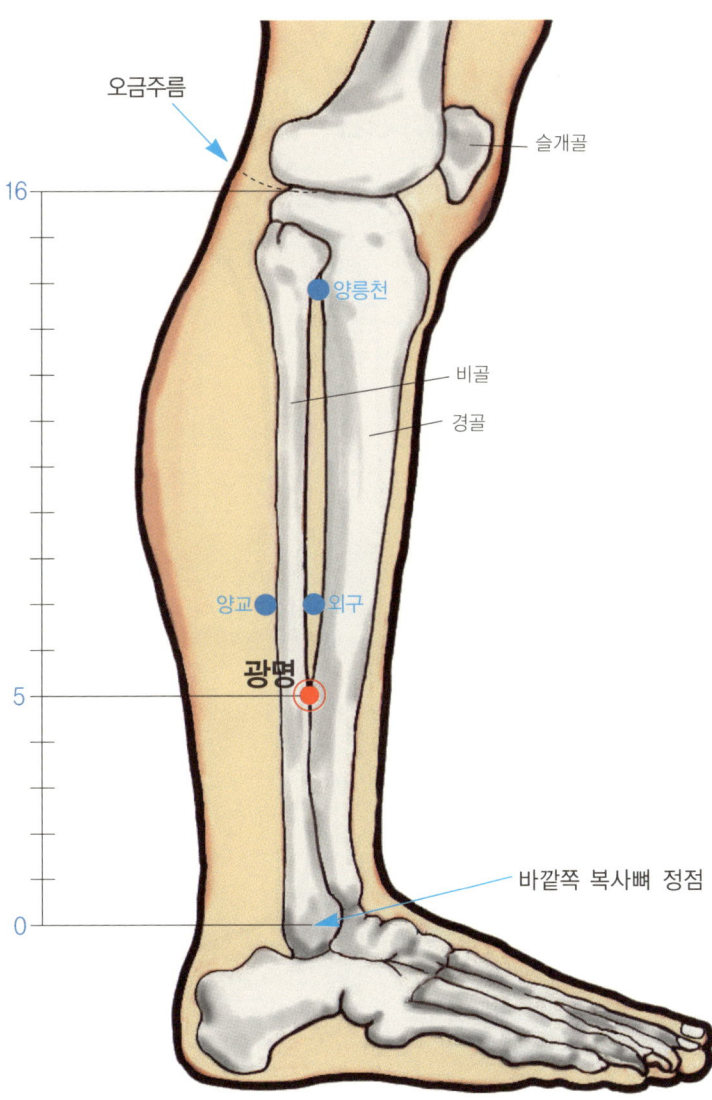

머리의 증상 · 다리의 신경통 치료법

지압요령: 엄지손가락으로 주무르듯이 광명혈을 지압하면 되는데 발목의 앞쪽을 손바닥으로 펴서 잡으면 지압하기가 쉽다.

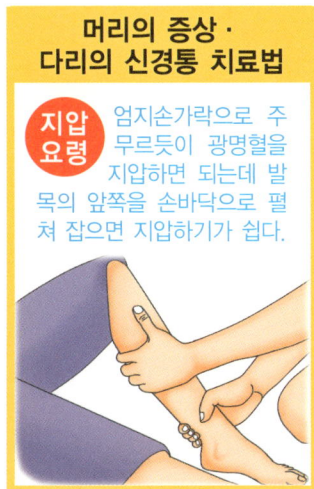

GB-38 (2개 혈)

38 양보(陽輔)

가는 정강이뼈 위에 있는 혈

이 경혈은 협통(脇痛;옆구리가 아픈 것), 무릎관절염, 하지(下肢)의 마비, 다리의 바깥쪽이 아플 때, 전신관절통(全身關節痛;온몸의 뼈마디가 아픈 것), 허리 부분에 냉증을 수반하는 요통에도 특효가 있다.

그 밖에 두통, 편두통, 학질, 부종(浮腫), 눈 안쪽의 통증, 겨드랑이의 가래톳 외에 목의 임파선염·편도선염 등의 인후병(咽喉病)에도 효과가 있다.

部位 바깥쪽 복사뼈 정점에서 위쪽으로 4촌 올라간 곳에 있다.

鍼法 침은 5푼을 놓고, 7번 숨쉴 동안 꽂아 두며, 뜸은 3장을 뜬다.〈동인〉

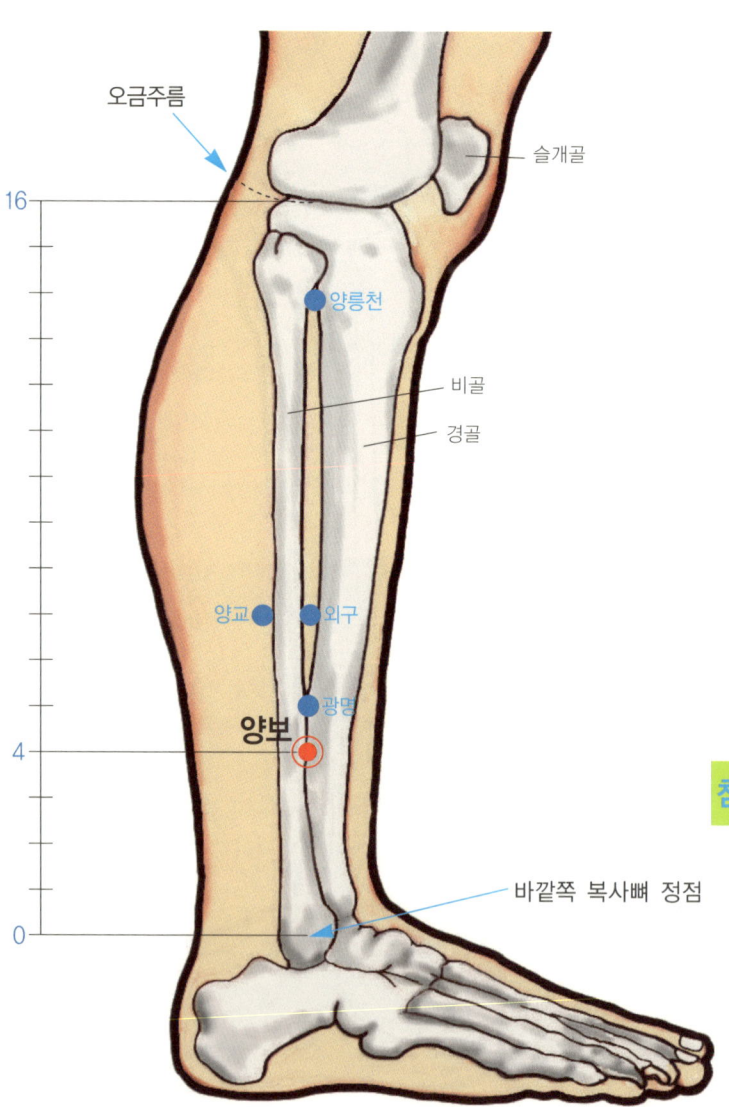

참고 이 경혈은 족소양이 행하는 경혈로 양경(陽經)이 위로 오르는 것을 보조(補助)할 수 있고, 또 이 혈이 무릎뼈(보조골) 앞의 뼈가 끊어진 듯한 곳이므로 양보라는 명칭을 붙였다.

GB-39 (2개 혈)

39 현종(懸鐘)

다리 병에 잘 듣는 경혈

이 경혈은 다리나 등의 신경통, 즉 각기병, 무릎관절이나 족(足)관절의 질환, 정강이 부위의 경련과 통증, 좌골신경통, 가슴이 아플 때, 반신불수, 중풍으로 팔다리를 쓰지 못할 때 등에 효과를 본다.

그 밖에 편두통, 낙침(落枕;목이 아파서 잘 돌리지 못하는 증세), 목의 임파선결핵, 치질로 인한 출혈이나 뇌내출혈, 코피, 뒷목이 결릴 때, 배가 땅기고 위가 매슥거려 식욕이 없거나 위의 상태가 약해졌을 때에도 효과가 있다.

部位 바깥쪽 복사뼈 정점에서 위쪽으로 3촌 올라가 맥이 뛰는 곳에 있는데, 경골의 앞쪽 가장자리에 해당된다.

鍼法 침은 6푼을 놓고, 7번 숨쉴 동안 꽂아 두며, 뜸은 3장을 뜬다.〈동인〉

참고

이 경혈은 인체의 양측을 따라 하행하는데 발이 다다르지 못한 것이 마치 매여 있는〔懸;현〕 종(鐘)과 같아 현종이라 칭했다.
일명 절골(絕骨)이라고도 부른다.

식욕 부진·다리의 증상 치료법

지압요령 엄지손가락으로 주무르듯이 현종혈을 지압하면 되는데, 발목의 앞쪽을 손바닥으로 펼쳐 잡으면 지압하기가 쉽다.

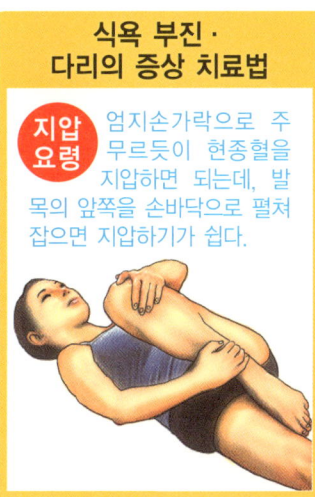

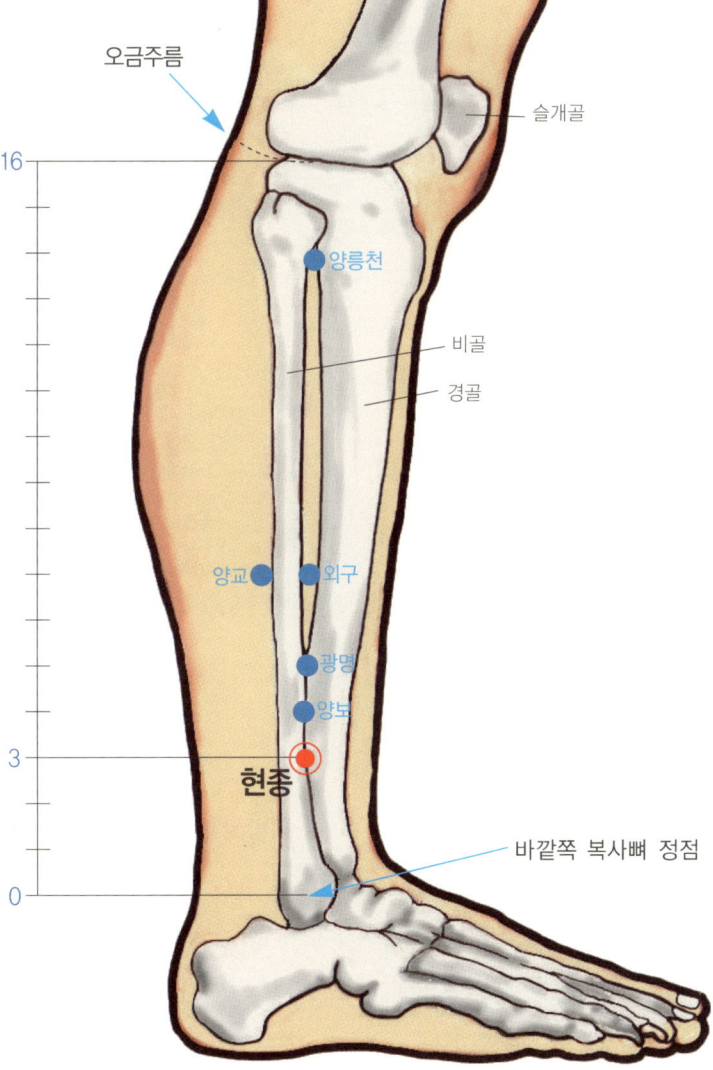

足少陽 膽經 / 족소양 담경

GB-40 (2개 혈)

40 구허(丘墟)

발의 병에 잘 듣는 경혈

이 경혈은 다리의 근육이 말라서 혈액순환이 불량할 때, 고관절이 아플 때, 종아리의 경련, 좌골신경통, 요통, 옆구리가 아플 때, 가슴이 아플 때, 중풍으로 인한 반신불수 등에 효과가 있다.

그 밖에 두통, 목덜미의 뻐근함, 현기증, 늑막염, 폐렴, 간염, 산증(疝症;고환이나 음낭이 커지면서 아랫배가 켕기고 아픈 병증), 학질, 눈병, 만성 담낭염, 담석증 등의 쓸개 질환에도 효과를 본다.

部位 바깥쪽 복사뼈 아래의 우묵한 곳에 있다.

鍼法 침은 5푼을 놓고, 7번 숨쉴 동안 꽂아 두며, 뜸은 3장을 뜬다.〈동인〉

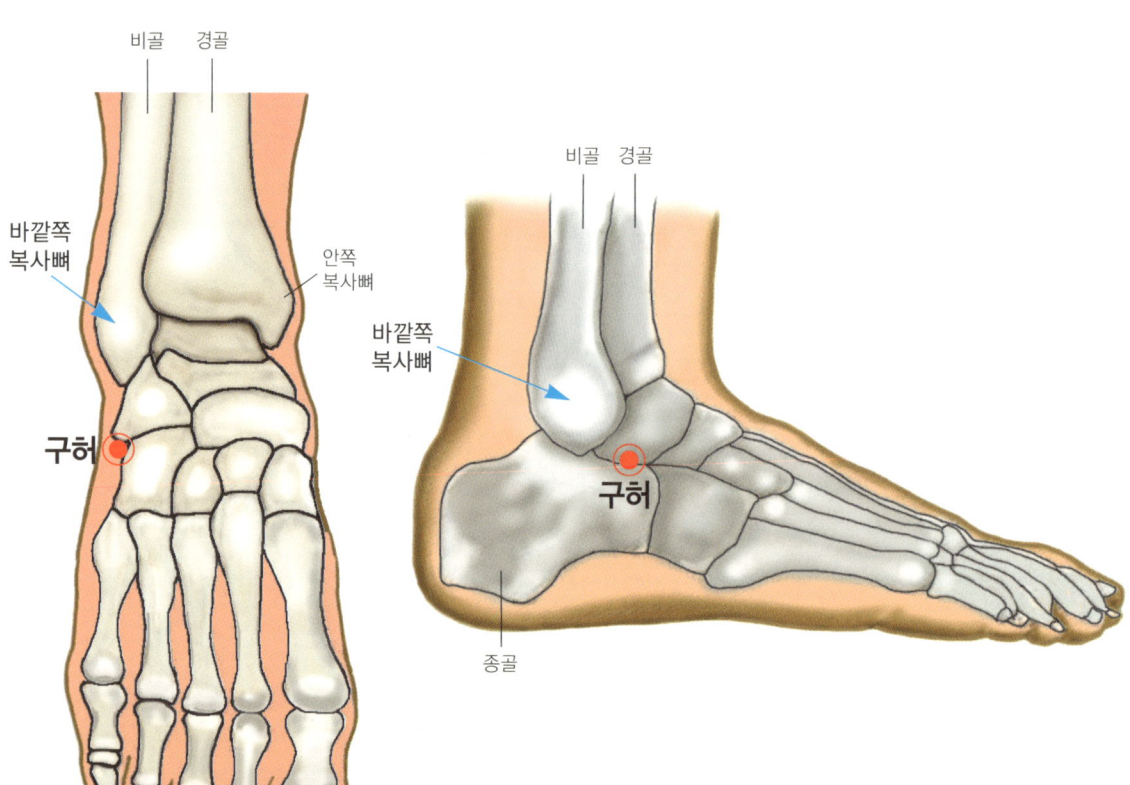

참고 이 경혈은 발 바깥쪽 복사뼈 아래쪽 요함처로 그 곳이 마치 큰 공터(丘;구)와 비슷하다 하여 구허라 칭했다.
족소양경맥의 원혈이다.

발목을 삐었을 때의 치료법

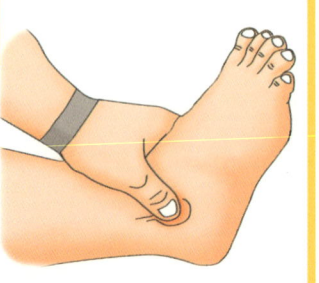

지압요령 엄지손가락으로 구허혈을 가볍게 어루만지듯이 누르는 등 서서히 자극을 주는 것이 요령이다.
발목을 삔 즉시 얼음 찜질을 해야 한다. 발목이 많이 부어 있을 때는 세게 주무르면 안 된다.

GB-41 (2개 혈)

㊶ 족임읍(足臨泣)

눈병에 듣는 혈

이 경혈은 옆구리 통증, 늑간신경통, 다리 관절염, 비골신경통, 발등의 부기 등에 효과가 있다.

그 밖에 두통, 현기증, 학질, 습진, 대상포진, 담석증, 흉막염, 젖앓이, 월경불순, 나력(癩癧;목 뒤나 귀 뒤, 사타구니 쪽 등에 생긴 크고 작은 멍울), 급경련통(急痙攣痛;배의 통증이 간격을 두고 계속 일어나는 증상), 위통, 겨드랑이의 가래톳뿐만 아니라 결막염, 눈이 충혈되고 아플 때, 눈의 바깥쪽이 아플 때 등, 눈의 질환에도 특효가 있다.

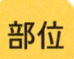 **部位** 제5중족골과 제4중족골이 갈라지는 우묵한 곳에 있다.(그림 참조)

 鍼法 침은 3푼을 놓고, 3번 숨쉴 동안 꽂아 두며, 뜸은 3장을 뜬다.〈동인〉

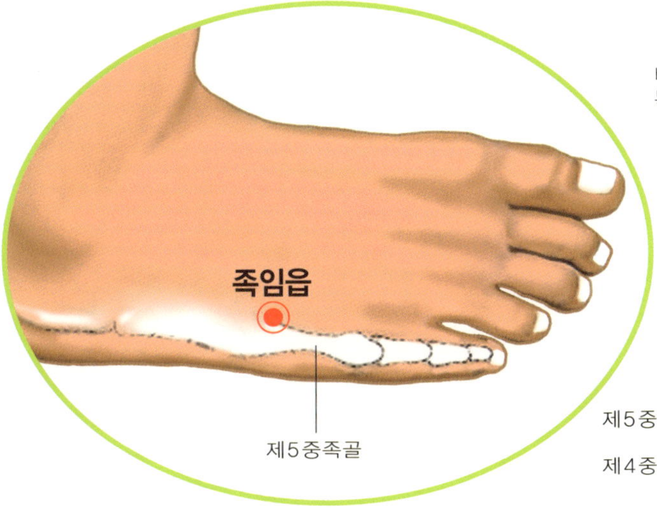

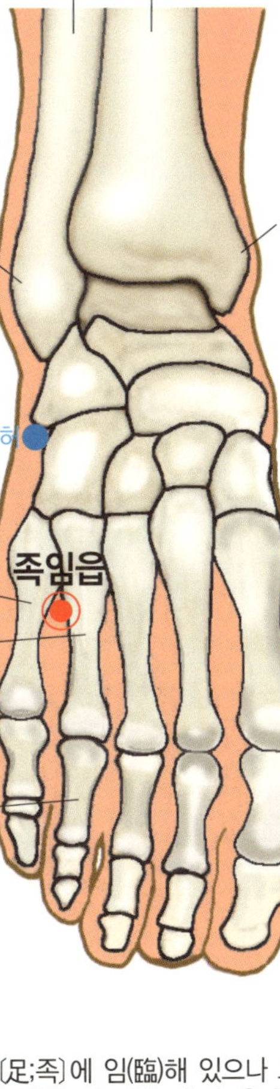

참고 이 경혈은 발(足;족)에 임(臨)해 있으나 그 기가 위로 눈으로 통해 눈병을 치료하는데, 눈은 눈물(泣;읍)이 나오는 곳이므로 족임읍이란 명칭을 붙였다.

족소양 담경
足少陽 膽經

GB-42 (2개 혈)

42 지오회(地五會)

발등에서 기와 피가 모이는 혈

이 경혈은 각기병, 요통, 협통(脇痛;갈비뼈 부위가 아프고 결리는 병), 겨드랑이가 부어오르면서 아플 때, 발등이 부어오르면서 아플 때 외에도 이명(耳鳴), 청각상실, 젖앓이, 통풍(痛風;몸 속의 요산에 의해 생기는 관절염. 극심한 통증이 있다), 토혈(吐血) 등에 효과가 있다.

그 밖에 눈 질환인 눈이 충혈되고 아플 때, 결막염 등에도 특효가 있다.

部位 제5중족골과 제4중족골 사이로, 발 끝쪽 지점의 우묵한 곳에 있다.(그림 참조)

鍼法 침은 2푼을 놓고 뜸은 뜨지 말아야 한다.〈동인〉
뜸을 뜨면 몸이 여위고 3년이 못 되어 죽는다고 한다.〈동인〉

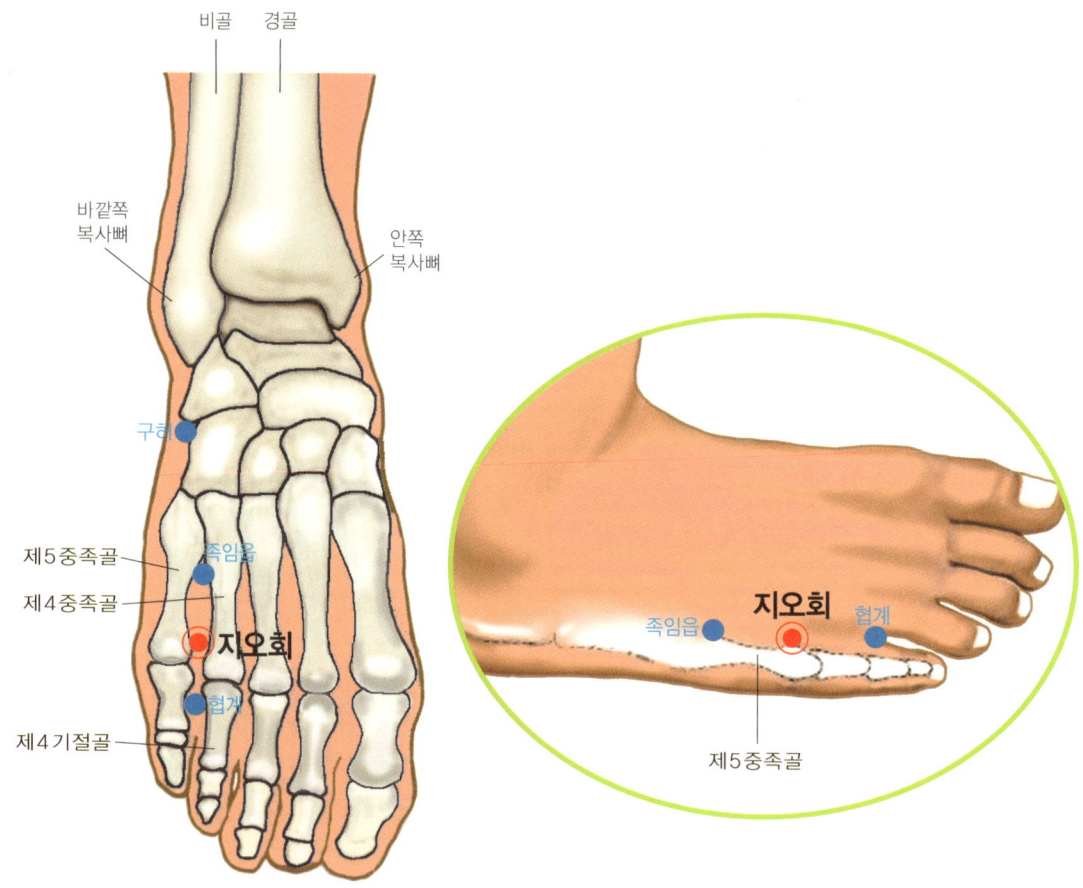

참고 이 경혈 명칭의 지(地)는 발을 가리키고 오장의 기가 모이는[會;회] 곳이므로 지오회라는 명칭을 붙였다.

GB-43 (2개 혈)

43 협계(俠谿)

물이 있는 개울과 같은 혈

이 경혈은 열을 떨어뜨리고 통증을 멎게 하는 효능이 있어서 눈의 충혈, 뇌충혈, 고혈압, 한불출(汗不出;열병에 땀이 나지 않는 것) 등에 효과를 볼 수 있다. 따라서 머리나 얼굴에 열이 잘 달아올라 생기는 탈모에는 양보·협계혈에 침을 놓아 탈모를 치료한다.

그 밖의 질환으로는 두통, 현기증, 발등이 부어오르면서 아플 때, 다리의 마비, 늑간신경통, 젖앓이, 흉통(胸痛;가슴 통증), 객혈(喀血;결핵이나 폐암 따위로 피를 토함), 이명(耳鳴), 청각상실 등에도 잘 듣는다.

部位 새끼발가락과 네번째발가락 기절골 사이의 우묵한 곳에 있다.(그림 참조)

鍼法 침은 2푼을 놓고, 3번 숨쉴 동안 꽂아 두며, 뜸은 3장을 뜬다.(동인)

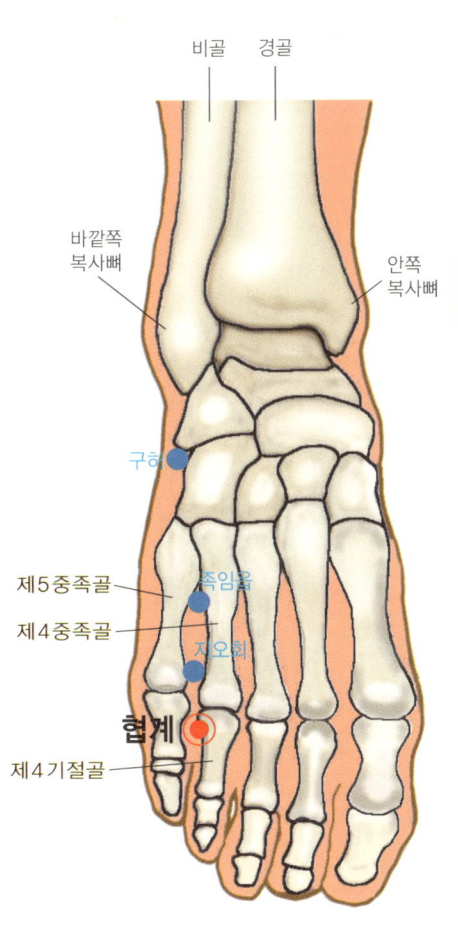

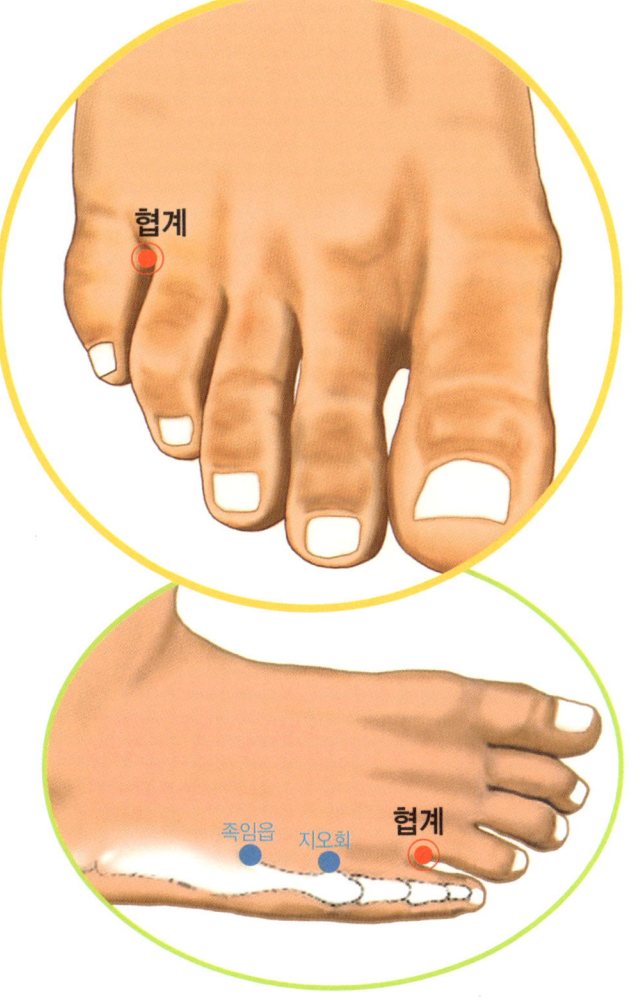

참고 이 경혈은 혈이 양발가락이 서로 사이를 두고[俠;협] 있는 것이 마치 물이 있는 계(谿)와 비슷하다 하여 양계라는 명칭을 붙였다.

足少陽 膽經 족소양 담경

GB-44 (2개 혈)

44 족규음(足竅陰)

두규음과 같은 작용을 하는 혈

이 경혈은 심장 질환, 구강염(口腔炎), 인후병(咽喉病), 뇌빈혈, 가슴이 아플 때, 늑간신경통, 고혈압, 기침, 천식, 해소, 객혈(喀血) 등에 효과가 있다.

그 밖에 두통, 현기증, 눈이 충혈되고 아플 때, 결막염, 수족번열(手足煩熱;손바닥과 발바닥이 달아오르는 병), 열병(熱病), 이명(耳鳴), 청각상실, 담석통, 꿈을 많이 꿀 때에도 특효가 있다.

部位 네번째발가락의 바깥쪽 발톱 모서리의 수직선과 발톱 뿌리의 수평선이 만나는 곳에 있다.

鍼法 침은 1푼을 놓고 3번 숨쉴 동안 꽂아 두며, 뜸은 3장을 뜬다.〈동인〉

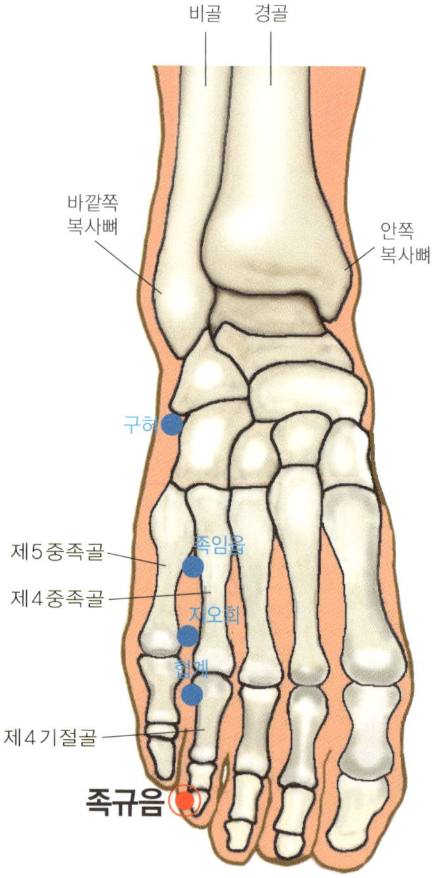

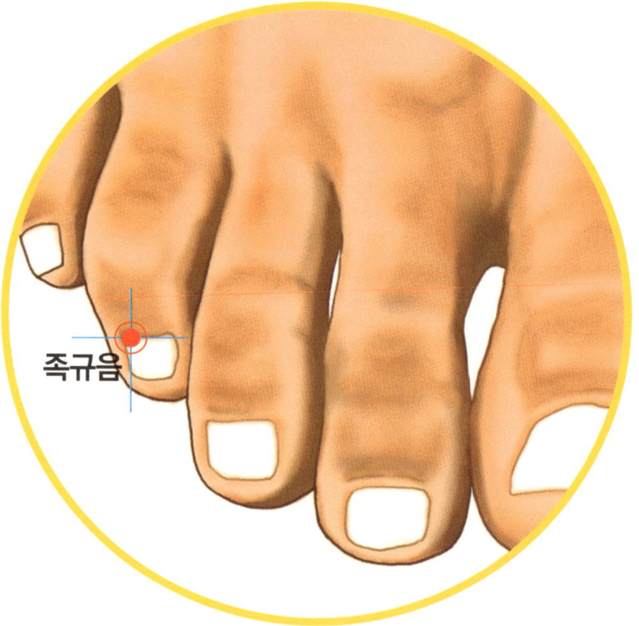

참고 이 경혈은 양(陽)이 음(陰)과 사귀는 것으로, 족소양과 족궐음이 서로 이 구멍(竅;규)에서 교통한다. 내부로는 간과 담이 서로 연계되고, 외부로는 경락이 서로 관통하고 있어 맥의 기 표리가 서로 교통해 음(陰)의 규(竅)의 관문으로 흘러가므로 족규음(足竅陰)이란 명칭을 붙였다.

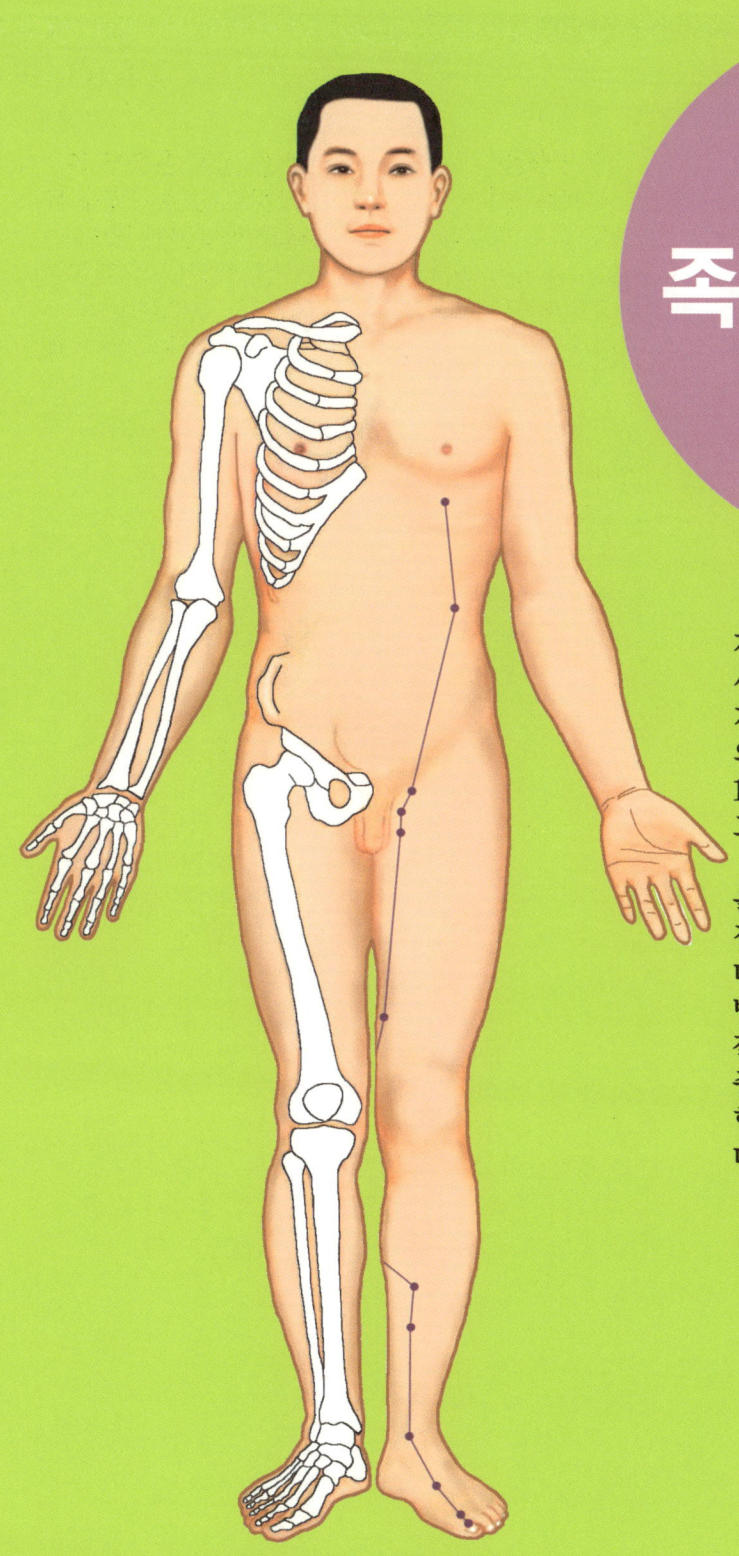

제12장

족궐음(足厥陰) 간경(肝經)

이 간경(肝經)의 경락은 엄지발가락의 털이 난 곳, 즉 대돈혈에서 시작해 허벅지 안쪽을 거쳐서 성기(음부)를 돌아 올라가 유방 아래의 기문혈에서 끝나는데, 한 쪽에 14혈로 좌우 총 28개의 혈을 가지고 있다.

이 경락은 성기(性器)를 돌아 올라가기 때문에 남녀의 생식기 질환과 비뇨기 질환에 특효가 있다. 따라서 산증(疝症), 소변불리, 방광염, 방광의 마비, 신장염 등에 잘 듣는다. 다음으로 담낭염, 담석증, 간 질환, 신경통, 두통, 흉통, 협통, 하복부의 통증 등의 질환도 다스린다.

간경(肝經)이 다스리는 병

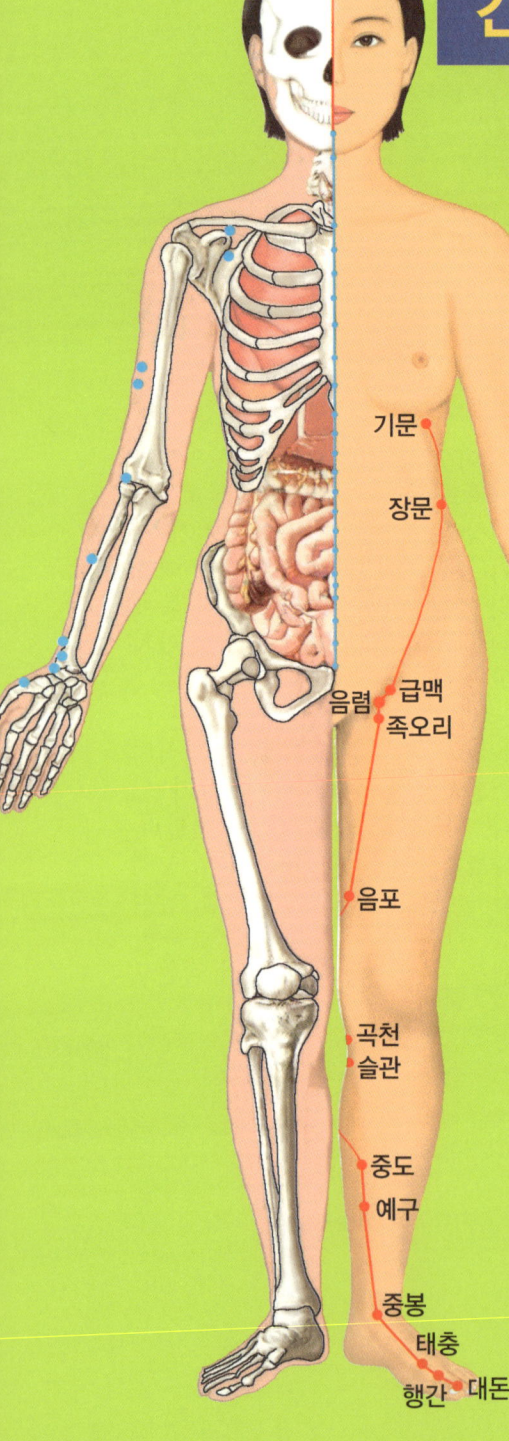

1. 간경(肝經)은 간장과 간계·근계·신경성·정신 계통의 기능을 조절하며, 간은 영양분을 저장했다가 필요에 따라 공급하기도 한다.

2. 사람이 가만히 누워 있으면 전신의 혈액이 간장에 모여들고, 일어나 활동하면 간의 혈액이 수족으로 흩어져 수족을 움직이며 펼 수 있고, 사물을 눈으로 볼 수 있다. 이것으로 보아 간이 허약하면 자주 드러누워 전신의 혈액을 간으로 모이게 하려는 생리적 습관도 생기는 것 같다.

3. 반면에 간에서 울혈(鬱血)이 되거나 혈액양이 많아지면 불면증이 오거나 답답하기 때문에 신경이 과민해져서 자꾸 돌아다니며 활동하려고 한다. 또한 간은 근육이나 목, 신경성 질환, 생식기 등도 다스린다.

4. 간실증(肝實症)은 신경과민, 불면증, 두통, 눈이 잘 안 보이는 것, 눈의 충혈, 소화불량, 위산과다, 설사, 구역질, 식욕부진, 피로감, 간염, 간경화, 현기증, 황달, 알코올 중독, 약물 중독, 중풍의 시초, 구안와사 등에 대단히 좋다. 특히 부인과 질환과 생식기 질환에도 좋으며, 간실(肝實)이면 담허(膽虛)이다.

LR-1 (2개 혈)

1 대돈(大敦)

나쁜 기운을 뚫는 경혈

이 경혈은 배 옆부분에서 하복부·하퇴부 안쪽에 걸친 통증이나 토혈, 코피, 임질, 당뇨병, 요실금, 야뇨증, 혈뇨(血尿), 변비, 정신이상, 졸도했을 때, 간질, 명치가 아플 때, 소아경풍(小兒驚風) 등에 좋다.

또한 자궁탈수(子宮脫垂;자궁이 아래로 내려앉는 것), 월경불순, 자궁출혈 등의 부인과 질환과 고환이 붓거나 아픈 증상, 발기부전 등, 남성의 성기가 고장났을 때 특히 효과가 있다.

대돈혈은 응급처치 때의 구급 혈이다.

部位 엄지발가락 바깥쪽(두번째발가락쪽) 발톱뿌리의 수평선과 바깥쪽 모서리의 수직선이 만나는 곳에 있다.

鍼法 침은 3푼을 놓고, 6번 숨쉴 동안 꽂아 두며, 뜸은 3장을 뜬다.〈동인〉

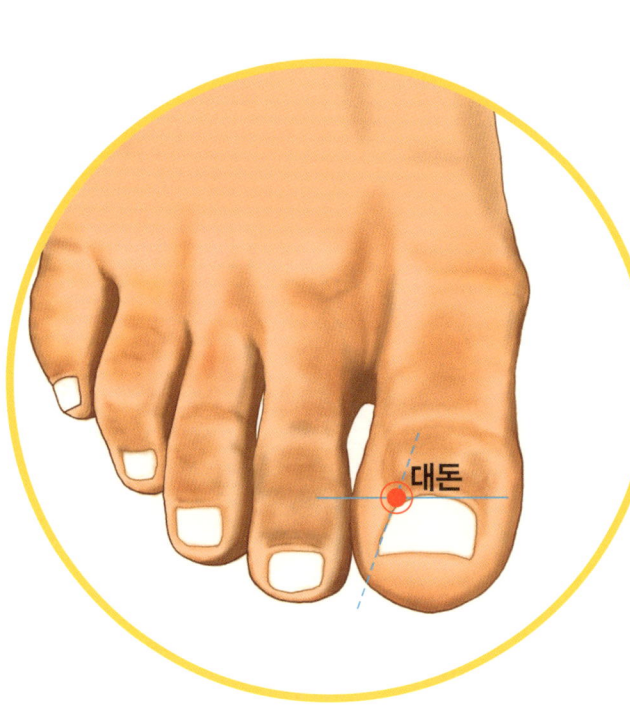

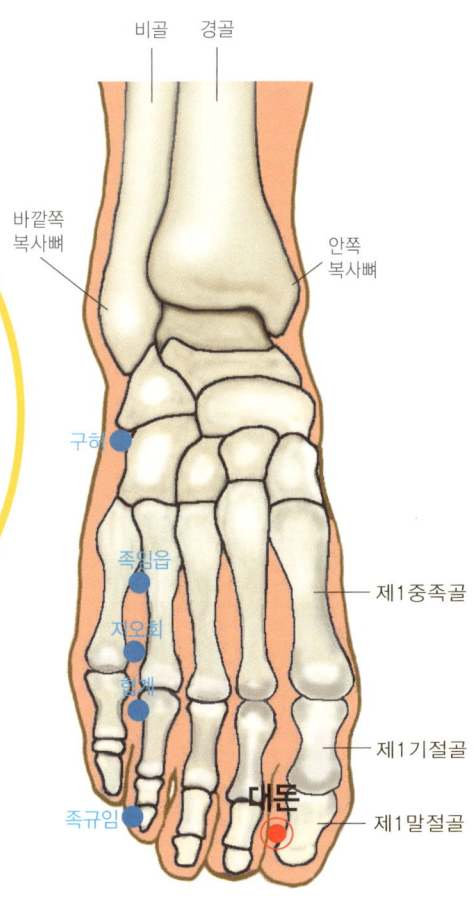

자궁의 출혈·남성 성기의 병 치료법

지압 요령 지압 요령은, 손보다는 이쑤시개 10개 정도를 묶어 뾰족한 부분으로 대돈혈을 자극해 준다.

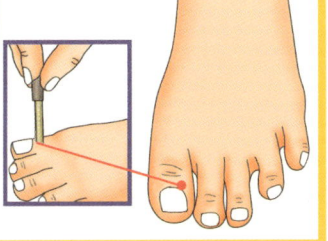

참고 이 경혈의 대(大)는 중요하다는 뜻이고, 돈(敦)은 두텁다는 뜻이다. 즉, 예민한 육신(肉身)의 견고한 중심이 되므로 대돈이라 칭했다.

LR-2 (2개 혈)

② 행간(行間)

뼈 사이 경맥이 흐르는 곳에 있는 혈

이 경혈은 두통, 현기증, 딸꾹질, 중풍, 반신불수, 정신착란, 얼굴이 검어질 때, 눈이 충혈되고 아플 때, 발등과 발바닥이 부어오르면서 아플 때, 구안와사, 소아경풍, 도한(盜汗;잠잘 때 땀을 흘리는 증상), 구토, 복막염, 장이 몹시 아플 때, 정신 이상, 간질, 불면증, 구역질, 설사, 요통, 늑간신경통 등에 특효가 있다.

그 밖에 생식기의 음부 냄새, 음부가 가려울 때, 월경불순, 생리통, 월경과다, 발기부전, 고환염, 방광염 등에도 효과가 있다.

이 경혈은 간기능 장해시 화(火)로 인한 경우에 사용한다.

部位: 엄지발가락과 두번째발가락의 기절골 사이 우묵한 곳에 있다.

鍼法: 침은 6푼을 놓고, 10번 숨쉴 동안 꽂아 두며, 뜸은 3장을 뜬다. 〈동인〉

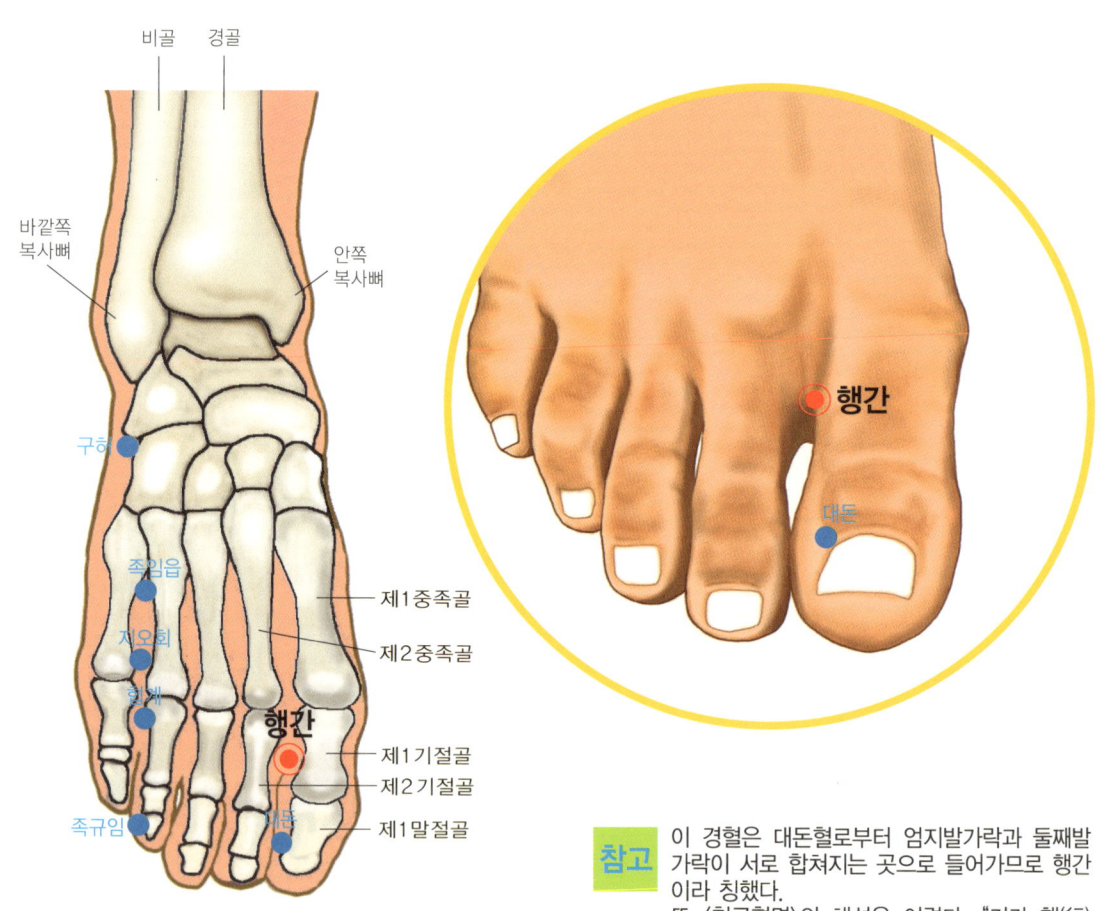

참고: 이 경혈은 대돈혈로부터 엄지발가락과 둘째발가락이 서로 합쳐지는 곳으로 들어가므로 행간이라 칭했다.
또 〈침구혈명〉의 해석은 이렇다. "기가 행(行)하여 병이 나아가는 것을 병간(病間)이라 하므로 행간이라 칭했다."

LR-3 (2개 혈)

3 태충(太衝)

모든 기혈의 순환을 도와주는 경혈

이 경혈은 소화기계의 질환을 치료하는 사관혈(四關穴)로서 모든 기혈의 순환을 도와주므로 순환기계 질환, 자궁 질환, 신경계 질환, 간 질환에 효과가 있다.

따라서 간기능 장해, 황달, 눈의 질환, 고혈압, 두통, 현기증, 정신착란, 딸꾹질, 소아경풍, 구안와사, 이명(耳鳴), 난청, 시력저하, 만성 간염, 장염, 위통(胃痛), 하복통, 배가 더부룩할 때, 젖앓이, 신장염, 소변불리, 요실금, 전립선염, 요도염, 고환염, 자궁출혈, 음부가 가렵고 아플 때, 하지궐냉(下肢厥冷) 등에 효과가 있다.

그 밖에 흉막염, 늑간 신경통, 옆구리가 아플 때, 요통, 겨드랑이의 가래톳, 안쪽 복사뼈가 아플 때, 변비, 기미, 피부의 습진, 만성 습진, 얼굴이 충혈되거나 검게 변할 때 등에도 그 효과를 발휘한다.

部位 발가락의 제1중족골과 제2중족골이 갈라지는 우묵한 곳이다. 이 곳으로 발등 동맥이 지나간다.

鍼法 침은 3푼을 놓고, 10번 숨쉴 동안 꽂아 두며, 뜸은 3장을 뜬다. 〈동인〉

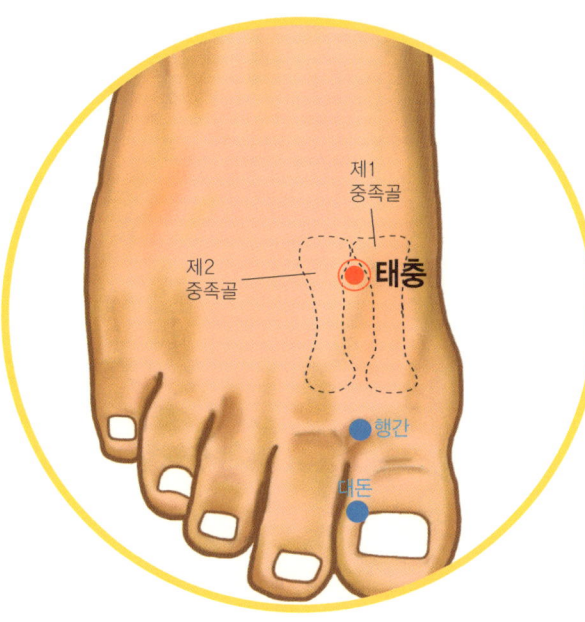

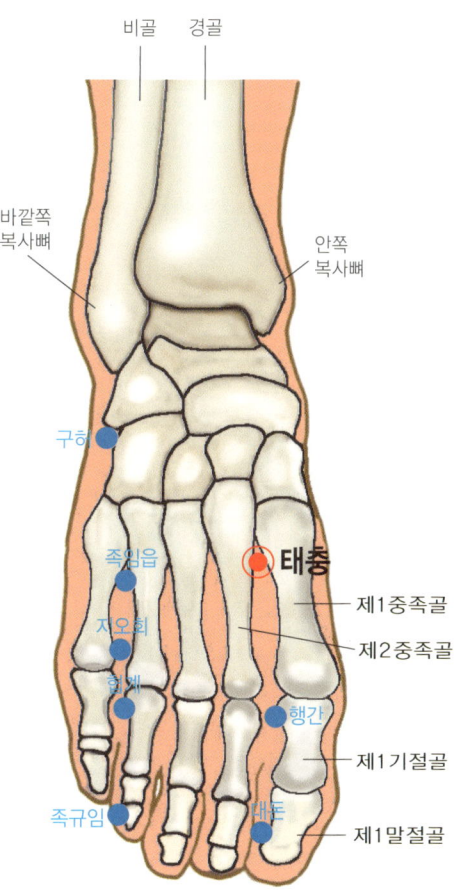

족궐음 간경
足厥陰 肝經

몸이 상쾌해지는 치료법

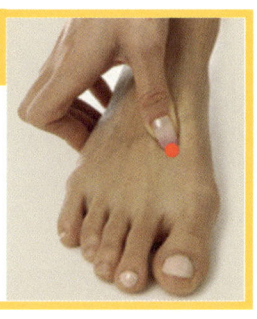

지압요령 걸상에 앉아 있을 때는, 다른 쪽 발뒤꿈치로 발등의 제일 높은 부분에서부터 발가락 부분까지 약간 세게 훑어내린다. 양쪽 발을 각각 30회 정도씩 자극한다.

참고 태충혈은 발의 합곡이라고도 불리는 만능 경혈로, 졸음을 막는 것뿐만 아니라 갱년기 장애와 간장의 기능을 향상시키는 효과도 있다. 족궐음경의 유혈이다.

사관혈(四關穴)은 합곡혈과 태충혈의 좌우 4개의 혈을 말하며, '4개의 빗장' 이라는 뜻이다.

LR-4 (2개 혈)

4 중봉(中封)

족궐음경의 경혈

이 경혈은 안쪽 복사뼈가 붓고 아플 때, 발이 냉할 때, 다리의 관절, 요통, 허리를 삐었을 때에 특효가 있다.

그 밖에 고환염, 한산(寒疝;고환이 붓고 차가우며, 땅기고 아픈 병), 유정(遺精), 발기부전, 방광염, 요도염, 소변불리, 임증(淋症;소변이 잘 나오지 않고 요도와 아랫배가 아픈 병), 아랫배가 아플 때, 임질, 간염, 간종대(肝腫大;간이 병적으로 커지는 병), 황달 등에도 잘 듣는다.

部位 발목 앞의 안쪽 면으로, 발 안쪽 복사뼈 끝에서 앞으로 조금 나가서 우묵한 곳에 있다. 상구혈과 해계혈의 중간에 있다.

鍼法 침은 4푼을 놓고, 7번 숨쉴 동안 꽂아 두며, 뜸은 3장을 뜬다.〈동인〉

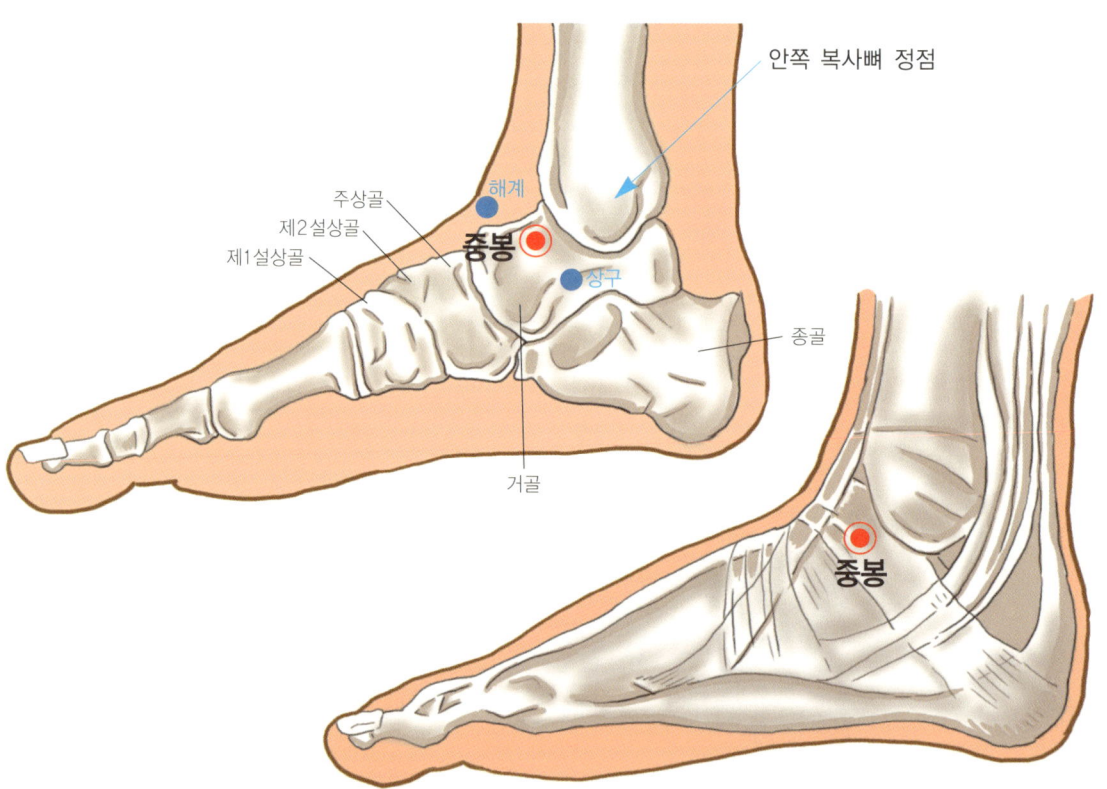

참고 이 경혈은 발목의 완중(腕中) 근육이 부착되어 모이는 [封;봉] 곳으로 중봉이라 칭하며, 취혈할 때 발을 들면 요함처가 보이고 발을 펴면 뚜렷한 근육 사이에 있다. 즉, 발끝을 위로 들면 오므라져 들어가고 발끝을 내리면 나온다. 일명 현천(懸泉)이라고도 부른다.

LR-5 (2개 혈)

5 여구(蠡溝)

하퇴부를 다스리는 경혈

이 경혈은 남녀의 비뇨·생식기 질환에 많이 사용하는 혈이다. 따라서 소변불리(小便不利;소변이 잘 나오지 않는 것), 소변불통(小便不通;소변을 보지 못하는 것), 야뇨증, 배꼽 아래가 딱딱하고 하복부가 붓고 아플 때, 대하, 자궁탈수, 생리불순, 자궁출혈, 음부가 가렵고 아플 때, 고환염, 산증(疝症;고환이나 음낭이 커지면서 아랫배가 켕기고 아픈 병증) 등에 효과가 있다.

그 밖에 숨이 막혀 등이 결릴 때, 심계항진(心悸亢進;가슴이 두근거림), 다리의 마비, 정강이가 저릴 때, 정강이에 부스럼이 생겼을 때, 습진, 단독(丹毒;피부가 빨갛게 부어오르는 피부 질환) 등에도 특효가 있다.

部位 안쪽 복사뼈에서 위쪽으로 5촌 올라간 곳으로, 경골 안쪽의 측면 한가운데에 있다. 축빈혈과 같은 높이이다.

鍼法 침은 1푼을 놓고 3번 숨쉴 동안 꽂아 두며, 침은 3장을 뜬다.

참고 이 혈에서 소양으로 별도로 가는 것이 마치 하나가 나누어져 서로 교류하는 것과 같아서 여구라 칭했다.
일명 교의(交儀)라고도 부른다.

전립선염·부인과계의 질환 치료법

지압요령 환자를 눕거나 앉게 하고 다리를 조금 벌려서 좌우의 경혈을 엄지손가락으로 지그시 점점 세게 누른다. 혼자 할 때도 자신의 엄지손가락으로 지그시 누른다.

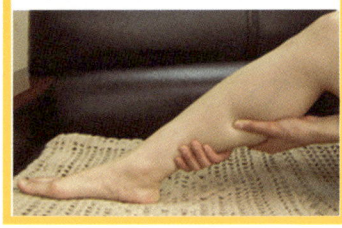

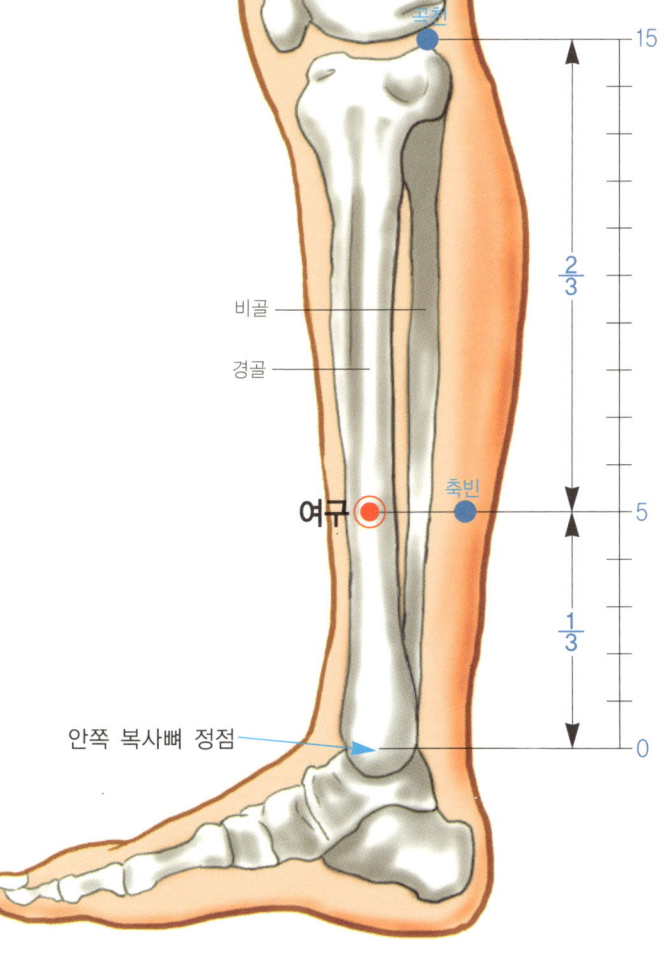

足厥陰 肝經 족궐음 간경

LR-6 (2개 혈)

6 중도(中都)

만성병을 다스리는 경혈

이 경혈은 옆구리가 아플 때, 하지(下肢)의 마비, 척수염으로 인한 다리의 마비, 정강이가 시리고 저리면서 아플 때 등에 특효가 있다. 또한 여성의 경우, 출산 후 자궁이나 난소 질환으로 출혈이 멈추지 않는 증상 등에 지혈이 되는 특효가 있다.

그 밖에 여성의 대하, 만성적인 장의 질환이나 복부에 응어리가 있어 아플 때, 복통, 산증(疝症;고환이나 음낭이 커지면서 아랫배가 켕기고 아픈 병증), 급성 간염, 이질, 위궤양 등에도 잘 듣는다.

部位 안쪽 복사뼈에서 7촌 올라간 곳으로, 경골 안쪽의 측면 한가운데에 있다.

鍼法 침은 3푼을 놓고, 뜸은 5장을 뜬다.〈동인〉

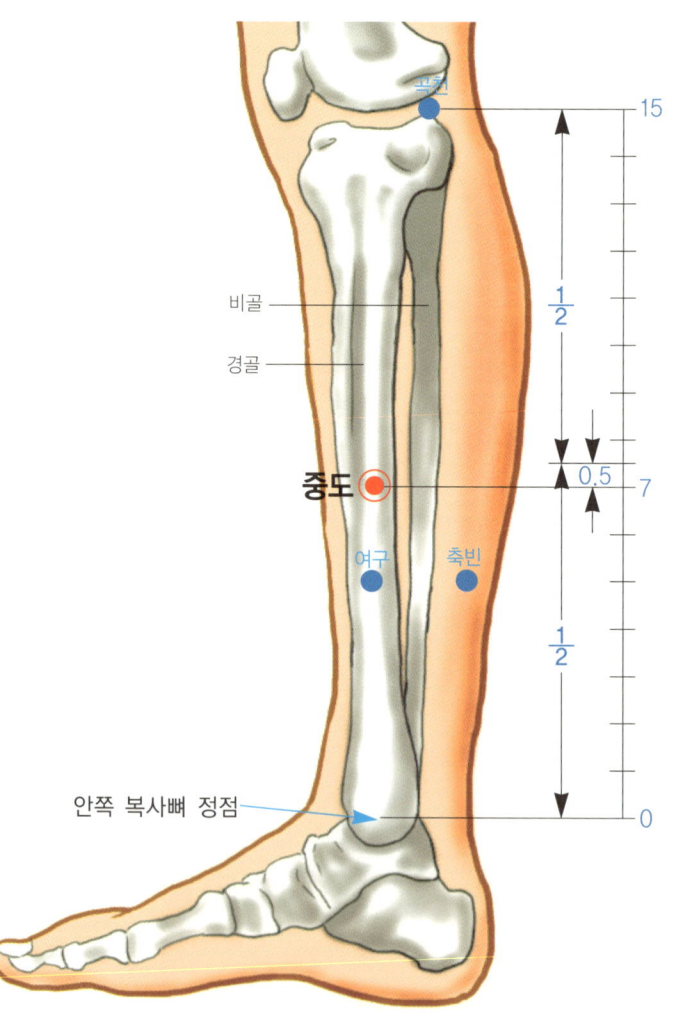

참고

간의 기혈(氣血)이 물이 흘러 모이는 것과 비슷하고, 또 경골(脛骨)의 중앙부(中;중)이므로 중도라 칭했다. 일명 중극(中隙)이라고도 부른다.

만성적인 장의 병·무릎의 통증 치료법

지압요령 환자를 눕거나 앉게 하고 다리를 조금 벌려서 좌우의 경혈을 엄지손가락으로 지그시 점점 세게 누른다. 혼자 할 때도 자신의 엄지손가락으로 지그시 누른다.

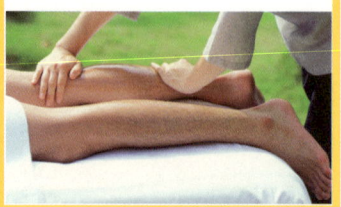

제12장 족궐음간경(足厥陰肝經)

LR-7 (2개 혈)

7 슬관(膝關)

무릎 병을 치료하는 혈

이 경혈은 무릎 관절염, 통풍(痛風) 등으로 아플 때, 류머티스와 중풍 때문에 몸의 한쪽을 쓰지 못할 때(반신불수), 무릎 안쪽이 아플 때, 슬개골이 부어오르거나 저리고 아플 때 등에 잘 듣는다.

그 밖에 인후염(咽喉炎;목구멍의 염증) 등에 효과가 있을 뿐만 아니라 목소리가 나오지 않아 말을 못할 때에도 특효가 있다.

部位 곡천혈에서 아래쪽으로 2촌, 음릉천혈에서 1촌 뒤쪽의 우묵한 곳에 있다.
경골의 안쪽 관절 융기의 아래에 있다.

鍼法 침은 4푼을 놓고, 뜸은 5장을 뜬다.〈동인〉

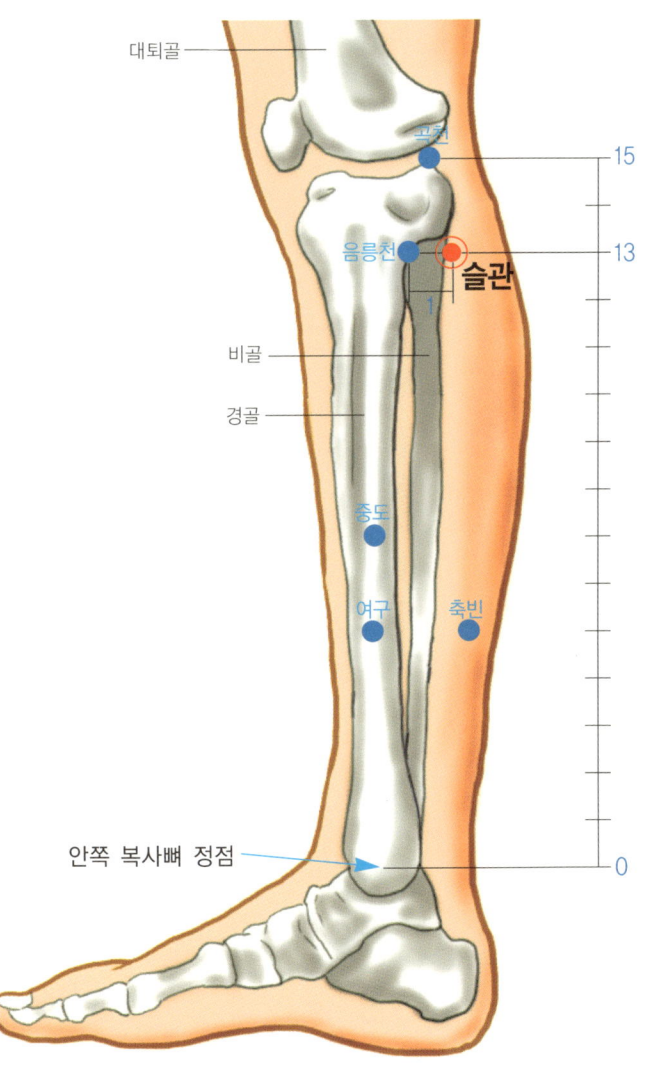

참고 이 경혈은 독비혈 아래 2촌 되는 요함처인데 양쪽 하퇴골이 서로 교류하는 관절로, 무릎병을 치료한다는 데서 슬관이라는 명칭을 붙였다.

LR-8 (2개 혈)

8 곡천(曲泉)

무릎이 구부러지는 곳에 있는 혈

이 경혈은 여러 가지 병으로 인해 다리가 아플 때, 무릎관절염, 두통, 현기증, 신장염(腎臟炎), 소변불리, 장이 몹시 아플 때, 아랫배가 아플 때, 심계항진(心悸亢進; 가슴이 두근거림), 이질, 묽은 변이 나오는 설사, 정신분열증 등에 효과가 있다.

그 밖에 남녀의 생식기 질환인 정력감퇴, 발기불능, 유정, 산증(疝症), 전립선염, 음부가 가려울 때, 질염, 월경불순, 생리통, 대하, 자궁탈출(子宮脫出;자궁이 내려서 질 밖에 나타나는 병) 등에도 특효가 있다.

部位 무릎을 구부리면 안쪽 오금주름 끝의 우묵한 곳에 있다.

鍼法 침은 6푼을 놓고, 10번 숨쉴 동안 꽂아 두며, 뜸은 3장을 뜬다. 무릎을 구부리고 침혈을 잡는다. 〈동인〉

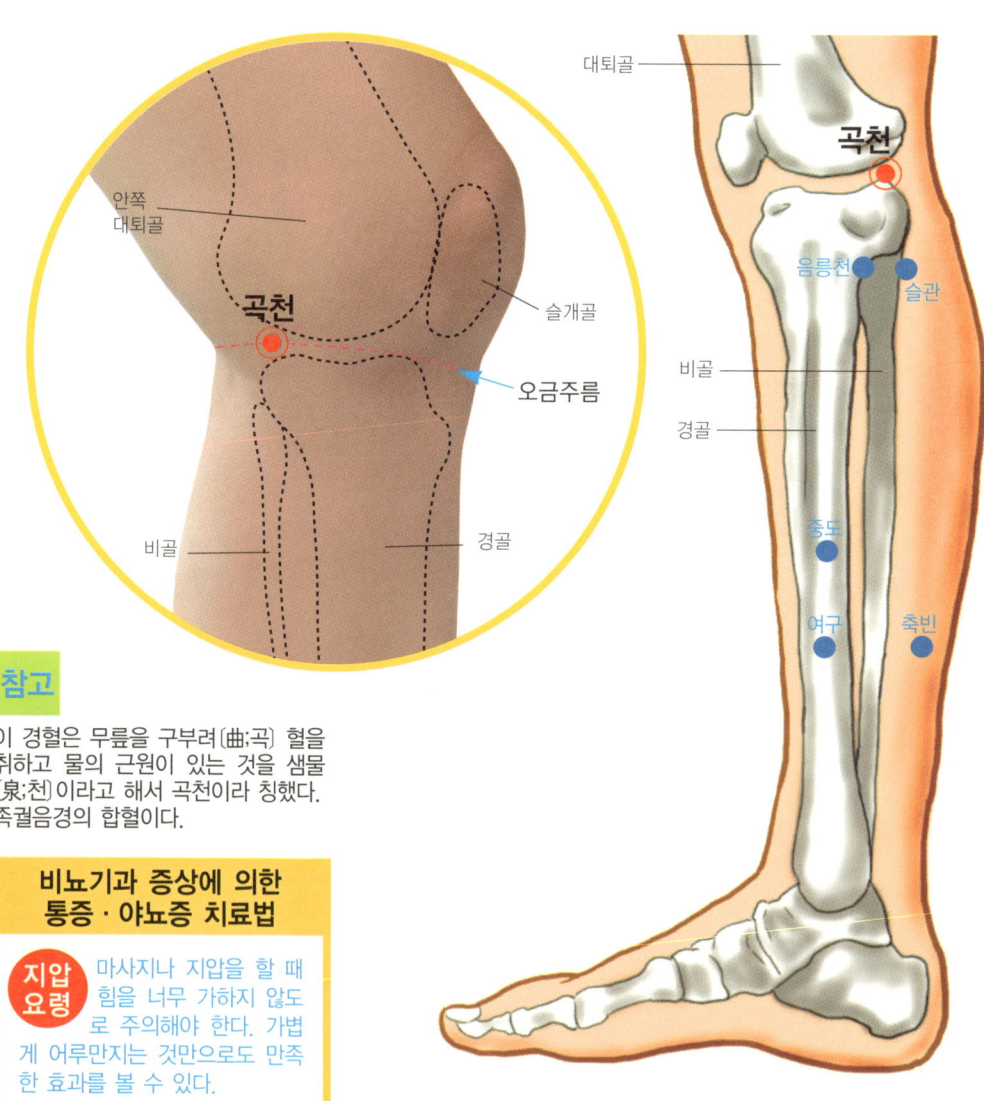

참고
이 경혈은 무릎을 구부려(曲;곡) 혈을 취하고 물의 근원이 있는 것을 샘물(泉;천)이라고 해서 곡천이라 칭했다. 족궐음경의 합혈이다.

비뇨기과 증상에 의한 통증·야뇨증 치료법

지압요령 마사지나 지압을 할 때 힘을 너무 가하지 않도록 주의해야 한다. 가볍게 어루만지는 것만으로도 만족한 효과를 볼 수 있다.

LR-9 (2개 혈)

9 음포(陰包)

복부와 자궁의 질환을 치료하는 혈

이 경혈은 부인과 질환, 방광 질환, 신장 질환 등에 효과가 있다. 따라서 월경불순, 야뇨증, 요실금, 소변불리(小便不利;소변이 잘 나오지 않는 것), 복통, 소복통(小腹痛;아랫배가 아픈 증상)에 특효가 있다.

그 밖에 요통, 변비, 다리의 마비 등에도 잘 듣는다.

部位 넓적다리 안쪽면이며, 슬개골 모서리 끝에서 위쪽으로 4촌 지점으로, 넓적다리 근육 사이에 있다.

鍼法 침은 6푼을 놓고, 뜸은 3장을 뜬다.〈동인〉

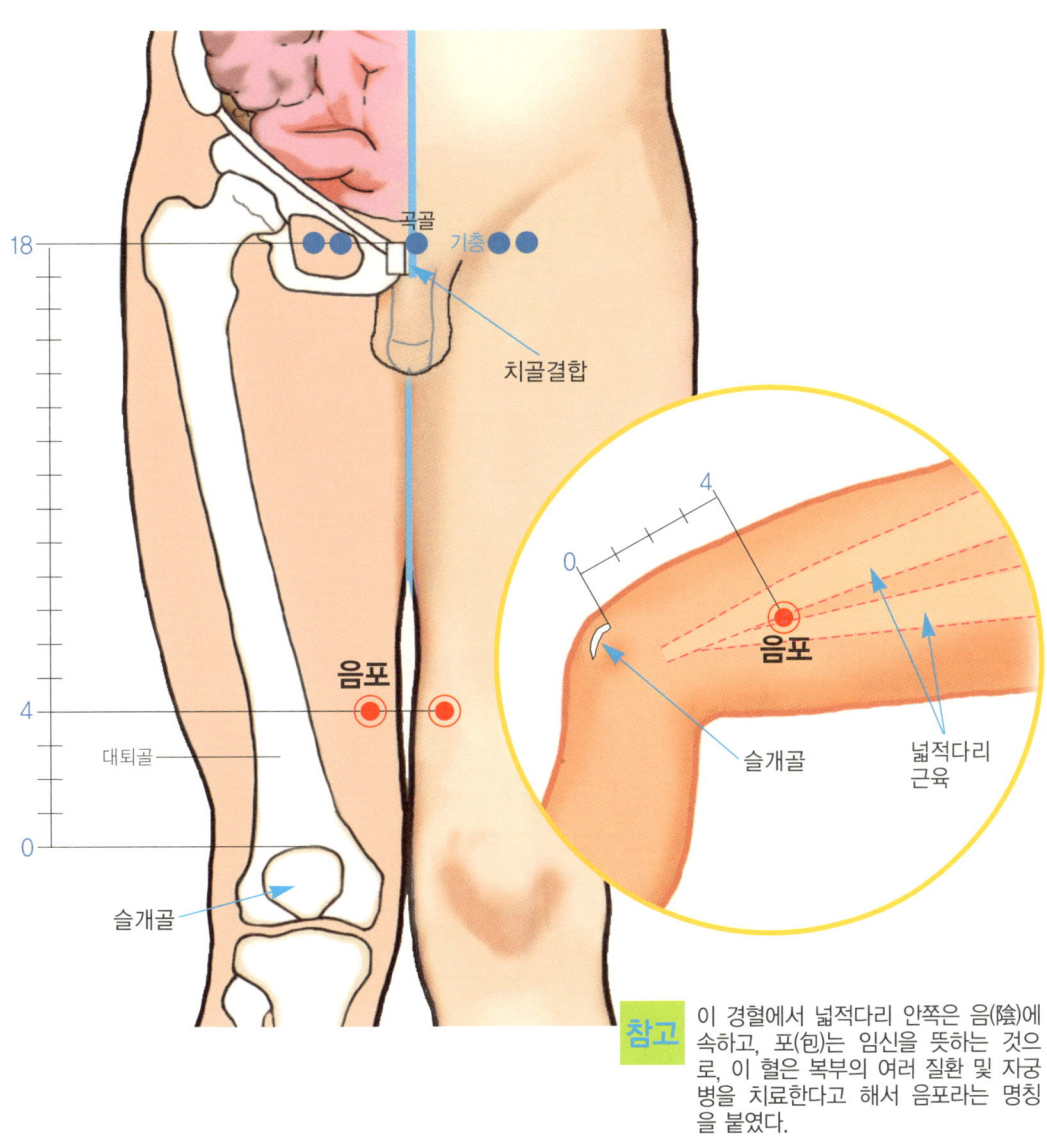

참고 이 경혈에서 넓적다리 안쪽은 음(陰)에 속하고, 포(包)는 임신을 뜻하는 것으로, 이 혈은 복부의 여러 질환 및 자궁병을 치료한다고 해서 음포라는 명칭을 붙였다.

LR-10 (2개 혈)

10 족오리(足五里)

오장의 이도(里道)로 불려지는 혈

이 경혈도 방광 질환, 신장 질환에 효과가 있어서 방광염, 소변불리(小便不利) 등이나 신장결석, 신장염 등에 잘 듣는다.
그 밖에 배가 그득하고 부어오를 때, 도한(盜汗; 잠잘 때 땀을 흘리는 증상), 중풍, 반신불수(半身不隨), 고환염, 음낭의 습진, 대퇴부 안쪽이 아플 때 등에도 특효가 있다.

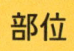 部位 — 기충혈에서 3촌 내려가 허벅지 안쪽 손을 대면 맥이 뛰는 곳에 있다.

 鍼法 — 침은 6푼을 놓고, 뜸은 5장을 뜬다. 〈동인〉

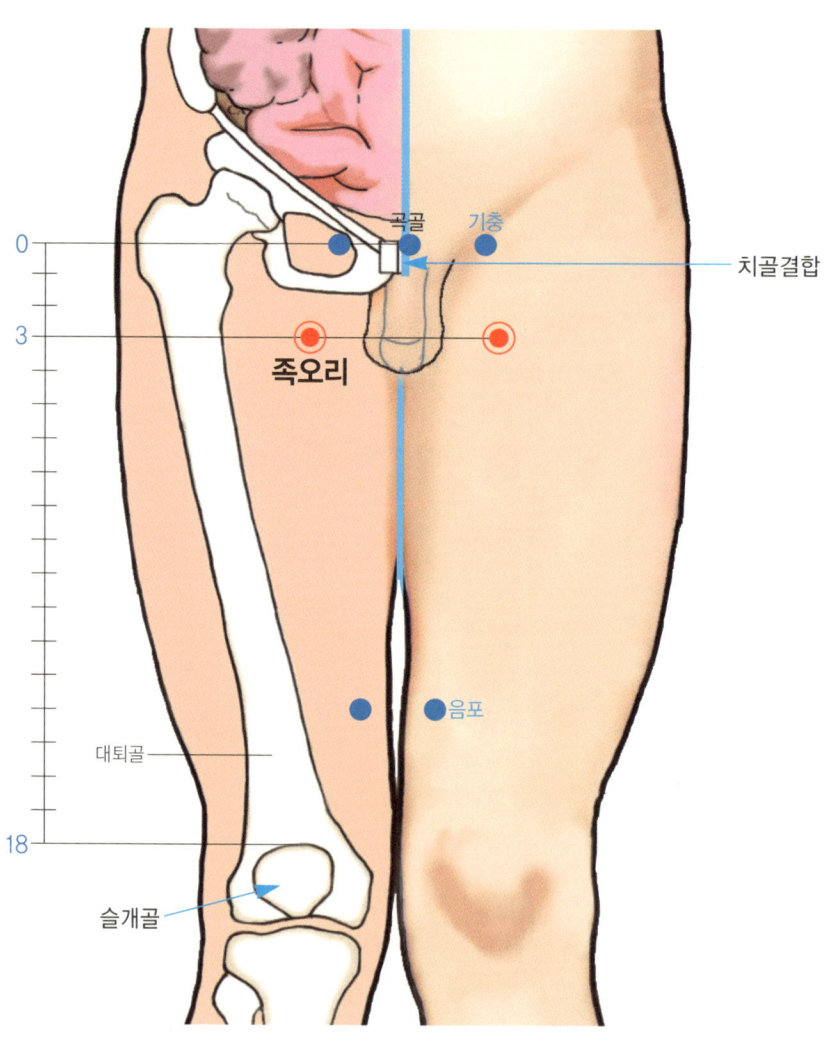

참고 이 혈은 족궐음간경이 끝나기 전 5번째 혈자리로서 역시 오장의 이도(里道)로 일컬어지므로 '족오리'라는 명칭을 붙였다.

LR-11 (2개 혈)

11 음렴(陰廉)

음부 질환을 고치는 경혈

이 경혈은 부인과의 질환에 유달리 효과가 좋아 여성의 불임증에 잘 듣는다는 것은 잘 알려진 사실이다. 불임에는 이 곳에 뜸을 뜨면 좋다. 따라서 월경불순, 대하, 습관성 유산에 효과를 본다.

그 밖에 아랫배가 냉하고 아플 때, 고환염, 임포텐츠나 폐경으로 인한 신경통, 하지의 통증, 다리 신경통, 허벅다리 부위의 통증 등에도 효과가 있다.

部位 기충혈에서 2촌 아래쪽 지점으로, 맥이 뛰는 곳에 있다.

鍼法 침은 8푼을 놓고, 7번 숨쉴 동안 꽂아 두며, 뜸은 3장을 뜬다.〈동인〉

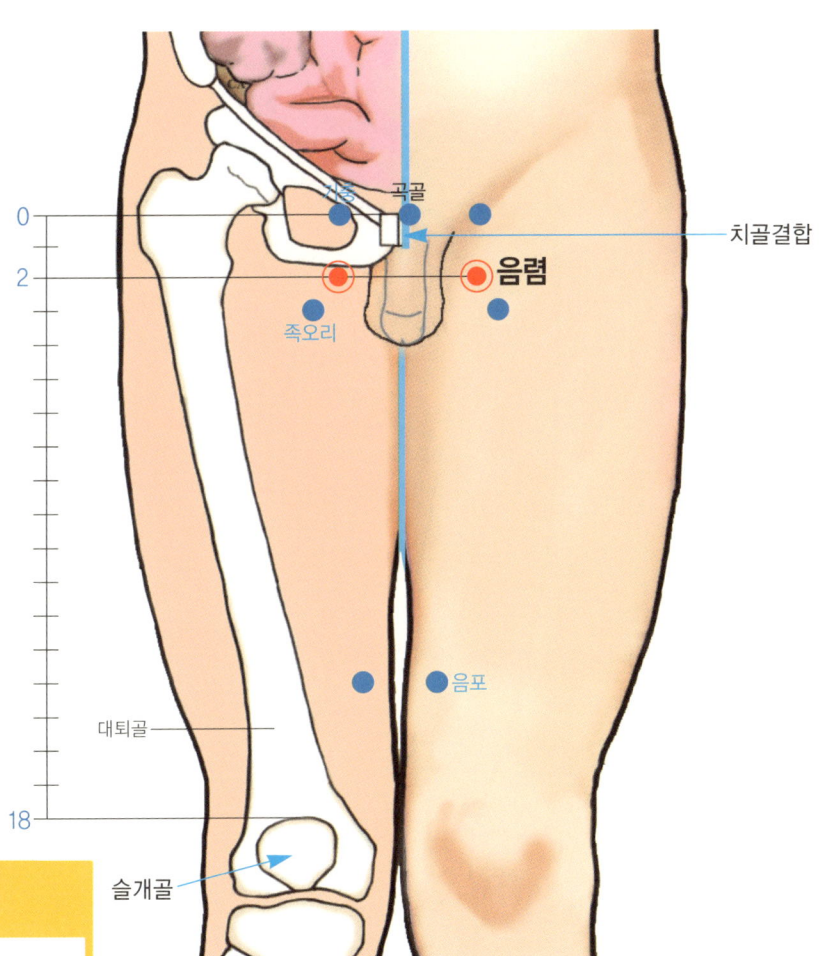

부인병 치료법

지압요령 가운뎃손가락으로 음렴혈을 벌리듯이 꾹꾹 조금 아프게 눌러준다. 너무 세게 누르면 걸을 때 통증을 느낄 수 있으므로 적당하게 자극을 준다.

참고 이 경혈의 〈陰;음〉은 음부(陰部)라는 뜻이며, 〈廉;렴〉은 구석이나 가장자리라는 의미이다. 따라서 음부(陰部) 양쪽 넓적다리 안쪽에 있으므로 음렴이라 칭했다.
음렴혈은 음부의 구석에 있으며, 음부의 병을 치료하는 경혈이다. 이 경혈에 뜸을 뜨면 임신을 못하는 부인도 임신을 할 수 있다고 한다.

LR-12 (2개 혈)

12 급맥(急脈)

남자의 고환 병을 치료하는 경혈

이 경혈은 남자의 고환의 질환에 효과가 있다. 따라서 고환염, 부고환염, 음낭염, 임포텐츠, 아랫배와 고환이 붓고 아플 때에 잘 듣는다.

그 밖에 아랫배가 아플 때, 불임증, 월경불순, 습관성 유산, 자궁탈수(子宮脫垂), 다리의 신경통, 다리가 아플 때, 허벅지 안쪽이 아플 때, 요통 등에도 효과를 본다.

이 경혈은 지압이나 마사지를 해도 상당한 효과를 볼 수 있는 곳이다.

部位 기충혈의 바로 옆, 즉 0.5촌 바깥쪽에 있다.
정중선에서 양 옆으로 각각 2.5촌 지점에 있다.

鍼法 침은 동맥을 피해 3푼을 놓고, 뜸은 3~5장을 뜬다.

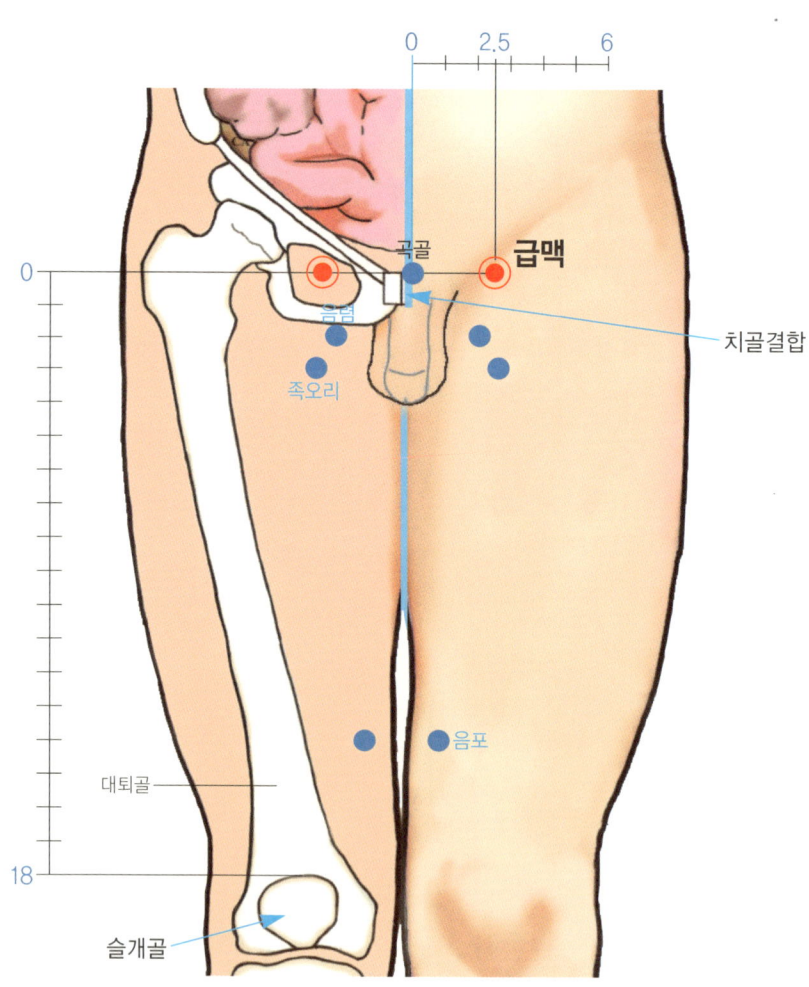

참고 "간경에는 급맥이 있는데 음모의 위에 있고 작은 배 아래로 행하며, 음환을 당기고 추우면 통증이 있어 그 맥이 급한지라 급맥이라 하였다."

LR-13 (2개 혈)

13 장문(章門)

복부의 문을 지키는 경혈

이 경혈은 설사, 소화불량, 구토 등으로 인해 속이 거북할 때, 배가 더부룩할 때, 두 팔과 두 다리가 나른할 때, 냉증, 어린이가 우유를 토할 때 등에 효과가 있다. 뿐만 아니라 옆구리가 아플 때, 늑간신경통에도 매우 효과가 좋다.

그 밖에 신경성 심계항진(心悸亢進;가슴이 두근거림), 천식, 황달, 혈뇨(血尿), 방광염, 복막염, 장염, 간염, 황달, 소변이 뿌옇게 나올 때 등에도 효과를 발휘한다.

部位 복부의 측면이며, 제11늑골 끝의 아래쪽에 있다.

鍼法 침은 6푼을 놓고, 뜸은 100장까지 뜬다.〈동인〉
취혈 요령은 모로 누워 위로 가지런히 다리를 구부린 다음 팔을 들고 침혈을 잡는다.〈강목〉

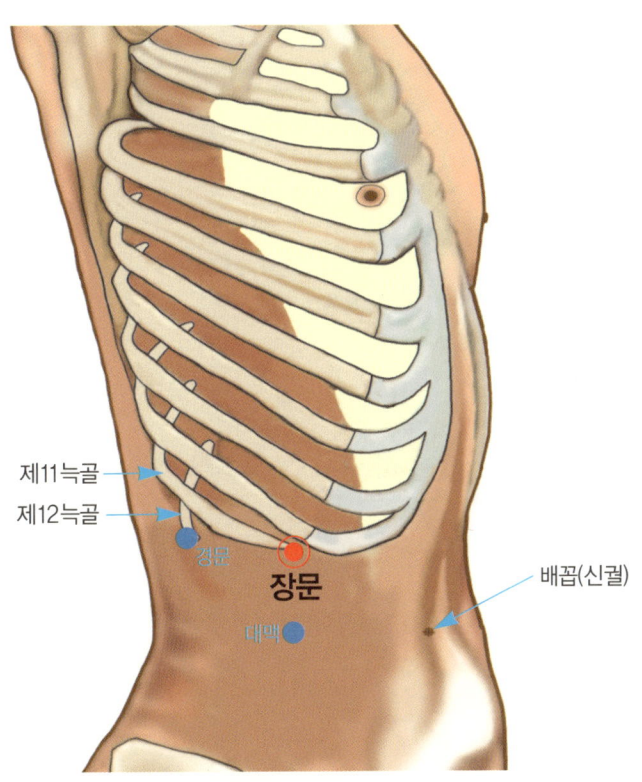

제11늑골
제12늑골
경문
장문
배꼽(신궐)
대맥

족궐음 간경
足厥陰 肝經

폭음 후의 통증이나 숙취 치료법

지압요령 장문·일월·기문혈을 동시에 자극을 주고 양손의 집게·가운뎃손가락·약손가락과 새끼손가락을 겹쳐 혈에 댄 다음, 숨을 내쉬면서 20~30회 정도 위쪽으로 천천히 누르면서 비벼 준다.

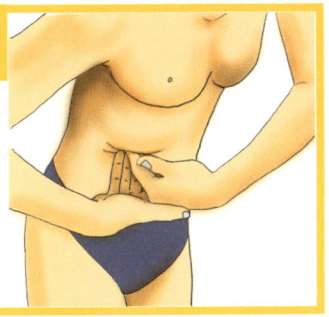

참고 이 경혈은 장기가 모이는 끝 장(章)이며 장병(臟病)을 치료하는 문(門)이므로 장문이라 칭했다.
족태음비경의 모혈로 일명 장평(長平)이라고도 부른다.
폭음을 하기 전에 미리 지압을 해 두는 것도 효과가 있다.

LR-14 (2개 혈)

14 기문(期門)

몸의 기능을 연결하는 문

이 경혈은 월경불순, 자궁내막염 등 부인과 계통의 질환을 비롯해 위산과다증, 위신경통(胃神經痛), 소화불량, 식욕부진, 딸꾹질, 구역질, 설사, 배가 단단해지면서 땅길 때 등에 효과가 있다.

그 밖에 늑막염, 폐렴, 담낭염, 당뇨병, 간종대(肝腫大;간이 병적으로 커지는 병), 흉막염, 가슴에서 열이 날 때, 가슴과 옆구리가 부어오르고 아플 때, 분돈(奔豚;아랫배에서 생긴 통증이 명치까지 치밀어오르는 증상), 신장염(腎臟炎), 간염, 늑간신경통, 황달, 학질, 담낭염, 기미, 습진, 천식 등에도 잘 듣는다.

部位 젖꼭지에서 똑바로 아래 두번째 갈비뼈 끝이며, 정중선에서 양 옆으로 각각 4촌 지점에 있다. 제6늑간에 해당된다.

鍼法 침은 비스듬히 5푼을 놓고, 뜸은 5장을 뜬다.

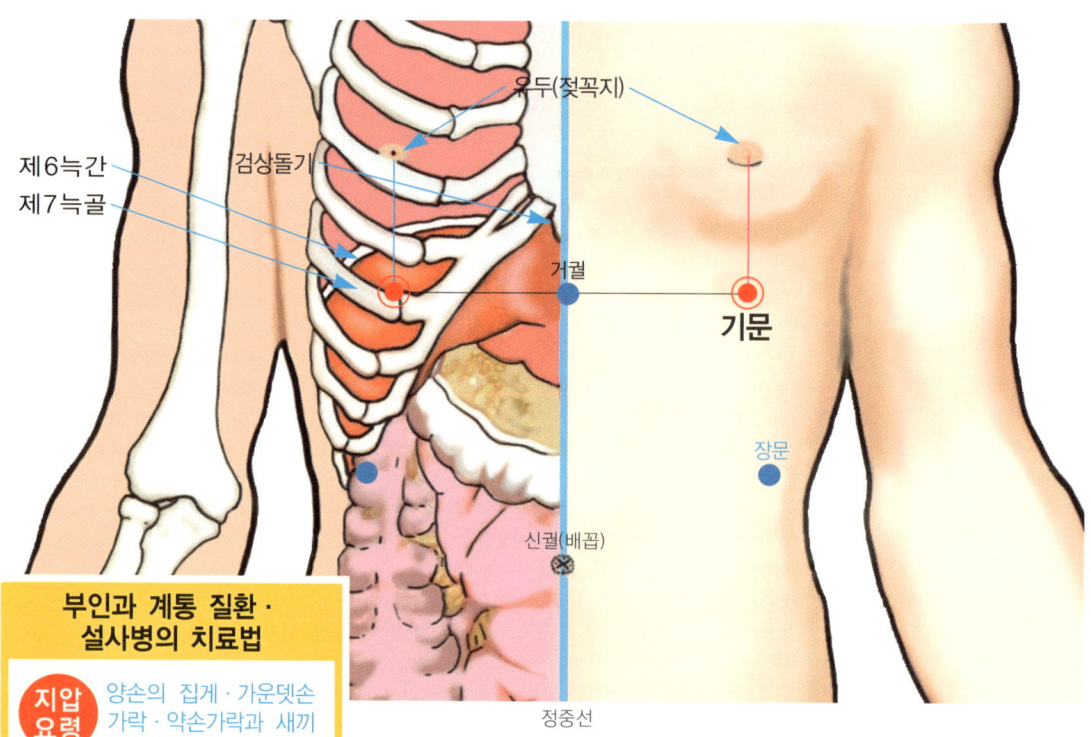

부인과 계통 질환·설사병의 치료법

지압요령 양손의 집게·가운뎃손가락·약손가락과 새끼손가락을 겹쳐 기문혈에 댄 다음 숨을 내쉬면서 20~30회 정도 위쪽으로 천천히 누르면서 비벼 준다.

참고 혈병은 월경이 가장 중요하고, 월경에는 주기(週期)가 있으므로 기문이라 칭했다.《침구혈명해》
술은 "모든 약 중에 으뜸"이라고 말하지만 너무 마시면 독이 된다. 그래서 폭음과 숙취에는 장문·일월·기문혈이라고 말할 수 있겠다.
이 경혈은 만성 간염·초기의 간경화에 효과가 있으며, 백혈구 수를 증가시키고, 담관의 괄약근, 방광의 수축 및 이완 작용을 한다. 그러므로 간의 병, 쓸개의 병, 정신 질환, 대장 질환 등에 효과가 있다고 할 수 있다.

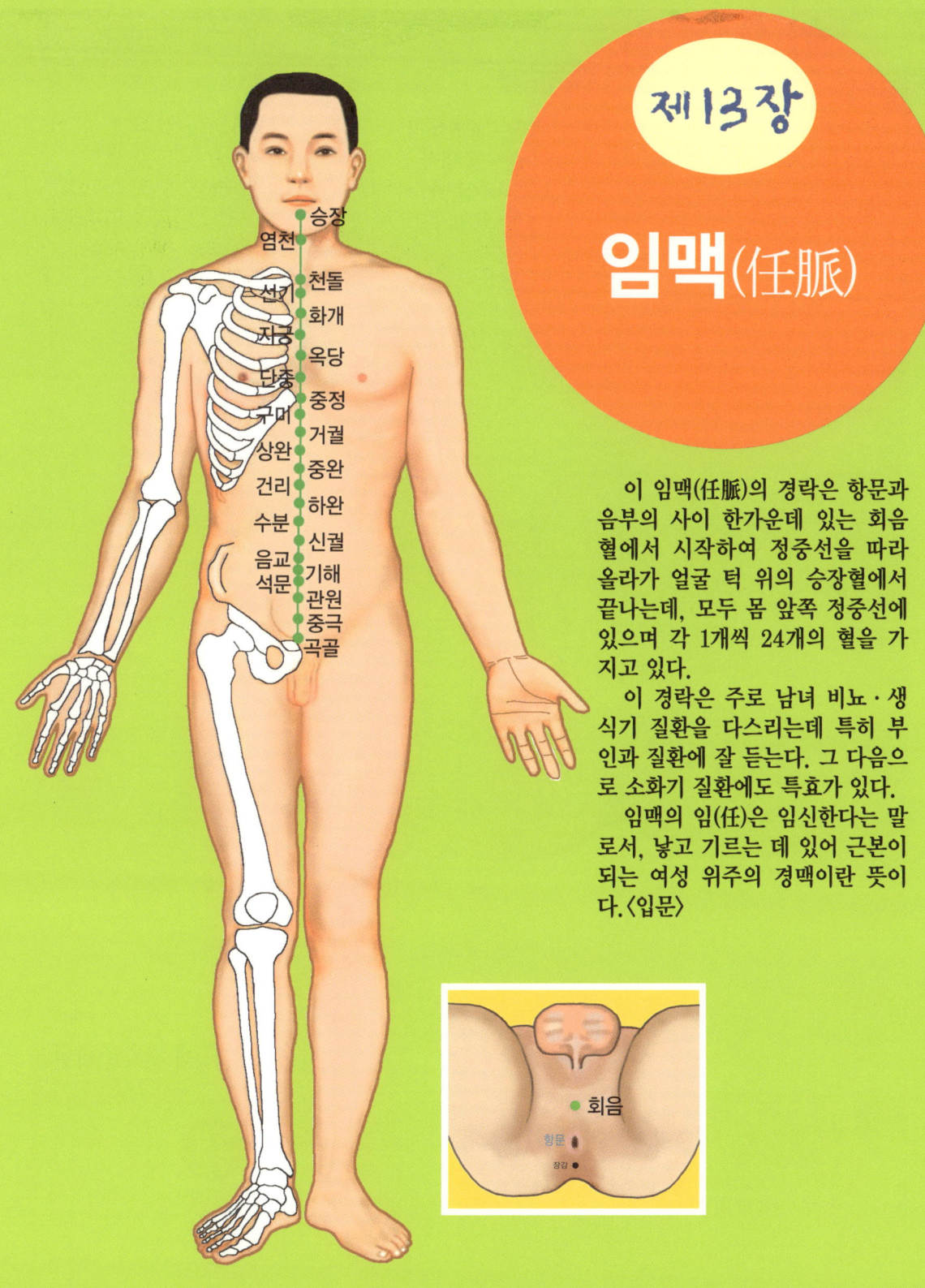

제13장

임맥(任脈)

이 임맥(任脈)의 경락은 항문과 음부의 사이 한가운데 있는 회음혈에서 시작하여 정중선을 따라 올라가 얼굴 턱 위의 승장혈에서 끝나는데, 모두 몸 앞쪽 정중선에 있으며 각 1개씩 24개의 혈을 가지고 있다.

이 경락은 주로 남녀 비뇨·생식기 질환을 다스리는데 특히 부인과 질환에 잘 듣는다. 그 다음으로 소화기 질환에도 특효가 있다.

임맥의 임(任)은 임신한다는 말로서, 낳고 기르는 데 있어 근본이 되는 여성 위주의 경맥이란 뜻이다. 〈입문〉

CV-1 (1개 혈)

1 회음(會陰)

기능을 주고받는 경혈

이 경혈은 남성의 전립선에 관련된 질환, 소변불리, 요도염·발기불능 등의 생식기 질환, 월경불순·대하·자궁암·음도염(陰道炎;여성의 질 입구에 염증이 생기는 병)·음부가 가려울 때·음부의 통증·음부에서 땀이 많이 날 때 등, 여성의 질환에 특효가 있다.

그 밖에 치질, 대소변불리(大小便不利), 항문의 질환, 정신착란 등에도 효과가 있다.

이 경혈은 인사불성, 물에 빠져 의식을 잃었을 때의 응급처치의 구급혈이다.

穴位: 남자는 음낭근부와 항문 중앙의 한가운데에, 여자는 대음순 후연 합부와 항문 중앙의 한가운데에 있다.

鍼法: 침은 2치를 놓고, 뜸은 3장을 뜬다.〈동인〉

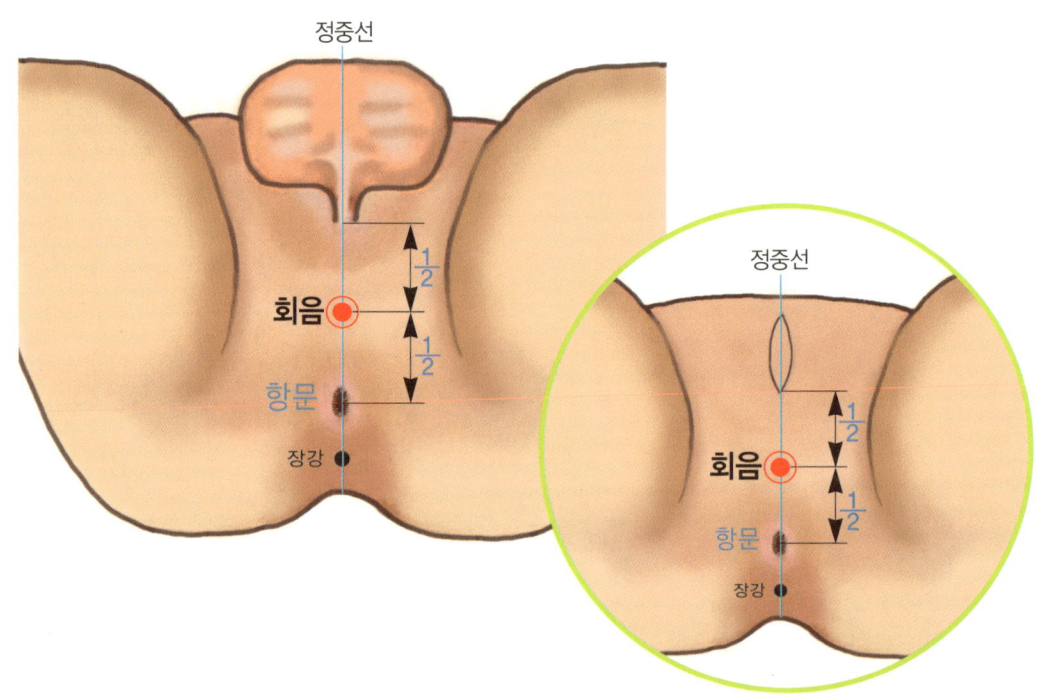

참고: 이 경혈은 임맥의 별낙이며 독맥을 끼고 있고 충맥이 모이는 곳〔會;회〕에 있다. 전후의 양음(兩陰) 사이에 있어서 회음이라는 명칭을 붙였다.
성교시 회음혈을 눌러 주면 남성의 사정을 지연시킬 수 있다고 한다.

남성의 생식기 병의 치료법

지압요령: 양손의 가운뎃손가락으로 번갈아 가며 회음혈을 수시로 꾹꾹 눌러주면 된다. 힘 자라는 대로 세게 아픔을 느낄 때까지 눌러주어도 좋다.

CV-2 (1개 혈)

2 곡골(曲骨)

하복부를 다스리는 곳

이 경혈은 부인과 계통의 질환인 하복부의 땅김, 출산 후 자궁이 수축하지 않을 때, 자궁탈수, 자궁암, 산후의 대하(帶下), 월경불순, 냉증에 의해 생기는 증상에 매우 잘 듣는다.

그 밖에 소변불리, 요도염, 방광염, 야뇨증, 발기부전, 유정(遺精), 고환염, 음낭의 습진, 산증(疝症;고환이나 음낭이 커지면서 아랫배가 켕기고 아픈 병증), 만성 위염 등에도 효과가 있다.

 穴位 앞 정중선 위, 치골결합 위쪽 모서리에 있다.

鍼法 침은 2치를 놓고, 3번 숨쉴 동안 꽂아 두며, 뜸은 7~49장까지 뜰 수 있다.〈동인〉

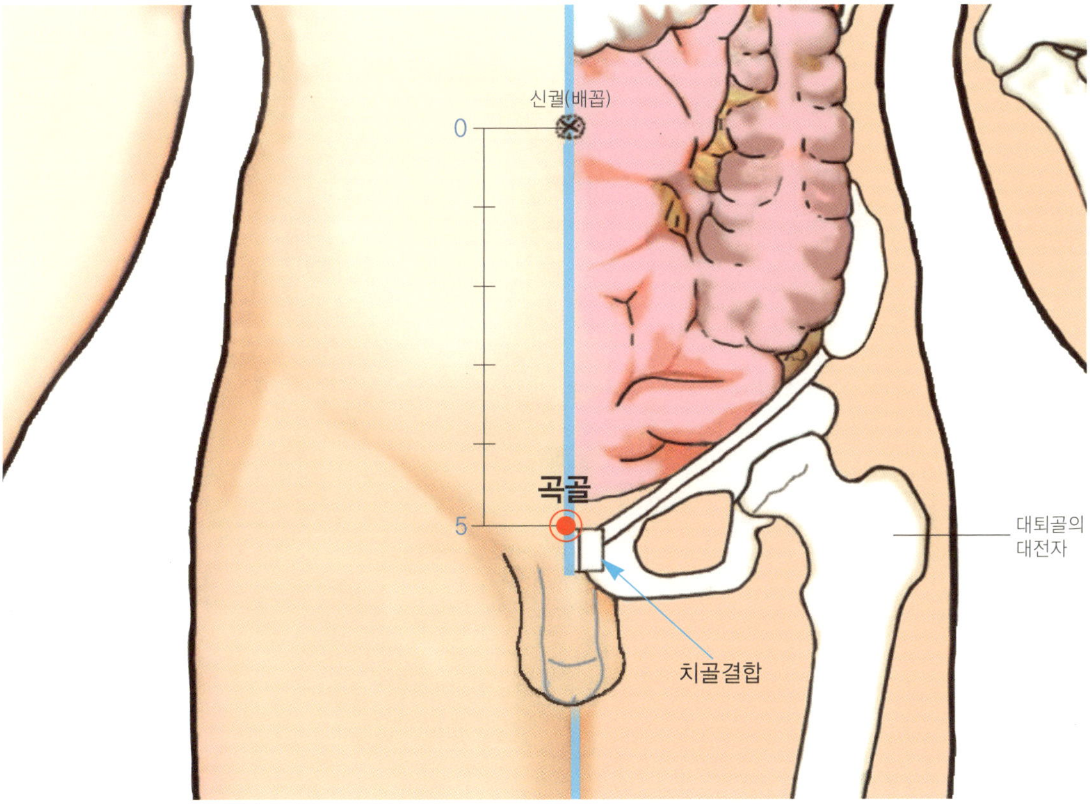

지압요령

배가 땅길 때·월경불순·냉증 치료법

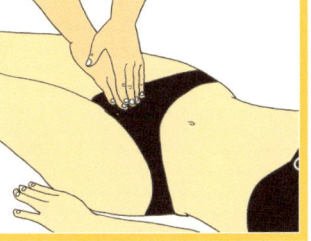

환자의 하복부에 양손을 겹쳐 놓고 곡골혈을 지압하면 소화 기능을 조절하는 데 효과를 본다.

 참고 이 경혈은 혈의 위치가 횡골 중앙의 굴곡 부위이기 때문에 곡골이라 칭했다.
일명 회골(回骨)이라고도 부른다.

임맥 任脈

CV-3 (1개 혈)

3 중극(中極)

생식기를 다스리는 곳

이 경혈은 남녀의 비뇨·생식기 계통의 질환에 특효가 있다. 따라서 냉증으로 인한 대하, 월경불순, 생리통, 태반잔류, 출산 후 출혈이 멎지 않을 때, 자궁경련, 자궁탈수(子宮脫垂), 음부가 가려울 때, 음부의 염증, 불임, 야뇨증, 소변불리, 요로감염(尿路感染), 발기불능, 유정(遺精), 산증(疝症;고환이나 음낭이 커지면서 아랫배가 켕기고 아픈 증상) 등에 잘 듣는다.

그 밖에 좌골신경통, 류머티즘, 신장염(腎臟炎), 복막염, 장이 몹시 아플 때 등에도 효과가 있다.

穴位 앞 정중선 위, 배꼽 중앙에서 아래쪽으로 4촌 지점에 있다.

鍼法 침은 8푼을 놓고 10번 숨쉴 동안 꽂아 두며, 침감이 오면 곧 사하고, 뜸은 100~300장까지 뜬다.
소변을 본 후에 취혈해야 한다.

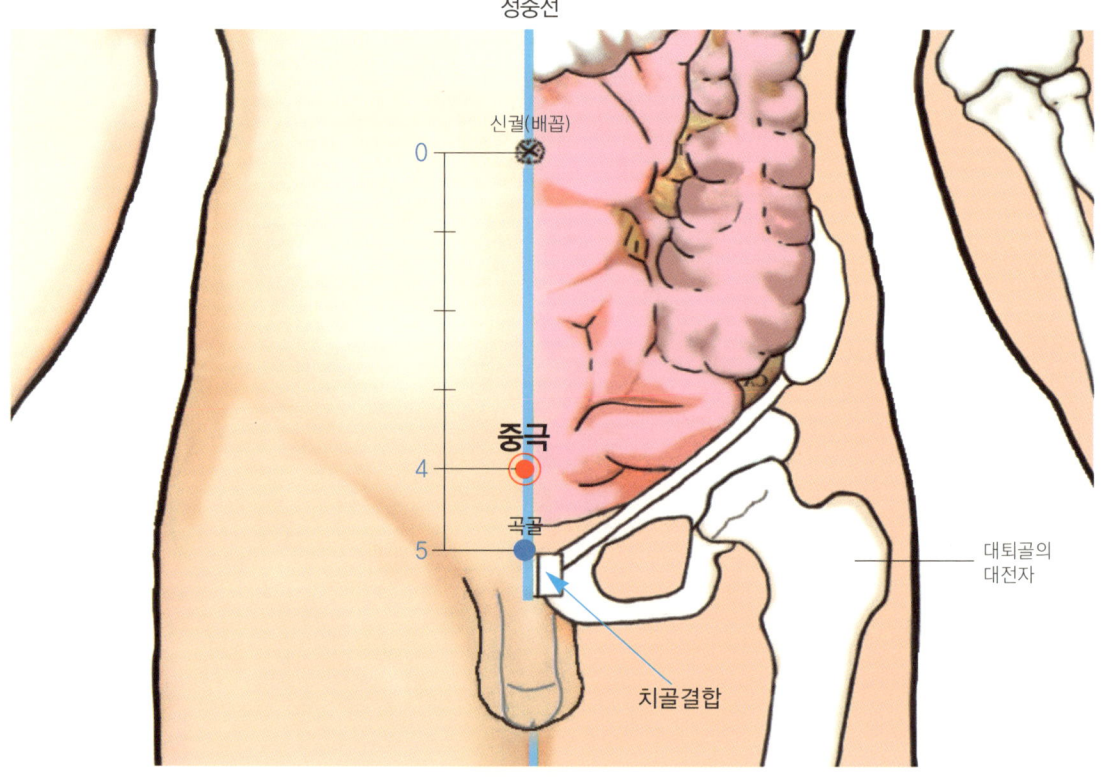

참고 이 경혈은 그 위치가 배에 있으면서 인체의 상하좌우의 정중앙(中;중)에 있으므로 중극이라 칭했다.
일명 옥천(玉泉)이라고 하며, 족태양방광경의 모혈이다. 소변을 본 후에 취혈해야 한다. 방광이 가득 찬 상태에서는 침은 금한다.
부인의 단산에 4번 침을 놓으면 아이를 낳는다고 한다.〈동인〉

생식기나 비뇨기계의 병 치료법

지압요령 지압보다는 드라이어로 2~3분간 중극혈을 따뜻하게 해 주면서 재감염 예방 차원에서 꼬리뼈 근처도 함께 따뜻하게 해 주면 한층 더 효과가 좋다.

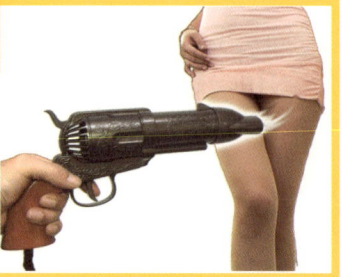

CV-4 (1개 혈)

4 관원(關元)

원기를 다스리는 강장의 요혈

이 경혈도 남녀의 비뇨·생식기 질환인 월경불순, 생리통, 대하, 출산 후의 출혈, 자궁탈수, 불임, 고환염, 정력 감퇴, 조루, 양위(陽萎;성기능 쇠퇴), 유정(遺精;성행위도 없이 자신도 모르게 정액이 나오는 것), 방광염, 빈뇨, 임질 등에 효과가 좋다.
 그 밖에 이 경혈은 강장의 요혈로서 매우 응용 범위가 넓어 위장병, 소화불량, 원형 탈모증, 너무 말랐거나 살찐 경우, 고혈압, 불면증, 냉증, 또한 비만, 주름살, 피부에 탄력이 없을 때, 여드름·두드러기 등의 피부 질환에도 잘 듣는다.

穴位 앞 정중선 위, 배꼽 중앙에서 아래쪽으로 3촌 지점에 있다.

鍼法 침은 8푼을 놓고 3번 숨쉴 동안 꽂아 두며, 사할 때는 5번 숨쉴 동안 꽂아 둔다. 뜸은 100~300장까지 뜬다.〈동원〉

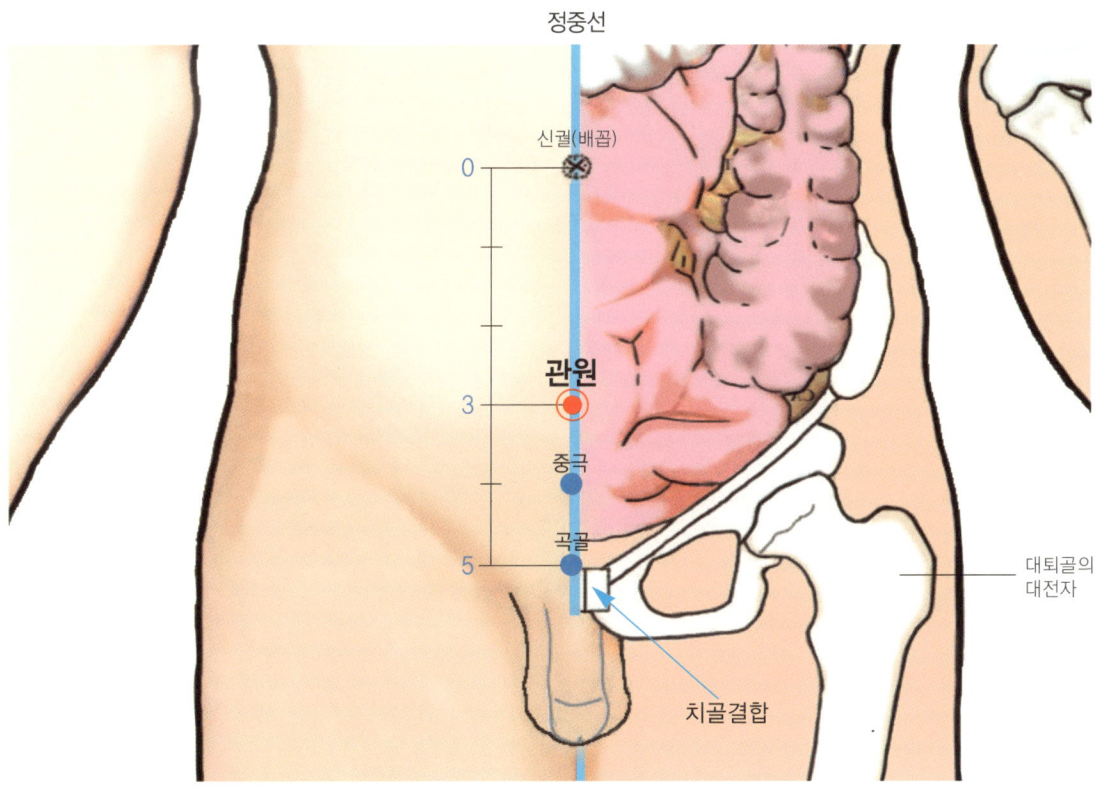

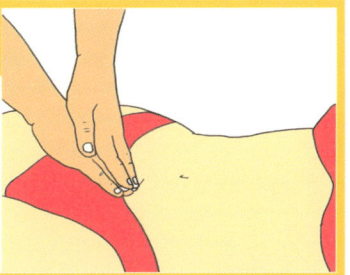

위장 장애·정력 감퇴·피부 증상 치료법

지압요령 환자의 하복부에 손끝을 가지런하게 양손을 겹쳐 복부 지방이 가볍게 들어갈 정도로 부드럽게 지압한다.

참고 이 경혈은 남자의 정(精)을 저장하고 여자의 혈(血)을 저축하며, 원기(元氣)의 관애(關隘)에 속하므로 관원이라 칭했다.
일명 단전(丹田)이라고도 하며, 수태양소장경의 모혈이다.

임맥 任脈

CV-5 (1개 혈)

⑤ 석문(石門)

임맥의 기가 출입하는 문

이 경혈은 부인과 질환인 붕루(崩漏;여성 성기의 비정상적인 출혈), 대하, 하복부 병변인 설사, 복통, 소화불량, 배가 더부룩할 때, 신물이 올라올 때, 배꼽 주변이 아플 때 등에 효과가 있다.

그 밖에 방광염, 소변불리, 고환염, 유정(遺精), 발기불능, 임질, 수종(水腫;몸이 붓는 병) 등에도 잘 듣는다.

임신부에게는 이 곳에 절대로 침을 놓으면 안 된다. 불임을 유발할 수도 있다.

穴位 앞 정중선 위, 배꼽 중앙에서 아래쪽으로 2촌 지점에 있다.

鍼法 침은 5푼을 놓고, 뜸은 14~100장까지 뜬다. 단, 여자에게는 침을 놓으면 안 된다.

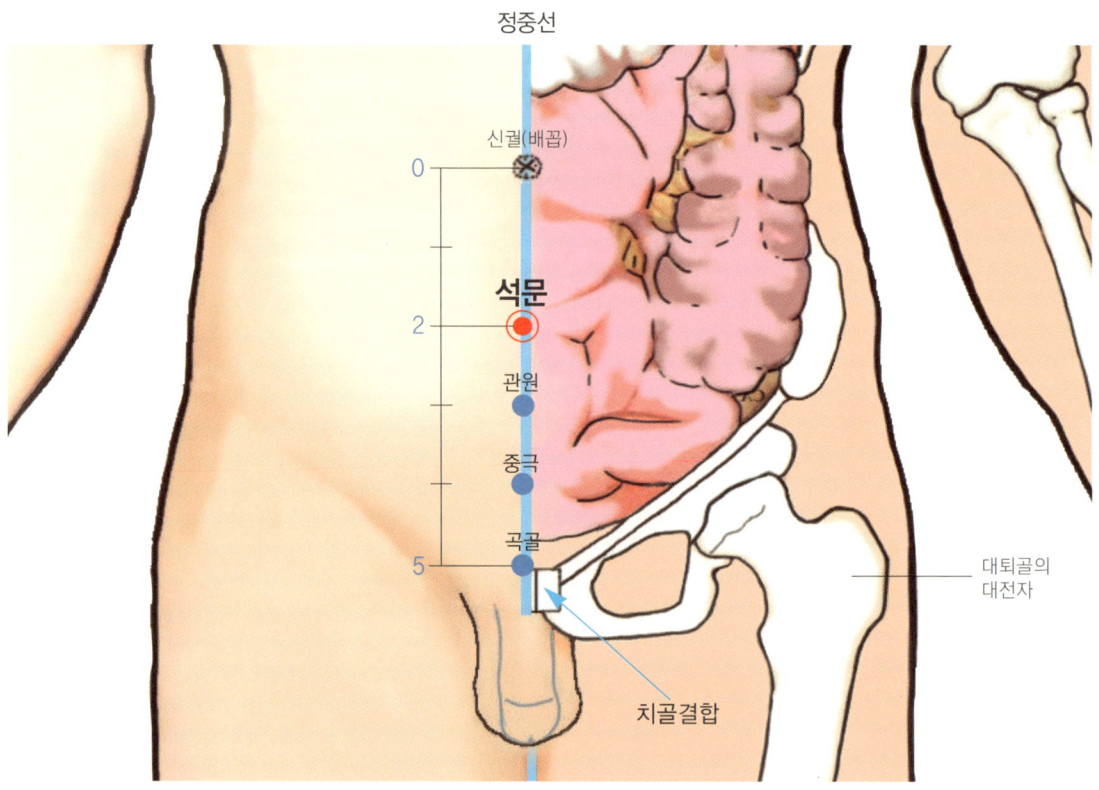

참고 이 경혈의 석(石)은 단단하다는 뜻이며, 임맥의 기가 출입하는 문이므로 석문이란 명칭을 붙였다. 일명 이기(利氣)라고도 한다.
여자에게는 침을 놓지 말라는 말은, 침을 놓으면 평생 아이를 낳지 못하기 때문이다.〈동인〉

CV-6 (1개 혈)

⑥ 기해(氣海)

기를 바다처럼 모으는 기의 원천 혈

이 경혈은 기(氣)를 모으는 곳으로서, 허탈감을 느낄 때·대하·자궁출혈·불임·무월경·생리통·자궁탈수·생리곤란·유정(遺精)·산증(疝症)·유정(遺精)·소변이 저절로 나올 때·어린이 야뇨증·대소변불통 등의 비뇨생식기 질환, 특히 하초(下焦)의 기에 관한 질환에 효과가 있다. 강장(强壯)과 장수(長壽)의 경혈이다.

그 밖에 복통, 설사, 흉통(胸痛;가슴 통증), 요통, 수종(水腫), 사지궐냉(四肢厥冷;손발이 차가움), 만성 복막염, 발육부진, 만성 충수염, 비만, 무기력, 탈모, 기미, 주름살, 신경쇠약 등에도 잘 듣는다. 또한 위하수의 침법에 많이 이용하며, 신경성 위염·배가 더부룩할 때 등, 위·소화기 질환에도 특효가 있다.

穴位: 앞 정중선 위, 배꼽 중앙에서 아래쪽으로 1.5촌 지점에 있다.

鍼法: 침은 1치 2푼을 놓고 뜸은 30장을 뜨며, 나이 많은 사람은 100장까지 뜬다.〈입문〉
기해혈은 남자의 기가 모이는 곳이며, 모든 기병(氣病)에는 다 뜸을 뜬다.〈자생〉

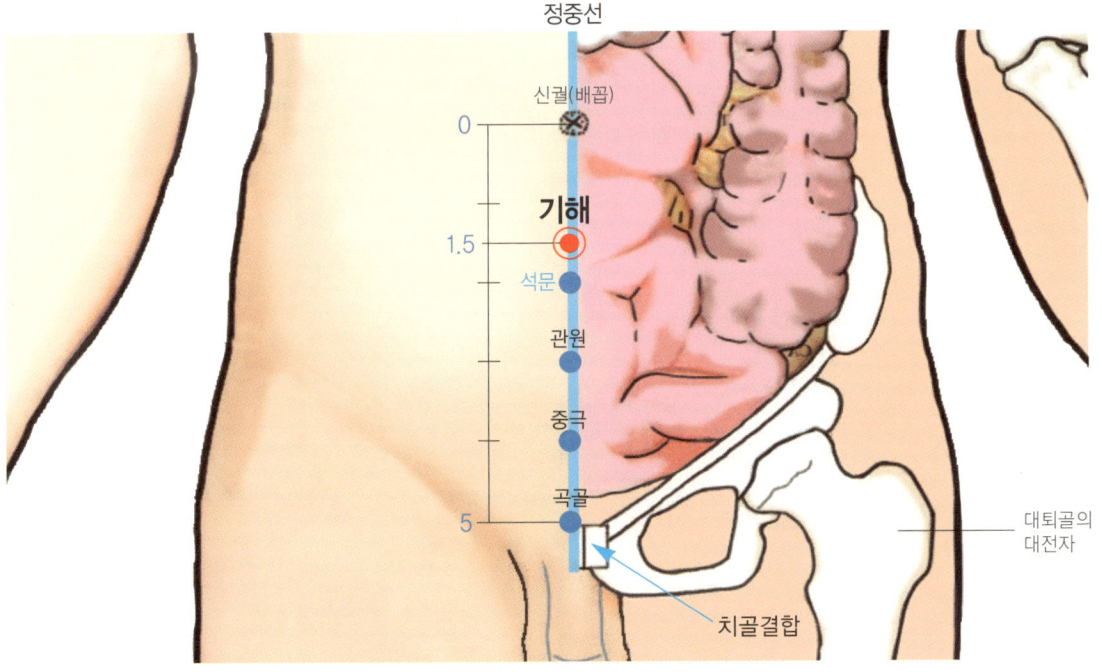

신경과민·우울증·각종 부인병 치료법

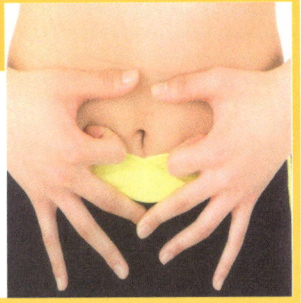

지압요령: 가운뎃손가락을 겹쳐 (오른손이 아래로) 기해에 대고 30회 정도 천천히 누르면서 주물러 주거나 손가락을 돌려 주는데, 이 때는 너무 세게 지압하지 말고 기분좋을 정도로 눌러 준다.

참고: 일명 발앙이라고도 한다. 임산부에게는 침은 절대 금하며, 방광에 오줌이 가득 차 있을 때는 밑을 향해 너무 깊이 찌르지 말아야 한다.
여성의 복부를 진단 시 기해혈이 아픈 경우에는 어혈(瘀血;피가 한곳에 맺혀 있는 것)이 있기 때문이다.
의욕은 있는데 심신이 말을 안 들을 때는 기해혈을 마사지하면 의욕이 되살아난다. 그렇다고 여기에 너무 의지하지 말고 충분한 휴식을 취하는 것을 잊어버리면 안 된다.

임맥 任脈

CV-7 (1개 혈)

7 음교(陰交)

하복부 질환을 다스리는 곳

이 경혈은 부인병 위주의 증상을 치료하는 곳으로서, 하복부가 냉해서 아플 때·대하·자궁탈수·산후에도 출혈이 멈추지 않을 때·월경불순·부인의 오줌소태·불임·음부가 가려울 때 등에 효과가 있다.

그 밖에 부종(浮腫), 신장염, 복막염, 만성 설사, 만성 이질, 배가 더부룩할 때, 좌골신경통, 고환염, 산증(疝症;고환이나 음낭이 커지면서 아랫배가 켕기고 아픈 병증), 요통 등에도 잘 듣는다.

穴位 앞 정중선 위, 배꼽 중앙에서 아래쪽으로 1촌 지점에 있다.

鍼法 침은 8푼을 놓고 침감이 오면 곧바로 사하고 뜸은 100장까지 뜬다.〈동인〉

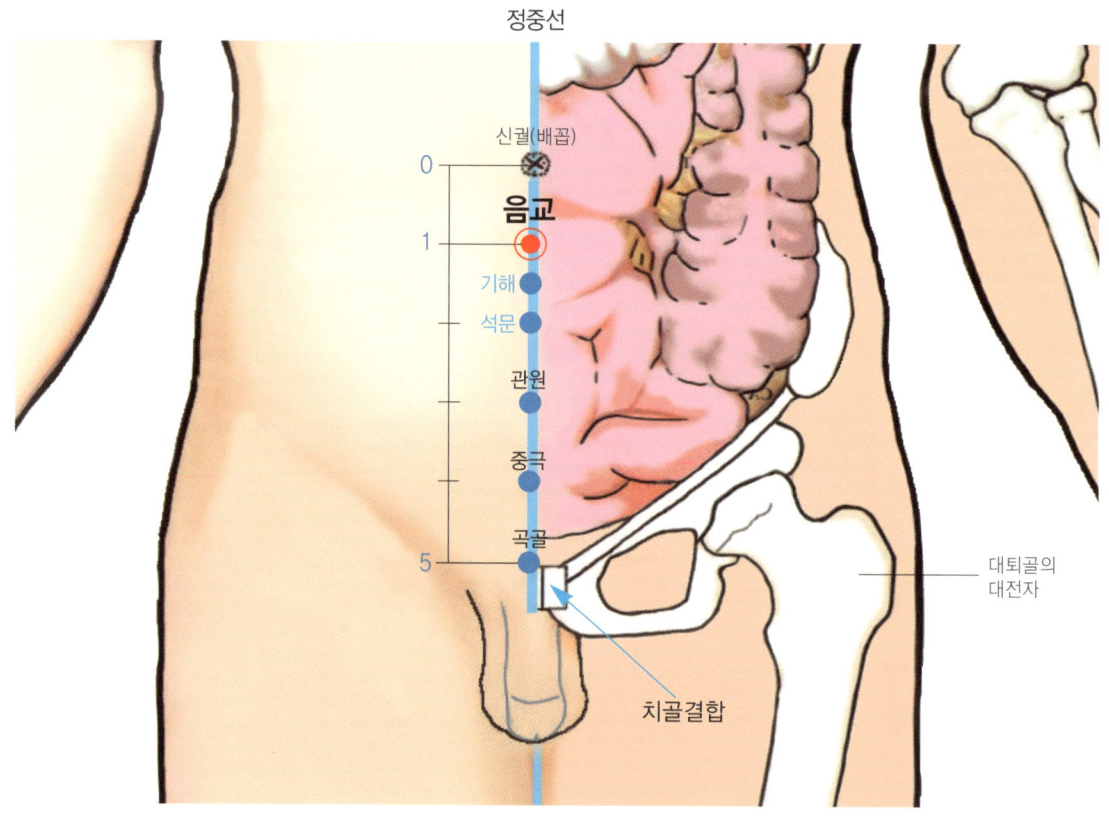

참고 이 경혈은 임맥, 충맥, 소음맥이 모여 만나는 곳이므로 음교라는 명칭을 붙였다.

여성의 대하·자궁부정출혈 치료법

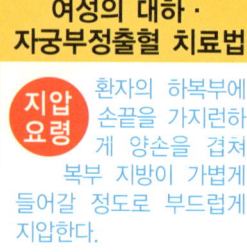

지압요령 환자의 하복부에 손끝을 가지런하게 양손을 겹쳐 복부 지방이 가볍게 들어갈 정도로 부드럽게 지압한다.

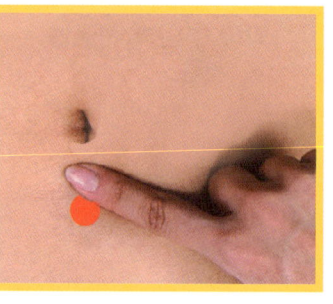

CV-8 (1개 혈)

8 신궐(神闕)

복부의 경혈을 정하는 기준혈

이 경혈은 중풍, 의식이 없을 때, 정신이 혼미할 때, 뇌일혈 등에 특효가 있다. 중풍으로 인한 허탈증에 뜸을 많이 뜨면 낫는다.

그 밖에 항문의 질환인 탈항, 곽란(霍亂;토하고 설사하는 급성 위장병), 설사, 만성 이질, 장명(腸鳴;장에서 소리가 나는 것), 만성 장염, 복통, 요실금, 수종(水腫), 얼굴의 주름살, 몸이 너무 마를 때, 자궁탈출(子宮脫出;자궁이 내려와서 질 밖에 나타나는 병) 등에도 잘 듣는다.

穴位 배꼽 한가운데에 있다.

鍼法 침은 놓지 말고 뜸은 100장을 뜬다〈동인〉

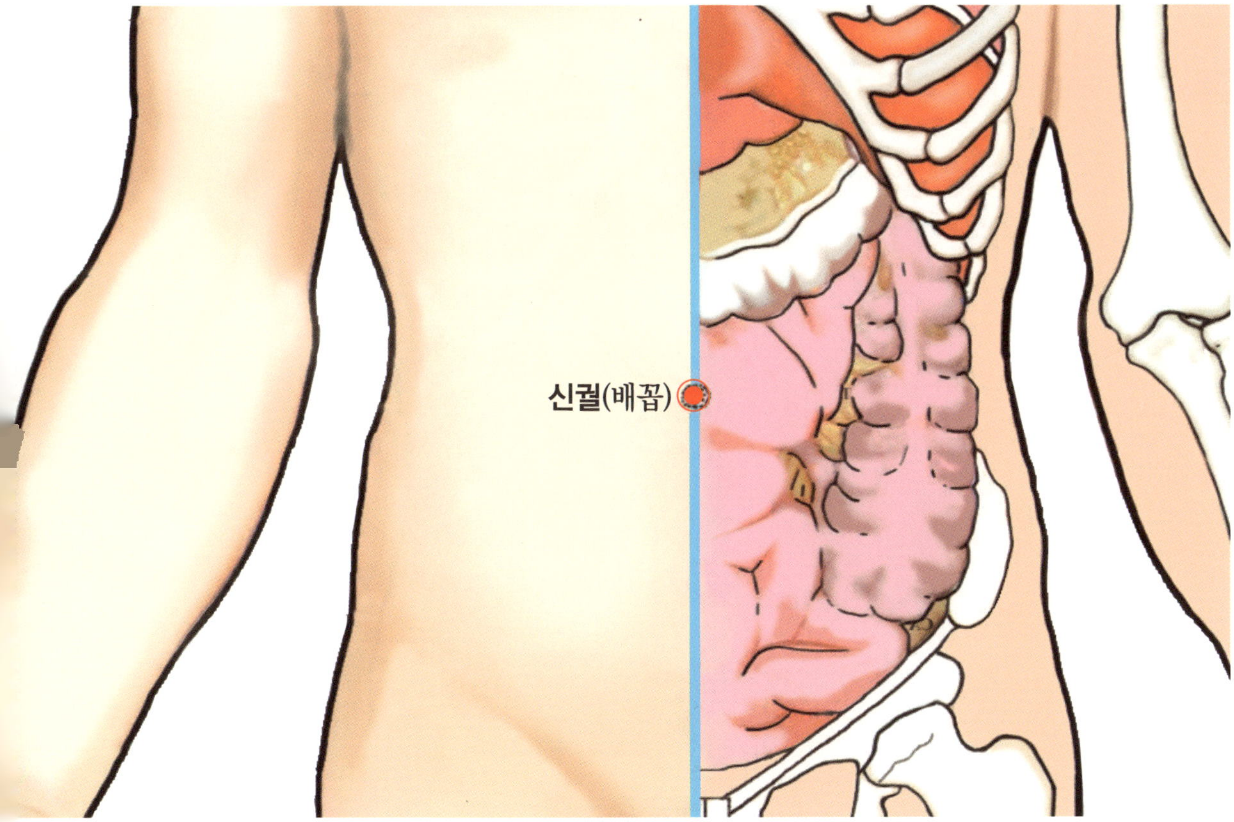

정중선

신궐(배꼽)

임맥 任脈

참고 이 경혈은 복부의 경혈을 정하는 기준혈이 되는데, 부모가 서로 교합해 태(胎)를 이룰 때 먼저 탯줄이 어머니의 명문(命門)과 연결되고, 천일생수(天一生水)로서 신(腎)이 생(生)하여 미개(未開)한 연꽃과 같으니 오행을 따라 상생해 10개월이 차 신(神)이 배꼽 가운데로 들어가 완성된 사람이 되므로 신궐이라는 명칭이 붙었다.
일명 기합(氣合)이라 부르며, 침은 놓지 말아야 하는데 만일 침을 놓아 배꼽 가운데가 헐어 터져서 그 곳에서 똥이 나오게 되면 죽는다.〈자생〉
중풍이 매우 심하여 사람을 잘 알아보지 못할 때에는 뜸을 100~500장까지 뜨면 제정신으로 돌아온다고 한다.〈자생〉

CV-9 (1개 혈)

9 수분(水分)

설사 등을 다스리는 곳

이 경혈은 복통, 만성 위장염, 위장병, 복수(腹水), 구토, 묽은 설사, 만성 장염, 복명(腹鳴;배에서 소리가 나는 것), 배가 더부룩할 때, 장이 아플 때, 식욕이 없고 위와 장이 차가운 증상 등에 효과가 있다. 설사인 경우에 이 수분혈을 누르면 통증을 느낀다.

그 밖에 수종(水腫;몸이 붓는 병), 신장 질환인 신장염, 소변불리, 야뇨증 등에도 잘 듣는다.

穴位 앞 정중선 위, 배꼽 중앙에서 위쪽으로 1촌 지점에 있다.

鍼法 침은 8푼을 놓고 3번 숨쉴 동안 꽂아 두며, 사할 때는 5번 숨쉴 동안 꽂아 둔다. 수종병에 뜸을 뜨면 좋다.

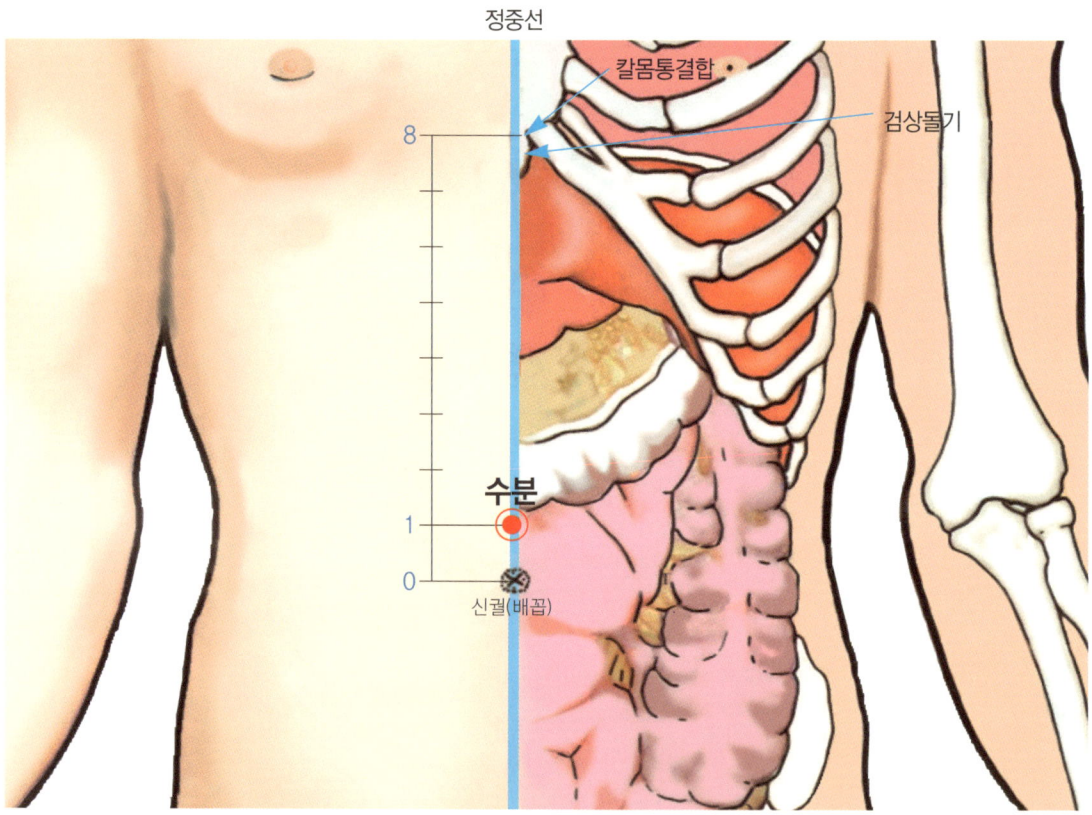

참고 일명 분수(分水)라고도 하는데 〈동인〉에서는 "뜸은 7~100장까지 뜨며 침은 놓지 말아야 한다. 만약 침을 놓으면 수분이 다 빠지므로 죽는다."고 해석했다.

복통·가슴의 답답함·식욕부진의 치료법

지압요령 시술자는 집게손가락과 가운뎃손가락을 가지런히 수분혈에 놓고 환자의 하복부 지방이 가볍게 들어갈 정도로 누른다.

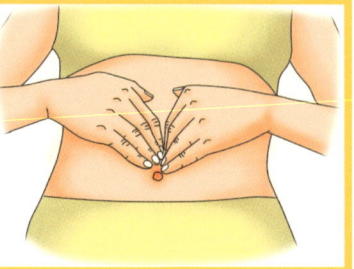

CV-10 (1개 혈)

⑩ 하완(下脘)

위의 아래쪽 가장자리에 있는 혈

이 경혈은 장의 질환, 즉 만성 위염·구토·번위(反胃;구역질을 하고 음식을 마구 토하는 위장병. ×반위)·설사·위통·복통·위 확장·위하수·위경련·복명(腹鳴), 소화불량·구역질·입맛이 없을 때·만성 장염·장명(腸鳴;장에서 소리가 나는 것)·위하수 등에 효과가 있다.

위경련 시에는 합곡혈과 태충혈을 같이 이용하면 효과가 더욱 좋다.

穴位 앞 정중선 위, 배꼽 중앙에서 위쪽으로 2촌 지점에 있다.

鍼法 침은 8푼을 놓고 3번 숨쉴 동안 꽂아 두며(사할 때는 5번 숨쉴 동안), 뜸은 7~100장까지 뜬다.〈동인〉

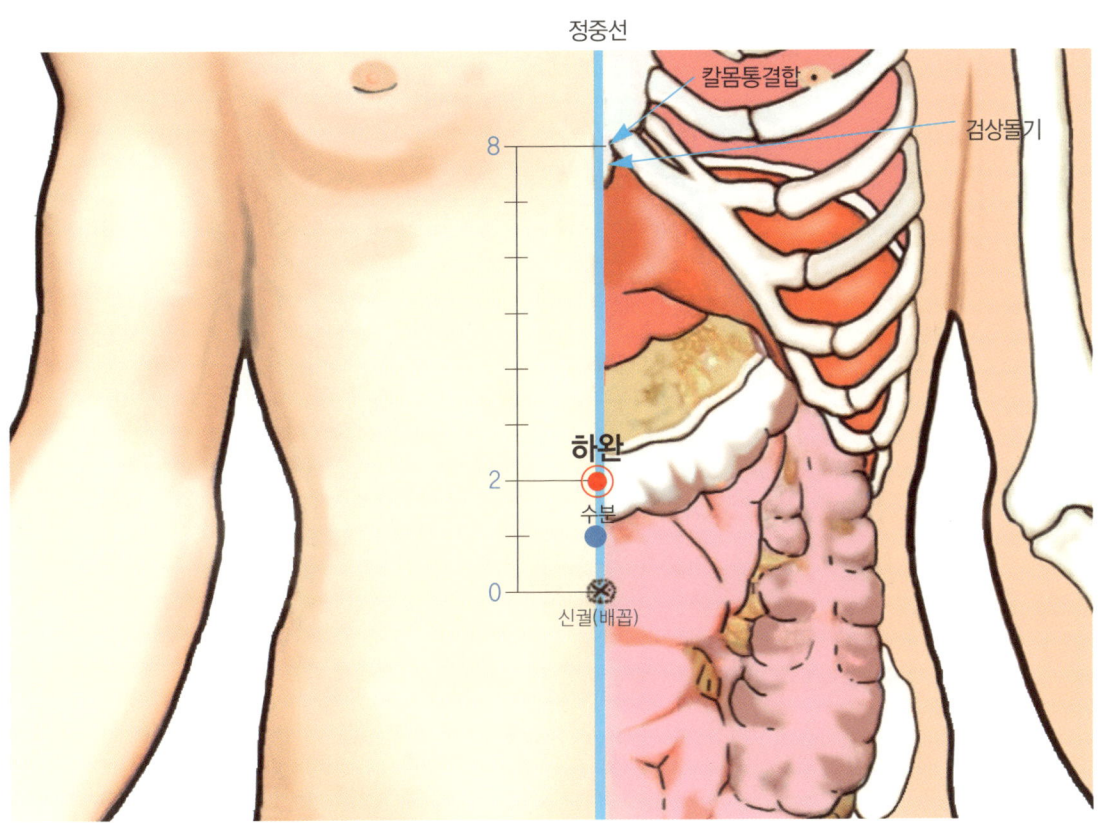

참고 이 경혈은 위완(胃脘) 상중하 3부분 중에 하(下)에 해당하는 것은 위의 하구(下口)이므로 하완이라는 명칭을 붙였다. 여기서 완(脘)은 밥통을 뜻한다.

CV-11 (1개 혈)

11 건리(建里)

내장 기능을 강건하게 하는 혈

이 경혈은 각종 소화기 질환에 특효가 있다. 따라서 소화불량, 위하수, 급만성 위염, 위통, 복수(腹水), 복통, 구토, 설사, 헛구역질, 입맛이 없을 때, 배가 더부룩할 때, 장명(腸鳴;장에서 소리가 나는 것) 등에 잘 듣는다.

그 밖에 수종(水腫;몸이 붓는 병), 복막염, 딸꾹질, 협심증 등에도 특효가 있다.

 穴位 앞 정중선 위, 배꼽 중앙에서 위쪽으로 3촌 지점에 있다.

鍼法 침은 5푼을 놓고, 10번 숨쉴 동안 꽂아 두며, 뜸은 5장을 뜬다. 〈동인〉

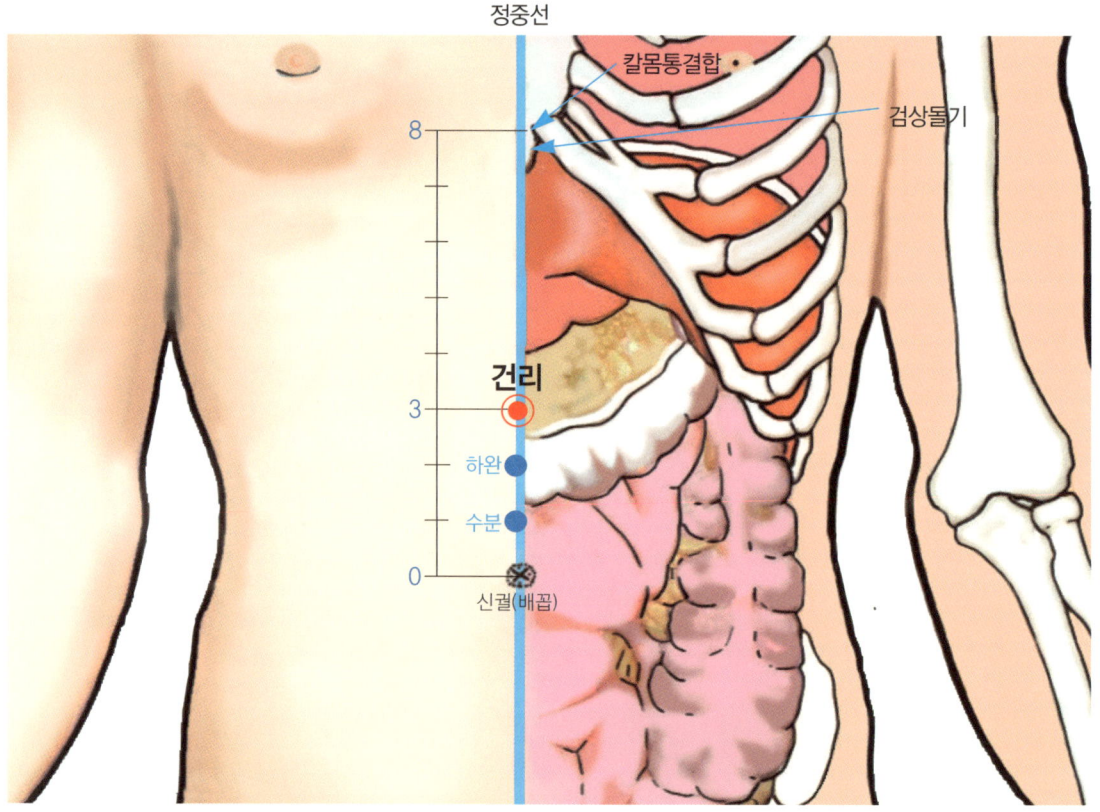

참고 이 경혈은 위(胃) 부위에 중앙이나 아래 사이에 건실(健實)하게 서 있는〔里;리〕 것 같다는 데서 건리(建里)라는 명칭을 붙였다. 여기서 건(建)은 세운다는 뜻이고, 리(里)는 어느 곳에 거주한다는 뜻이다.
건리는 위의 하구(下口), 즉 소장의 기시부(起始部)에 있으며 임맥이 지나가는 길에 있어 내장 기능을 강장해 병을 예방하고 치료한다.

CV-12 (1개 혈)

12 중완(中脘)

밥통을 지키는 경혈

이 경혈은 소화기 질환에 효과가 있다. 따라서 위통, 구역질하고 마구 토할 때, 헛배가 불러올 때, 소화불량, 복막염, 회충증, 위경련, 위궤양, 위하수, 만성 장염, 이질 등에 잘 듣는다.

그 밖에 간(肝)과 담낭(膽囊)의 질환인 중소(中消;소갈의 하나. 열이 성하여 많이 먹어도 배가 쉽게 고프고 여위며 대변이 굳고 소변이 자주 마려운 병)를 수반하는 당뇨병, 황달, 담음(痰飮;몸의 수분이 비정상적으로 적체되어 있는 체액) 등에도 효과가 있을 뿐만 아니라 가슴이 아플 때, 소아경풍, 중풍으로 인한 의식불명 등에도 폭넓게 활용된다.

穴位 앞 정중선 위, 배꼽 중앙에서 위쪽으로 4촌 지점에 있다.

鍼法 침은 8푼을 놓고 7번 숨쉴 동안 꽂아 두며(사할 때는 5번), 뜸은 14~100장까지 뜬다.〈동인〉
자침 시에는 절대로 피를 흘리지 않게 할 것.
급성 질환에는 좋으나 만성에는 너무 많이 자침하지 말 것.

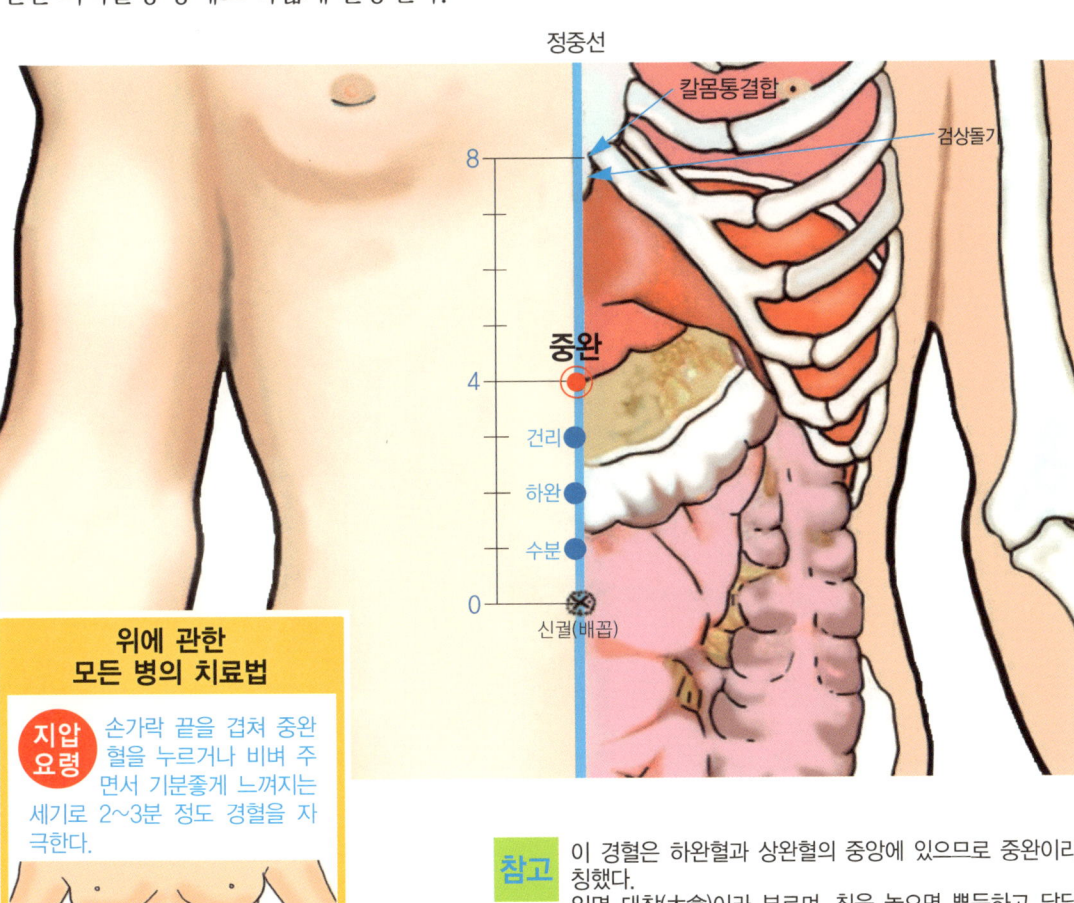

위에 관한 모든 병의 치료법

지압요령 손가락 끝을 겹쳐 중완 혈을 누르거나 비벼 주면서 기분좋게 느껴지는 세기로 2~3분 정도 경혈을 자극한다.

참고 이 경혈은 하완혈과 상완혈의 중앙에 있으므로 중완이라 칭했다.
일명 태창(太倉)이라 부르며, 침을 놓으면 뿌듯하고 답답한 침감이 생긴다.
위의 모혈이며 가장 많은 경락의 기가 모여드는 곳이다.
이 경혈은 모든 위 질환에 효과가 있다. 이 때는 4관(四關;좌우측의 합곡혈과 태충혈의 4곳의 혈)과 족삼리혈, 손목의 내관혈을 중완혈과 함께 자침(磁針)한다.

임맥 任脈

CV-13 (1개 혈)

⑬ 상완(上脘)

위의 상구(上口)에 있는 혈

이 경혈도 모든 위 질환에 효과가 있다. 따라서 위통, 구역질하고 마구 토할 때, 헛배가 불러올 때, 회충증, 위경련, 위궤양, 위하수, 급만성 위염, 분문(噴門;식도에서 위로 접속되는 부분)의 이상으로 인한 구토, 소화불량에 의한 설사, 비위허약으로 인한 입덧 등에 잘 듣는다.

그 밖에 적취(積聚;배나 가슴·옆구리에 큰 살덩이가 불룩 솟아오른 것), 복막염, 신장염, 딸꾹질, 소아경풍, 발작성 정신이상, 기침을 하면 가래가 많이 나올 때, 가슴이 아플 때 등에도 효과가 있다.

穴位 앞 정중선 위, 배꼽 중앙에서 위쪽으로 5촌 지점에 있다.

鍼法 침은 8푼을 놓는데, 먼저 보하고 다음에 사하며, 뜸은 14~100장까지 뜬다.〈동인〉

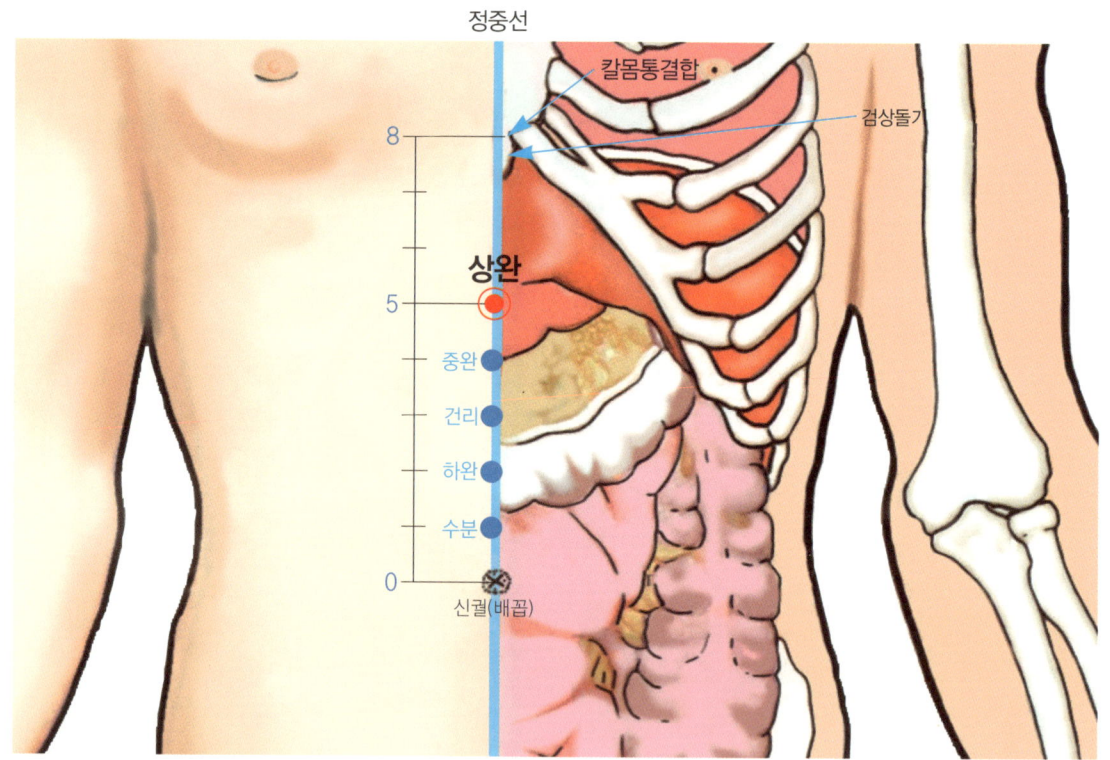

참고 이 경혈은 위의 상구(上口)에 해당하므로 상완이란 명칭을 붙였다.
침을 놓을 때 복식호흡하는 사람은 숨을 내쉴 때 배를 쑥 밀어넣어야 한다.
침이 어느 정도 들어갔을 때는 손에 약간의 저항을 느끼는데 이 때 환자가 몸을 움직이는 반응을 보이는 것은 침이 위 외벽에 닿았기 때문이나 개의치 않고 자침한다.
일명 상관, 위완이라고도 한다.

CV-14 (1개 혈)

14 거궐(巨闕)

심장을 지키는 곳

이 경혈은 각종 심장 질환인 심통(心痛;심장·명치 부위의 통증), 심계항진(心悸亢進), 협심증 등과 횡경막 이상으로 인한 구토뿐만 아니라 정신이상, 건망증, 그 외에 천식, 기관지염, 기침 등의 호흡기 질환에 효과가 있다.
그 밖에 위장 질환인 구역질하고 마구 토할 때, 위통, 위경련, 배가 그득하고 부를 때, 그리고 만성 간염 등에도 특효가 있다.

 穴位 앞 정중선 위, 배꼽 중앙에서 위쪽으로 6촌 지점에 있다.

 鍼法 침은 8푼을 놓는데, 먼저 보하고 다음에 사하며, 뜸은 7~49장을 뜬다.〈동인〉

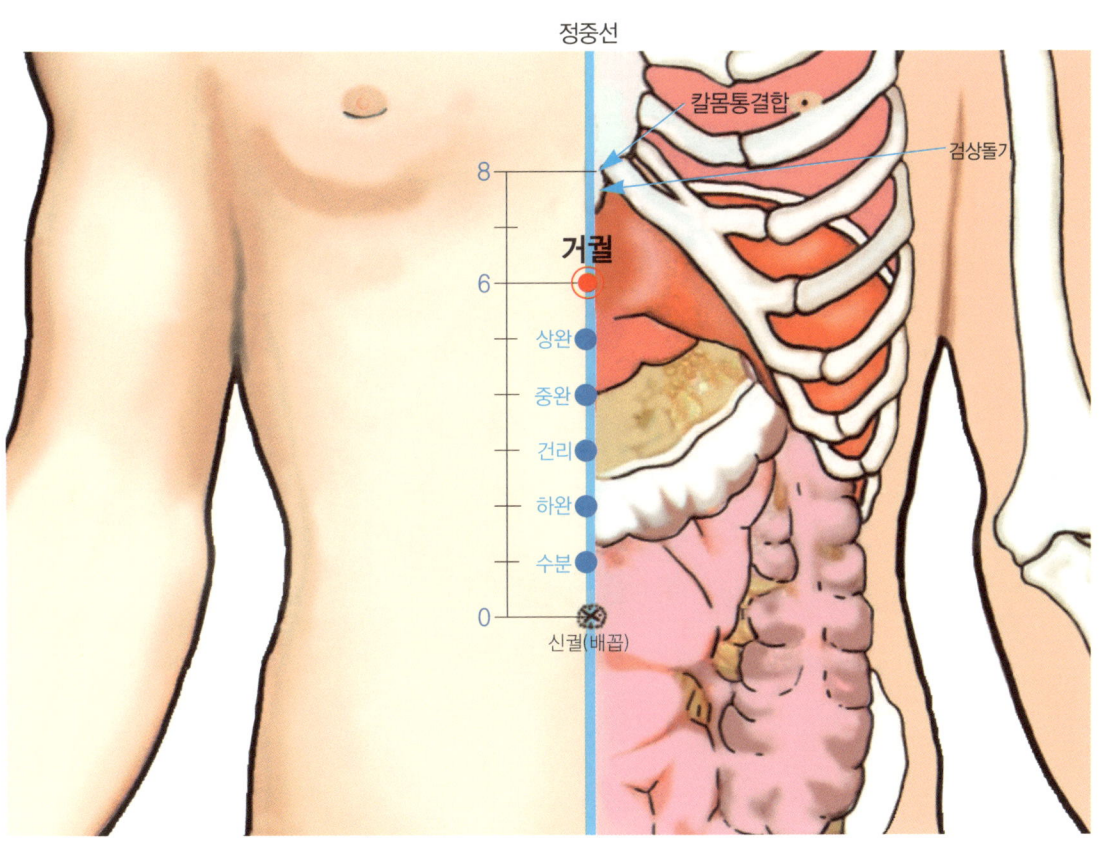

심장에 관한 병·위장병의 치료법

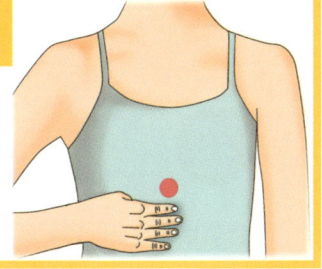

지압요령 똑바로 누운 환자의 배 한가운데에 양손을 겹쳐놓고 거궐혈에 지압을 하는데 가운뎃손가락 끝으로 환자의 가슴 속 깊숙이 들어가도록 누르는 것이 요령이다.

참고 이 경혈은 심(心)이 임금의 관(官)에 머무는 곳이므로 거궐이라 칭했다. 여기서 거(巨)는 크다는 뜻, 궐(闕)은 임금의 대궐이라는 뜻이다.
수소음심경의 모혈이다.

CV-15 (1개 혈)

15 구미(鳩尾)

심장병 등을 다스리는 곳

이 경혈은 두통, 편두통, 인후병(咽喉病), 기침, 호흡곤란, 가슴이 아플 때, 가슴이 답답할 때, 심장병 등에 효과가 있다.

그 밖에 신경쇠약, 간질 등의 정신 질환, 어린이가 밤에 자지 않고 계속 울 때, 또한 구토, 구역질하고 마구 토할 때, 급성 위장염, 딸꾹질 등에도 잘 듣는다.

穴位: 앞 정중선 위, 칼몸통결합에서 아래쪽으로 1촌 지점에 있다.

鍼法: 이 침혈에 뜸을 뜨면 심력이 적어지고 건망증이 생긴다. 또한 침 놓기가 어려우며 잘못하면 기를 많이 소모하여 오래 살지 못한다. 그러므로 침과 뜸을 다 놓지 말아야 한다.〈동인〉

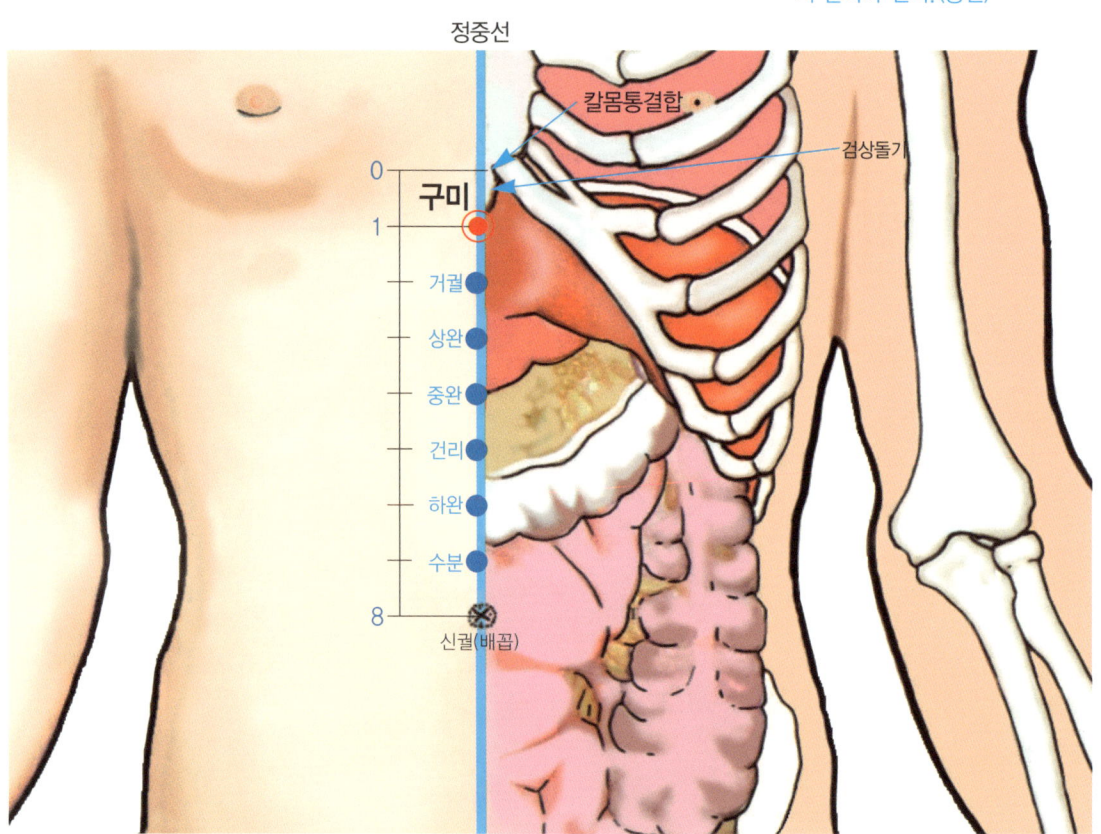

참고: 이 경혈은 가슴뼈의 내리뻗은 형상이 비둘기(鳩;구) 꼬리(尾;미)와 같다는 형상에서 구미라 칭했다. 일명 갈우라고도 한다.

두통·심장병·불면증 치료법

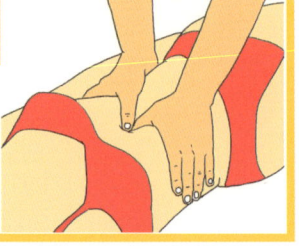

지압요령: 시술자는 환자의 늑골 아래에 양 손바닥을 대고, 명치에 양손의 엄지손가락을 겹쳐 놓은 상태로 지압한다.

임맥 任脈

CV-16 (1개 혈)

중정(中庭)

심(心)의 중심에 있는 혈

이 경혈은 흉막염이나 가슴이 그득할 때, 늑간신경통, 인후염(咽喉炎), 천식, 심통(心痛;심장·명치 부위의 통증) 등에 효과가 있다.

그 외에도 구토, 소화불량, 구역질, 구역질하고 마구 토할 때, 식도암, 식도경련, 음식물을 삼키기 어려울 때, 신생아가 젖을 토할 때 등에도 잘 듣는다.

穴位 앞 정중선 위, 칼몸통결합의 한 가운데에 있다.

鍼法 침은 3푼을 놓고, 뜸은 5장을 뜬다.〈동인〉

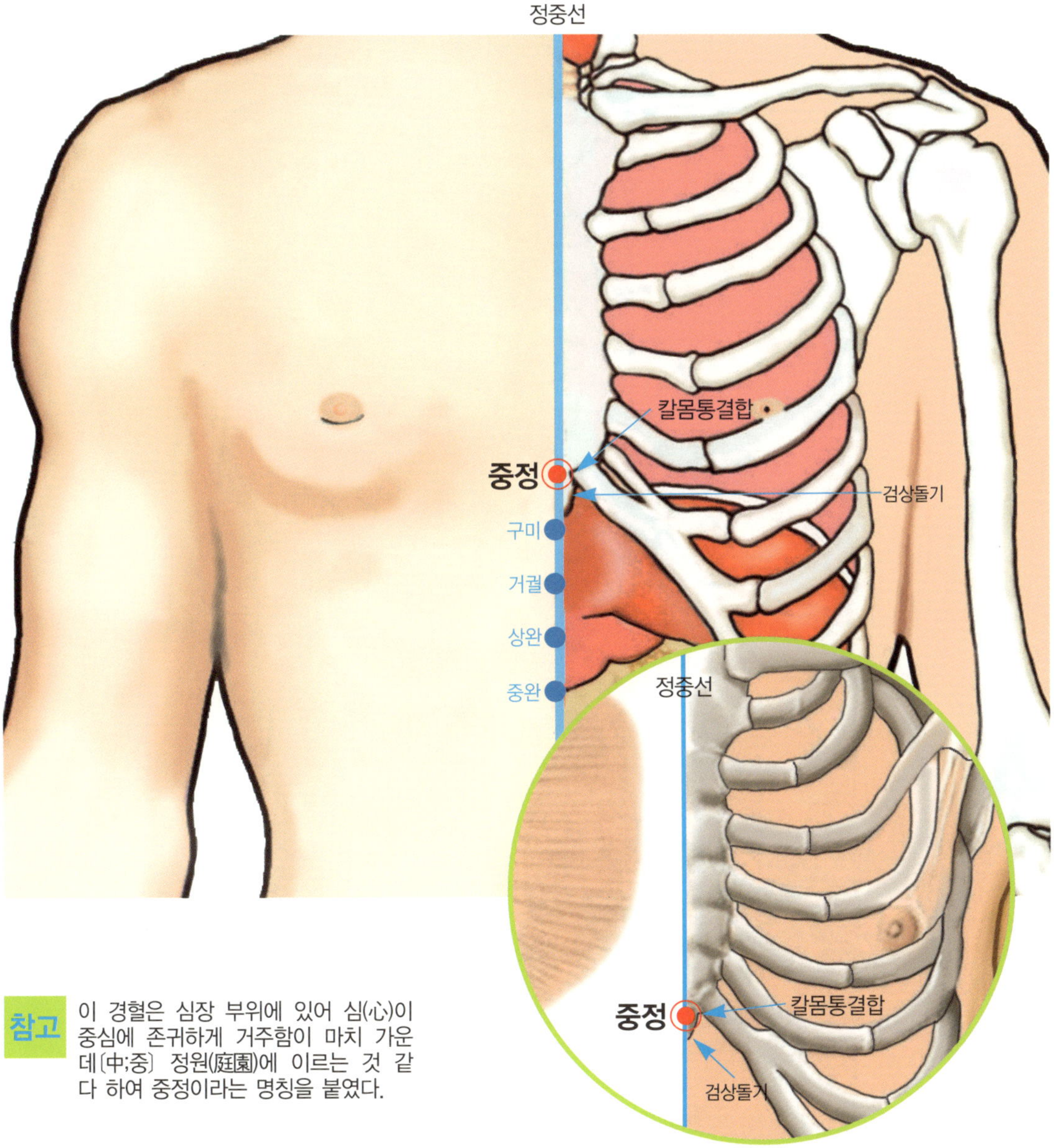

참고 이 경혈은 심장 부위에 있어 심(心)이 중심에 존귀하게 거주함이 마치 가운데(中;중) 정원(庭園)에 이르는 것 같다 하여 중정이라는 명칭을 붙였다.

임맥 任脈

CV-17 (1개 혈)

17 단중(膻中)

심장을 지키는 곳

이 경혈은 심장 질환인 심장병, 협심증, 심계항진(心悸亢進)으로 인한 호흡 곤란, 흉통(胸痛;가슴 통증) 등을 완화시키는 효과가 있다.

그 외에 늑간신경통, 늑막염, 기침, 천식, 만성 기관지염, 식도암, 폐결핵, 주름살, 얼굴의 기미, 유방의 통증, 유즙부족(乳汁不足;산후에 젖이 적게 나오는 것), 유선염(乳腺炎;젖앓이) 등과 우울증·초조함·히스테리 등의 신경 질환에도 잘 듣는다.

穴位 앞가슴의 정중선 위로, 제4늑간과 같은 높이에 있다. 젖꼭지와 같은 높이에 있다.

鍼法 뜸은 7~49장을 뜨고, 침은 놓지 말아야 한다.

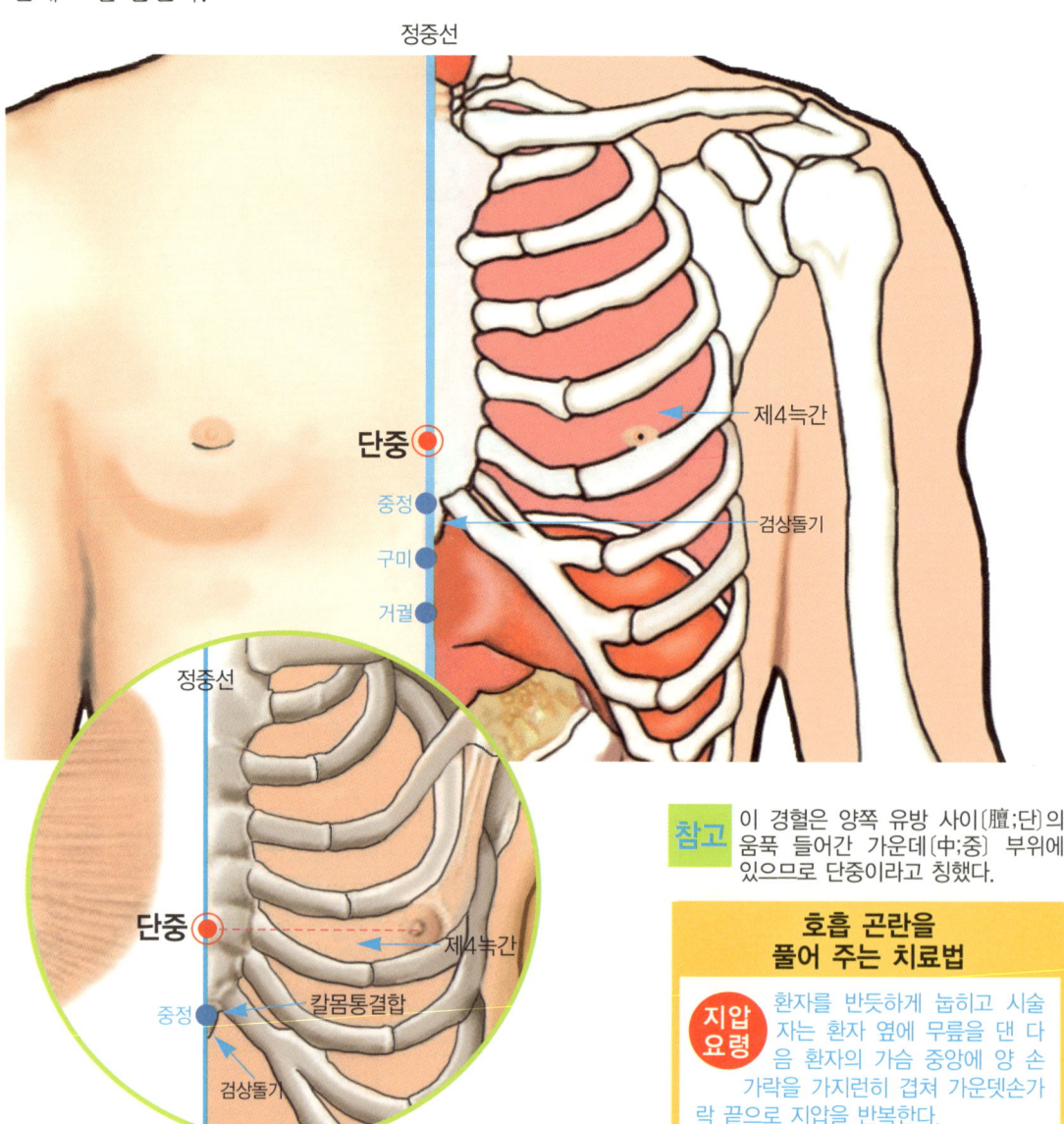

참고 이 경혈은 양쪽 유방 사이(膻;단)의 움푹 들어간 가운데(中;중) 부위에 있으므로 단중이라고 칭했다.

호흡 곤란을 풀어 주는 치료법

지압요령 환자를 반듯하게 눕히고 시술자는 환자 옆에 무릎을 댄 다음 환자의 가슴 중앙에 양 손가락을 가지런히 겹쳐 가운뎃손가락 끝으로 지압을 반복한다.

CV-18 (1개 혈)

18 옥당(玉堂)

오장육부의 정기가 조회하는 곳

이 경혈은 흉만(胸滿;가슴이 그득한 증상), 번심(煩心;가슴이 번거롭고 답답하면서 몸이 편안하지 않은 증상), 심장병이나 가슴이 아플 때, 기관지염, 폐기종(肺氣腫;폐가 계속 커지는 병), 늑막염 등에 효과가 있다.

그 밖에 기침, 천식, 식도협착, 구역질, 신생아가 젖을 토할 때 등에도 잘 듣는다.

穴位 앞가슴의 정중선 위로, 제3늑간과 같은 높이에 있다.

鍼法 침은 3푼을 놓고, 뜸은 5장을 뜬다.〈동인〉
취혈 요령은 머리를 뒤로 젖히고 침혈을 잡는다.

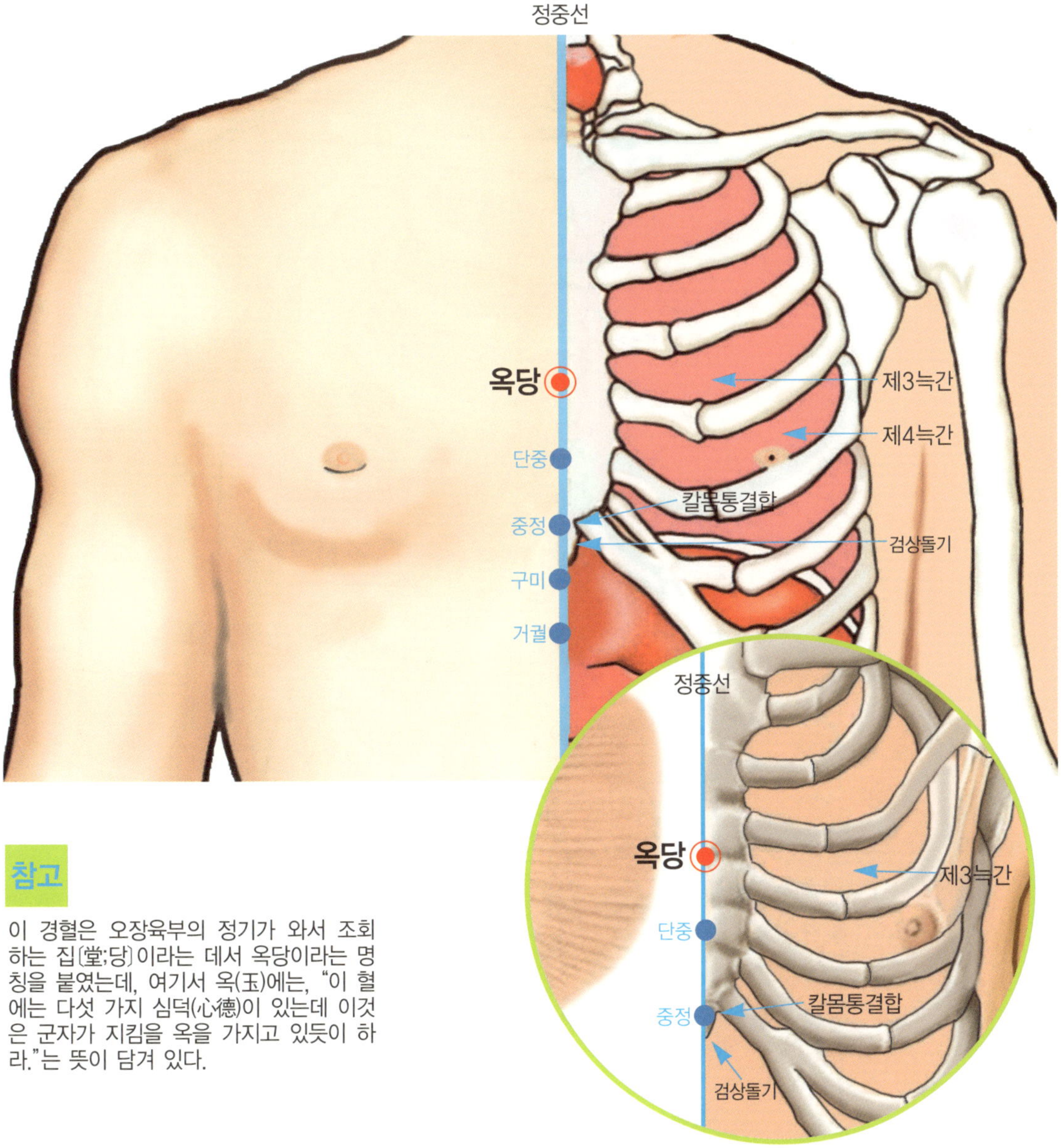

참고

이 경혈은 오장육부의 정기가 와서 조회하는 집(堂;당)이라는 데서 옥당이라는 명칭을 붙였는데, 여기서 옥(玉)에는, "이 혈에는 다섯 가지 심덕(心德)이 있는데 이것은 군자가 지킴을 옥을 가지고 있듯이 하라."는 뜻이 담겨 있다.

임맥 任脈

CV-19 (1개 혈)

19 자궁(紫宮)

심(心)과 합해 혈(血)의 주인이 되는 혈

이 경혈은 기관지염, 폐결핵, 기침, 해소, 기관지확장증 등의 기관지 질환에 효과가 있다.

그 밖에 늑막염, 구역질, 호흡곤란, 목구멍이 막히는 인후병(咽喉病;목구멍의 병) 등과 식도 질환인 식도협착 등에도 잘 듣는다.

穴位 앞가슴의 정중선 위로, 제2늑간과 같은 높이에 있다.

鍼法 침은 3푼을 놓고, 뜸은 5장을 뜬다.〈동인〉
취혈 요령은 머리를 뒤로 젖히고 침혈을 잡는다.

참고

이 경혈의 임맥을 자세히 살펴보면 안으로 심(心)과 합해 혈(血)의 주인이 황제가 되는 혈이 바로 이 곳이므로 자궁이라는 명칭을 붙였다.
쉽게 말해 자궁은 하늘에 있어 황제가 앉는 자리이며, 여기서 자(紫)는 적색, 중앙은 궁(宮)이 되므로 황제를 지칭한다.

376 제13장 임맥(任脈)

CV-20 (1개 혈)

20 화개(華蓋)

폐의 질병을 다스리는 혈

이 경혈은 호흡기 질환과 가슴에 관련된 모든 질환에 효과가 있다. 따라서 기침, 천식, 호흡곤란, 기관지염 등에 효과가 있다.

그 밖에 늑간신경통, 흉통(胸痛;가슴의 통증), 인후염, 인후병, 목젖의 염증, 목이 쉴 때 등에도 잘 듣는다.

 穴位 — 앞가슴의 정중선 위로, 제1늑간과 같은 높이에 있다.

 鍼法 — 취혈 요령은 머리를 뒤로 젖히고 침혈을 잡는다.

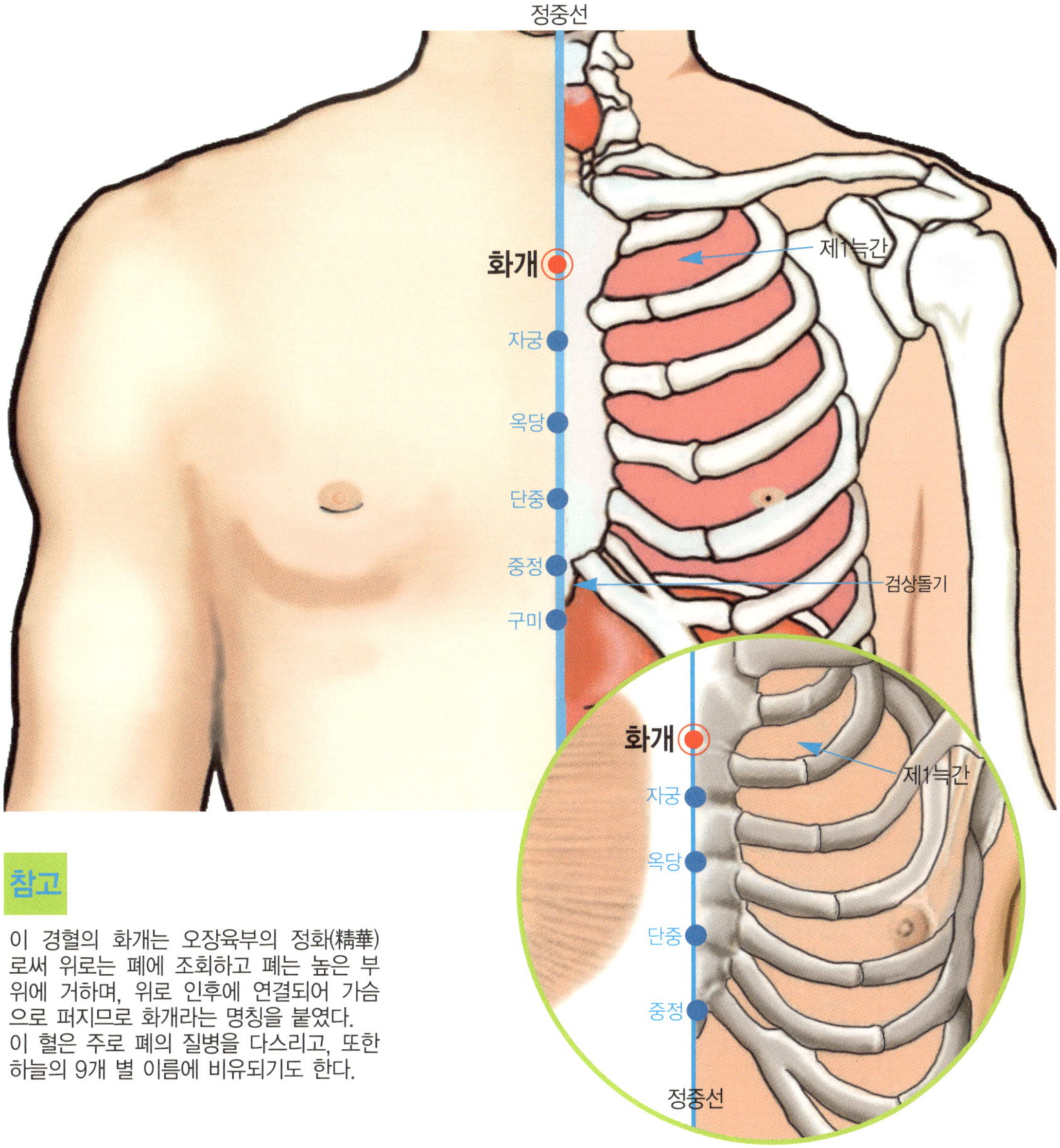

참고

이 경혈의 화개는 오장육부의 정화(精華)로써 위로는 폐에 조회하고 폐는 높은 부위에 거하며, 위로 인후에 연결되어 가슴으로 퍼지므로 화개라는 명칭을 붙였다.
이 혈은 주로 폐의 질병을 다스리고, 또한 하늘의 9개 별 이름에 비유되기도 한다.

임맥 任脈

CV-21 (1개 혈)

21 선기(璇璣)

소식혈(消食穴)이라고 불리는 혈

이 경혈은 먹은 음식이 소화가 되지 않아서 일어나는 가슴의 통증, 식도에 경련이 일어났을 때, 분문(噴門;식도에서 위로 접속되는 부분)에 경련이 일어났을 때 등의 소화기 질환에 효과가 있다.

그 밖에 인후병, 늑막염, 기침, 기관지천식, 만성 기관지염, 호흡곤란, 인후병(咽喉病), 옆구리의 통증 등에도 잘 듣는다.

穴位 앞가슴의 정중선 위, 목아래패임에서(천돌혈) 아래쪽으로 1촌 지점에 있다.

鍼法 침은 3푼을 놓고, 뜸은 5장을 뜬다.〈동인〉
취혈 요령은 머리를 뒤로 젖히고 침혈을 잡는다.

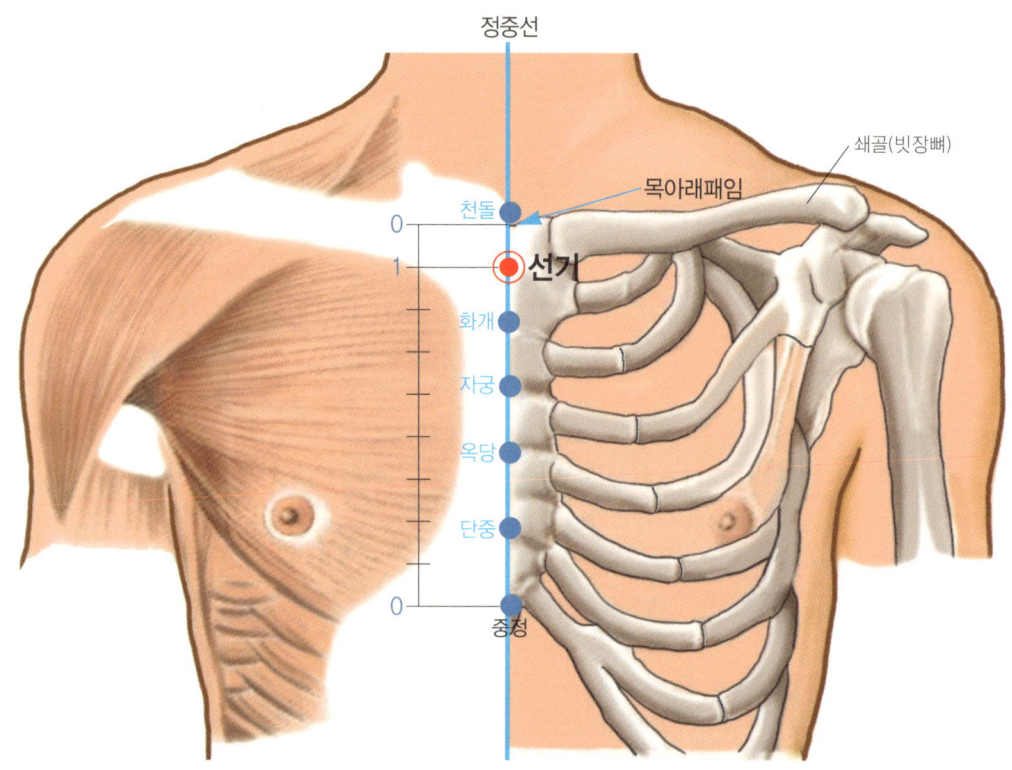

참고 이 경혈은 아래로는 자궁과 임하고 천(天)의 위치에 거주하며, 천상(天象)과 응할 뿐만 아니라 아래로는 심(心)의 군주와 응하는 것이 마치 북두칠성의 둘째 별과 셋째 별[璇璣:선기]이 하늘을 운행함과 같으므로 선기라는 명칭을 얻었다.
이 혈의 선(璇)은 북두칠성의 둘째 별에 비유했고, 기(璣)는 북두칠성의 셋째 별에 비유했다.

CV-22 (1개 혈)

22 천돌(天突)

기가 솟아오르는 곳에 있는 혈

이 경혈은 만성 기관지염, 해수(咳嗽), 천식(喘息), 기침, 목의 통증, 목소리가 나오지 않을 때, 음식물을 삼키기 어려울 때, 숨쉬기가 곤란할 때, 목구멍이 간질거리면서 기침이 날 때, 갑자기 말이 나오지 않을 때 등의 성대(聲帶) 질환, 인후병 등에 잘 듣는다.

또한 구역질, 구토, 목의 따끔따끔한 통증, 담이 결리는 증상 등에도 효과를 본다.

穴位 앞가슴의 정중선 위, 목아래패임 지점에 있다.
손가락 하나가 꼭 들어가는 가장 오목한 곳이다.

鍼法 침은 5푼을 놓고, 3번 숨쉴 동안 꽂아 두며, 뜸은 3장을 뜬다.〈동인〉
침은 가로로 찌르는 것이 좋고 아래로는 찌르지 말아야 한다.

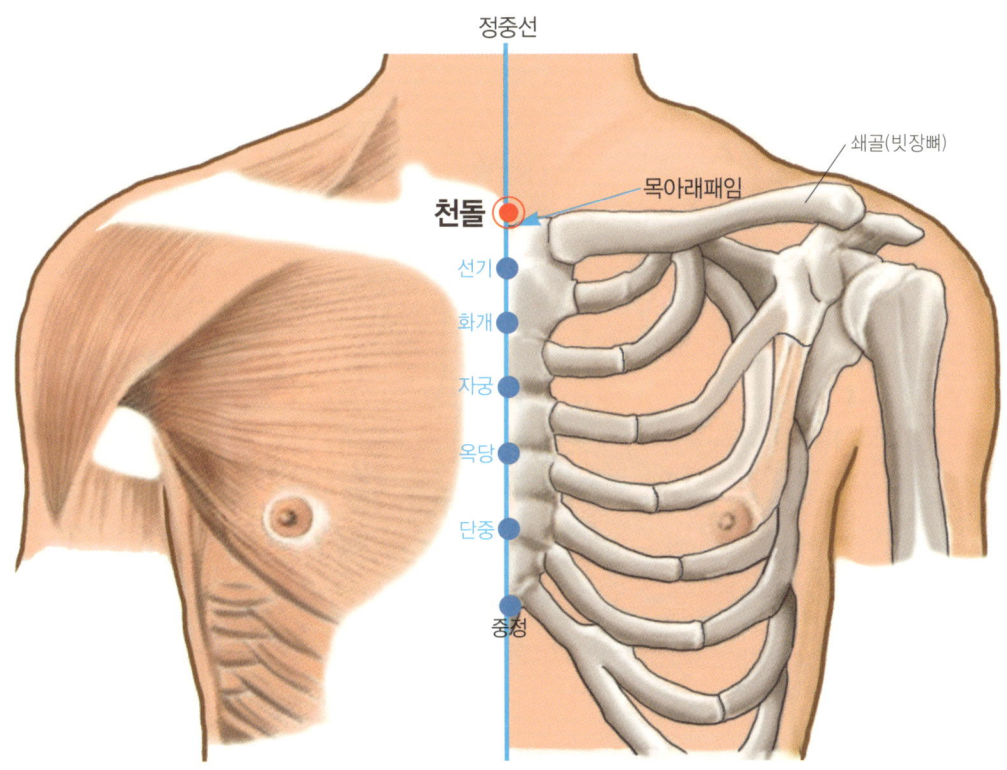

기침이나 천식을 잠재우는 치료법

정면을 보고 있는 상태에서 집게손가락이나 가운뎃손가락을 구부려 손가락 끝을 경혈에 댄 후(이 때 목이 막히는 듯한 느낌이 든다) 아래쪽을 향해 30회 정도 살짝 눌러 준다.

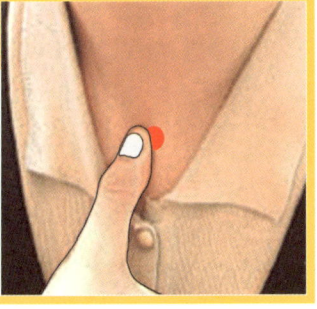

참고 이 경혈은 맥의 기가 천(天)의 부위로 돌출(突出)됨을 비유해 천돌이라 칭했다. 일명 천구(天瞿)라 한다.
이 경혈을 지압할 때에는, 손가락을 깊이 누르거나 너무 강하게 누르면 숨이 막힐 수도 있으니 조심해야 한다.

임맥 任脈

CV-23 (1개 혈)

23 염천(廉泉)

목병을 다스리는 곳

이 경혈은 혀가 꼬부라져 말을 할 수 없을 때, 갑자기 목이 잠길 때, 중풍으로 인한 실어증, 혀의 지각 이상, 혀의 마비, 음식을 삼키기 곤란할 때, 침이 많을 때, 인후병, 후두염(喉頭炎), 편도염 등에 효과가 있다.

그 밖에 천식, 기관지염, 히스테리, 소갈 등에도 잘 듣는다.

이 경혈을 손가락으로 누르면 혀의 뿌리를 느낄 수 있는데 너무 세게 누르면 안 된다.

穴位 정중선 위, 턱 아래 울대뼈 바로 위쪽의 우묵한 곳에 있다.

鍼法 침은 3푼을 놓고, 뜸은 3장을 뜬다.〈동인〉

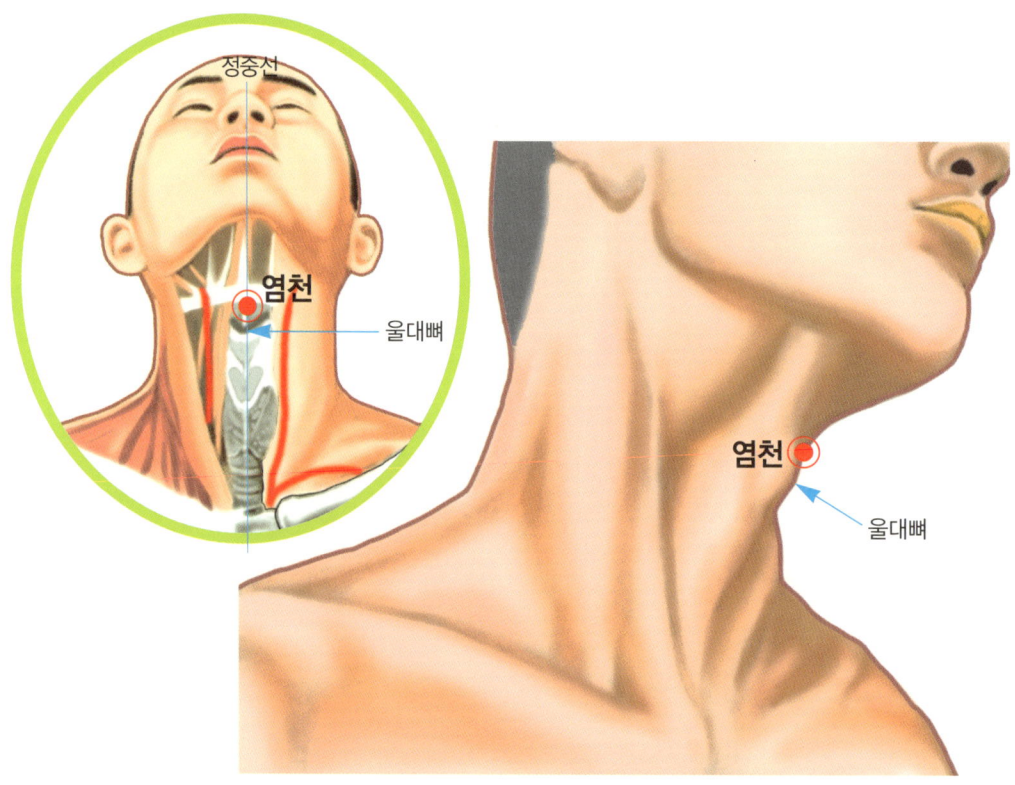

참고 이 경혈은 인후의 모서리(廉;염) 결절 모양에서 진액이 나는 것이 마치 맑은 샘(泉;천)과 같으므로 염천이라 칭했다.
음유맥과 더불어 임맥의 회혈(會穴)이다.

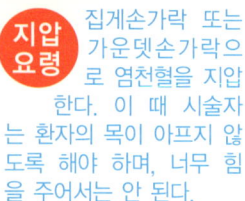
혀에 관한 질병 치료법

지압 요령 집게손가락 또는 가운뎃손가락으로 염천혈을 지압한다. 이 때 시술자는 환자의 목이 아프지 않도록 해야 하며, 너무 힘을 주어서는 안 된다.

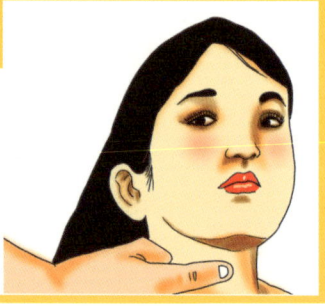

CV-24 (1개 혈)

24 승장(承漿)

입의 질환을 다스리는 곳

이 승장혈은 구안와사로 입이나 눈이 비틀어져 기울어져 있을 때, 반신불수, 얼굴이 부어 있을 때, 입이나 이의 통증으로 말을 할 수 없을 때, 안면의 부종(浮腫;신체 조직의 틈 사이에 액체가 괴어 있는 것), 안면 신경마비, 아랫니의 통증 등에 효과가 좋으므로, 언어 불능의 중풍 환자 치료에 자주 이용된다.

그 밖에 안면(顔面)신경통, 소갈, 치통, 치주염, 중설(重舌;혀에 희고 푸른 물집을 이루는 종기) 등에도 사용한다.

穴位 정중선 위, 턱 앞 아랫입술 아래쪽의 우묵한 곳에 있다.

鍼法 침은 3푼을 놓고, 뜸은 7장을 뜬다.〈동인〉

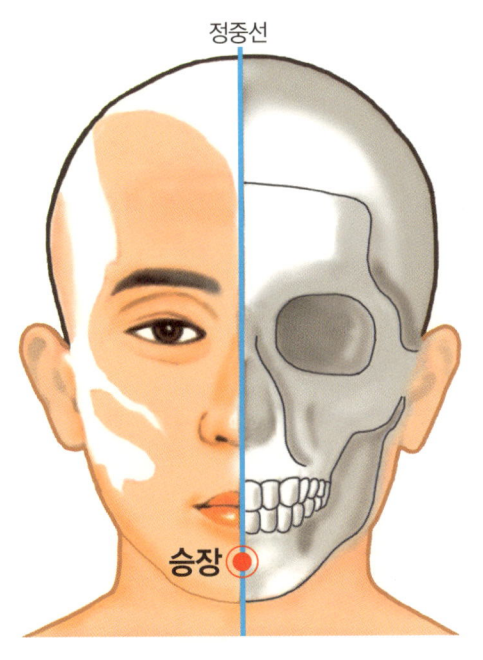

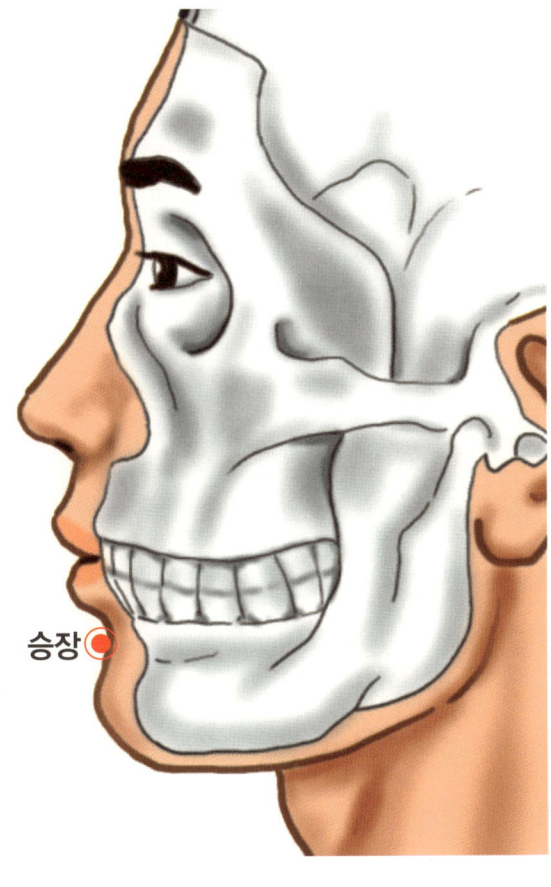

지압요령 집게손가락을 승장혈에 대고 누르면서 천천히 주무르듯이 지압을 한다.

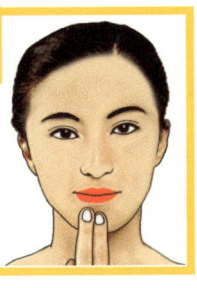

참고 이 경혈은 마음(漿;장)이 위로 올라갔다가(承;승) 아래로 떨어지므로 승장이라 칭했다. 일명 현장(懸漿)이라고도 부른다.

임맥 任脈

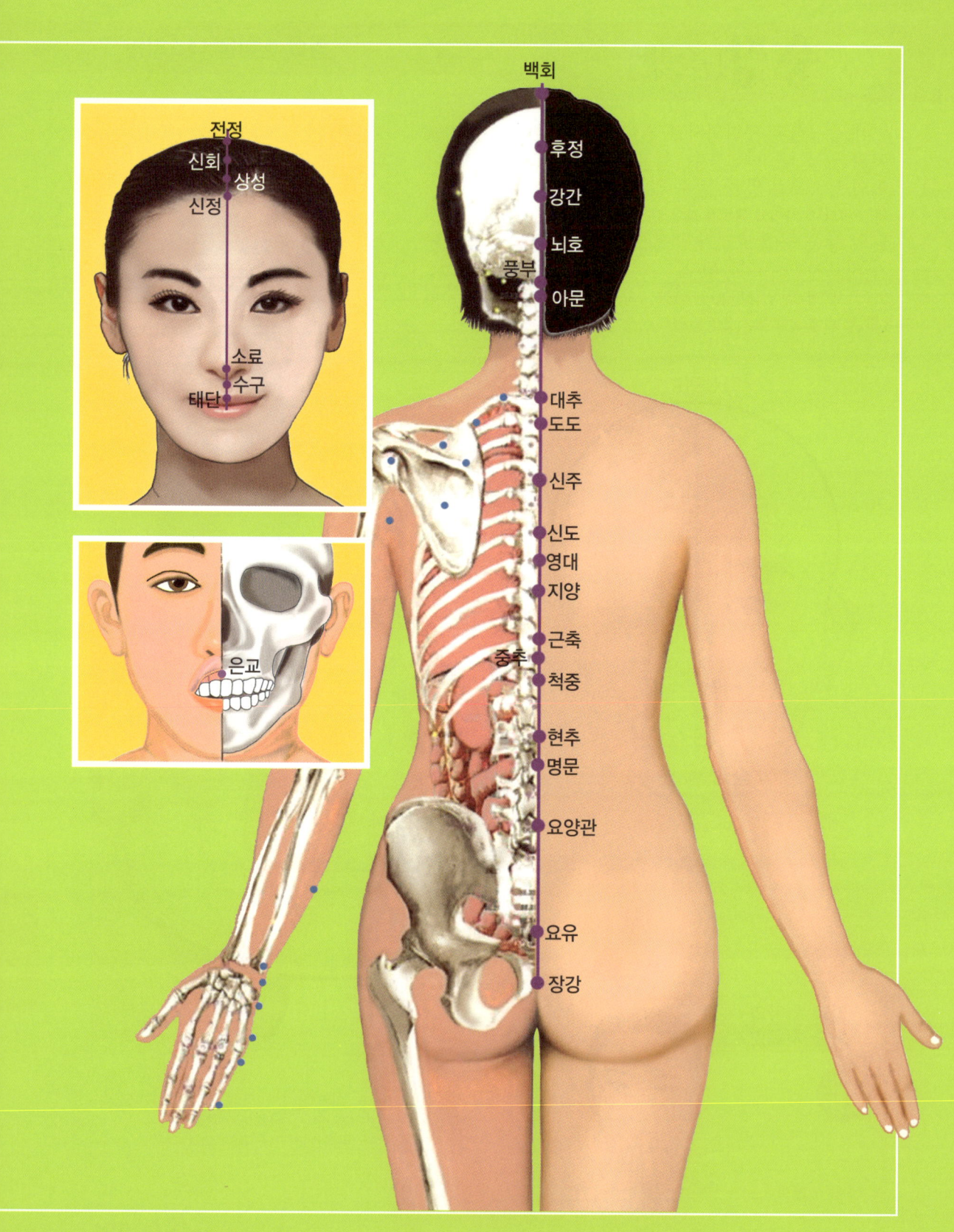

제14장

독맥(督脈)

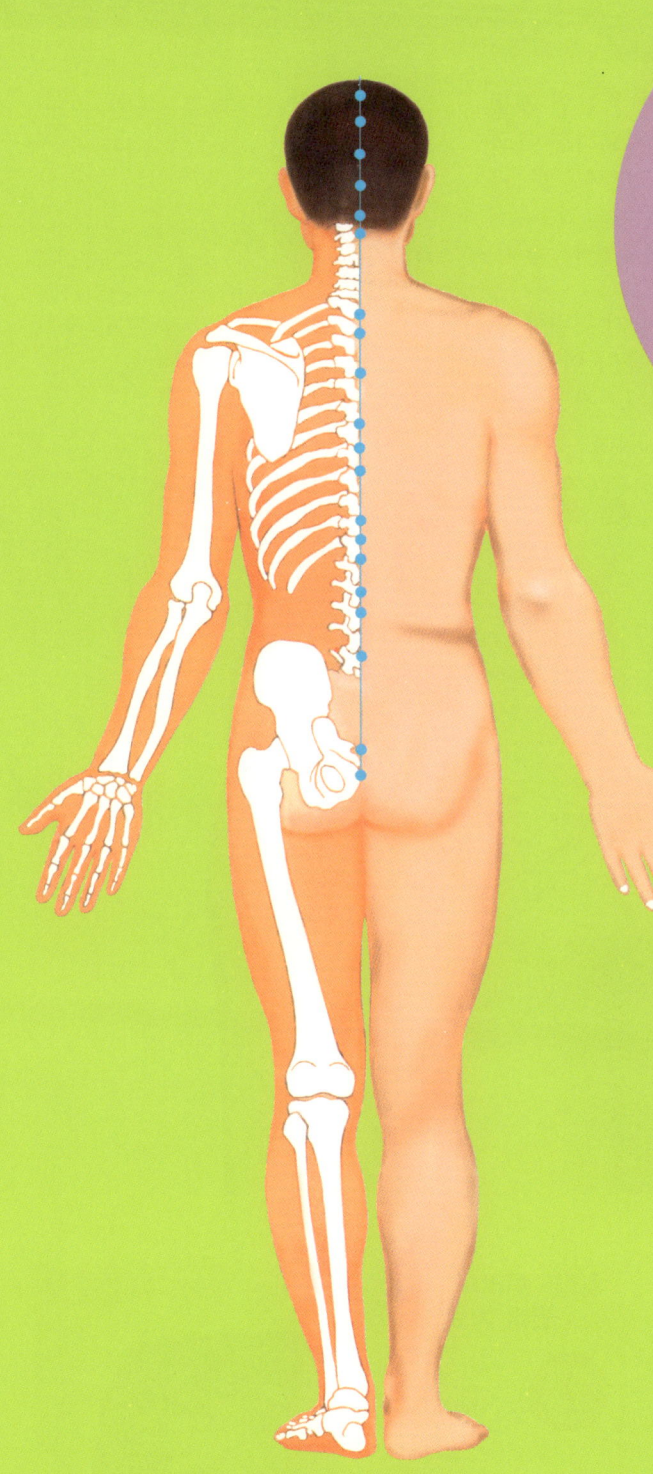

이 독맥(督脈)의 경락은 몸 뒤쪽 항문에 있는 장강혈에서 시작하여 등뼈의 정중선을 따라 올라가 머리 끝의 백회혈을 지나 얼굴 코 아래의 윗입술 속인 은교혈에서 끝나는데 각 1개씩 28개의 혈을 가지고 있다.

이 경락은 주로 등뼈와 두개골 질환을 다스리는데, 남녀 생식기·부인과 질환, 위와 장의 소화기 질환, 뇌척수성 질환 등에 잘 듣는다.

여기서 독(督)이란 전부를 말하는데, 양맥(陽脈)이 전부 모인 맥이므로 남자가 주(主)가 되는 맥이다.〈입문〉

GV-1 (1개 혈)

1 장강(長強)

장수하게 하는 경혈

이 경혈은 회양혈과 더불어 항문 질환에 특효인 경혈이다. 그리고 만능 경혈인 백회혈와 함께 치료하면 효과가 더욱더 좋다. 따라서 치질, 치루(痔漏;항문에 구멍이 생겨 분비물이 나오는 것), 탈항(脫肛;항문의 점막, 치핵, 직장 등이 탈출된 것), 항문열상(肛門裂傷;항문 점막에 작게 찢어진 상처), 혈변(血便) 등에 잘 듣는다.

그 밖에 설사, 변비, 발기불능, 야뇨증, 대소변불리, 임질, 음낭에 습진이 생겼을 때, 허리와 등이 아플 때, 간질, 인사불성 등에도 효과가 있다.

穴位 뒤쪽 정중선 위, 아래쪽 꼬리뼈 끝과 항문을 연결하는 선의 한가운데에 있다.

鍼法 침은 2푼을 놓고, 7번 숨쉴 동안 꽂아 두며, 뜸은 30~200장을 뜬다.〈동인〉
취혈 요령은 환자를 엎드리게 하고 침혈을 잡는다.

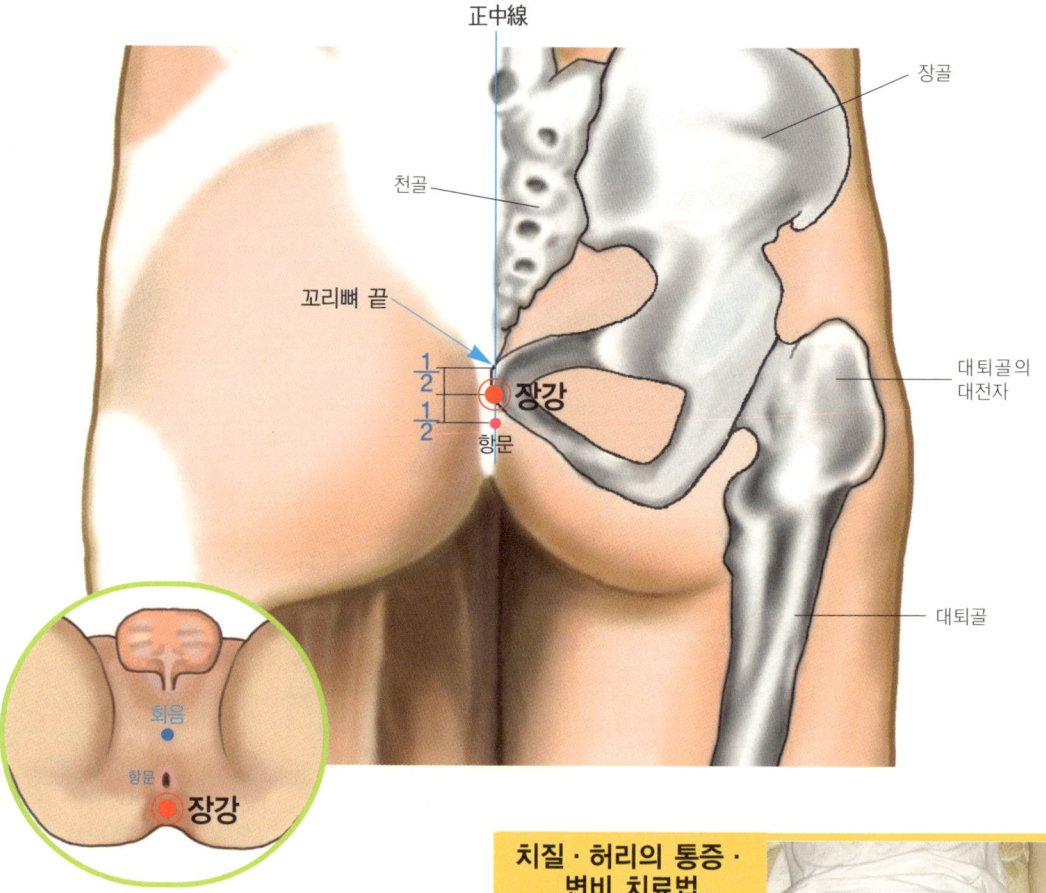

치질·허리의 통증·변비 치료법

지압요령 환자의 장강혈에 양손의 엄지손가락을 대고 3~5초 정도 지압을 반복하되 너무 강하게 누르지 않도록 주의해야 한다.

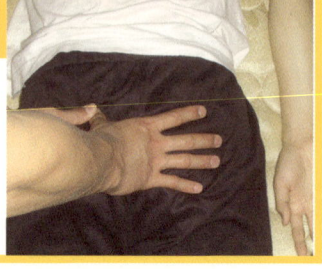

참고 이 경혈은 장(臟) 중에서 양기를 만들어 각 기관에 쉬지 않고 (强;강) 길게 (長;장) 펴 주므로 장강이라 칭했다.

독맥 督脈

GV-2 (1개 혈)

2 요유(腰兪)

허리의 기를 살피는 혈

이 경혈은 요통 등의 모든 허리 질환이나 치질과 같은 항문 질환 등에 효과가 있는데, 뜸을 뜨면 좋다.

그 밖에 월경불순, 자궁의 질환, 학질, 방광염, 요실금, 다리의 마비, 만성 장염, 장이 몹시 아플 때, 정신이상, 허리와 등이 아플 때 등에도 잘 듣는다.

穴位 엉치뼈틈새가 요유혈인데, 제4 천골공의 한가운데에 있다. 엉치뼈틈새는 항문 바로 위에 작고 작고 오목한 곳이다.

鍼法 침은 8푼을 놓고, 3번 숨쉴 동안 꽂아 두며,(사할 때는 5번) 뜸은 7~49장을 뜬다.〈동인〉
취혈 요령은, 바닥에 엎드려 몸을 펴고 두 손을 포개어 이마를 받친 다음 팔다리에 힘을 주지 않고 침혈을 잡는다.〈강목〉

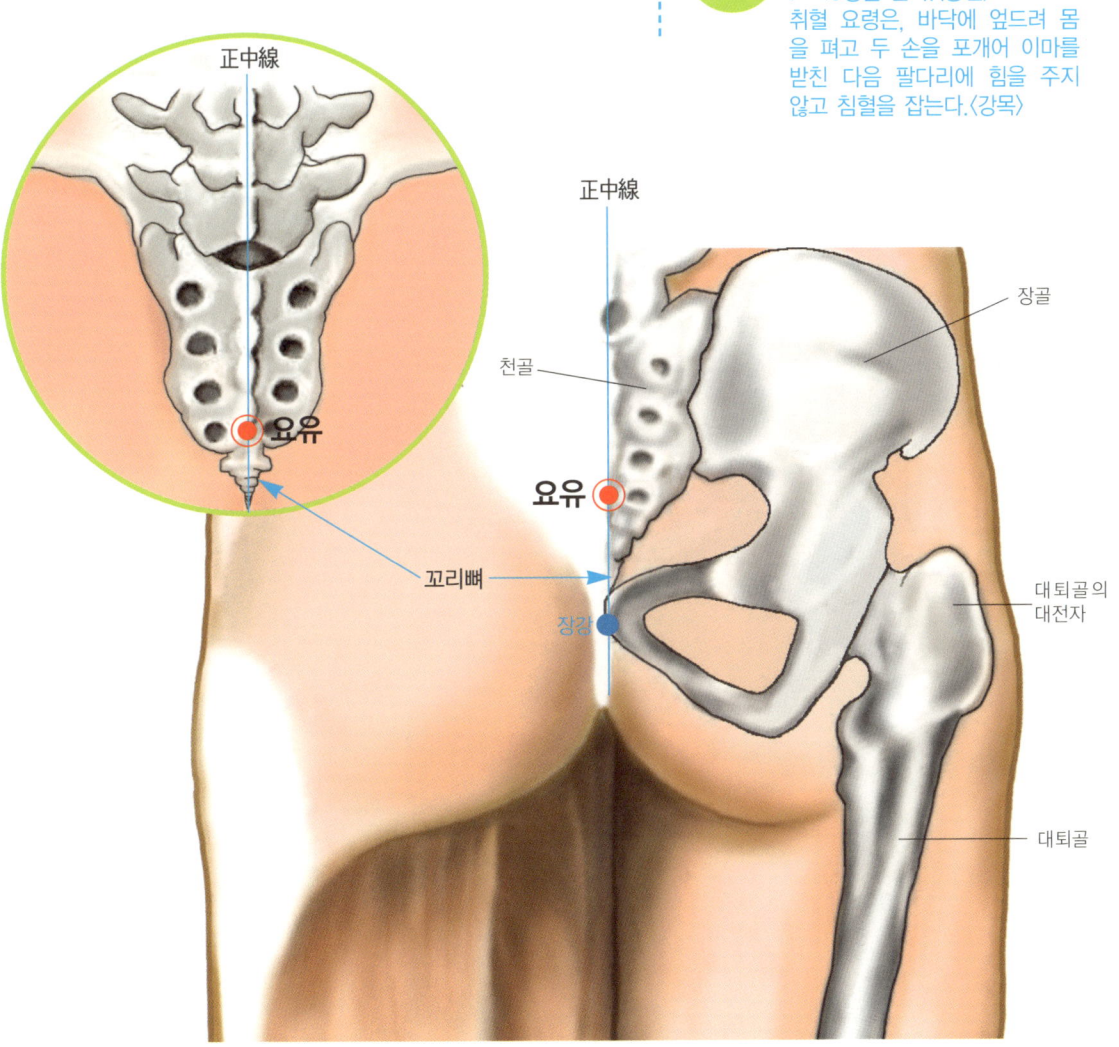

참고 이 경혈은 제2추(椎) 하문(下門)에 있으면서 허리(腰:요)의 기를 움직이는 곳일 뿐만 아니라 허리의 병을 치료하는 유혈(俞穴)이므로 요유라는 명칭을 붙였다.

독맥 督脈

GV-3 (1개 혈)

3 요양관(腰陽關)
원양(元陽)과 원음(元陰)이 모이는 곳

이 경혈은 하지 신경통이나 대장 질환 등에 효과가 있다. 따라서 요통, 다리의 마비, 바깥쪽 무릎의 통증, 좌골신경통, 척수염 등에 잘 듣는다.

그 밖에 대하, 월경불순, 발기불능, 유정(遺精), 만성 장염, 아랫배의 부종(浮腫;신체 조직의 틈 사이에 액체가 괴어 있는 것) 등에도 효과가 있다.

穴位: 뒤쪽 정중선 위 제4요추극돌기 아래쪽 오목한 곳에 있다.

鍼法: 침은 5푼을 놓고 뜸은 3장을 뜬다.〈동인〉
엎드리게 하고 침혈을 잡는다.
침을 놓을 때 깊이 찌르면 하지로 감전되는 듯한 침감이 온다.

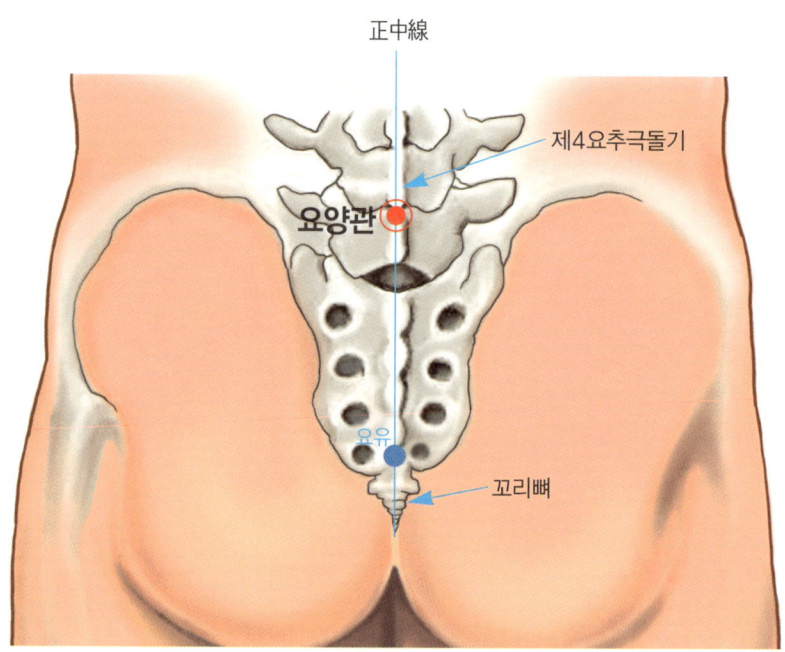

참고: 이 경혈은 관원유의 위쪽에 있는데 관원은 원양과 원음이 서로 관계하는 곳으로 독맥에 속하지만, 원양과 원음이 모이는 곳이므로 요(腰=허리)를 덧붙여 요양관이라는 명칭을 붙였다.

GV-4 (1개 혈)

4 명문(命門)

생명을 지키는 문

이 경혈은 대하, 생리통, 자궁내막염, 음부의 습진, 산후의 각궁반장(角弓反張;몸이 활처럼 뒤로 젖혀지는 증상) 등, 여성의 질환 등에 탁월한 효과가 있을 뿐만 아니라 자궁 출혈, 장출혈, 치질 출혈, 코피 등의 출혈을 멈추게 하는 효과도 있다.

그 밖에 머리가 몹시 아플 때, 몸의 발열, 소아경풍, 소아뇌막염, 한불출(汗不出;열병에 땀이 나지 않는 것), 요통, 모발이 건조할 때, 팔다리가 냉할 때, 등이 뻣뻣할 때, 결핵, 치질, 척수 질환, 장결핵, 신장염, 이명(耳鳴) 등에도 잘 듣는다. 또한 유정(遺精), 정력감퇴, 발기불능, 소변이 혼탁할 때 등, 비뇨·생식기 질환에도 특효가 있다.

穴位 뒤쪽 정중선 위 제2요추극돌기 아래쪽 오목한 곳에 있다. 명문혈과 배꼽은 맞서 있다.

鍼法 취혈 요령은 엎드리게 한 다음 침혈을 잡는다.

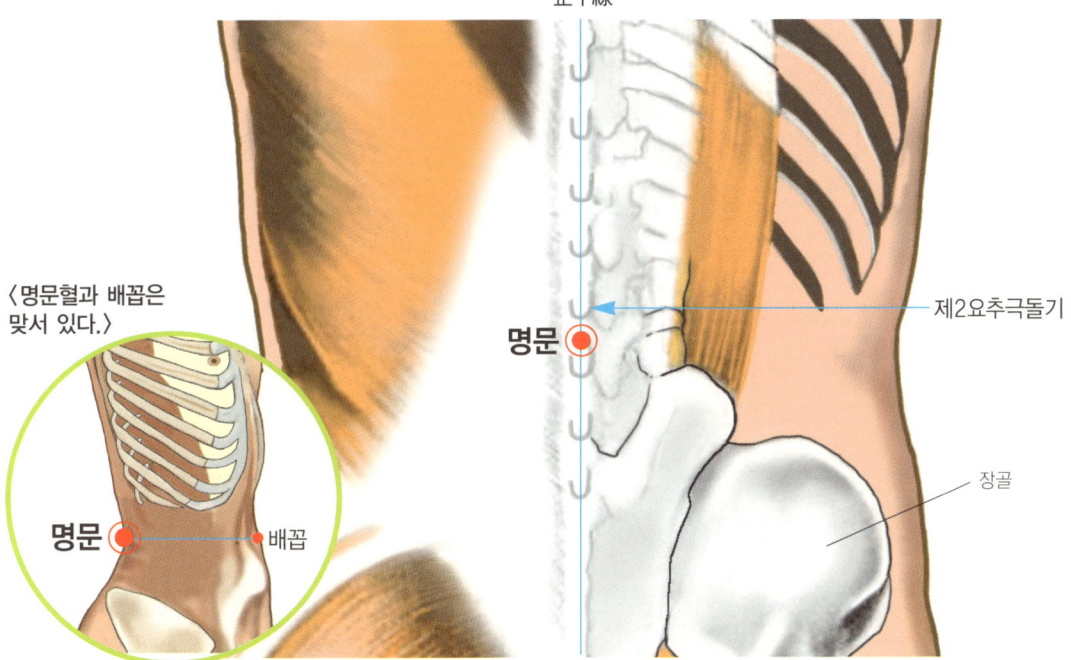

요통·귀울음·두통·월경 이상 치료법

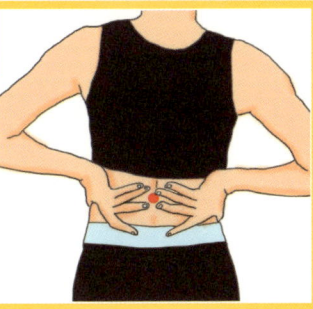

지압요령 양손 가운뎃손가락을 겹쳐(여성은 오른손이 밑으로 가게 하며 남성은 그 반대로 함) 명문혈에 대고 30회 정도 가볍게 누르면서 문질러 준다.

참고 이 경혈은 생명(生命)이 탄생할 때 처음으로 생기는 문(門)이라는 데서 명문이라는 명칭을 붙였다. 속루(屬累)라고도 한다.
글자 그대로 이 경혈은 생명의 문이다. 인간의 생명력의 핵심인 선천의 원기가 이 경혈을 통해 건강을 유지하게 되는 고마운 경혈이다.
침혈을 잡을 때에는 똑바로 서서 지팡이로 바닥에서부터 배꼽까지를 재어 잡는다. 지팡이 끝이 닿는 곳이 명문혈이다.〈강목〉

독맥 督脈

GV-5 (1개 혈)

5 현추(懸樞)

체력과 몸의 상태를 조절하는 혈

이 경혈은 허리가 아플 때, 허리와 등이 뻣뻣하면서 아플 때 등등, 허리와 등에 연관된 각종 질환에 특효가 있다.

그 밖에 복통, 위통, 소화불량, 설사, 탈항(脫肛;항문의 점막, 치핵, 직장 등이 탈출된 것), 급성 장염, 비위(脾胃)가 허약할 때 등에 효과가 있다.

穴位 뒤쪽 정중선 위 제1요추극돌기 아래쪽 오목한 곳에 있다.

鍼法 침은 3푼을 놓고, 뜸은 3장을 뜬다.〈동인〉
취혈 요령은 엎드리게 한 다음 침혈을 잡는다.

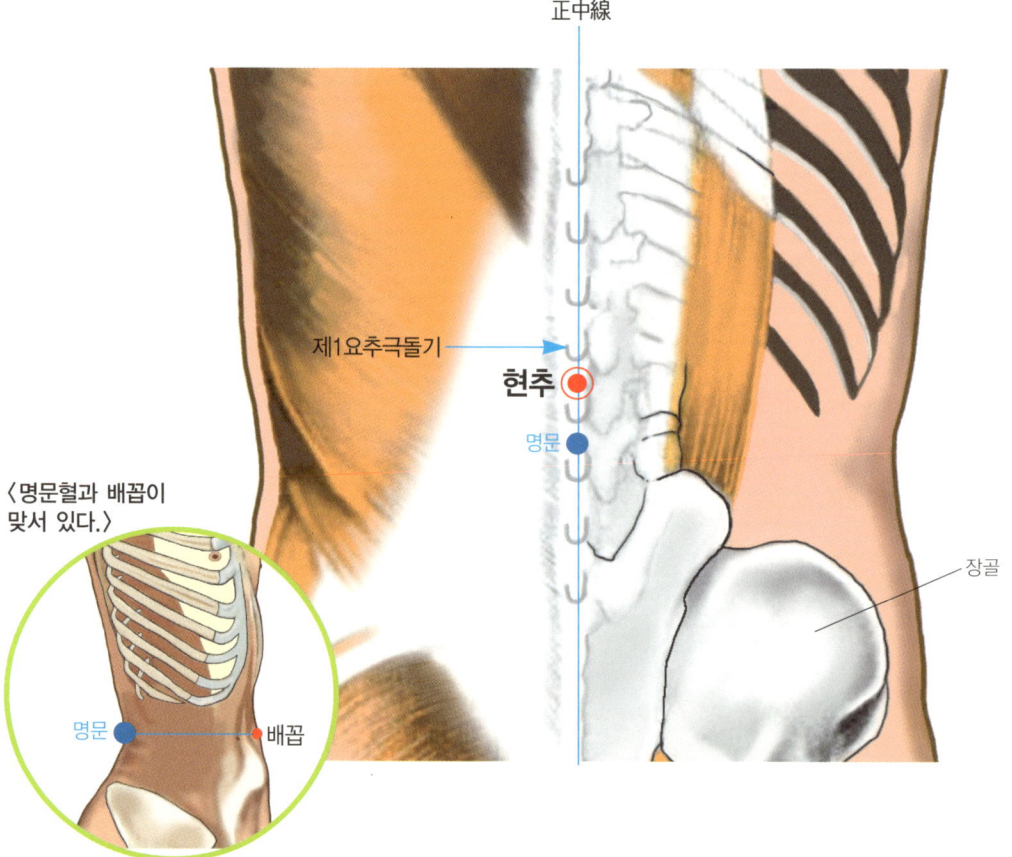

〈명문혈과 배꼽이 맞서 있다.〉

참고 이 경혈은 기둥(樞:추)에 매여 있는(懸:현) 추관(樞關)으로, 삼초(三焦)가 발원(發源)하는 기본이다.
그리고 천추, 중추, 현추 등, 추(樞) 자가 붙은 혈은 모두 상관 관계가 있어 체력과 몸의 상태를 조절하는 역활을 한다.

GV-6 (1개 혈)

6 척중(脊中)

등의 한가운데에 있는 혈

이 경혈은 혈변(血便), 치질, 소아의 탈항(脫肛), 장염, 이질, 위경련, 배의 부종(浮腫;신체 조직의 틈 사이에 액체가 괴어 있는 것), 적취(積聚;배나 가슴, 옆구리에 큰 살덩이가 불룩 솟아오른 것), 토혈(吐血) 등에 효과가 있다.

그 밖에 복통, 설사, 황달, 간염, 하지(下肢)의 마비, 온병(溫病;유행성 열병), 감기, 간질, 정신이상, 허리와 등이 뻣뻣해지면서 아플 때 등에도 잘 듣는다.

穴位 뒤쪽 정중선 위 제11흉추극돌기 아래쪽 오목한 곳에 있다.

鍼法 침은 5푼을 놓고 뜸은 뜨지 말아야 한다.〈동인〉
취혈 요령은 머리를 숙이고 침혈을 잡는다.

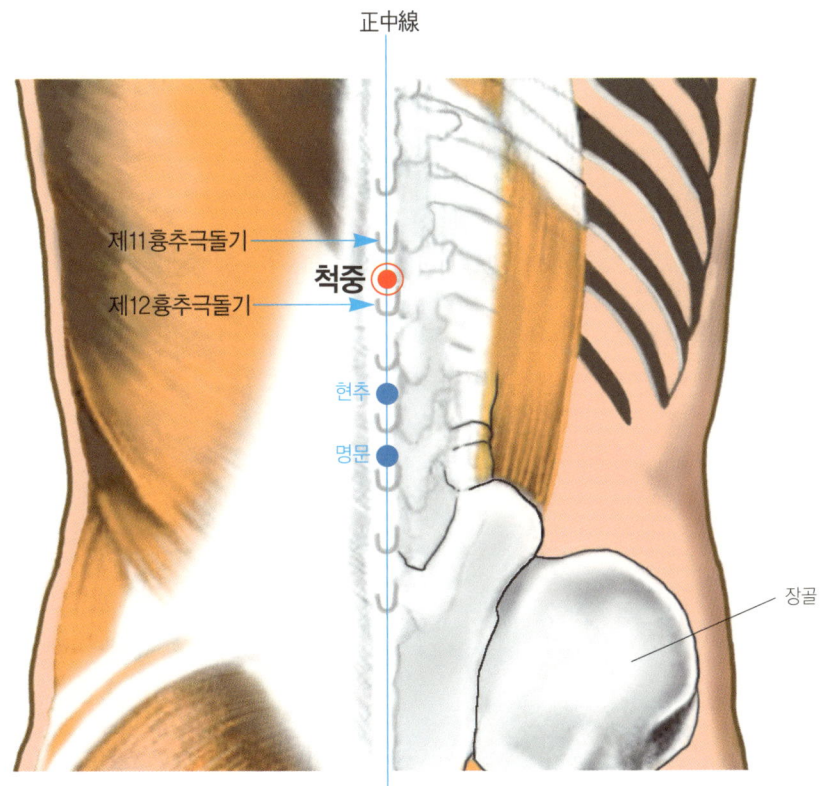

참고 이 경혈의 등성마루〔脊;척〕에는 모두 21절(節)이 있는데 이 혈이 그 중간〔中;중〕에 있으므로 척중이라는 명칭을 붙였다.
일명 신종(神宗)이라고도 한다.

독맥 督脈

GV-7 (1개 혈)

7 중추(中樞)

척중의 추(樞)가 되는 혈

이 경혈은 허리와 등이 아플 때, 허리가 아파서 움직일 수 없을 때, 등이 뻣뻣할 때 등에 특효가 있다.
그 밖에 식욕부진, 담낭염, 시력감퇴, 담석증(膽石症)으로 인한 위통, 담(膽)으로 인한 구토, 황달, 한열(寒熱; 오한과 발열 증상을 합한 것) 등에 효과가 있다.

穴位 뒤쪽 정중선 위 제10흉추극돌기 아래쪽 오목한 곳에 있다.

鍼法 취혈 요령은 엎드려 눕거나 혹은 똑바로 앉아 침혈을 잡는다.

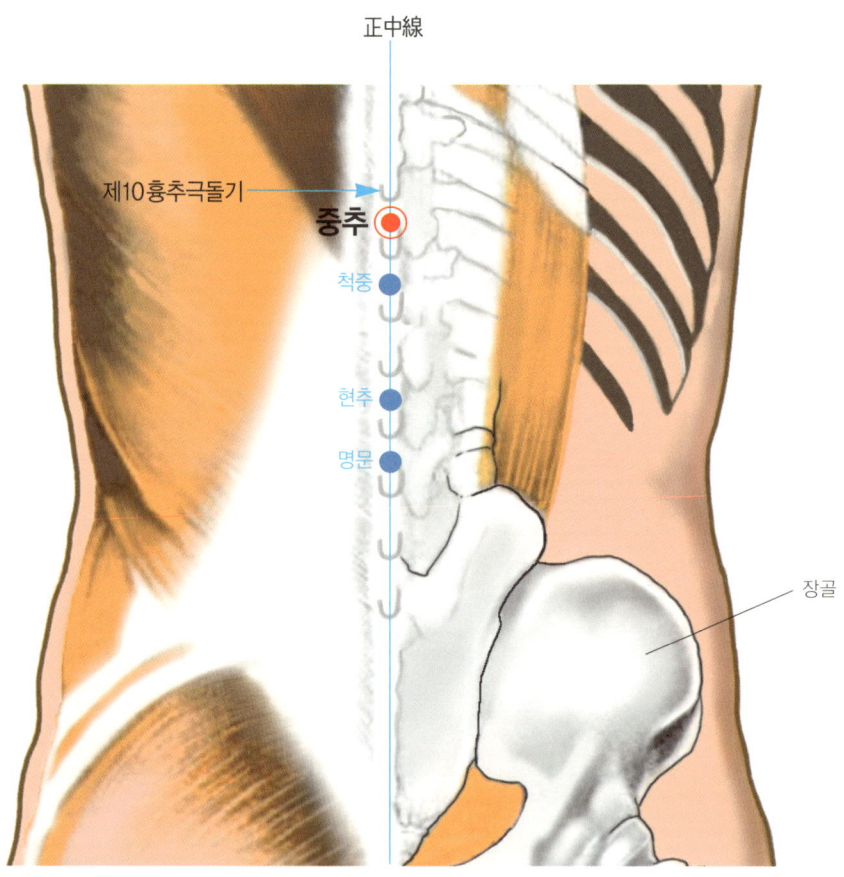

참고 이 경혈은 척중혈의 위쪽 첫번째 마디로서 척중의 추(樞)가 된다는 데서 중추라는 명칭을 붙였다.
또한, 추요부(樞腰部)라는 뜻으로 중추라 한다.

GV-8 (1개 혈)

8 근축(筋縮)

맥의 기가 간유와 서로 상통하는 혈

이 경혈은 계종(瘈瘲;근육이 뻣뻣해지면서 오그라들거나 늘어지는 증상이 번갈아 나면서 오랫동안 되풀이되는 증상), 강직성 경련, 늑간신경통, 팔다리를 마음대로 움직일 수 없을 때 등에 효과가 있다.

그 밖에 현기증, 히스테리, 정신병, 간질, 언어장애, 위경련, 간염, 담낭염, 흉막염(胸膜炎), 위통, 시력장애 등에도 잘 듣는다.

 穴位 — 뒤쪽 정중선 위 제9흉추극돌기 아래쪽 오목한 곳에 있다.

 鍼法 — 취혈 요령은 머리를 숙이고 침혈을 잡는다.

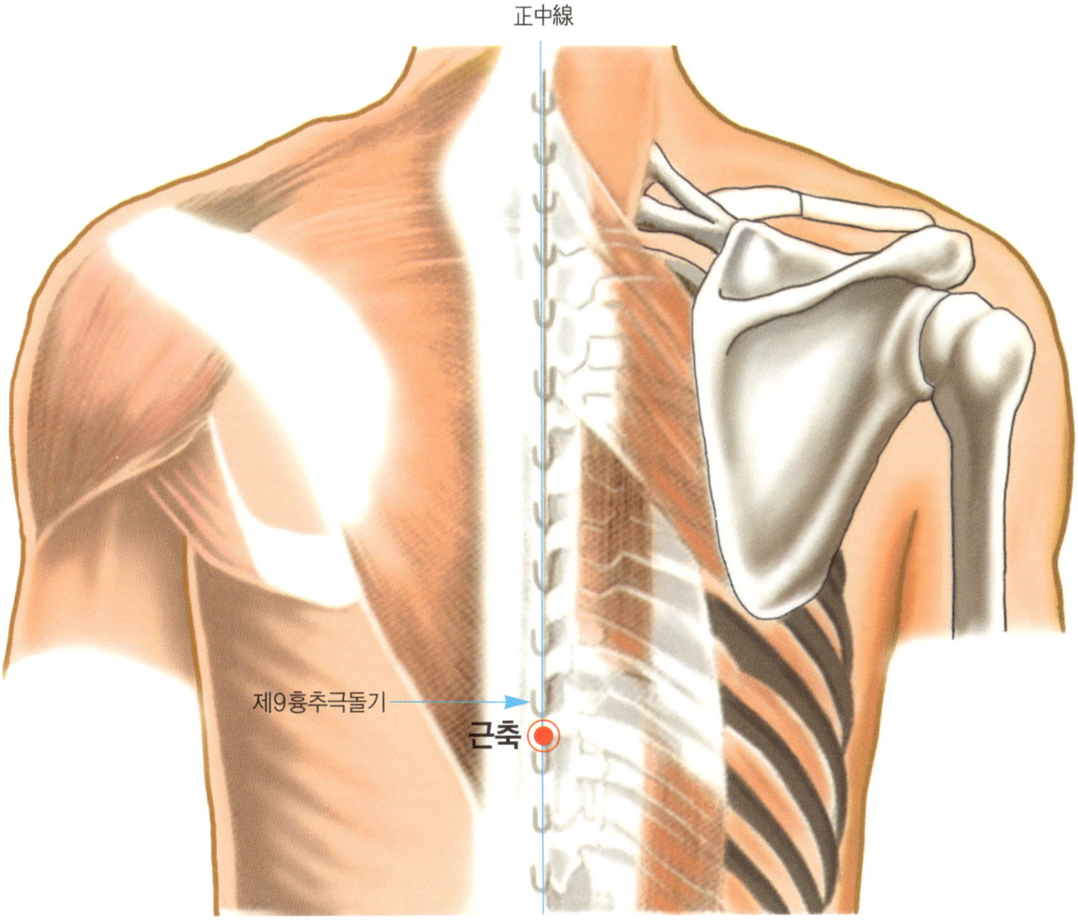

正中線

제9흉추극돌기 → 근축

참고 — 이 경혈은 제9등뼈 아래에 있어 그 맥의 기가 간유와 서로 상통하는데 간은 근육(筋;근)을 주로 치료하므로 간에 병이 들면 근육이 수축(縮;축)된다는 데서 근축이라는 명칭을 붙였다.

독맥 督脈

GV-9 (1개 혈)

9 지양(至陽)

위염 등을 다스리는 경혈

이 경혈은 심열(心熱;심화로 생기는 열), 또는 심장 질환에 효과가 있다.

그 밖에도 위염, 소화불량, 위산과다증, 위가 냉할 때, 입맛이 없을 때 등에 효과가 있다. 또 히스테리 신경증상, 허리·등·가슴 등의 통증, 사지마비, 기관지염, 기관지천식, 황달, 학질, 간염, 담낭염, 위통 등에도 자주 사용되고 있다.

穴位 뒤쪽 정중선 위 제7흉추극돌기 아래쪽 오목한 곳에 있다.
견갑골 아래쪽 끝과 수평이 되는 곳이다.

鍼法 침은 5푼을 놓고, 뜸은 3장을 뜬다.〈동인〉
취혈 요령은 머리를 숙이고 침혈을 잡는다.

正中線
제7흉추극돌기
지양
근축
견갑골 아래쪽 끝

참고 이 경혈은 양(陽) 중의 양이라는 데서 지양이라 칭했다. 일명 혈해(血海)라고도 한다.
차렷 자세에서 양쪽 어깨 견갑골 하단을 일직선으로 긋고 독맥과 만나는 선이 침혈이다.

소화기계 질환 치료법

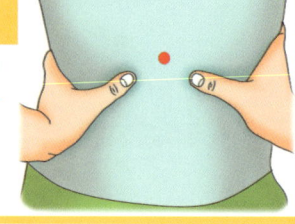

지압 요령 시술자는 환자의 등에 양 손바닥을 대고 지양혈을 엄지손가락으로 동시에 약간의 힘을 가해 누른다.

독맥 督脈

제14장 독맥(督脈)

GV-10 (1개 혈)

⑩ 영대(靈臺)

심장을 받치고 있는 혈

이 경혈은 비열(脾熱;비장에 발생하는 열)로 인한 해수나 천식, 기침, 호흡곤란, 소아감모(小兒感冒;소아에게 생기는 풍한사와 풍열사), 기천(氣喘;목에 항상 무엇이 붙어 있다고 느껴지는 증상) 외에 으슬으슬 추울 때, 학질, 발열, 기관지염, 폐결핵, 감기 예방 등에 잘 듣는다.

그 밖에 뒷목이 뻣뻣할 때, 등쪽의 신경통, 뾰루지, 위통 등에도 효과가 있다.

穴位 뒤쪽 정중선 위 제6흉추극돌기 아래쪽 오목한 곳에 있다.

鍼法 뜸만 5장을 뜨고 침은 놓지 말아야 한다.〈동인〉
취혈 요령은 머리를 숙이고 침혈을 잡는다.

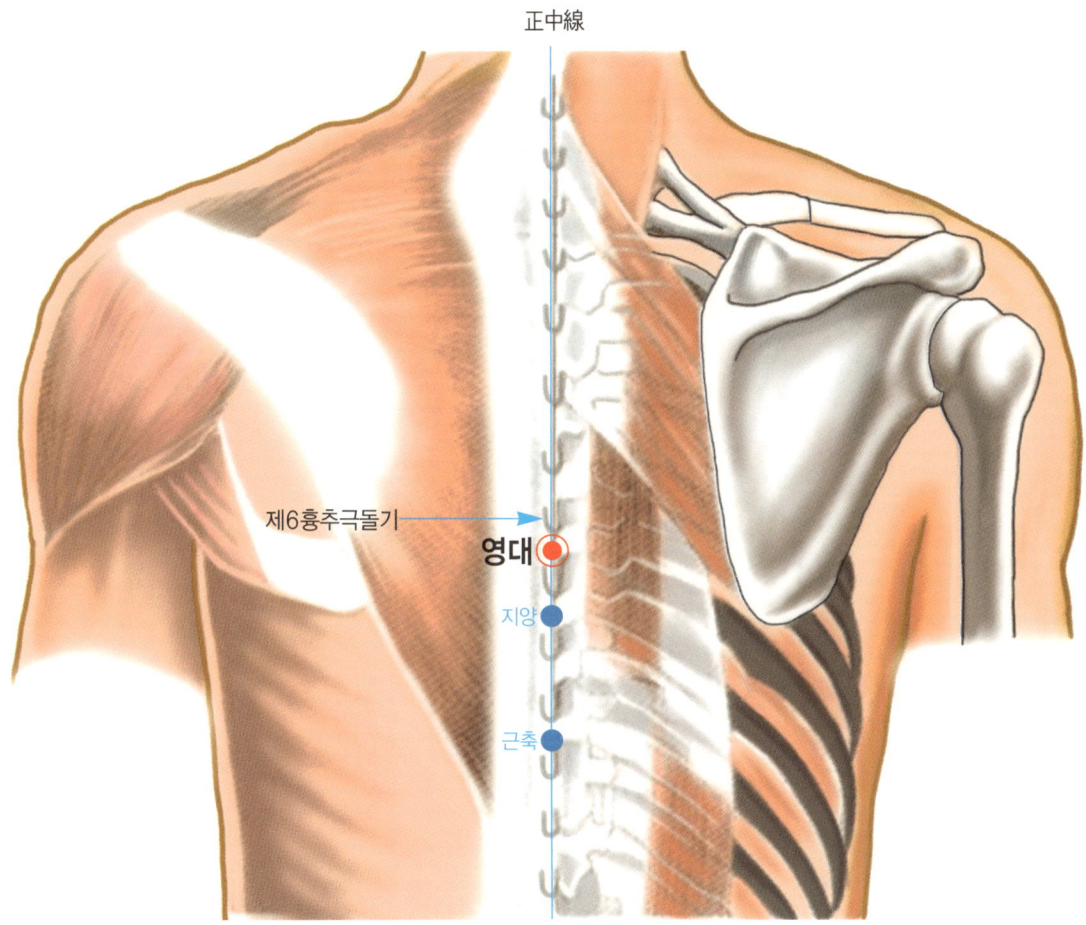

참고 이 경혈 위쪽으로는 심유혈이 있고, 아래쪽으로는 격유혈이 있으며, 중간에는 노란 기름 덩어리가 대(臺)처럼 진을 쌓고 있는데 그 양쪽 방향에는 독유혈이 있어 양기가 그 가운데를 통하고 심령(心靈)이 그 위에 있으므로 영대라는 명칭을 붙였다.

독맥 督脈

GV-11 (1개 혈)

11 신도(神道)

심(心) 질환을 다스리는 혈

이 경혈은 건망증, 기억력 감퇴, 히스테리, 정신 질환, 두통, 불면증, 고혈압뿐만 아니라 경계(驚悸;잘 놀라고 가슴이 두근거리는 증상), 심계항진(心悸亢進) 등, 심장과 관련된 질환에 효과가 있다.

그 밖에 기침, 학질, 상한(上寒;몸 위쪽에 찬 기운이 있는 것), 발열, 두통, 등이 뻣뻣하고 켕길 때, 하악(下顎)탈구, 늑간신경통, 볼거리, 기미, 여드름, 비듬 등에도 잘 듣는다.

穴位 뒤쪽 정중선 위 제5흉추극돌기 아래쪽 오목한 곳에 있다.

鍼法 뜸은 49~100장까지는 뜰 수 있으며, 침은 놓지 말아야 한다.〈동인〉
취혈 요령은 머리를 숙이고 침혈을 잡는다.

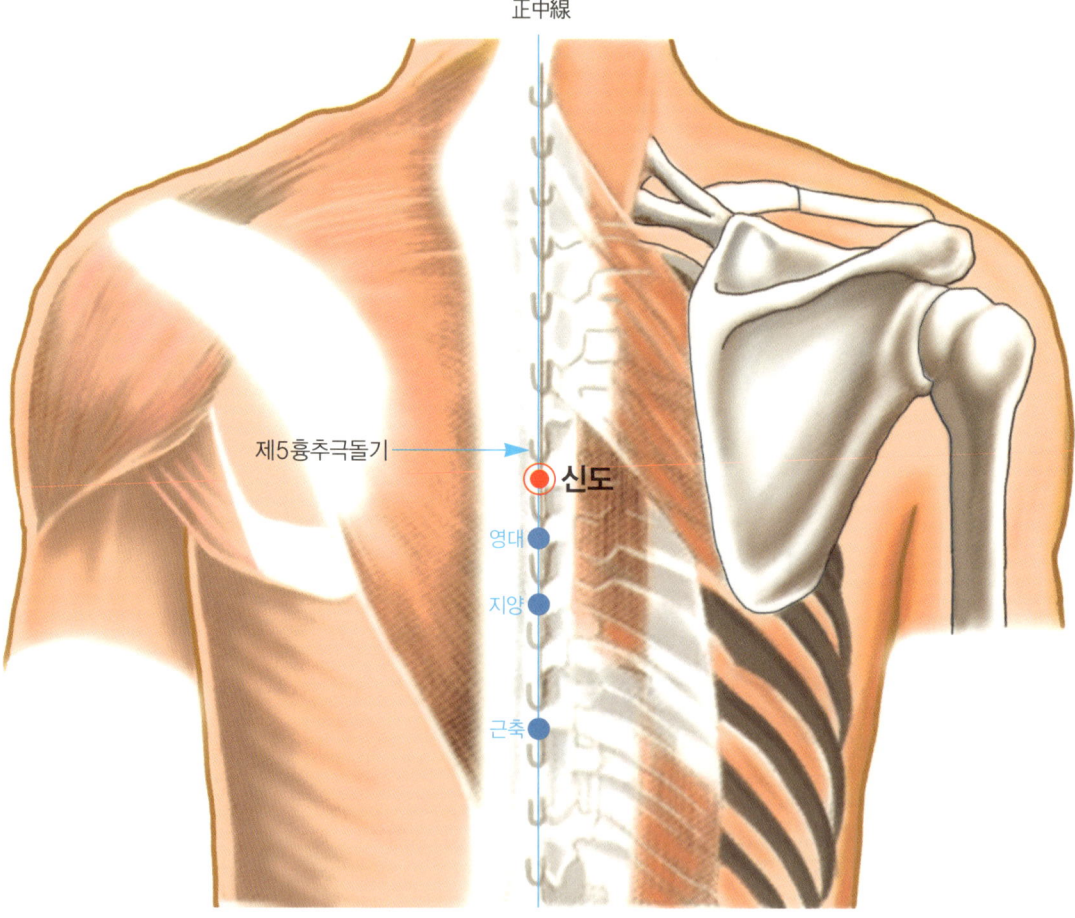

참고 이 경혈의 심(心)은 신(神)을 장(藏)하고 있으나, 이 혈은 신을 주축으로 심기가 통하는 길(道)이 되어 심(心) 질환을 주로 다스리므로 신도라는 명칭을 붙였다.

GV-12 (1개 혈)

12 신주(身柱)

몸을 지탱하는 기둥과 같은 중요한 혈

이 경혈은 모여 있는 나쁜 기운을 제거하는 곳으로서, 어린이의 체력을 보강하고 몸을 튼튼하게 만든다. 따라서 허로(虛勞;몸이 쇠잔한 증상)·소아경풍(小兒驚風) 외에 폐열(肺熱)로 인한 기관지염·기침·해수·천식·폐결핵에 사용하며, 심계항진·중풍 질환으로 중심을 제대로 잡지 못하는 환자에게도 많이 사용하고, 어린이 천식에 영대혈과 같이 사용하는 경우도 있다.

그 밖에 신경성 히스테리·불면증·원형탈모·계종(瘈瘲;근육이 뻣뻣해지면서 오그라들거나 늘어지는 증상이 번갈아 나면서 오랫동안 되풀이되는 증상)·등이 뻣뻣하고 아플 때·가슴과 등이 아플 때·요통·정신병·척수 질환·감기·비듬·뽀루지·기미 등에도 효과가 탁월하며, 특히 뜸을 뜨면 매우 효과가 좋다.

穴位: 뒤쪽 정중선 위 제3흉추극돌기 아래쪽 오목한 곳에 있다.

鍼法: 침은 5푼을 놓고, 뜸은 5장을 뜬다.〈동인〉

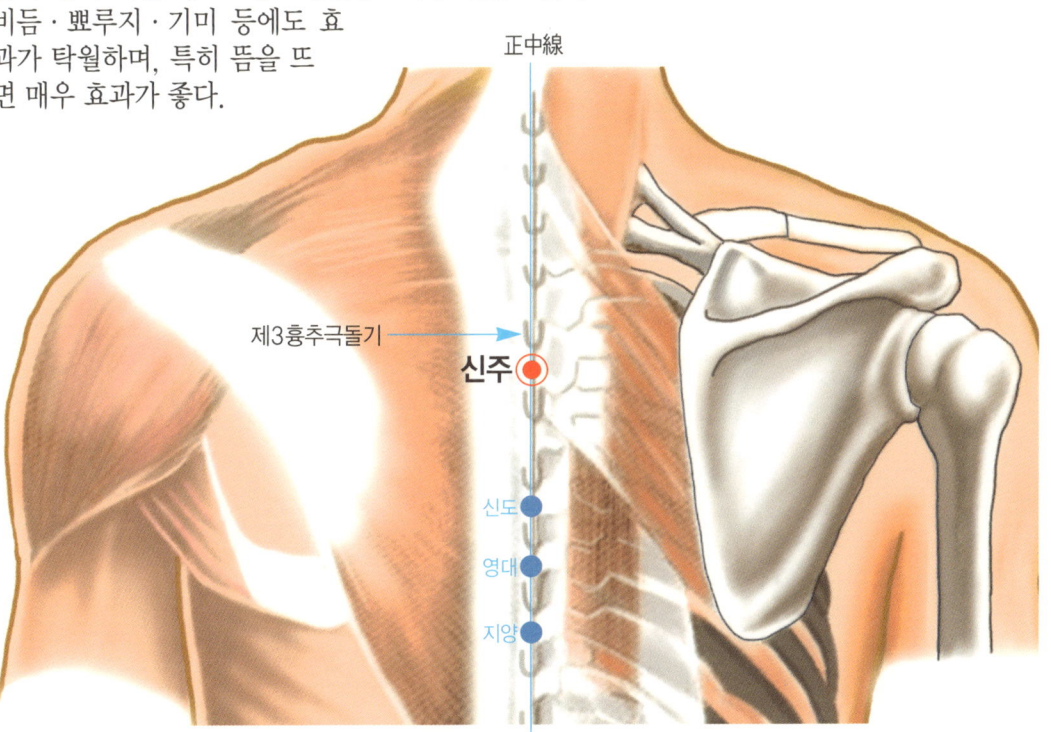

몸에 활력을 불어넣는 치료법

지압요령: 양손의 엄지손가락으로 신주혈을 가볍게 주무르듯이 누르며, 어린이를 치료할 때에는 부드럽게 지압하고, 뜸은 뜨겁지 않게 해야 한다.

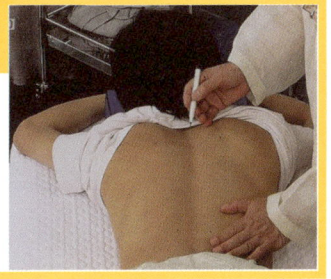

참고: 이 경혈은 신도혈의 기를 이어받아 독맥을 따라 상승해 기둥[柱;주]처럼 곧고 바르게 해 주므로 신주라 칭했다.

독맥 督脈

GV-13 (1개 혈)

13 도도(陶道)

열을 내리고 학질을 다스리는 혈

이 경혈은 한불출(汗不出;땀이 나지 않는 증상)이나 한열(寒熱;오한·발열 증상을 합해서 말함), 학질, 조열(潮熱;주기적으로 나타나는 열증), 폐결핵, 심통(心痛;심장·명치 부위의 통증), 늑간신경통, 두통, 고혈압, 신경쇠약, 히스테리, 정신착란, 정신분열증, 간질, 현기증 등에 효과가 있다.

그 밖에 상지(上肢)의 마비, 등이 뻣뻣할 때, 각궁반장(角弓反張;몸이 뒤로 젖혀지는 증상), 비듬, 여드름, 기미 등에도 잘 듣는다.

穴位 뒤쪽 정중선 위 제1흉추극돌기 아래쪽 오목한 곳에 있다.

鍼法 침은 5푼을 놓고, 뜸은 5장을 뜬다.〈동인〉
취혈 요령은 머리를 숙이고 침혈을 잡는다.

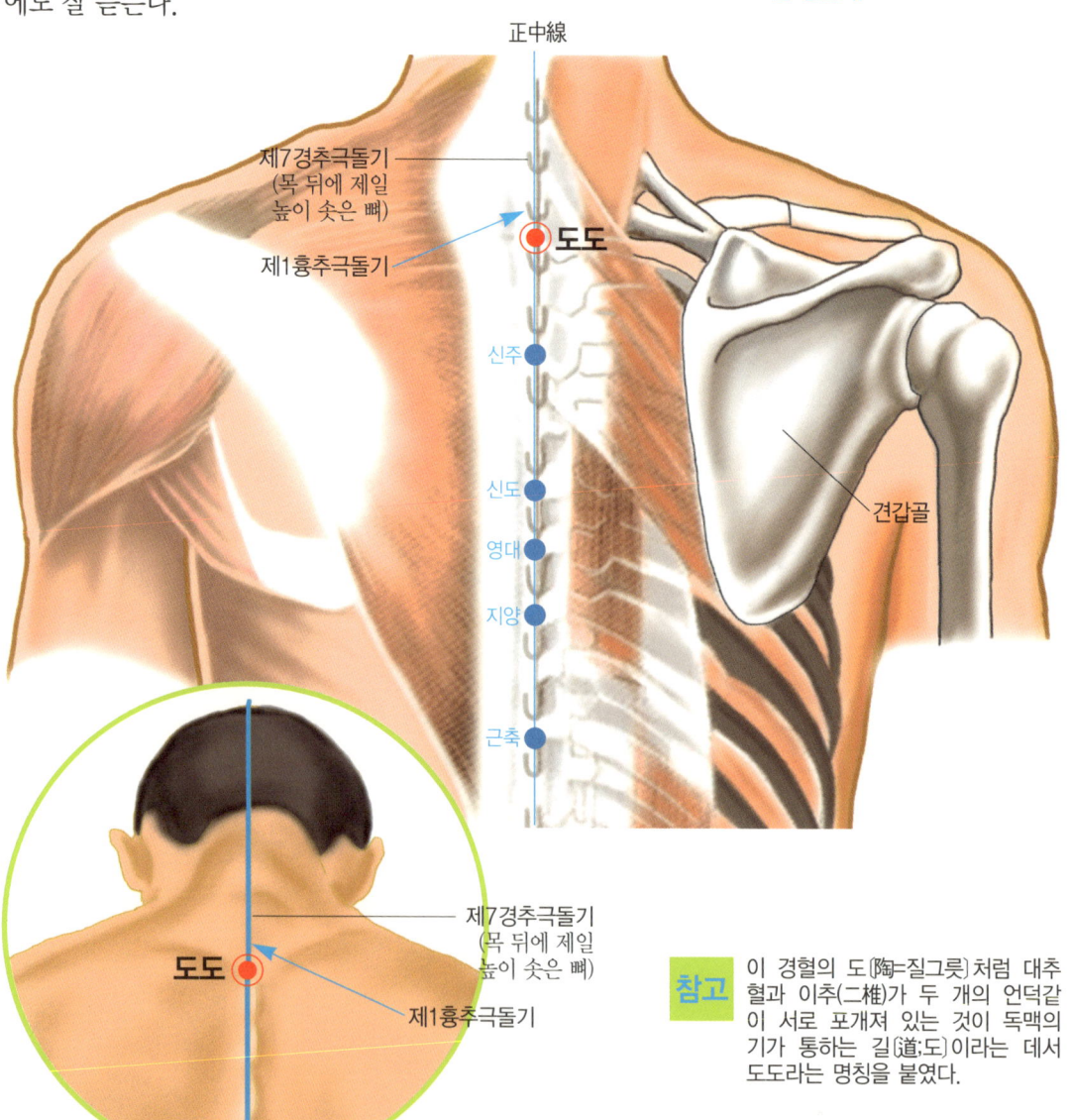

참고 이 경혈의 도(陶=질그릇)처럼 대추혈과 이추(二椎)가 두 개의 언덕같이 서로 포개져 있는 것이 독맥의 기가 통하는 길(道;도)이라는 데서 도도라는 명칭을 붙였다.

GV-14 (1개 혈)

14 대추(大椎)

척추의 중요한 혈

이 경혈은 수족삼양경(手足三陽經)이 교회(交會)하므로 발열(發熱), 중서(中暑;더위를 먹어서 생기는 병) 등의 모든 열병과 외감한사(外感寒邪)로 인한 척추병, 척간병, 견배통(肩背痛), 항강(項强;뒷목의 뻣뻣함과 당김)에 보조혈로 많이 사용한다.

따라서 목·어깨 결림에 효과가 있다. 특히 목과 어깨가 결릴 때에는 대추를 너무 세게 누르지 말고 그 양옆을 세게 누르는 것이 좋다. 특히 알레르기 체질인 사람은 이 경혈의 자극을 민감하게 느낀다.

그 밖에 기침, 호흡곤란, 기관지염, 천식, 간염, 간질, 정신이상, 소아경풍, 학질, 폐기종, 폐결핵, 만성 감기, 황달, 구역질, 구토, 코피, 습진, 기미, 여드름, 비듬, 홍반, 뾰루지 등에도 효과가 있을 뿐만 아니라, 양기를 되찾는 작용을 한

穴位 뒤쪽 정중선 위 목덜미 아래 제7경추극돌기 아래쪽의 우묵한 곳에 있다.

鍼法 침은 5푼을 놓고 3번 숨쉴 동안(사할 때는 5번) 꽂아 두며, 뜸은 나이 수만큼 뜬다.〈동인〉

코피를 멈추게 하는 치료법

지압요령 시술자는 한쪽 손으로 환자의 등을 지탱하고 다른 한쪽 손의 엄지손가락으로 대추혈을 강하게 지압한다.

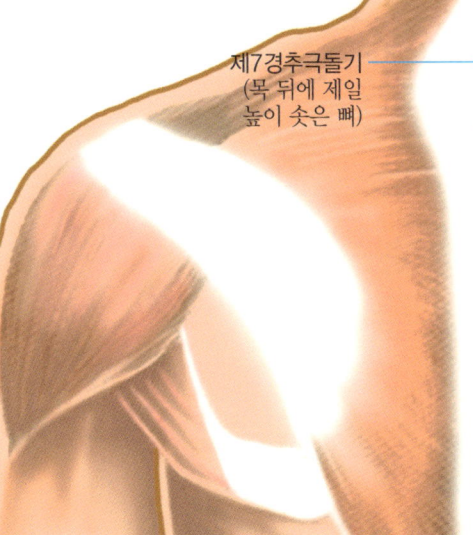

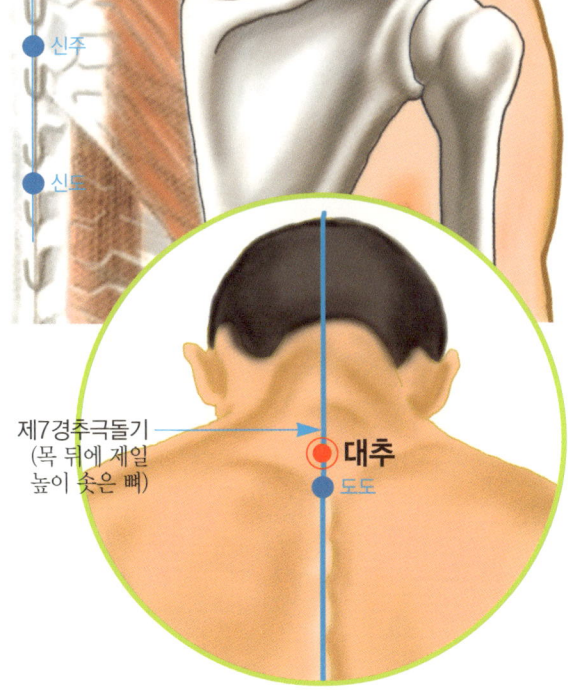

참고 이 경혈은 뒷목 어깨 높이의 제일 큰〔大;대〕척추뼈〔椎;추〕가 되어 다음으로 비슷한 유형을 만들므로 대추라 칭했다.
등뼈에 뜸을 뜰 때에는 뼈마디가 두두러진 곳에 떠야 효과가 있으며 뼈마디 아래에 뜨면 효과가 없다. 즉, 두두러진 물고기 등을 참작하라는 말에 일리가 있다.〈자생〉

독맥 督脈

GV-15 (1개 혈)

15 아문(啞門)

입덧을 치료하는 문

이 경혈은 혀와 연관된 모든 질환으로 언어장애, 갑자기 말을 못할 때 등에 효과가 있다.

그 밖에 뒷목이 뻣뻣할 때, 등 쪽의 신경통, 습관성 두통, 척수염, 코피, 중풍, 폐렴, 기관지염, 뾰루지, 기미, 비듬, 히스테리, 뇌성마비, 간질, 정신착란, 정신분열증 등에도 잘 듣는다.

穴位 뒤쪽 정중선 위 제2경추극돌기 위쪽의 우묵한 곳에 있는데, 먼저 풍부혈을 찾은 다음 아문혈을 정한다.
풍부혈의 0.5촌 아래쪽에 있다.

鍼法 침은 2푼을 놓고 뜸을 뜨면 벙어리가 되므로 뜨지 말아야 한다.
취혈 요령은 머리를 뒤로 젖히고 침혈을 잡는다.〈동인〉
침혈을 잡을 때는 먼저 풍부혈을 잡는 게 좋다.

참고 이 경혈은 혀뿌리와도 연관되어 있어 이 곳에 침을 놓으면 발음을 순조롭게 하고 아병(牙病; 입덧)을 치료하는 문(門)이므로 아문이라는 명칭을 붙였다.

398 제14장 독맥(督脈)

GV-16 (1개 혈)

16 풍부(風府)

두통 등이 모이는 곳

이 경혈은 항강(項强;뒷목의 뻣뻣함과 당김), 두통이나 머리가 무거울 때, 간질병, 정신이상, 반신불수, 현기증, 뇌출혈, 고혈압 등에 특효가 있다.

그 밖에 재채기, 콧물, 코피, 비색(鼻塞;코막힘), 축농증 등 코에 관한 염증이나 질환 외에 감기로 인한 여러 가지 증상을 완화시킨다. 또한 전신의 나른함, 가려움증, 탈모, 풍진, 뾰루지, 인후병(咽喉病), 황달, 열성 질환, 중풍으로 인한 언어 장애 등에도 잘 듣는다.

穴位 뒤쪽 정중선 위 외후두융기 바로 아래쪽의 목 부위로, 굵은 힘줄 사이의 우묵한 곳에 있다.

鍼法 침은 2푼을 놓고 뜸은 뜨지 말아야 한다.〈동인〉

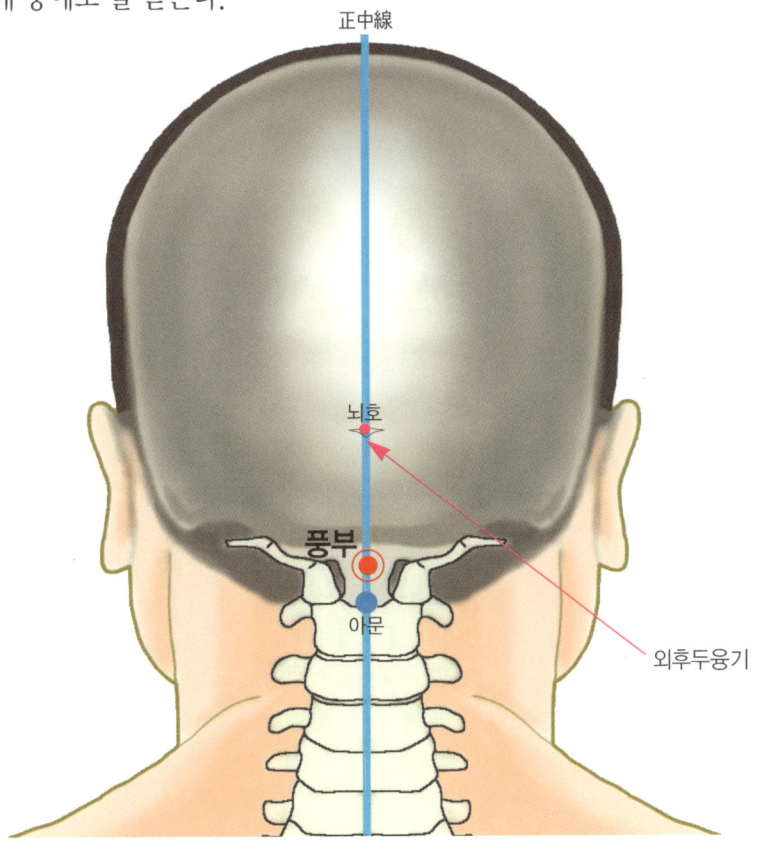

후두신경통 치료법

지압요령 환자의 머리를 양손으로 감싸안듯이 하고 좌우의 엄지손가락으로 풍부혈을 누르면서 후두부의 튀어나온 부분을 가볍게 어루만지면 더욱 효과가 있다.

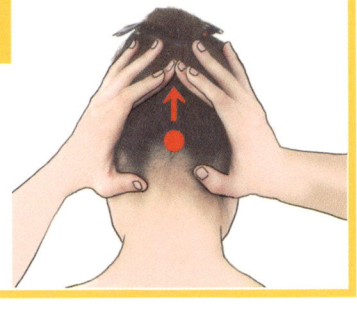

참고 이 경혈은 뒷목 머리털이 돋은 경계에서 1촌 들어간 큰 힘줄 사이 우묵한 곳에 바람(風;풍)이 좇아 들어오는 곳(府;부)이라서 풍부라 칭했다

독맥 督脈

GV-17 (1개 혈)

17 뇌호(腦戶)

안쪽에 뇌가 있는 혈

이 경혈은 두통, 현기증, 항강(項强;뒷목의 뻣뻣함과 당김), 뇌충혈, 안면신경통(顔面神經痛), 안면마비 등에 효과가 있다.

그 밖에 불면증, 귀앓이, 언어장애, 발작성 정신이상, 간질 등에도 잘 듣는다.

穴位 정중선 위, 뒷머리 외후두융기의 바로 위쪽의 우묵한 곳에 있다.

鍼法 침은 놓지 못하고 뜸은 7장을 뜰 수 있으나 함부로 떠서는 안 된다.〈동인〉

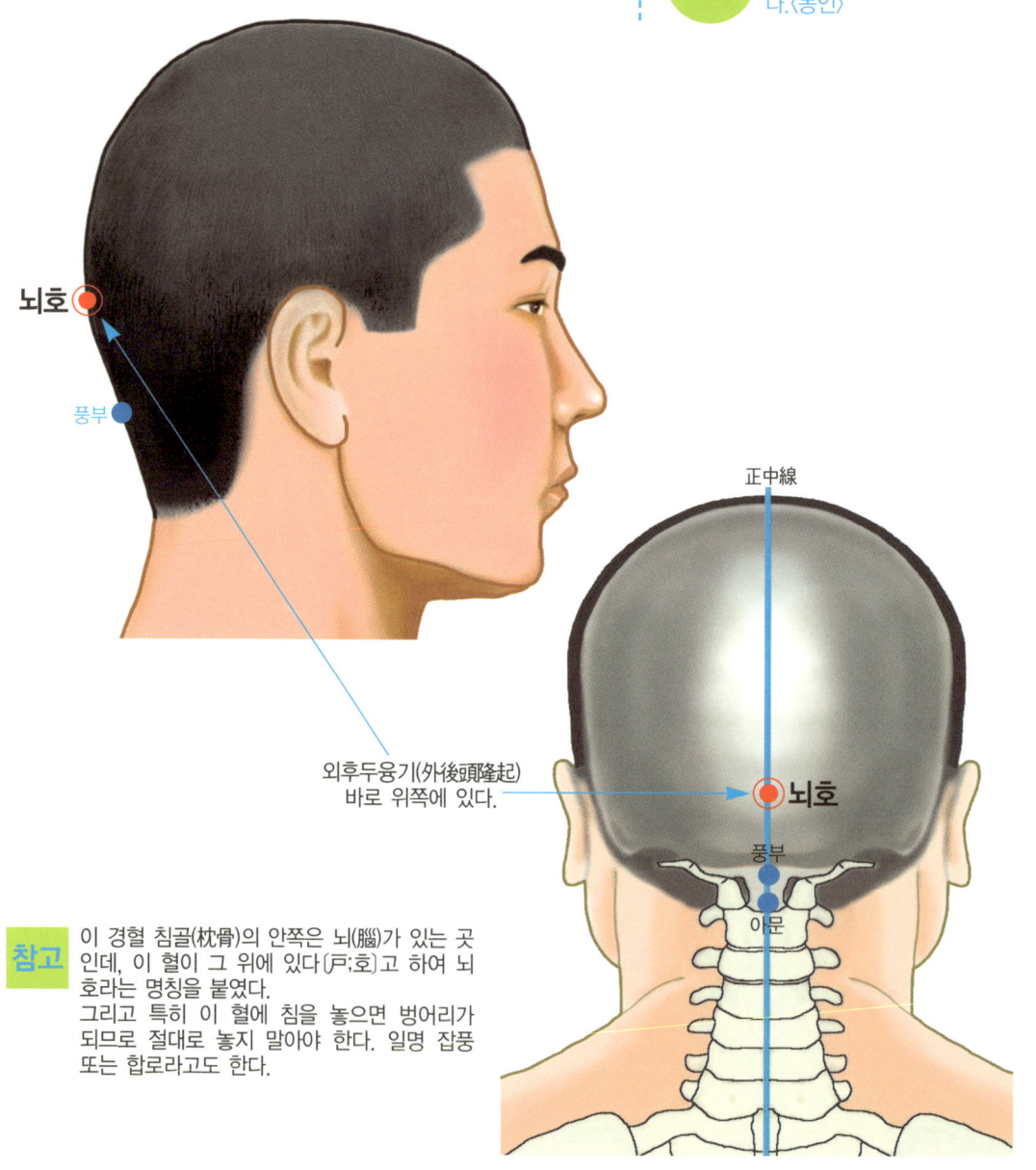

참고 이 경혈 침골(枕骨)의 안쪽은 뇌(腦)가 있는 곳인데, 이 혈이 그 위에 있다〔戶;호〕고 하여 뇌호라는 명칭을 붙였다.
그리고 특히 이 혈에 침을 놓으면 벙어리가 되므로 절대로 놓지 말아야 한다. 일명 잡풍 또는 합로라고도 한다.

GV-18 (1개 혈)

18 강간(强間)

두통을 치료하는 혈

이 경혈은 두통, 현기증, 가슴이 답답할 때, 간질, 정신이상, 정신착란, 히스테리, 신경쇠약, 항강(項强;뒷목의 뻣뻣함과 당김), 구토, 불면증 등에 효과가 있다.

穴位 정중선 위, 뒷목의 머리카락 경계선에서 위쪽으로 4촌 지점에 있다.

鍼法 침은 3푼을 놓고, 뜸은 5장을 뜬다.〈동인〉
취혈 요령은 먼저 백회혈(百會穴)을 잡는 게 좋다.

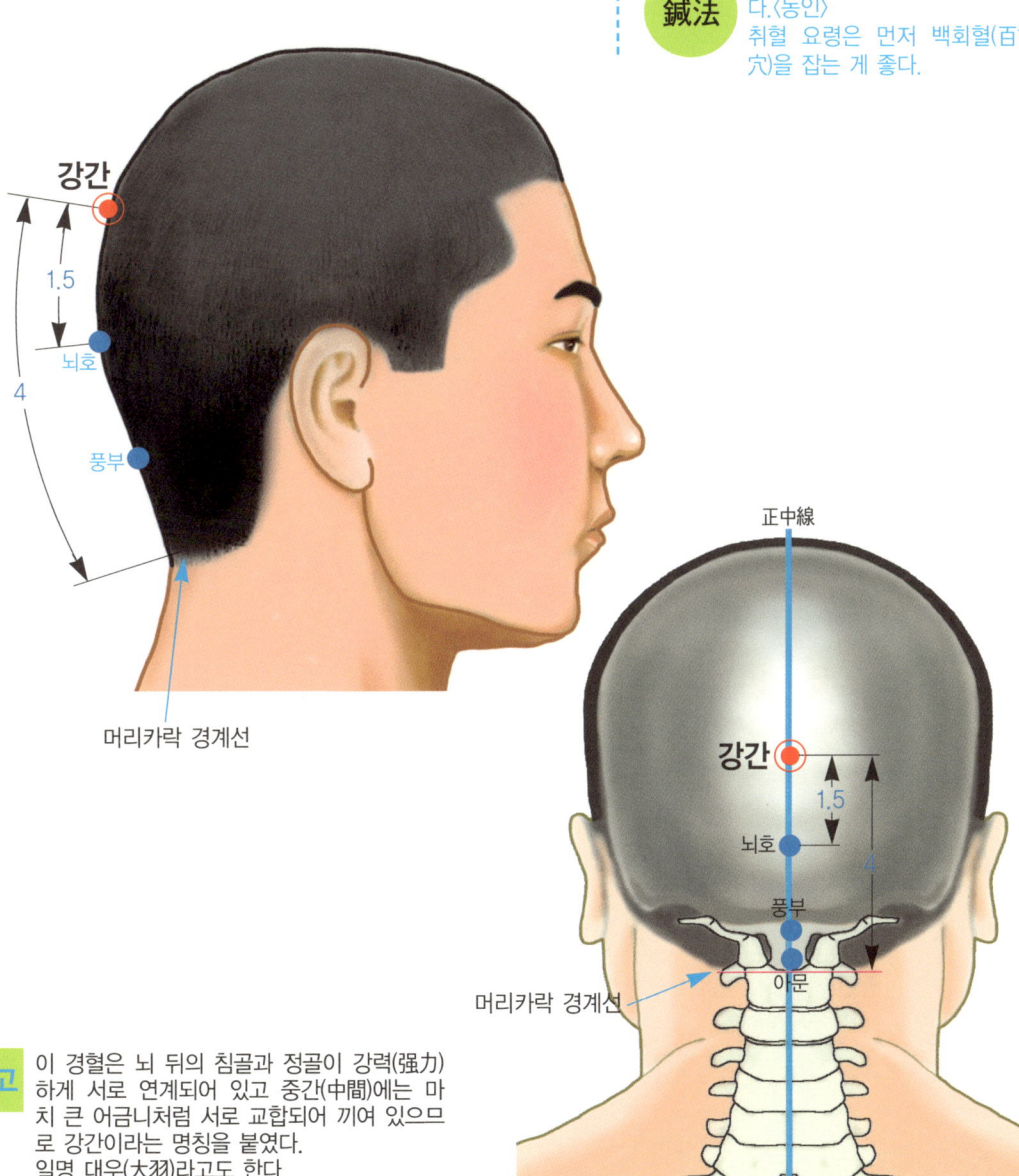

참고 이 경혈은 뇌 뒤의 침골과 정골이 강력(强力)하게 서로 연계되어 있고 중간(中間)에는 마치 큰 어금니처럼 서로 교합되어 끼여 있으므로 강간이라는 명칭을 붙였다.
일명 대우(大羽)라고도 한다.

독맥 督脈

GV-19 (1개 혈)

19 후정(後頂)

두통 등을 다스리는 곳

일반적으로 머리 부분 전체에 관한 여러 가지 증상에 효과가 있는 경혈로 머리 꼭대기 부분이 쑤시고 아플 때, 오한, 현기증, 뇌충혈, 항강(項强;뒷목의 뻣뻣함과 땅김), 등의 치료에도 자주 이용된다.

그 밖에 간질, 정신 이상, 감기, 불면증 등에도 효과가 있다.

穴位 정중선 위, 뒷머리 경계선에서 5.5촌 올라간 곳에 있다. 백회혈에서 뒤쪽으로 1.5촌 내려간 곳에 있다.

鍼法 침은 3푼을 놓고, 뜸은 5장을 뜬다.〈동인〉

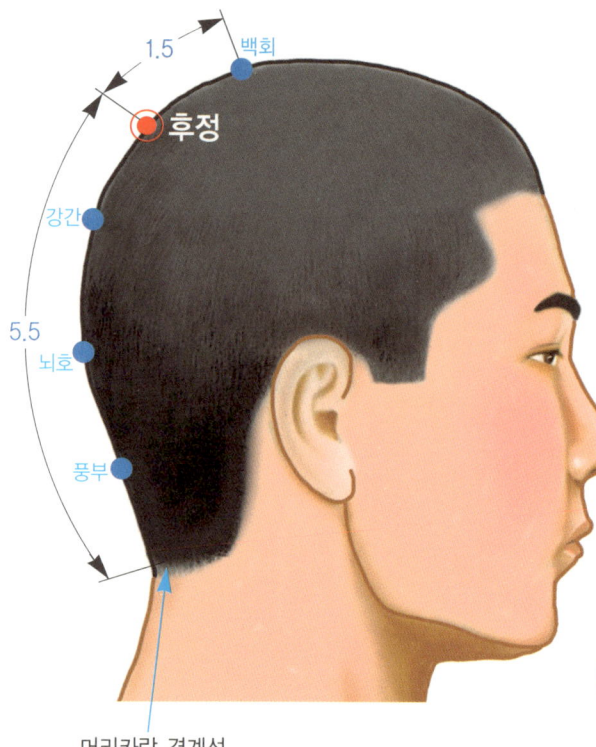

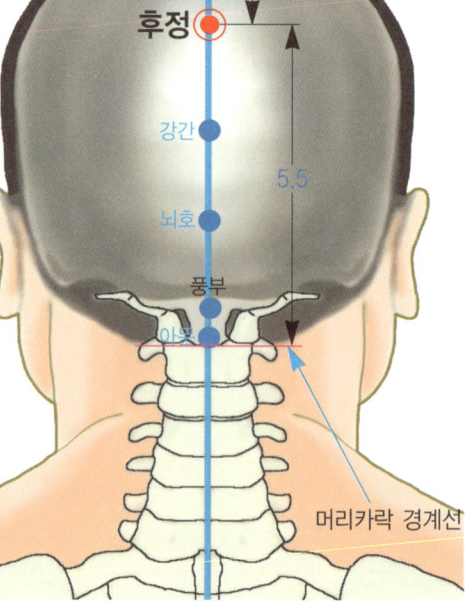

참고 이 경혈은 전정혈과 서로 대응하므로 후정이란 명칭을 붙였다. 일명 교충(交衝)이라고도 한다.

머리 부분 전체의 증상 치료법

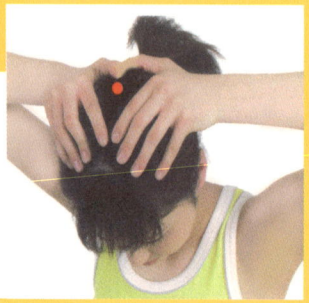

지압요령 머리 뒷부분에 통증을 느낄 때는 좌우의 가운뎃손가락을 모아 후정혈에 대고 손가락 끝에 힘을 가해 머리 한가운데에 압력이 가해지도록 지압을 한다.

GV-20 (1개 혈)

20 백회(百會)

백 가지 경혈이 모이는 곳

이 경혈은 고혈압, 뇌빈혈, 뇌신경쇠약·간질·뇌출혈·의식불명·경계(驚悸;놀란 것처럼 가슴이 두근거리는 증상)·건망증·실어증(失語症), 쇼크, 정신이상, 소아경풍·두통·현기증·차멀미·숙취 등에 효과가 있으며, 또 눈의 피로와 비색(鼻塞;코막힘)·두통이나 이명(耳鳴)·잠을 잘못 자 어깨나 목이 결릴 때·정수리 부위의 머리카락이 빠질 때·탈모·눈썹이 빠질 때·치질 등의 여러 증상에 효과가 있는 만능 경혈로 유명하다.

그 밖에 중풍, 치질, 만성 설사·이질, 탈항(脫肛;항문의 점막, 치핵, 직장 등이 탈출된 것), 시력장애, 백일해(百日咳;오랫동안 계속되는 기침), 자궁탈출 등에도 효과가 있다.

황제(黃帝)의 두통을 이 백회 경혈로 상쾌하게 고쳤다는 이 혈은 두통뿐만 아니라 여러 가지 질환에 뛰어난 만능 경혈이다.

穴位 앞이마 머리카락 경계선에서 뒤쪽으로 5촌 지점으로, 콩알만큼 우묵하게 들어간 곳에 있다.

鍼法 침은 2푼을 놓고 침감이 오면 곧 사하고 뜸은 7장을 뜬다. 머리와 정수리에 뜸을 뜰 때에는 49장을 넘지 말아야 한다. 이 곳은 피부가 얇으므로 많이 뜨면 해롭기 때문이다.〈동인〉

참고 이 경혈은 신체 내의 여러(百;백) 경맥이 모인다(會;회)고 하여 백회라는 명칭을 얻었다. 일명 삼양(三陽), 오회(悟悔), 천만(天滿)이라고도 한다.

현기증·멀미 등 각종 두통 치료법

지압요령 양손의 가운뎃손가락을 겹쳐서 (여성은 오른손을 밑으로 두고 남성은 반대로 한다) 백회혈에 대고 2~3분 정도 약간 세게 누르면서 문질러 주면 효과 만점이다.

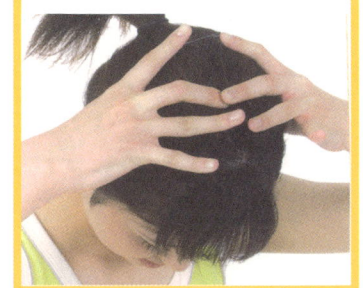

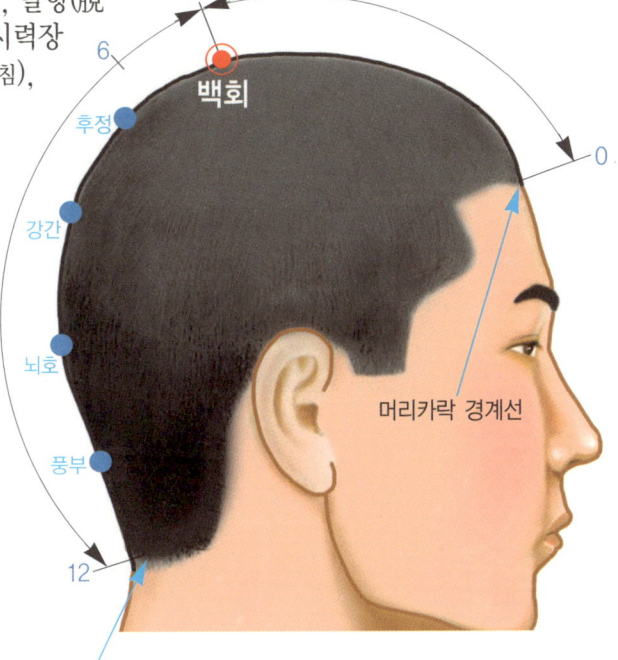

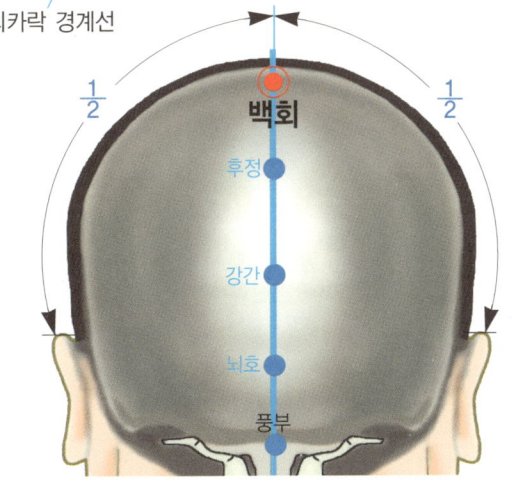

독맥 督脈

361 지압 경혈 백과 403

GV-21 (1개 혈)

21 전정(前頂)

백회혈 앞에 있는 경혈

이 경혈은 감기에 의한 두통이나 비색(鼻塞;코막힘)으로 머리가 아플 때, 현기증, 뇌충혈, 뇌빈혈, 얼굴의 부종(浮腫;신체 조직의 틈 사이에 액체가 괴어 있는 것)에 매우 잘 듣는다.

그 밖에 축농증, 소아경풍, 정신이상 등에도 특효가 있다.

穴位 정중선 위, 앞이마의 머리카락 경계선에서 위로 3.5촌 올라가 뼈가 우묵한 곳에 있다.

鍼法 침은 1푼을 놓고 뜸은 3~49장까지 뜬다. 〈동인〉

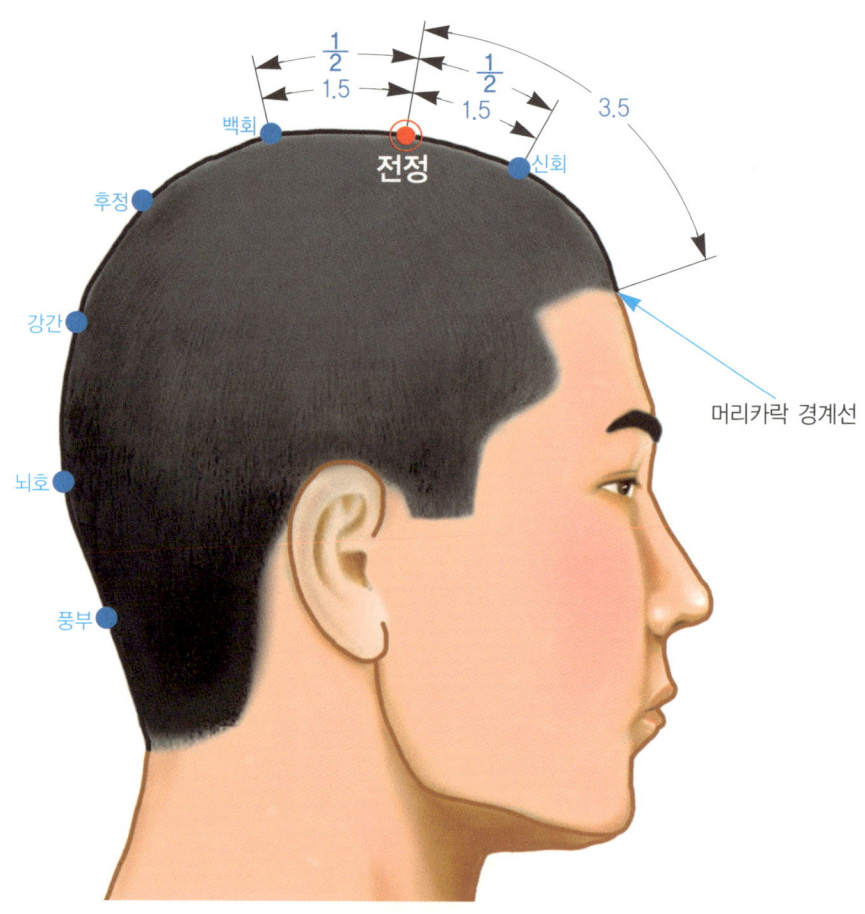

참고 이 경혈은 위치가 머리꼭대기(頂;정)의 앞(前;전)에 있어 후정혈과 서로 대응되므로 전정이라 칭했다. 정(頂)은 머리 꼭대기, 전(前)은 백회혈의 앞이라는 명칭이며, 머리 꼭대기의 약간 앞에서 질환을 다스린다.

감기로 인한 두통 치료법

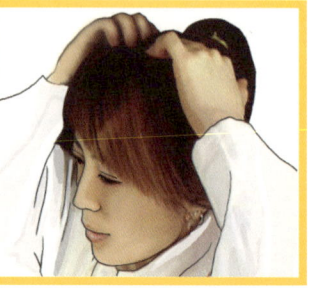

지압요령 머리 앞부분에 통증을 느낄 때는 좌우의 가운뎃손가락을 모아 전정혈에 대고 손가락 끝에 힘을 가해 머리 한가운데에 압력이 가해지도록 지압을 한다.

GV-22 (1개 혈)

22 신회(顖會)

뇌빈혈이 모이는 곳

이 경혈은 뇌빈혈에 의한 현기증, 피가 머리로 몰리는 증상, 얼굴의 부종(浮腫;신체 조직의 틈 사이에 액체가 괴어 있는 것), 참을 수 없는 두통, 머리가 무거운 증상 이외에도 머리 부분이나 안면에 나타나는 여러 가지 증상을 완화시킨다.

그 밖에 소아경풍, 간질, 비색(鼻塞;코막힘), 비연(鼻淵; 코 안의 점막에 생기는 염증), 비염(鼻炎), 축농증, 코피 등에도 효과가 있다.

穴位 정중선 위, 앞이마의 머리카락 경계선에서 위로 2촌 올라가 우묵한 곳에 있다.

鍼法 뜸은 14~49장까지 뜰 수 있다. 처음 뜰 때에는 아프지 않다가 병이 나으면 아픈데 이 때에는 그만둔다. 침은 놓지 말아야 한다. 〈동인〉

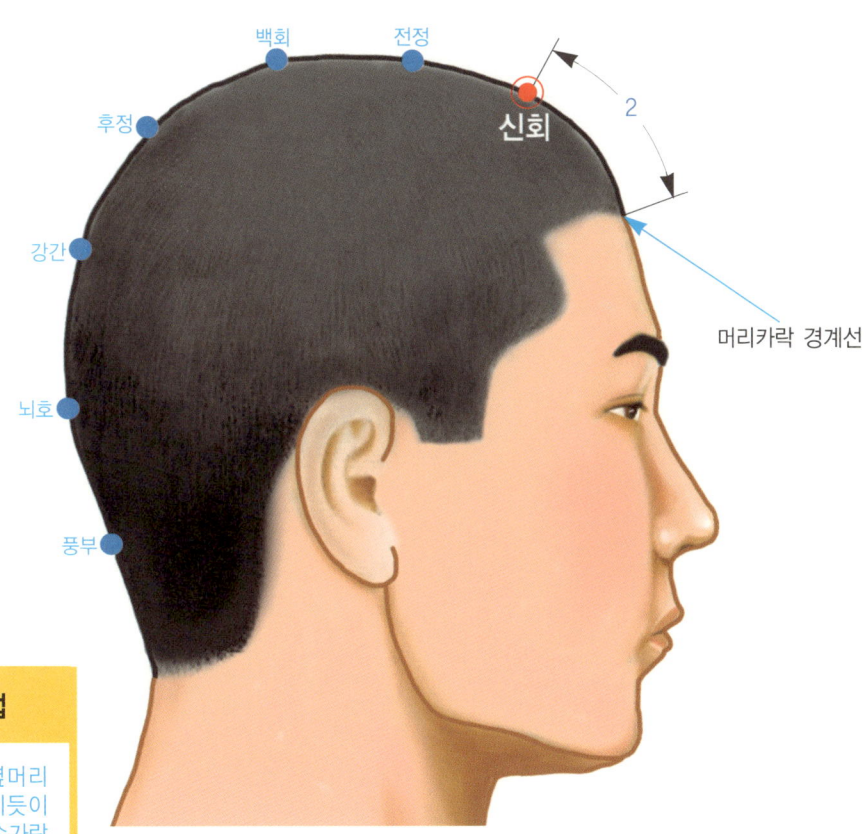

뇌빈혈 치료법

지압요령 양손으로 옆머리 부분을 받치듯이 하면서 엄지손가락으로 신회혈을 지압한다.

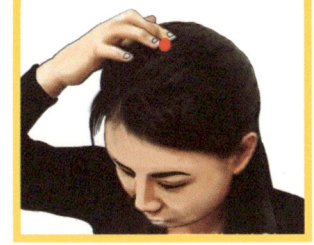

참고 이 경혈은 사람이 생각을 할 때 그 생각이 정수리(顖;신)에서 모이므로(會;회) 신회라 칭했다.

독맥 督脈

GV-23 (1개 혈)

23 상성(上星)

오장의 정기가 머리에 모여 눈에 맺힌 곳

이 경혈은 풍열로 인한 코 질환인 비염(鼻炎)이나 비색(鼻塞;코막힘), 비치(鼻痔;콧구멍 속에 군살이 생겨 차츰 커지는 병), 축농증, 코피 등에 효과가 있다.

그 밖에 풍열로 인한 두통, 전두통(前頭痛;머리 앞부분의 통증), 간질, 현기증, 안면(顔面)신경통, 눈 다래끼, 유루증(流淚症;눈물흘림증), 각막염, 눈의 충혈, 간헐열(間歇熱;1일 이상의 간격을 두고 발열을 반복하는 열병) 등에 보조혈로 사용한다.

穴位 정중선 위, 머리카락 경계선에서 1촌 올라간 곳에 있다.

鍼法 침은 2푼을 놓고, 10번 숨쉴 동안 꽂아 두며, 뜸은 3장을 뜬다. 뜸을 많이 뜨는 것은 좋지 못하다.〈동인〉
침을 놓을 때에는 세게 눌러야 잘 들어간다.

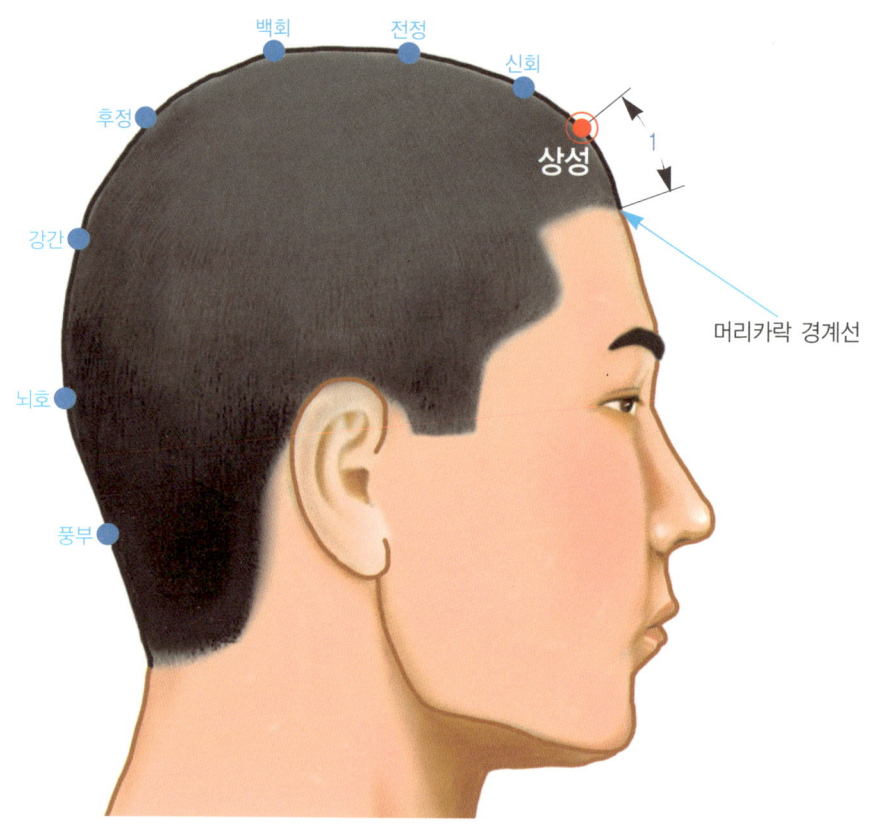

참고 이 경혈은 머리뼈 위에서 코 위 중앙으로 가는 곳에 있는데 그것이 마치 별(星;성)이 위(上;상)에 있는 것과 같으므로 붙여진 명칭이다.
상성이라는 것은 오장의 정기가 위로 머리에 모여 눈에 맺히는데 매우 높게 있으므로 상성이라 칭했다.

GV-24 (1개 혈)

24 신정(神庭)

정신병을 안정시키는 곳

이 경혈은 풍열로 인한 전두통(前頭痛;머리 앞부분의 통증), 두통, 불면증, 유루증(流淚症;눈물흘림증), 시력장애, 심계항진(心悸亢進), 구토 등과 비질환(脾疾患;비장의 병)에 사용한다.

그 밖에 만성 비염·축농증 등의 코 질환을 비롯해 현기증·간질에 효과가 있으며, 눈썹 위가 아프거나 위를 쳐다보지 못할 때·의식불명일 때 이 경혈을 자극하면 효과를 볼 수 있다.

穴位 정중선 위, 머리카락 경계선에서 0.5촌 올라간 곳에 있다. 머리카락 경계선이 분명하지 않을 때에는 눈썹 안쪽 한가운데에서 3.5촌 위쪽이다.

鍼法 뜸은 7장을 뜨지만 침은 놓지 말아야 한다.〈입문〉

참고

이 경혈은 머리뼈 위에 있는데 뇌가 그 가운데에 있고, 뇌는 정신(神;신)이 출입하는 곳이므로 신정이라 칭했다. 여기서 정(庭)은 얼굴에 비유했다.
이 신정의 神은 精神(정신)적인 신을 나타내며, 정(庭)은 정원을 의미하니, 이 경혈은 정신이나 정서를 안정시키는 임무가 주어진다.

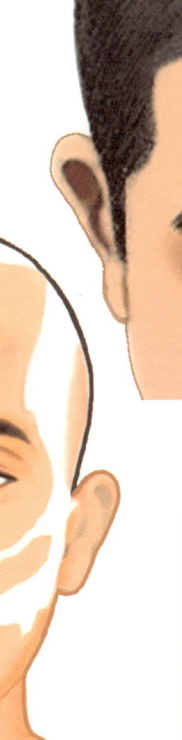

만성비염·축농증·두통·현기증 치료법

지압요령 양손으로 옆머리 부분을 받치듯이 하면서 엄지손가락으로 신정혈을 지압한다. 자신이 직접 할 때는 가운뎃손가락으로 지그시 눌러준다.

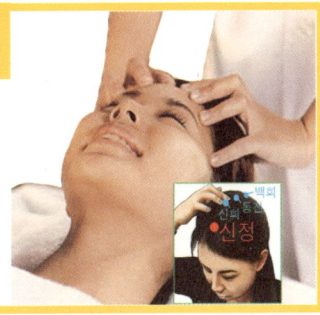

독맥 督脈

GV-25 (1개 혈)

25 소료(素髎)

콧마루의 끝에 있는 혈

이 경혈은 열로 인한 비색(鼻塞;코막힘)·비용(鼻茸;코버섯, 콧속의 물혹)·비후성 코염·코피 등의 콧속 질환에 효과가 있다.

그 밖에 맥립종(麥粒腫;눈꺼풀에 발생하는 염증성 안과 질환)·다래끼 등의 눈 질환에도 효과가 있으며, 소아경풍으로 인한 의식불명·혼궐(昏厥;갑자기 쓰러져서 정신을 잃고 팔다리가 싸늘해지는 증상)·천식 등에도 잘 듣는다.

穴位 정중선 위, 콧마루의 제일 도드라진 곳에 있다. 코 끝의 정중앙 지점이다.

鍼法 침은 3푼을 놓고 뜸은 뜨지 말아야 한다.〈동인〉
취혈 시 침끝이 코의 연한 뼈에 닿으면 잘 안 들어가고, 또 몹시 아프며 출혈이 잘 되므로 침을 빼는 즉시 눌러준다.

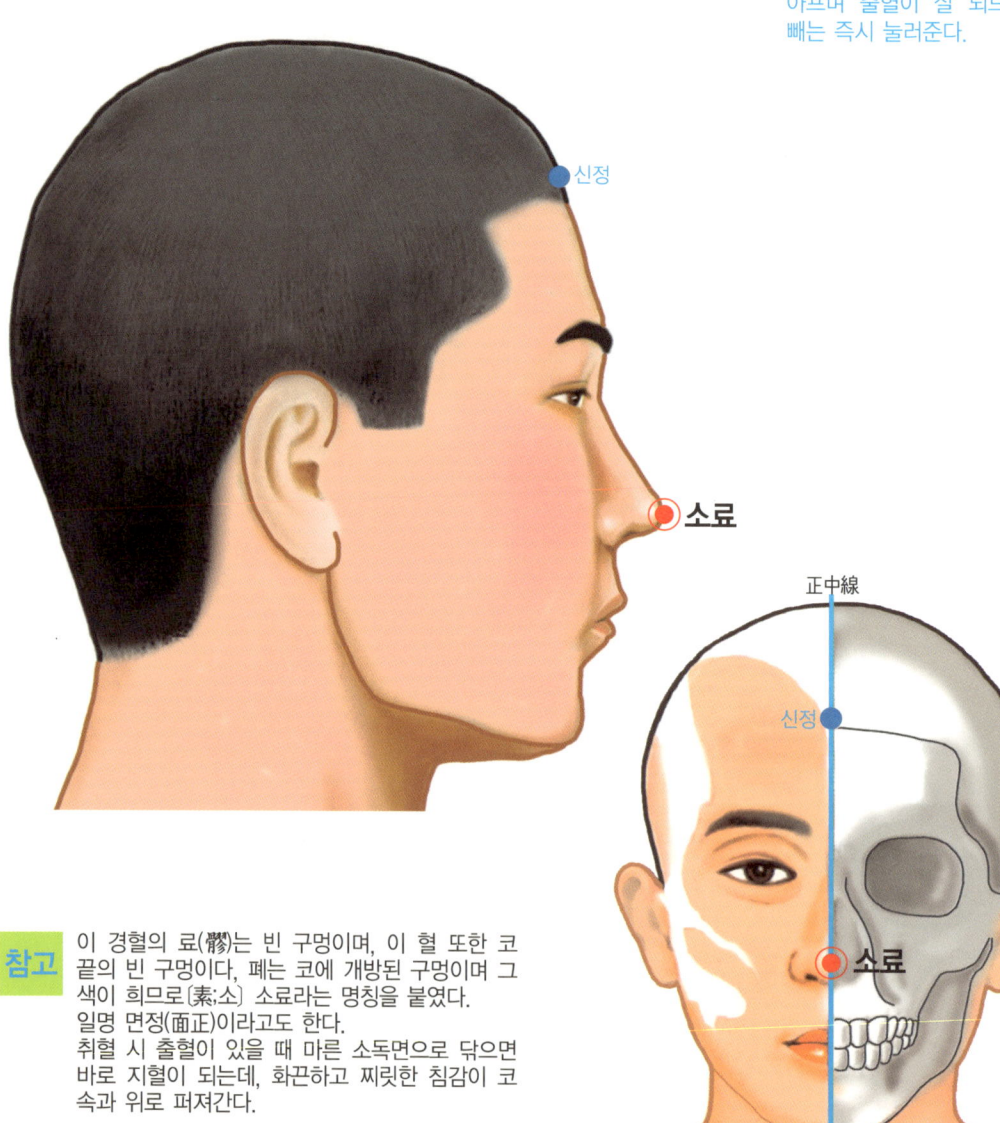

참고 이 경혈의 료(髎)는 빈 구멍이며, 이 혈 또한 코 끝의 빈 구멍이다. 폐는 코에 개방된 구멍이며 그 색이 희므로〔素;소〕소료라는 명칭을 붙였다.
일명 면정(面正)이라고도 한다.
취혈 시 출혈이 있을 때 마른 소독면으로 닦으면 바로 지혈이 되는데, 화끈하고 찌릿한 침감이 코 속과 위로 퍼져간다.

GV-26 (1개 혈)

26 수구(水溝)

인중에 있는 혈

이 경혈은 인사불성이나 간질, 중풍, 구안와사, 소갈, 소아경풍, 뇌충혈, 뇌출혈, 차멀미, 뱃멀미, 쇼크, 히스테리, 정신이상, 정신분열, 중서(中暑;더위를 먹어서 생기는 병) 등에 효과가 있다. 의식불명 때의 구급혈이다.

그 밖에 요통, 허리와 등이 뻣뻣해지면서 아플 때, 신경통, 입냄새, 입 안이 헐었을 때, 입술이 틀 때, 유연증(流涎症;침흘림. 또는 타액 분비 과다), 안면(顔面) 신경마비, 수종(水腫;온몸이 붓는 질환), 얼굴의 부종(浮腫) 등에 잘 듣는다. 특히 풍수(風水)로 얼굴이 부었을 때는 수구혈에 침을 놓으면 곧 낫는다고 한다.〈동인〉

穴位 정중선 위, 콧마루 아래 윗입술과 코 사이 홈 가운데, 인중의 한가운데에 있다.

鍼法 침은 3푼을 놓고 5번 숨쉴 동안 꽂아 두며, 침은 3장을 뜬다.

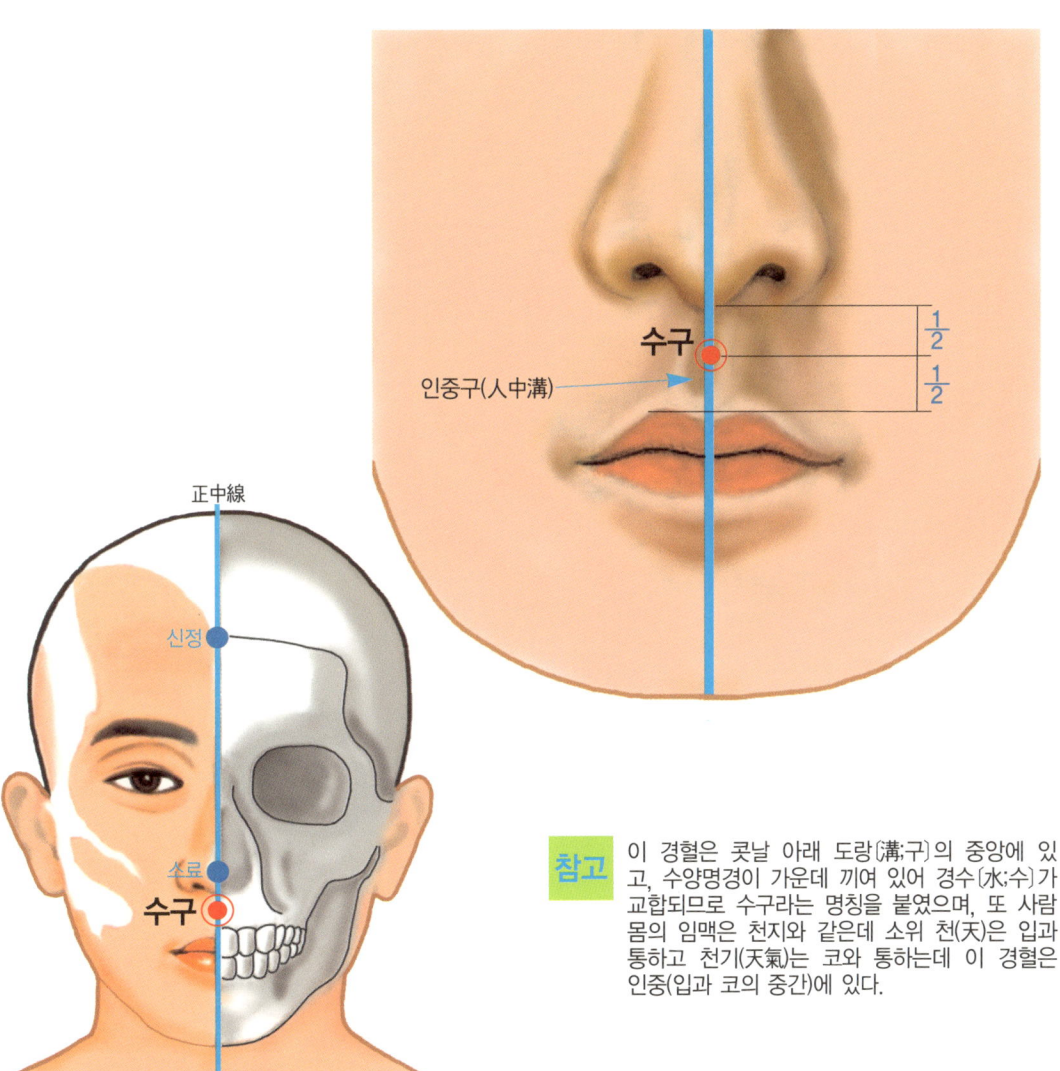

참고 이 경혈은 콧날 아래 도랑(溝;구)의 중앙에 있고, 수양명경이 가운데 끼여 있어 경수(水;수)가 교합되므로 수구라는 명칭을 붙였으며, 또 사람 몸의 임맥은 천지와 같은데 소위 천(天)은 입과 통하고 천기(天氣)는 코와 통하는데 이 경혈은 인중(입과 코의 중간)에 있다.

독맥 督脈

GV-27 (1개 혈)

27 태단(兌端)

입술 능선의 끝에 있는 혈

이 경혈은 입술이 뻣뻣할 때, 잇몸이 부어오르면서 아플 때, 치통, 구내염(口內炎) 등, 입과 연관된 모든 질환에 효과가 있다.

그 밖에 구토, 코막힘, 코피, 비치(鼻痔;콧구멍 속에 군살이 생겨 차츰 커지는 병), 구안와사, 간질, 소갈, 당뇨병, 황달 등에도 잘 듣는다.

穴位 윗입술 끝에 있다. 또는 윗입술 가운데 뽀족한 끝 위에 있다고도 한다.

鍼法 침은 3푼을 놓고 6번 숨쉴 동안 꽂아 두며, 뜸은 3장을 뜬다.〈동인〉

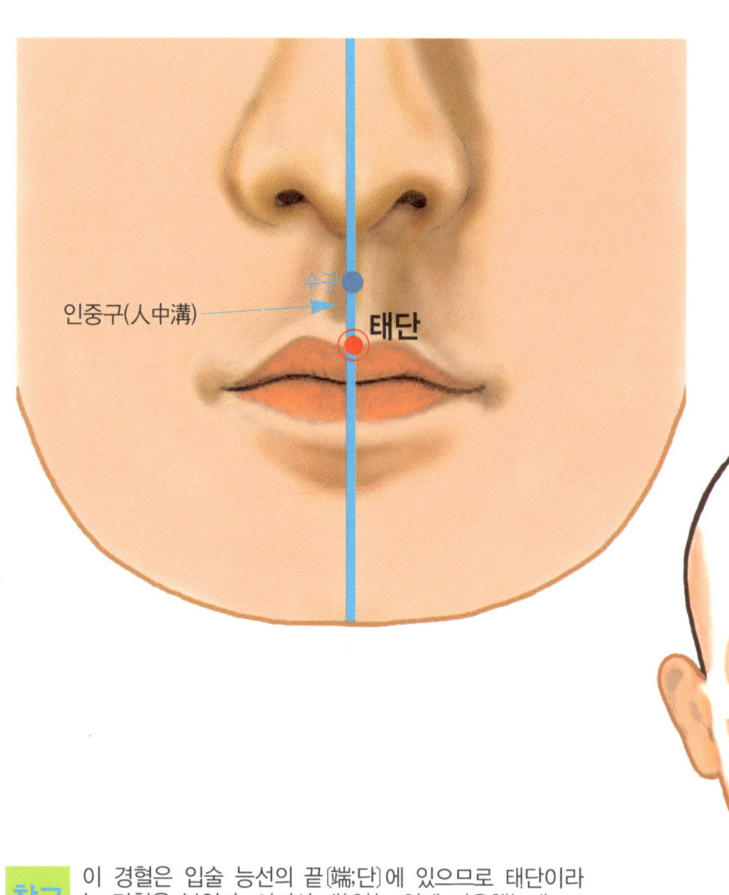

참고 이 경혈은 입술 능선의 끝(端;단)에 있으므로 태단이라는 명칭을 붙였다. 여기서 태(兌)는 입에 비유했는데, 그 해석은 《침구혈명해》에서 다음과 같이 설명한다.
"태는 연못이고 입이며 혀가 되고, 속은 단단하며 바깥은 부드럽다.(치아와 입술에 비유) 단은 정(正)이며 실마리이니 사물의 우두머리가 되는 극단(極端)이다."
이 경혈은 인중혈 아래에 있고 오형(五形)의 끝이다.

GV-28 (1개 혈)

28 은교(齦交)

좌우의 잇몸이 만나는 곳에 있는 혈

이 경혈은 비색(鼻塞;코막힘), 비용(鼻茸;코버섯, 콧속의 물혹) 등의 코 질환에 효과가 있다.

그 밖에 치통, 치주염으로 잇몸에서 피가 나거나 잇몸이 부어오르면서 아플 때, 상악염(上顎炎;위턱의 염증)으로 입을 다물거나 벌리지 못할 때, 각막염, 유루증(流淚症;눈물흘림증), 황달, 간질, 정신착란 등에도 잘 듣는다.

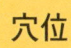 穴位 입술 안쪽으로 윗이빨 뿌리 가운데에 있다.
윗입술 안쪽의 잇몸과 연결된 곳이다.

 鍼法 침은 3푼을 놓고, 뜸은 3장을 뜬다.〈동인〉

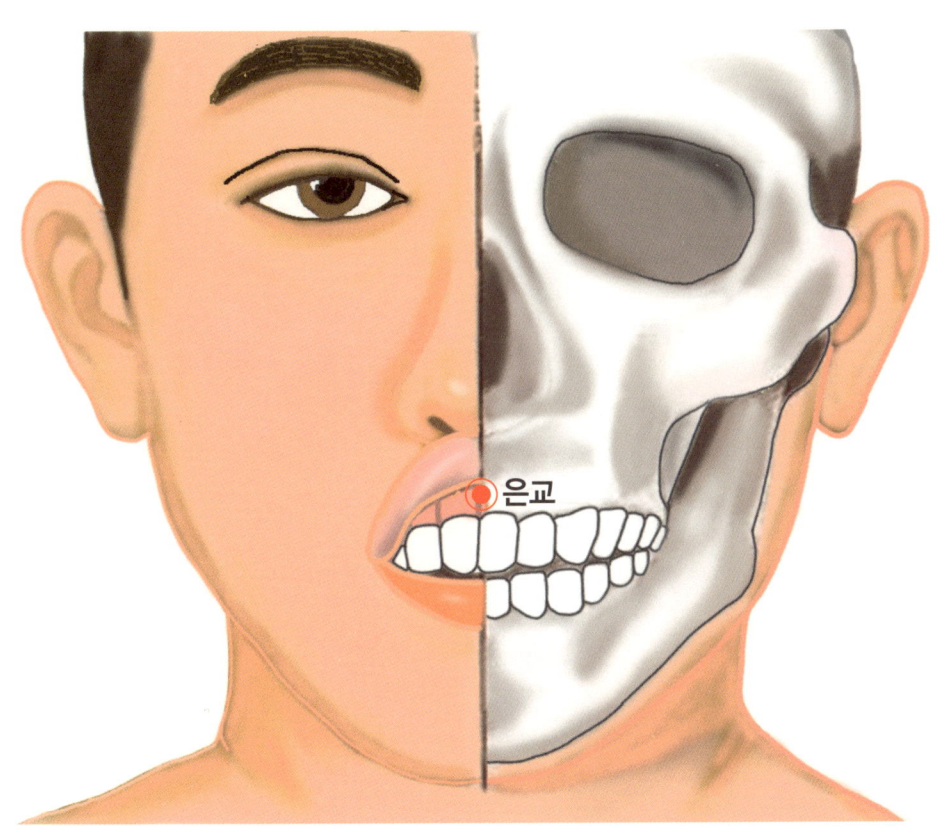

참고 이 경혈은 문치(門齒)의 이 뿌리 부위이며 임맥과 독맥, 그리고 족양명(足陽明)이 교회(交會)하는 곳이므로 은교라는 명칭을 붙였다.

독맥 督脈

부록

14경혈 일람표

1. 수태음폐경(手太陰肺經) · 413
2. 수양명대장경(手陽明大腸經) · 414
3. 족양명위경(足陽明胃經) · 415
4. 족태음비경(足太陰脾經) · 416
5. 수소음심경(手少陰心經) · 417
6. 수태양소장경(手太陽小腸經) · 418
7. 족태양방광경(足太陽膀胱經) · 420
8. 족소음신경(足少陰腎經) · 419
9. 수궐음심포경(手厥陰心包經) · 422
10. 수소양삼초경(手少陽三焦經) · 423
11. 족소양담경(足少陽膽經) · 424
12. 족궐음간경(足厥陰肝經) · 425
13. 임맥(任脈) · 426
14. 독맥(督脈) · 427

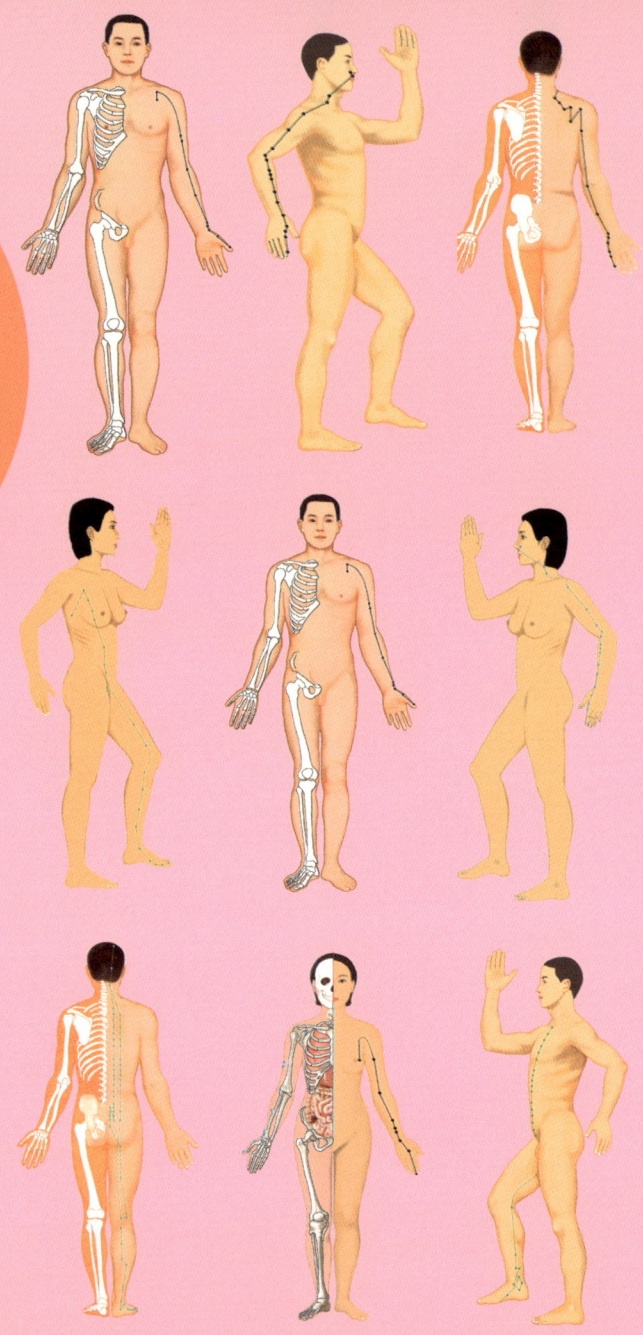
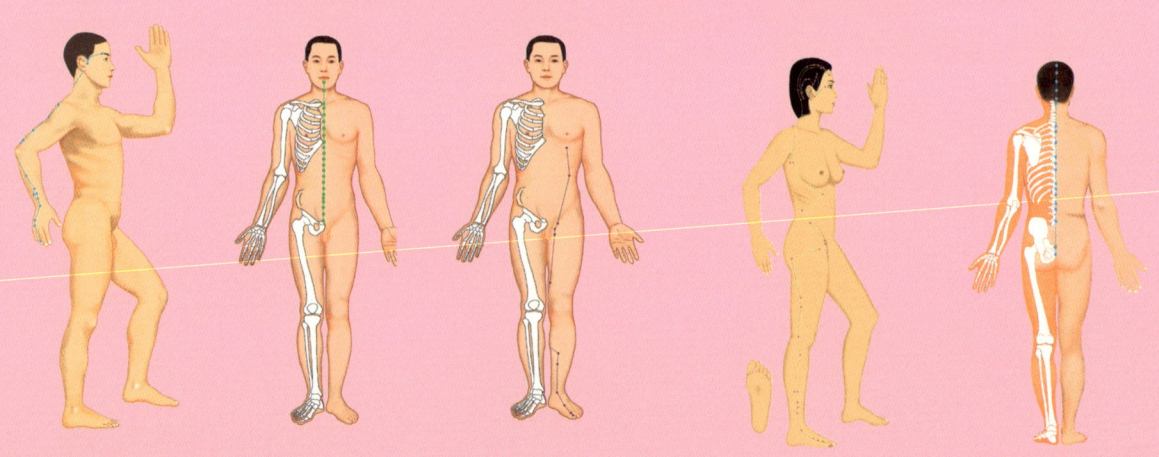

1. 수태음폐경(手太陰肺經)

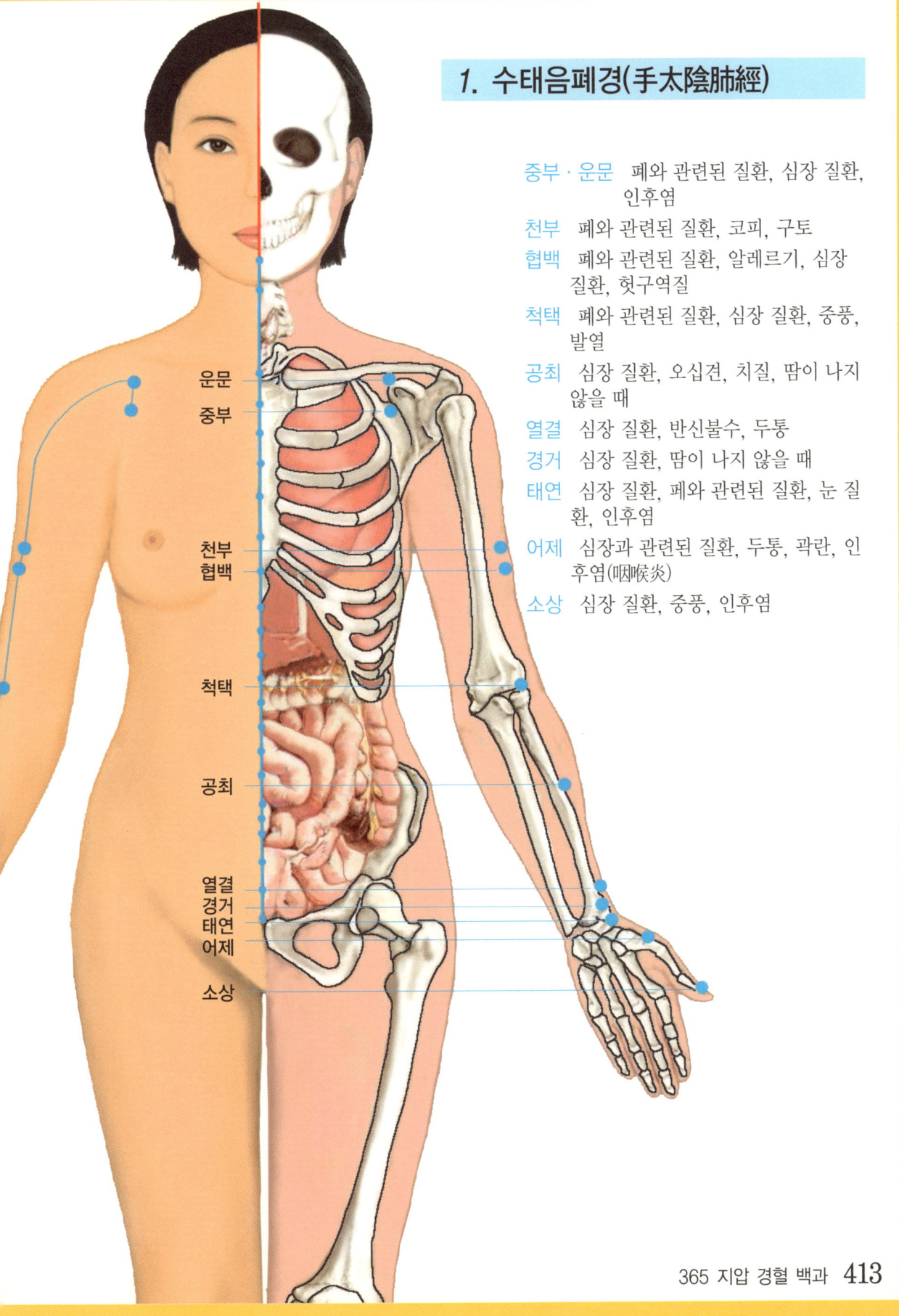

중부·운문 폐와 관련된 질환, 심장 질환, 인후염

천부 폐와 관련된 질환, 코피, 구토

협백 폐와 관련된 질환, 알레르기, 심장 질환, 헛구역질

척택 폐와 관련된 질환, 심장 질환, 중풍, 발열

공최 심장 질환, 오십견, 치질, 땀이 나지 않을 때

열결 심장 질환, 반신불수, 두통

경거 심장 질환, 땀이 나지 않을 때

태연 심장 질환, 폐와 관련된 질환, 눈 질환, 인후염

어제 심장과 관련된 질환, 두통, 곽란, 인후염(咽喉炎)

소상 심장 질환, 중풍, 인후염

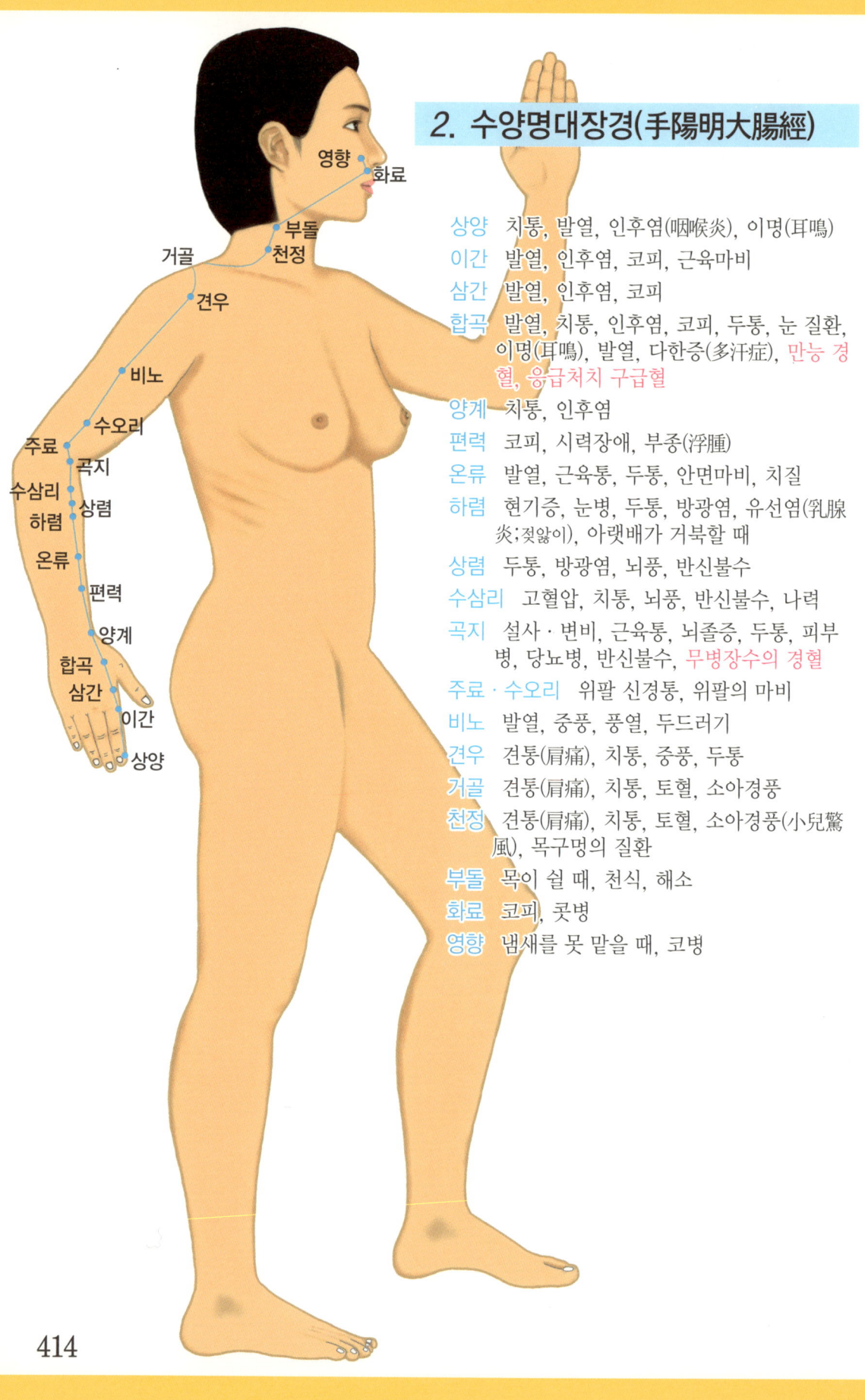

2. 수양명대장경(手陽明大腸經)

상양 치통, 발열, 인후염(咽喉炎), 이명(耳鳴)
이간 발열, 인후염, 코피, 근육마비
삼간 발열, 인후염, 코피
합곡 발열, 치통, 인후염, 코피, 두통, 눈 질환, 이명(耳鳴), 발열, 다한증(多汗症), 만능 경혈, 응급처치 구급혈
양계 치통, 인후염
편력 코피, 시력장애, 부종(浮腫)
온류 발열, 근육통, 두통, 안면마비, 치질
하렴 현기증, 눈병, 두통, 방광염, 유선염(乳腺炎;젖앓이), 아랫배가 거북할 때
상렴 두통, 방광염, 뇌풍, 반신불수
수삼리 고혈압, 치통, 뇌풍, 반신불수, 나력
곡지 설사·변비, 근육통, 뇌졸증, 두통, 피부병, 당뇨병, 반신불수, 무병장수의 경혈
주료·수오리 위팔 신경통, 위팔의 마비
비노 발열, 중풍, 풍열, 두드러기
견우 견통(肩痛), 치통, 중풍, 두통
거골 견통(肩痛), 치통, 토혈, 소아경풍
천정 견통(肩痛), 치통, 토혈, 소아경풍(小兒驚風), 목구멍의 질환
부돌 목이 쉴 때, 천식, 해소
화료 코피, 콧병
영향 냄새를 못 맡을 때, 코병

414

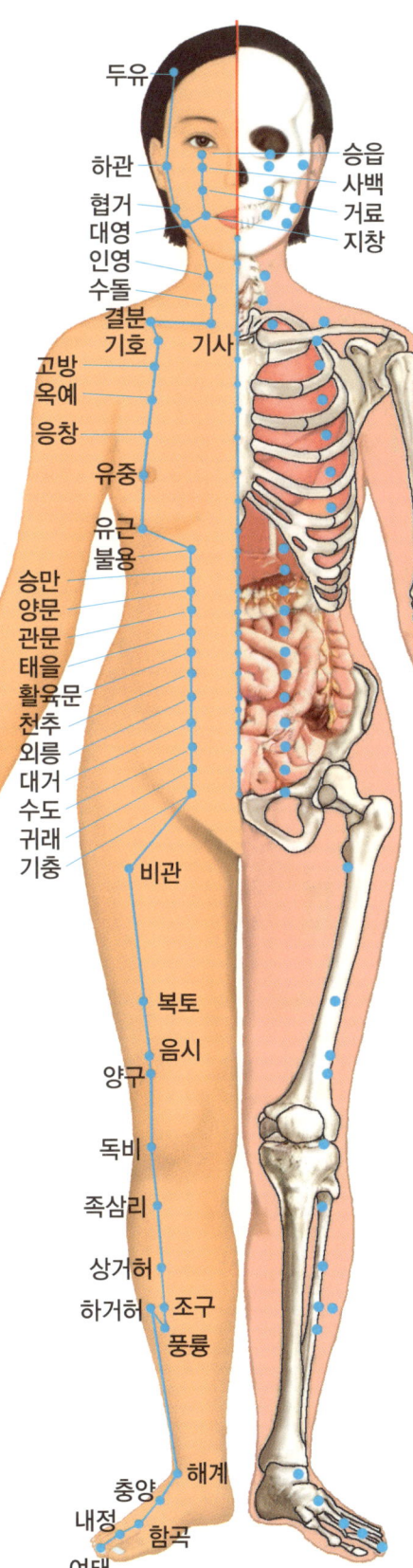

3. 족양명위경(足陽明胃經)

혈명	효능
승읍·사백	각막염, 야맹증, 근시, 두통, 현기증
거료	각막염, 야맹증, 근시, 치통, 코피
지창	구안와사, 중풍, 안면 신경마비, 입이 비뚤어졌을 때
대영	구안와사, 혀의 경련, 치통
협거	구안와사, 혀의 경련, 치통, 입몸의 통증
하관	구안와사, 치통, 귀가 들리지 않을 때
두유	인후염, 편두통
인영	인후염, 갑산선종, 곽란, 천식
수돌	인후염, 곽란
기사	인후염, 기침, 딸꾹질
결분	심장 질환, 인후염, 딸꾹질, 호흡 곤란
기호·고방·옥예	늑막염, 기관지염, 폐렴, 결핵, 호흡 곤란, 해소
응창	늑막염, 기관지염, 폐렴, 결핵, 젖앓이, 유방 마사지
유중	침·뜸을 금함. 젖이 나오지 않을 때 유중을 잡고 흔듦
유근	가슴 통증, 유방과 관련된 증상, 근육 경련
불용	위통, 위경련, 해소, 가슴 통증
승만	위염, 장염, 산통, 기침, 가슴 통증, 황달
양문	위경련, 위궤양, 소화불량, 식욕부진 등 위에 관한 증상
관문	위통, 설사, 소화불량, 두통
태을	소화불량, 가슴이 답답할 때, 정신 이상
활육문	위출혈, 구토, 위경련, 귀앓이, 두통, 이명(耳鳴)
천추	만성 위염, 설사, 월경불순, 불임, 신장염
외릉	장 경련, 헛배, 월경통, 부고환염, 복통
대거	장염, 남녀의 생식기 질환, 소변불리(小便不利)
수도	장염, 부인의 생식기 병, 방광염, 소변불리(小便不利)
귀래	남녀의 생식기 질환, 극심한 복통
기충	생식기 질환, 음낭의 통증, 난산(難産)일 때
비관	허리 신경통, 하지마비, 눈병, 두통
복토	위장병, 하지마비, 중풍, 각기병
음시	장염, 각기병, 부기, 허리와 다리가 저릴 때
양구	위경련, 무릎 통증, 젖앓이
독비	무릎 통증, 류머티즘, 각기병, 부기
족삼리	각종 위장병, 간장, 당뇨병, 만성 설사나 변비, 무병장수의 경혈
상거허	위장병, 장염, 각기병, 사지마비
조구	장염, 각기병, 다리의 신경마비
하거허	위장병, 혈변, 장염, 각기병, 뒷다리의 마비
풍륭	장의 통증, 변비, 정신 질환, 두통, 간질
해계	위통, 장염, 눈의 질환, 정신 질환, 현기증
충양	입맛이 없을 때, 신경마비, 반신불수
함곡	얼굴과 온몸의 부종(浮腫), 발등의 통증, 복수(腹水)
내정	인후염, 치통, 발등이 붓고 아플 때, 각기병, 코피
여태	인후염, 코피, 소화불량, 부종(浮腫), 간염, 구안와사, 당뇨병, 정신착란

4. 족태음비경(足太陰脾經)

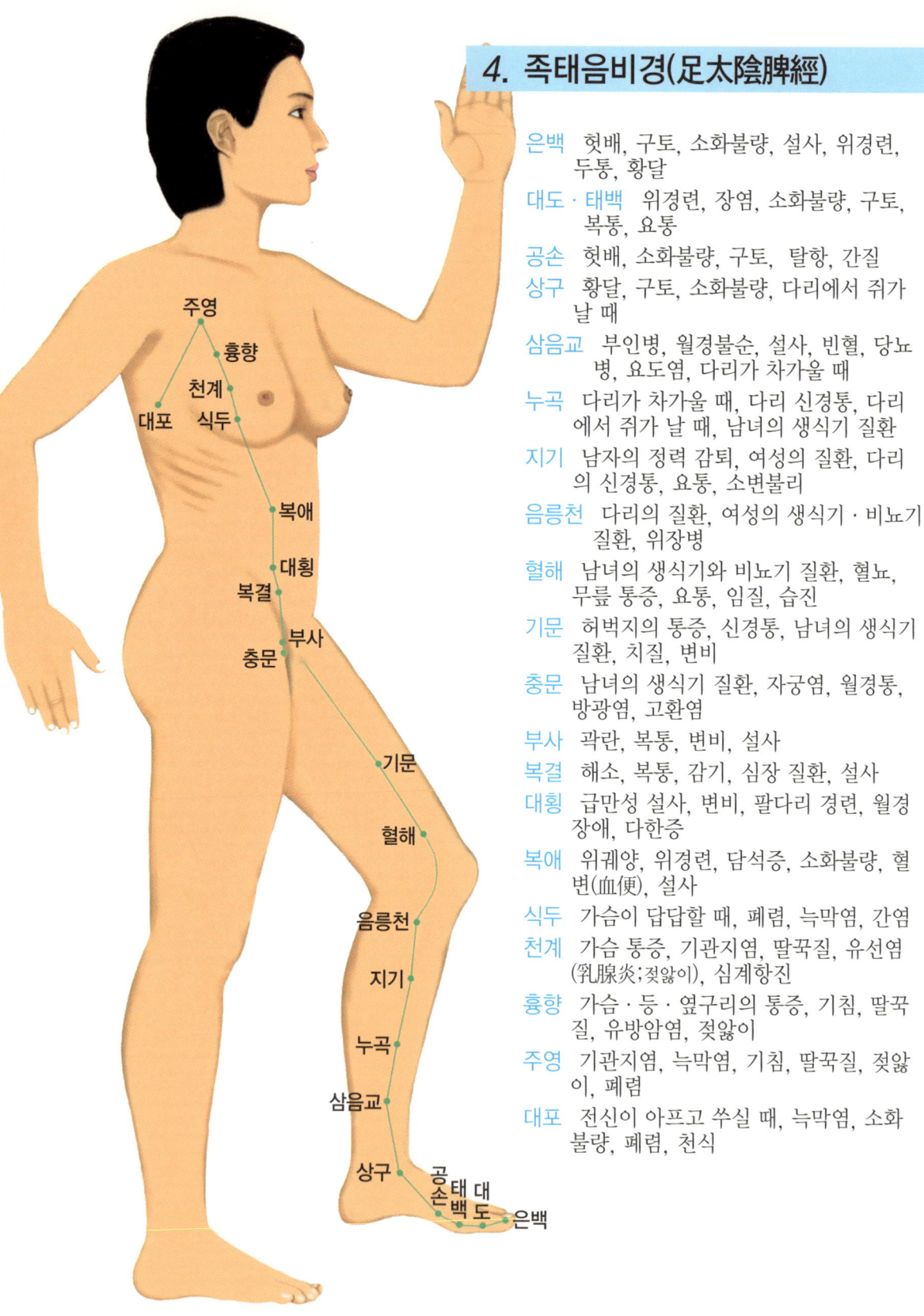

은백 헛배, 구토, 소화불량, 설사, 위경련, 두통, 황달

대도·태백 위경련, 장염, 소화불량, 구토, 복통, 요통

공손 헛배, 소화불량, 구토, 탈항, 간질

상구 황달, 구토, 소화불량, 다리에서 쥐가 날 때

삼음교 부인병, 월경불순, 설사, 빈혈, 당뇨병, 요도염, 다리가 차가울 때

누곡 다리가 차가울 때, 다리 신경통, 다리에서 쥐가 날 때, 남녀의 생식기 질환

지기 남자의 정력 감퇴, 여성의 질환, 다리의 신경통, 요통, 소변불리

음릉천 다리의 질환, 여성의 생식기·비뇨기 질환, 위장병

혈해 남녀의 생식기와 비뇨기 질환, 혈뇨, 무릎 통증, 요통, 임질, 습진

기문 허벅지의 통증, 신경통, 남녀의 생식기 질환, 치질, 변비

충문 남녀의 생식기 질환, 자궁염, 월경통, 방광염, 고환염

부사 곽란, 복통, 변비, 설사

복결 해소, 복통, 감기, 심장 질환, 설사

대횡 급만성 설사, 변비, 팔다리 경련, 월경 장애, 다한증

복애 위궤양, 위경련, 담석증, 소화불량, 혈변(血便), 설사

식두 가슴이 답답할 때, 폐렴, 늑막염, 간염

천계 가슴 통증, 기관지염, 딸꾹질, 유선염(乳腺炎;젖앓이), 심계항진

흉향 가슴·등·옆구리의 통증, 기침, 딸꾹질, 유방암염, 젖앓이

주영 기관지염, 늑막염, 기침, 딸꾹질, 젖앓이, 폐렴

대포 전신이 아프고 쑤실 때, 늑막염, 소화불량, 폐렴, 천식

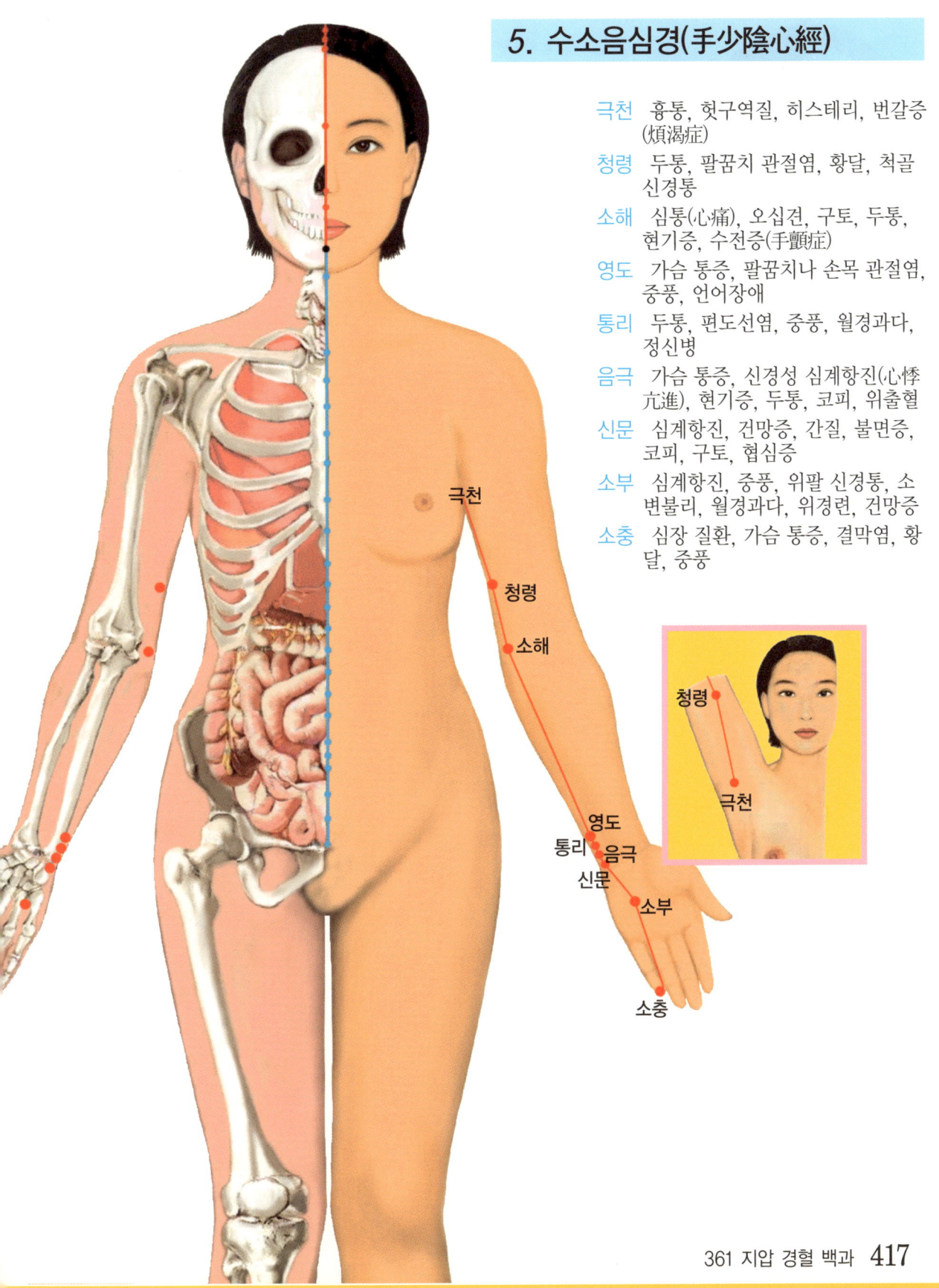

5. 수소음심경(手少陰心經)

- **극천** 흉통, 헛구역질, 히스테리, 번갈증(煩渴症)
- **청령** 두통, 팔꿈치 관절염, 황달, 척골 신경통
- **소해** 심통(心痛), 오십견, 구토, 두통, 현기증, 수전증(手顫症)
- **영도** 가슴 통증, 팔꿈치나 손목 관절염, 중풍, 언어장애
- **통리** 두통, 편도선염, 중풍, 월경과다, 정신병
- **음극** 가슴 통증, 신경성 심계항진(心悸亢進), 현기증, 두통, 코피, 위출혈
- **신문** 심계항진, 건망증, 간질, 불면증, 코피, 구토, 협심증
- **소부** 심계항진, 중풍, 위팔 신경통, 소변불리, 월경과다, 위경련, 건망증
- **소충** 심장 질환, 가슴 통증, 결막염, 황달, 중풍

6. 수태양소장경(手太陽少腸經)

소택 눈의 질환, 두통, 인후염, 심장마비, 코피, 기침, 구급처치의 혈

전곡 두통, 뒷목의 통증, 목이 부었을 때, 딸꾹질, 젖앓이, 이명(耳鳴)

후계 팔의 신경통, 뒷목이 뻣뻣할 때, 도한(盜汗), 감기

완골 두통, 인후염, 팔의 이상, 소아경풍(小兒驚風), 감기, 가슴 통증

양곡 이명, 치통, 입 속의 질환, 간질, 치질

양로 어깨나 팔꿈치의 통증, 시력저하, 사마귀, 귀의 통증

지정 눈이 뿌옇게 보일 때, 목이 뻣뻣해질 때, 손가락이 아플 때, 간질

소해 오십견, 목의 통증, 두통, 팔꿈치 통증, 심장 질환, 척골신경통

견정 어깨 통증, 이명(耳鳴), 청각장애, 모든 열성 질환, 두통

노유 어깨나 팔의 신경통 및 마비, 중풍, 반신불수, 젖앓이

천종 가슴이 아플 때, 유선염, 어깨의 신경통, 팔을 위로 들지 못할 때, 젖앓이

병풍 어깨의 주걱뼈가 아파서 팔을 들지 못할 때, 척골신경통, 폐렴, 반신불수

곡원 어깨가 저리고 아플 때, 반신불수, 늑막염, 척골신경통

견외유 뒷목이 뻣뻣할 때, 반신불수, 어깨의 통증

견중유 시력감퇴, 숨쉬기가 어려울 때, 기관지염, 천식, 어깨 및 등이 쑤시고 아플 때

천창 귓병 질환(중이염, 이명 등), 목의 통증, 갑자기 말을 못할 때, 어깨 통증

천용 청각장애, 이명, 숨쉬기가 어려울 때, 가슴 통증, 목구멍의 질환

권료 미용에도 좋은 경혈, 윗니의 통증, 구안와사, 안면신경통

청궁 각종 귓병, 반신불수, 치통, 목소리가 나오지 않을 때, 현기증

418

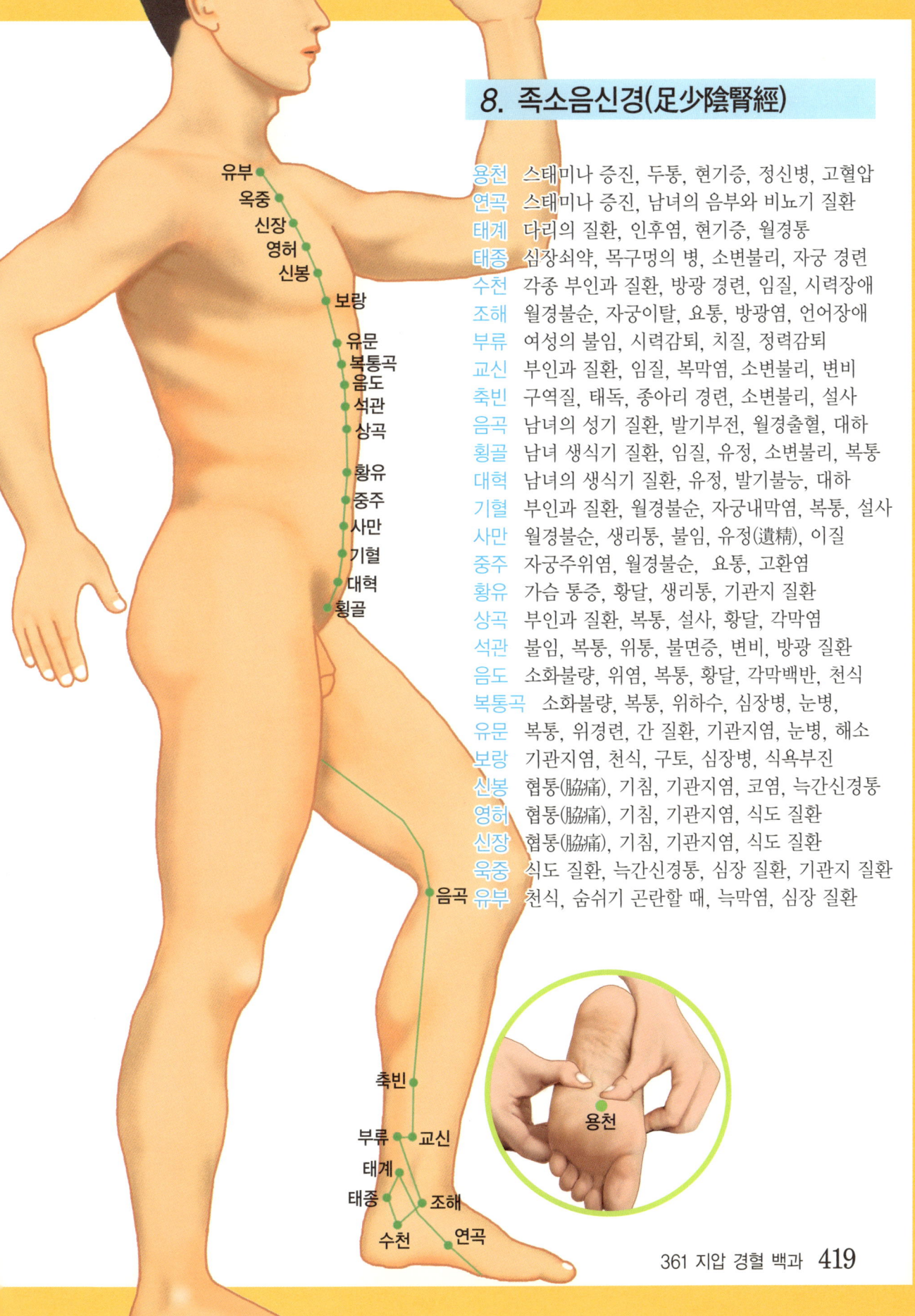

7. 족태양방광경(足太陽膀胱經)

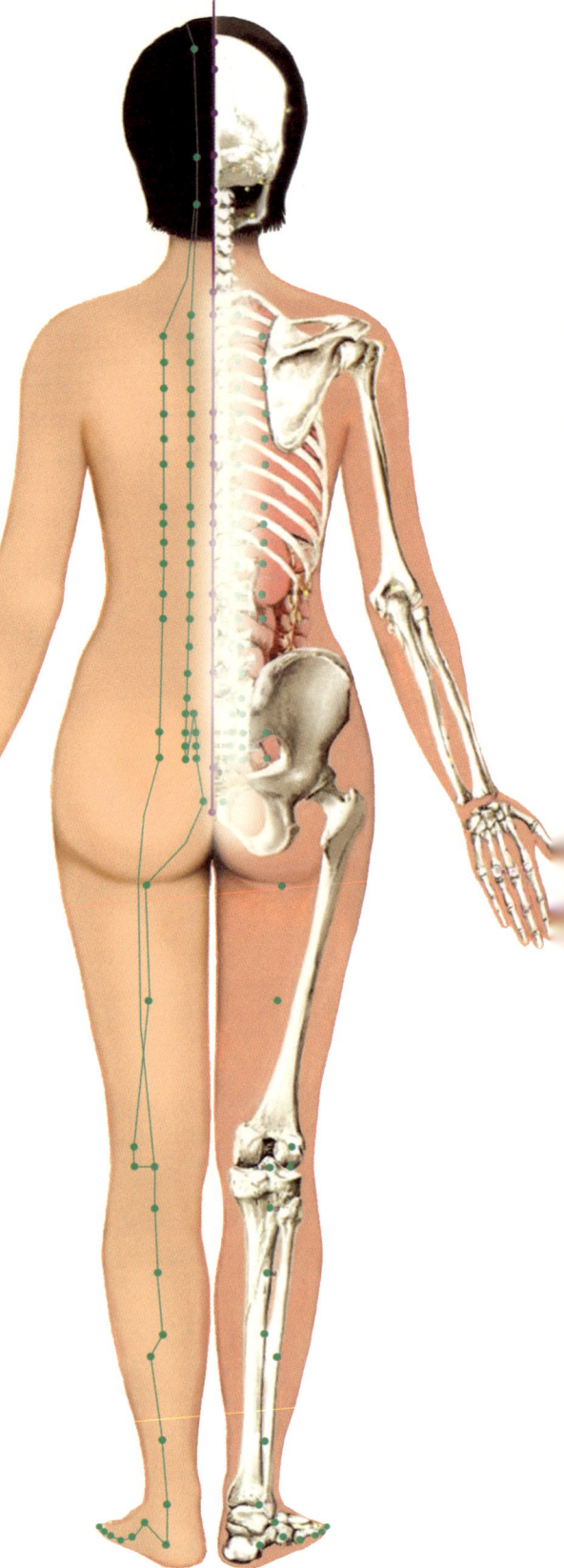

정명   눈병, 결막염, 야맹증, 현기증
찬죽   전두통(前頭痛), 야맹증, 시력장애, 간질
미충   각종 눈병, 현기증, 두통, 후각 감퇴
곡차   전두통, 안면신경통, 각종 코 질환, 고혈압, 코피
오처   눈병, 중풍, 현기증, 간질, 뇌막염
승광   두통, 현기증, 냄새를 맡지 못할 때
통천   뇌출혈 예방, 코피, 코가 막혔을 때, 두통
낙각   현기증, 계종, 우울증, 이명, 뒷목의 통증
옥침   원시(遠視), 코막힘, 후각의 감퇴, 현기증
천주   현기증, 두통, 숙취, 신경쇠약, 인후병(咽喉病)
대저   어깨의 제반 증상, 감기로 인한 열과 기침, 두통
풍문   감기로 인한 열과 기침, 기관지염, 두통
폐유   각종 호흡기 질환, 구토, 딸꾹질, 심장마비
궐음유   심장 질환, 호흡기 질환, 치통
심유   가슴 통증, 기침, 토혈, 반신불수, 소화불량
독유   가슴 통증, 복통, 심장 질환, 두통
격유   복통, 각종 심장 질환, 변비, 설사, 당뇨병
간유   황달, 토혈, 코피, 현기증, 요통, 불면증, 당뇨병
담유   가슴과 옆구리 통증, 두통, 결핵, 황달, 소화불량
비유   비장과 췌장의 치료, 위경련, 위하수, 설사, 척추염
위유   위염, 위·십이지장궤양, 야맹증, 당뇨병, 히스테리
삼초유   소화기계 질환, 비뇨기 질환, 현기증, 요통
신유   각종 신장 질환, 월경불순, 불임증, 고혈압
기해유   요통, 치루, 위 질환
대장유   허리와 다리의 통증, 설사, 변비, 요통
관원유   요통, 설사, 소변불리, 빈혈, 당뇨병, 방광염
소장유   여성의 질환, 요통, 요실금, 당뇨병
방광유   방광염, 요도염, 요실금, 설사, 복통
중려유   전립선염, 요도염, 설사, 변비, 방광염
백환유   부인병, 방광의 병, 척추신경통, 사지마비
상료   요통, 부인과 질환, 구토, 체력향상
차료   요통, 비뇨기계·부인의 질환, 불임
중료   간장병, 성기 질환, 부인의 질환, 방광염
하료   부인의 질환, 성기 질환, 설사, 치질
회양   대하, 다리 신경통, 설사, 음부의 병, 치질
승부   좌골신경통, 치질, 변비, 허리 신경통, 유정(遺精)
은문   쥐가 났을 때, 좌골신경통, 허리 및 등의 신경통
부극   변비, 방광염, 설사, 다리의 마비, 소변불리

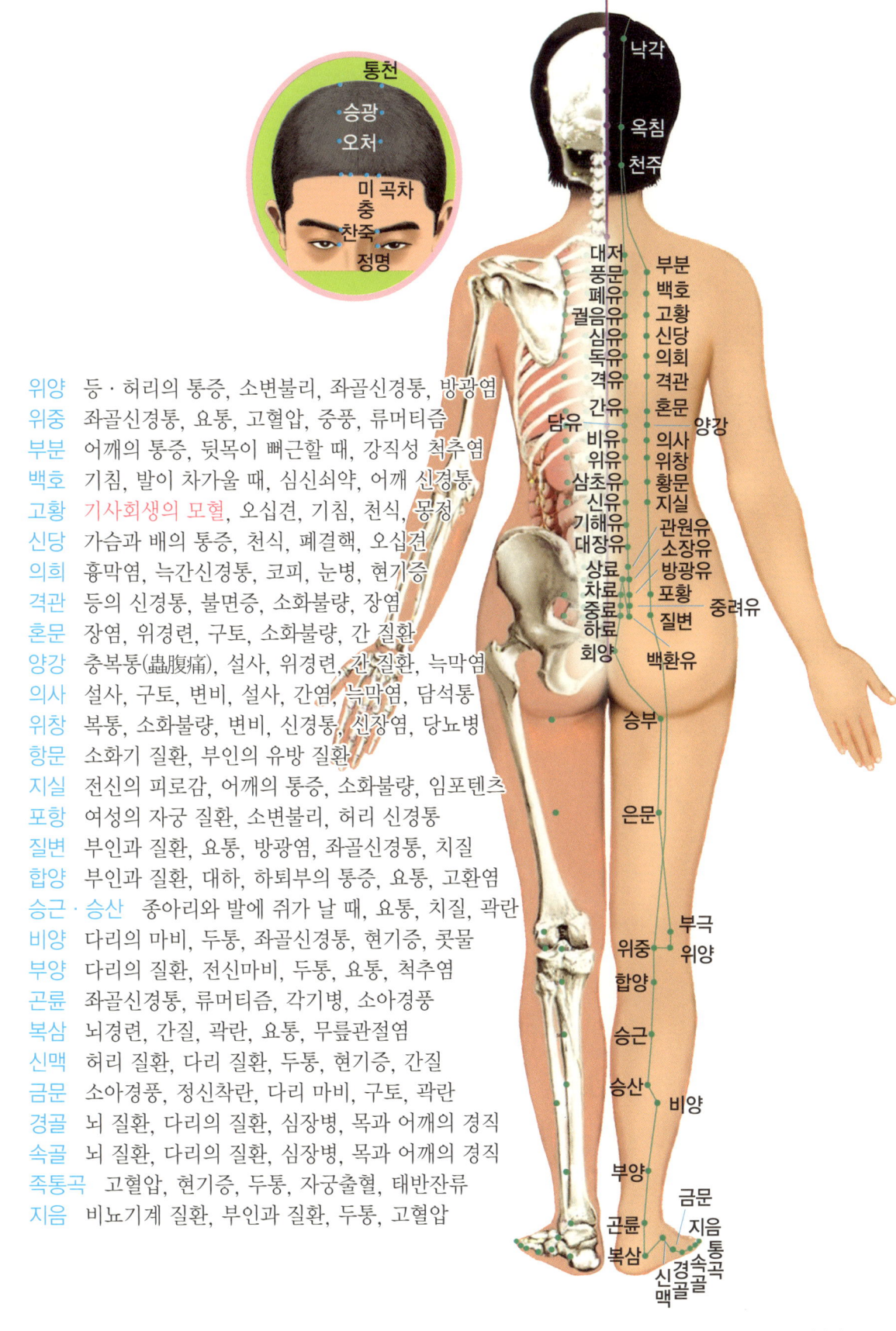

혈	효능
위양	등·허리의 통증, 소변불리, 좌골신경통, 방광염
위중	좌골신경통, 요통, 고혈압, 중풍, 류머티즘
부분	어깨의 통증, 뒷목이 뻐근할 때, 강직성 척추염
백호	기침, 발이 차가울 때, 심신쇠약, 어깨 신경통
고황	기사회생의 모혈, 오십견, 기침, 천식, 몽정
신당	가슴과 배의 통증, 천식, 폐결핵, 오십견
의희	흉막염, 늑간신경통, 코피, 눈병, 현기증
격관	등의 신경통, 불면증, 소화불량, 장염
혼문	장염, 위경련, 구토, 소화불량, 간 질환
양강	충복통(蟲腹痛), 설사, 위경련, 간 질환, 늑막염
의사	설사, 구토, 변비, 설사, 간염, 늑막염, 담석통
위창	복통, 소화불량, 변비, 신경통, 신장염, 당뇨병
항문	소화기 질환, 부인의 유방 질환
지실	전신의 피로감, 어깨의 통증, 소화불량, 임포텐츠
포항	여성의 자궁 질환, 소변불리, 허리 신경통
질변	부인과 질환, 요통, 방광염, 좌골신경통, 치질
합양	부인과 질환, 대하, 하퇴부의 통증, 요통, 고환염
승근·승산	종아리와 발에 쥐가 날 때, 요통, 치질, 곽란
비양	다리의 마비, 두통, 좌골신경통, 현기증, 콧물
부양	다리의 질환, 전신마비, 두통, 요통, 척추염
곤륜	좌골신경통, 류머티즘, 각기병, 소아경풍
복삼	뇌경련, 간질, 곽란, 요통, 무릎관절염
신맥	허리 질환, 다리 질환, 두통, 현기증, 간질
금문	소아경풍, 정신착란, 다리 마비, 구토, 곽란
경골	뇌 질환, 다리의 질환, 심장병, 목과 어깨의 경직
속골	뇌 질환, 다리의 질환, 심장병, 목과 어깨의 경직
족통곡	고혈압, 현기증, 두통, 자궁출혈, 태반잔류
지음	비뇨기계 질환, 부인과 질환, 두통, 고혈압

9. 수궐음심포경(手厥陰心包經)

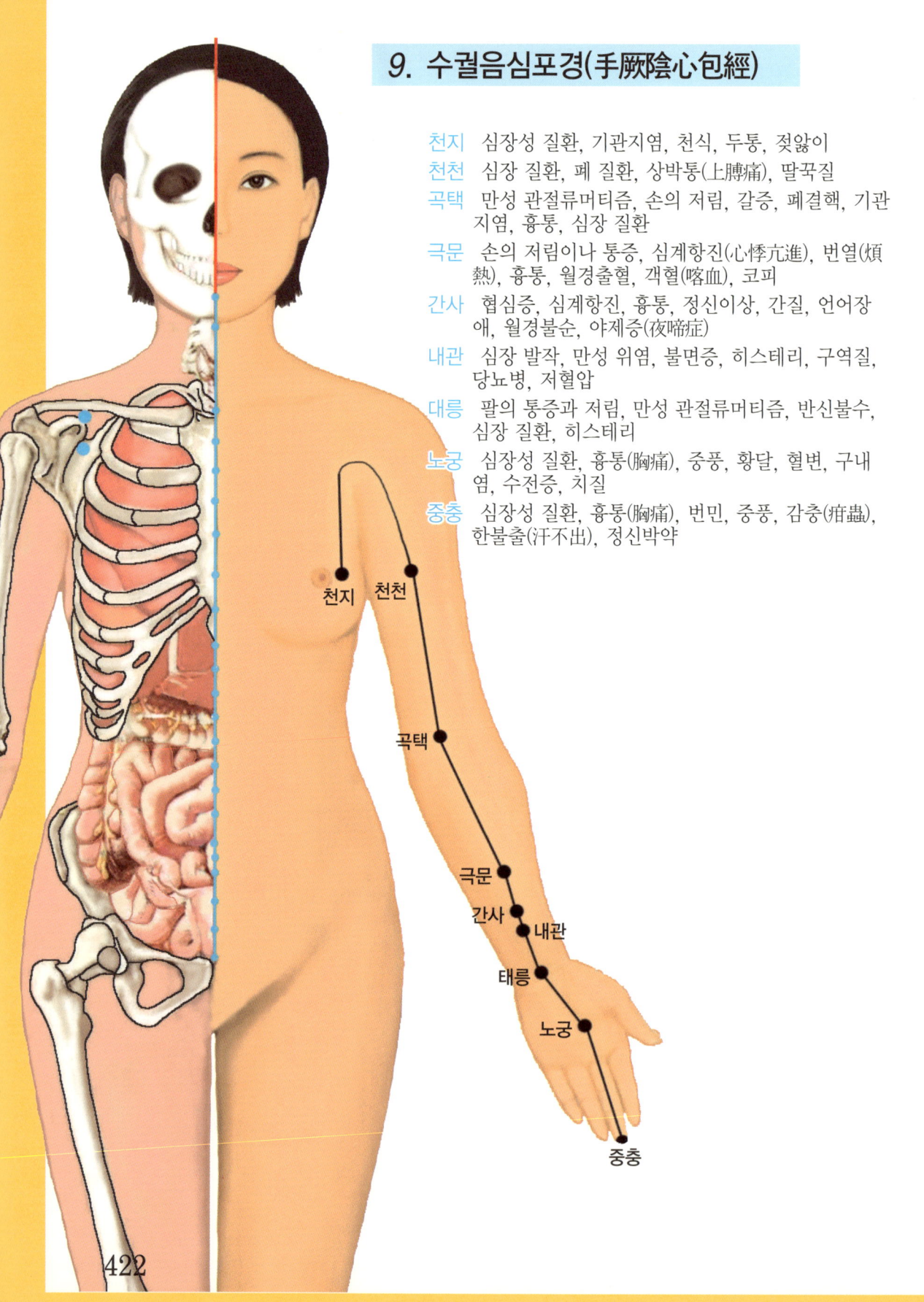

천지 심장성 질환, 기관지염, 천식, 두통, 젖앓이
천천 심장 질환, 폐 질환, 상박통(上膊痛), 딸꾹질
곡택 만성 관절류머티즘, 손의 저림, 갈증, 폐결핵, 기관지염, 흉통, 심장 질환
극문 손의 저림이나 통증, 심계항진(心悸亢進), 번열(煩熱), 흉통, 월경출혈, 객혈(喀血), 코피
간사 협심증, 심계항진, 흉통, 정신이상, 간질, 언어장애, 월경불순, 야제증(夜啼症)
내관 심장 발작, 만성 위염, 불면증, 히스테리, 구역질, 당뇨병, 저혈압
대릉 팔의 통증과 저림, 만성 관절류머티즘, 반신불수, 심장 질환, 히스테리
노궁 심장성 질환, 흉통(胸痛), 중풍, 황달, 혈변, 구내염, 수전증, 치질
중충 심장성 질환, 흉통(胸痛), 번민, 중풍, 감충(疳蟲), 한불출(汗不出), 정신박약

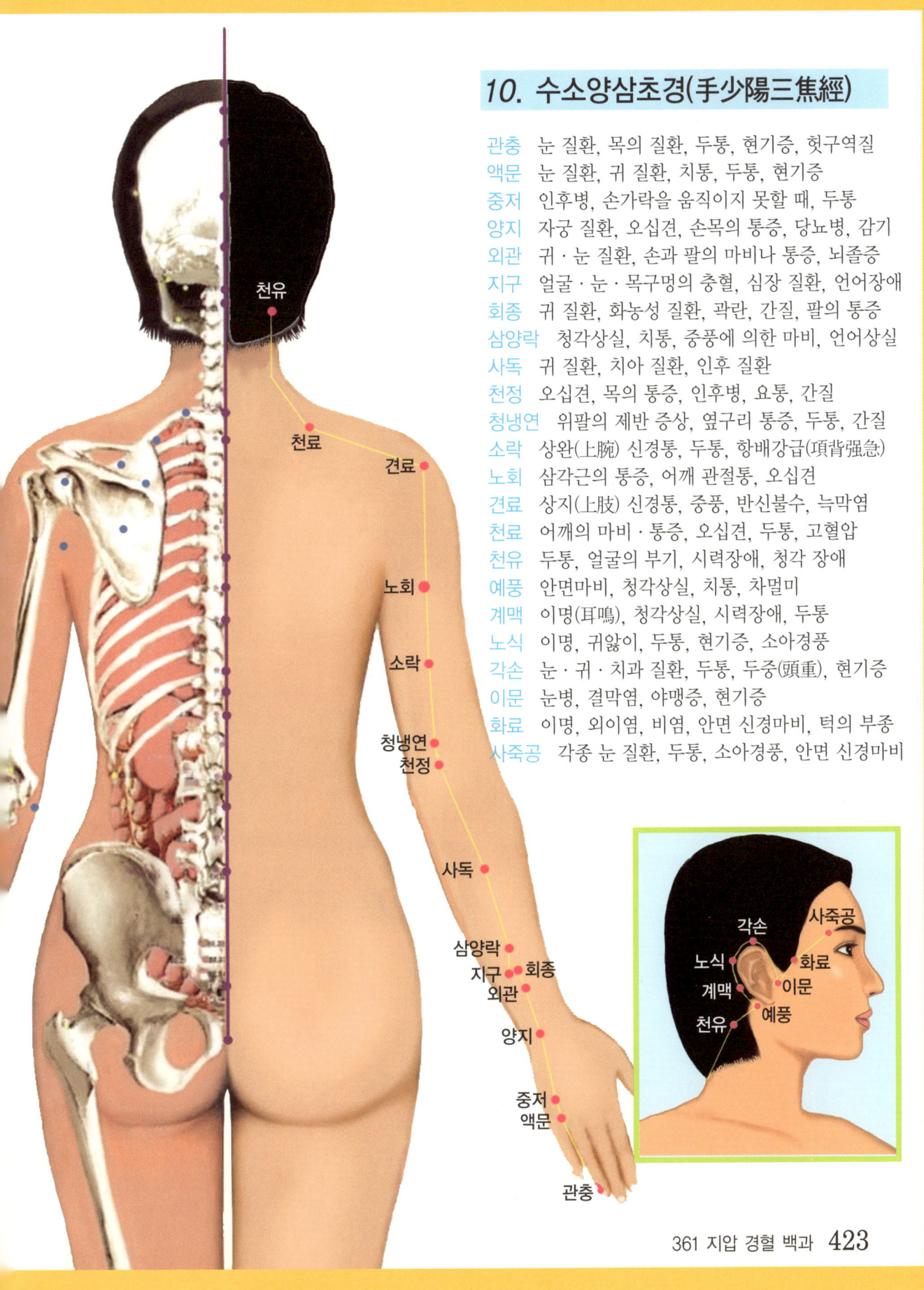

10. 수소양삼초경(手少陽三焦經)

관충   눈 질환, 목의 질환, 두통, 현기증, 헛구역질
액문   눈 질환, 귀 질환, 치통, 두통, 현기증
중저   인후병, 손가락을 움직이지 못할 때, 두통
양지   자궁 질환, 오십견, 손목의 통증, 당뇨병, 감기
외관   귀·눈 질환, 손과 팔의 마비나 통증, 뇌졸증
지구   얼굴·눈·목구멍의 충혈, 심장 질환, 언어장애
회종   귀 질환, 화농성 질환, 곽란, 간질, 팔의 통증
삼양락   청각상실, 치통, 중풍에 의한 마비, 언어상실
사독   귀 질환, 치아 질환, 인후 질환
천정   오십견, 목의 통증, 인후병, 요통, 간질
청냉연   위팔의 제반 증상, 옆구리 통증, 두통, 간질
소락   상완(上腕) 신경통, 두통, 항배강급(項背强急)
노회   삼각근의 통증, 어깨 관절통, 오십견
견료   상지(上肢) 신경통, 중풍, 반신불수, 늑막염
천료   어깨의 마비·통증, 오십견, 두통, 고혈압
천유   두통, 얼굴의 부기, 시력장애, 청각 장애
예풍   안면마비, 청각상실, 치통, 차멀미
계맥   이명(耳鳴), 청각상실, 시력장애, 두통
노식   이명, 귀앓이, 두통, 현기증, 소아경풍
각손   눈·귀·치과 질환, 두통, 두중(頭重), 현기증
이문   눈병, 결막염, 야맹증, 현기증
화료   이명, 외이염, 비염, 안면 신경마비, 턱의 부종
사죽공   각종 눈 질환, 두통, 소아경풍, 안면 신경마비

11. 족소양담경(足少陽膽經)

혈명	주치
동자료	두통, 각종 눈의 질환, 구안와사
청회	귀의 통증, 귀앓이, 이명, 청각장애, 치통, 중풍
상관	이명, 난청, 눈의 통증, 청맹과니, 소아경풍
함염	시력장애, 눈의 질환, 현기증, 편두통
현로	뇌충혈, 눈의 충혈, 코피, 두통, 편두통, 비염
현리	뇌충혈, 눈의 충혈, 코피, 두통, 비염, 한불출
곡빈	두중(頭重), 편두통, 눈의 질병, 구역질, 소아경풍
솔곡	두통, 편두통, 현기증, 고혈압, 번갈(煩渴)
천충	정신착란, 간질, 두통, 편두통, 치주염(齒周炎)
부백	이명, 청각장애, 두통, 두중, 치통, 열병
두규음	귀의 질환, 청각장애, 두통, 현기증, 불면증
완골	두통, 현기증, 귀 질환, 간질, 치주염, 인후병
본신	뇌 신경계 질환, 두통, 현기증, 소아경풍
양백	머리와 얼굴·눈의 질환, 코막힘, 구역질
두임읍	눈의 질환, 코의 질환, 청각장애, 뇌출혈
목창	얼굴의 부종, 두통, 눈의 질병, 소아경풍, 현기증
정영	치통, 편두통, 현기증, 구역질, 시신경위축증
승령	뇌풍(腦風), 두통, 코피, 코막힘, 천식, 이명
뇌공	뇌풍(腦風), 현기증, 간질, 오한, 천식, 축농증
풍지	두통, 현기증, 숙취, 멀미, 요통, 중풍, 이명
견정	오십견, 뇌빈혈, 중풍, 히스테리, 두드러기
연액	늑막염, 흉막염, 기관지염, 오한, 늑간신경통
첩근	늑막염, 흉막염, 기관지염, 오한, 늑간신경통
일월	호흡불량, 늑간신경통, 히스테리, 황달
경문	각종 신장 질환, 방광염, 장염, 요통, 구역질
대맥	**부인과 질환의 특효 경혈**, 요통, 설사
오추	남녀의 생식기 질환, 요통, 비뇨기 질환, 위경련
유도	남녀의 생식기 질환, 하복통, 복수(腹水), 요통
거료	요통, 반신불수, 허벅지 신경통, 장염, 자궁 질환
환도	호흡기 질환, 늑막염, 좌골신경통, 중풍
풍시	중풍, 반신불수, 한센병, 좌골신경통
중독	다리 신경통, 각기병, 좌골신경통, 요통
슬양관	류머티스, 무릎관절염, 각기병, 좌골신경통
양릉천	다리의 질환, 좌골신경통, 편두통, 요통
양교	면종(面腫), 인후병, 천식, 늑막염, 흉통
외구	호흡기 질환, 광견병, 각기병, 장딴지의 경련
광명	한불출(汗不出), 백내장, 시력감퇴, 각기병
양보	두통, 가래톳, 편도선염, 요통, 전신관절통
현종	식욕이 없을 때, 다리 신경통, 각기병, 치질
구허	고관절 통증, 좌골신경통, 요통, 협통(脇痛), 간염
족임읍	협통(脇痛), 늑간신경통, 다리 관절염, 월경불순
지오회	이명(耳鳴), 각기병, 요통, 젖앓이, 눈의 질환
협계	눈의 충혈, 뇌충혈, 고혈압, 다리의 질환
족규음	심장 질환, 구강염, 인후병, 두통, 눈의 통증

12. 족궐음간경(足厥陰肝經)

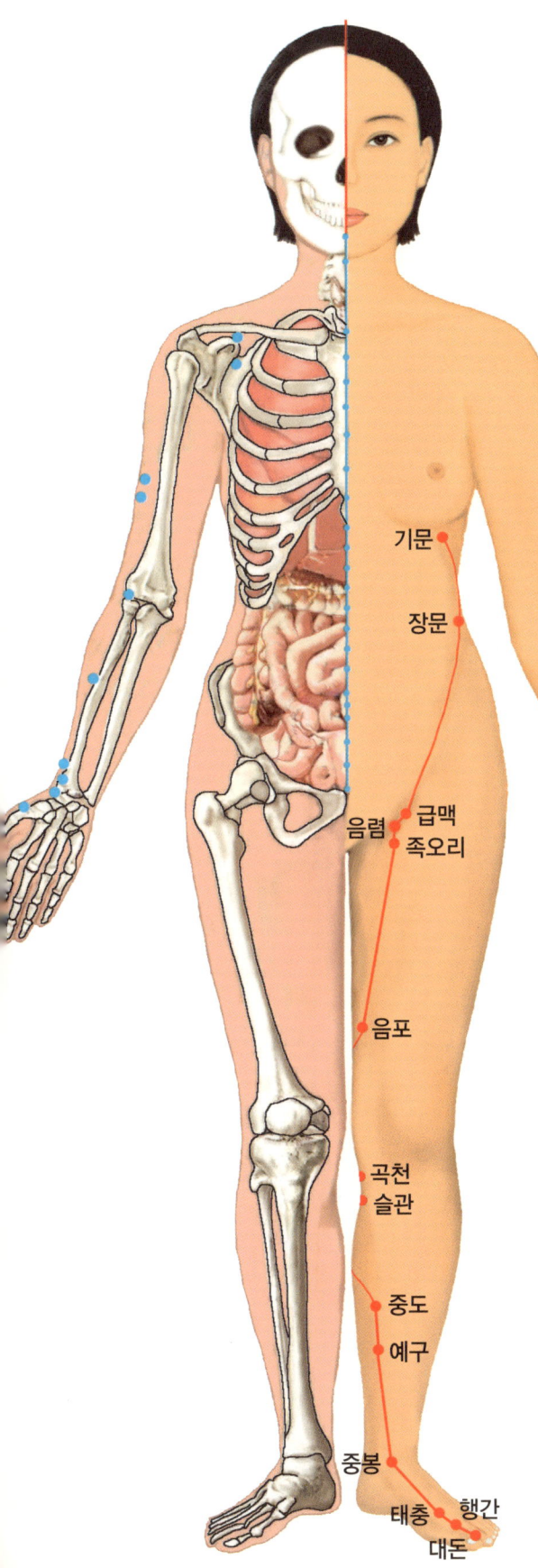

대돈 복부 주위의 통증, 코피, 졸도, 간질, 소아경풍, 남녀의 성기 질환, 구급의 혈

행간 생식기의 음부 냄새, 월경불순, 소아경풍, 구토, 요통, 정신이상, 불면증

태충 간기능 장해, 황달, 눈의 질환, 고혈압, 두통, 이명, 젖앓이, 소변불리, 요실금, 변비, 만능 경혈

중봉 고환염, 한산(寒疝), 유정, 방광염, 요도염, 소변불리, 임질, 허리 삔 데, 간염, 황달

예구 소변불리, 소변불통, 대하, 생리불순, 자궁출혈, 심계항진, 다리의 마비

중도 자궁출혈, 이질, 위궤양, 다리마비, 옆구리 통증

슬관 인후염, 무릎 관절통, 류머티스, 반신불수

곡천 설사, 무릎관절염, 소변불리, 심계항진, 이질, 정신분열증, 자궁탈출, 질염

음포 부인과 질환, 방광 질환, 신장 질환, 요통, 변비, 다리의 마비

족오리 방광염, 신장염, 중풍, 반신불수

음렴 부인과 질환, 불임증, 월경불순, 습관성 유산, 고환염, 임포텐츠, 다리 신경통

급맥 남자의 고환 질환, 여성의 불임증, 요통, 다리의 신경통,

장문 소화불량, 구토, 옆구리 통증, 늑간신경통, 천식, 황달, 혈뇨, 방광염, 장염

기문 생리불순, 자궁내막염, 늑막염, 폐렴, 당뇨병, 황달, 천식, 간염

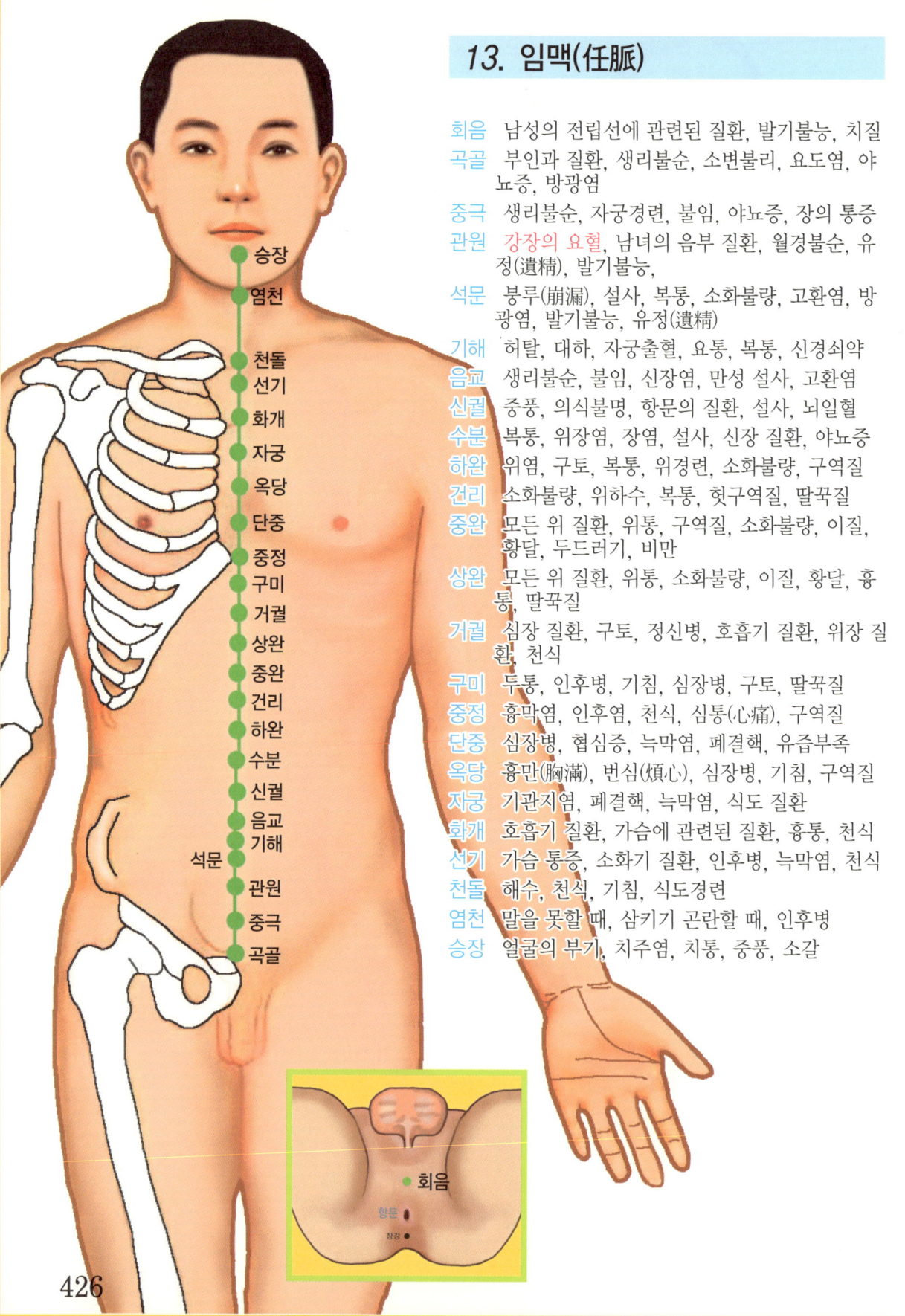

13. 임맥(任脈)

회음 남성의 전립선에 관련된 질환, 발기불능, 치질
곡골 부인과 질환, 생리불순, 소변불리, 요도염, 야뇨증, 방광염
중극 생리불순, 자궁경련, 불임, 야뇨증, 장의 통증
관원 강장의 요혈, 남녀의 음부 질환, 월경불순, 유정(遺精), 발기불능,
석문 붕루(崩漏), 설사, 복통, 소화불량, 고환염, 방광염, 발기불능, 유정(遺精)
기해 허탈, 대하, 자궁출혈, 요통, 복통, 신경쇠약
음교 생리불순, 불임, 신장염, 만성 설사, 고환염
신궐 중풍, 의식불명, 항문의 질환, 설사, 뇌일혈
수분 복통, 위장염, 장염, 설사, 신장 질환, 야뇨증
하완 위염, 구토, 복통, 위경련, 소화불량, 구역질
건리 소화불량, 위하수, 복통, 헛구역질, 딸꾹질
중완 모든 위 질환, 위통, 구역질, 소화불량, 이질, 황달, 두드러기, 비만
상완 모든 위 질환, 위통, 소화불량, 이질, 황달, 흉통, 딸꾹질
거궐 심장 질환, 구토, 정신병, 호흡기 질환, 위장 질환, 천식
구미 두통, 인후병, 기침, 심장병, 구토, 딸꾹질
중정 흉막염, 인후염, 천식, 심통(心痛), 구역질
단중 심장병, 협심증, 늑막염, 폐결핵, 유즙부족
옥당 흉만(胸滿), 번심(煩心), 심장병, 기침, 구역질
자궁 기관지염, 폐결핵, 늑막염, 식도 질환
화개 호흡기 질환, 가슴에 관련된 질환, 흉통, 천식
선기 가슴 통증, 소화기 질환, 인후병, 늑막염, 천식
천돌 해수, 천식, 기침, 식도경련
염천 말을 못할 때, 삼키기 곤란할 때, 인후병
승장 얼굴의 부기, 치주염, 치통, 중풍, 소갈

14. 독맥(督脈)

혈자리	주치
장강	항문 질환, 치질, 탈항, 발기불능, 야뇨증
요유	허리 질환, 항문 질환, 생리불순, 다리의 마비
요양관	요통, 다리의 마비, 좌골신경통, 생리불순
명문	여성의 질환, 지혈, 두통, 치질, 정력감퇴
현추	요통, 소화불량, 설사, 급성 장염
척중	혈변, 치질, 장염, 이질, 위경련, 감기, 간질
중추	요통, 시력감퇴, 구토, 황달
근축	계종, 위경련, 시력장애, 간질
지양	심장 질환, 위염, 소화불량, 히스테리, 사지마비
영대	해수, 천식, 발열, 기관지염, 뒷목의 경직
신도	건망증, 히스테리, 경계(驚悸), 늑간신경통
신주	소아간질, 기관지염, 해수, 천식, 감기, 폐결핵
도도	한불출(汗不出), 두통, 고혈압, 간질, 히스테리
대추	구토, 코피, 목·어깨 결림, 소아경풍, 만성 감기
아문	언어장애, 간질병, 척수염, 코피, 습관성 두통
풍부	두통, 간질병, 축농증, 인후병, 감기
뇌호	두통, 항강(項强), 뇌충혈, 안면마비, 귀앓이, 간질
강간	두통, 현기증, 정신 이상, 구토, 불면증
후정	정수리의 통증, 오한, 현기증, 불면증
백회	만능 경혈, 두통, 뇌빈혈, 눈의 피로, 이명, 코막힘
전정	두통, 현기증, 뇌충혈, 뇌빈혈, 얼굴의 부종
신회	현기증, 얼굴의 부종, 소아경풍, 간질, 코피
상성	코막힘, 코피, 전두통, 다래끼, 현기증, 각막염
신정	전두통, 불면증, 시력장애, 심계항진, 코 질환
소료	코막힘, 콧속의 물혹, 다래끼, 소아경풍, 천식
수구	인사불성, 간질, 중풍, 뇌출혈, 수종(水腫)
태단	입술의 경직, 입몸 통증, 간질, 코피, 소갈
은교	코막힘, 코 질환, 치통, 치주염, 간질, 황달

경혈 이름 찾아보기 (361경혈)

ㄱ

각손(角孫) · 291
간사(間使) · 265
간유(肝兪) · 180
강간(强間) · 401
거골(巨骨) · 54
거궐(巨闕) · 371
거료(居髎) · 325
거료(巨髎) · 63
건리(建里) · 368
격관(膈關) · 208
격유(膈兪) · 179
견료(肩髎) · 285
견외유(肩外兪) · 155
견우(肩髃) · 53
견정(肩貞) · 150
견정(肩井) · 317
견중유(肩中兪) · 156
결분(缺盆) · 72
경거(經渠) · 33
경골(京骨) · 226
경문(京門) · 321
계맥(瘈脈) · 289
고방(庫房) · 74
고황(膏肓) · 205
곡골(曲骨) · 359
곡빈(曲鬢) · 303
곡원(曲垣) · 154
곡지(曲池) · 49
곡차(曲差) · 166
곡천(曲泉) · 350
곡택(曲澤) · 263
곤륜(崑崙) · 222
공손(公孫) · 111
공최(孔最) · 31
관문(關門) · 82
관원(關元) · 361
관원유(關元兪) · 188
관충(關衝) · 272
광명(光明) · 333
교신(交信) · 239
구미(鳩尾) · 372
구허(丘墟) · 336
권료(顴髎) · 159
궐음유(厥陰兪) · 176
귀래(歸來) · 89
극문(郄門) · 264
극천(極泉) · 131
근축(筋縮) · 391
금문(金門) · 225
급맥(急脈) · 354
기문(箕門) · 118
기문(期門) · 356
기사(氣舍) · 71
기충(氣衝) · 90
기해(氣海) · 363
기해유(氣海兪) · 186
기혈(氣穴) · 244
기호(氣戶) · 73

ㄴ

낙각(絡却) · 170
내관(內關) · 266
내정(內庭) · 104
노궁(勞宮) · 268
노식(顱息) · 290
노유(臑兪) · 151
노회(臑會) · 284
뇌공(腦空) · 315
뇌호(腦戶) · 400
누곡(漏谷) · 114

ㄷ

단중(膻中) · 374
담유(膽兪) · 181
대거(大巨) · 87
대도(大都) · 109
대돈(大敦) · 343
대릉(大陵) · 267
대맥(帶脈) · 322
대영(大迎) · 65

대장유(大腸兪)·187
대저(大杼)·173
대추(大椎)·397
대포(大包)·128
대혁(大赫)·243
대횡(大橫)·122
도도(陶道)·396
독비(犢鼻)·95
독유(督兪)·178
동자료(瞳子髎)·297
두규음(頭竅陰)·307
두유(頭維)·68
두임읍(頭臨泣)·311

|||| ㅁ ||||

명문(命門)·387
목창(目窓)·312
미충(眉衝)·165

|||| ㅂ ||||

방광유(膀胱兪)·190
백호(魄戶)·204
백환유(白環兪)·192
백회(百會)·403
병풍(秉風)·153
보랑(步廊)·253
복결(腹結)·121
복삼(僕參)·223
복애(腹哀)·123
복토(伏兎)·92
복통곡(腹通谷)·251
본신(本神)·309
부극(浮郄)·200
부돌(扶突)·56

부류(復溜)·238
부백(浮白)·306
부분(附分)·203
부사(府舍)·120
부양(跗陽)·221
불용(不容)·79
비관(髀關)·91
비노(臂臑)·52
비양(飛陽)·220
비유(脾兪)·182

|||| ㅅ ||||

사독(四瀆)·280
사만(四滿)·245
사백(四白)·62
사죽공(絲竹空)·294
삼간(三間)·41
삼양락(三陽絡)·279
삼음교(三陰交)·113
삼초유(三焦兪)·184
상거허(上巨虛)·97
상곡(商曲)·248
상관(上關)·299
상구(商丘)·112
상렴(上廉)·47
상료(上髎)·193
상성(上星)·406
상양(商陽)·39
상완(上脘)·370
석관(石關)·249
석문(石門)·362
선기(璇璣)·378
소락(消濼)·283
소료(素髎)·408

소부(少府)·138
소상(少商)·36
소장유(小腸兪)·189
소충(少衝)·139
소택(少澤)·142
소해(少海)·133
소해(小海)·149
속골(束骨)·227
솔곡(率谷)·304
수구(水溝)·409
수도(水道)·88
수돌(水突)·70
수분(水分)·366
수삼리(手三里)·48
수오리(手五里)·51
수천(水泉)·236
슬관(膝關)·349
슬양관(膝陽關)·329
승광(承光)·168
승근(承筋)·218
승령(承靈)·314
승만(承滿)·80
승부(承扶)·198
승산(承山)·219
승읍(承泣)·61
승장(承漿)·381
식두(食竇)·124
신궐(神闕)·365
신당(神堂)·206
신도(神道)·394
신맥(申脈)·224
신문(神門)·137
신봉(神封)·254
신유(腎兪)·185

신장(神藏)·256	옥당(玉堂)·375	응창(膺窓)·76
신정(神庭)·407	옥예(屋翳)·75	의사(意舍)·211
신주(身柱)·395	옥침(玉枕)·171	의희(譩譆)·207
신회(顖會)·405	온류(溫溜)·45	이간(二間)·40
심유(心兪)·177	완골(腕骨)·145	이문(耳門)·292
	완골(完骨)·308	인영(人迎)·69
‖‖‖ ㅇ ‖‖‖	외관(外關)·276	일월(日月)·320
아문(啞門)·398	외구(外丘)·332	
액문(液門)·273	외릉(外陵)·86	‖‖‖ ㅈ ‖‖‖
양강(陽綱)·210	요양관(腰陽關)·386	자궁(紫宮)·376
양계(陽谿)·43	요유(腰兪)·385	장강(長强)·384
양곡(陽谷)·146	용천(湧泉)·232	장문(章門)·355
양교(陽交)·331	욱중(彧中)·257	전곡(前谷)·143
양구(梁丘)·94	운문(雲門)·27	전정(前頂)·404
양로(養老)·147	위양(委陽)·201	정명(睛明)·163
양릉천(陽陵泉)·330	위유(胃兪)·183	정영(正營)·313
양문(梁門)·81	위중(委中)·202	조구(條口)·98
양백(陽白)·310	위창(胃倉)·212	조해(照海)·237
양보(陽輔)·334	유근(乳根)·78	족규음(足竅陰)·340
양지(陽池)·275	유도(維道)·324	족삼리(足三里)·96
어제(魚際)·35	유문(幽門)·252	족오리(足五里)·352
여구(蠡溝)·347	유부(兪府)·258	족임읍(足臨泣)·337
여태(厲兌)·105	유중(乳中)·77	족통곡(足通谷)·228
연곡(然谷)·233	은교(齦交)·411	주료(肘髎)·50
연액(淵腋)·318	은문(殷門)·199	주영(周榮)·127
열결(列缺)·32	은백(隱白)·108	중극(中極)·360
염천(廉泉)·380	음곡(陰谷)·241	중도(中都)·348
영대(靈臺)·393	음교(陰交)·364	중독(中瀆)·328
영도(靈道)·134	음극(陰郄)·136	중려유(中膂兪)·191
영향(迎香)·58	음도(陰都)·250	중료(中髎)·195
영허(靈墟)·255	음렴(陰廉)·353	중봉(中封)·346
예풍(翳風)·288	음릉천(陰陵泉)·116	중부(中府)·26
오처(五處)·167	음시(陰市)·93	중완(中脘)·369
오추(五樞)·323	음포(陰包)·351	중저(中渚)·274

중정(中庭)·373
중주(中注)·246
중추(中樞)·390
중충(中衝)·269
지구(支溝)·277
지기(地機)·115
지실(志室)·214
지양(至陽)·392
지오회(地五會)·338
지음(至陰)·229
지정(支正)·148
지창(地倉)·64
질변(秩邊)·216

ㅊ

차료(次髎)·194
찬죽(攢竹)·164
척중(脊中)·389
척택(尺澤)·30
천계(天谿)·125
천돌(天突)·379
천료(天髎)·286
천부(天府)·28
천용(天容)·158
천유(天牖)·287
천정(天井)·281
천정(天鼎)·55
천종(天宗)·152
천주(天柱)·172
천지(天池)·261
천창(天窓)·157
천천(天泉)·262
천추(天樞)·85
천충(天衝)·305

첩근(輒筋)·319
청궁(聽宮)·160
청랭연(清冷淵)·282
청령(青靈)·132
청회(聽會)·298
축빈(築賓)·240
충문(衝門)·119
충양(衝陽)·102

ㅌ

태계(太谿)·234
태단(兌端)·410
태백(太白)·110
태연(太淵)·34
태을(太乙)·83
태종(太鐘)·235
태충(太衝)·345
통리(通里)·135
통천(通天)·169

ㅍ

편력(偏歷)·44
폐유(肺兪)·175
포황(胞肓)·215
풍륭(豊隆)·100
풍문(風門)·174
풍부(風府)·399
풍시(風市)·327
풍지(風池)·316

ㅎ

하거허(下巨虛)·99
하관(下關)·67
하렴(下廉)·46

하료(下髎)·196
하완(下脘)·367
함곡(陷谷)·103
함염(頷厭)·300
합곡(合谷)·42
합양(合陽)·217
해계(解谿)·101
행간(行間)·344
현로(懸顱)·301
현리(懸釐)·302
현종(懸鐘)·335
현추(懸樞)·388
혈해(血海)·117
협거(頰車)·66
협계(俠谿)·339
협백(俠白)·29
혼문(魂門)·209
화개(華蓋)·377
화료(和髎)·293
화료(禾髎)·57
환도(環跳)·326
활육문(滑肉門)·84
황문(肓門)·213
황유(肓兪)·247
회양(會陽)·197
회음(會陰)·358
회종(會宗)·278
횡골(橫骨)·242
후계(後谿)·144
후정(後頂)·402
흉향(胸鄉)·126

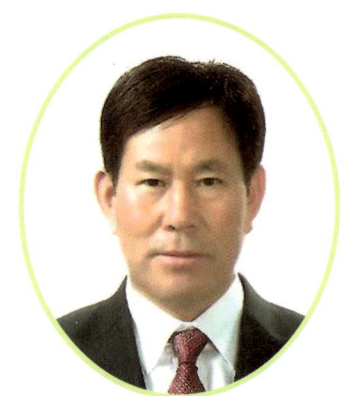

저자 **최수찬** 박사

- 성균관대학교 학·석사·박사 졸업
- 국립순천대학교 한약자원학과 졸업
- 원광대학교 한약학 박사

저자는 성균관대학교에서 문학전공으로 문학사·문학석사·문학박사를 졸업하였으며, 공무원으로 25년간 근무한 후 2003년 공직을 사직하고 국립순천대학교 한약자원학과에 학부생으로 편입학하여 졸업하였으며, 중의학을 공부하여 국제중의사 자격을 취득하였고, 원광대학교 일반대학원 한약학과를 졸업하고 한약학박사 학위를 받았음.

● 경력
- 2008년 경남생약농업협동조합 "한약관리사"
- 2009년 농촌진흥청 우수약초개량재배를 위한 "약초연구원"
- 2011년 농촌진흥청 농산물가격 및 판매를 위한 "유통기술자문위원"
- 2012년부터 농촌진흥청 농업경영체 소득증대를 위한 진단·분석·처방을 위한 "경영전문가"
- 2013년부터 서울시산업통산진흥원 글로벌자문단 "자문위원" 및 "경영지원단" "코칭교수"
- 2019년 재)경남한방노화 연구원 선임직 이사

● 강의 경력
- 경남과학기술대학교 '한약과 건강' (2009년)
- 충주대학교 '한방건강약술' '주요 약초재배' (2010년)
- 충북대학교-충북 진천군 공동개설 자연치유 프로그램 (2010년)
- 안동대학교 생약자원학과 '한약재 유통학' '약사법규' (2010년)
- 서울교육대학교 '한방약초재배' (2012년)
- 충남 부여군농업센터 약초재배 적지 선택 및 재배법(2013)
- 국립한국농수산 대학 특용작물학과 출강(2016년)
- 농식품공무원교육원:기능성약용자원산업과정 출강(2020, 2021년)

● 출판 저서
- 동의보감 한방 약차(2011년 지식서관)
- 경혈 지압도감(2012년 지식서관)
- 처방이 있는 동의한방 약초도감(2013년 지식서관)
- 산과 들에 있는 약초(2014년 지식서관)
- 주변에 있는 약초(2014년 지식서관)
- 361 지압 경혈 백과(2015년 지식서관)
- 내 몸을 살려주는 100가지 약초(2016년 지식서관)
- 361 지압·경혈 수첩(2017년 지식서관)
- 처방이 있는 동의 본초 한약 보감(2018년 지식서관)
- 항노화 약초 대사전(2020년 경남 매일 출판국)

361 지압 경혈 백과

지은이 | 최수찬
펴낸곳 | 도서출판 지식서관
펴낸이 | 이홍식
등록번호 | 1990. 11. 21 제96호
주소 | 경기도 고양시 덕양구 고양동 31-38
전화 | 031)969-9311   팩스 | 031)969-9313
e-mail | jisiksa@hanmail.net

초판 1쇄 발행일 | 2015년 1월 20일
초판 5쇄 발행일 | 2023년 12월 5일